泌尿外科诊断与治疗精要

（上）

乔良伟等◎主编

吉林科学技术出版社

图书在版编目（CIP）数据

泌尿外科诊断与治疗精要/ 乔良伟等主编. -- 长春 : 吉林科学技术出版社, 2016.4
ISBN 978-7-5578-0439-8

Ⅰ. ①泌… Ⅱ.①乔… Ⅲ.①泌尿外科学—诊疗 Ⅳ. ① R69

中国版本图书馆CIP数据核字(2016) 第069587号

泌尿外科诊断与治疗精要

MINIAO WAIKE ZHENDUAN YU ZHILIAO JINGYAO

主　　编　乔良伟　何　钢　陈德红　姜　杰　周建民　杨保锋
副 主 编　冯超杰　赵　强　宁勇波　唐晓龙
　　　　　刘继章　丁智勇　李万全　门小平
出 版 人　李　梁
责任编辑　孟　波　张　卓
封面设计　长春创意广告图文制作有限责任公司
制　　版　长春创意广告图文制作有限责任公司
开　　本　787mm×1092mm　1/16
字　　数　983千字
印　　张　40.5
版　　次　2016年4月第1版
印　　次　2017年6月第1版第2次印刷

出　　版　吉林科学技术出版社
发　　行　吉林科学技术出版社
地　　址　长春市人民大街4646号
邮　　编　130021
发行部电话/传真　0431-85635177　85651759　85651628
　　　　　　　　　85652585　85635176
储运部电话　0431-86059116
编辑部电话　0431-86037565
网　　址　www.jlstp.net
印　　刷　虎彩印艺股份有限公司

书　　号　ISBN 978-7-5578-0439-8
定　　价　160.00元
如有印装质量问题　可寄出版社调换
因本书作者较多，联系未果，如作者看到此声明，请尽快来电或来函与编辑部联系，以便商洽相应稿酬支付事宜。

主编简介

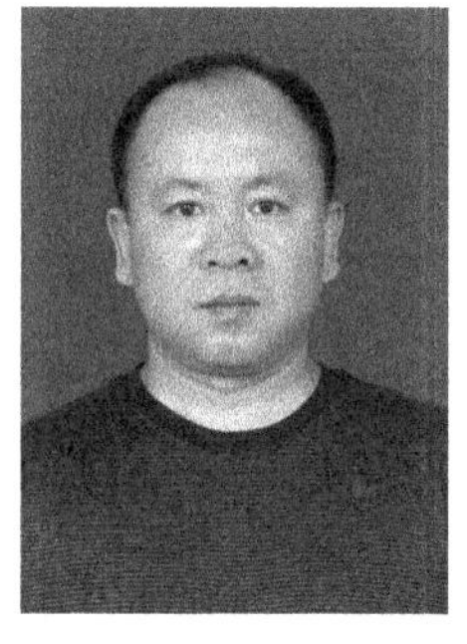

乔良伟

1975年出生。郑州人民医院，肾脏移植科工作。2000年毕业于河南医科大学临床医疗系，大学本科学历。对急性肾衰、慢性肾衰-尿毒症期的诊治有丰富的临床经验，擅长同种异体肾移植、亲属活体肾移植、肝肾联合移植、胰肾联合移植。多次被评为优秀工作者，发表SCI、中华核心期刊、省级文章10余篇。

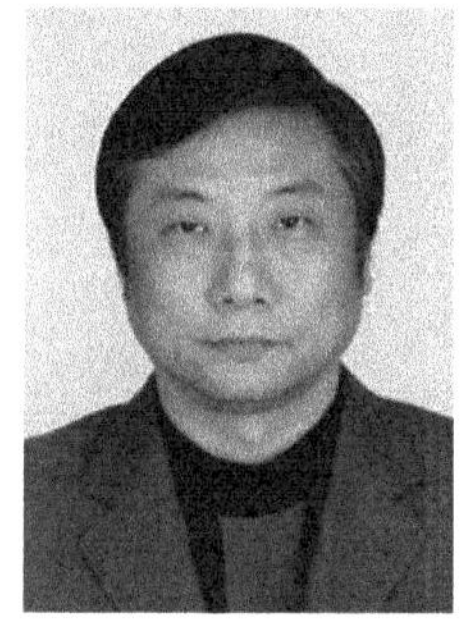

何　钢

1958年出生。武汉市第一医院泌尿外科副主任医师。毕业于武汉医学院（现华中科技大学同济医学院），在湖北中医学院（现湖北中医药大学）学习中医2年，曾在广州中山医科大学第一临床学院进修泌尿外科及肾脏移植专业。历任中华医学会武汉器官移植学会第二届、第三届委员。从事泌尿外科临床工作30余年，具有丰富的临床诊疗经验，熟谙泌尿外科领域的各种常见疾病及疑难病症，在肾脏移植术后抗排斥治疗、各种复杂尿路结石治疗、前列腺疾患的治疗方面具有独到的治疗经验，尤其擅长中西医结合治疗泌尿外科疾病。在重要刊物上发表过多篇论文，参编泌尿外科专著数部。

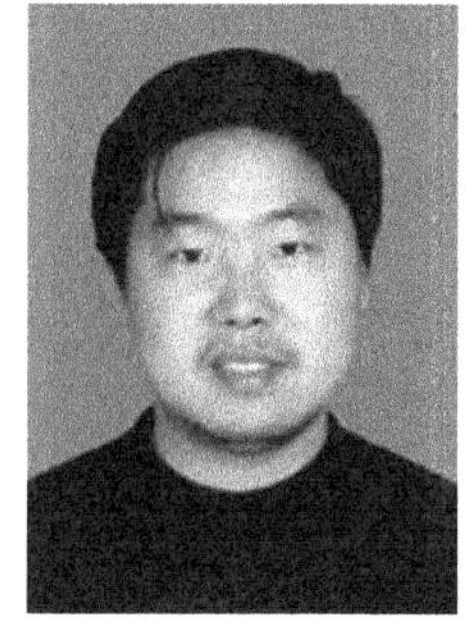

陈德红

1977年出生。博士，主治医师，湖北文理学院附属医院（襄阳市中心医院）北区泌尿外科副主任。2014年博士毕业于华中科技大学同济医学院。从事泌尿外科和男科学临床工作、教学、科研10余年。擅长泌尿系肿瘤诊断和微创治疗，对复杂泌尿系结石有丰富的治疗经验和独到的理解。主要研究方向为前列腺癌内分泌治疗和雄激素非依赖性表型转化的机制研究。先后参与国家自然基金项目2项，发表论文10余篇。

编 委 会

主　编　乔良伟　何　钢　陈德红
　　　　姜　杰　周建民　杨保锋

副主编　冯超杰　赵　强　宋勇波　唐晓龙
　　　　刘继章　丁智勇　李万全　门小平

编　委　(按姓氏笔画排序)

丁智勇　湖北医药学院附属襄阳医院
门小平　长春中医药大学附属医院
王晓婉　邢台医专第二附属医院
石奇刚　濮阳市人民医院
冯超杰　郑州大学附属郑州肿瘤医院
乔良伟　郑州人民医院
刘继章　武汉科技大学附属孝感医院（孝感市中心医院）
孙　刚　中国人民解放军第二〇二医院
李万全　河南省唐河县人民医院
杨保锋　河南省安阳地区医院
何　钢　武汉市第一医院
宋勇波　武汉科技大学附属孝感医院（孝感市中心医院）

陈德红　襄阳市中心医院
　　　　（湖北文理学院附属医院）
周建民　河西学院附属张掖人民医院
赵　强　甘肃省白银市第一人民医院
赵素顺　河北省衡水市第四人民医院
姜　杰　长春中医药大学附属医院
唐晓龙　郑州大学附属郑州中心医院
韩玉敏　邢台医专第二附属医院

前　言

当前，随着人们生活水平不断提高，泌尿外科疾病的发病率逐年上升，严重影响人们的身心健康，给社会、家庭以及个人带来沉重的负担，引起了社会的广泛关注。

伴随着科学技术的不断创新和发展，泌尿外科疾病的诊疗与研究也日渐活跃起来，各种理论和方法不断更新和完善，泌尿外科疾病的正确诊断，要求每一位泌尿外科医师既要有扎实的理论基础又要有丰富的临床经验，只有不断学习，才能提高诊断水平，更好地诊治疾病，减轻患者负担。

本书重点介绍泌尿外科疾病的诊治方法，内容比较详实，选材较新颖，图表清晰，详细而不繁杂，实用性较强，对于泌尿外科医务工作者处理相关问题具有一定的参考价值，也可作为各基层医生和医务工作者学习之用。

在编写过程中，由于作者较多，写作方式和文笔风格不一，再加上时间经验有限，难免存在疏漏和不足之处，望广大读者提出宝贵意见和建议，谢谢。

编　者

2016 年 4 月

目　录

第一篇　泌尿外科总论

第二篇　泌尿外科常见疾病

第一篇

泌尿外科总论

第一章　泌尿系统解剖

第一节　肾脏的解剖

一、肾脏解剖学结构

（一）大体描述

肾脏是实质性器官，左右各一，红褐色，紧贴腹后壁。作为泌尿系统的器官，肾不仅在体内水分、电解质和酸碱平衡方面有非常重要的作用，同时还具有分泌功能，能产生红细胞生成素、肾素以及能调节维生素 D 衍生物代谢的羟胆钙化醇。其血运丰富，正常情况下约占心排血量的 1/5。脆弱的肾实质表面有一层薄而坚韧的纤维囊包裹，正常情况下，纤维囊与肾实质连接疏松，易于剥离或易于被血肿鼓起。正常成年男性肾约重 150g，女性略轻，约重 135g。肾长 10～12cm，宽 5～7cm，厚约 3cm。女性略小，但是肾的大小更与整个身体大小有关，身体小的肾也小，身体大的肾也大。左、右肾大小也不一样，右肾宽而短，左肾窄而长，这是由于右侧肝脏的原因。和肾上腺一样，儿童的肾较大，刚出生时肾轮廓由于胎叶不规则，1 岁后这些胎叶消失，成年后肾两侧为光滑凸面并形成上下两极，也有可能有的人一直到成年后肾还是胎叶状，或者任一肾的外侧部上有局部隆起，称单驼峰。这也有可能是脾或肝的原因，通常左肾比右肾明显。

（二）显微结构

从肾的冠状切面看，肾实质分为表层的皮质和深层的髓质，皮质呈红褐色，髓质色淡红。髓质内可见许多呈圆锥形、底朝皮质、尖向肾窦的肾锥体，肾锥体尖端突入肾小盏称肾乳头，肾小盏呈漏斗形包绕肾乳头，承接排出的尿液。伸入肾锥体之间的皮质称肾柱。每个肾锥体及其周围的皮质组成一个肾叶。显微镜下观察，肾实质主要由毛细血管组成的肾小体和许多弯曲的肾小管组成，正常情况下这些小管与尿液形成有关，小管之间为结缔组织。

二、肾脏位置与毗邻

（一）位置

肾位于脊柱的两侧，贴附于腹后壁。两肾的纵轴不互相平行，上端多向内侧倾斜，下端则稍向外展开。受肝的影响，右肾稍低于左肾，以椎骨为标志，右肾上端平第 12 胸椎，下端平第 3 腰椎；左肾上端平第 11 胸椎，下端平第 2 腰椎，肾与肋骨的关系，左侧第 12 肋斜过左肾后面的中部，第 11 肋斜过后面的上部；右侧第 12 肋斜过右肾后面的上部。两肾门的体表投影，在腹前壁位于第 9 肋前端，在腹后壁位于第 12 肋下缘和竖脊肌外缘的交角处，此角称肾角或脊肋角。肾有病变时，在此角处常有压痛或叩击痛。肾可随呼吸而上下移动，其下移的范围正常不超过一个椎体，当深吸气时肾的位置下移，此时做腰腹双合诊可触及肾的下端。

（二）体表投影

在后正中线两侧 2.5cm 和 7.5～8.5cm 处各作两条垂线，通过第 11 胸椎和第 3 腰椎棘突，再作两条水平线，在上述纵横标线所组成的两个四边形范围内，即相当于两肾的体表投影。此范围内如有疼痛等异常表现时，多提示肾有病变。

肾的位置可有变异，在盆腔或髂窝者为低位肾；若横过中线移至对侧，则为交叉异位肾。肾的位置异常比较少见，但在腹部肿块的诊断中，应注意与肿瘤相鉴别。

（三）毗邻

肾的上方附有肾上腺，共同由肾筋膜所包绕，邻属关系密切，但在二者之间隔以疏松结缔组织，当肾下垂时，肾上腺并不随其下降。

两肾的内下方为肾盂和输尿管腹部的上端，左肾的内侧有腹主动脉，右肾的内侧有下腔静脉，两肾的内后方分别有左、右腰交感干。由于右肾与下腔静脉的距离很近，右肾的肿瘤或炎症性病变常侵及下腔静脉，因此在右肾切除术时，须注意保护下腔静脉，以免损伤造成难以控制的大出血。

在肾前方的毗邻，左、右侧不同。左肾前上部有胃后壁，前下部有结肠左曲，中部有胰腺横过肾门前方；右肾前上部为肝右叶，前下部为结肠右曲，内侧为十二指肠降部。左肾手术时应注意勿伤及胰体、尾部；右肾手术时要注意保护十二指肠降部，因它比较固定，易被撕裂。

在两肾后面第 12 肋以上部分，仅借膈与胸膜相邻。肾手术需切除第 12 肋时，要注意保护胸膜，以免损伤造成气胸。在第 12 肋以下部分，除有肋下血管、神经外，自内向外有腰大肌、腰方肌和腹横肌。在腰方肌前面有髂腹下神经和髂腹股沟神经向外下方走行，腰大肌前面有生殖股神经下行。肾周围炎或脓肿时，腰大肌受刺激可发生痉挛，引起患侧下肢屈曲。

三、被膜

肾的被膜有 3 层，由内向外依次为纤维囊、脂肪囊以及肾筋膜。

（一）纤维囊

又称纤维膜，为肾的固有膜，由致密结缔组织所构成，薄而坚韧，被覆于肾表面，与肾容易分离，有保护肾的作用。肾部分切除或肾外伤须保留肾时，应缝合纤维膜以防肾实质的撕裂。

（二）脂肪囊

又称肾床，为脂肪组织层，成人其厚度可达2cm，尤其在肾的边缘、后面和下端的脂肪组织更为发达。脂肪囊有支持和保护肾的作用。经腹膜外肾手术时，在脂肪囊内易于游离肾脏。肾囊封闭时，药液即注入此囊内。脂肪组织容易透过X线，在X线片上可见肾的轮廓，对肾疾病的诊断有一定的意义。

（三）肾筋膜

肾和肾上腺及其周围的脂肪被一层疏松结缔组织覆盖，称肾筋膜。其前、后两层分别位于肾的前、后两面且从肾上方，内、外侧三面固定肾，肾筋膜上方在膈肌下面愈合，在肾的内侧，肾前筋膜被覆肾血管的表面，并与腹主动脉和下腔静脉表面的结缔组织及对侧的肾前筋膜相移行。肾筋膜在肾的下方则相互分离，其间有输尿管和睾丸血管（卵巢血管）通过。肾筋膜周围是腹膜后脂肪，这不同于肾脂肪囊，肾脂肪囊紧邻肾且包裹在肾筋膜内。

肾筋膜在肾周围形成一个屏障，这一屏障对肾起保护支持作用，对其恶性肿瘤的扩散也起到限制作用。同时肾的全切术也可使肿瘤完全切除。肾筋膜前面与腹膜和结肠相邻，后面与腹横筋膜紧邻。肾筋膜对肾及肾周的炎症如脓肿、囊肿、血肿也起到限制作用，由于肾筋膜与腹主动脉和下腔静脉表面的结缔组织相移行，所以一侧肾及肾周的炎症不会扩散到对侧，但可沿肾筋膜向下蔓延，达髂窝或大腿根部。随着炎症或肿瘤的进一步发展，病变可以突破肾筋膜侵袭其周围器官和后腹壁肌肉。

肾筋膜发出许多结缔组织小梁穿过脂肪囊与纤维囊相连，尤其肾下端的结缔组织小梁较为坚韧，对肾有固定作用。当肾周围脂肪减少，结缔组织小梁松弛时，肾的移动性增大，可形成肾下垂或游走肾。

肾前筋膜的前方有腹膜覆盖，肾后筋膜的后面有大量脂肪组织，称肾旁脂体，为腹膜外脂肪的一部分，在肾下端和外侧较多，对肾有一定的支持和保护作用。

四、肾门、肾窦及肾蒂

（一）肾门

位于肾内缘中部凹陷处，是肾血管、肾盂、神经和淋巴管出入的部位，肾门多为四边形，它的边缘为肾唇。其中前、后唇有一定的弹性，手术需分离肾门时，牵开前或后唇，可扩大肾门显露肾窦。

（二）肾窦

是肾实质所围成的腔隙，开口为肾门，内有肾动、静脉的分支，肾盂，肾大、小盏，神经，淋巴管和脂肪组织。

（三）肾蒂

由出入肾门的肾血管、肾盂、神经和淋巴管共同组成。肾蒂主要结构的排列关系有一定的规律：由前向后依次为肾静脉、肾动脉和肾盂；由上向下依次为肾动脉、肾静脉和肾盂。有的肾动脉在肾静脉平面以下起自腹主动脉，肾静脉血流受阻，静脉压增高，动脉血供亦相对减少，尤其在直立位时，动脉压迫肾静脉则更明显，这可能是直立性高血压的病因之一。

五、管腔系统

从人体解剖学和器官发生学来看，肾脏分为两部分：分泌部和导管部。分泌部是指肾实质的皮质，包括分泌结构的肾小球、近曲小管、Henle 襟、远曲小管。导管部是指肾实质的髓质，包括排泄结构的集合管、肾乳头、肾小盏、肾大盏和肾盂。肾内一般有 4 ~ 18 个肾乳头，其中以 7 ~ 9 个最常见。肾小盏呈漏斗状，其边缘包绕肾乳头，承接由集合管排出的终尿。大体观，肾的管腔是由肾小盏、肾大盏、肾盂组成。肾锥体和前后肾小盏构成典型的二维结构，由于肾的自然旋转，前面的肾小盏向外侧延伸形成冠状平面，而后面的肾小盏向后侧延伸形成矢状面。X 线片的解释和穿刺肾管腔时识别这个解剖学结构是非常重要的。通常肾锥体尖端合并成肾乳头，在肾的上下极常见，其他部位也可见。2 ~ 3 个肾小盏合并成一个肾大盏，2 ~ 3 个肾大盏合并成一个肾盂，肾盂走行于肾窦出肾门后与输尿管相移行，事实上肾的管腔部分如肾小盏、肾大盏、肾盂是一个连续的结构，只是人为分开罢了。虽然如此，临床上还是接受这种命名法来进行描述和讨论。

对于经皮肾穿刺取石术，详细了解肾盂、肾盏结构排列，对经皮肾穿刺位置的选择、皮肾通道的设计是十分重要的。

肾盂为一漏斗状结构，位于肾动脉后，分肾内型肾盂和肾外型肾盂，容量一般为 8 ~ 15ml，超过 15ml 为积水。而积水较大的肾盂，对穿刺、金属导丝置入和扩张皮肾通道是有利的。较大的肾外型肾盂，穿刺针易直接进入肾盂而不通过肾实质，因肾盂壁薄，容易产生尿漏、造瘘管脱落。

通常肾小盏集合成肾上、中、下 3 个大盏，肾大盏再汇集成肾盂，出肾门后移行为输尿管。上、下盏通常呈单个向上、下极投射，其余肾盏分为前、后两排（前组肾盏和后组肾盏），从静脉尿路造影术（IVU）和 CT 扫描断层片上可见前排肾盏靠外，呈杯口状，后排肾盏靠内，呈环形断面观。根据 Kaye、Reinke 和 Hodson 的研究报告，肾盏的排列分为两种类型，一种为多见和典型的 Brodel 型肾，后排肾盏结构拉长，向外与肾冠状切面呈 20°角，前排肾盏较短，与肾冠状切面呈 70°角。另一种少见的肾盏排列为 Hodson 型，其前后盏排列与 Brodel 型肾相反。

前后肾盏并不直接相对，经皮穿刺前排肾盏不易进入后排肾盏，穿刺最好选择在后排肾盏，尤以中、下后肾盏较安全，但术前弄清楚前后肾盏有困难，需作 IVU、CT 片对比，在手术前逆行插管，术中（俯卧位）沿导管注入空气和造影剂，有空气为后组肾盏，有造影剂为前组肾盏。

六、肾脏血管与肾段

（一）肾动脉和肾段

肾动脉平第 1 ~2 腰椎间盘高度起自主动脉腹部，横行向外，行于肾静脉的后上方，经肾门入肾。由于主动脉腹部位置偏左，故右侧的肾动脉比左侧的稍长，并经下腔静脉的后面向右行入肾。据统计，肾动脉的支数多为 1 支（85.8%），2 支（12.57%）或 3 ~ 5 支（1.63%）者均属少见。

肾动脉（一级支）进入肾门之前，多分为前、后两干（二级支），干又分出段动脉（三级支）。前干走行在肾盂的前方，分出上段动脉、上前段动脉、下前段动脉和下段动脉。后干较细，走行在肾盂的后方，延续为后段动脉。上段动脉分布至肾上端，上前段动脉至肾前面中上部及后面外缘，下前段动脉至肾前面中下部及后面外缘，下段动脉至肾下端，后段动脉至肾后面的中间部分。每一段动脉分布的肾实质区域，称为肾段。肾段有5个，上段、上前段、下前段、下段和后段。各肾段动脉之间彼此没有吻合，若某一段动脉发生阻塞，由它供血的肾实质将发生缺血、坏死。肾段的划分，为肾局限性病变的定位及肾段或肾部分切除术提供了解剖学基础。

肾动脉的变异比较常见。将不经肾门而在肾上或下端的动脉分别称为上极动脉或下极动脉。据统计，左右上、下极动脉的出现率约为28.7%，其中上极动脉比下极动脉多见，上或下极动脉可直接起自肾动脉（63%）、腹主动脉（30.6%）或腹主动脉与肾动脉起点的交角处（6%）。上、下极动脉与上、下段动脉相比较，二者在肾内的供血区域一致，只是起点、走行和入肾部位不同。肾手术时，对上或下极动脉应予以足够重视，否则易致其损伤，不仅可致出血，且可能导致肾上或下端的缺血、坏死。

（二）肾静脉

在肾窦内汇成2支或3支，出肾门后则合为1干，走行于肾动脉的前方，以直角汇入下腔静脉。据统计，肾静脉多为1支（87.84%），少数有2支（10.99%）或3支（1.06%），并多见于右侧。由于下腔静脉的位置偏右，故右肾静脉短，左肾静脉长，左侧比右侧长2～3倍。

两侧肾静脉的属支不同。右肾静脉通常无属支汇入；左肾静脉收纳左肾上腺静脉和左睾丸（卵巢）静脉，其属支还与周围的静脉有吻合。门静脉高压症时，利用此点行大网膜包肾术，可建立门腔静脉间的侧支循环，从而降低门静脉压力。左肾静脉约有半数以上还与左侧腰升静脉相连，经过腰静脉与椎内静脉丛及颅内静脉窦相通。因此，左侧肾和睾丸的恶性肿瘤，可经此途径向颅内转移。

肾内静脉与肾内动脉不同，肾内静脉无节段性，具有广泛的吻合，故结扎肾外静脉的一个小属支，可能不致影响肾内静脉血的回流。

（三）肾血管畸形

肾动静脉主干的畸形占25%～40%，最常见的是肾动脉个数的增加，增加的肾动脉由腹主动脉向两侧发出入肾门或直接入肾的上、下极，上极的比下极常见，右肾下极动脉跨过下腔静脉的前面。左右肾下极动脉都走行于泌尿收集系统的前面，这可能是肾盂输尿管移行部阻塞的外部因素。肾动脉个数增加在异位肾中更常见，且少数由腹腔动脉、肠系膜上动脉或髂动脉发出。多条肾静脉不常见，一般以两个分支离开肾门。左肾静脉以前后分支离开肾门走行于腹主动脉前面汇入下腔静脉，罕见情况下有腹主动脉后分支。

（四）外科手术注意事项

丰富的静脉回流和少量的终末动脉分布是手术时应该考虑的，肾被膜下静脉丛和肾周静脉有丰富的吻合支，这样肾就不会因为肾静脉的阻塞而引起病变，特别是缓慢阻塞时。左侧肾静脉和肾上腺静脉、腰静脉、睾丸（卵巢）静脉之间也有侧支循环，所以当急诊外科结扎手术时左肾内的血液可通过侧支循环回流。而肾动脉的损伤可以导致所供应的肾实质梗死，切除肾实质时应考虑其动脉分布，肾后外侧位于肾动脉前后支之间的纵行断面无血管分布，泌尿系统手术可以考虑做此纵行切口。同样地，后段动脉与前支发出的上下段动脉之间的横行切口也可以考虑。横切口向前延伸形成肾部分切除，肿瘤切除。不同个体肾段动脉走行变化较大，应通过术前血管造影或术中动脉注射亚甲蓝进行血管定位。

七、肾脏淋巴系统

肾淋巴回流丰富，从肾实质、肾柱到肾窦淋巴干，出肾门后汇入肾被膜和肾周淋巴干。除此之外，肾盂和上输尿管淋巴也汇入肾淋巴干。肾门通常有两三个淋巴结，紧靠肾静脉，形成肾肿瘤转移的第一站。

左肾淋巴干最先汇入腹主动脉旁淋巴结，包括腹主动脉前后侧淋巴结，位于肠系膜下动脉上方和膈肌之间。一些左肾淋巴结回流入腰淋巴结或直接入胸导管。左肾淋巴一般不回流入腹主动脉与下腔静脉之间的淋巴结，除非重病时。右肾淋巴干最先汇入下腔静脉右侧淋巴结和腹主动脉与下腔静脉之间的淋巴结，包括下腔静脉前后淋巴结，位于右髂血管与膈肌之间。同样地，右肾淋巴回流入腰淋巴结或直接入胸导管。右肾淋巴一般不汇入腹主动脉左外侧淋巴结。

乳糜池以上的淋巴管梗阻时，肾蒂周围的淋巴管可增粗、曲张，甚至破入肾盂，产生乳糜尿。

八、肾脏神经支配

肾接受交感神经和副交感神经双重支配，即 $T_8 \sim L_1$ 脊髓节段发出的交感神经节前纤维和迷走神经发出的副交感神经，二者形成肾的自主神经丛，并伴随血管分布，使血管舒缩。交感神经收缩血管，副交感神经舒张血管。手术切除神经后对肾功能没有太大影响。

（乔良伟）

第二节　输尿管的解剖

作为肾管腔系统的延续，输尿管起自肾盂输尿管移行处，终于膀胱。成年人输尿管长 22 ~ 30cm。输尿管管腔结构分为 3 层，由内向外依次为黏膜、肌层和外膜。黏膜常形成许多纵行皱襞，其上皮为移行上皮，有 4 ~ 5 层细胞，固有层为细密结缔组织。在输尿管下 1/3 段，肌层为内纵、中斜和外环 3 层平滑肌组成。平滑肌的蠕动，使尿液不断地流入膀胱。外膜为疏松结缔组织，其内有血管丛和淋巴系统穿行。

一、输尿管分段和命名

为了方便外科学或影像学描述，把输尿管人为地分为几段，输尿管自肾盂到髂血管处称腹段；从髂血管到膀胱称盆段；膀胱内称为壁内段。为了影像学描述，还可以把输尿管分为上、中、下 3 段，上段从肾盂到骶骨上缘；中段从骶骨上缘到骶骨下缘，大致为髂血管水平；下段从骶骨下缘到膀胱。

二、输尿管毗邻

输尿管走行于腰肌前面，到骨盆上口时跨越髂总血管分叉的前方进入盆腔，输尿管变异比较少见，下腔静脉后输尿管容易发生输尿管梗阻，有时需要手术将其移至正常位置。另有双肾盂、双输尿管，其行程及开口有变异，如双输尿管均开口于膀胱，可不引起生理功能障碍，但有的其中一条输尿管可开口于膀胱之外，特别是在女性可开口于尿道外口附近或阴道内，称此为异位输尿管口，因没有括约肌的控制，可致持续性尿漏。正中线腹膜后团块包括淋巴结病或腹主动脉瘤把输尿管往外侧推，睾丸（卵巢）血管与输尿管平行走行，入盆腔前从前面斜跨过输尿管走行于其外侧。右输尿管前面为回肠末端、盲肠、阑尾和升结肠及其系膜，左输尿管前面有降结肠、乙状结肠及其肠系膜。由于这些结构，施行结肠切除术时应注意勿损伤输尿管。回肠末端、阑尾、左右结肠和乙状结肠的恶性肿瘤和炎症有可能扩散到同侧输尿管，引起镜下血尿、瘘甚至完全梗阻。在女性骨盆内，输尿管经子宫颈外侧呈十字交叉走行于子宫动脉后面，子宫切除术时注意勿损伤输尿管。输卵管和卵巢的病变也可能侵及骨盆边缘的输尿管。

三、输尿管三处生理狭窄

输尿管全程有3处狭窄：

1. 肾盂输尿管移行处　肾盂逐渐变细与输尿管相移行，其实由于输尿管平滑肌紧张度增加，二者之间有一缢痕。正常时顺行或逆行插入适当的导尿管或内镜都能通过此狭窄。

2. 与髂血管交叉处　这一狭窄是由于髂血管的压迫和输尿管成一定角度跨过髂血管引起的，并不是真正的狭窄。

3. 壁内段　输尿管自膀胱底的外上角，向内下斜穿膀胱壁，于输尿管口开口于膀胱，此段称壁内段，为真正的狭窄。这3个狭窄在临床上有非常重要的意义，如尿结石时可能在狭窄处引起梗阻。此外，后两个狭窄处由于存在一定角度，内镜、导尿管的使用会受一定的限制。这些角度和输尿管走行的准确把握对外科手术来说至关重要。

四、输尿管血液分布和淋巴回流

输尿管腹部的血液供应来自肾动脉、腹主动脉、睾丸（或卵巢）动脉、髂总动脉和髂外动脉等。这些输尿管动脉到达输尿管的边缘0.2～0.3cm处，分为升支和降支进入管壁，上下相邻的分支相互吻合，在输尿管的外膜层形成动脉网，并有小分支穿过肌层，在输尿管黏膜层形成毛细血管丛。输尿管腹部的不同部位有不同的血液来源，因其血液来源不恒定，有少数输尿管动脉的吻合支细小，输尿管手术时若游离范围过大，可影响输尿管的血运，有局部发生缺血，坏死的危险。供血到输尿管腹部的动脉多来自内侧，手术时在输尿管的外侧游离，可减少血供的破坏。

输尿管静脉和淋巴回流与动脉伴行，盆腔内，输尿管远端淋巴回流入输尿管内、外淋巴结和髂总淋巴结。腹部内，左输尿管淋巴回流第一站是腹主动脉旁左侧淋巴结，右输尿管淋巴回流第一站是下腔静脉旁右侧淋巴结和下腔静脉和腹主动脉之间的淋巴结。输尿管上部和肾盂淋巴回流入同侧肾淋巴系统。

五、输尿管神经分布

输尿管接受T_{10}～L_2。脊髓节段发出的交感神经节前纤维，肾自主神经丛发出的节后纤维支配。副交感神经由第 2 到第 4 骶脊髓节段发出。输尿管的平滑肌可自动收缩做节律性的蠕动，其上的自主神经可对其蠕动做适当调整。

（乔良伟）

第三节 膀胱的解剖

一、膀胱的位置与毗邻

膀胱的位置随年龄及盈虚状态而不同。空虚时呈锥体状，位于盆腔前部，可分尖、体、底、颈四部，但各部间无明显分界。充盈时可升至耻骨联合上缘以上，此时腹膜反折处亦随之上移，膀胱前外侧壁则直接邻贴腹前壁。临床常利用这种解剖关系，在耻骨联合上缘之上进行膀胱穿刺或做手术切口，可不伤及腹膜。儿童的膀胱位置较高，位于腹腔内，到 6 岁左右逐渐降至盆腔。

空虚的膀胱，前方与耻骨联合相邻，其间为耻骨后隙；膀胱下外侧面邻肛提肌、闭孔内肌及其筋膜，其间充满疏松结缔组织等，称膀胱旁组织，内有输尿管盆部，男性还有输精管壶腹穿行。膀胱后方借直肠膀胱隔与精囊、输精管壶腹及其后方的直肠相邻；女性还与子宫相邻。膀胱的后下部即膀胱颈，下接尿道。男性邻贴前列腺，女性与尿生殖膈相邻。

二、膀胱的结构

膀胱内面为移行上皮细胞，空虚时形成许多皱襞，充盈时皱襞消失。膀胱上皮有六层细胞和一层薄基底膜，固有层为一厚层纤维结缔组织，内有血管穿行，使膀胱膨胀。固有层以下为膀胱壁平滑肌，为内纵、中环和外纵。膀胱逼尿肌使充盈的膀胱排空。

膀胱颈附近，膀胱逼尿肌被分为前面介绍的三层，其平滑肌在形态学和病理学上不同于膀胱平滑肌，膀胱颈的结构男女不同，在男性，放射状的内纵纤维通过内口与尿道平滑肌的内纵层相续。中层形成环行前列腺括约肌，尿道内口后面的膀胱壁和前列腺前面的纤维肌性间质在膀胱颈处形成一环形结构，这一结构在尿道括约肌受损的男性可以维护其括约肌的功效。这一肌肉受肾上腺素能神经支配，当兴奋时，膀胱颈收缩。糖尿病或睾丸癌腹膜后淋巴结清除术中，损伤膀胱交感神经易引起逆行射精。外纵纤维在膀胱底是最厚的，在正中线，插入前列腺平滑肌内形成三角形支架，向侧面形成膀胱颈环。在膀胱的前侧面，纵纤维发育不是很好，前面的一些纤维在男性形成耻骨前列腺韧带，女性形成耻骨尿道韧带。这些纤维在排尿时促进平滑肌扩张。女性膀胱颈，如前面描述的，内纵纤维放射状集中于尿道内纵层，中环层不像男性那样粗壮。外部纤维斜纵地经过尿道下形成平滑肌的内纵层。在 50% 的女性中，咳嗽时尿流入尿道。

输尿管膀胱连接点：在接近输尿管的膀胱处，其螺旋形平滑肌纤维变成纵行，离膀胱 2～3cm，纤维肌性鞘延伸到输尿管上并随其到三角区，输尿管斜着插入膀胱壁，走行 1.5～2cm，停止于输尿管口，此段称为膀胱的壁内段，膀胱充盈时，壁内段压扁。输尿管结石易滞留此处。若壁内段过短或其周围的肌组织发育不良时，可出现尿反流现象。膀胱出口受阻引起的膀胱内压慢性增加易导致输尿管憩室和尿液反流。

膀胱空虚时，其内黏膜面呈现许多皱襞，唯其底部有一个三角形的平滑区，称膀胱三角，其两侧角即左、右输尿管口，两口之间有呈横向隆起的输尿管间襞，三角的前下角为尿道内口。膀胱三角是膀胱镜检时的重要标志，也是结核与结石等的好发部位。两个输尿管口纤维和尿道内口纤维相连形成三角形区域，两个输尿管口间的肌肉与输尿管口和尿道内口间的肌肉都增厚。这些增厚的肌肉分为3层：①浅层，起自输尿管的内纵肌，插入精阜。②深层，起自 Waldeyer 鞘，嵌入膀胱颈。③返压层，由膀胱壁的外纵和中环平滑肌组成，尽管其和输尿管相连，但表面停留在输尿管和膀胱之间，在输尿管移植术中，分开这些肌可以看到 Waldeyer 鞘和输尿管之间的腔隙和其内的疏松纤维和肌性连接。这些解剖学结构在膀胱充盈时可以防止尿液反流。

三、膀胱血管、淋巴及神经

膀胱上动脉起自髂内动脉前近侧部，向内下方走行，分布于膀胱上部。膀胱下动脉起自髂内动脉前干，行于闭孔动脉后方，沿盆侧壁行向内下，分布于膀胱下部、精囊、前列腺及输尿管盆部等。膀胱的静脉在膀胱下面形成膀胱静脉丛，最后汇集成与动脉同名的静脉，再汇入髂内静脉。

膀胱前部的淋巴输出管注入髂内淋巴结，膀胱后部及膀胱三角区的淋巴输出管，分别向上、向外走行，多数注入髂外淋巴结，少数注入髂内淋巴结、髂总淋巴结或骶淋巴结。

膀胱的神经为内脏神经，其中交感神经起自第11、12胸神经节和第1、2腰神经节，经盆丛的纤维随血管至膀胱壁，使膀胱平滑肌松弛，尿道内括约肌收缩而储尿。副交感神经使膀胱平滑肌收缩，尿道括约肌松弛而排尿。男性膀胱颈接受大量交感神经支配，表达肾上腺素能受体，而女性膀胱颈接受少量肾上腺素能神经支配，排尿时神经元内一氧化氮合酶释放。交感神经和副交感神经的传出纤维在胸腰段和骶骨水平进入神经元后根，所以骶前神经切除术并不能缓解膀胱痛。

（乔良伟）

第四节 尿道的解剖

一、男性尿道的解剖

男性尿道是具有排尿功能和射精功能的管状器官，起自膀胱颈的尿道内口，止于阴茎头顶端的尿道外口，全长16~22cm，直径0.5~0.6cm。尿道内腔平时闭合呈裂隙状，排尿和射精时扩张。尿道分为前尿道和后尿道，前尿道包括尿道壁内部、前列腺部尿道和膜部尿道；后尿道即海绵体部尿道，包括尿道球部和尿道阴茎部。

（一）男性尿道的分部、形态和结构

1. 尿道壁内部　起自尿道内口，为尿道穿过膀胱壁的部分，长约0.5cm。周围有来自膀胱壁平滑肌环绕而成的尿道内口平滑肌。

2. 前列腺部（prostatic part）　为尿道贯穿前列腺的部分，周围被前列腺包绕。上接尿道内口，自前列腺底部进入前列腺，由前列腺尖部穿出，移行至尿道膜部。前列腺部尿道长约2.5cm，与前列腺的长径一致，老年男性随着前列腺的增生，此段尿道也相应延长。前列腺部尿道的中部是全部尿道中管径最宽的部分。在前列腺部尿道的后壁上有一纵行隆起，称

为尿道嵴，尿道嵴的中部突成圆丘状，称为精阜，精阜长约1.5cm，高、宽0.3～0.5cm。精阜的中央有一凹陷，称为前列腺小囊，为副中肾管远侧部退化的残留物，无生理功能，类似于女性的阴道和子宫，故又名男性阴道或男性子宫。前列腺小囊开口的两侧各有一小孔，为射精管开口。尿道嵴两侧凹陷称为前列腺窦。精阜及前列腺窦底部的黏膜上有许多小口，为前列腺排泄管开口。

3. 膜部（membranous part） 膜部很短，长约1.2cm，位于尿生殖膈上、下筋膜之间，是尿道穿过尿生殖膈的部分，被尿道括约肌环绕。尿道膜部是尿道最狭窄的部分，但其扩张性很大。尿道膜部前方有阴部静脉丛和阴茎背深静脉，两侧有尿道球腺。尿道膜部的壁很薄，并有耻骨前列腺韧带和尿道旁筋膜等与周围器官固定，因此在骨盆骨折时是最容易损伤的部分。

4. 海绵体部（cavemous part） 海绵体部尿道是尿道中最长的部分，起始于尿道膜部末端，终于尿道外口，全长15cm，贯穿整个尿道海绵体。尿道海绵体部与尿道膜部交界处的前壁是尿道薄弱的部位，尿道器械检查是常在此产生假道。尿道的黏膜下层有许多黏液腺，其排泄管开口于尿道黏膜。

（1）海绵体部尿道的起始部位于尿道球内，称尿道球部。尿道球部内径较宽，也称尿道壶腹部，有尿道球腺排泄管开口。尿道球部位于会阴部坐位时的受力部位，因此骑跨伤时常损伤被伤及。

（2）尿道海绵体部的中部内径较窄，直径约0.6cm，横断面呈裂隙状。

（3）尿道海绵体部的末端位于阴茎头内，管腔扩大形成舟状窝，舟状窝的前壁有一瓣膜状黏膜皱襞，称舟状窝瓣，常造成尿管或器械置入困难。从舟状窝向外至尿道外口，尿道逐渐缩小，形成尿道的狭窄部之一。

5. 男性尿道的生理狭窄和弯曲 男性尿道内腔直径粗细不一，有三个生理性狭窄、三个扩大部和两个生理性弯曲。

（1）生理性狭窄：三个生理性狭窄为尿道内口、尿道膜部和尿道外口。其中尿道膜部最狭窄，其次是尿道外口和尿道内口。尿道外口为矢状位裂口，长约0.6cm，其两侧隆起呈唇状。

（2）扩大部：三个扩大不为尿道前列腺部、尿道球部（尿道壶腹部）和舟状窝。

（3）生理性弯曲：阴茎非勃起状态下尿道有两个的生理性弯曲。一个是耻骨下弯，位于耻骨联合的下方，由尿道内口至耻骨前列腺韧带附着处，该段弯曲包括尿道前列腺部、尿道膜部和尿道海绵体部的起始段，形成凹向前方的弯曲。此弯曲的最低点距离耻骨联合下缘2cm，首先走向前下方，后转向前上方，绕过耻骨联合下缘，至耻骨联合的前面。由于尿生殖膈筋膜和耻骨前列腺韧带的固定，无论勃起和非勃起状态，该段尿道位置都是较为固定的，弯曲不改变。第二个弯曲是耻骨前弯，由尿道海绵体部构成，位于阴茎固定部和可移动部分的移行处，为凹向后下方的弯曲。将阴茎上提时，该弯曲可变直，故又称阴茎可移动部。临床上利用耻骨前弯的这一特点，将阴茎上提，使整个尿道称为一个大弯曲，便于置入器械。

6. 尿道括约肌

（1）膀胱括约肌：又称尿道内括约肌，由膀胱壁的平滑肌纤维延续环绕膀胱颈和尿道前列腺部的上端而成。膀胱颈的平滑肌、括约肌受交感神经和副交感神经双重支配，交感神经兴奋时括约肌收缩，副交感神经兴奋时括约肌舒张。

（2）尿道外括约肌：又称尿道膜部括约肌，在会阴深横肌的前方，由深浅两层肌束环绕尿道膜部而成。浅层肌起自耻骨下支、骨盆横韧带及其临近的筋膜；深层肌起自坐骨支，向内包绕尿道膜部及前列腺下部周围。括约肌为随意肌，肌细胞直径较大，混有慢反应纤维和快反应纤维，通常处于收缩状态，具有括约尿道膜部和压迫尿道球腺的作用。尿道膜部括约肌的神经来自骶神经节的 2 ~4 节并经阴部神经的分支支配。

（二）男性尿道的血管、神经和淋巴

1. 动脉　男性尿道的动脉供应来自膀胱下动脉、直肠下动脉及阴部内动脉的分支（尿道球动脉和尿道动脉），这些动脉之间存在广泛的交通支。

2. 静脉　尿道的静脉主要汇入膀胱静脉丛和阴部静脉丛，最后注入髂内静脉。

3. 神经　尿道的神经支配主要来自阴部神经，包括会阴神经、交感神经和副交感神经的分支。

4. 淋巴　尿道的淋巴回流注入髂内淋巴结或腹股沟淋巴结。

（三）男性尿道的异常

尿道的异常有以下几种情况。①尿道瓣膜，有后尿道瓣膜和前尿道瓣膜。后尿道瓣膜是男童先天性下尿路梗阻中最常见的，形成于胚胎早期，可引起泌尿系统其他的异常及功能障碍；前尿道瓣膜可伴发尿道憩室。尿道瓣膜的主要病理生理改变是尿路梗阻。②尿道重复，可分为上下位和矢状位尿道重复及左右并列尿道重复，可完全性尿道重复或不完全性尿道重复。③巨尿道，即先天性无梗阻的尿道扩张。④尿道下裂，较常见，是前尿道发育不全面致尿道口位于正常尿道口的近端至会阴部的途径上。由于胚胎时期内分泌异常或其他原因导致尿道沟闭合不全而形成。尿道沟是从近端向远端闭合，所以尿道口位于远端的前型尿道下裂更常见。⑤一穴肛，即尿道、阴道、直肠共有一个开口。

二、女性尿道的解剖

（一）女性尿道的形态、结构、位置和毗邻

成年女性尿道长 3.5 ~5cm，直径较男性尿道宽，约为 0.6cm，尿道外口最细，在排尿时尿道内口扩张，尿道呈圆锥形。尿道起自耻骨联合下缘水平的尿道内口，几乎呈直线走行，朝向前下方，穿过尿生殖膈终于位于阴道前庭的尿道外口。女性尿道可分为上、中、下三段，彼此相互延续。在尿生殖膈以上的部分，尿道的前方与耻骨联合相毗邻，期间有阴部静脉丛；尿道的后方借疏松结缔组织与阴道壁紧密接触。尿道与阴道之间的结缔组织称为尿道阴道隔。尿生殖膈以下的部分的前方与两侧阴蒂脚的汇合处相邻。尿道的横断面呈横裂状，扩张时呈圆形。尿道内层为黏膜，尿道外口为复层扁平上皮，其余部分为复层柱状上皮。尿道黏膜及黏膜下层形成多数皱襞及陷窝，后壁上部正中线上有一明显的纵襞，称为尿道嵴，其上方与膀胱垂相连。尿道黏膜下有许多小的尿道腺，相当于男性的前列腺，开口于黏膜表面。尿道远端的黏膜下有一些小的腺体，称为尿道旁腺，开口于尿道外口后方的两侧。尿道肌层主要由平滑肌构成。膀胱颈及尿道内口周围为膀胱平滑肌下延并环绕形成的膀胱括约肌，也称尿道内括约肌，对控制排尿起主要作用；尿道中段有尿道阴道括约肌环绕，对尿道和阴道有括约作用；尿道外口为矢状裂口，周围隆起呈乳头状，位于阴道前庭阴道口

的前方和阴蒂的后方。

（二）女性尿道的血管、神经和淋巴

女性尿道的动脉供应主要来自膀胱下动脉、子宫动脉和阴部内动脉（阴道前庭球动脉和尿道动脉）的分支。这些分支彼此有广泛的交通。尿道的静脉汇入膀胱静脉丛和阴部静脉丛，最后注入髂内静脉。女性尿道的神经来自会阴神经、交感神经和副交感神经。女性尿道的淋巴管十分丰富，下段尿道淋巴管注入腹股沟浅淋巴结，进而至腹股沟深淋巴结及髂外淋巴结，中上段淋巴经尿道旁淋巴管进入盆腔，注入髂外淋巴结、闭孔淋巴结和盆腔淋巴结。所以女性尿道癌在腹股沟淋巴结尚未转移时，盆腔淋巴结可能已有转移。

（乔良伟）

第二章　泌尿外科疾病常见症状

第一节　排尿异常

一、尿频

排尿次数增多称为尿频，是泌尿系统最常见的症状之一。正常成年人日间排尿次数4～5次，夜间排尿次数0～1次，不超过2次。每次尿量200～300ml，不同年龄的儿童差异较大。尿频常由于尿液产生过多、功能性膀胱容量降低和膀胱不能完全排空等多种因素引起。

二、尿急

指突然出现的强烈的、不可抑制的排尿愿望。可继发于焦虑、炎症、膀胱异物、神经源性膀胱功能障碍、前列腺增生，以及膀胱出口梗阻等。

三、尿痛

一般指排尿时出现的烧灼样疼痛，与膀胱、尿道、前列腺急性感染有关。在男性位于尿道远端，女性局限于尿道。该疼痛仅在排尿过程中出现，排尿结束后很快消失。疼痛发生在排尿开始时，表明尿道病变；疼痛出现在排尿结束时常提示病变存在于膀胱。尿痛通常作为泌尿系感染的首发症状，与尿频、尿急同时存在。

四、排尿困难

指患者排尿不畅。临床表现轻重不等，轻者排尿延迟、尿线无力、射程短；重者尿线变细或滴沥不成线，每次排尿均需用力，或用手按压小腹而只能排出少量尿液，形成间歇性排尿现象，患者常有排不尽感。主要原因有：①膀胱颈以下机械性梗阻，常见病因有前列腺增生症、尿道或尿道口狭窄、晚期膀胱癌、子宫肌瘤或子宫脱垂压迫膀胱颈。②中枢或周围神经损害造成支配膀胱的神经功能失调，使膀胱逼尿肌张力减弱或尿道括约肌痉挛，常见病因有颅脑或脊髓损害、糖尿病、直肠癌、宫颈癌根治术损伤骨盆神经或阴部神经、脊椎裂、脊髓膨出等。检查会阴部可发现患者感觉减退、肛门括约肌松弛、插尿管无困难等，注意与机械性梗阻相鉴别。

五、尿潴留

膀胱内充满尿液而不能排出。常见于前列腺增生症，尿道损伤和狭窄，神经源性膀胱，急性前列腺炎和脓肿，脊髓和颅脑损伤，糖尿病，痔、肛瘘以及直肠或妇科肿瘤根治手术后。分为急性和慢性尿潴留。急性尿潴留发病突然，膀胱胀满，患者异常痛苦，在耻骨上可触及胀满的膀胱，用手按压患者有明显的尿意；慢性尿潴留是长期排尿困难缓慢发展的结果，患者多无痛苦感觉，常表现为充溢性尿失禁，长期慢性尿潴留可以引起双肾积水，导致肾功能受损。

六、漏尿

指尿液不经尿道外口，而是绕过尿道括约肌由瘘口流出。常见原因有外伤、产伤、手术、感染、局部放疗、肿瘤等，发生的部位常见于膀胱阴道瘘、尿道阴道瘘、尿道直肠瘘以及少见的输尿管阴道瘘和先天性异位输尿管开口。

七、遗尿

指患者睡眠时发生的尿失禁，属不自主行为，每夜 1 ~ 2 次，也可几日发生 1 次。3 岁以前的儿童遗尿多属生理性的。15% 的儿童遗尿可持续至 5 岁，到 15 岁仅为 1%。遗尿的常见原因有大脑皮质发育迟缓、睡眠过深、遗传、泌尿系统病变等。

（乔良伟）

第二节　尿量异常

一、少尿和无尿

24 小时尿量低于 400ml 为少尿，100ml 以下为无尿。发生的原因一般分为肾前性、肾性、肾后性。肾前性主要由于严重脱水、大出血、休克等；肾性主要指肾脏本身疾病；肾后性多由于双侧输尿管梗阻，或一侧肾无功能，另一侧输尿管梗阻。

二、多尿

24 小时尿量超过正常尿量，少则 2000ml 以上，多达 5000 ~ 6000ml，甚至超过10 000ml。最常见于糖尿病、尿崩症、急性肾衰竭多尿期等。

（乔良伟）

第三节　尿液异常

一、血尿（含肉眼血尿和镜下血尿）

尿液中混有红细胞称为血尿。如肉眼能辨认出血尿，则相当于 1000ml 尿内至少含0. 5 ~ 1ml 血，称为肉眼血尿。出血量少时，尿无血色，仅在显微镜检查时发现异常数量的红细胞，一般每高倍视野下超过 3 个有一定的意义，称为镜下血尿。

二、血红蛋白尿

正常情况下尿内无可测知的游离血红蛋白，当大量的红细胞在血管内溶解破坏时，血浆游离血红蛋白明显增多，超过结合珠蛋白结合能力及近端肾曲管的重吸收能力，使尿中出现大量游离血红蛋白的现象称为血红蛋白尿。其反映了血管内有超出正常的溶血。血红蛋白尿的外观颜色根据含血红蛋白量的多寡而不同，可呈均匀的浓茶色、葡萄酒色、棕色及酱油色。主要病因为各种血液病、药物或毒蛇咬伤、重度烧伤和严重感染等引起急慢性血管内溶血。慢性溶血伴有血红蛋白尿期间或前后，临床表现常有低热、腰痛、腹痛、周身不适等。在急性血管内溶血发作时可表现寒战、高热、明显腰痛、肢体酸痛、胸闷、呼吸急促、乏力、头痛、恶心、呕吐、腹痛、腹泻等症状，随后第1次尿液为葡萄酒色、棕褐色甚至酱油色，发作之后巩膜可见黄染。若在全身麻醉状态下发生急性溶血，表现为手术创面严重渗血、血压下降，最后见血红蛋白尿。诊断和鉴别诊断时，取新鲜尿标本离心沉淀，显微镜下检查未见红细胞或只有少数红细胞，而尿液的联苯胺或愈创木酯试验阳性或强阳性，并排除肌红蛋白尿即可诊断为血红蛋白尿。

三、脓尿

脓尿指尿内存在脓细胞。一般分为非特异性感染和特异性感染两种。非特异性感染以大肠埃希菌最为常见，其次为变形杆菌、葡萄球菌、产气杆菌、肠球菌、铜绿假单胞菌等。特异性感染主要指结核分枝杆菌和淋病奈瑟菌。常见疾病有肾盂肾炎、肾脓肿、膀胱炎、前列腺炎或脓肿、尿道炎以及毗邻器官的炎症等。泌尿系肿瘤、结石、损伤、神经源性膀胱、尿道狭窄、异物、憩室以及各种原因形成的梗阻是常见的诱因。

四、细菌尿

正常尿液是无菌的，如尿中有细菌出现，当菌落数 $>10^5$/ml 时，即意味泌尿系存在感染，称为细菌尿。非特异性感染的致病菌 70% ~80% 为革兰阴性杆菌包括大肠埃希菌、变形杆菌、副大肠埃希菌、产气杆菌与铜绿假单胞菌；其余 20% 致病菌为革兰阳性球菌包括葡萄球菌、链球菌等。

五、乳糜尿

乳糜液或淋巴液出现在尿液，尿液呈现乳白色，称为乳糜尿。多由于乳糜液不能循正常通路进入血循环而发生反流、淋巴液瘀滞，淋巴管内压力增高，进而导致淋巴管曲张、破裂，如破裂的部位与泌尿系统相通，乳糜液进入尿内即形成乳糜尿。最常见的病因为丝虫病、腹膜后肿瘤、创伤、结核，以及先天性淋巴管瓣膜功能异常也可以引起乳糜尿。

六、结晶尿

正常尿液中含有许多有机盐和无机盐物质，在饱和状态下，这些物质可因温度、尿酸碱度、代谢紊乱或缺少某些抑制这些物质沉析的因素而发生沉淀和析出，形成结晶即称为结晶尿。尿内结晶常见有草酸盐、磷酸盐、尿酸、尿酸盐等。

七、气尿

有气体随尿液排出体外称为气尿。通常是由于在肠道和膀胱之间有瘘管相通。少见情况为膀胱内存在产气细菌感染，尿液又有高浓度的糖，因发酵而产生二氧化碳，在排尿时产生气体。常见病因有外伤、手术、结核、乙状结肠癌、Crohn 病和放射性肠炎等。

（乔良伟）

第四节 尿失禁

一、真性尿失禁

指因膀胱括约肌受到损伤，或神经功能障碍，膀胱括约肌丧失了控制尿液的能力，无论患者处在何种体位和在何时何地，尿液均不自主持续从尿道流出。常见病因有手术、外伤导致的膀胱括约肌损伤、神经源性膀胱和阴茎耻骨型尿道上裂等。

二、压力性尿失禁

平时尚能控制尿液，而在咳嗽、喷嚏、大笑、奔跑等腹压增加时出现尿液不自主地从尿道溢出，称为压力性尿失禁。常见于中年以上妇女（有过多次怀孕和自然分娩史）。常见原因有盆底组织的薄弱、膀胱底部下垂、膀胱尿道括约肌松弛、尿道不能伸到足够长度、膀胱尿道后角消失，以及尿道倾斜角增大等。

三、急迫性尿失禁

指在有急迫的排尿感觉后，尿液快速溢出，是膀胱过度活动症的严重表现。由部分上运动神经元病变或急性膀胱炎等强烈的局部刺激引起，导致急迫性尿失禁的常见病因有膀胱炎、神经源性膀胱、严重的膀胱出口梗阻导致的膀胱顺应性降低、逼尿肌老化、心脑血管疾病、早期糖尿病等。精神紧张、焦虑也可引起急迫性尿失禁。

四、充盈性尿失禁

充盈性尿失禁是由于下尿路有较严重的机械性或功能性梗阻引起尿潴留，当膀胱内压上升到一定程度并超过尿道阻力时，尿液不断地自尿道中滴出，也称为假性尿失禁。常见病因有前列腺增生症、尿道狭窄、神经源性膀胱功能障碍等。

（乔良伟）

第五节 疼痛

一、肾区疼痛

常由于肾脏的炎症或梗阻等导致肾被膜受牵拉而引起。典型的肾脏疼痛位于肋脊角（在骶脊肌旁第 12 肋下），可绕过腰部向前放射至上腹部和脐周，也可放射至会阴、睾丸。炎症引起的疼痛呈现一侧或两侧为腰部酸胀不适持续性钝痛，常见于肾内或肾周感染，也可见于肾挫伤、肾积水、肾结石等。梗阻所致疼痛的特点为阵发性绞痛，常伴有消化道症状。

二、输尿管区疼痛

输尿管疼痛多为急性，常由输尿管急性梗阻引起。典型的疼痛既包括肾包膜膨胀所致的背部疼痛，还包括从肋脊角沿输尿管走行放射至下腹部的剧烈绞痛。在男性可放射至膀胱、同侧阴囊和睾丸；在女性则放射至外阴。如梗阻位于上段输尿管，疼痛可放射至同侧睾丸；梗阻位于右输尿管中部，疼痛放射至麦氏点，易与阑尾炎相混淆，梗阻位于左输尿管中部，可能与憩室炎或降结肠、乙状结肠疾病相混淆；如梗阻位于靠近膀胱输尿管开口处则会表现出膀胱刺激症状。

三、膀胱区疼痛

膀胱区疼痛常因急性尿潴留所致，也可由非特异性炎症、结核、结石、异物及肿瘤等导致。急性尿潴留者由于膀胱过度膨胀而导致耻骨上区剧烈疼痛。膀胱炎所引起的疼痛常表现为耻骨上间断性不适，在憋尿时有膀胱疼痛感觉，排尿后感觉明显轻松。膀胱颈内结石可出现向阴茎头及会阴放射性剧痛。膀胱肿瘤患者出现膀胱区疼痛常表示肿瘤已浸润盆腔周围组织。

四、尿道疼痛

尿道疼痛常因尿道口或尿道内梗阻所引起，如包茎、后尿道瓣膜、尿道狭窄或尿道内结石和肿瘤等，或因邻近器官的炎症蔓延到尿道，如精囊炎、阴道炎和宫颈炎等；有时可因机械或化学性刺激引起尿道炎，如器械检查和留置导尿管等。

五、阴囊部疼痛

阴囊部疼痛由阴囊壁组织或阴囊内容物病变引起，根据病因和程度的不同可分为原发性、继发性和急性、慢性等。原发性急性疼痛常见于急性附睾炎、急性睾丸炎、睾丸、附睾扭转及阴囊急性炎症等情况。原发性慢性疼痛常见于鞘膜积液、精索静脉曲张、慢性附睾炎等。继发疼痛常见于肾脏、腹膜后或腹股沟病变引起的放射痛。

（乔良伟）

第六节　肿块

一、肾区肿块

正常肾脏位置较高，位于横膈以及低位肋骨之下，受其保护不易损伤。因为肝脏的存在，右肾位置低于左肾。在男性，肾脏一般很难触及，一方面是由于腹壁肌张力的存在，另一方面是因为男性肾脏的位置更加固定，仅能够随姿势改变和呼吸运动发生轻微的移动。偶尔能够触及右肾下极，尤其对于体型偏瘦的患者。左肾一般不会被触及，除非左肾增大或位置异常。故凡在腹部两侧发现的肿块都应与正常肾脏和肾脏病变相鉴别。肾区发现的肿物可能为对侧肾萎缩或缺失后该侧肾脏的代偿性肥大，或肾积水、肿瘤、囊肿或多囊肾，也可能为腹膜后肿物，脾脏、病变的肠管、胆囊疾病或胰腺囊肿。触到肾脏的肿块，应注意肿块的大小、实性或囊性、坚硬度、活动度、有无结节等。肾肿瘤性质多为坚硬，表面光滑或呈分叶状，早期肿瘤活动，晚期肿瘤浸润周围组织而固定。肾积水和肾囊肿表面光滑，有囊性感。多囊肾往往为双侧性，有时可在腹部两侧触及表面有囊性结节的增大的肾脏。肾脏损伤引起的肾周围血肿及尿外渗，在腹部或腰部可触及肿块和疼痛。此外，临床上较少见的肾下垂和游走肾，特点是肿块移动度较大，前者在站立位时较易触到，后者往往在髂窝触到活动的肿块。

二、膀胱区肿块

下腹部膀胱区肿块最常见的两种情况为膀胱尿潴留或膀胱肿瘤、盆腔恶性肿瘤及隐睾恶变。正常膀胱一般不会被触及，除非适度充盈状态下。当膀胱过度充盈时触诊下腹正中部可触及圆形、具有压痛的弹性肿物，不能被推移，呈横置的椭圆形或球形，下界隐于耻骨后而触不清楚，按压时有尿意，排空后肿物缩小或消失，这几点可与常见耻骨上包块如卵巢囊肿或妊娠子宫等相鉴别。下腹部肿块除经腹部检查外，还应经直肠或阴道行双合诊检查，以确定肿块大小、位置及移动情况。

三、腹股沟部肿块

腹股沟肿物以疝最常见，有时可触摸到下降不全的异位睾丸。精索、输精管的良性和恶性肿瘤均罕见。

四、阴茎肿块

阴茎头肿块是阴茎癌的主要特征。早期肿瘤被包茎所包裹，当肿瘤破溃穿破包皮时才被发现，晚期肿瘤呈菜花样、恶臭，易出血；腹股沟淋巴结转移时，淋巴结变硬，与周围组织粘连。小儿常发现包皮内有扁圆形小硬节，多为包皮垢，翻开包皮或将包皮切开，即可发现乳酪样硬节，与皮肤无粘连。阴茎海绵体肿块多为阴茎硬结症，肿块形状不规则呈片状、坚硬、无触痛，勃起时可引起疼痛及阴茎弯曲。尿道肿块应除外尿道狭窄、结石或肿瘤等。

五、阴囊肿块

阴囊内肿块以斜疝最为多见，其特征为可还纳肿物。其次为睾丸鞘膜积液、精索鞘膜积液、精液囊肿、精索静脉曲张，除精索静脉曲张外，透光试验均为阳性。睾丸肿瘤坚实而沉重。附睾、精索肿瘤极为罕见。

（乔良伟）

第三章 泌尿外科常规检查及检验

第一节 泌尿系统体格检查

泌尿男性生殖系统的体格检查是泌尿系统疾病基本诊断步骤中的重要组成部分，是医师取得最直接的第一手资料的重要步骤，应认真、仔细完成。

一、肾脏区域检查

正常肾脏如人的拳头大小，位于腹膜后脊柱两侧，位置较高，不易触及。由于腹腔的右侧有肝脏，因此右肾的高度要略低于左肾。在儿童和较瘦女性，深吸气时检查者能触及肾下极，而触及成年男性的肾脏十分困难。

检查要点及异常发现：

1. 望诊　注意观察两侧肾区是否对称，肋脊角、腰部或上腹部有无隆起。较大的肾积水、肾肿瘤及囊肿，可在患侧腰部或腹部发现圆形隆起。

2. 触诊　①受检者仰卧位，屈髋屈膝，使腹肌松弛。采用双合诊，检查者一手在受检者相应侧背部肋脊角将肾脏托起，嘱受检者作深吸气动作，另一手在前腹壁的肋下缘作深部触诊。正常肾脏一般不能触及，有时右肾下极在深呼吸时刚能触及。当肾脏肿大、下垂或异位时，则可被触及。②儿童的腹部较薄，因此肾脏触诊相对容易。③新生儿肾脏触诊时，检查者只要将拇指放在前腹壁的肋下，其他手指在后部将肋脊角托起，一只手检查就容易触及肾脏。④疑有肾下垂时，应取立位或卧位检查。

3. 叩诊　肾区叩诊可了解有无叩击痛，以左手掌贴于肋脊角区，右拳叩击左手背，当肾区有叩击痛时表明该侧肾脏或肾周存有炎症。输尿管结石在肾绞痛发作时，该侧肾区也有叩击痛。叩诊要尽量轻柔，因为有炎症的肾脏对叩击震动极为敏感。

4. 听诊　在两侧上腹部和腰部听诊，如有血管杂音，应想到肾动脉狭窄者或动脉瘤等病变。有时大的肾动静脉瘘听诊也可闻及血管杂音。

二、输尿管区检查

沿输尿管走行进行深部触诊，观察有无触痛。输尿管在腹膜后脊柱两侧，由于位置深，一般不易触及。输尿管触痛，提示输尿管可能有病变。

三、膀胱区检查

检查要点及异常发现：

1. 望诊　当膀胱内尿量达到500ml 以上时，在下腹部可看到充盈膀胱的轮廓。

2. 触诊　正常膀胱在不充盈时不能触及，在膀胱内尿量达到150ml 以上时方可触及。

3. 叩诊　比触诊更容易判断膀胱是否充盈。检查者的叩诊应从耻骨联合上缘开始，逐渐向上，直到叩诊音由浊音变为鼓音时，即为膀胱上缘。

4. 双合诊　可以用来确定膀胱肿瘤或盆腔肿瘤的范围。手法要轻柔，最好在麻醉下进行。女性的双合诊是在腹部和阴道之间进行，男性双合诊在腹部和直肠之间进行。双合诊除了了解肿物的大小、浸润范围，还可了解膀胱的活动度，以及判断手术切除病灶的可能性。

5. 膀胱检查　最常发现的异常是过度充盈的膀胱。双合诊检查时，还可以触及巨大的肿瘤或结石。

四、男性外生殖器检查

男性外生殖器包括阴茎、阴囊及其内容物。检查方法用视诊及触诊。

（一）阴茎检查

1. 检查要点

（1）首先观察阴茎发育和阴毛分布情况。

（2）翻开受检者包皮，检查有无肿瘤或阴茎头包皮炎。注意尿道外口有无脓性分泌物，阴茎头及包皮有无溃疡、疱疹、湿疣等。包皮不能翻开的患者有阴茎头血性分泌物时，应行包皮背侧切开或行包皮环切术，以便于检查阴茎头和尿道。

（3）应检查尿道口位置，检查有无尿道下裂和尿道上裂。

（4）触摸阴茎体部，注意有无硬结、压痛。

2. 异常发现

（1）小阴茎：即进入青春期阴茎仍呈儿童型，见于先天性睾丸发育不良、双侧隐睾、垂体功能低下等。阴茎增大，多由于青春期性早熟、先天性肾上腺皮质增生等。

（2）包茎：指包皮不能上翻至阴茎头冠状沟的近侧。4 岁以前小儿的包皮不能上翻尚属正常。嵌顿包茎，是指包皮上翻并紧箍阴茎头，导致阴茎头血管充血和水肿。

（3）阴茎纤维性海绵体炎：又称 Peyronie 病，主要病变在阴茎白膜，形成痛性纤维斑块，阴茎勃起后出现体部弯曲。查体在阴茎体部可触及纤维斑块，阴茎在松弛状态下时，表现不明显。

（4）阴茎异常勃起：指在没有进行性活动的情况下，阴茎出现长时间的痛性勃起。患者常述其勃起时自发的、长时间的、痛性的。查体可以发现患者阴茎比较僵硬，有轻微压痛，而阴茎头较软。

（5）尿道下裂或上裂：是一种先天性畸形，尿道下裂指尿道开口于阴茎体腹侧、阴囊或会阴部，最常见的形式是尿道开口于冠状沟或冠状沟附近；尿道上裂是指尿道开口于阴茎背侧，常合并膀胱外翻畸形。

（6）肿瘤：通常表现为阴茎头或包皮内板的天鹅绒样突起病变，也可为溃疡灶。一般易发生在包茎患者。

（二）阴囊及其内容物检查

1. 检查要点

（1）检查阴囊皮肤是否粗糙，有无渗出、糜烂及水肿，两侧是否对称。

（2）触诊睾丸时要轻柔。检查时用一手或双手双侧同时比较触诊，注意睾丸是否缺如，其形状、大小、硬度、有无触痛。若疑有睾丸增大应作透光试验。方法是：以不透光的纸卷成筒状，一端置于肿大的部位，然后由对侧以手电筒照射。如阴囊呈红色均匀透亮，称透光试验阳性。睾丸鞘膜积液时呈阳性。睾丸肿瘤、疝、鞘膜积血等，呈不透明的阴性反应。

（3）检查附睾时最好用两只手的手指触摸，压力不宜过大，否则会有痛感。两侧对比注意有无肿大、结节、压痛。

（4）检查精索时，受检者应取直立位。精索静脉曲张时，在阴囊内可触及曲张的静脉如蚯蚓样的感觉，在患者作 Valsalva 动作时，即屏气增加腹压时更明显。附睾结核时，输精管可增粗呈串珠样。

2. 异常发现

（1）睾丸肿瘤：检查睾丸上是否有无痛性、实性、形态不规则的肿物。一般是患者洗澡或自己检查时发现，超声波和透光试验有助于鉴别诊断。

（2）睾丸扭转：指睾丸上精索扭转，导致睾丸缺血，甚至坏死。早期尚能触到睾丸和附睾的轮廓，附睾可转向前方或形成横位，后期因肿胀明显难以区分睾丸和附睾。由于精索扭转缩短，睾丸上提或横位。阴囊抬高试验（Prehn 征）阳性，即上提患侧睾丸，局部疼痛加重。

（3）急性附睾炎：查体时附睾肿大、触痛，炎症可波及睾丸，有时难以区分睾丸和附睾界限。

（4）睾丸鞘膜积液：指液体聚集在睾丸和鞘膜之间。患者一般主诉其患侧阴囊逐渐增大，查体时阴囊呈不对称肿大，表面光滑，睾丸触摸不清，透光试验阳性。

（5）精索静脉曲张：指精索的静脉发生迂曲和扩张，多发生在左侧。视诊时阴囊皮肤可见蚯蚓状曲张静脉，触诊时可触及蚯蚓状肿物，做 Valsalva 动作时明显，平卧后缩小或消失。以下情况应警惕腹膜后肿瘤的可能：①精索静脉曲张是突然出现的。②平卧后曲张的静脉不能消失。③右侧精索静脉曲张。

五、男性肛门和前列腺检查

1. 检查要点

（1）检查体位：可采用弯腰前俯位、膝胸卧位或侧卧位。弯腰前俯位时，受检者面向检查床站立，两脚分开一定距离，膝关节轻度弯曲，弯腰呈 90°向前趴在检查床上。膝胸卧位时，受检者双膝跪于检查床前，双前臂屈曲于胸前，臀部抬高。侧卧位时，受检者面向检查者侧卧，双下肢屈曲贴近腹部。

（2）检查者应给受检者充分的时间准备以及放松，并与患者交谈，分散受检者注意力。检查者戴手套，并涂润滑剂。

（3）首先进行肛门视诊，观察有无痔疮、肛瘘、疣或肿瘤等。

（4）肛门指诊时，应先用食指在肛门口按压一会儿，然后放入一个指节，以使受检者放松，同时评估肛门括约肌的肌张力。待肛门松弛后，再进一步深入，对前列腺进行触诊，如受检者体位合适，可触及整个前列腺后壁。正常前列腺约栗子大小，质地似拇指抵紧小指时所收缩隆起的鱼际肌。检查时应注意前列腺大小、质地，有无硬结、压痛，中央沟是否变浅或消失。精囊一般不易触及。食指进入肛门要尽量深入，并探查直肠的四周，以期发现早期直肠癌。

（5）检查结束后，轻轻撤出食指，观察指套有无血迹，指套上粪便可作潜血检查。

（6）前列腺按摩：前列腺触诊结束后，如有必要可行前列腺按摩检查，收集流出的前列腺液进行检验。具体方法：自前列腺两侧向中央沟，自上而下纵向按摩 2 ~ 3 次，再按摩中央沟 1 次，将前列腺液挤入尿道，并由尿道口滴出，用玻片收集前列腺液送检。

2. 异常发现

（1）急性前列腺炎：指诊可发现前列腺温度稍高，质软且有波动感。如发现局限性波动伴触痛区域，提示前列腺脓肿形成可能，需手术切开引流。急性前列腺炎患者禁忌行前列腺按摩。

（2）良性前列腺增生：查体发现主要为前列腺增大，大小可从正常栗子大小到柠檬大小，甚至橘子大小，增大的前列腺仍有一定弹性。前列腺大小与症状严重程度并非密切相关。

（3）前列腺癌：查体可发现前列腺内质硬结节或肿块，甚至硬如“石头”。早期前列腺癌指诊可无异常发现。

（4）其他：神经源性膀胱时，肛门括约肌张力可表现为松弛或痉挛状态。急性精囊炎时，可触及肿大精囊，有压痛。

六、女性盆腔检查

检查要点及异常发现：

（1）男性泌尿外科医师为女性患者检查时应有女性医务人员陪同。

（2）受检者采取截石位，两腿分开。

（3）先检查外生殖器及阴道开口，注意有无萎缩性变化、分泌物、溃疡或疣等，所有这些均可导致排尿困难或盆底不适。检查尿道口有无黏膜增生、肉阜、肿瘤、囊肿等，

（4）嘱患者腹部加压，观察有无膀胱脱垂或直肠脱垂；嘱患者作咳嗽动作观察有无引发尿失禁。

（5）触诊尿道了解有无炎症或肿瘤结节，尿道口有无脓性分泌物溢出。如有脓性分泌物溢出，提示可能存在感染的尿道憩室。

（6）双合诊可用来检查膀胱、子宫和附件。

（乔良伟）

第二节　实验室检查

一、尿液检查

人体代谢与内分泌活动、泌尿系统病理改变，都能引起尿液成分与性状的改变，因此，尿液检查应用十分广泛。作尿液检查前，需明确作何种检查，以决定采取标本的方式。

（一）尿液常规检查

检查内容包括物理性状、化学定性、显微镜检查。物理性状指尿色、量、比重、透明度等。

1. 标本采集　尿液常规检查标本以新鲜尿液为佳。

2. 结果分析　正常尿色为淡黄色至深黄色，透明，尿比重 1.010～1.030，每日尿量 1000～2000ml。尿呈红色者，有血尿可能，但要注意利福平、酚红等药物也可使尿呈红色。隐血或红细胞（BLO、ERY）正常参考值：隐血为阴性。红细胞正常值 0。白细胞正常值 0。当泌尿系统受到细菌感染时，尿中往往出现白细胞和红细胞，尿液颜色或浊度也发生改变，亚硝酸盐有时也会为阳性。化学检测尿白细胞和隐血或红细胞只起过筛作用，临床诊断以镜检结果为准。血红蛋白尿的颜色为酱油色。化学定性指 pH、蛋白、糖等，正常 pH 为 5～7，正常昼夜尿蛋白排出量低于 150mg，蛋白定性阴性，正常人空腹尿糖为阴性。正常情况下酮体为阴性。胆红素和尿胆原两项指标反映肝脏代谢血红素的能力和数量。正常情况下，尿胆红素为阴性，尿胆原为弱阳性。以上指标增高时，往往提示黄疸，尿液颜色呈黄绿色。

以下以表格来说明尿检化验单各指标的意义（表 3－1）。

表 3－1　常用尿检验指标的意义

名称	正常	异常
酸碱度（pH）	5～7（平均值 6）	增高常见于频繁呕吐、呼吸性碱中毒等
酸碱度（pH）	5～7（平均值 6）	降低常见于酸中毒、慢性肾小球肾炎、糖尿病等
尿比重（SG）	1.010～1.030	增高多见于高热、心功能不全、糖尿病等
尿比重（SG）	1.010～1.030	降低多见于慢性肾小球肾炎和肾盂肾炎等
尿胆原（URO）	<16	超过此数值，说明有黄疸
隐血（BLO）	阴性（－）	阳性（＋）同时有蛋白者，要考虑肾脏病和出血
白细胞（WBC）	阴性（－）	超过 5 个，说明尿路感染
尿蛋白（PRO）	阴性或仅有微量	阳性提示可能有急性肾小球肾炎、糖尿病肾性病变
尿糖（GLU）	阴性（－）	阳性提示可能有糖尿病、甲状腺功能亢进、肢端肥大症等
胆红素（BIL）	阴性（－）	阳性提示可能肝细胞性或阻塞性黄疸
酮体（KET）	阴性（－）	阳性提示可能酸中毒、糖尿病、呕吐、腹泻
尿红细胞（RBC）	阴性（－）	阳性提示可能泌尿系肿瘤、肾炎、尿路感染等
尿液颜色（GOL）	浅黄色至深黄色	黄绿色、尿浑浊、血红色等就说明有问题

（二）尿三杯试验

根据排尿过程中红细胞或白细胞在尿中出现的时间不同，可判断泌尿系统疾病的病灶部位。

1. 标本采集　清洗尿道口后，将最初的 10～20ml 尿留于第 1 杯，中间 30～40ml 尿留于第 2 杯，终末 5～10ml 留在第 3 杯。要求排尿过程是一个连续的过程，每次调换容器时排尿不能中断，依次序将 3 个容器内尿液分别离心后取其沉淀作显微镜检查。

2. 结果分析　若第 1 杯尿异常，并且程度最重，病变部位可能在前尿道；第 3 杯异常且程度最重，病变在膀胱颈或后尿道，三杯均异常，病变在上尿路或膀胱。必要时可按摩前列腺留取前列腺液检查。

（1）第 1 杯尿，排尿开始出现血尿或脓尿，后两杯清晰，提示病变在前尿道，如尿道炎等。

（2）第 1 杯尿和第 2 杯尿清晰，第 3 杯尿出现红细胞和脓细胞，排尿终末出现的血尿或脓尿，提示病变部位在膀胱底部、后尿道或前列腺部位，如前列腺炎、精囊炎等。

（3）三杯皆混浊或出现血尿，提示病变部位在膀胱或膀胱以上部位，如肾盂肾炎、肾小球肾炎等。

（4）血尿如三杯尿呈均匀血色，镜检都有大量红细胞，多见于肾结核、肾结石、肾炎等；仅有前段血尿者，见于尿道损伤、肿瘤、前列腺炎以及肉阜等；仅有后段（第 3 杯）血尿者，见于急性膀胱炎、膀胱结石或肿瘤、前列腺病变等。

（5）脓尿如三杯尿均呈混浊，镜下全程有大量脓细胞，多见于输尿管炎、肾盂肾炎、肾脓肿、肾积脓、肾肿瘤合并感染、泌尿生殖系邻近器官或组织的脓肿向尿路穿破等；脓尿仅见于第 1 杯者，见于急性、慢性前尿道炎；仅有终末脓尿者，见于前列腺炎、精囊炎、后尿道炎等。

（三）尿沉渣镜检

尿沉渣就是尿液中的有形状成分，是晨尿经过离心后，形成的沉渣。其是尿液有形成分质和量的组合，包括细胞、管型、结晶、细菌、精子等各种病理成分。

1. 标本采集　新鲜尿液需离心分离，取尿沉渣后计数尿中有形成分。

2. 结果分析　正常人 12 小时透明管型 5000 个以下，白细胞及上皮管型 100 万个以下，红细胞管型 50 万个以下。如红细胞管型增多且多为异常细胞形态时，表示可能为肾小球病变，如为正常形态，可能为肾实质或尿集合系统等病变。

（四）尿液细菌检查

尿液细菌检查用于明确泌尿系感染的病原菌类型及感染部位。

1. 标本采集　以用药前或停药 2 天后留取尿液送检为佳。留取尿液的容器必须无菌且无化学药物和消毒剂，留取前要消毒并清洗尿道外口或外阴，尿液采集方法主要有中段尿采集法、肾盂导尿法、三次导尿法及膀胱穿刺采集法等。中段尿采集法最常用；肾盂导尿法采用膀胱镜下双侧肾盂插管收集肾盂尿；三次导尿法用于鉴别菌尿来源于肾盂或膀胱，方法为膀胱内留置导尿管，立即引出尿液作第 1 次培养，以 1 ：5000 呋喃西林或其他抗生素溶液 200～500ml 多次冲洗膀胱，最后再用生理盐水冲洗，冲洗后立即留尿液作第 2 次培养，冲洗后半小时后留尿作第 3 次培养；膀胱耻骨上穿刺采集法用于厌氧菌培养。

2. 结果分析　检查方法包括尿液涂片镜检、普通培养法、细菌定量培养法、高渗培养法、特殊培养法等，根据不同检查方法进行结果分析。

（五）尿找抗酸杆菌

尿中找到抗酸杆菌有助于泌尿系统结核的诊断。

标本采集：留取清晨第 1 次全部尿液，离心后作涂片找抗酸杆菌，连续查 3 天；也可留取 12 小时或 24 小时全部尿液，离心作涂片找抗酸杆菌。必要时取新鲜尿液 15ml，离心后取沉渣作结核分枝杆菌培养或动物接种，此种方法可靠，但时间长，临床较少使用。

（六）尿脱落细胞学检查

用于尿路上皮系统肿瘤的早期诊断、疗效观察和防癌普查等。对于高级别尿路上皮肿瘤和原位癌的准确率较高，对于低级别尿路上皮癌的准确率较低。尿脱落细胞学检查常用于憩室内癌、原位癌和无乳头癌的诊断，尤其当 X 线和膀胱镜不易发现或与膀胱炎无法区别以及上尿路肿瘤时，更宜作此项检查。

1. 标本采集　留取清晨第 2 次新鲜尿液 30ml 以上，离心沉淀后立即涂片用苏木精－伊红（H－E）染色后找肿瘤细胞。

2. 结果分析　尿脱落细胞的判断标准一般采用巴氏5级分类法。

Ⅰ级　未见非典型或异常细胞

Ⅱ级　有非典型细胞，但无恶性征象

Ⅲ级　有可疑恶性细胞

Ⅳ级　有癌细胞

Ⅴ级　有癌细胞，形态典型

（七）尿液生化检查

测定尿液中的代谢产物和电解质是检查肾功能的一种重要方法。测定成分包括肌酐、尿素氮、肌酸、钾、钠、钙、磷等。

1. 标本采集　留取24小时尿液，混匀后送检一部分尿液。

2. 结果分析　尿肌酐正常值为0.7～1.5g/24h，急性肾炎和肾功能不全时，尿肌酐降低。尿素氮正常值为9.5g/24h，增高表示体内组织分解代谢增加，降低见于肾功能不全、肝实质病变。尿肌酸正常值为0.1～0.2g/24h，增高见于痛风。尿钾正常值为2～4g/24h，增高见于肾上腺皮质功能亢进、急性肾衰竭及肾移植术后利尿期；降低见于严重失水、失钠而有肾前性氮质血症及失盐综合征、尿毒症及肾上腺皮质功能减退等。尿钠正常值为3～6g/24h，增高见于肾上腺皮质功能减退、急性肾衰竭及肾移植术后利尿期；降低见于长期禁食钠盐、肾上腺皮质功能亢进等。尿钙正常值为0.1～0.3g/24h，尿磷为1.1～1.7g/24h。尿钙、磷排出量增高主要见于甲状旁腺功能亢进，可引起多发性尿路结石。

（八）尿激素测定

1. 尿游离皮质醇测定　用于肾上腺皮质功能亢进或低下的诊断和鉴别诊断。

（1）标本采集：留24小时尿液，用麝香草酚防腐，取部分尿液送检。

（2）结果分析：尿游离皮质醇的正常值为12.3～103.5μg/24h，增高见于肾上腺皮质功能亢进（腺瘤、癌及增生）、异位ACTH综合征、甲状腺功能亢进、应激状态、肥胖症及心肌梗死等。降低见于Addison病、急性肾衰竭、先天性肾上腺皮质增生、腺垂体功能减退、甲状腺功能减退、慢性肝病等。

2. 尿儿茶酚胺测定　儿茶酚胺是肾上腺髓质分泌的肾上腺素的代谢产物，测定其在尿中的含量可作为肾上腺髓质功能的指标。

（1）标本采集：收集24小时尿液，用浓盐酸5～10ml防腐，取部分尿液送检。也可留取症状发作4小时的尿液。收集尿液前2天，患者应控制饮食，禁食咖啡、巧克力等。测定儿茶酚胺时还应停止给患者任何药物。

（2）结果分析：肾上腺素正常值为1.74～6.42μg/24h，去甲肾上腺素正常值为16.69～40.65μg/24h，多巴胺正常值为120.93～330.59μg/24h。尿儿茶酚胺明显增高，表示有嗜铬细胞瘤或肾上腺髓质增生。

二、尿道分泌物检查

尿道脓性分泌物是化脓性尿道炎的主要表现，分泌物的直接涂片检查对确定病原菌具有重要意义。尿道分泌物可用消毒棉签采取，立即作直接涂片及细菌培养。

1. 标本采集　取尿道分泌物，涂片镜检。

2. 结果分析　尿道分泌物涂片镜检，观察有无白细胞、脓细胞、红细胞、滴虫、精子、真菌及其他有形成分。然后，进行革兰染色、观察。淋病奈瑟菌革兰染色阴性，常存在于白细胞中。标本也可立即接种于巧克力或增菌肉汤培养基中，37℃二氧化碳环境培养。支原体呈革兰染色阴性，呈球形、棒形等多形态表现。繁殖后聚集成堆，长 15 ~ 60μm 不等。接种于25% 马血清的酵母牛心浸膏培养基中，7 天至 1 个月后呈 100 ~ 500μm 大小的“油煎蛋状”菌落。

三、精液检查

精液检查常用于检查不育的原因或观察输精管结扎后的效果。

1. 标本采集　要求检查前 1 周停止排精。通常采用手淫法取精或性交时将精液射入干燥清洁的玻璃瓶内，取得标本应立即送检，最好不超过 1h，冷天注意保暖，以免影响精子活力。

2. 结果分析

（1）精液常规检查：包括精液外观、液化情况、精子数量、死精子及畸形百分比、精子活动度等，主要用于了解男性生殖能力。正常精液为乳白色不透明液体，久未排精者呈淡黄色，中等黏稠，平均 1 ~ 6ml，20 ~ 30min 自行液化，pH 值为 7.2 ~ 7.8，精子密度为≥ 20×10^6/ml，总精子数≥40×10^6/次，活动精子占 60% 以上，畸形精子不超过 20%。精子活动度良好，向前运动活跃，在 28 ~ 34℃条件下，精子速度为 12 ~ 55μm/s。

（2）精液生化检查：果糖的正常值为 850 ~ 5730mg/L，果糖主要由精囊产生，是精子能量代谢的主要来源，与精子运动有关。精囊炎、雄激素不足及老年人精液果糖下降。酸性磷酸酶正常值为 470 ~ 1300U/L，酸性磷酸酶与精子活动力有关。慢性前列腺炎及雄激素缺乏时含量降低。

（3）精液细菌学检查：当附睾、精囊、前列腺和尿道有细菌性炎症时，精液可查出病原菌，生殖系统结核有时可查出抗酸杆菌。必要时可作细菌培养和药物敏感试验。

四、前列腺液检查

对慢性前列腺炎患者，可行前列腺液检查。

1. 标本采集　采用前列腺按摩法取得前列腺液。

2. 结果分析　正常前列腺液较稀薄，为淡乳白色，镜检可见较多的卵磷脂体，每高倍视野含白细胞 1 ~ 5 个，如每高倍视野中白细胞在 10 个以上或成堆出现，卵磷脂体减少或消失，表示有炎症存在。必要时可染色作细菌检查或作细菌培养，涂片可作特殊染色找抗酸杆菌、滴虫等。

五、肿瘤标记物检查

肿瘤标记物是指在血液或其他体液中能指示肿瘤存在的生化物质。理想的肿瘤标记物是一个抽象概念，目前还未发现。而只是根据统计学确定某一个标记物最有价值的阈值，作为目前使用该肿瘤标记物的定量标准。尽管肿瘤标记物尚缺乏 100% 的敏感性与特异性，然而在肿瘤诊断、疗效观察、评估预后等方面对临床有肯定意义。

（一）前列腺特异性抗原（PSA）

前列腺特异性抗原是前列腺上皮细胞产生的糖蛋白，相对分子质量为 3.4×10^5，血清中正常值<4ng/ml（酶免疫法），PSA 是目前前列腺癌最敏感的肿瘤标记物，是前列腺癌诊断、疗效观察、追踪复发的最佳指标。但在临床中要注意，前列腺增生患者的 PSA 与前列腺癌的 PSA 有部分重叠区。

前列腺腺泡内容物（富含 PSA）与淋巴系统之间存在由内皮层、基底细胞层和基底膜构成的屏障相隔，当肿瘤或其他病变破坏这道屏障时，腺泡内容物即可漏入淋巴系统，并随之进入血循环，导致外周血 PSA 水平升高。PSA 在血清中主要有两种存在形式：一种是游离型的 PSA（f－PSA），占血清 PSA 总浓度的 10%～30%；另一种是与 α_1 抗糜蛋白酶（ACT）结合的 PSA（PSA－ACT），占血清 PSA 总浓度的 70%～90%。对于健康男性，释放入血中的 PSA 浓度很低，为<4ng/ml。但是，在前列腺癌患者血清中，PSA 会出现另外的组合形式，比如 PSA 与蛋白 C 抑制剂的组合等。

1. 标本采集　清晨空腹取血 3ml 送检。

2. 参考值　T－PSA 正常值<4ng/ml。当 T－PSA 4～10ng/ml 之间时，f/T<0.16 前列腺癌可能性大。

（二）前列腺特异酸性磷酸酶（PAP）

酸性磷酸酶广泛存在于前列腺、肝、脾等组织中。在前列腺中酸性磷酸酶的活力是其他组织的 1000 倍，男性血清中的酸性磷酸主要来源于前列腺，PAP 是酸性磷酸酶同工酶，器官特异性高于酸性磷酸酶（总酸酶）。PAP 相对分子质量为 1×10^6，对温度、pH 极敏感，采血后，需立即测定或用醋酸、枸橼酸或其他保存剂将血 pH 调到 5～6，冰箱保存。PAP 可用于前列腺癌的检测，文献报道 PAP 的特异性达 96.1%～100%，敏感性较 PSA 低，同时测定 PAP 与 PSA 可提高前列腺癌的检出率。

1. 标本采集　清晨空腹取血 3ml 送检。

2. 参考值　正常值<4.7U/L（男）。

（三）甲胎蛋白（AFP）

甲胎蛋白相对分子质量为 7×10^5，胚胎期由卵黄囊、肝、胃肠上皮产生，睾丸生殖细胞肿瘤可产生 AFP，进展的非精原细胞瘤患者血中 AFP 阳性率达 80%～90%。

1. 标本采集　清晨空腹取血 2ml 送检。

2. 参考值　正常值 0～20ng/ml。

（四）绒毛膜促性腺激素－β（β－hCG）

绒毛膜促性腺激素－β 相对分子质量 4.5×10^5，由胎盘合体滋养层细胞产生，β 亚单位具有特异性，睾丸肿瘤中绒毛膜上皮癌患者中 hCG 100% 阳性，非精原细胞瘤阳性率 66.6%～90%，胚胎性肿瘤阳性率 60%，精原细胞瘤阳性率 7.6%～10%，用于睾丸生殖性肿瘤的诊断、疗效判定、随诊观察。

1. 标本采集　清晨空腹取血 3ml 送检。

2. 参考值　正常值<5mU/L。

（五）膀胱肿瘤抗原（BTA）

膀胱肿瘤抗原测定是一种快速诊断膀胱肿瘤的方法，其原理是应用单克隆抗体与膀胱肿瘤抗原结合胶体金技术。结果形象，直接和灵敏度高，可重复性强，操作简单，有助于膀胱肿瘤的早期诊断与治疗。

1. 标本采集　留取上午的新鲜尿液 10ml 送检。

2. 结果分析　采用 BT™ Test 检测盒，在检测窗内加入数滴晨尿或新鲜尿，等待 5 分钟，在结果窗中出现两条红色条线指示为阳性。若仅出现一条标准红色条线则为阴性。

（六）核基质蛋白 -22（NMP -22）

核基质蛋白 -22 是一种新的肿瘤标记物，适用于泌尿系统移行上皮肿瘤，具有高敏感性及特异性，常采用酶联免疫定量测定法。

1. 标本采集　留取上午的新鲜尿液 10ml 送检。

2. 参考值　正常值 <10U/ml。

六、器官移植组织配型

（一）人类白细胞抗原（HLA）配型

人类白细胞抗原（HLA）作为个体组织细胞的遗传标志，在抗原识别、提呈、免疫应答与调控，破坏外来抗原靶细胞等方面起重要作用，是导致移植排斥反应的主要抗原，因此，选择与受者 HLA 相同或相近的供者，是减少或避免移植术后超急性排斥与急性排斥的基础。HLA 分为Ⅰ类及Ⅱ类基因位点，Ⅰ类基因位点包括 A、B 位点，Ⅱ类基因位点包括 DR、DP、DQ 位点。对肾移植来说，A、B、DR 位点的一致性对肾移植后果具有明显影响。

1. 标本采集　抽取 10ml 抗凝血送检。

2. 结果分析　HLA 配型方法主要有血清定型法、细胞定型法及 DNA 定型法。

（二）群体反应性抗体检测（PRA）

血清中 HLA 抗体对器官移植患者的预后至关重要，如受者体内预存的 HLA 抗体可以和供者相应的 HLA 抗原结合，则能引发超急性排斥反应。因此，检测受者体内的 HLA 抗体水平即群体反应抗体（PRA），可以预防或减少超急性排斥反应的发生。PRA 的检测有多种方法，其中一种为 CDC 法，另一种为酶免疫法。

1. 标本采集　清晨空腹取血 2ml 送检。

2. 参考值　正常值 <40%。

（三）补体依赖性淋巴毒试验（CDC）

补体依赖性淋巴细胞毒技术已经成为一项标准的 HLA 血清学检查手段，它的基本原理为血清中的抗体与供者淋巴细胞膜表面相应抗原结合后激活补体，引起细胞膜破坏，细胞坏死，细胞膜通透性增加，细胞染色，可以通过计算死细胞的数目估计淋巴毒抗体的强度。

1. 标本采集　清晨空腹取血 2ml 送检。

2. 参考值　正常值 <10%。

（乔良伟）

第三节　普通 X 线检查

肾脏在普通 X 线检查时缺乏自然对比，因此常规 X 线检查腹部平片难以显示其结构及病理改变。腹部平片主要用于泌尿系结石、钙化的诊断及肾脏大小、位置、轮廓改变的观察。肾具有排泄含碘对比剂的能力，尿道又与外界相通，因而适于排泄性和逆行性等泌尿系统碘剂造影检查。造影前必须根据临床提出的要求，熟悉患者的临床资料，特别注意有无造影禁忌证，出、凝血时间是否正常，严格进行造影剂及麻醉剂过敏试验，并注意局部血管、皮肤等情况。造影前3~4天禁用金属药物、钡剂等，造影前6~8h禁食。并取得患者配合。

一、腹部平片

腹部平片（Kidney Ureter Bladder，KUB）是泌尿系统结石常用的初查方法，目前其在诊断泌尿系统复杂疾病时作用有限，已被其他影像检查技术替代。

1. 检查方法　常规摄取仰卧前后位片，照片应包括上至双肾上腺区下至膀胱和前列腺。摄片前一天晚上服缓泻剂番泻叶9g清洁肠道。

2. 正常表现　前后位片上，于脊柱两侧可见双侧肾轮廓。正常肾边缘光滑，密度均匀。肾影长12~13cm，宽5~6cm，位于第12胸椎至第3腰椎之间，一般右肾略低于左肾。

KUB在发现泌尿系结石方面有帮助，而且是一经济的随访方法。假阴性结果是有可能的，特别是结石与骶骨和髂骨翼重叠，或者结石是透X线的。存在血管钙化和静脉石时可能出现假阳性结果。体外震波碎石前KUB检查尤为重要，如果看不到结石，则不应选择用X线定位的碎石机行体外震波碎石。KUB对碎石前后结石粉碎情况亦可对比观察。腹部平片在判断肾引流管、输尿管支架、导管方面也有一定价值。

3. 异常表现　包括肾区内高密度结石、钙化影及肾轮廓的改变。前者主要为肾盂结石，后者见于肾结核、肾癌或肾囊肿。肾轮廓改变包括：肾影增大或部分增大并局部外突，主要见于肾盂积水、肾肿瘤或肾囊肿；肾轮廓局部凹陷，常为瘢痕所致；肾影消失，见于肾周病变，例如肾周脓肿或血肿。

二、静脉尿路造影

静脉性肾盂造影（intravenous urography，IVU）又称排泄性尿路造影（excretory urography），其应用依据是有机碘化物的水溶液（如非离子型造影剂）注入于静脉后，几乎全部由肾小球滤过而排入肾盏和肾盂内，如此不但能显示肾盏、肾盂、输尿管及膀胱内腔，且可大致了解两肾的排泄功能。

IVU检查前首先应行碘过敏试验，过敏试验阴性者方可考虑该项检查，并对检查过程中及检查完毕后注意过敏反应的表现并做出处理。对造影剂存在风险的患者应该很好地水化，可以使用低渗非离子型造影剂（LOCM），并避免大剂量应用造影剂。与高渗造影剂（HOCM）相比，LOCM发生心血管毒性、肾毒性反应的风险低。

1. 造影剂反应及处理

（1）造影剂反应发生的高危因素：①甲状腺功能亢进患者。②心肺功能不全的患者。③有过敏倾向者，如哮喘、荨麻疹、花粉症患者和有药物及食物过敏史者。④肝肾功能损害，尤其是中度损害以上者。⑤急性尿路感染。⑥有造影剂过敏史者。⑦妊娠、骨髓瘤、糖尿病患者。⑧各种因素导致的体质严重虚弱、脱水者。

（2）造影剂反应的临床表现：较轻的有全身或局部发热、局部疼痛、喷嚏、恶心、呕吐、头痛、腹痛、荨麻疹、流泪、结膜充血等。严重的有喉头水肿、支气管痉挛、肺水肿、抽搐、血压下降、休克、昏迷甚至呼吸心跳停止。

（3）造影剂反应的预防：①检查室必须装备必要的各种抢救用药品，同时配备氧气瓶（或管道）、吸痰器随时备用。如遇严重反应，在自己抢救的同时要尽快通知有关科室医师前来协助抢救。②造影前准备工作要做好，首先详细了解有关病史、药物过敏史，及早发现造影剂反应的高危因素，采取对应措施。③应用造影剂前一定要做碘过敏试验，以静脉法为宜。需要注意的是部分患者在做过敏试验时即可发生严重不良反应，要有充分准备。

（4）造影剂反应的处理：发生造影剂反应后的处理原则：①轻度反应不必采取措施，但要留患者观察10余分钟，以免反应加重便于及时处理。②中度反应及重度反应要立即停止对比剂的注射，保持静脉通道，并首先静脉注射地塞米松10～30mg，同时根据不同形式的反应立即采取必要的抢救措施，抢救措施的原则基本是对症治疗。

2. 检查方法　①首先了解有无应用造影剂的禁忌证，检查前还需行碘过敏试验并备好急救药物。②清除肠管内气体和粪便，并限制饮水。③取仰卧位，先摄取腹部平片。④下腹部应用压迫带，暂时阻断输尿管后，于静脉内注入60%泛影葡胺。对比剂60%泛影葡胺用量：成人20ml，体重过重者可用40ml，儿童剂量以0.5～1ml/kg体重计算。必要时可采用非离子型造影剂，如碘普胺等。⑤注入对比剂后5～7min、15min、25～30min分别摄取双肾至膀胱区影像（一般共3张）。

特殊情况下需要加拍更多的片子。侧位片能够帮助鉴别在常规前后位片上重叠的肾盏系统充盈缺损。俯卧位可以使输尿管位置相对固定，有助于使输尿管扩张后充分显示。立位片能够发现肾下垂，严重肾积水还能显示造影剂的分层。

如果常规法即静脉注入法显影不满意可采取静脉滴注法，其主要优点是尿路显影清楚，肾盂、肾盏显影时间长，方法是用60%泛影葡胺2ml/kg的剂量加等体积5%葡萄糖或生理盐水，5～10min滴完。

3. 正常表现　注入对比剂后1～2min，肾实质显影，密度均匀；3～5min后肾盏和肾盂开始显影；15～30min肾盏和肾盂显影最浓。静脉肾盂造影时肾实质首先显影，肾小盏、肾大盏、肾盂相继显影。一般每侧肾有7～8个肾小盏，2～3个肾小盏合并形成1个肾大盏，2～3个肾大盏合并形成肾盂。肾盂一般呈三角形或漏斗形，有时呈分支型，肾盂上缘外凸，下缘内凹，肾盂向内下方变细移行于输尿管上端，亦可见壶腹型肾盂，表现为肾盂呈壶腹形扩大，但肾盏形态正常，此点与肾积水鉴别。

4. 异常表现　①肾盂和肾盏受压、变形、移位，凡肾实质内肿物如肾囊肿、肿瘤、血肿或脓肿等均可引起这种改变。②肾盂、肾盏破坏，表现为肾盂、肾盏边缘不规整乃至正常结构完全消去，主要见于肾结核、肾盂癌和侵犯肾盂肾盏的肾癌。③肾盂、肾盏或输尿管内充盈缺损，显示病变区内无对比剂充盈，为突入腔内病变或腔内病变所致，包括肾盂、肾盏或输尿管肿瘤、肾实质肿瘤、结石、血块和气泡等。④肾盂、肾盏和输尿管扩张积水，常为梗阻所致，原因多而复杂，包括肿瘤、结石、血块、先天性狭窄、外在性压迫等。

三、逆行性尿路造影

逆行性尿路造影（retrograde urography），也称逆行肾盂造影（RP），是在行膀胱镜检查时，将导管插入输尿管并经导管注入造影剂使上尿路显影的侵袭性检查方法。插入导管一般用4～5 F导管。此法不受肾功能影响，用于不适合行IVP的患者，如心、肝、肾功能差或

IVP 显示肾盂、肾盏不满意者。在行膀胱镜检查时，有时会根据病情需要而行 RP，而不是再单独采用 IVU 检查，这样经济、省时。逆行肾盂造影作为集合系统的解剖指引，也可与肾、输尿管腔镜操作联合进行。

但对下尿路感染者不宜此检查。

1. 禁忌证　尿道狭窄及其他不宜膀胱镜检查者；肾绞痛及严重血尿；泌尿系感染；一般情况差。

2. 造影剂　每侧肾盂常用 10% ~30% 泛影葡胺 5 ~10ml。

3. 造影前准备　摄尿路平片。不必做碘过敏试验。

正常肾盏、肾盂表现同排泄性尿路造影。肾实质不显影。逆行或排泄造影时由于肾盂、肾盏内压力过高可发生造影剂反流入管腔及肾组织，常见有肾盂肾窦反流、淋巴管反流、静脉周围反流、肾小管反流及肾反流。

四、顺行性上尿路造影

顺行性尿路造影包括经皮穿刺肾盂造影、经肾造瘘管造影等。经皮穿刺肾盂造影系指经皮直接穿刺至肾盂内注入造影剂显示肾集合系统的方法。主要适用于急性尿路梗阻和肾盂积水、IVP 显影不良或因输尿管狭窄、膀胱镜检查失败等原因而不能进行逆行性尿路造影检查的患者。可选择在超声引导下或 CT 引导下进行经皮穿刺肾盂造影。常用造影剂为泛影葡胺，浓度常用 10% ~30%，剂量以满意显示肾盏肾盂而定。经皮肾镜取石术后可经肾造瘘管造影检查有无残留结石。经肾造瘘管造影还可帮助确认输尿管梗阻、输尿管瘘的情况，以决定是否可以拔除肾造瘘管。

五、血管造影

1. 腹主动脉造影与选择性肾动能脉造影　腹主动脉造影多数在选择性肾动脉造影前进行，有助于大动脉及肾血管病变的诊断。但由于 CTA 及 MRA 的应用，这两种检查在单纯肾脏实质及血管疾病诊断方面已很少采用，在行肾动脉栓塞或成形等介入性治疗时需行选择性肾动能脉造影。

腹主动脉造影一般采用 Seldinger 技术经皮股动脉穿刺插管的技术，将“猪尾”导管头置于腹腔动脉开口下方，用高压注射器快速注射 40 ~50ml 的 76% 泛影葡胺或其他非离子造影剂并连续摄片。选择性肾动脉造影时，将导管插入肾动脉后，快速注入 10 ~15ml 的 76% 泛影葡胺或其他非离子造影剂并连续摄片。

肾动脉造影正常表现：两侧肾动脉起自腹主动脉，一般左侧稍高，约平 L_1 下缘至 L_2 上缘，右肾动脉起点低约半个椎体。正常肾动脉平均直径约 6mm，范围为 4.6 ~9.7mm。肾动脉在肾门处或进入肾实质分为前后两支，后支较细供应肾的后段与部分下段，前段较粗，分为上段、上前段、下前段与下段动脉，供应相应区域，肾段动脉的分支穿行于肾柱内称叶间动脉，叶间动脉在皮髓交界再分为弓形动脉，向皮质发出放射状小叶间动脉，小叶间动脉发出输入动脉进入肾小球。

腹主动脉造影与选择性肾动脉造影主要用于检查肾血管病变，特别是各种原因造成的肾动脉狭窄与闭塞，确定其部位和范围并行介入性治疗。造影检查也可发现肾动脉瘤和肾动静脉畸形。此外，还用于观察肾肿瘤的血供情况及行化疗和（或）栓塞等介入性治疗。

2. 下腔静脉造影与肾静脉造影　由于CT及MRI的广泛应用，下腔静脉造影与肾静脉造影已很少应用。

（1）下腔静脉造影（inferior venocavography）：用于肾癌向下腔静脉浸润，下腔静脉受到肿瘤外压、浸润及下腔静脉后输尿管的诊断。下腔静脉内肿瘤血栓时，显示下腔静脉充盈缺损像。如果完全闭塞，可看到奇静脉等侧支循环。诊断下腔静脉后输尿管时，需同时在右输尿管留置导管，可见导管前行横过下腔静脉左侧，再通向右肾。

（2）肾静脉造影（renal venography）：用于对肾细胞癌肾静脉浸润的判断，以及对肾静脉瘤、肾静脉血栓症、肾静脉畸形和nutcracker syndrome的诊断。肾细胞癌时，可见静脉阻断、挤压、充盈缺损像、侧支循环的增生。肾静脉血栓症时，可看到肾静脉的闭塞像和肾肿大。

肾静脉造影是为弥补肾动脉造影的不足所选择的造影方法。一般方法是经皮穿刺股静脉或大隐静脉将导管进入肾静脉后固定并连接高压注射器，快速注入76%泛影葡胺30ml并连续摄片。此外，经过大隐静脉将导管插入下腔静脉作腔静脉造影，对腹膜后肿瘤、腔静脉内癌栓等也有诊断价值。

（乔良伟）

第四节　超声检查

一、肾、输尿管超声

（一）正常声像图

正常肾二维声像图从外向内包括有周边的肾轮廓线、肾实质和中央的肾窦回声。周边的肾包膜光滑、清晰，呈高回声。肾窦回声位于肾中央，它包括肾盂、肾盏、血管、脂肪等组织，呈高回声甚至强回声，当大量饮水或膀胱过度充盈时，可略增宽，中间可出现无回声暗区，但前后径小于1.0cm，排尿后此种现象可消失。肾包膜和肾窦之间为肾实质回声，呈低回声，包含肾皮质和肾锥体回声，肾锥体回声较肾皮质回声更低。

正常情况下彩色多普勒诊断仪能清晰显示主肾动脉、段动脉、叶间动脉、弓状动脉直至小叶间动脉及各段伴行静脉。正常肾在呼吸时能随呼吸活动，肾脏活动度大于3cm是诊断肾下垂的依据。

正常输尿管腹部超声较难显示，但当大量饮水或膀胱充盈时，盆段输尿管及输尿管出口可显示且有蠕动，正常输尿管回声分离一般为1～3mm。彩色超声可显示输尿管开口处喷尿的彩色信号。

（二）病理声像图

1. 肾先天性异常　肾先天性异常包括肾的数目、结构、形态、位置、血管和肾盂的异常。对于肾缺如和肾发育不全，超声诊断较容易。前者常伴有对侧肾代偿性增大，而形态和内部结构皆属正常；后者表现为肾体积明显缩小，肾实质变薄，而肾内结构基本正常，有别于肾萎缩。

（1）重复肾：外形多无明显异常，但有两套肾盂、输尿管和肾血管系统。重复肾与上位肾盂连接的输尿管往往会发生异位开口，异位开口的输尿管出口常有狭窄，故会造成肾盂及输尿管积水。重复肾积水时声像图表现为肾上极无回声区伴同侧输尿管积水。重复肾不伴肾积水时超声表现为两团不连接的肾窦高回声。

（2）融合肾：同侧融合肾者位于身体一侧，须与重复肾鉴别，鉴别要点是重复肾的对侧能探及正常肾，而同侧融合肾的对侧无法探及正常肾。此外，彩色多普勒血流图（color doppler flow imaging，CDFI）能发现同侧融合肾有两套肾蒂血管系统，而重复肾一般只有一套肾蒂血管。临床上融合肾中以马蹄肾发病率较高，超声表现为腹主动脉及下腔静脉前方扁平状低回声带，并向其两侧方延伸为肾结构，此低回声结构为马蹄肾的峡部。马蹄肾如合并肾积水或肾结石石则会出现相应的声像图改变。

2. 肾囊肿

（1）单纯性肾囊肿：单纯性肾囊肿是临床上最常见的肾囊性病变，又称孤立性肾囊肿。单纯性肾囊肿多见于成年人，发展缓慢多无症状，当囊肿巨大或合并感染、出血时可出现腰痛或腹痛。单纯性肾囊肿超声表现为肾实质内无回声结构；形态规则，呈圆形、椭圆形或类圆形；无回声区边界清晰，后方有回声增强。单纯性肾囊肿也可有不典型的表现，比如内容物的改变（出血、感染、胶冻样）、囊壁改变（囊壁增厚或钙化）等。

（2）非典型性囊肿

1）肾多房性囊肿：肾多房性囊肿是一种较少见的肾良性病变，多数为单侧病变，成人发病以女性多见，临床表现可无症状。超声表现为囊肿壁薄，囊壁光滑，后方回声增强；囊肿内部有纤细带状分隔回声将囊肿分隔为多个无回声区，形态无一定规则。

2）肾盂旁囊肿：肾盂旁囊肿又称肾盂周围囊肿，病理上指肾窦内的淋巴囊肿，超声表现为位于肾窦或紧贴肾窦的囊性无回声区，一般不伴有肾小盏扩张，其余同肾囊肿典型的声像图改变。

3）肾盂源性囊肿及肾钙乳症：肾盂源性囊肿又称为肾盂或肾盏憩室，是一种与肾盂或肾盏相通的囊肿，超声表现为囊壁光滑的无回声区，后方回声增强，肾盂源性囊肿内有结石形成称为肾钙乳症或肾钙乳症囊肿。超声表现为囊性无回声区内伴强回声和声影，随着被检者体位改变，强回声朝重力方向移动；微小的肾钙乳症也可表现为肾实质内振铃样回声，仔细观察可发现其周边有小的无回声区，X 线平片多不能显示，由于该囊肿的囊腔实际上是梗阻积水的肾小盏而非真正的囊肿，故一般不适合作穿刺硬化治疗。

4）多囊肾：多囊肾是一种先天遗传性疾病，分为成人型多囊肾和婴儿型多囊肾。成人型多囊肾双肾受累，超声表现为肾体积明显增大，肾内有无数个大小不等的囊状无回声区，肾实质回声增强，肾实质受囊肿压迫萎缩，婴儿型多囊肾因囊肿体积甚小，不能显示出囊肿的无回声特征，超声仅表现为肾体积增大，肾内回声增强的声像图特征。成人型多囊肾较大的囊肿进行超声引导下穿刺硬化治疗可改善肾功能和临床症状。

3. 肾肿瘤

（1）肾癌：超声对肾癌普查有较大的价值，尤其是对小肾癌可做出较准确的诊断。肾癌的典型声像图表现为：肾内出现占位性病变；与肾窦回声比较，肿瘤多呈低回声，内部可呈结节状。2～3cm 大小的肿块也可呈高回声，如果肿块内部出血坏死，则会形成无回声的液性区，而肿块钙化则会出现强回声。肿块呈膨胀性生长，常见向表面凸起，向内生长可压迫肾窦回声；肿块较小时边界较清楚，较大时可呈分叶状。肾癌的彩色血流信号可呈多种类型，但一般可分为四种不同类型：抱球型、星点型、少血流型和血流丰富型。

肿瘤累及肾静脉、下腔静脉时超声表现为管腔增粗，内有低回声癌栓。转移至肾门、腹主动脉旁淋巴结时，肿大淋巴结内部回声往往不均匀。肾癌向外生长突破肾包膜，可表现为肾包膜连续性中断，肾轮廓不完整甚至肾形态失常，肾活动度受限。肾癌向内侵犯肾盂肾盏可造成肾盂积水。

（2）肾盂肿瘤：肾盂肿瘤最常见的病理类型是移行上皮乳头状癌，病变位于肾窦回声之间，如果肾盂内有积水，肿瘤在无回声的液性区衬托下易于发现，但如果没有肾盂积水时、肿瘤较小或肿瘤沿着肾盂呈地毯状浸润性生长时，较难被经腹体表超声发现。随着肿瘤的生长发展，肿块体积越大，越容易被超声发现。肿瘤的超声表现为正常肾窦回声被破坏，肾窦内出现异常肿块回声，可呈乳头形、平坦形、椭圆形等，有时可伴肾盂积水。肿块内彩色血流信号常呈少血流型。随着肿瘤侵犯输尿管和膀胱，会出现肾盂、输尿管扩张、膀胱肿块等表现。微探头腔内导管超声对发现早期肾盂肿瘤有较大价值，见下述。

（3）肾血管平滑肌脂肪瘤：肾血管平滑肌脂肪瘤是肾良性肿瘤中最多见的一种，超声表现为肾实质内强回声肿块，后方无回声衰减，肿块形态规则、边界清晰，内部回声分布均匀，当肿块较大且发生出血时，内部回声会不均匀，高回声与低回声层层交错，呈洋葱样。肿块内多没有明显的血流信号。对小的肾血管平滑肌脂肪瘤，因其 CT 值接近液性，X 线、CT 较难与肾囊肿进行鉴别，而超声则不会混淆。

4. 肾脓肿和肾周围脓肿　肾脓肿典型声像图表现为肾局部呈低回声，边界欠明确，肾局部包膜回声中断，肾活动度受限，常与肾周围脓肿并存。后者在肾周围出现低回声区。本病结合病史，多能与肾肿瘤鉴别。

5. 肾结核　肾结核声像图表现复杂多样。有的呈厚壁圆形液性区；有的呈轻度肾积水表现、肾盂壁毛糙；有的表面呈弧形高回声或强回声伴声影。对于轻型肾结核，超声不易检出，而对于肾结构破坏明显者及肾功能丧失者超声检查有较高的诊断价值，而往往这种患者 X 线尿路造影较难显示。

6. 肾损伤　肾损伤可分为肾挫伤、部分裂伤、全层裂伤和肾蒂损伤。超声表现为肾轮廓形态、肾结构回声、包膜连续性中断，肾周围液性区形成，肾盂分离程度和肾活动度根据肾损伤程度的不同而有相应的声像图改变。轻度损伤者仅表现为肾轻度肿大，肾包膜局限性膨隆，肾实质局部结构模糊，包膜下可有小血肿形成；而肾裂伤，仔细观察可发现裂口和错位处。超声不仅对损伤的程度可做出判断，而且可以了解其他脏器损伤情况，以及有无腹腔积液。超声随访有助于对损伤组织作动态观察。

7. 肾盂扩张和肾积水　肾盂扩张是一种肾集合系统扩张的现象，成人大量饮水、膀胱过量充盈、妊娠期、应用利尿剂或解痉剂或正常胎儿都会出现肾盂扩张的现象，但分离的厚径一般不超过 10mm，而因尿路梗阻引起肾盂肾盏尿液滞留，肾盂内压力增高，肾盂肾盏扩张甚至肾萎缩的病理改变则称为肾积水。急性肾积水肾盂扩张不明显，随着肾积水时间的延长肾盂扩张就越大，肾受损就越严重，肾实质越加变薄甚至萎缩成薄纸状。完全性输尿管梗阻的肾盂扩张不大，但肾实质萎缩很快。一侧性肾积水多见于上尿路梗阻，双侧性肾积水多见于下尿路梗阻。肾积水的超声表现为肾窦回声分离，肾体积增大及肾实质萎缩变薄。

根据肾积水的严重程度将其分为轻、中、重三种类型：①轻度肾积水：肾盂及肾大盏扩张，肾小盏不扩张，肾实质回声正常。肾窦大小及形态均无明显改变。②中度肾积水：不仅肾盂、肾大盏扩张，肾小盏也因积水而扩张，肾窦内出现类似花朵样或烟斗样无回声区，肾实质轻度受压，肾大小及形态依据肾积水的发展程度出现相应的变化。③重度肾积水：肾盂及各肾盏积水相互融合，肾窦回声由无回声区取代，肾实质萎缩变薄，肾体积增大，形态失常。超声可测量积水肾脏实质的最大厚度和最薄厚度，估测肾功能的可恢复情况。超声引导下肾盂穿刺造影和穿刺置管引流对于诊断肾积水梗阻部位和明确梗阻原因以及保护肾功能有较高的价值。

8. 肾结石　肾结石的典型声像图表现是肾内强回声，其后方伴声影。根据结石的大小、成分及形态的不同，强回声可以呈点状、团状或带状，小结石常呈点状强回声；中等大小的结石或结构疏松的结石常呈团状强回声；大结石或质地坚硬的结石常呈带状强回声；小结石及一些结构疏松的结石后方可无声影或有较淡的声影。

9. 肾移植及其并发症　同种肾移植主要并发症为肾排异反应，还可出现血肿、脓肿、淋巴囊肿、尿液囊肿、肾积水积脓、肾乳头坏死和免疫抑制剂引起的肾毒性反应。超声可从肾体积、肾锥体回声、肾窦回声、肾血流、肾周回声方面观察移植肾及其并发症的发生情况。

急性排异反应时超声最明显的特征是肾脏迅速增大，肾透声良好；同时能够发现肾锥体显著肿大，压迫肾窦回声；肾窦回声减低甚至消失；肾内血流阻力明显增高，当阻力指数≥0.85时，诊断急性肾排异的特异性达90.9%。肾周围血肿、肾旁脓肿、淋巴囊肿、尿液囊肿、肾乳头坏死及肾吻合口血管瘤均表现为肾旁低回声或无回声区，其中以淋巴囊肿和尿液囊肿回声最低。

10. 肾血管病变

（1）肾动静脉瘘和肾动脉瘤：彩色超声对肾动静脉瘘和肾动脉瘤具有较高的诊断价值。肾动静脉瘘超声表现为肾实质内或肿瘤内无回声区，彩色血流图可见其内充满血流信号，频谱多普勒探测可发现动脉和静脉血流信号。肾动脉瘤超声表现为肾动脉瘤样扩张，或肾内出现囊性区，彩色血流图呈现杂色血流，频谱多普勒发现湍流信号。

以上病变由于二维超声都表现为肾内无回声区，故易与肾囊肿或肿瘤内液化相混淆，所以超声发现肾囊性肿块时应进一步作彩色血流图检查，以排除该病。

（2）肾动脉狭窄：超声表现为肾动脉内腔改变，内径尤其是起始部变窄；狭窄部位彩色血流充盈度变窄，色彩变亮；动脉流速发生特征性改变，即狭窄处峰速加快，大于邻近腹主动脉流速3.5倍以上，狭窄后动脉血流频谱收缩期形态圆钝，加速度明显减低，与狭窄处收缩峰形态形成明显的对照；患肾长径较健侧肾明显缩小，肾结构未见明显改变。

11. 输尿管结石　输尿管结石的声像图表现为扩张的输尿管远端弧形增强回声，后方伴声影。同侧的输尿管、肾盂、肾盏可伴有积水的表现。

12. 输尿管囊肿　输尿管囊肿超声表现为膀胱三角区圆形或类圆形无回声区，壁纤薄光滑，大小随喷尿有周期性的改变。囊肿可以单侧发病，也可以双侧发病，大小也有差异，较大的囊肿可在4cm以上，较小约囊肿可小于1cm。当囊肿内合并结石时，无回声区内可见强回声伴声影。

二、膀胱超声

（一）正常声像图

超声探测膀胱多采用经腹部探测，膀胱内尿液呈无回声，膀胱壁呈光滑带状回声，厚度

1～3mm，膀胱形态随尿液充盈情况变化，充盈少时呈钝三角形或四方形，充盈多时呈圆形或椭圆形。

（二）病理声像图

1. 膀胱结石　膀胱结石超声表现为膀胱内的团状或斑状强回声，多发或单发，后方伴声影，结石能随着体位改变沿着重力的方向移动，较为疏松的结石，声波能穿透，后方声影可不明显。

2. 膀胱憩室　膀胱憩室超声表现为膀胱壁周围囊状无回声区，无回声区与膀胱有交通口，排尿前后无回声区大小会发生变化。当憩室内伴有结石时，表现为强回声伴声影；当憩室合并肿瘤时，在憩室腔内可发现实质性肿块，与膀胱壁相连。

3. 膀胱肿瘤　膀胱原发性肿瘤最常见的是移行上皮乳头状癌。超声表现为膀胱腔内菜花状或乳头状肿块，血流图可显示滋养血管从其基底进入肿瘤。观察肿瘤部位、基底大小、附着处膀胱壁层次、形态、是否累及输尿管出口及髂血管旁有无肿大淋巴结等有助于肿瘤的分期和治疗方案的制订。T_1 期肿瘤有蒂、基底小、附着处膀胱壁层次清楚。T_3 期肿瘤基底宽、附着处充盈期膀胱壁向外膨出，但外界膜显示尚清楚，或累及同侧输尿管出口。T_2 期介于两者之间。

（1）腺癌：常见于膀胱三角区或顶部附近，基底较宽、分期较高。

（2）膀胱平滑肌瘤：超声表现为来源于膀胱肌层的肿瘤，多呈球形或椭圆形，向膀胱腔凸起部分由于表面有黏膜覆盖，故较光滑，有别于膀胱上皮肿瘤。

4. 膀胱颈部梗阻　超声检查膀胱颈部梗阻不仅有利于了解梗阻的病因，而且可以了解其对上尿路功能的影响，对临床疗效做出评价。膀胱流出道梗阻声像图表现为：膀胱逼尿肌增厚，小梁小房形成，残余尿量较多。而正常充盈膀胱壁厚度为1～2mm，腔面光滑，排空膀胱后一般不存在残尿。

引起膀胱颈部梗阻病因包括膀胱颈部肿瘤、膀胱较大的结石、前列腺增生、膀胱颈后唇异常抬高、膀胱颈部狭窄和逼尿肌－膀胱颈协同失调。膀胱颈后唇异常抬高声像图表现为：颈部后唇抬高大于5mm，致排尿困难或导尿管插入困难。膀胱颈部狭窄和逼尿肌－膀胱颈协同失调可使用 α 受体阻滞剂进行鉴别诊断。逼尿肌膀胱颈协同失调表现为逼尿肌收缩时，颈部不能开放，静脉注射酚妥拉明5～10mg，5min后超声显示颈部开放良好，而膀胱颈部狭窄者使用酚妥拉明不能开放颈部。

三、肾上腺超声

（一）正常声像图

肾上腺超声多采用经腹部探测，正常肾上腺儿童显示率高于成人，这是因为儿童的肾上腺占肾脏大小的1/3，而成人的肾上腺只占肾脏大小的1/13，而且儿童肾周脂肪远少于成人，故易显示。成人肾上腺右侧可以肝为声窗，而左侧由于胃肠积气等原因相对较难显示。成人肾上腺声像图多呈三角形或带状低回声，外围则是较低的皮质回声，中央为较强的髓质回声。

（二）病理声像图

1. 肾上腺皮质增生　声像图往往较难显示增厚的肾上腺，多数病例超声图像无明显改变，仅在皮质明显增厚或有局灶性增生时才被发现，肾上腺局灶性增生表现为肾上腺区结节，无包膜。肾上腺皮质增生在肾上腺外的超声改变为皮下脂肪层增厚，肾周脂肪层或肾上腺周围脂肪回声也明显增厚。

2. 醛固酮瘤、库欣瘤、嗜铬细胞瘤 声像图的共同特点是形态呈圆形或椭圆性，包膜完整明亮。肾上腺库欣瘤一般大小在 2 ~ 3cm，而醛固酮瘤要小一些，为 1 ~ 2cm，嗜铬细胞瘤一般在 3 ~ 5cm，嗜铬细胞瘤内部回声不均匀，出现囊性变是其特征性改变，此外嗜铬细胞瘤内多可见星点状血流信号。由于嗜铬细胞瘤可发生在肾上腺外，故应将其探测范围扩大到腹主动脉及其分支旁、盆腔、膀胱等区域。

3. 无内分泌功能的皮质腺瘤 发现时瘤体一般较大，声像图呈圆形或类圆形肿块，边界清楚，内部回声均匀。

4. 皮质腺癌 大小往往有 6 ~ 8cm，肿块呈圆形或椭圆形，也可为分叶状，内部回声不均匀，CDFI 可发现肿瘤内部血流信号较丰富。当肿瘤出现肝转移时，肝内可见圆形或类圆形低回声肿块。

5. 肾上腺母细胞瘤 发生于婴幼儿，超声表现为体积较大的实质性肿块，形态不规则，可呈分叶状，肿块内部回声不均匀，内部如有出血或坏死则可形成斑片状强回声伴声影。

6. 神经节细胞瘤 声像图呈圆形或类圆形肿块，内部回声较低，边界清楚，肿瘤可同时出现在脊柱旁。

7. 肾上腺囊肿 声像图表现为肾上腺区圆形或类圆形无回声区。

8. 肾上腺髓样脂肪瘤 声像图表现为肾上腺区高回声或强回声肿块，与肾周脂肪相似，内部回声细密均匀，质地较软。超声有较大的诊断价值。

9. 肾上腺转移瘤 声像图表现为肾上腺区低回声肿块，呈圆形或椭圆形，也可呈分叶状，边界不清楚，内部回声均匀，常为双侧性，如果肿瘤内出血或坏死，可有无回声液性区。

10. 肾上腺结核 声像图多表现为双侧肾上腺低回声不规则肿块，病程较长的肾上腺结核会伴有强回声钙化灶。

四、泌尿系腔内超声

（一）前列腺、精囊经直肠腔内超声

前列腺、精囊位于盆腔深部，且有周围肠道气体的干扰，使经腹超声探测存在明显的不足，高分辨力的直肠探头近距离地探测前列腺可获得较清晰的图像。经直肠超声不但能够用于前列腺疾病的检测、分期，还能够用于引导前列腺的穿刺活检、冷热源消融治疗、放射性种子植入和药物的导入，对于精囊疾病的诊断和介入治疗也有很好的效果。

1. 正常声像图 正常前列腺横切图呈钝三角形，两侧对称，后缘中央微凹，包膜完整。纵切图可显示膀胱颈部、前列腺底部、体部、尖部、前列腺部尿道和射精管。尿道内口距精阜的距离可在超声图像上测量。以射精管、尿道、膀胱颈部为标志，可较明确定位中叶、后叶和侧叶。两侧精囊在横切图上呈“八”字形，对称分布于前列腺底部上方，形态自然，底部较大，颈部较小，精囊内可见纤细扭曲的条状回声，囊壁厚度 <1mm。

（1）前列腺测量：包括对整个腺体的测量和腺体局部分区的测量。临床上习惯使用长径、宽径和厚径的测值判断前列腺的大小。不同的探测径路获得的测值大致与前列腺解剖测值相近，即宽径 4cm，长径 3cm，厚径 2cm。

（2）前列腺体积的计算：通常使用椭球体公式计算，即 $V=0.523\times d_1\times d_2\times d_3$。$d_1$、$d_2$、$d_3$ 为前列腺的3个径线。前列腺形态越接近椭球体则计算值越精确。由于前列腺的比重接近1.05，所以体积数大致等于重量的数值。正常前列腺重量随年龄变化，儿童期前列腺在10g以下，青春期前列腺开始迅速增大，20岁后达到20g，当前列腺增生时体积增大。

2. 前列腺增生

（1）超声表现：①前列腺增大，尤以前列腺前后径增大最为重要。②前列腺形态变圆，饱满。③前列腺内出现增生结节。④内外腺比例失调。⑤前列腺向膀胱突出。⑥前列腺内外腺之间出现结石。⑦血流图表现为内腺血流信号增多，在增生结节周围可见血流信号环绕。⑧可出现膀胱小梁小房、膀胱结石、肾积水等并发症。

（2）前列腺增生症后尿道形态改变：声像图主要表现：①尿道内口移位：前移或后移或上移。②后尿道延长超过3cm。③后尿道曲度改变，多数病例明显前曲，凹面朝前。④排尿期尿道腔变细、不规则状或局部有隆起。这些改变在不同病例依前列腺增生的部位、相对程度可有不同的表现。

3. 前列腺癌　近年来我国前列腺癌的发病率有成倍上升之势，值得重视。以往发现的前列腺癌多数已属晚期，前列腺癌的肿瘤标志物"前列腺特异抗原（PSA）"的发现，使前列腺癌的早期诊断和治疗成为可能，但多种前列腺疾病都可使血清PSA增高，因此当PSA增高时，需对前列腺疾病做出鉴别诊断，经直肠超声探测能清晰地显示前列腺及周围邻近组织的受侵情况，对不能明确的病变还可在超声引导下进行穿刺活检。

（1）前列腺癌超声表现

1）局部结节型：多数在前列腺后叶（或周缘区）出现低回声结节，邻近的前列腺包膜隆起，结节边界可清楚，也可不清楚，可突破前列腺包膜。

2）弥漫分布型：前列腺体积明显增大，形态不规则，包膜不完整。整个前列腺回声杂乱，呈点状或斑片状强回声，也可能为多处片状低回声，分布不均。前列腺旁可出现异常肿块，膀胱颈部、精囊可能受侵犯。

3）无明显异常回声型：前列腺内未发现明显异常回声或仅表现为前列腺增生图像，二维图像较难判断有否肿瘤，有些病例穿刺活检后才能发现癌肿。彩色血流图此时可能提高病灶的检出率，表现为局部血流分布异常。

（2）前列腺癌鉴别诊断：对弥漫分布型前列腺癌诊断一般不难，但应与表现为点状、斑片状强回声的慢性前列腺炎鉴别，后者多继发于后尿道狭窄，前列腺体积不大，甚至缩小，包膜完整，多发于青壮年。对前列腺体积增大者须与前列腺肉瘤鉴别，后者发病年龄较轻，前列腺体积甚大，触诊时质软如囊肿。

（3）前列腺特异性抗原（PSA）测定的意义：PSA是对前列腺癌诊断和分期的一项重要指标。将PSA测定和经直肠超声检查结合分析是前列腺癌诊断的重要进展，可有助于提高前列腺癌的早期诊断率。前列腺癌组织、增生的前列腺组织和正常前列腺组织均可产生PSA，但他们的每克组织对血清PSA水平上升的贡献明显不同，依次为3ng/ml、0.3ng/ml和0.12ng/ml。计算前列腺体积可获得预计血清PSA（PPSA）值。PPSA＝0.12V（前列腺体积）。比较实际PSA测值与PPSA可估计发生前列腺癌的可能性大小，并且可粗略估计肿瘤组织的体积（estimated tumor volume，TV），TV－（PSA－PPSA）/2。肿瘤的体积大小与前列腺癌的浸润和转移密切有关，也可将血清PSA除以前列腺体积，得到PSA密度（PSAD）。

PSA 密度反映每克组织可产生多少血清 PSA。对一些病例可做 1 年内的动态观察，了解有关指标的变化情况，如 1 年内血清 PSA 上升率 >20% 则为不正常，经直肠超声引导下作前列腺穿刺活检可提高前列腺癌组织的检出率。

4. 前列腺穿刺活检技术　超声引导下前列腺穿刺活检术包括经会阴前列腺穿刺和经直肠前列腺穿刺术两种。经会阴穿刺术前一般不需要灌肠。穿刺前对会阴部进行消毒和局部麻醉，在直肠超声引导下对前列腺穿刺目标进行穿刺。经直肠前列腺穿刺术前患者需灌肠，用端射式直肠超声探头扫描前列腺，找到可疑目标后将电子穿刺引导线对准穿刺目标，穿刺后需服用抗生素以防感染

比较通行的穿刺点数有经典常规 6 针点位穿刺、8 针点位穿刺等。前列腺穿刺点数增加能够增加穿刺的覆盖面积，减少漏诊率，但穿刺点数增加也增加了创伤和并发症的概率，故选择哪种穿刺点数，需根据患者不同的情况决定，一般在经典 6 点穿刺法的基础上首先保证前列腺癌好发区即周缘区病变不被遗漏，同时最好也覆盖到内腺区，如果前列腺体积较大，可相应扩大穿刺点数；如果指检触及硬结、两维超声发现结节或彩色血流图上发现局部异常血流信号增多，则可在怀疑目标处增加 1～3 针，并标明穿刺病灶的方位是靠近内侧还是外侧。

（二）微探头导管超声

1. 仪器设备　微探头导管超声由微探头和导管两大部分组成。微探头可分为机械旋转式和多晶片电子相控阵扫描式两种。机械旋转式探头多为单晶片探头，通过机械马达驱动旋转产生实时二维声像图，而多晶片电子相控阵探头不但可以显示灰阶实时图像还能显示彩色血流图像。导管部分的外径在 3.5～8F，长度 95～200cm。

微探头导管超声的探测方法包括导丝引导和直接插入两种。对于尿道膀胱可以采用直接插入法，将导管直接从尿道外口插入，进行探测，而肾盂、输尿管的探测可借助膀胱镜用导丝导引插入或直接插入。探头插入后对尿路进行逐层横断面扫描。

2. 正常肾盂、肾盏声像图　正常肾盂、肾盏内腔面光滑，肾盂腔呈无回声液性区，黏膜层呈带状高回声，黏膜下层呈带状低回声，黏膜及黏膜下层连续完整。肾锥体呈三角形低回声，肾实质呈中等偏低回声，肾包膜呈带状高回声，肾盂与输尿管连接部是一个重要的解剖标志，声像图表现为输尿管腔突然增大变为肾盂腔的部位（图 3－1）。

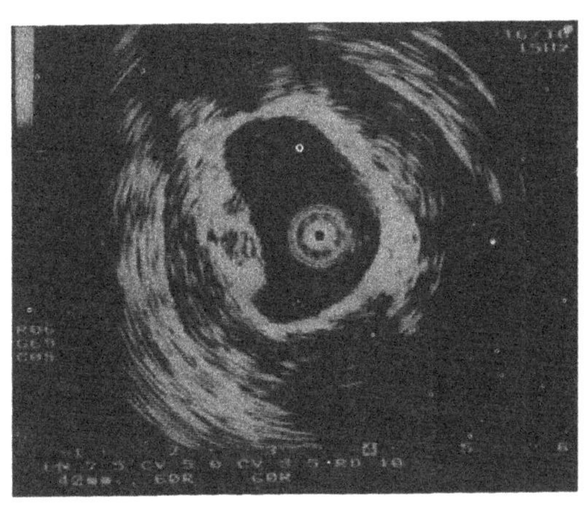

图 3－1　正常肾盂微探头超声声像图

3. 泌尿系病理性声像图

（1）肿瘤

1）上尿路肿瘤：尤其是肾盂肿瘤早期不易被发现，微探头导管超声具有近距离高频率精细探测的优势，能够发现上尿路早期的微小肿瘤。肾盂移行上皮肿瘤声像图表现为肾盂内形态不规则的低回声病灶，肿块固定，肾盂肿瘤侵犯肾盂与肾癌累及肾盂的鉴别要点是肾盂肿瘤大部仍位于肾盂而肾癌主要位于肾实质。肿瘤声像图表现为输尿管管壁乳头状低回声或管壁不规则增厚，肿块向外侵犯时外壁可显示不光整，肿块可累及输尿管旁血管，声像图上还可以显示输尿管旁淋巴结肿大的低回声结构

2）膀胱肿瘤：多表现为膀胱壁偏低回声肿块，周边回声偏高，微探头导管超声能够清晰显示膀胱壁的三层结构，确定肿瘤与膀胱壁层的关系以及肿瘤与输尿管出口的精确距离，微探头超声与膀胱镜联合使用对膀胱肿瘤的术前分期有很大的帮助。

（2）肾盂输尿管连接部梗阻：微探头导管超声能够鉴别输尿管肾盂隔膜，肾盂输尿管连接部迷走血管压迫以及肾盂输尿管连接部 UPJ（uretero－pelvic junction）自身狭窄，对于肾盂输尿管连接部梗阻的诊断很有帮助。

（3）输尿管黏膜下结石：声像图表现为输尿管壁内强回声，后方可伴声影，输尿管黏膜下结石通常发生在体外震波碎石术后，靠近输尿管腔面的黏膜下结石容易引起输尿管狭窄，必须及时去除。导管超声为临床提供了黏膜下结石的大小、数目、位置以及结石与输尿管腔面的距离的信息。

（4）尿道憩室：超声表现为尿道相通的液性区，液性区可分为单方或多房。尿道憩室内常有尿液潴留，易继发结石及炎症，长期的炎症刺激可致囊壁增厚呈肉芽肿改变甚至癌变。憩室包绕尿道的情况，开口的位置以及囊腔与尿道腔面的关系，对临床治疗提供了较大的帮助。

五、尿道超声

（一）正常声像图

男性前尿道静止期超声不易显示，但可清楚显示尿道海绵体和其两侧阴茎海绵体。前列腺部尿道常呈线状回声，与直肠前壁基本呈平行走向。膜部尿道位于前列腺尖部与球海绵体之间的低回声结构内。该低回声结构上下径 0.8～1.9cm，平均 1.2cm；前后径 0.6～1.1cm，平均 0.8cm；左右径 0.8～1.0cm，平均 0.9cm。男性尿道充盈期显示较清楚，尿道腔面光滑。前后尿道起始部均呈特定的形态：开放的膀胱颈部和前列腺部近段尿道呈漏斗状；充盈的球部尿道近段呈平滑鸟嘴状。各段尿道内径测值：前列腺部 6～10mm，平均 8mm；膜部 2～5mm，平均 3mm；球部 8～13mm，平均 10mm；阴茎中部 5～9mm，平均 7mm。

女性尿道静止期呈低回声，基本与位于其后的阴道呈平行走向，闭合的尿道腔穿行于其中，多呈线状回声。水平切面时可见尿道呈圆形，边界清楚，其后的阴道呈横置香蕉形贴于尿道后壁。排尿期首先见膀胱基底部肌肉向上提升，尿道内口与近段尿道开放呈漏斗状，尿道壁渐变薄，尿道腔呈无回声区，但尿道壁并未消失，仍可见很薄的低回声带存在。

（二）病理声像图

1. 尿道狭窄　尿道狭窄是泌尿外科的常见病，多见于男性。病因有先天性、炎症性、

外伤性和医源性。

（1）尿道狭窄基本声像图：瘢痕组织或纤维膜状组织突入尿道腔使其变窄或尿道呈环状变窄为尿道狭窄的直接征象。狭窄近端尿道呈不同程度的扩张为尿道狭窄的间接征象。

1）外伤性尿道狭窄：①狭窄部位多位于膜部或球部，偶累及阴茎部和膀胱颈部。②与炎症性狭窄比较瘢痕组织通常较局限。所谓瘢痕病变轻重是指狭窄尿道段周围瘢痕累及的范围大小。轻度者瘢痕主要位于尿道腔内，瘢痕深度一般 <5mm；重度者除了致尿道腔狭窄外，瘢痕常明显累及尿道周围组织，使尿道失去其正常的结构层次、回声强度、弹性度及移动度，瘢痕深度一般 >10mm。球海绵体僵硬、前列腺移动度明显减弱甚至固定、球膜部尿道明显移位以及碎骨片压迫尿道为非常严重瘢痕形成的声像图表现。③外伤所致瘢痕回声表现多样，可呈等回声、强回声和杂乱回声，后者常提示病变较严重。

2）炎症性尿道狭窄：①狭窄部位多位于前尿道，以球部尿道最常见，病变部位常较广泛。②尿道黏膜回声增高、毛糙、增厚、内腔变窄。③尿道腔容量减少常较明显，这是由于尿道壁弹性明显降低，犹如皮革限制了内腔扩大之故。④急性炎症者尿道壁常有絮状物附着（图 3 –2）。

3）医源性狭窄：①瘢痕常较局限。②瘢痕部位以前列腺窝及膜部尿道多见。③瘢痕常较轻，多呈中等回声。

4）先天性尿道狭窄：对尿道外口狭窄超声检查的意义在于除外其近侧尿道是否存在病变。尿道瓣膜一般多位于精阜以远尿道，表现为尿道腔内瓣膜样组织回声，同时伴后尿道扩张。

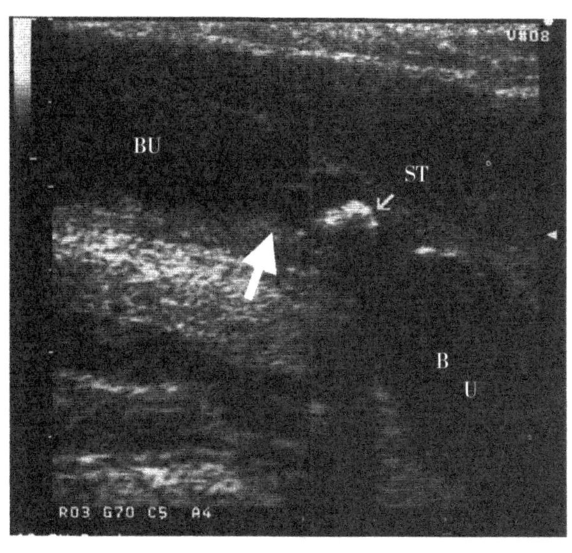

图 3 –2 男性阴茎部尿道狭窄伴结石声像图

（粗箭头：尿道狭窄；细箭头：结石；BU：尿道球部；ST：结石）

（2）尿道狭窄并发或合并病变声像图

1）尿道假道：典型者为静止期或充盈期尿道旁异常管道状液性区并与尿道沟通。异常液性区常与相应部位尿道呈平行走向。显示假道口对指导治疗有较大的价值。

2）尿道瘘道：静止期表现为尿道与体表或尿道与直肠之间的迂曲的低回声带。尿道充盈期可见其内有液体充盈或从瘘道外口液体溢出。球部尿道会阴瘘静止期也可表现为瘘道处点状强回声呈串珠状排列，即使充盈期未显示其内液体，结合既往病史也可做出较明确的诊断。会阴部炎性肿块可表现为会阴部的异常低回声区，由于临床诊断较易，超声检查的主要目的是明确其范围以及其与尿道的关系。

3）尿道腔内细小结构：表现为纤细或短条状回声伸入尿道腔内，也可表现为不规则小回声团有蒂连于尿道壁。多见于有尿道手术史病例。这些结构对排尿多不产生影响。

4）病理性前列腺窝：主要因排尿不畅或尿道刺激征就诊。前列腺切除或摘除术后，正常前列腺窝表现为漏斗状，开放的前列腺窝腔面光滑、宽大。异常者可出现下列其中一种或数种图像：①前列腺窝狭窄，其狭窄部位可发生于颈部、近颈部、中部、尖部。表现为局部高回声带向腔内凸起，致排尿期局部不能开放。②内腔毛糙、不平整，可有组织碎片附着。③内腔壁呈不规则状隆起，为增生的前列腺结节所致。④严重时前列腺窝可消失或接近消失。

外伤性尿道狭窄术后吻合口形态的超声探测：吻合口超声表现具有显著的形态特征，表现为吻合口形态的多型性和多样性及变异性，反映了术后尿道病理形态的复杂性和治疗过程中的演化。超声可将吻合口形态分为 6 种基本类型：瘢痕型、假道型、活瓣型、闭合不全型、吻合口腔道形态异常型和基本正常型。

临床意义：尿道狭窄术前需要了解狭窄的长度、程度、瘢痕的深度和残剩的正常尿道的长度，尿道超声能够提供上述信息，尤其能对瘢痕组织范围做出较准确的测量，对指导提高尿道狭窄的疗效具有重要价值，也为尿道狭窄术后疗效评价及对策的建立奠定了形态学基础。

2. 膀胱颈后唇异常抬高　该类病例就诊的原因多是排尿困难或导尿管插入受阻，其病因尚不清楚，组织学上发现病变组织内存在肌纤维增生和黏膜呈慢性炎症表现。膀胱颈后唇抬高超声通常在排尿期才加以明确显示，抬高的组织回声强度较高，尿道内口位置前移，致近段尿道轴和膀胱后基底角度明显变锐，抬高组织的高度大于 5mm。正常人颈部后唇也可抬高，但多数在 3～5mm 以内。

3. 尿道结石　尿道结石多来自上尿路和膀胱，也可继发于尿道憩室。尿道狭窄合并尿道结石较多见。结石易嵌顿于尿道膜部和阴茎部尿道或尿道狭窄处。主要症状为排尿困难、尿线变细、尿流中断、排尿疼痛感，超声易于诊断。其声像图表现为尿道腔内的强回声团后伴声影，可随液体流动而滚动。球部尿道狭窄伴结石者，结石所在的球部尿道腔扩大可呈憩室状，排尿期结石或在其内滚动或嵌顿于其远侧的狭窄口致尿流突然中断，而当推挤会阴部时，结石可退至狭窄近侧尿道腔，尿流恢复连续性。超声可实时观察上述现象。

4. 尿道憩室　超声表现为尿道周围囊性区与尿道沟通。排尿期或挤压后，囊性区体积可随之改变。女性多于男性，尿道憩室易继发炎症和结石。如果憩室反复感染可致憩室壁明显增厚，腔面毛糙，因而易疑为混合性肿块。对于包绕尿道的憩室，明确尿道黏膜与憩室的关系，对指导手术治疗有帮助。

5. 尿道赘生物　该类病例在临床上多以尿道滴血、血尿、排尿困难和尿道肿块症状就诊。尿道赘生物原发于尿道者有炎性息肉样病变和肿瘤病变，也可表现为由尿道外邻近器官、组织病变在排尿期脱入尿道或直接向尿道浸润。

尿道炎性息肉样病变声像图表现为：①形态：呈乳头状或菜花状。②部位：前、后尿道均可发生，以前尿道球部多见。位于后尿道者，多处精阜附近尿道腔。③大小及基底：多数在10mm以下，基底可细可宽，可单个或多个同时发生。④其他：部分病例可同时发现尿道黏膜慢性炎症的声像图表现。该类病例多见于男性。

6. 尿道肿瘤　声像图上可分3种类型。

（1）腔内乳头状型：主要特点如下。①形态：在后尿道者颇似膀胱乳头状肿瘤表现。②附着部位：后尿道近段肿瘤在静止期肿瘤可被挤入膀胱易疑为膀胱肿瘤，寻找瘤蒂部位可明确诊断。前尿道肿瘤多位于球部。③大小及基底：位于球部尿道者可长至较大，移行上皮乳头状瘤。通常有蒂，活动度较大。乳头状癌基底可细可宽，近期随访观察其演变有助于诊断。该类部分病例可行经尿道内切治疗。

（2）尿道肿块包绕型：多见于女性，以尿道壁实质性肿块表现为特征。鳞癌内部回声呈强弱不等；而移行上皮癌和腺癌内部回声较低，内部分布可较均匀。由于病变累及尿道范围较广，需手术切除治疗。

（3）尿道局部受浸型：为尿道邻近部位肿瘤浸润所致。声像图上具原发病变的声像图表现。超声探测有助于评价原发肿瘤的分期。

（4）超声检测尿道赘生物的主要优点在于：①显示病灶的基底部、周围情况以及内部结构，对肿瘤的分期有价值。②可明确内视镜拟诊的尿道赘生物是属于尿道腔内来源抑或腔外病变压迫、浸润所致，从而为临床的进一步治疗提供依据。③检查不受尿道狭窄或尿道出血的影响；无痛苦，更适于尿道赘生物的随访观察，因而是内视镜检查法的重要补充。

7. 尿失禁　压力性尿失禁在女性较常见。声像图主要表现为：①张力期尿道膀胱连接部过度活动，常大于10mm，连接部和近段尿道明显向后下旋转。②较大部分病例静止期连接部已处于低位，尿道倾斜角增大。③张力期尿道开放长度通常在10mm左右，相当部分病例同时伴有尿液溢出。④重症病例尿道近段静止期已处于开放状态。

急迫性尿失禁，声像图主要表现为：①尿道膀胱连接部位置未见下降，张力期移动度小。②尿量较少时即有强烈尿意。③咳嗽或闻水声可诱发排尿，诱因去除后，尿液仍不能自控，直至膀胱排空。

将超声检测与尿动力学检查结合起来，即在行常规尿动力学检查时，采用超声成像将膀胱及尿道的形态变化同步或者非同步记录下来就形成了超声尿动力学（sonographic urodynamics）。这种方法不仅有助于尿失禁的精确分类，还有助于鉴别神经源性膀胱、复杂的膀胱出口梗阻、前列腺手术后膀胱颈部梗阻等疾病。

（陈德红）

第五节　肾脏CT检查

一、检查方法

（一）CT平扫

注意平扫时不要做对比剂试验，以免把肾盂内的对比剂误认为是结石，扫描层厚不宜超过5mm。非增强期扫描可用于评估尿石症、显示肾实质和血管钙化，能对肾轮廓进行总体观察。

（二）增强扫描

肾脏增强 CT 扫描对确定肾肿物的位置很有意义，因为肾脏病变不可能出现在某一特定时相，所以需要多时相扫描。增强扫描是指通过静脉血管内注射碘对比剂后进行的扫描，在肾动脉供血时相内的扫描称为肾动脉期扫描。在肾静脉供血时相内的扫描称为肾静脉期扫描。延迟扫描是指肾盏及肾盂内充盈对比剂后进行的 CT 扫描，常可检出肾盂内小的病灶，并可在此期进行三维重建。非增强期（造影前期）、皮髓质期、肾实质显像期和肾盂显像期的肾脏造影可以充分观察、发现肾脏病变。注射造影剂后约 30s 进入皮髓质期，可以区分肾脏皮质和髓质。大约 100s 后进入肾实质显像期，此期肾实质均匀增强，肾脏肿瘤在肾实质显像期更容易发现。当造影剂充盈集合系统时则进入肾盂显像期或称排泄期。

肾静脉容易显影，肾动脉位于肾静脉后方且较细，有时难以看到。CT 检查还可以显示肾毗邻的器官，了解肾与它们的关系。

（三）CT 尿路成像（CTU）

即 CT 泌尿系造影，是对 CT 强化后延迟扫描的轴位图像利用 CT 后处理软件进行三维重建的泌尿系检查方法。能立体直观地显示泌尿系腔道的整体，有利于诊查泌尿系积水的原因，常用于输尿管疾病的诊断。检查时要求在排泄晚期从螺旋扫描仪中截获传统的断层图像，将这些图像重建就可以得到 CT 尿路成像。CT 尿路成像可以通过造影剂增强重建输尿管图像。在评估血尿方面，CTU 可以取代 IVU 和超声。

（四）CT 血管造影（CTA）

是一种显示血管的微创方法，不需要采取直接穿刺大血管的方式，通过快速注入造影剂在动脉期行螺旋 CT 扫描成像。需避免口服造影剂。获得图像后用工作站将软组织和骨骼图像清除，然后进行三维重建。适用范围包括诊断肾动脉狭窄、准备供肾切除前评估肾血管及确定肾盂输尿管连接部狭窄患者有无迷走血管。

（五）三维重建

图像后处理技术包括再现技术获得的三维立体图像和仿真内镜显示技术。常用的三维重建方法包括表面遮蔽显示（surface shaded display，SSD）、最大密度投影（maximum intensity projection，MIP）和容积演示（volume rendering，VR）。

表面遮蔽显示（SSD）是将像素值大于某个确定域值的所有像素连接起来的一个三维的表面数学模型，然后用一个电子模拟光源在三维图像上发光，通过阴影体现深度关系。SSD 图像能较好地描绘出复杂的三维结构，尤其是在有重叠结构的区域。此重建方法是 CTU 常用的重建方法之一。

最大密度投影（MIP）是把扫描后的若干层图像迭加起来，把其中的高密度部分做一投影，低密度部分则删掉，形成这些高密度部分三维结构的二维投影，可从任意角度做投影，亦可做连续角度的多幅图像在监视器上连续放送，给视者以立体感。

容积重建（VR）亦是三维重建技术之一，首先确定扫描容积内的像素密度直方图，以直方图的不同峰值代表不同组织，然后计算每个像素中的不同组织百分比，继而换算成不同的灰阶，以不同的灰阶（或色彩）及不同的透明度三维显示扫描容积内的各种结构。现在已经设计出智能化的 VR 软件，操作者只需选择不同例图，就可以自动重建出需要显示的图像。此重建方法亦是 CTU 常用的重建方法之一。

二、肾结石 CT 检查

CT 平扫已经成为评估尿石症的主要影像学检查方法，于单侧或双侧肾盂肾盏内见单发或多发斑点状、类圆形、鹿角形、桑葚形或不规则形高密度影，CT 值在 100Hu 以上，病灶边界锐利清楚。CT 检查也可以用于判断结石伴发的肾积水、输尿管周围和肾周围炎症，当结石引发梗阻时，可见高密度结石影以上部位肾盂肾盏明显扩张，肾实质变薄。CT 增强和延迟扫描，可进一步确定病灶位于肾盂肾盏内，如发生肾积水时并出现肾功能异常时，肾脏强化弱，延迟扫描肾盂肾盏内对比剂浓度低或无对比剂出现。如果不存在结石 CT 可以帮助确定泌尿系统以外的病因。在诊断结石方面 CT 可以取代 IVU。

三、肾结核 CT 检查

当病灶位于肾皮质内表现为微小肉芽肿时，CT 难以发现。随病情发展肾实质内出现多发形态不规则、边缘模糊的低密度灶，病灶局部可见钙化影，低密度灶与肾盏相通，局部受累的肾盂肾盏不同程度变形，肾盂壁增厚，受累肾盏可见积水扩张。增强后病灶无明显强化。晚期肾体积缩小，形态不规则，肾盂肾盏壁明显增厚，腔狭窄或闭塞。发生钙化时，肾区见不规则斑点状、蛋壳状或弥漫性钙化。

四、肾损伤 CT 检查

肾挫伤平扫可见局部肾实质密度略降低，边界不清，增强扫描病灶区呈边缘模糊的无强化区，延迟扫描可见肾间质内对比剂少量集中现象。肾内血肿随时间不同其大小、形态、密度均有所不同，增强后血肿呈边界清楚或不清之低密度无强化区。肾破裂伤表现为局限性密度减低区，并伴有小灶性出血及肾周血肿表现，增强扫描病灶区呈低密度或无强化改变，可见含对比剂外渗尿液积聚现象。肾碎裂伤当保留完整血管时，增强扫描可见肾实质增强断端边缘不规则，呈斑片状强化，当血管断裂可出现不强化肾块。肾盂损伤时，增强扫描示含对比剂尿液外渗。当肾蒂损伤时整个肾脏或部分肾段不强化，肾盂内无对比剂聚积。肾包膜下血肿时，表现为新月形低密度区围绕肾实质，相应部位肾实质受压。肾周血肿时，可见肾脂肪囊内高密度影，随时间延长密度逐渐降低，肾筋膜增厚。

五、肾癌 CT 检查

CT 平扫较小肾癌多呈圆形或椭圆形，病灶区呈低密度或略低密度改变，较大肿瘤形态多不规则，边界模糊不清，内部呈高低混杂密度，密度不均。部分病灶可见假包膜影，此时边界清楚。当肿瘤液化坏死时，病灶内可见更低密度区，合并出血时，可出现高密度。病灶内偶尔可见高密度钙化影。肾癌压迫或侵及肾窦时可导致肾窦形态改变，并导致肾积水。增强后，早期病灶多呈不均匀明显强化，其强化密度高于或等于肾皮质密度。实质期病灶密度降低，而周围正常肾实质密度较高，因此此时肿瘤呈低密度改变，病灶边界和范围显示更清楚。少血供肾癌增强后密度升高幅度小，实质期病灶仍呈低密度改变。晚期患者可见肾静脉、下腔静脉增粗，管腔内可见充盈缺损等静脉癌栓形成表现。腹膜后大血管周围可见转移肿大淋巴结影（图 3－3，图 3－4，图 3－5）。

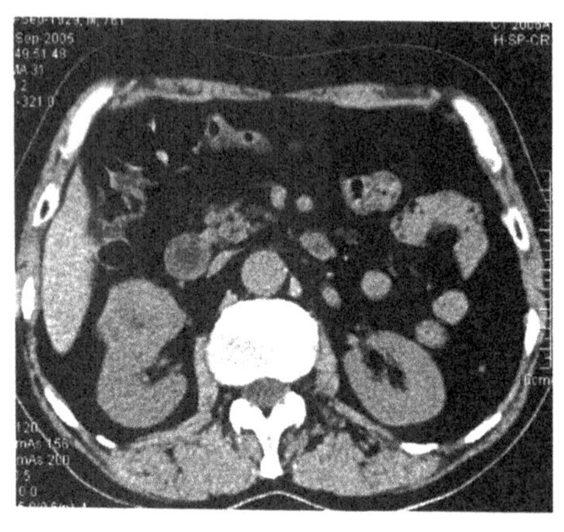

图 3－3　CT 平扫轴位图像

患者，男，76 岁，无痛性血尿 3 个月余，可见右肾体积增大，肾皮质内上方可见一局限性突出生物等密度肿块，边缘欠清

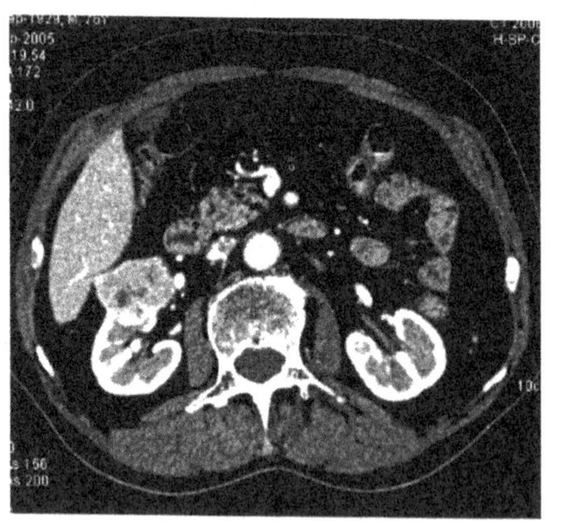

图 3－4　CT 强化扫轴位图像

同一患者，可见右肾肿块呈不均质强化，其内见不规则无强化坏死区

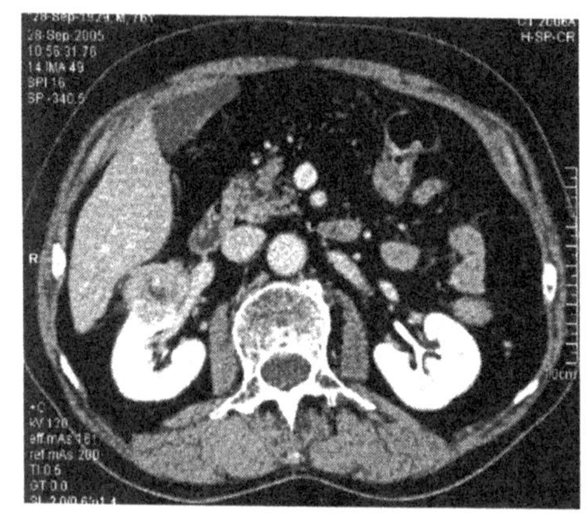

图 3－5　CT 静脉期强化轴位图像

同一患者，可见右肾肿块呈略低密度灶，边缘欠清

六、肾错构瘤 CT 检查

可分为单发和多发，CT 平扫表现为肾实质内见大小不等类圆形或不规则形混杂密度肿块影，以其内含脂肪的多少，分为多脂肪、少脂肪和无脂肪肾错构瘤，多脂肪和少脂肪错构瘤病灶内可见脂肪密度区，病灶边界清楚，增强扫描示肿瘤呈不均质强化，脂肪组织和坏死组织不强化。无脂肪错构瘤常呈不均质强化，常很难与肾癌相鉴别。

七、肾盂癌 CT 检查

CT 平扫肿瘤较小时，肾大小形态无明显变化，于肾窦内可见分叶状或不规则形软组织密度肿块影，内部密度均匀或不均匀，CT 值 30～40 Hu，病灶周围肾窦脂肪受压变薄或消失。增强扫描示病灶呈轻度强化，由于周围正常肾实质明显强化，病灶显示更明显，边缘更清楚。延迟扫描时，对比剂进入肾集合系统，此时可见病灶区肾盂或肾盏出现充盈缺损改变。较大肿瘤可侵犯肾实质，此时表现与肾癌类似，肾体积明显增大。也可侵犯肾周围组织和邻近器官，此时可出现相应改变（图3－6，图3－7）。

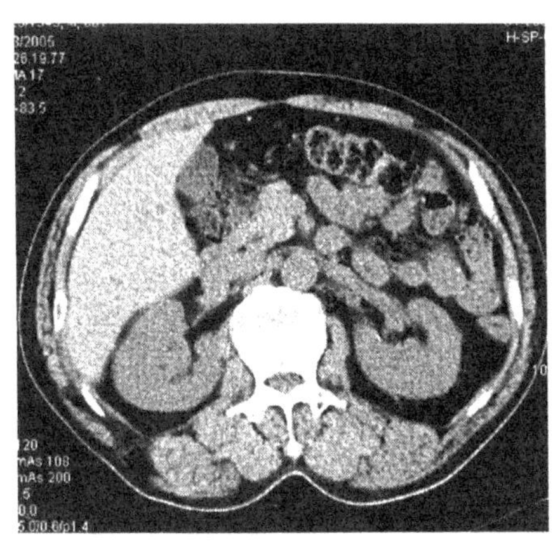

图3－6　CT平扫轴位图像

患者，男，60岁，无痛性肉眼血尿3个月余。可见右肾盂内一不规则的软组织密度灶，边缘欠清，密度欠均（病理：肾盂癌）

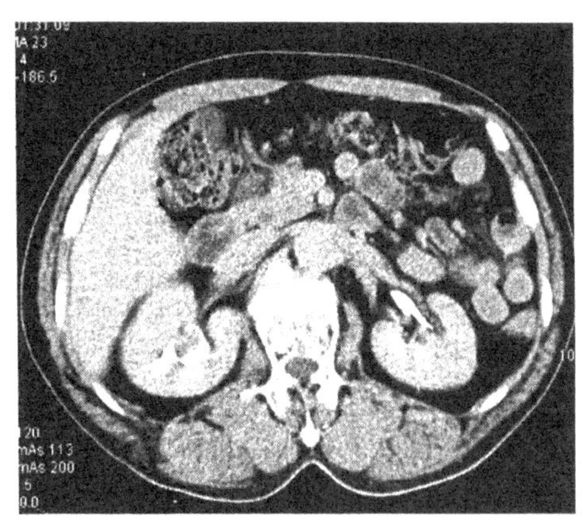

图3－7　CT延迟扫轴位图像

同一患者，可清晰地显示充满对比剂的肾盂内见不规则的充盈缺损

八、肾积水CT检查

CT平扫轴位图像可见肾盂及肾盏不规则扩张，肾皮质变薄。动脉期强化扫描可见皮质明显强化，严重肾盂扩张的患者晚期可见皮质轻度强化，延迟扫描可见扩张的肾盂及肾盏内充满高密度的对比剂（图3－8）。

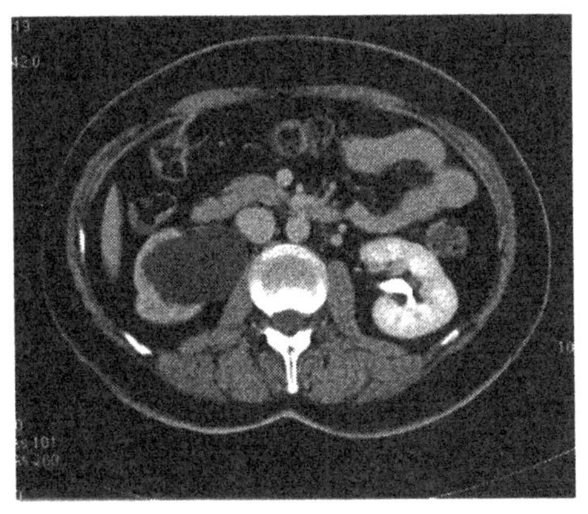

图3－8　CT强化延迟扫描图像

患者，女，43岁。右侧腰痛3个月余。可见右肾盂明显扩张，右肾皮质变薄（右肾积水）

九、肾囊性疾病CT检查

1. 单纯性肾囊肿　肾实质内见单发或多发圆形或类圆形大小不等均匀低密度区，呈水

样密度，病灶边界清楚锐利，部分病灶可见囊壁弧状或环状高密度钙化影，较大病灶可突向肾轮廓以外。增强扫描示病灶边界更加清楚，囊壁菲薄且光滑，病灶无强化，延迟扫描示邻近集合系统受压变形、移位等表现（图3－9）。

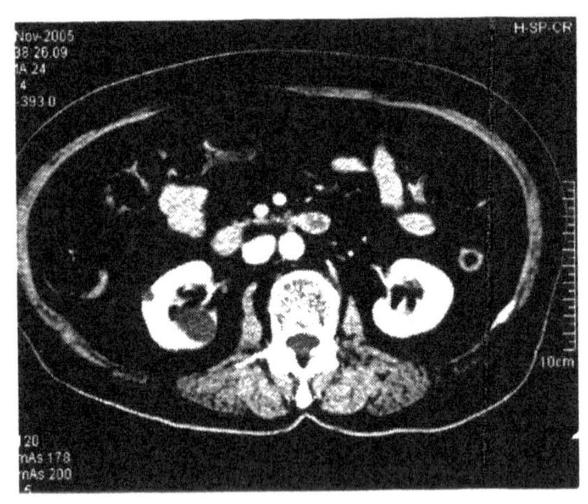

图3－9　CT静脉期强化轴位图像

可清晰地显示右肾大小不一边缘光滑的圆形水样密度灶

2. 多囊肾　CT平扫示双肾增大并呈分叶状，肾实质内布满大小不等类圆形水样密度区，增强扫描示肾功能减退，肾窦受压变形。双侧肾脏体积增大，形态失常，肾实质内见大量大小不等类圆形水样密度灶，增强后病灶区无强化表现，可见肾盂肾盏被拉长、挤压变形，常同时合并肝脏、胰腺和脾脏多囊性病变（图3－10）。

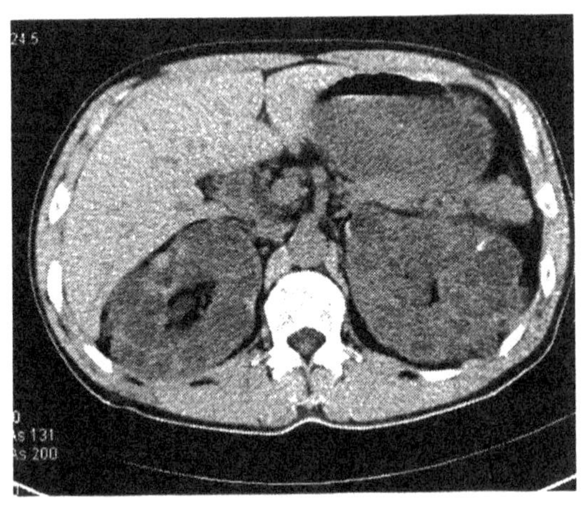

图3－10　CT平扫轴位图像

患者，女38岁。可见双肾体积增大，其内见多个大小不一的边缘清除的水样密度灶

3. 肾囊性癌　CT平扫常显示患侧肾脏体积增大，其内见囊性肿块，边缘清，形态欠规则，动脉期强化扫描囊壁可见呈不均质强化的壁结节。

十、脓肾及肾周围脓肿CT检查

早期脓肾CT平扫表现为肾体积局限性增大，局部可见类圆形低密度区，边界不清，增强后病灶呈轻度强化，明显低于正常肾实质，中央可见无强化区。慢性期时，平扫病灶呈低密度，周边呈略低或等密度改变，增强后病灶呈环状强化，病灶边界较强化前清楚。肾周脓肿 CT 表现为肾周脂肪消失，可见渗出和积液，局部密度增高，有时可见少量气体。肾脏受压，肾筋膜增厚，腰大肌边缘模糊。增强扫描表现为肾周可见液性或略高密度无强化病灶，周围可见明显强化的厚壁。

（陈德红）

第六节　肾脏 MRI 检查

MRI 是一种依赖于成像范围内磁场特性变化的断层成像技术，与 CT 不同，它没有放射性损伤，还可以得到多平面的图像。此外，它不需要使用碘化造影剂，因此这项检查对肾功能不全患者更为安全，并且 MRI 的软组织分辨率也优于 CT。MRI 图像是通过人体内的氢质子在外加磁场的作用下重新排列，然后通过射频脉冲放射到组织上导致其能量产生差异，这种差异通过扫描器检测到，从而形成图像。T_1 加权像产生于 Z 轴上磁化恢复至平衡矢量的时间；T_2 加权像产生于 XY 轴上磁化衰减至平衡矢量所需时间。一般来说，T_1 加权像上液体显示黑色，脂肪显示白色，肾实质呈现低信号强度；而在 T_2 加权像上液体显示白色，脂肪也显示白色，肾实质呈现高信号强度。正常肾 MRI 解剖上能够区分肾皮质和髓质，皮质在 T_1 加权像上显示的信号稍高。注射造影剂后，根据成像时间，钆增强图像显示有时相特点。

肾 MRI 的适应证包括任何情况下需要行肾断层扫描检查，以及因肾功能不全而无法行增强 CT 检查时。当患者对碘对比剂过敏时也可以行 MRI 检查。因 MRI 对钙化不敏感，故对尿石症的诊断 MRI 不是一种好的检查方法，但 MRI 检查可发现尿路结石所致梗阻上方的肾盏、肾盂及输尿管扩张积水情况。MRI 在确定下腔静脉瘤栓大小、位置时十分准确。

一、肾脏 MRI 检查方法

（一）优势

（1）MRI 能清楚地显示肾形态和结构，能够清楚区别肾皮质、肾髓质、肾窦结构以及肾血管。

（2）MRI 能查明肿块的位置、大小、形态、侵犯范围；在鉴别肿块为囊性、实质性、脂肪性等方面，比 CT 敏感，定性较准确，但对钙化性病变与结石不及 CT。

（3）对肾结核的诊断优于 CT，有助于定性诊断，可确定是炎症性病变还是肿瘤性病变；可确定病变的范围和有助于临床分期。

（4）能较好地鉴别肾周脓肿、含尿囊肿、淋巴囊肿等。

（5）可判定肾损伤的部位、范围、肾周血肿或尿液外渗以及术后并发症。

（6）无创性观察肾移植后有无排异反应，MRI 优于肾动脉造影和增强 CT 扫描。

（二）检查方法

1. 检查前准备

（1）患者带有心脏起搏器、体内动脉夹和其他金属置入物时均禁止行 MRI 检查，因为磁场可能导致这些置入物发生位置偏移。

（2）检查前应将各种金属物包括假牙、磁卡、手表、发卡、首饰、手机等去除。

（3）检查前 20min 可口服 5% 甘露醇 800～1000ml，提高胃肠道和实质性脏器的对比。

2. 检查方法　肾磁共振成像选用体线圈，患者仰卧位，常规做横断 T_1 加权和 T_2 加权扫描，层厚为 8mm，层间距 1.6mm，视野 30～38cm，必要时可做冠状、矢状方位扫描，这样对确定病变的位置以及周围脏器、大血管等结构的关系有很大帮助。FISP（fast imaging with steady state precession）等快速成像序列可很好的区别皮质、髓质和肾盂。另外，必要时可加扫脂肪抑制序列，对某些疾病的显示及鉴别诊断有很大的帮助。

肾增强扫描磁共振对比剂选用 Gd－DTPA，经肘正中静脉团注，剂量为 0.1mmol/kg，团注对比剂后迅速用 10ml 生理盐水冲洗，随后行横轴位扫描，辅以冠状位和矢状位。另外还可进行动态增强扫描（CE－dMRI），即在团注开始时即开始扫描，连续扫描 20～30 次，每次成像为屏气扫描 6s，间隔 4s，故 10s 得到一组图像。动态扫描时间为 3～4min，以此观察肾和病灶在注入对比剂后的动态变化情况。根据对比剂在肾不同时间的强化表现不同，可分为 4 期：①皮质期，在对比剂注射后早期可见肾皮质信号强度快速升高，髓质未见明显增强；约在注射 Gd－DTPA 后 20～30s 内。②CMD 期，皮质明显增强，髓质信号开始缓慢升高，形成较平扫更明显的造影剂介导的皮髓质分界（CMD）；在注射 Gd－DTPA 后 30～70s。③髓质期，髓质明显增强，皮质信号强度有所下降，CMD 变模糊至分辨不清；在注射 Gd－DTPA 后 60～80s 以后。④肾盂期，肾盏及肾盂内可见明显信号升高；在注射 Gd－DTPA 后 110～150s 以后。

（三）磁共振尿路成像（MRU）

磁共振尿路成像（magnetic resonance urography，MRU）是一种显示集合系统和输尿管的技术，适用于肾功能不全、碘过敏患者以及孕妇。作为诊断泌尿系疾病的一种无放射性损害检查方法，尤其对尿路梗阻性病变如肾盂、输尿管积水、梗阻等疾病的检查，MRU 已广泛应用于临床。使用快速 T_2 加权序列成像，液体显示高信号而其他组织显示为低信号。尽管 MRU 可替代 IVU 或 CTU，但 MRU 在直接显示尿路结石方面仍有困难，很难将结石与肿瘤或血凝块区分开。

1. MRU 成像原理和成像序列　MRU 的基本原理是利用肾盂、输尿管及膀胱内所含液体具有长 T_2 值呈高信号，以及周围组织 T_2 值较短呈低信号的特性进行成像的。白色高信号的液体在黑色低信号背景的衬托下形成鲜明对比，原始图像采用最大信号强度投影（maximum intensity projection，MIP）法重建，产生类似于静脉肾盂及逆行尿路造影一样的影像。因此 MRU 与磁共振胰胆管成像（MRCP）及磁共振脊髓造影（MR Myelography）统称为 MR 水成像技术。早期 MRU 采取快速采集弛豫增强序列（rapid acquired of relaxation enhancement，RARE），由于该序列对物理性运动十分敏感，扫描过程中常因心跳、呼吸等运动造成信号丢失降低影像质量。随后用于 MRU 检查的快速自旋回波（fast spin echo，FSE）序列克服了 RARE 序列的缺点，具有信噪比及对比噪声比较高、对运动敏感度低等特点，患者可在不屏气平静呼吸状态下采集信号。还有学者采用半傅立叶采集单次激发涡流自旋回波（half－Fourier acquisition single shot turbo spinecho，HASTE）序列进行 MRU 检查，HASTE 序列的特点是在一次激励中采用半数 K 空间填充，成像时间大为缩短，患者一次屏气（约 18s）完成全部扫描。另外，还有学者采用 TPSE（turbo SE sequences with phase cycling）序列进行

MRU 检查，TPSE 是一种具有相位周期技术的涡流自旋回波重 T_2WI 序列。该序列除具有 FSE 序列的特点外，还可消除因梯度磁场缺陷而产生的伪影，原始图像经 MIP 重建，梗阻尿路显示清晰，图像显示满意。

2. MRU 与其他影像检查方法比较　目前，B 超、X 线平片、静脉肾盂造影、逆行尿路造影及 CT 等仍然是诊断泌尿系疾病的常用方法。B 超安全、简便、迅速，是尿路梗阻性疾病的首选检查方法，但它对病变的定位和定性诊断常因胃肠道气体重叠而受影响。X 线平片在诊断泌尿系结石中占主导地位，有资料认为，有 80% ~90% 的泌尿系结石可在 X 线平片上显示。但 X 线平片对肾功能情况、阴性结石、肿瘤及炎性狭窄等难于显示。静脉肾盂造影（IVP）能弥补 X 线平片的不足，但检查时需对患者行腹部加压，常因压力或压迫部位不当，患者难以忍受，甚至产生不良反应，不能完成检查。对肾功能差、输尿管狭窄或梗阻的患者，IVP 常因摄片时间难于掌握，出现肾、输尿管显影较差，不能显示输尿管全长及狭窄梗阻部位，有的甚至不显影。大剂量快注、无压迫电视透视下尿路造影，克服了加压法 IVP 的缺点。但该方法检查时间长，患者接受的射线量大，同时还有造影剂过敏的危险。CT 检查由于受扫描方式的限制，不能显示尿路全程，难于确定梗阻部位。与 X 线平片、IVP 及 CT 比较，MRU 无创伤、无电离辐射、无须注射造影剂，患者无须做特殊准备，在平静呼吸下即可完成检查，特别适合年龄大、身体条件差及对碘剂过敏的患者。

3. 检查方法　患者在检查前 12h 禁食，扫描前 40min 饮温开水 200 ~300ml，扫描前 20min 口服呋塞米 20mg，扫描过程中要求患者平静呼吸，腹部活动度尽可能小，必要时束腹带，以限制腹式呼吸产生的运动伪影。MRU 采用 TPSE 等重度 T_2WI 序列扫描，体部线圈。扫描参数：TR/TE：8000/160ms，矩阵 234 ×256，层厚 3mm，层距 0mm；观察野：350 ~450mm，信号采集次数 2 次。在矢状面定位像上，做连续冠状扫描 20 ~24 层，成像平面与输尿管走向一致，成像区域包括肾、输尿管及膀胱，在成像区域前加预饱和脉冲，以消除肠蠕动造成的伪影，扫描时间需 10min 左右。对所获得的原始图像用 MIP 行三维重建，每旋转 10°得到一幅投影像，共 18 幅。MRU 扫描后，在病变部位加作常规磁共振成像 T_1WI 轴位、冠状位，扫描参数 TR/TE：（500 ~700/15）ms，矩阵 256 ×256，层厚 5 ~8mm，层距 2mm，观察野 350 ~450mm，信号采集次数 2 次。T_2WI 轴位，扫描参数 TR/TE：（3000 ~4500/90）ms，其他成像参数与 T_2WI 轴位相同。

二、正常肾 MRI 表现

MRI 可清楚地显示肾脏，不用对比剂就能区别肾皮质与肾髓质，两侧肾在冠状位成像时，由于周围脂肪的衬托，肾轮廓、外形及肾实质、肾盂和肾门显示很清晰，外形状如“蚕豆”，两肾位于脊柱两侧呈“八”字形，上极向脊柱靠拢，两下极向外分开。肾长 12 ~13cm，宽 5 ~6cm，其上缘约在第 12 胸椎上缘，下缘在第 3 腰椎上缘水平。一般右肾略低于左肾。肾有一定的移动度，但不超过一个椎体的高度。肾轴自内上行向外下，与脊柱纵轴形成一定的角度，称为倾斜角或肾脊角，正常为 15° ~25°肾小盏分为体部及穹窿部。顶端由于乳头的突入而呈杯口状凹陷，边缘整齐，杯口的两缘为尖锐的小盏穹窿。肾大盏边缘光滑整齐，略成长管状，可分三部：①顶端或尖部，与数个肾小盏相连。②峡部或颈部，即为长管状部。③基底部，与肾盂相连。肾大小盏的形状和数目变异较多，有的粗短，有的细长，两侧肾盏的形状、数目亦常不同。但一般肾大盏常为 3 个。肾盂多位于第 2 腰椎水平，略呈三角形，上缘隆凸，下缘微凹，均光滑整齐。肾盂开头亦有较大变异，多呈喇叭状，少数可呈分支状，即肾盂几乎被两个长形肾大盏所代替。有的肾盂呈壶腹形，直接与肾小盏相连而没有肾大盏。这种肾盂勿误诊为肾盂扩大。肾血管有时亦在肾盏或肾盂边缘造成小的压迹，均属正常。

在 T_1 加权像上（反转恢复序列或短 TR/TE 的 SE 序列），肾皮质表现为中等信号强度，较肌肉信号强度高，但较脂肪信号强度低。肾髓质的信号低于肾皮质，它们之间信号强度的差异即形成皮髓质分界（corticomedullary differentiation，CMD）。CMD 的产生主要是由于髓质含有较多自由水的缘故。自由水增多则 T_1 加权像上信号强度较低。受检者体内的含水量影响 CMD 的显示，正常人较脱水患者的 CMD 更加明显。在 T_2 加权像上，肾的信号强度有较大变化，即 CMD 不清楚，整个肾实质呈高信号，比肝实质信号强度高，但低于脂肪信号。

由于肾窦内脂肪信号的衬托，肾盂肾盏结构容易显示，呈长 T_1 长 T_2 信号（与尿液相同），在冠状位上显示较好。

正常人肾包膜不易显示。肾周脂肪和肾皮质之间常有一些因化学位移伪影所致的条状低信号与高信号，它们分别居左右肾周围，不要误认为肾包膜。肾筋膜在肾脂肪囊和肾旁脂肪之间，表现为条状低信号，当有炎症或肿瘤侵犯时，该筋膜增厚并有信号改变。

肾血管在 MRI 上由于流空效应表现为无信号的管状结构，因此从形态和信号上不易区分肾动脉和肾静脉，需借助其各自的解剖关系来加以识别。

三、肾脏疾病 MRI 表现

（一）先天性畸形

肾的发育经过 3 个阶段，即原肾、中肾和后肾。原肾和中肾胎儿出生后退化，后肾成为永久的成熟器官。在肾胚胎发育的任何阶段，受到某些因素如有毒物质或物理损伤、遗传的影响，停止发育或不按正常发展，而形成各种发育异常。

1. 肾缺如　一侧肾区各加权像及多方位成像均无肾脏显示，代之以脂肪、胰腺或肠管等结构和信号。对侧肾代偿性增大，但形态正常，皮、髓质分界清晰。全腹、盆腔内未见异位和游走肾，以大视野冠状 T_1 加权像或屏息快速成像显示清晰。

鉴别诊断：肾缺如与异位肾、游走肾的区别在于后两者正常肾窝内虽无肾脏信号显示，但对侧肾无代偿性增大，亦无膀胱三角区的发育不全。扩大扫描范围有助于异位肾和游走肾的显示。

2. 肾发育不全　患侧肾体积明显变小，健侧肾代偿性增大。信号及结构显示正常，皮髓质分辨清晰，肾窦脂肪信号存在，肾实质与肾窦比例正常。由肾动脉狭窄引起者，MRA 可显示患侧肾动脉较对侧细。

肾发育不全与肾萎缩需进行鉴别，发育不全的小肾轮廓清晰，尽管实质变薄，但形态和内部信号的比例与正常肾类同。而肾萎缩除体积小以外，包膜毛糙不平，皮质变薄，信号异常，实质与集合系统分界不清。

3. 肾盂、输尿管重复畸形（双肾盂、双输尿管）　一个肾分为上、下两部，各有一个肾盂和输尿管，即为双肾盂双输尿管畸形（double pelvis，double ureter）。较常见，可单侧或双侧，易合并其他畸形。矢状位与冠状位 MRI 可较好的显示肾盂输尿管畸形的解剖关系。重复肾较对侧正常肾明显增大，有共同被膜，上段肾位于下段肾的内前上方，有时上段肾及输尿管可扩张，成为巨型囊肿，表现为长 T_1、长 T_2 信号，信号强度均匀，其囊壁厚度不均。下段肾受压移位，肾实质及肾窦无异常改变。肾脏于中上 1/3 处可见局限性凹陷带，向内至肾门处见一条索状与皮质等信号带将肾窦分成上下两部分，输尿管仍为一条，此为双肾盂畸形，如输尿管也重复，则部分重复的输尿管呈 Y 字形，出口位置正常。

鉴别诊断：①重复肾与双肾盂：后者仅是肾盂分出过早，输尿管不重复。MRI 虽然显示两个互不相连的集合系统，但无肾盂和输尿管扩张积水，肾的大小形态均显示正常。②重复肾与肾囊肿：位于肾上极较大的囊肿，易与重复肾、上肾积水混淆。肾囊肿呈类圆形与输尿管无关，较易做出鉴别。

4. 融合肾

（1）马蹄肾：两肾的一极（大多为下极）互相融合形如马蹄称为马蹄肾（horse - shoe kidney），MRI 表现为双肾位置低，下极互相融合且接近于髂嵴水平；肾盂、肾盏旋转不良，肾盂在前方，靠近中线，肾盏指向后方甚至内侧，各加权序列扫描其信号与正常肾盂肾盏一致；肾轴斜向内下方，与正常相反；融合处较狭窄即为峡部，两侧 CMD 显示清晰。

（2）同侧融合肾：肾上下径明显增大，肾窦分为上下两部分，皮髓质分界清楚，合并肾积水者与上部或下部肾窦之间出现长 T_1、长 T_2 信号区，局部肾实质受压变薄，冠状位大视野扫描对侧无肾影像。

（3）S 形肾：一侧肾的下极与另一侧肾的上极在中线处相连。冠状位显示一侧肾位置正常，对侧肾位置低，几乎位于盆腔，肾上极向中央靠拢并越过中线在腹部大血管前方与对侧肾的下极相互融合呈 S 形，两肾相连处较狭窄形成峡部，肾门位于前方。

5. 分叶肾　冠状位 T_1 加权像可见肾边缘有较深的切迹而呈分叶状，T_1 加权像或增强检查可见切迹处有向髓质深入的皮质（Bertin 柱），CMD 清晰。

鉴别诊断：分叶肾需与肾实质肿瘤鉴别，后者显示边界清晰的类圆形团块，占位效应明显，较大的团块压迫或侵及集合系统。肾分叶的隆起处与正常肾实质相等，局部的肾实质及集合系统无受压等征象。

6. 肾旋转不良　MRI 轴、冠、矢、斜位扫描可显示肾门位于肾的前面或前外方。由于肾门容易受到压迫，故常合并肾结石及肾积水。T_1 加权像可显示旋转反常的肾形态和结构，T_2 加权像及 MRU 可显示积水的大小和位置。

7. 异位肾　胎儿期肾的上升发生障碍形成异位肾（ectopic kidney）。MRI 示异位肾大多位于盆腔内，但极少数可居膈下，甚至可异位于后纵隔内。正常肾床处无肾脏，而肾位于盆腔或胸腔内，形态及结构正常，CMD 清晰。

8. 大肾柱　肥大的肾柱以 T_1 加权像冠状位或斜冠状位显示清晰，T_2 加权像、质子密度像、脂肪抑制像均与正常皮质信号一致。

鉴别诊断：肥大肾柱主要应与肾盂肿瘤鉴别，后者多不与实质相连而孤立存在，增强扫描与肾皮质强化不一致。

（二）肾感染

1. 急性肾盂肾炎　肾体积明显增大，呈弥漫性肾肿胀表现，肾外形不整齐。肾盂内可见非梗阻性积水扩张。肾盂、输尿管出现黏膜下水肿征象。患侧肾实质在 T_1 加权像与正常肾相比呈长 T_1 信号改变，肾皮质与肾髓质分界不清，肾周筋膜因炎症而增厚，在高信号的脂肪中呈条带状低信号，肾周间隙可见炎性积液的低信号。增强后可见多处不规则或楔形长 T_1 长 T_2 信号病灶，代表化脓性破坏灶。

鉴别诊断：肾盂肾炎与急性肾小球肾炎的 MR 表现无明显差别。后者 T_1 加权像可见双侧肾肿大，皮质与髓质界限消失，肾盂扩张。T_2 加权像皮质与髓质界限更趋模糊。

2. 慢性肾盂肾炎　单侧或双侧肾萎缩变形，皮质变薄，体积减小，或轮廓不规则，常可伴有肾积水等 MRI 表现。

3. 肾皮质脓肿　肾实质内脓肿边界清楚，呈囊样改变。脓肿腔呈长 T_1 长 T_2 信号。可伴肾周积液或积脓，呈长 T_1 长 T_2 信号改变。脓肿壁厚而不规则，肾周筋膜增厚，呈等 T_1 短 T_2 信号。增强后，脓腔与肾周积脓、积液不强化，肾实质明显强化，因此脓肿更清晰。

鉴别诊断：肾脓肿的 MRI 征象无特意性，须与中心坏死的肾细胞癌和肾囊肿合并感染加以鉴别。

4. 肾周脓肿　早期肾周间隙内可见液体聚集，为长 T_1 长 T_2 信号，可伴有气体。脓肿形成时在 T_1 加权像上呈较均匀的低信号，脓肿壁可厚薄不等，其信号较皮质信号高。肾包膜下的脓肿使肾皮质呈弧形受压。严重感染时可突破肾筋膜并侵及邻近间隙和器官，可累及同侧的膈肌脚和腰肌。

鉴别诊断：肾周脓肿应与含尿囊肿、淋巴囊肿等鉴别，后两者均有单纯的液体构成，在 T_1 加权像上为非常低的信号，类似于尿液信号。

5. 肾结核　早期肾结核肾脏体积稍增大，晚期则缩小，形态不规则，信号强度不均匀。T_1 加权像 CMD 消失，肾内可见单个或多个空洞，大小不等，呈低信号，空洞壁形态不规则，肾窦移位或消失，T_2 加权像为高信号，病变可穿破肾包膜向肾周间隙蔓延，肾周间隙可消失，肾筋膜增厚。由钙化形成的“自截肾”可呈花瓣状，T_1 加权像可呈低信号或等信号，质子密度像可为等信号，T_2 加权像可为混杂信号，可能与“自截肾”内的干酪样成分有关。

6. 黄色肉芽肿性肾盂肾炎　肾外形不规则，内部结构不清，肾实质内可见 T_1WI 为混杂的低信号，T_2WI 则为不规则高信号的病变，Gd－DTPA 增强可显示脓肿壁为不规则的强化，坏死区则不增强。肾盂可出现菱角状钙化，且在所有加权像上均呈低信号。髓质内积水区呈长 T_1 长 T_2 信号。肾实质内肿物可累及肾周间隙。少数肾盂菱角状结石病例可见周围的肾实质完全脂肪化，呈长 T_2 信号，CMD 消失。

7. 肾乳头坏死　多是一种缺血性坏死，其发病与肾乳头的血液循环障碍有关。急性期肾脏体积增大，CMD 消失，慢性期体积正常或缩小。肾乳头原位坏死，坏死区呈长 T_1 略短 T_2 信号，慢性期可呈长 T_1 短 T_2 信号，与坏死后纤维化、钙化有关。Gd－DTPA 增强时坏死的乳头不强化。

肾乳头坏死部分脱落，坏死脱落部分呈长 T_1 长 T_2 信号，未脱落部分呈长 T_1 短 T_2 信号，有时脱落形成的囊腔可见窦道通向肾盂。

全乳头脱落时，肾盂穹隆及肾窦局部脂肪信号带消失，肾盂与肾乳头坏死脱落后形成的空洞完全沟通，形成一个底边向着肾皮质的三角形长 T_1 长 T_2 信号区、边缘清晰不规则、坏死脱落的乳头在 T_1 加权像上呈等信号，T_2 加权像上可与积水的肾盂、肾盏及输尿管内形成低信号的充盈缺损，也是肾盂积水的原因之一。坏死钙化的肾乳头 T_1、T_2 加权像均呈低信号。

（三）肾囊性病变

1. 肾囊肿

（1）单纯性肾囊肿是一种薄壁充满液体的囊肿，多为单发。MRI 显示肾实质或肾窦附近单个或多个圆形或椭圆形肿物，边缘光整，与肾实质界面光滑锐利。单纯囊肿呈长 T_1 和长 T_2 信号，内部信号均匀一致。位于肾边缘处的囊肿与肾周脂肪在 T_2WI 上可能均呈等信号或高信号，之间可见低信号的化学位移伪影线。肾盂旁囊肿在 T_2 加权像与肾门脂肪等呈等或高信号，且无化学位移伪影存在。

（2）多房性肾囊：肿囊肿呈蜂窝状，内见等 T_1 略短 T_2 信号间隔。

（3）感染性肾囊：肿囊壁增厚，囊液 T_1 加权像信号增高。增强后囊壁明显强化。

（4）出血性囊肿呈短 T_1、长 T_2 信号，即 T_1、T_2 加权像均为高信号，有时可见上下信号不一的液－液平面。

（5）钙乳症囊肿：T_1 加权像囊液信号增高，平卧因钙盐沉积而囊液分层，不同序列可见信号不同变化的液－液平面。

（6）含胆固醇结晶囊肿：T_1 加权像信号增高，也可呈低、等信号，T_2 加权像可呈高或低信号，与胆固醇含量多少有关。

2. 多囊肾　多囊肾可分为婴儿型和成人型两种，前者来自输尿管芽的收集小管的间质部分增生，使收集小管扩张成囊状，肾发育成海绵状器官、成人型多囊肾比婴儿型者多见。在肾的部位都存在大小不等的多发性囊肿。MRI 表现为双肾常明显增大，外形呈分叶状，冠状位可显示整个肾布满数量众多的囊肿。多个大小不等相互靠拢的囊肿在 T_1 加权像上呈低信号，在 T_2 加权像上呈高信号。少数囊肿 T_1 加权和 T_2 加权均呈高信号，示囊肿有出血。婴儿型多囊肾肾脏虽然增大，但仍保持肾形，边缘光滑，有时仅表现为肾脏增大，实质内信号不均匀（图 3－11）。

3. 肾髓质囊肿　又称髓质海绵肾（medullary sponge kidney）是由于肾集合管先天性扩大所致。病变常累及两侧肾的多数锥体和乳头，形成许多数毫米大小的囊腔，使肾髓质如海绵状。早期 MRI 可无异常。晚期可见肾锥体内细条状长 T_1 短 T_2 信号带。并发结石、感染和出血时有相应的 MRI 表现。

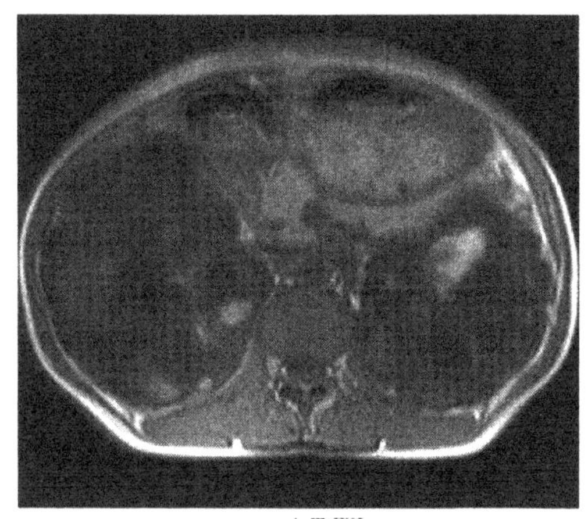

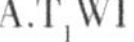

A.T_1WI

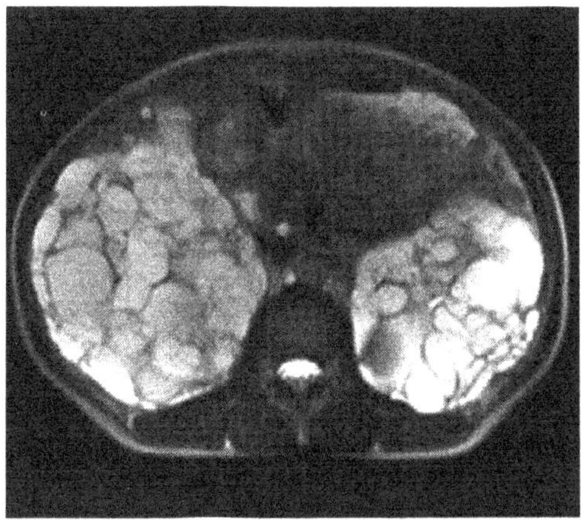

B.T_2WI

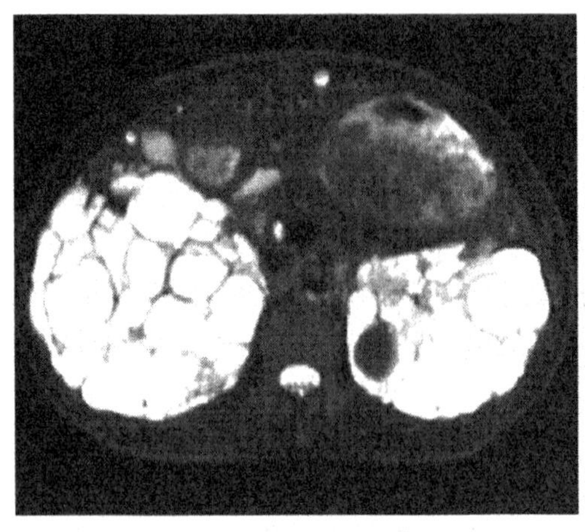

C. T_2压脂

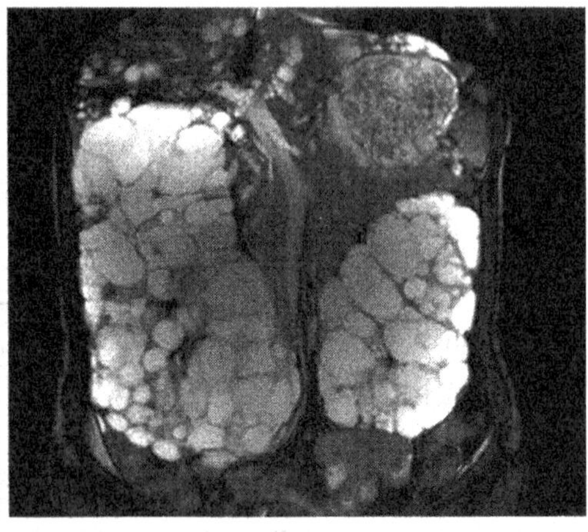

D. T_2WI

图 3－11 成人型多囊肾

MRI 示双肾体积明显增大，肾实质内见大小不等囊状结构，并呈长 T_1（A）和长 T_2（B）异常信号改变，T_2 压脂序列（C）病灶呈明显高信号改变，T_2WI 冠状位扫描图像（D）见双肾上下径明显加大，肝与脾明显受压上移

肾单位肾结核形成的海绵样改变与海绵肾需进行鉴别，前者 MRI 表现为正常或中度肾变小，内见髓质或皮质囊肿，呈长 T_1、长 T_2 信号或等短 T_1、等长 T_2 信号。视囊内成分的不同而信号不一。皮髓质分界消失。

四、肾恶性肿瘤

（一）肾细胞癌

肿瘤边缘光滑或不整，与肾实质分界不清，CMD 消失，可突出于肾外，邻近肾盂、肾盏受压推移或受侵。肿瘤周围可出现假包膜征象，其病理基础是由受压的肾实质和（或）血管、纤维等成分所构成，当假包膜厚度达 2mm 以上时形成 MRI 上的低信号环。假包膜在 T_2 加权像上较 T_1 加权像的出现率高且更为清楚。肿瘤信号不均，T_2WI 上肿瘤呈高信号，T_1WI 加权像上呈低信号，少数肾癌恰好相反。脂肪抑制像上，大多数肾癌都呈高信号。瘤内有钙化时 T_1 及 T_2 加权像均呈低信号。肿瘤有液化坏死时囊变区呈长 T_1、长 T_2 异常信号改变，周围瘤组织信号不均。瘤内出血中游离的高铁血红蛋白（MHB）在 T_1 及 T_2 加权像均呈高信号。肿瘤血管结构丰富，有时可见流空的瘤内黑色血管影，且迂曲扩张。肾静脉癌栓示肾静脉流空效应消失，增粗的肾静脉内见与肿瘤一致的等 T_1 长 T_2 信号软组织肿块，侵及下腔静脉时，冠、矢状位可充分显示瘤栓的范围。注射 Gd－DTPA 后：病灶有不同程度增强，但不如肾实质明显，肾癌的增强高峰在注药后 2min 左右，增强有三种基本类型：①不规则边缘增强，伴有轻度不均匀中心增强。②不均匀斑片状增强。③轻微均匀性增强。肾癌的同侧肾内可出现转移灶。瘤体较大时可穿破肾包膜进入肾周间隙，病灶常位于肾筋膜内，肿瘤可侵及肾筋膜并可直接侵犯邻近组织器官。肾门、腹主动脉、下腔静脉旁可出现肿大淋巴结，并可有远处转移。囊性肾癌表现为不规则增厚的囊壁及出现壁内结节，或囊内分隔粗大，亦可有囊内出血（图 3－12）。

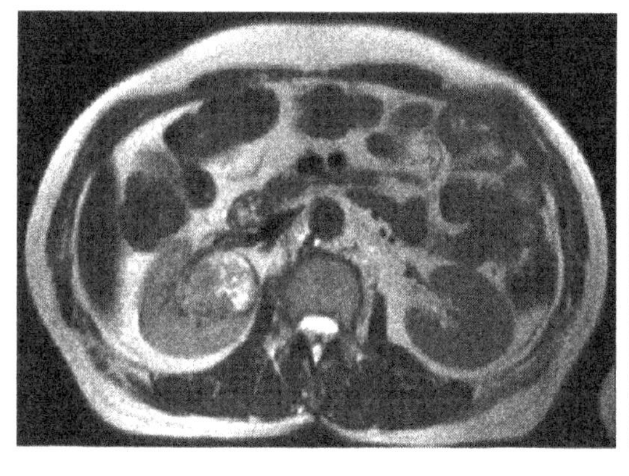

A.T_2WI

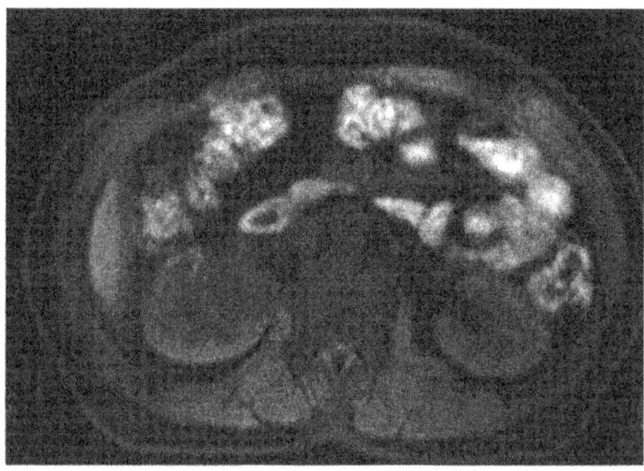

B.T_1压脂

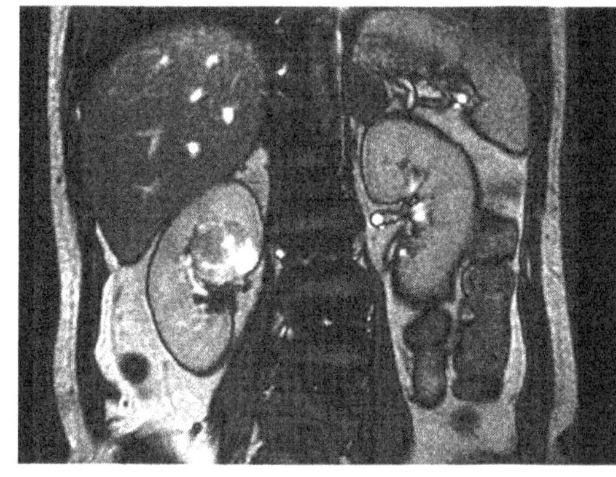

C.T_2WI

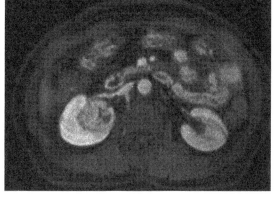

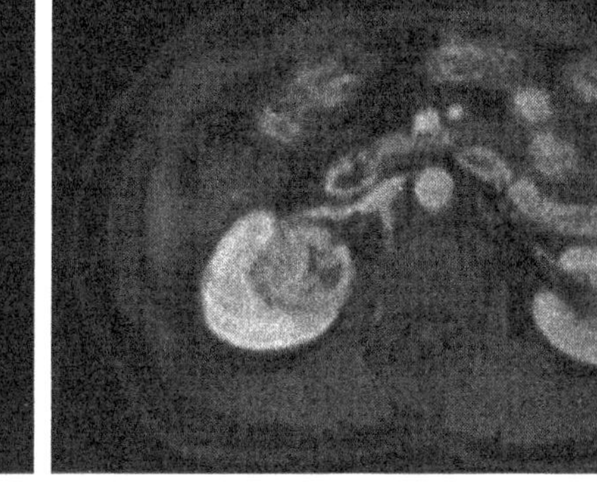

D.增强扫描

图 3－12　右肾肾癌

A. 横轴位 T_2WI 示右肾后部近肾门处见一类圆形长 T_2 异常信号灶，病灶边界欠清，内部不均，病灶向肾窦突出并压迫和推移肾窦及肾血管；B. 横轴位 T_1 压脂序列示病灶呈不均匀低信号改变；C. 冠状位 T_2WI 示病灶位于肾门上方，病灶内可见局部明显高信号区（坏死区）；D. 横轴位 T_1WI 压脂增强扫描序列示病灶呈轻度不均匀强化，病灶边界较平扫清楚

MRI 对判定肾癌的细胞学类型有一定帮助。透明细胞癌的癌细胞内含有较多的脂类、糖原和中性脂肪，故 T_1 值较短 T_2 值较长，MRI 信号较高；颗粒细胞癌含脂类物质少，可呈等、低或高信号。

鉴别诊断：

（1）肾囊肿出血、肾血肿：出血后的肾囊肿或血肿形态可不规则，信号强度不均，在各种序列上常为外周高中间低的信号，它们无假包膜，而肾癌常有假包膜。

（2）血管平滑肌脂肪瘤：以肌肉成分为主的血管肌肉脂肪瘤，常把其中斑片状的脂肪组织误认为瘤内出血，T_2 加权像有利于出血和脂肪的鉴别，出血信号强度高于脂肪。血管平滑肌脂肪瘤通常无假包膜。

（3）肾盂癌：很少引起肾轮廓的改变。肾盂癌的肾窦脂肪信号，肾盂、肾盏呈离心性受压移位改变。

（二）肾母细胞瘤

儿童期单侧肾脏类圆形实质性肿瘤，边缘清晰、光滑。通常肿瘤信号均匀，T_1 加权像呈等或低信号，T_2 加权像呈高信号。少数信号不均，在 T_1WI 上呈不均匀低信号为主，部分见有囊变呈斑片状更低信号，部分见有出血呈斑片状高信号。在 T_2WI 上多呈不均匀等信号并间有斑片高信号为主，少数以囊性变坏死为主的呈极不均匀高信号并间有更高信号，部分可见低信号的分隔。瘤体的假包膜在 T_2WI 多呈边界清楚的完整环状低信号，少数假包膜被破坏呈不全的环状低信号。增强后瘤体边缘部与假包膜明显强化，实质部呈不均匀斑片状中度强化或不规则的网隔状强化。肾窦受累时可见肾盂肾盏变形、移位、扩张或消失。

鉴别诊断：本疾病应与神经母细胞瘤进行鉴别，后者多来源于肾上腺，钙化发生率较高，肾脏常受压变形、位置下移。

（三）肾脏肉瘤

瘤体边界大部分不清，在 T_2WI 小部分有假包膜呈线环状低信号。瘤内 T_1WI 呈不均匀等信号、略高信号为主，间有略低片状信号，T_2WI 呈不均匀略低或等信号为主，间有低信号与小斑片高信号。增强后瘤体轻度斑片状强化，程度低于肾组织，瘤内信号更显不均匀，与肾癌增强后改变相仿，说明血供丰富。肾窦受侵时，上部肾盂肾盏扩张、变形、移位。

（四）肾盂癌

可分为局限型和浸润型两种，局限型表现为肾盂或肾盏扩大，肾盂（盏）中出现与尿液不一致的无蒂肿块影，T_1WI 可见肿块信号较尿液稍高，T_2WI 可见与皮质信号相等或呈略高信号，在注射 Gd - DTPA 后，尿液呈高信号，肿块显示更清楚。其周围脂肪信号有不同程度移位。浸润型表现为肿瘤向肾实质内成偏心样浸润，侵及程度不一。T_1 加权像表现为 CMD 的局限性消失，可呈等信号或略低信号。肿块侵及肾盂和输尿管交界处可出现肾盂积水，但其信号较高，为等或短 T_1 信号，可能与局部蛋白增高或出血有关（图 3 - 13）。肾门、腔静脉周围可出现肿大淋巴结，血管受侵可形成瘤栓。MRU 可显示肾盂输尿管积水程度，并显示肿瘤位置、大小形态。

MRI 对肾盂肿瘤的主要诊断作用在于：MRI 可以判断常规的肾盂造影及增强 CT 出现的充盈缺损的性质，由于 MRI 的软组织分辨能力高于 CT，可发现 CT 上不易显示的等密度及低密度影；在肾癌分期方面 MRI 除可用于了解有无癌栓形成之外，由于其具有多平面直接成像的优点，对于了解肾癌与周围器官和结构的关系亦有较大帮助。

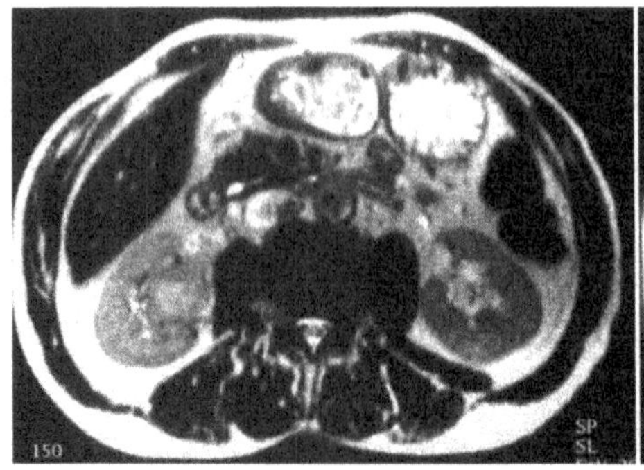

A. T_2WI

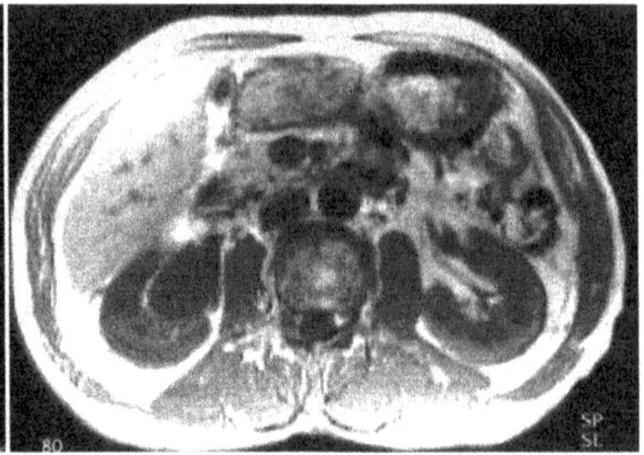

B. T_1WI

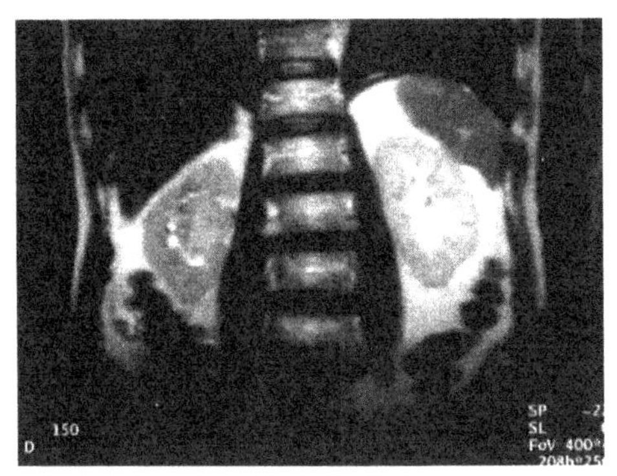

C.T_2WI

图 3－13　右肾肾盂癌

于右肾盂见一不规则形软组织肿块，局部肾窦内脂肪及其他结构明显受压并推致病灶周边，病灶内部呈不均匀略长 T_1（A）、略长 T_2（B）异常信号改变，冠状位 T_2WI（C）示病灶位于肾窦内，边界清楚

（五）肾转移瘤

肾转移瘤常为多发性和双侧性，病变多位于肾皮质，常在包膜下，单肾髓质也可发生转移。瘤体多呈球形、椭圆形或不规则形。肾外形增大，表面可呈分叶状，瘤体类圆形，体积大小不等，多表现为等或长 T_1，长 T_2 信号结节影，局部 CMD 消失。

五、肾良性肿瘤

（一）肾血管平滑肌脂肪瘤

肾血管平滑肌脂肪瘤（angiomyolipoma，AML）主要由平滑肌、血管和成熟脂肪组织构成，MRI 对脂肪组织敏感，AML 中脂肪组织在 T_1WI 呈明显高信号，T_2WI 呈中等或较高信号。在脂肪抑制扫描中，脂肪信号明显衰减，易于与其他短 T_1 病变如出血、黑色素瘤以及小肾癌坏死区等鉴别。增强扫描肿瘤内血管平滑肌组织可明显强化，脂肪组织无强化。肾不典型血管平滑肌脂肪瘤的 MRI 表现具有多样性，无明显脂肪成分，病灶边界光整，T_2WI 病灶内可见与肌肉相似的稍低信号影，推测其病理基础可能是病灶内富含多核细胞或细胞分布密集。若 MR 梯度回波同反相位序列能检测到病灶内少量的脂质成分，可能有助于病变的定性诊断。肿块的囊变坏死区在 T_2WI 上为明显高信号，而在 T_1WI 上呈等、略低信号而非低信号，可能与肿块坏死后崩解的蛋白成分较多、水分较少有关。

（二）肾脏炎性假瘤

是一种肾实质非特异性增生性炎性病变，MRI 示肾实质内类圆形占位，边界清楚，突出肾轮廓外，T_1 加权像上呈混杂低信号，T_2 加权像上周围呈等信号，中央呈低信号，增强扫描不均匀强化，较正常肾组织信号稍低。

（三）肾脏血管瘤

肾血管瘤为先天性良性肿瘤。真性肾血管瘤多为海绵状，起源于血管内膜，呈芽状生长，将周围组织挤压成假性包膜，与外周血管没有支干相连。MRI 表现为长 T_1 等或略高质子密度、长 T_2 信号肿块，三者呈阶梯样改变，T_2 加权像常需调宽窗位观察。

（四）肾脏腺瘤

肾脏腺瘤可单发或多发，可发生在双侧，与肾细胞癌并存。一些腺瘤有中心瘢痕，组织学上为白色纤维组织。有人提出腺瘤诊断标准：有完整包膜；肿瘤直径 <3cm；无坏死、出血及细胞退变；肿瘤局限在肾皮质，无转移。MRI 表现为 T_1 加权像上为等信号，T_2 加权像为低信号。

（五）肾脏脂肪瘤

起源于肾内的脂肪细胞，常有完整包膜。MRI 表现与血管平滑肌脂肪瘤类似，多为单侧，边界清晰，呈与脂肪一致的短 T_1 略长 T_2 信号，信号强度均匀，脂肪压缩序列呈低信号。分化好的脂肪肉瘤直径常大于 5cm，分化差的脂肪瘤或肉瘤可表现为不规则的软组织肿块，无脂肪信号，脂肪抑制像为略高信号。

六、肾外伤

肾外伤分为开放性损伤和闭合性损伤。开放性损伤见于子弹、刺刀、匕首等损伤。闭合性损伤原因较多，如直接暴力撞击、跌落、交通事故、运动时被他人或球类撞击等。此外，肾病理条件下的自发性破裂、医源性肾损伤都属于闭合性损伤。根据肾损伤的程度将肾创伤分为 4 型：①肾挫伤，主要变化为肾实质内水肿和小灶性出血。②不完全性肾裂伤，肾实质及肾盂裂伤为部分性，可有肾内血肿或包膜下血肿。③完全性肾裂伤，即实质贯穿性裂伤，严重时肾破裂成数块组织，肾盂严重裂伤，肾内、外常有大量出血并尿液外渗。④肾蒂损伤，为肾蒂血管破裂或断裂。

（一）肾实质损伤

以暴力强度着力点或穿刺损伤的程度不同分为三类：①肾皮质小撕裂伤，肾皮质中断，如裂纹状可伴有包膜下或肾周血肿。②较大的撕裂伤，可伴有腹膜后血肿，但无尿外渗。③较大的撕裂伤合并尿外渗。MRI 可显示 CMD 的断裂部位及程度和血肿范围，并可显示肾血肿，可为临床提示手术止血部位。亚急性期血肿信号强度不均匀，T_1 加权像为外周高、中间等低信号，中间信号可混杂，T_2 加权像呈高信号。

（二）肾周围血肿

肾包膜下血肿最常见，MRI 表现为血肿在肾外周与肾周脂肪之间，成梭形，局部肾皮质呈弧形受压。肾周脂肪呈短 T_1 信号，肾呈低信号，血肿介于二者之间，血肿周围可见一圈化学位移黑线。肾周脂肪在 T_2 加权像上表现为中等高信号，血肿信号不衰减仍为高信号，二者之间的化学位移伪影为黑色环状。肾周血肿局限于肾周筋膜内，因肾裂伤慢性渗血及渗液，肾周血肿常为混杂信号。当大量血液积聚时可呈透镜状，向外突出，肾受压向前向上移位，血肿可向髂窝内和盆腔处扩散。

（三）肾盂损伤

全肾撕裂时，肾盂肾盏损伤引起尿液外渗到肾周间隙产生含尿囊肿，信号均匀，呈长 T_1 长 T_2 信号，合并出血时囊内也可呈多种多样的信号强度。若渗尿引起腹膜炎症，则肾周脂肪 T_1 加权像信号减低，脂肪抑制像信号强度增高。

（四）肾蒂损伤

输尿管在与肾盂交界处断裂，大量尿液积聚在肾门，呈长 T_1 长 T_2 信号，流空效应消失是动脉损伤的主要表现，MRA 和 MRU 对血管损伤和输尿管损伤的诊断有帮助。

七、移植肾

磁共振成像以其优良的软组织对比，快速成像的扫描技术，以及无肾毒性的造影剂的应用等诸多优点，为移植肾形态学及功能评估的一体化提供了可能。

移植肾的正常表现与正常人肾形态、信号相同。

MRI 异常表现包括：肾移植术后主要的异常表现有排异反应、急性肾小管坏死（ATN）、环孢素肾毒性（CN）、移植体血管并发症、吻合口狭窄或瘘、出血和淋巴异常增生（PTLD）等。

1. 排斥反应　移植肾排斥反应 MRI 改变的病理基础是肾皮质内肾小球及间质细胞浸润及水肿引起 T_1 延长，T_1WI 上皮质信号降低导致 CMD 模糊甚至消失。间质水肿、肾集合系统压力增高所形成的压迫及排异反应的直接破坏均可使肾内血管减少或消失。组织缺血可致肾窦脂肪减少或消失。通常在发生急性排异反应 72 ~ 96h 后才出现 MRI 异常，且随发病时间的延长 MRI 表现越趋明显。文献认为，CMD 消失、肾窦脂肪消失及 1 级肾血管可作为急性排异反应（AR）的可靠性诊断标准；CMD 模糊、肾窦脂肪减少及 2 级肾内血管，结合临床资料有肾功能改变者也可诊断急性排异反应。

（1）急性排异 MRI 影像分为三类：轻度，移植肾的大小正常，CMD 减弱但仍存在。中度，肾脏增大，前后径小于横轴径，CMD 消失。重度，肾脏显著增大呈球形，无 CMD 显示，肾实质内有低信号。肾窦脂肪信号显示不清，严重者可合并肾周感染。

（2）肾实质内的血管形成分类：3 级，血管显示直到皮质；2 级，血管显示在肾实质内未到达皮质；1 级，血管仅在肾窦内显示；0 级，在肾实质或肾窦均无血管显示。当 CMD 正常时，肾实质内血管性成为 1 级或 0 级，应怀疑移植肾排异。

2. 急性肾小管坏死　急性肾小管坏死（ATN）的 MRI 表现存在争议，其 CMD 有 2 种不同的表现，一种是 CMD 存在甚至更清晰，其原因可能是髓质水含量比皮质升高明显；另一种是 CMD 降低甚至不清晰，但其发生概率及降低幅度较急性排异反应低，其原因可能是髓质肿胀导致皮质血流灌注降低进而引起皮质水含量升高。ATN 同样可引起肾内血管及肾窦脂肪减少。

3. 环孢素肾毒性　发生环孢素肾毒性时 CMD 一般均存在，即使不清晰也比急性排异反应明显。有作者提出如果移植肾 MRI 表现正常，而临床有肾衰竭表现则提示 CN。

4. 移植体血管并发症　移植体血管并发症包括吻合口狭窄、血栓形成或闭塞及动脉瘤破裂等，常是移植失败的重要因素。MRA 可直观准确地显示血管及移植体血运情况，与 DSA 相比，其准确率可达到 90%，而且 MRA 无创，无碘对比剂的毒副作用。动态 Gd - DTPA 增强 3D MRA 所显示的血管及其分支的图像质量可与 DSA 媲美。对比增强 MRA（CEMRA）需根据患者的具体情况选择合适的对比剂剂量及团注流率。在患者一般情况较好时可用 30ml Gd - DTPA，流率为 3ml/s。最好应用智能化追踪技术，以便准确显示移植体的动脉相及静脉相。应用 Gd - DTPA 后的 3D MRA 能更好地显示动脉，尤其是末端分支。但静脉的信号强度也增强，可应用表面重建技术来区分动静脉。当有明显血管狭窄时，3D MRA 表现为信号丢失。若患者在检查时运动或团注对比剂后扫描时相选择不准确，3D CE MRA 可能对血管解剖显示欠佳，而 3D MRA 不会受此影响。3D CE MRA 与 3D MRA 结合可相互佐证，提高诊断的准确性。

5. 其他术后并发症　其他移植术后并发症包括含尿囊肿、淋巴囊肿、脓肿及血肿，均可在 SE T_1WI 及 T_2WI 上清楚显示，必要时可加 FLAIR 序列以判断其成分，增强扫描可帮助明确诊断。并发尿瘘时 MR 水成像可显示瘘口及瘘管。对于移植体的 MR 水成像方法与常规水成像方法有所不同，考虑到盆腔肠道及术后可能有渗液，故应准确选取水成像的范围，定位线尽可能和输尿管走行一致，以减少盆腔液体及肠道信号对输尿管显示的干扰。

6. 动态增强扫描（CE－dMRI）　对移植肾功能的评估动态 Gd－DTPA 增强 3D MRA 原始图像可作为移植体动态增强资料分析。存活的移植肾动态增强表现为开始皮质信号强度快速上升而后髓质信号强度上升。肾 AR 时皮质及髓质的时间－信号强度曲线峰值均降低，峰时延长。ATN 时皮质及髓质的时间－信号强度曲线峰值降低及峰时延长均较轻微或正常。CN 时曲线低，无峰值，皮质及内、外髓曲线以一定间距平行。故动态增强可鉴别 AR、ATN 和 CN。在梯度回波 CE－dMRI 影像上，Gd－DTPA 的肾灌注可分为 4 期，即皮质期、CMD 期、髓质期、肾盂期。移植肾功能不全的患者 CE－dMRI 及 MRI 图像上，内髓集合管、肾盏、肾盂的信号强度降低均不明显。正常移植肾内髓集合管、肾盏、肾盂区的信号改变呈双相表现，是肾小球滤过、水重吸收和 Gd－DTPA 浓度的综合反映。因此移植肾功能不全时所见单相表现，考虑与肾小球滤过减少，肾小管浓缩功能损伤有关。

（周建民）

第七节　放射性核素检查

一、核医学的基本原理

利用放射性核素进行诊断、治疗疾病和进行医学研究称为核医学（nuclear medicine）。其中放射性核素诊断的基本原理是放射性核素示踪（radionuclide trace）原理。

示踪原理要点：①放射性核素或其标记物与研究对象的非放射性核素物质具有相似的性质，前者可以代替后者参与体内代谢活动和体外反应。②放射性核素是可以探测的射线，且探测灵敏，可以在体外获得其分布图像。

放射性核素治疗原理：利用射线的电离辐射效应，将放射性核素引入体内病灶处，对病变进行内照射，从而破坏和抑制病变。

二、核医学在泌尿外科的应用

1. 范畴　核医学用于泌尿系统疾病的诊断历史较久，目前主要包括显示肾脏血流、功能和形态的放射性核素显像和功能检查；测定与肾脏疾病有关的代谢产物，内分泌激素，血药浓度的体外放射分析或标记免疫分析；甲状旁腺和肾上腺核素显像；泌尿系统肿瘤核素显像及肿瘤骨转移疼痛的治疗；前列腺疾病的核素治疗等。

2. 优点　①多为非创伤检查，安全方便。②放射性核素探测灵敏度高。③与 X 线检查比较辐射量小。④结果反映机体功能改变。

3. 缺点 ①与X线检查等比较，解剖分辨率较差。②部分检查缺乏特异性。③放射性核素对人体有一定的电离辐射效应，有一定防护要求。

三、常用核医学仪器

1. 单光子发射计算机断层仪（SPECT） 能采集放射性药物在体内发射的γ光子信息，在体外获得放射性药物的分布影像，可以进行断层及平面显像，常用于核素显像和定量分析。

2. 高能正电子显像设备 采集正电子放射性核素在体内产生的一对511keV的γ光子。由于正电子核素多为氧（O）、碳（C）、氮（N），用其标记化合物更能反映生物特性，是分子生物影像学的重要部分。目前常用的有：正电子发射计算机断层仪（PET），及PET/CT；双探头带符合线路的SPECT；带511keV准直器SPECT仪。

3. 应用发射正电子的核素进行显像 主要应用于肿瘤的诊断，前景广阔。

4. 肾图仪或多功能探测仪无解剖形态图像 以计数或曲线进行研究放射性药物的代谢过程。

5. γ－计数器及其他标记免疫分析仪 用于肿瘤标志物等体外分析。

四、常用放射性诊断药物

1. 肾小球滤过型 常用的为^{99m}Tc－DTPA（二乙三胺五乙酸），其静脉注射后迅速通过毛细血管分布于细胞外液，通过肾脏时肾小管上皮细胞无分泌及吸收，可以取代菊糖测定肾小球滤过率（GFR）和进行肾动态显像。

2. 肾小管分泌型 此类药物通过进入肾近曲小管细胞再分泌至管腔，清除率与肾脏的有效血浆流量成正比。常用的为^{131}I－OIH（邻碘马尿酸）、^{99m}Tc－MAG_3（巯基乙酰基三甘氨酸）、^{99m}Tc－EC（双硫乙胺酸）。用于肾图、肾动态显像、有效肾血浆流量（ERPF）测定。

3. 肾皮质显像剂 此类药物在肾皮质停留时间较长。常用为^{99m}Tc－DMSA（二巯基丁二酸）、^{99m}Tc－GH（葡萄糖酸盐），注射后在肾皮质浓聚时间长，用于肾静态显像。

4. ^{18}F标记的2－脱氧葡萄糖（^{18}F－FDG） 其类似于葡萄糖，具有葡萄糖相似的细胞转运功能，参与氧糖酵解的部分过程。临床应用于葡萄糖代谢显像，对肿瘤的诊断有很大的作用。

5. 其他药物 在此不赘述。

五、放射性肾图

1. 原理与方法 静脉注射^{131}I－OIH后，随血液进入肾脏，由肾小管上皮吸收分泌至肾小管腔内，经肾盂、输尿管汇集于膀胱。体外用肾图仪记录这一过程，以时间－放射性计数曲线表示并半定量分析。主要反映肾脏血液、功能、尿路通畅情况。

2. 正常肾图分析 由图3－14所示。

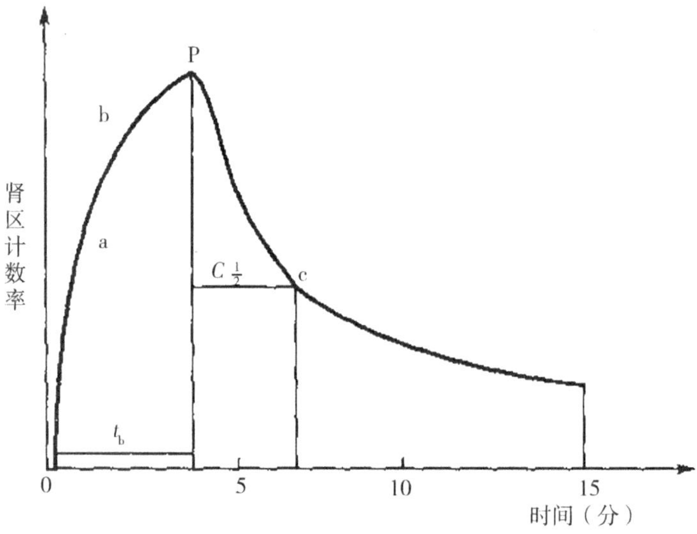

图 3－14　正常肾图

（1）示踪剂出现段（a）：静脉注射药物后急剧上升段，即注射示踪剂后 10 秒左右出现，其高度主要来自肾外血管的放射性（60%）、肾内血管放射性（10%）及肾实质（30%），故反映肾血流灌注的程度。

（2）聚集段（分泌段）（b）：a 段之后斜行上升段。其上升斜率及高度反映肾小管上皮细胞摄取[131]I－OIH 的速度和数量，主要与肾脏有效血流量相关，也受肾小管分泌能力、尿量、尿路通畅程度影响。

（3）排泄段（c）：继 b 段之后的曲线下降段。代表放射性显像剂离开肾盂的速度，主要与尿流量及尿路通畅程度有关。在尿路通畅时也反映肾血流及肾功能。

3. 异常肾图分型　由图 3－15 所示。

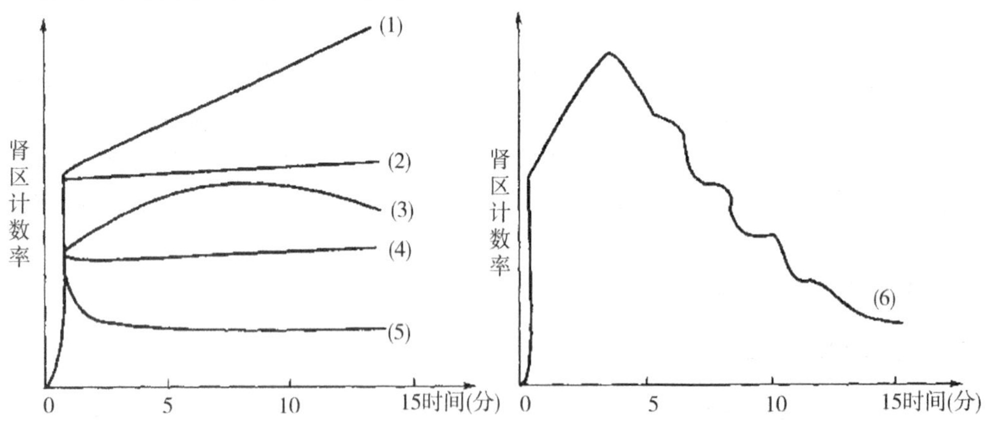

图 3－15　异常肾图

（1）持续上升型；（2）高水平延长型；（3）抛物线型；（4）低水平延长型；（5）低水平递降型；（6）阶梯状下降型

（1）持续（急剧）上升型：a 段基本正常。b 段持续上升，无下降的 c 段。单侧多见于急性上尿路梗阻；双侧见于急性肾功能衰竭和下尿路梗阻引起的上尿路引流不畅。

（2）高水平延长型：a 段基本正常，b、c 段融合并呈水平延伸。多见于上尿路梗阻伴肾盂积水。

（3）抛物线型：a 段正常或稍低，b 段上升缓慢及 c 段下降缓慢，bc 成抛物线。见于各种原因的肾功能受损。

（4）低水平延长型：a 段降低，bc 段融合并呈低水平延伸。常见肾功能明显受损。

（5）低水平递降型：a 段降低明显，bc 呈递降趋势曲线。见于一侧肾脏无功能。

（6）阶梯下降型：a、b 段正常，c 段呈不规则的阶梯下降。见于尿反流及精神紧张、尿路感染的尿路痉挛。

（7）双侧对比异常：一侧肾图形态或指标与对侧比较有明显的差异。提示异常侧肾功能或尿路通畅存在异常。

4. 临床应用

（1）上尿路梗阻的诊断：急性上尿路梗阻多见（90%），为单侧持续上升型肾图曲线。由于梗阻时间、梗阻程度、肾功能受损程度的不同也可以表现为高水平延长型、抛物线型、低水平递降型。

（2）急性肾衰：双侧持续上升型曲线。

（3）肾血管性高血压的筛选：一侧肾功能曲线异常，尤其小肾图（形态正常，但各段低于对侧 1/3 以上）。

（4）肾功能的分析：尤其对一侧肾功能测定比生化方法好。

（5）移植肾功能的检测：可作为移植肾功能的动态随访，但需要注意膀胱放射性对移植肾的干扰。

六、肾有效血浆流量（ERPF）、肾小球滤过率（GFR）测定

1. 方法　注射 ^{131}I－OIH 测定 FRPF，注射 ^{99m}Tc－DTPA 测定 GFR。

2. 正常值　各单位不同，约 GFR＝100ml/min，ERPF＝600ml/min。

但 50 岁以上每 10 年约下降 10%。

3. 应用　各类泌尿疾病的肾功能观察，与临床常用的内生肌酐清除率测定比较：影响因素少、灵敏度高和重复性好。

七、核素肾动态显像

1. 原理及方法　静脉快速注射能通过肾血管或肾实质的药物，并快速摄取显像剂灌注肾动脉后，肾实质吸收且分泌至肾盏、肾盂，通过输尿管到达膀胱的过程，获得 1～60 秒的血流灌注相，1～30 分钟的功能相图像。

2. 正常所见

（1）灌注相：在腹主动脉显影后 2 秒左右，可以观察到反映肾内小动脉及毛细血管血流灌注的肾影，肾血流灌注高峰时间（4～6 秒），其两侧相差值小于 2s，生成血流灌注曲线两侧基本一致。

（2）功能相：注射后 2～4min 可以观察到肾影清晰，出现显影高峰后肾影逐步消退，

肾盂影先于膀胱影逐步增强。正常输尿管显影不明显。

3. 临床应用及诊断

（1）肾动脉栓塞：无血流灌注，一侧不显影或局部放射性缺损。

（2）肾血管性高血压：肾灌注一侧减少，肾影显示不良，肾影清除延缓。采用 Captopril Test 阳性率提高。

（3）移植肾的观察：急性肾小管坏死（ATN）血流灌注轻度减少，功能相示肾功能极差，肾脏可无放射性积聚，膀胱积聚放射性减少；而急性排异血流灌注和肾功能同时减少，且消退延缓。在发生尿漏时可见腹腔及盆腔有异常放射性分布。

（4）尿路梗阻的定位辅助诊断：梗阻部位以上可有肾盂、输尿管的放射性浓集。

八、肾功能检查介入试验

（一）利尿药物介入试验

1. 原理与方法　非梗阻性肾盂扩张病变时，因其肾盂扩张、容积增大，导致显像剂肾盂内滞留。注射利尿药物后，增加了尿流量，可迅速将扩张的肾盂内的显像剂排出，使肾图或肾显影图像形态发生改变，可以鉴别梗阻的原因。

2. 临床应用　非梗阻性肾盂扩张与机械性上尿路梗阻的鉴别。前者包括膀胱输尿管反流、尿路感染、先天性尿道发育不全等，由于肾盂输尿管肌肉松弛或结构异常等因素所致的集合系统扩张。利尿药物注射后肾图曲线排泄段下降明显加速，肾显像肾盂内放射性清除明显。后者一般注射后无明显变化。

（二）卡托普利（Captopril）试验

1. 原理与方法　肾血管性高血压患者由于患侧肾动脉灌注压下降，肾素分泌增加，在血管紧张素转化酶（ACE）作用下形成血管紧张素Ⅱ，使肾小球血流灌注和滤过压增高，维持正常的 GFR 和 ERPF。而卡托普利是 ACE 的抑制剂，故注射后可以减少血管紧张素的形成，使 GFR 或 ERPF 下降，从而提高肾性高血压的检出率。

2. 临床应用　肾血管性高血压的诊断，可以结合肾图、肾动态显像等进行。

九、肾静态显像

1. 原理和方法　静脉注射能在肾实质停留较长时间的肾皮质显像剂，获得肾皮质内放射性分布情况。

2. 临床应用

（1）残余肾功能的判断：如肾不显影提示肾无功能，特异性高。

（2）肾实质感染：急性肾盂肾炎由于肾实质局部炎症可导致肾脏瘢痕损害，可发现肾皮质局部放射性缺损的“瘢痕征”。其阳性诊断率明显高于 B 超、CT、IVU 等其他影像学检查。

（3）肾占位性病变及形态分析：前者表现为局部放射性稀疏或缺损。目前由于医学影像学的发展，较少采用。

十、膀胱尿反流显像

1. 原理和方法　直接法将放射性核素显像剂用导尿管直接注入膀胱，间接方法在肾动态显像显像剂排入膀胱时同时进行，观察排尿前后膀胱、输尿管、肾盂的形态及放射性计数，可以判断有无尿液反流至输尿管、肾盂及反流程度，计算膀胱尿残留量。

2. 特点　比 X 线检查灵敏，辐射计量低，但清晰度差，易造成放射性污染。

3. 临床应用

（1）诊断尿液反流：出现输尿管及肾盂的显影或再显影可诊断。

（2）膀胱尿残留量测定。

十一、阴囊及睾丸血流显像

1. 原理与方法　静脉注射放射性核素显像剂观察阴囊及睾丸的动脉血流灌注及放射性分布，从而诊断睾丸及阴囊病变。

2. 应用

（1）急性附睾－睾丸炎症：由于炎症反应睾丸动脉及外阴动脉血供增加，睾丸或附睾处放射性增高。

（2）急性睾丸扭转：由于血供减少，可见睾丸处放射性减少为一空白区，其周围放射性增加。

（3）隐睾的辅助诊断：隐睾血供较丰富，腹股沟或下腹部肿块局部可出现异常放射性增高，提示隐睾存在。

十二、肾上腺皮质显像

1. 原理和方法　胆固醇是肾上腺皮质合成皮质激素的原料，^{131}I 标记的胆固醇可以被肾上腺皮质细胞吸收而使其显影，显影程度及形态能反映肾上腺皮质的功能。注射^{131}I－胆固醇后 3～7 天多次摄像，必要时可用地塞米松抑制后再摄像。

2. 特点　正常时两侧肾上腺位置右高左低，放射性计数右浓左淡，形态右圆左扁。如口服地塞米松后再次摄像，肾上腺皮质吸收减少为抑制试验阳性。

3. 临床应用

（1）皮质醇增多症及原发性醛固醇增多症：肾上腺皮质腺瘤多为病灶一侧放射性浓集且不受地塞米松抑制；肾上腺皮质增生可为对称或不对称放射性增高，地塞米松抑制后肾上腺皮质影变淡；肾上腺皮质癌病灶侧放射性摄取减少，需结合 B 超、CT 确定病灶。

（2）肾上腺异位的定位：在肾上腺部位以外发现局部异常摄取，排除肝脏代谢排泌的干扰可以明确诊断，特异性高。

（3）肾上腺移植存活的判断：如果移植后的肾上腺能吸收^{131}I 标记的胆固醇可明确为存活肾上腺组织。

十三、肾上腺髓质显像

1. 原理和方法　间位碘代苄胍（MIBG）与去甲肾上腺素（NE）有类似作用，和交感神经组织及神经嵴来源组织有良好的结合能力，但不与突触后肾上腺素能受体结合，无药理作用。故核素（多为^{131}I）标记的 MIBG 能使富含嗜铬细胞组织及神经内分泌源性肿瘤显示异常放射性摄取。

2. 检查前准备　①复方碘溶液保护甲状腺。②停用影响 MIBG 摄取的药物，包括苯丙胺、利舍平、胍乙啶、钙拮抗剂等多种药物。③检查前必要时清洁肠道，排空膀胱。

3. 临床应用　正常情况由于肾上腺髓质组织吸收量较少，故一般不显影。异常情况为局部放射性浓聚。

（1）肾上腺嗜铬细胞瘤：特别是对异位嗜铬细胞瘤、恶性嗜铬细胞瘤的转移病灶、复发病灶诊断价值更大，表现为肾上腺部位或其他部位有异常浓集，特异性为94% ~99%，灵敏度为79% ~81%。假阴性原因有无功能嗜铬细胞瘤；嗜铬细胞瘤坏死；肾上腺髓质肿瘤伴有皮质肿瘤；未正确停用影响MIBG摄取的药物。

（2）神经母细胞瘤：其源于原始神经外胚层细胞的高度恶性肿瘤，肿瘤细胞虽不能有效合成儿茶酚胺、去甲肾上腺素和肾上腺素，但能合成其前体多巴胺，因此与嗜铬细胞组织一样能吸收MIBG。该检查对本病具有较高的灵敏度（57% ~100%）和特异性（50% ~100%）。

（3）副神经节瘤：与嗜铬细胞瘤诊断相似。

（4）其他神经内分泌性肿瘤：如类癌、甲状腺髓样癌等，但阳性率相对较低（<50%）。

（何　钢）

第八节　尿液一般生化检测

尿液一般生化检验可分为定性检验和定量检验。通过干化学或湿化学手段定性检测尿液的酸碱度、蛋白质、葡萄糖、酮体、胆红素、尿胆原、亚硝酸盐、白细胞酯酶、比密、维生素C、红细胞或血红蛋白、肌红蛋白等。通过分光光度法、火焰光度法、原子吸收分光光度法、离子选择性电极法、免疫化学法等定量检查手段检测尿液中的总蛋白、白蛋白、免疫球蛋白、葡萄糖、尿素、肌酐、电解质、渗透量、微量元素、氨基酸、酶、有机酸等成分用于确诊疾病及疗效观察。

一、尿液蛋白质（urine protein）

（一）生化及生理

尿液蛋白质的排泄量取决于肾小球的滤过及肾小管重吸收功能。正常情况下，由于肾小球毛细血管滤过膜的孔径屏障和电荷屏障作用，血浆中相对分子质量高、中的球蛋白、白蛋白几乎不能通过滤过膜；相对分子质量小的蛋白质如β_2-微球蛋白（β_2-microglobulin，β_2-M）、α_2-微球蛋白（α_2-microglobulin，α_2-M）、溶菌酶等可以通过滤过膜，但滤过量低，在近曲小管95%又被重吸收。因此，终尿中蛋白含量很少，仅为30~130mg/24h，一次随机尿中蛋白质为0~80mg/L，尿蛋白定性试验阴性。当肾小球的滤过功能、肾小管重吸收功能或两者同时出现损害时，尿中蛋白超过150mg/24h，（或超过100mg/L时，尿蛋白定性试验呈阳性），称为蛋白尿（proteinuria）。蛋白尿分为：

1. 病理性蛋白尿（pathological proteinuria）

（1）肾小球性蛋白尿（glomerular proteinuria）：是最常见的一种蛋白尿。由于肾小球滤过膜因炎症、免疫、代谢等因素损伤后滤过膜孔径增大、断裂和（或）静电屏障作用减弱，血浆蛋白质特别是白蛋白滤出，超出近端肾小管重吸收能力而形成的蛋白尿。若肾小球损害较重，球蛋白及其他大相对分子质量蛋白滤出也可增加。根据滤过膜损伤程度及尿蛋白的组分，尿蛋白分为两类：①选择性蛋白尿（selective proteinuria）：以4万~9万相对分子质量中等的白蛋白为主，可伴随相对分子质量近似的蛋白如抗凝血酶、转铁蛋白、糖蛋白等及少量小相对分子质量 β_2 - M、Fc 片段等。相对分子质量大的蛋白（IgG、IgA、IgM、C_3 等）则极少出现。免疫球蛋白/白蛋白清除率小于 0.1，尿蛋白定性 + + + ~ + + + + ，定量超过 3.5g/24h，常见于肾病综合征。②非选择性蛋白尿（non - selective proteinuria）：反映肾小球毛细管壁有严重断裂和损伤。尿蛋白以相对分子质量较大和中等的蛋白质同时存在为主，如 IgG、IgM、C_3、白蛋白、Tamm - Horsfall 糖蛋白（T - H 糖蛋白）、分泌型 IgA 和下尿路分泌的少量黏液蛋白等。免疫球蛋白、白蛋白清除率大于 0.5，尿蛋白定性 + ~ + + + + ，定量 0.5 ~3.0g/24h。非选择性蛋白尿是一种持续性蛋白尿，有发展为肾衰的危险，常提示预后较差。常见于原发或继发肾小球疾病。

（2）肾小管性蛋白尿（tubular proteinuria）：指肾小管在受到感染、中毒损伤或继发于肾小球疾病时，因重吸收能力降低或抑制，而出现的以相对分子质量较小的蛋白为主的蛋白尿。尿 β_2 - M、溶菌酶增高，尿液白蛋白正常或轻度增多；尿蛋白定性 + ~ + + ，定量 1 ~ 2g/24h。常见于肾小管损伤性疾病。

（3）混合性蛋白尿（mixed proteinuria）：肾脏病变同时或相继累及肾小球和肾小管而产生的蛋白尿。兼具两种蛋白尿特点，但各组分所占比例因病变损害部位不同而不一致，也可因肾小球或肾小管受损害程度的不同而有所差异。

（4）溢出性蛋白尿（overflow proteinuria）：肾小球滤过、肾小管重吸收功能正常，血浆中相对分子质量较小或阳性电荷蛋白异常增多，经肾小球滤过，超过肾小管重吸收能力所形成的蛋白尿。异常增多的蛋白有游离血红蛋白、肌红蛋白、溶菌酶、本周蛋白（Bence - Jones protein，BJP）等，尿蛋白定性多 + ~ + + ，常见于多发性骨髓瘤等。

（5）组织性蛋白尿（histic proteinuria）：指来源于肾小管代谢产生的、组织破坏分解的、炎症或药物刺激泌尿系统分泌的蛋白质，进入尿液而形成的蛋白尿。以 T - H 糖蛋白为主，尿蛋白定性 ± ~ + ，定量 0.5 ~1.0g/24h。

2. 生理性蛋白尿（physiologic proteinuria） 因机体内、外环境因素的变化所产生的蛋白尿，称生理性蛋白尿。

（1）功能性蛋白尿（functional proteinuria）：泌尿系统无器质性病变，尿内暂时出现少量蛋白质。常见于机体剧烈运动、发热、低温刺激、精神紧张、交感神经兴奋等生理状态时，引起肾血管痉挛或充血等暂时性功能性改变，使肾小球毛细血管壁通透性增高而导致功能性蛋白尿。当影响因素消除，尿蛋白自然消失。尿蛋白定性一般不超过 + ，定量小于 0.5g/24h，多见于青少年。

（2）体位性蛋白尿（postural proteinuria）：又称直立性蛋白尿（orthotic proteinuria）。在直立时出现蛋白尿而卧位时尿蛋白消失，且不伴血尿、高血压、水肿等现象。直立体位时，可能前突的脊柱压迫肾静脉或因直立过久致肾脏下移，使肾静脉扭曲造成肾静脉淤血，淋巴、血流循环受阻。蛋白尿特点：卧位时尿蛋白阴性，起床活动或久立后尿蛋白阳性；平卧后又为阴性。多见于发育期少年。

（3）偶然性蛋白尿（accidental proteinuria）：由于血液、脓液、黏液或生殖系统排泌物，如白带、月经血、精液、前列腺液等混入尿液中，导致尿蛋白定性试验阳性的蛋白尿。因无肾脏本身的损害，故又称假性蛋白尿。

（二）检测方法

试带法（reagent strip method）：采用 pH 指示剂蛋白质误差原理。用于蛋白质测定的试剂膜块中含有溴酚蓝（或四溴酚蓝）、柠檬酸－柠檬酸盐缓冲剂和表面活性剂，溴酚蓝为酸碱指示剂同时也是灵敏的蛋白显色剂。在 pH 3.2 的条件下（由试剂膜块提供），当尿液中含有蛋白时，由于蛋白质离子对指示剂相反电荷的吸引而生成复合物，引起指示剂的进一步电离，指示剂发生颜色改变。根据尿液中蛋白质含量高低，试剂膜块产生由黄色经绿色到蓝色的颜色改变，颜色的深浅与蛋白质含量成正比。试带法用于尿蛋白定性或半定量测定。

磺基水杨酸法（sulfosalicylic acid method）：又称磺柳酸法，磺基水杨酸是一种生物碱，在略低于蛋白质等电点的酸性环境中，磺基水杨酸根阴离子与蛋白质氨基酸阳离子结合，形成不溶性蛋白盐而沉淀。沉淀生成量或溶液反应后的浑浊程度，可反映蛋白质含量多少，为尿蛋白定性或半定量检查方法。

加热乙酸法（heat and acetic method）：为尿蛋白定性测定经典方法，蛋白质遇热变性凝固，加酸使尿液 pH 降低并接近蛋白质等电点，并使变性凝固的蛋白质在适量无机盐存在的条件下进一步沉淀，同时消除某些磷酸盐和碳酸盐析出所造成的浑浊干扰。

（三）标本要求与保存

晨尿、随机尿、餐后尿。尿标本最好在采集后两小时内完成分析。

（四）参考区间

阴性。

（五）临床意义

（1）生理性蛋白尿：生理性蛋白尿的产生源于机体内、外环境因素的变化。①功能性：见于剧烈运动后，发热、寒冷刺激、过度兴奋等。②体位性：见于青春发育期少年，如站立时间过长，“行军性”蛋白尿。③偶然性：见于尿中混入白带、经血、精液、前列腺液等。④摄入性：在输注成分血浆、白蛋白及其他蛋白制剂，摄入过多蛋白饮食后。⑤妊娠性：见于妊娠期妇女，与机体处于妊娠状态有关，分娩后可消失。

（2）病理性蛋白尿

1）肾前性蛋白尿：临床意义及特征见表 3－2。

表 3－2　肾前性蛋白尿的临床意义及特征

疾病类别	常见疾病	特征
浆细胞病	骨髓瘤、巨球蛋白血症、浆细胞白血病、重链病、单克隆免疫球蛋白血症	血清或尿中出现大量单克隆、多克隆免疫球蛋白或轻链、重链片段
血管内溶血性疾病	阵发性睡眠性血红蛋白尿	尿中出现大量游离血红蛋白
急性肌肉损伤	心肌梗死、挤压综合征、横纹肌溶解综合征	尿中出现大量肌红蛋白，严重者可致急性肾衰
酶类增高性疾病	急性单核细胞白血病、胰腺炎	尿溶菌酶或淀粉酶增高

2）肾性蛋白尿：①肾小球性蛋白尿：肾病综合征；原发性肾小球肾炎如急性肾炎、慢性肾炎、膜性肾炎、膜增生性肾炎、肾衰等；继发性肾小球疾病，如糖尿病肾病：为糖尿病微血管并发症之一，由于肾体积增大，肾小球毛细血管扩张，基底膜增厚，引起白蛋白排泄率增高，初期为间歇性，以后发展为持续性，尿蛋白量越多、病情越严重，为糖尿病肾病最

主要的表现；狼疮性肾炎：肾小球毛细血管丛有免疫复合物沉积和基底膜增厚。②肾小管蛋白尿：肾小管间质病变：如间质性肾炎、肾盂肾炎、Fanconi 综合征、肾小管酸中毒等；重金属中毒：如汞、铋、砷等引起中毒性肾间质疾病；药物中毒：如庆大霉素、卡那霉素、多黏菌素、马兜铃、木通等；有机溶剂如苯中毒等；器官移植：如肾移植排斥反应等。③肾后性蛋白尿：泌尿、生殖系炎症反应：如膀胱炎、尿道炎、前列腺炎、精囊炎等；泌尿系结石、结核、肿瘤等；泌尿系邻近器官疾病：如急性阑尾炎、慢性盆腔炎、宫颈炎、盆腔肿瘤等；泌尿系邻近器官炎症或肿瘤刺激。

（六）影响因素

（1）试带法：①主要用于尿液分析仪，必要时也用于肉眼观察。操作简便、快速、易于标准化，适于健康体检及临床筛检。②灵敏度和特异性：不同试带的灵敏度有一定差异，一般为 70～100mg/L，与使用的酸碱指示剂有关。试带法对白蛋白灵敏，对球蛋白敏感度仅为白蛋白的 1/100～1/50，可漏检本周蛋白，故试带法不完全适用于肾脏疾病的疗效观察及预后判断。基于考马斯亮蓝等染料结合蛋白质的原理，目前已研发出一种新型蛋白试带，对白蛋白、球蛋白、本周蛋白具有同样灵敏度。另一种采用单克隆抗体技术检测白蛋白的试带则可排除其他蛋白对反应的干扰，专门检测尿液中白蛋白。③最适尿液 pH 为 5～6，故在必要时应先调节样本的 pH 值，以防止因尿液 pH 变化对结果产生影响。尿液 pH >9.0，可导致假阳性；尿 pH <3.0，可导致假阴性。④药物因素：服用药物如奎宁、奎宁丁、嘧啶等或尿中含聚乙烯、吡咯酮、氯己定、磷酸盐、季胺盐消毒剂等可致尿液 pH >9.0，导致检测结果出现假阳性。大剂量滴注青霉素或庆大霉素、磺胺、含碘造影剂，可导致检测结果出现假阴性。⑤操作过程中如试带浸渍时间过短，反应不完全，或浸渍时间过长膜块中试剂流失，均可导致检测结果阳性反应程度降低甚至导致假阴性结果出现。

（2）磺基水杨酸法：①操作简便、反应灵敏、出结果时间快，与清蛋白、球蛋白、糖蛋白和本周蛋白均能发生反应。检测灵敏度达 0.05g/L，有一定的假阳性。CLSI 将其作为干化学法检查尿蛋白的参考方法，并推荐为检查蛋白的确证试验。②干扰因素：假阴性见于尿液偏碱（pH >9.0）或偏酸（pH <3.0），遇此情况需调整尿液 pH 至 5～6。③假阳性：尿中含高浓度尿酸、尿酸盐、草酸盐；含碘造影剂、大剂量青霉素钾盐；尿液中混入生殖系统分泌物。

（3）加热乙酸法：①方法经典而准确，操作略繁。检测尿蛋白特异性强、干扰因素少，与白蛋白和球蛋白均能反应，灵敏度为 150mg/L。②假阴性见于尿液偏碱（pH >9.0）或偏酸（pH <3.0），遇此情况需调整尿液 pH 至 5～6。③检测无盐或低盐饮食患者尿液，可出现检测结果阳性反应程度降低，甚至出现假阴性结果，测定前在尿中加入少许氯化钠溶液可纠正此现象。④假阳性见于尿液混有生殖系统分泌物。⑤遇尿液因盐类析出产生浑浊时，务必遵循加热－加酸－再加热的操作顺序，并控制乙酸加入量（约为尿量的 1/10），否则可影响结果判断。

二、尿液葡萄糖（urine glucose）

（一）生化及生理

正常人尿中可有微量葡萄糖，用定性方法检测为阴性。尿液葡萄糖的排泄量取决于肾小球的滤过及肾小管重吸收功能，当血糖浓度达到 8.9～10.0mmol/的肾糖阈时，过滤的葡萄糖全部被肾小管重吸收。如果血糖浓度超过肾糖阈，尿中出现葡萄糖。它间接反映机体出现高血糖症。尿中糖的种类还受生理状况及食物的影响，妊娠后期和哺育期妇女，由于乳腺中的乳糖进入血液，因此尿中也有乳糖排出；进食大量水果，尿中果糖、木糖等可增加；进食大量葡萄糖后，尿中葡萄糖排出也增加。因此糖的测定可反映食物成分的变化、体内代谢情况和肾功能的变化。临床测定的尿糖主要指葡萄糖，而尿中的半乳糖、果糖、戊糖和黏多糖等检测，仅在诊断罕见的遗传病时进行。

（二）检测方法

试带法（reagent strip method）：采用葡萄糖氧化酶－过氧化物酶法（glucose oxidase－peroxidase method）。葡萄糖试剂块含有葡萄糖氧化酶（glucose oxidase，GOD）、过氧化物酶（POD）、色素原等。葡萄糖氧化酶促使葡萄糖与氧作用，生成葡萄糖酸内酯及过氧化氢，后者与色素原在过氧化氢酶的作用下，使色素原呈现色泽变化，呈色的深浅与葡萄糖含量成正比。常见的色素原有邻联甲苯胺、碘化钾、4－氯－1－萘酚、4－氨基安替比林等。不同色素原反应后的呈色不同，有蓝色、红褐色、红色等。

班氏法（benedict 法）：在高热和强碱溶液中，葡萄糖或其他还原性物质，能将溶液中蓝色的硫酸铜还原为黄色的氢氧化亚铜沉淀，进而形成红色的氧化亚铜沉淀。根据沉淀的有无和色泽变化判断尿液中葡萄糖的含量。

（三）标本要求与保存

晨尿、随机尿、餐后尿。尿糖定性检测最好在样本采集后两小时内完成。

（四）参考区间

阴性。

（五）临床意义

尿糖检测主要用于内分泌疾病如糖尿病及其他相关疾病的诊断、治疗监测、疗效观察。尿糖检测时应同时检测血糖，以提高诊断准确性。

（1）血糖增高性糖尿（hyperglycenuc glycosuna）：①代谢性糖尿：由于内分泌激素分泌失常，糖代谢发生紊乱引起高血糖所致。典型的代谢性疾病：糖尿病。②内分泌性糖尿：甲状腺功能亢进、垂体前叶功能亢进、嗜铬细胞瘤、Cushing 综合征。

（2）血糖正常性糖尿（normoglycenuc glycosuna）：又称肾性糖尿（renal parenchymal glycosuria）。因肾小管重吸收葡萄糖能力减低、肾糖阈减低所致。如肾性糖尿病、家族性糖尿、新生儿糖尿、妊娠或哺乳期糖尿。

（3）暂时性糖尿：①进食大量碳水化合物：如含糖食品、饮料或静脉注射大量高渗葡萄糖溶液后，血糖可短暂一过性增高，超过肾糖阈导致糖尿。②应激性糖尿：情绪激动、脑血管意外、颅脑外伤、脑出血、急性心肌梗死时。延髓血糖中枢受刺激或肾上腺素、胰高血糖素分泌过多，呈暂时性高血糖和一过性糖尿。

（4）其他糖尿：原尿中乳糖、半乳糖、果糖、戊糖、蔗糖的吸收率虽低于葡萄糖但尿中总含量并不高。当进食过多或受遗传因素影响时，机体糖代谢失调，这些糖的血浓度增高而出现相应的糖尿。

（六）影响因素

（1）试带法：①灵敏度和特异性：试带法采用葡萄糖氧化酶法原理，虽然因色素原的不同可能导致方法不尽完全相同，但大多不与非葡萄糖还原物质发生反应，故试带法检测特异性强，灵敏度高（1.67～2.78mmol/L），操作简便快速，适用于自动化分析。②干扰因素：假阳性少见，除非尿标本被过氧化物或次氯酸盐污染。假阴性见于：标本久置，葡萄糖被细菌或细胞酶分解，或尿液酮体浓度过高（>0.46g/L）；尿液含低浓度葡萄糖（<14.0mmol/L）且维生素C>500mg/L，因维生素C与试带中的试剂发生竞争性抑制反应产生假阴性；尿中含有L－多巴、大量水杨酸盐，可导致阳性反应程度减低甚至出现假阴性结果。

（2）班氏法为非特异性测定葡萄糖的试验，可测定尿中所有还原性物质。包括：还原性糖类如半乳糖、果糖、乳糖；非糖还原性药物如水合氯醛、氨基比林、阿司匹林、青霉素、链霉素、维生素C、异烟肼等。灵敏度低于试带法，当葡萄糖浓度达8.33mmol/L时才呈现弱阳性。多种抗生素对班氏法也有不同程度的影响，可能与班氏试剂中铜离子反应有关。本法稳定，试验要求及成本低。目前，利用班氏法原理已生产出药片型试剂，广泛应用于检测还原性物质，检测便捷，有助于筛查遗传性疾病（如半乳糖血症），如对两岁以下儿童做尿糖试验要求做含铜还原试验。

（3）不同化学物质对尿糖检测的影响见表3－3。

表3－3　不同化学物质对尿糖检测的影响

成分	葡萄糖氧化酶试带法	铜还原片剂法（班氏法）	
葡萄糖	阳性	阳性	
非葡萄糖	果糖	无反应	
成分			阳性
	半乳糖	无反应	阳性
	乳糖	无反应	阳性
	麦芽糖	无反应	阳性
	戊糖	无反应	阳性
	蔗糖	无反应	阳性
	酮体（大量）	可抑制反应	无反应
	肌酐	无反应	可能导致假阳性
	尿酸	无反应	阳性
	尿黑酸	无反应	阳性
药物	维生素（大量）	可延迟颜色反应	弱阳性
	头孢菌素等	无反应	阳性、棕褐色
	左旋多巴（大量）	假阴性	无反应
	萘啶酮酸	无反应	阳性
	葡萄糖苷酸	无反应	阳性
	对苯甲酸	无反应	阳性
	盐酸苯氮吡啶	橙色影响结果	不确定

续　表

成分	葡萄糖氧化酶试带法		铜还原片剂法（班氏法）
污染物	水杨酸盐	可减弱呈色	无反应
	X 射线造影剂	无反应	黑色
	过氧化氢	假阳性	可掩盖阳性结果
	次氯酸	假阳性	不确定
	氟化钠	假阳性	无反应

三、尿液酸碱度（urine pH）

（一）生化及生理

尿液酸碱度即尿液 pH 值，通过测定尿中游离 H^+ 的浓度表示。血浆经肾小球滤过，经肾小管酸化，终尿的 pH 值从 7.4 降至 6.0。尿 pH 的转变是在远曲小管和集合管完成的，尿 pH 值表示肾小管维持血浆和细胞外液中正常 H^+ 浓度的能力。肾脏主要通过钠的重吸收、对氢的分泌和氨的交换来维持正常的酸碱平衡。尿液的酸度主要是由于酸性磷酸盐的存在，其次受有机酸如焦葡萄糖酸、乳酸、柠檬酸等影响。这些酸性物质主要以盐的形式，如钠盐、钾盐、铵盐和钙盐排入尿中。尿液 pH 主要取决于尿中磷酸二氢钠和磷酸氢二钠的相对含量。尿液 pH 受饮食种类影响较大，如进食蛋白质较多，则由尿中排出的磷酸盐及硫酸盐增多，尿液 pH 较低；素食者尿液 pH 常 >7.00 健康人在普通膳食条件下尿液 pH 值为 4.6 ~ 8.0（平均为 6.0），药物及疾病将引起尿液 pH 值的改变。

（二）检测方法

试带法：采用双指示剂法，膜块中含溴麝香草酚蓝（pH 6.0 ~ 7.6）和甲基红（pH 4.6 ~ 6.2），变色范围为黄色（pH 5.0）－绿色（pH 7.0）－蓝色（pH 9.0），多由仪器判读，也可由肉眼目测与标准色板比较判断。

pH 试纸法：pH 广泛试纸是浸渍有多种指示剂混合液的试纸条，色泽范围为棕红至深黑色，与标准色板比较，肉眼可判断尿液 pH 近似值。

指示剂法：酸碱指示剂原理。常用 0.4g/L 溴麝香草酚蓝溶液，指示剂滴于尿液中，显黄色为酸性尿，显蓝色为碱性尿，显现绿色为中性尿。

pH 计法：又称电极法，银－氯化银指示电极通过盐桥与对 H^+ 灵敏的玻璃膜和参比电极（甘汞电极，$Hg-Hg_2Cl_2$）相连。当指示电极浸入尿液后，H^+ 通过玻璃膜，在指示电极和参比电极之间产生电位差，经酸度计测量其电位值后转换成 pH 读数。

（三）标本要求与保存

晨尿、随机尿。标本应新鲜、标本容器未被污染。陈旧标本可因尿液中 CO_2 挥发或细菌生长使 pH 增高；细菌和酵母菌可使尿葡萄糖降解为酸和乙醇，则 pH 减低。

（四）参考区间

正常饮食条件下：①晨尿，多偏弱酸性，pH 5.5 ~ 6.5，平均 pH 6.0。②随机尿，pH 4.5 ~ 8.0。

（五）临床意义

尿 pH 值检测主要用于了解机体酸碱平衡情况，是临床上诊断呼吸性或代谢性酸/碱中毒的重要指标。同时，可通过了解尿 pH 的变化来调节结石患者的饮食摄入，通过酸碱制剂的干预来帮助机体解毒或药物排泄。

（1）生理性变化：尿 pH 受食物摄取、机体进餐后所呈“碱潮”状态、生理活动和药物的影响。进餐后，因胃黏膜分泌盐酸以助消化、通过神经体液调节使肾小管的泌 H^+ 作用减低和 Cl^- 重吸收作用增高，尿 pH 值呈一过性增高，即为碱潮（alkaline tide）。

（2）病理变化：病理性状态下尿液 pH 变化见表 3－4。

表 3－4 常见影响尿液 pH 的因素

影响因素	尿酸性	尿碱性
食物	肉类、高蛋白及混合食物（含硫、磷）	蔬菜、水果（含钾、钠）
生理活动	剧烈运动、应激、饥饿、出汗	用餐后碱潮
药物	氯化铵、氯化钾、氯化钙、稀盐酸等	小苏打、碳酸钾、碳酸镁、枸橼酸钠、酵母、利尿剂等
肾功能	肾小球滤过增加而肾小管保碱能力正常	肾小球滤过功能正常而肾小管保碱能力丧失
疾病	①酸中毒、发热、慢性肾小球肾炎。②代谢性疾病：如糖尿病、痛风、低血钾性碱中毒（肾小管分泌 H^+ 增强，尿酸度增高）。③其他：如白血病、呼吸性酸中毒（因 CO_2 潴留）。④尿酸盐或胱氨酸尿结石	①碱中毒：如呼吸性碱中毒，丢失 CO_2 过多。②严重呕吐（胃酸丢失过多）。③尿路感染：如膀胱炎、肾盂肾炎、变形杆菌性尿路感染（细菌分解尿素产生氨）。④肾小管性酸中毒：肾小球虽滤过正常，但远曲小管形成氨和 H^+ 的交换功能受损，肾小管泌 H^+、排 H^+ 及 H^+-Na^+ 交换能力减低，机体明显酸中毒，尿 pH 呈相对偏碱性。⑤草酸盐或磷酸盐或碳酸盐尿结石
其他	尿液含酸性磷酸盐	尿内混入多量脓、血、细菌

（3）药物干预：①用氯化铵酸化尿液，可促进碱性药物中毒时从尿排泄，对使用四环素类、呋喃妥因治疗泌尿系统感染非常有利。②用碳酸氢钠碱化尿液，可促进酸性药物中毒时从尿排泄，常用于氨基糖苷类、头孢菌素类、大环内酯类、氯霉素等抗生素治疗泌尿系统感染时。③发生溶血反应时，口服 $NaHCO_3$ 碱化尿液，可促进溶解及排泄血红蛋白。

（六）影响因素

（1）试带法：配套应用于尿液分析仪，是目前临床广泛应用的一种筛检方法。①首先应考虑试带检测范围能否最大限度满足临床对病理性尿液 pH 变化的需要，定期用弱酸和弱碱检查试带灵敏度，并确保试带未被酸碱污染，未吸潮变质，并在有效期内使用。②严格操作，按规定将试带浸入尿中，防止浸入时间过长导致试剂外溢，影响 pH 检测，或因浸入过量尿标本影响相邻项目的检测。

（2）指示剂法：①因一般指示剂不易溶于水，指示剂解离质点状态与未解离质点状态呈现的颜色不尽相同，故在配制指示剂溶液时，应先用少许碱液（如稀 NaOH 溶液）助溶，再加蒸馏水稀释到适当浓度，以满足指示剂颜色变化范围。②溴麝香草酚蓝指示剂的变色范围为 pH 6.0～7.6，当尿 pH 偏离此范围时，检测结果不准确；黄疸尿、血尿将直接影响结果判读。

（3）pH 计法：应经常校准 pH 计，确保处于正常状态。本法对测定温度有严格要求，当温度升高时 pH 值下降。故首先应调整仪器测定所需的标本温度。新型 pH 计可自动对温度进行补偿。

四、尿液酮体（urine ketone bodies）

（一）生化及生理

酮体是乙酰乙酸（acetoacetic acid，占 20%）、β－羟丁酸（β－hydroxybutyric，占 78%）及丙酮（acetone，占 2%）的总称。酮体是机体脂肪氧化代谢产生的中间代谢产物，当糖代谢发生障碍、脂肪分解增高，酮体产生速度超过机体组织利用速度时，可出现酮血症（ketonemia），酮体血浓度一旦越过肾阈值，就可产生酮尿（ketonuria）。

（二）检测方法

亚硝基铁氰化钠法：尿乙酰乙酸或丙酮与亚硝基铁氰化钠反应生成紫色化合物。但亚硝基铁氰化钠不与 β－羟丁酸发生反应。基于亚硝基铁氰化钠原理的尿酮体检测方法见表 3－5。

表 3－5　基于亚硝基铁氰化钠原理的尿酮体不同检测方法

方法类别	检测过程
试带法	含甘氨酸、碱缓冲剂，亚硝基铁氰化钠，在碱性条件下，后者与尿乙酰乙酸，丙酮起紫色反应
Lang 法	尿中先加固体亚硝基铁氰化钠，后加少量冰乙酸，反复振荡使其溶解，混匀，再沿管壁徐徐加入氢氧化铵液，丙酮或乙酰乙酸与亚硝基铁氰化钠反应，在与氨接触面上形成紫色环
Rothera 法	尿中加 50% 乙酸溶液，再加 200g/L 亚硝基铁氰化钠溶液，混匀，沿管壁徐徐加入浓氢氧化铵溶液，丙酮或乙酰乙酸与亚硝基铁氰化钠反应，尿液接触面出现紫色环
改良 Rothera 法	酮体粉法，将亚硝基铁氰化钠，硫酸铵，无水碳酸钠混合研磨成粉。在碱性条件下，丙酮或乙酰乙酸与亚硝基铁氰化钠和硫酸铵作用，生成紫色化合物
片剂法	含甘氨酸（与丙酮反应）和其他物质，可检测尿液、血清、血浆或全血酮体，与片剂上滴加样本，与比色板比较，判读结果

Gerhardt 法：高铁离子（$FeCl_3$，Fe^{3+}）与乙酰乙酸的烯醇式基团发生螯合，形成酒红色复合物，本法只测定乙酰乙酸。

（三）标本要求与保存

随机尿，标本在检测前丙酮在室温下即可快速挥发，乙酰乙酸在菌尿中可被细菌降解，因此应使用新鲜尿标本并尽快检测。如采用密闭冷藏或冷冻保存标本，检测时先将标本恢复至室温后再操作。

（四）参考区间

阴性。

（五）临床意义

在正常情况下，血酮体和尿酮体存在一定的关系。当血酮体（乙酰乙酸与 β－羟丁酸）达到 80mg/L 时，尿酮体可达＋；当血酮体达到 130mg/L 时，尿酮体可达＋＋＋。而相对于血酮体，尿酮体检测更加简便、快速。因此，尿酮体检查常被用于糖代谢障碍和脂肪不完全氧化性疾病或状态的辅助诊断。强阳性试验结果具有医学决定价值，只有约 10% 患者体内仅有β-羟丁酸积聚的而产生阴性结果。

（1）不能有效利用碳水化合物：①早期诊断：由于糖尿病未控制或治疗不当，血酮体增高而引起酮症，出现酸中毒或昏迷，尿酮体检查有助于糖尿病酮症酸中毒早期诊断（尿酮体阳性）并能与低血糖、心脑疾病、乳酸中毒或高血糖高渗透性昏迷相鉴别（尿酮体阴性）。但当肾功能严重损伤肾阈值增高时，尿酮体排出反而减低，甚至完全消失。当高度怀疑为糖尿病酮症酸中毒时，即使尿酮体阴性也不能排除诊断，应进一步检查血酮体等。②治疗监测：糖尿病酮症酸中毒早期的主要酮体成分是β-羟丁酸（一般试带法无法测定），而乙酰乙酸很少或缺乏，此时测得结果可导致对总酮体量估计不足。当糖尿病酮症酸中毒症状缓解之后，β-羟丁酸转变为乙酰乙酸，反而使乙酰乙酸含量比急性期早期增高，此时易造成对病情估计过重。

（2）碳水化合物摄入不足：如饥饿、饮食疗法、剧烈运动、寒冷等。

（3）碳水化合物丢失：如频繁呕吐（妊娠、疾病）、肾脏重吸收功能障碍、消化系统疾病。

（4）其他：①氯仿、磷等中毒或全身麻醉后，尿酮体可阳性。②服用双胍类降糖药（如降糖灵）等，由于药物抑制细胞呼吸，可出现血糖减低而尿酮体阳性的现象。③新生儿出现尿酮体强阳性，应怀疑遗传性疾病。

（六）影响因素

（1）试带法：是目前临床最常用的尿酮体筛检方法。检测过程简易快速，尤其适合于床边检验。不同厂家试带对丙酮和乙酰乙酸的灵敏度不一。Chemstrip 试带灵敏度为：丙酮 700mg/L、乙酰乙酸 100mg/L，与β-羟丁酸不起反应；Multistix，Ames 只对乙酰乙酸反应，灵敏度为 50～100mg/L；Acetest 对丙酮的灵敏度为 20～250mg/L。

（2）干扰因素：①假阳性见于尿中含较多量肌酐、肌酸，高色素尿，尿中含酞、苯丙酮、左旋多巴代谢物等。②假阴性：最主要原因是标本收集和保存不当；其次，亚硝基铁氰化钠对湿度、热度或光线很敏感，或试带受潮失活导致阳性反应程度减低。

五、尿液胆红素（urine bilirubin）

（一）生化及生理

胆红素为橙黄色化合物，血浆中有 3 种：未结合胆红素（unconjugated bilirubin，UCB）、结合胆红素（conjugated bilirubin，CB）和δ-胆红素。成人每日平均产生 250～350mg 胆红素，其中约 75% 来自衰老红细胞中血红蛋白的分解，另 25% 主要来自骨髓内未成熟红细胞的分解及其他非血红蛋白血红素分解产物。UCB 不溶于水，在血中与蛋白质结合不能通过肾小球滤膜。UCB 入肝后在葡萄糖醛酸转移酶作用下形成胆红素葡萄糖醛酸，即为 CB。CB 相对分子质量小，溶解度高，可通过肾小球滤膜由尿中排出。δ-胆红素是近年来在血浆中鉴定出的第三种胆红素，它的反应性与结合胆红素相似，但它是未结合胆红素与白蛋白通过非酶促反应形成的共价结合物，通常在血浆中含量很低。正常人血中 CB 含量很低（小于 4μmol/L），滤过量极少，因此，尿液胆红素常用检查方法为阴性；当血中 CB 增高，超过肾阈值时，结合胆红素即从尿中排出，尿胆红素试验可呈阳性反应。

（二）检测方法

重氮法（diazotization method）：试带法多采用此原理，在强酸介质中结合胆红素与重氮盐起偶联反应，生成红色的复合物。其反应过程是重氮盐作用胆红素中央使其裂开，再结合形成两分子偶氮胆红素而呈现颜色变化，颜色深浅与胆红素含量成正比。常用重氮盐有二氯苯胺重氮盐、二氯重氮氟化硼酸盐、对氨基磺酸重氮盐。

氧化法（oxidation method）：①Harrison 法：胆红素被硫酸钡吸附而浓缩，与 $FeCl_3$ 反应，被氧化为胆青素、胆绿素和胆黄素复合物，呈蓝绿色、绿色或黄绿色。呈色快慢和深浅程度与胆红素含量成正比。②Smith 碘环法：胆红素被碘氧化成胆绿素，在尿液与试剂接触液面呈绿色环。

（三）标本要求与保存

晨尿、随机尿，因胆红素在阳光照射下易转变成胆绿素，1 小时后下降约 30%，因此检测时应使用新鲜尿液标本，为避光宜用棕色容器收集标本。

（四）参考区间

阴性。

（五）临床意义

尿胆红素检测主要用于黄疸的诊断和黄疸类型的鉴别诊断。

（1）胆汁淤积性黄疸：又称阻塞性黄疸，因胆汁淤积使肝胆管内压增高，导致毛细胆管破裂，结合胆红素不能排入肠道而逆流入血由尿中排出，故尿胆红素阳性。可见于各种原因引起的肝内或肝外、完全或不完全梗阻，如胆石症、胆管癌、胰头癌、原发性胆汁性肝硬化、门脉周围炎、纤维化及药物所致胆汁淤滞等。

（2）肝细胞性黄疸：见于各种使肝细胞广泛损害的疾病，如急性黄疸性肝炎、病毒性肝炎、肝硬化、中毒性肝炎、败血症。因肝细胞损伤，致使肝细胞对胆红素的摄取、结合、排泄功能受损。肝细胞摄取血浆中未结合胆红素能力减低，使 UCB 在血中浓度增高，但受损的肝细胞仍能将 UCB 转变为 CB。肝内的 CB 一部分经毛细胆管排泄，一部分经已损害或坏死的肝细胞反流入血，致血中 CB 增高并经肾排出，则尿胆红素试验呈阳性。在病毒性肝炎黄疸前期，当血清总胆红素增高或黄疸不明显时，尿胆红素阳性为最早出现阳性的检测指标之一，阳性率达 86%，因此尿胆红素的检测有利于病毒性肝炎的早期诊断。

（3）溶血性黄疸：由于大量红细胞的破坏，形成大量的 UCB，超过肝细胞的摄取、结合、排泄能力；同时，由于溶血造成的贫血缺氧和红细胞破坏产物的毒性作用，削弱了肝细胞对胆红素的代谢功能，使 UCB 在血中潴留而引起黄疸。但肝细胞将 UCB 转变为 CB，并经胆管排泄均正常，因而血液中并无 CB 存在，故尿胆红素阴性。溶血性黄疸可见于各种溶血性疾病。

（4）先天性高胆红素血症：①Dubin – Johnson 综合征：肝细胞对 CB 及某些阴离子（靛青绿、X 线造影剂）向毛细胆管排泄发生障碍，使血清 CB 增高，尿胆红素阳性。②Rotor 综合征：肝细胞对摄取 UCB 和排泄 CB 存在先天性障碍，使血液中 UCB 及 CB 增高，尿胆红素阳性。③Gilbert 综合征：肝细胞摄取 UCB 功能障碍及微粒体内葡萄糖醛酸转移酶不足，使血中 UCB 增高，尿胆红素阴性。④Crigler – Najjar 综合征：肝细胞缺乏葡萄糖醛酸转移酶，致 UCB 不能形成 CB，尿胆红素阴性。

（六）影响因素

（1）试带法操作简单，用于尿自动化分析仪。①2，4 – 二氯苯胺重氮盐、对氨基磺酸重氮盐试带的灵敏度为5~10mg/L，二氯重氮氟化硼酸盐试带的灵敏度为2~5mg/L，目前多用此法作定性筛检试验。②干扰因素：尿蓝母产生橘红色或红色可干扰结果。③假阳性：见于患者接受大剂量氯丙嗪治疗或尿中含有盐酸苯偶氮吡啶代谢产物时。④假阴性：尿维生素C浓度达1.42μmol/L和存在亚硝酸盐时，可抑制重氮反应。⑤尿标本保存不当，尿胆红素遇光氧化而引起假阴性。

（2）氧化法：①Smith碘环法操作简单，但灵敏度低，只有当尿中胆红素含量达17.1 μmol/L时出现阳性反应。②Harrison法灵敏度较高（达0.9μmoL/L），假阳性见于水杨酸盐、阿司匹林、牛黄等使尿液呈橘黄色干扰检测。假阴性见于标本未避光保存。

六、尿液尿胆原（urobilinogen）

（一）生化及生理

结合胆红素随胆汁排泄进入肠道，在肠道细菌的作用下，先脱去葡萄糖醛酸基，再逐步还原为中胆素原（mesobilirubinogen）、尿胆原、粪胆素原等，从粪便中排出为粪胆原（stercobilinogen）。从肠道重吸收的尿胆原，大部分经肝转化为结合胆红素再排入肠腔，小部分尿胆原从肾小球滤过或肾小管排出为尿胆原。无色尿胆原经空气氧化及光照后成黄色的尿胆素（urobilin）。

（二）检测方法

Ehrlich法：尿胆原在酸性溶液中，与二甲氨基苯甲醛反应，生成樱红色化合物。呈色深浅与尿胆原含量呈正比。

试带法：①醛反应法：原理基于改良的Ehrlich法。②偶氮法：在强酸性环境下，尿胆原与对甲氧基苯重氮四氟化硼酸盐发生偶联反应，生成胭脂红色化合物，呈色深浅与尿胆原含量呈正比。

（三）标本要求与保存

收集新鲜尿标本，标本久置，尿胆原分解氧化成尿胆素；为提高尿胆原阳性检测率，可于检测前嘱咐患者口服少量$NaHCO_3$碱化尿液，留取午餐后2~4小时后的尿标本送检。

（四）参考区间

阴性或弱阳性（1 ∶ 20稀释后阴性）。

（五）临床意义

UBG检查结合血清胆红素、尿胆红素和粪胆原等的检查，主要用于黄疸的诊断和鉴别诊断（表3-6）。

表3-6 不同类型黄疸的鉴别诊断

标本	指标	健康人	溶血性黄疸	肝细胞性黄疸	梗阻性黄疸
血清	总胆红素	正常	增高	增高	增高
	未结合胆红素	正常	增高	增高	正常/增高
	结合胆红素	正常	增高/正常	增高	增高
尿液	颜色	浅黄	深黄	深黄	深黄

续 表

标本	指标	健康人	溶血性黄疸	肝细胞性黄疸	梗阻性黄疸
	尿胆原	阴性或弱阳性	强阳性	阳性	阴性
	尿胆素	阴性	阳性	阳性	阴性
	胆红素	阴性	阴性	阳性	阳性
粪便	颜色	黄褐	深色	黄褐或变浅	变浅或白陶土色
	粪胆素	正常	增高	减低/正常	减低/消失

（1）溶血性黄疸：因体内有大量红细胞破坏，使血中 UCB 含量增高，导致肝细胞代偿性增高，更多的 CB 从胆道排入肠道，致 UBG 增高，粪胆原随之增高，粪便颜色加深。尿液 UBG 强阳性，尿胆素阳性。可见于各种先天性或后天获得性溶血性疾病，如珠蛋白生成障碍性贫血、遗传性球性红细胞增多症、自身免疫性溶血性贫血、新生儿溶血、输血后溶血、蚕豆病、蛇毒、阵发性睡眠性血红蛋白尿等，也可见于大面积烧伤等。

（2）肝细胞性黄疸：因肝功能障碍，使胆素原肠－肝循环受损，UBG 可轻度或明显增高，尿胆素阳性。在反映肝细胞损伤方面，检测 UBG 比检测尿胆红素更灵敏，是早期发现肝炎的简易有效的方法。黄疸高峰期，由于胆汁淤积而 UBG 暂时减低，恢复期又增高，直至黄疸消退后恢复正常，因此尿 UBG 暂时缺乏后，是肝内胆汁淤积减轻的早期证据。如果 1 个月后，如尿胆原检测仍持续阳性，则考虑疾病可能转变为迁延型肝炎或慢性肝炎。

（3）梗阻性黄疸：因无胆红素排入肠腔，粪便呈白陶土色，尿胆原阴性，尿胆素亦阴性。如胆总管癌、胰头癌和胆管炎所引起的完全或部分阻塞性黄疸。

（4）其他 UBG 增高，也见于发热伴脱水、浓缩尿等。

（六）影响因素

（1）灵敏度和特异性：Ehrlich 醛反应法，用于尿胆原定性和定量。试带灵敏度：Ames 试带 2mg/L，URITEST 试带 1～2mg/L，COMBUR－TEST 试带 4mg/L，偶氮法试带 4mg/L。偶氮法不受胆红素干扰，对尿胆原检测较为特异。

（2）干扰因素：醛反应法：①标本因素：标本中大量胆红素引起色泽干扰。②药物因素：酚噻嗪类、磺胺类、普鲁卡因、氯丙嗪类药物可使尿色变化，尿胆原检测出现假阳性。假阴性与尿中存在大量维生素 C 或长期服用广谱抗生素抑制肠道菌群等有关。③内源性物质：卟胆原、吲哚类化合物等可与 Ehrlich 醛试剂作用显红色，引起假阳性，可用氯仿抽提法鉴别和确证。④偶氮法：当尿标本含甲醛浓度 2000mg/L 或含亚硝酸盐 50mg/L 以上，检测灵敏度下降。

七、尿液血红蛋白（urine hemoglobinuria）

（一）生化及生理

正常人，血浆中血红蛋白含量很低（＜50mg/L），且与结合珠蛋白结合后，形成大分子化合物结合血红蛋白，后者不能从肾小球滤过。当发生大量血管内溶血时，由于红细胞大量破坏，大量血红蛋白释入血浆中，形成血红蛋白血症，溶血产生的血红蛋白超过了结合珠蛋白所能结合的能力，而游离存在于血浆中称为游离血红蛋白。游离血红蛋白因其相对分子质量较小，可经肾小球滤过，若其含量超过了肾阈值（约 1.5g/L）和肾小管重吸收能力时，便可出现在尿液中形成血红蛋白尿（hematuria）。酸性尿中的血红蛋白，可被氧化成高铁血红蛋白，其含量不同，尿可呈棕色、深棕色浓茶样或棕黑色酱油样外观。

正常人尿液中含有少量红细胞。当尿液中含血量很少，外观变化不明显，尿液需经离心沉淀镜检时发现红细胞数 >3 个/高倍镜，称为显微镜血尿。当每升尿液含血量达到或者超过 1ml 时，尿液呈淡红色、洗肉水样，雾状或云雾状，混浊外观。含血量较多时，尿液可呈鲜红色、稀血样或混有血凝块，称为肉眼血尿。

（二）检测方法

化学法：血红蛋白的亚铁血红素具有弱过氧化物酶活性，可催化过氧化氢作为电子受体使色素原氧化而呈色，其色泽的深浅与尿中的血红蛋白（或红细胞量）成正比。常用的方法有邻联甲苯胺、氨基比林法。

试带法：检测原理基于传统的湿化学法。常用的色素原有邻联甲苯胺、氨基比林法、四甲基联苯胺等。

胶体金单克隆抗体法：采用胶体金标记的抗人血红蛋白的单克隆抗体，来测定尿液中血红蛋白。

（三）标本要求与保存

随机尿、晨尿。

（四）参考区间

阴性。

（五）临床意义

（1）尿中出现 Hb 是血管内溶血的证据之一，因此尿 Hb 测定有助于血管内溶血疾病的诊断。引起溶血的疾病有：①红细胞破坏：如心脏瓣膜修复术、大面积烧伤、剧烈运动、急行军、严重肌肉外伤和血管组织损伤。②生物因素：如疟疾感染、梭状芽胞杆菌中毒。③动植物所致溶血：如蛇毒、蜂毒、毒蕈。④微血管性溶血性贫血：如 DIC。⑤服氧化剂药物：如伯氨喹啉、乙酰水杨酸、磺胺、非那西汀。⑥免疫因素：如血栓形成性血小板减少性紫癜、阵发性寒冷性血红蛋白尿症、血型不合的输血。

（2）引起血尿的原因大致可以分为 5 类：①泌尿生殖系统疾病：是引起血尿最常见的原因，如肾或尿路结石、结核、肿瘤，各型肾小球肾炎、肾炎、肾盂肾炎、多囊肾、肾下垂、肾血管畸形或病变，以及生殖系统炎症、肿瘤、出血（如前列腺炎、肿瘤、输卵管炎、宫颈癌等所致出血）。②全身性疾病：血液病如白血病、再生障碍性贫血、血小板减少性紫癜、血友病等；感染性疾病如感染性心内膜炎、败血症、肾病综合征出血热、高热、重症感冒；结缔组织疾病如系统性红斑狼疮、血管炎；内分泌代谢疾病如高血压肾病、肾动脉硬化病、心力衰竭、心血管神经症、痛风、糖尿病；③泌尿系统邻近器官疾病如急性阑尾炎、急性或慢性盆腔炎、宫外孕、结肠或直肠憩室炎症、恶性肿瘤，以及其他邻近器官疾病侵犯或刺激泌尿道时，也可出现血尿，但血尿程度多较轻。④药物毒副作用：如磺胺类、水杨酸类、抗凝血类、某些抗生素类、汞剂、环磷酰胺等药物，在使用过程中如产生不良反应时，可见不同程度的血尿。⑤其他：过敏性紫癜，器官移植（如肾移植）排斥反应后等。

（六）影响因素

（1）化学法：邻甲苯胺法灵敏度为0.3～0.6mg/L。操作简单，但试剂稳定性差，特异性较低。假阳性见于尿中有大量铁盐、硝酸、铜、锌、碘化物等或有过氧化物酶或其他对热不稳定酶。

（2）试带法：①基于化学法的原理，采用相同或不同的色素原物质，运用干化学试带技术，是目前广泛使用的尿 Hb 测定方法。不同试带灵敏度有所差异，一般为150～300μg/L，除与游离 Hb 反应外，也与完整的红细胞反应，但在高蛋白、高比重尿中，红细胞不溶解，此时结果只反映 Hb 的量。试带法操作简单、快速，可作为尿 Hb 的筛检试验。②假阳性见于：尿液中含有对热不稳定酶、尿液被氧化剂污染或尿路感染时某些细菌产生过氧化物酶。③假阴性可由大剂量的 VitC 或其他还原物质导致；甲醛过量、大量亚硝酸盐则可延迟反应。

（3）胶体金单克隆抗体法：灵敏度高（Hb 0.2mg/L），特异性强，不受鸡、牛、猪、羊、兔血红蛋白（500mg/L）、辣根过氧化物酶（200mg/L）干扰，可作为确证试验。

八、尿液肌红蛋白（urine myoglobin）

正常人血浆中肌红蛋白含量很低，尿中含量甚微，故不能从尿中检出。Mb 是横纹肌（心肌和骨骼肌）合成的一种相对分子质量为17 800、结构及特性与血红蛋白相似、含有亚铁血红素单链的蛋白质。当横纹肌组织受损伤时，Mb 可大量释放至细胞外而进入血液循环，并可迅速通过肾小球滤过，其含量超过了肾小管重吸收能力时，便出现在尿液中形成肌红蛋白尿。

（一）检测方法

隐血试验法：Mb 与血红蛋白结构相似，都具有类似过氧化物酶的活性，能用联苯胺或邻联甲苯胺等隐血试验方法检出。

Mb 溶解试验：在尿中加入80%饱和硫酸铵溶液，血红蛋白和其他蛋白沉淀，过滤后上清液再进行隐血试验，若阳性则为 Mb 定性试验阳性。

胶体金单克隆抗体法：采用胶体金标记的抗人肌红蛋白的单克隆抗体，来测定尿液中 Mb。

（二）标本要求与保存

随机尿，在酸性尿中 Mb 不稳定，在碱性（pH 8～9）4℃条件下可稳定至少1周，如需保存，尿标本宜碱化后冷冻。

（三）参考区间

阴性。

（四）临床意义

Mb 尿检测主要用于鉴别是否发生肌肉损伤。①组织局部缺血：心肌梗死早期、动脉阻塞缺血。但一般情况下，不以尿 Mb 阳性作为心肌梗死的确诊依据，应检测血清 Mb，并结合其他心肌损伤标志物进行综合分析。②骨骼肌损伤：刀伤、枪弹贯通伤、挤压综合征、电击伤、烧伤、手术创伤等造成肌肉严重损伤者。③乙醇过量、可卡因或海洛因导致的急性肾功能衰竭是引起非外伤性肌红蛋白尿的原因。④阵发性 Mb 尿：易见于剧烈运动如马拉松长跑、长途行军后（“行军性”肌红蛋白尿）、惊厥性疾病发作、肌肉疼痛性痉挛发作等。⑤原发性肌肉疾病：皮肌炎、多发性肌炎等。⑥代谢性疾病：如恶性高热、肌糖原累积症，或者某些中毒性疾病，如海蛇咬伤、鱼胆中毒等，有时也可见尿 Mb 增高。

（五）影响因素

（1）操作简便，试剂稳定性差，特异性较低，对 Mb 与 Hb 均起反应。

（2）Mb 溶解试验作为 Mb 检查的筛检试验，方法简单但操作较繁，灵敏度较低，部分正常人可出现假阳性。操作时动作轻缓，防止局部浓度过高的硫酸铵将待测 Mb 沉淀，引起假阴性。适当调节 pH 至 7.0～7.5，确保达到完全沉淀的目的。

（3）胶体金单克隆抗体法，操作方便、快速，灵敏度高（>0.1mg/L）、特异性强，可取代硫酸铵定性沉淀试验。

九、尿液亚硝酸盐（urine nitrite）

（一）生化及生理

尿中亚硝酸盐来源于体内的一氧化氮（NO）。体液中内皮细胞、巨噬细胞、粒细胞等使精氨酸在酶的作用下生成 NO，而 NO 极易在体内有氧条件下，氧化成亚硝酸盐和硝酸盐。病理情况下来自病原菌对尿硝酸盐的还原反应。

（二）检测方法

Griess 法：NIT 先与对氨基苯磺胺（或对氨基苯砷酸）形成重氮盐，再与 3-羟基-1，2，3，4-四氢苯并喹啉（或 N-1-萘基乙二胺）结合形成红色偶氮化合物，颜色深浅与 NIT 含量成正比。

（三）标本要求与保存

晨尿标本，尿在膀胱内停留时间长，细菌有充分作用时间，可提高标本检出的阳性率。及时送检，尽快测定。

（四）参考区间

阴性。

（五）临床意义

目前，尿 NIT 作为尿化学检测组合项目之一，主要用于尿路感染的快速筛查。阳性结果常表示尿中有细菌存在，但阳性程度与细菌数量不成比例。NIT 试验影响因素较多，结果阴性不能排除菌尿的可能，结果阳性也不能完全肯定泌尿系统感染，因此解释结果时可与白细胞酯酶、尿沉渣镜检结果综合分析。尿细菌培养法为确证试验。

（六）影响因素

（1）尿 NIT 阳性检出率取决于 3 个重要条件：尿中致病菌是否存在硝酸盐还原酶、尿在膀胱内是否停留足够细菌作用的时间（4 小时）、患者尿中是否存在适量硝酸盐。

（2）该法灵敏度为 0.3～0.6mg/L。

（3）干扰因素：NIT 检测的干扰因素及评价见表 3-7。

表 3-7 NIT 检测的干扰因素及评价

因素	评价
标本	高比重尿使试验灵敏度降低；假阳性见于陈旧尿、偶氮剂污染尿液
食物	尿中硝酸盐主要来源于正常饮食、体内蛋白质代谢，或由氨内源性合成。不能正常饮食的患者，体内缺乏硝酸盐，即使有细菌感染，也可出现阴性
致病菌	常见致病菌：大肠杆菌属（致病率最高）、克雷伯杆菌属、变形杆菌属、葡萄球菌属、假单胞菌属等。阳性诊断与大肠埃希菌感染符合率约为 80% 粪链球菌属感染时，则试验呈阴性。
药物	假阴性：利尿剂、大量维生素 C；假阳性：非那吡啶
尿停留膀胱内时间	晨尿标本较好，尿在膀胱内停留时间长，细菌有充分作用时间，否则，试验呈假阴性

十、尿液白细胞酯酶（urine leukocyte esterase）

（一）生化及生理

白细胞中所含酯酶各不一致，但均系作用于短链脂肪酸的酯酶。白细胞的酯酶可分为非特异性及特异性两种。白细胞中常见酯酶有以下几种：氯乙酸 AS-D 萘酚酯酶、酸性 α-醋酸萘酚酯酶、α-丁酸萘酚酯酶、α-醋酸萘酚酯酶、醋酸 AS-D 萘酚酯酶等。尿白细胞酯酶试验与白细胞显微镜直接检测法有一定的互补作用。

（二）检测方法

酯酶法：尿液白细胞检测试带膜块中含有吲哚酚酯和重氮盐，中性粒细胞胞质含有特异性酯酶，此酶作用于试带中吲哚酚酯，使其产生吲哚酚，后者与重氮盐形成紫红色缩合物，呈色深浅与中性粒细胞的多少呈一定的比例关系。

（三）标本要求与保存

随机尿，标本应新鲜，若久置后粒细胞破坏，可导致试带法与镜检结果差异过大。

（四）参考区间

阴性。

（五）临床意义

用于协助诊断泌尿系统感染。肾移植后发生排斥反应时，尿中以淋巴细胞为主，因此白细胞酯酶检测呈阴性。此时，应以镜检白细胞结果为准。

（六）影响因素

（1）灵敏度与特异性：灵敏度 5～15/μl，特异性较强。只对粒细胞灵敏，而与淋巴细胞不发生反应。

（2）干扰因素：①假阳性：主要见于尿标本被阴道分泌物或甲醛污染，在酸性环境中呈红色或深色的药物或食物影响，如高浓度胆红素、非那吡啶等。②假阴性：见于尿白细胞少于 10～25/μl；尿蛋白≥5g/L、葡萄糖≥30g/L、高比密尿液、尿中含维生素 C、庆大霉素、头孢菌素等。③健康人尿液 pH≥4.5，草酸多以草酸盐的形式存在，如尿标本中加酸化剂使尿 pH≤4.4，草酸盐被还原为草酸，则酯酶反应偏低或出现阴性。

十一、尿液比重（urine specific gravity）

（一）生化及生理

尿比重指尿液在4℃时与同体积纯水重量之比。是尿中所含溶质浓度的指标。尿液比重的高低与尿中水分、盐类及有机物的含量和溶解度有关，与尿液溶质（主要为氯化钠等盐类、尿素）的浓度成正比，同时受年龄、饮食和尿量影响。在病理情况下则受尿糖、尿蛋白及细胞成分、管型等影响。

（二）检测方法

化学试带法：比重检测试带膜块中含有酸碱指示剂（溴麝香草酚蓝）和电解质共聚体（甲氧乙烯顺丁烯二酸或聚甲基乙烯酯马来酸钠），试剂中电解质共聚体是弱酸性离子交换体（-COOH基）。在测试过程中尿中以盐类存在的电解质（M^+X^-），在溶液中解离出阳离子M^+，（以钠离子为主），并和离子交换体中的氢离子置换，在溶液中释放出氢离子（H^+）。释放出氢离子（H^+）和酸碱指示剂反应而呈色。根据颜色的变化换算成尿液电解质浓度，以电解质浓度换算成比重。

折射计法：有座式临床折射计法和手提式折射计法。利用光线折射率与溶液中总固体量具有相关性而进行测定。

尿比重计法：用特制的比重计，测定4℃时尿液与同体积纯水的重量（密度）之比。

超声波法：利用声波在不同特性物质中传播速度与密度关系的性质，通过测定声波的偏移来计算比重。

称量法：在同一温度下，分别称取同体积尿液和纯水的重量，进行比较，求得尿比重。

（三）标本要求与保存

晨尿，随机尿。用比重计法检测比重需收集较多量的尿液标本。

（四）参考区间

成人：随机尿1.003～1.030；晨尿大于1.020。

新生儿：1.002～1.004。

（五）临床意义

尿比重测定用于估计肾脏浓缩稀释功能。

（1）高比重尿：尿少时比重可增高，见于急性肾炎、肝病、心衰、周围循环衰竭、高热、脱水或大量排汗等。尿量增多同时比重增加，常见于糖尿病、急性肾小球肾炎或使用放射造影剂等。

（2）低比重尿：尿液比重常小于1.015时，称为低张尿（hyposthenuria）或低比重尿。如尿液比重固定在1.010+0.003（与肾小球滤过液比重接近）者，称为等张尿或等渗尿（isosthenuria），提示肾脏稀释浓缩功能严重损害。可见于急性肾衰多尿期、慢性肾衰、肾小管间质疾病、急性肾小管坏死等。尿崩症时，常呈严重的低比重尿（SG<1.003），甚至可低至1.001。

（3）尿比重易受生理和病理因素的影响，用于估计肾脏浓缩稀释功能时，24小时连续多次测定尿比重，比单次测定更有参考价值。

（六）影响因素

（1）化学试带法：①操作简便、快速。灵敏度低、精密度差，测试范围窄。对过高或过低的尿比重不敏感，应以折射计法为参考。②不受高浓度的葡萄糖、尿素或放射性检测用造影剂的影响，但受强酸和强碱以及尿中蛋白质的影响较大。如尿 pH 大于 7.0，测定值应加 0.005。③只适合用作过筛试验，不能作为评价肾脏浓缩稀释功能变化的指标。④使用与仪器匹配、合格、有效期内的试带，每天用标准色带进行校准。

（2）折射计法：①在 15～38℃温度范围内使用，使用前可以通过温度补偿装置进行调校。②仪器可用 10g/L、40g/L 和 100g/L 蔗糖溶液校正折射计，其折射率分别为 1.334 4、1.338 8 和 1.347 9。③该法易于标准化、标本用量少（1 滴尿），可重复测定，尤适合于少尿患者和儿科患者。测定结果比尿比重计法低 0.002。折射计法被美国临床实验室标准化学会（Clinical Laboratory Standard Institution，CLSI）和中国临床检验标准委员会（Chinese Committee for Clinical Laboratory Standards，CCCLS）建议为参考方法。

（3）尿比重计法：①新购比重计应用纯水在规定温度下观察比重是否准确。在 15.5℃时，蒸馏水 SG 应为 1.000，8.5g/L NaCl 液为 1.006 ，50g/L NaCl 液为 1.035。②尿量须充足，以保证比重计悬浮于液面中央而不碰壁，测定时液面应无泡沫，读数应准确。③校正测定温度对测定的影响：尿液温度每高于或低于比重计标记温度 3℃，比重值相应加或减 0.001。④校正病理性蛋白尿、糖尿对测定的影响：每增加 10g/L 上述物质，比重值相应减 0.003 或 0.004。⑤尿液中含造影剂时可使尿液比重 >1.050。⑥尿中盐类析出、尿素分解可使比重降低。遇盐类析出，应待盐类溶解后重新测定。

（4）超声波法：易于自动化、标准化，但需特殊仪器；能应用于浑浊尿液标本比重测定，且与折射计法有良好的相关性。

（5）称重法：准确性高，曾作为参考方法，但操作繁琐，易受温度变化的影响，不适用于日常尿液比重检测。

十二、尿液维生素 C（urine vitamin C）

（一）生化及生理

维生素 C 又称抗坏血酸，其分子式为 $C_6H_8O_6$，分子量 176.12，是一种水溶性碳水化合物。食物中的 VitC 在小肠吸收，一旦吸收，就分布到体内所有的水溶性结构中。VitC 在抗坏血酸酶作用下脱氢，转化成脱氢 VitC，后者在有供氢体存在时，又能接收两个氢原子再转化为 VitC。主要经肾脏代谢排出，从尿中排出的除还原型外，还有多种代谢产物。

（二）检测方法

还原法：试剂膜块中含有 2，6－二氯酚靛酚钠、中性红、亚甲基绿和磷酸盐缓冲剂等。在酸性条件下，维生素 C（具有 1，2－烯二醇还原性基团），能将试带膜块中粉红色 2，6－二氯酚靛酚钠（氧化态）还原为无色的 2，6－二氯二对酚胺。呈色反应由绿或深蓝至粉红色变化，呈色深浅与维生素 C 含量成正比。

（三）标本要求与保存

随机尿，标本不需处理。

（四）参考区间

阴性。

（五）临床意义

有报道指出约22.8%的尿液常规标本中可以检测出VitC，浓度范围从71～3395mg/L不等（平均372mg/L），尿液中VitC水平反映外源性VitC的摄入量，可以反映体内VitC的营养状态。降低见于感染性疾病、长期静脉注射治疗、吸收不良、营养不良、肿瘤、烧伤、坏血病、应激状态、肾病、VitC缺乏。尿液中含VitC，可对隐血/血红蛋白、胆红素、葡萄糖、尿白细胞酯酶及亚硝酸盐的干化学检测产生严重的负干扰（表3－8）。尿VitC定性或半定量检测主要用于判断尿液中VitC的存在是否对其他检测项目产生干扰，以便对检测结果进行合理解释。

表3－8 维生素C对干化学检测项目的干扰

检测项目	干扰试验项目所需尿维生素C浓度（mg/L）	反应物
隐血/血红蛋白	≥90	试剂膜块中浸渍的H_2O_2
胆红素	≥250	试剂膜块中浸渍的重氮盐
亚硝酸盐	≥250	反应过程中产生的重氮盐
葡萄糖	≥500	反应过程中产生的H_2O_2
白细胞	≥250	试剂膜块中浸渍的重氮盐

（六）影响因素

（1）灵敏度和特异性：试带法只能检测左旋抗坏血酸，即还原型抗坏血酸，灵敏度（一般为50～100mg/L）依试带不同而异。

（2）干扰因素：假阳性：见于龙胆酸、L－多巴或尿pH大于4.0时的内源性酚及巯基化合物、半胱氨酸和硫代硫酸钠等。假阴性：碱性尿液（因VitC易分解）。

（3）含有碘酸盐层的干化学检测试带，因碘酸盐可破坏VitC等干扰物质，故该类试带检测不受VitC的影响。

十三、尿渗量（urine osmolality）

（一）生化及生理

渗量是一种溶液的依数性指标，以溶解于溶液中颗粒的数量为基础。尿液渗量简称尿渗量，是反映尿中具有渗透活性粒子（分子或离子等）数量的指标，与颗粒大小及所带电荷无关，反映溶质和水的相对排出速度，蛋白质和葡萄糖等大分子物质对其影响较小，是评价肾脏浓缩稀释功能较好的指标。

（二）检测方法

溶液中有效粒子数量可以采用该溶液的冰点下降（液态到固态）或沸点上升的温度（△T）来表示。检测方法有冰点减低法（常用浓度计法，又名晶体渗透浓度计法）、蒸汽压减低法和沸点增高法。冰点是指溶液固态和液态处于平衡状态时的温度。1个Osm浓度的溶质可使1kg水的冰点下降1.858℃，因此摩尔渗透量：

Osm/kgH_2O = 测量冰点下降度数/1.858

冰点渗透压计的工作原理是通过溶液结冰曲线测定冰点下降温度值计算出尿渗量。

（三）标本要求与保存

尿液标本收集于清洁、干燥容器内，不加防腐剂。因随机尿浓度的变化大，最好收集24小时尿液进行测定。尿液标本应离心除去不溶颗粒，而盐类结晶析出应使其溶解，不可除去。尿液渗量在4℃条件下稳定24小时，冰冻条件可稳定数周。

（四）参考区间

尿渗量：600～1000$mOsm/kgH_2O$（相当于SG 1.015～1.025），最大范围40～1400$mOsm/kgH_2O$。尿渗量/血浆渗量之比：（3.0～4.7）：1。

（五）临床意义

（1）评价肾脏浓缩稀释功能：健康人禁水12小时后，尿渗量与血浆渗量之比应>3，尿渗量>800$mOsm/kgH_2O$。若低于此值时，说明肾脏浓缩功能不全。等渗尿及低渗尿可见于慢性肾小球肾炎、慢性肾盂肾炎、多囊肾、阻塞性肾病等慢性间质性病变等。

（2）鉴别肾性和肾前性少尿：肾小管坏死致肾性少尿时，尿渗量降低，常<350$mOsm/kgH_2O$。肾前性少尿时肾小管浓缩功能仍好，故尿渗量较高，常>450$mOsm/kgH_2O$。

（六）影响因素

（1）由于试验条件不同，如溶液的浓度、过冷温度、样本的容量和热传导状态等不同，均影响结冰曲线的形态，继而影响冰点测定结果。因此，在操作过程中要对仪器状态进行严格检查，样本容积加入要准确。

（2）测试过程中要保持测试探针位于样本中央，保持探针振幅适当，振幅太大，可使测试样本出现早冻现象，强震时探针应到达试管的一壁为宜，达不到管壁则可能产生不冻现象。

渗透溶质（osmolar clearance，Coms）和自由水清除率（free water clearence，C_{H2O}）测定

为了准确地了解肾脏的浓缩、稀释功能，学者们设计了渗透溶质Coms和C_{H2O}测定。Coms即1分钟内被肾脏清除了渗透分子的血浆量。自由水是不含溶质的水，C_{H2O}为单位时间内从血浆中清除到尿液中不含溶质的水量，反映肾脏清除机体不需要的水分的能力，与尿渗量测定相比，更能精确地反映肾脏的浓缩稀释功能。

（一）参考区间

正常人清晨空腹时Coms：2～3ml/L。

C_{H2O}：100～－25ml/h或－0.4～1.7ml/min。

（二）临床意义

Coms数值降低，说明远端肾小管清除渗透溶质的能力减弱或肾功能不全。C_{H2O}是对肾脏浓缩稀释功能进行定量测定，是评价肾脏髓质功能的良好方法。健康人做肾脏浓缩试验时，C_{H2O}为－10.7～－0.4ml/min；健康人做肾脏稀释试验时，CH_2O为1～9mL/min。在进行肾脏浓缩试验时，C_{H2O}由负值变为正值，提示肾小管浓缩功能减退；在进行稀释试验时C_{H2O}的正值变小，逐渐接近于0时，常提示肾小管稀释功能丧失；如C_{H2O}持续为0左右，则

提示肾小管浓缩稀释功能均已丧失。另外，C_{H2O}的连续测定可作为急性肾功能不全的早期诊断及恢复期判断的一个灵敏指标。在急性肾功能不全的大部分过程中，肾脏浓缩能力完全丧失，此时的特点是 $C_{H2O}=0$，当 C_{H2O}值又恢复到满意的负值时，提示肾小管上皮细胞功能恢复。C_{H2O}的测定还有助于鉴别肾功能不全和肾外性氮质血症。氮质血症患者的日尿量 >1L，但其 $C_{H2O}<0.5ml/L$ 或接近于0，提示为非少尿性肾功能不全；若 $C_{H2O}>0.5ml/L$，提示肾功能问题不大，而其氮质血症更可能由肾外因素引起。对于慢性肾盂肾炎、多囊肾等慢性间质性病变及慢性肾炎、肾血管性病变后期累及肾小管结构和间质后，C_{H2O}趋近于0。而 C_{H2O}对肾移植后急性排异反应的早期发现也具有重要的价值，此时 C_{H2O}常接近于0。

Uosom 和 C_{H2O}可受年龄、性别、季节、限水时间的不同或服用某些药物等多种因素的影响，当它们的结果有轻度改变时，则需考虑上述因素的可能影响。

十四、尿有机酸（urine organic acid）

（一）生化及生理

有机酸是氨基酸、脂肪、糖中间代谢过程中所产生的羧基酸。由于某种酶的缺陷，导致相关的羧基酸及代谢产物的蓄积。有机酸代谢障碍又称有机酸血症（organlc acidemia）或有机酸尿症（organlc aciduria）。现已发现了50余种有机酸代谢异常，根据代谢阻断的途径可分为以下几类：①氨基酸代谢过程障碍：约占半数以上，多为氨基酸代谢第2、3步之后的中间代谢障碍。其中以分支链氨基酸中间代谢障碍最多，也可见于芳香族氨基酸、赖氨酸、色氨酸的代谢障碍。生化特点以有机酸蓄积为主，一般不伴氨基酸蓄积。②氨基酸以外的代谢异常：即糖、脂肪的中间代谢异常。如：乳酸、丙酮酸、三羧酸循环、酮体、谷胱甘肽循环、甘油酸等代谢障碍。③多部位的代谢障碍：某种因子的缺乏可导致一组酶的功能障碍，如：生物素代谢障碍所致多羧基酶缺乏症、电子传导黄素蛋白缺乏导致戊二酸尿症Ⅱ型（多种乙酰辅酶A脱氢酶缺乏症）。④线粒体脂肪酸β氧化异常（β氧化异常）：部分有机酸代谢异常是以急性脑病、瑞氏综合征、婴幼儿猝死的形式起病，脂肪酸β氧化异常则为其中的一组代表性疾患。脂肪酸氧化异常导致脂肪酸及其相关代谢产物的异常增加，能量代谢障碍。国内报道，有机酸尿症以甲基丙二酸尿症最多。不同的有机酸尿症患者其尿中相应的有机酸大量增加，表3-9列举了一些遗传性代谢病患者尿中的异常代谢物。检测尿中相应代谢物可为新生儿筛查、高危筛查并为疾病的诊断提供依据。

表3-9 一些遗传性代谢病患者尿中的异常代谢物

疾病名		化合物
芳香组氨基酸代谢障碍	苯丙酮尿症	苯乳酸、苯丙酮酸、2-羟基苯乙酸
	酪氨酸血症（肝肾型）	4-羟基苯乳酸、4-羟基苯丙酮酸、4-羟基苯乙酸（琥珀酰丙酮）
	黑酸尿症	尿黑酸
分支链氨基酸代谢障碍	枫糖尿症	2-羟基异己酸、2-羟基异戊酸、2-羟基-3-甲基戊酸
	异戊酸血症	3-羟基异戊酸、异戊酰甘氨酸
	甲基巴豆酰甘氨酸尿症	3-羟基异戊酸、3-甲基巴豆酰甘氨酸

续 表

	疾病名	化合物
	3-甲基戊烯二酸尿症	3-甲基戊烯二酸、3-羟基异戊酸、3-甲基戊二酸
	多种羧化酶缺乏症	3-羟基异戊酸、3-甲基巴豆酰甘氨酸、甲基枸橼酸、3-羟基丙酸、乳酸
	3-羟基-3-甲基戊二酸尿症	3-羟基-3-甲基戊二酸、3-甲基戊烯二酸、3-甲基戊二酸、3-羟基异戊酸
	3-酮硫解酶缺乏症	2-甲基-3-羟基丁酸、2-甲基乙酰乙酸、环硫甘氨酸
	丙酸血症	甲基枸橼酸、3-羟基丙酸、3-羟基戊酸、2-甲基-3-羟基戊酸、丙酰甘氨酸、环硫甘氨酸
	甲基丙二酸血症	甲基丙二酸、甲基柠檬酸
其他氨基酸代谢障碍	2-酮己二酸尿症	2-酮己二酸、2-羟基己二酸、2-氨基己二酸
	戊二酸尿症1型	戊二酸、3-羟基戊二酸、戊烯二酸

（二）检测方法

气相色谱-质谱法：由两部功能不同的仪器串联而成，其一为气相色谱仪，将混合物分离为相对单一的物质，它是利用各种成分在一种固定的液相和一种流动的气相中分配不同，而达到分离的目的。质谱作为其下游检测器对各种成分测定出其分子量和结构，达到定性和定量的目的。

串联质谱法：将被测物质分子电离成各种质荷比不同的带电粒子，由一级质谱（MS1）选择一定质量的离子进入碰撞室，产生子离子或中性分子，再经过二级质谱（MS2）检测，通过母离子与子离子或中性分子配对分析，显著提高了方法的特异性和灵敏性。

（三）标本要求与保存

收集5～10ml晨尿或任意时间段尿液，无需防腐剂，-20℃保存。对于需远程协助检测的样本，可将标本收集于滤纸片上，晾干后送检。

（四）临床意义

主要用于新生儿筛查，确定是否有代谢性遗传病。尿有机酸含量增高见于甲基丙二酸血症、苯丙酮尿、酪氨酸血症、黑酸尿症、枫糖尿症、异戊酸血症、甲基巴豆酰甘氨酸尿症、3-甲基戊烯二酸尿症、3-羟基-3-甲基戊二酸尿症、甲基丙二酸血症、丙酸血症、2-酮己二酸尿症、多种羧化酶缺乏症、戊二酸血症Ⅰ型、戊二酸尿症Ⅱ型、5-氧合脯氨酸尿症、鸟氨酸氨甲酰基转移酶缺乏症、琥珀酰精氨酸尿症、二羧基酸尿症、高草酸尿症Ⅰ型、高草酸尿症Ⅱ型、Canavan病、半乳糖血症、3-酮硫解酶缺乏症、甲基巴豆酰辅酶A羧化酶缺乏症等。

（五）影响因素

气相色谱-质谱技术主要通过检测尿液中有机酸以对氨基酸和有机酸代谢病进行诊断。串联质谱技术通过检测血液样品中物质的质荷比（相对分子质量），对物质进行定性和定量分析，可同时检测一滴血中70余种氨基酸和酰基肉碱，对30余种氨基酸、有机酸和脂肪酸氧化代谢病进行快速的筛查和诊断，使相关疾病的诊断检出率显著高于传统生化或酶学方法。但酰基肉碱是有机酸代谢的中间体，串联质谱通过检测血酰基肉碱水平对有机酸血症进行筛查和诊断，由于不同的有机酸血症可表现为同一种酰基肉碱的增高，所以串联质谱检测有机酸血症不如气相色谱-质谱技术特异性高。方法学的选择原则是视临床表现而定：若临床表现疑似氨基酸代谢病，首选串联质谱检测；若临床表现为不明原因的酸中毒，疑似有机酸血症，首选气相色谱-质谱检测；若临床表现为肝脏肿大、肌酸激酶增高、肌无力或心肌肥厚，疑似脂肪酸代谢病，首选串联质谱检测；对难以判断的患者，为缩短患者检测等候时间，节省等候期间的住院或其他费用，可同时进行两种方法的检测。

（何　钢）

第九节　尿液蛋白质的检测

尿液蛋白质排泄增多就是蛋白尿，几乎是任何肾脏疾病的标志。与侵入性或技术性要求较高的诊断方法，如肾穿刺或超声波检查相比较，尿蛋白分析是一种简单和廉价的辅助诊断肾脏疾病的方法，而且尿蛋白分析在肾脏疾病的预防、筛选和随访中具有特殊的价值。

一、尿液总蛋白（urine total protein）

（一）生化及生理

见尿液一般检验“蛋白质”。

（二）检测方法

双缩脲法：用钨酸沉淀尿液中的蛋白质，用双缩脲反应进行定量。

考马斯亮蓝G-250染料结合法：在酸性介质中，考马斯亮蓝G-250与蛋白质的NH_3^+基团作用，引起由棕色到蓝色的颜色变化，光谱吸收峰由465nm移至595nm，与标准品比较，即可求得尿液蛋白质含量。

邻苯三酚红钼络合显色法：邻苯三酚红和钼酸络合形成复合物，其吸收峰为475nm。该复合物在酸性条件下与蛋白质形成结合体，其吸收峰移至604nm。与标准品比较，即可求得尿液蛋白质含量。

丽春红-S染料结合法：在尿液标本中，加入蛋白质沉淀剂三氯乙酸及丽春红-S染料，然后离心沉淀，蛋白质-染料结合物被沉淀，将沉淀物在碱液中溶解，640nm比色测定，与标准品比较，即可求得尿液蛋白质含量。

（三）标本要求与保存

晨尿，定时尿，24小时收集混合尿10ml送检。24小时尿以10ml甲苯或1g叠氮钠作防腐剂。

（四）参考区间

28.4~64.6mg/L。

（五）临床意义

见尿液一般检验“蛋白质”。

（六）影响因素

（1）先用磺基水杨酸法做蛋白质定性试验，如阴性则不必做定量试验，结果直接报告阴性。

（2）双缩脲法不适于定性试验为微量的尿蛋白定量检测，此时应选用其他方法。

（3）考马斯亮蓝 G－250 染料结合法：①使用高纯度染料试剂，否则影响试验结果。②尿蛋白定性在 ± ～ ＋取双倍样本量，结果除以 2 报告；尿蛋白定性在＋＋以上，标本 2～10 倍稀释，结果乘以稀释倍数。③考马斯染料易沉着在比色杯上，不易洗脱。

（4）丽春红－S 染料结合法：①本法灵敏度高，不受温度、药物等干扰，对白蛋白、白蛋白反应一致。②尿蛋白定性在＋＋以上，将标本 2～1 倍稀释，结果乘以稀释倍数。③离心后上清液应全部倾出，但不能损失沉淀物，否则影响试验结果。

（5）邻苯三酚红钼络合显色法：①本法灵敏度高，特异性强，干扰因素少，对白蛋白、白蛋白反应一致。②尿液蛋白质含量在 3.0g/L 内线性关系好。如标本蛋白质含量超过 3.0g/L，应稀释样本测定，结果乘以稀释倍数。③本法反应在 10 分钟达高峰，25 分钟后反应吸光度逐渐降低，宜在 10 分钟时完成比色。

二、尿液白蛋白（urine albumin）

（一）生化及生理

白蛋白的相对分子量为 66 458，半径为 3.6nm，在体液 pH 7.4 的环境中带负电荷。正常的肾小球基底膜具有滤过功能，平均孔径为 5.5nm，带负电荷。因此，正常情况下白蛋白在肾小球的滤过甚微，约为血浆中白蛋白浓度的 0.04%。在生理情况下，肾小球滤过后超过 95% 的白蛋白在远端小管通过赖氨酸代谢后的细胞摄粒作用被重吸收，故尿中白蛋白含量很低。健康成人尿白蛋白排出量为：晨尿（6.5＋5.1）mg/L；随机尿（4.8＋2.6）mg/L。排泄率：男 0～11.6μg/min，女 0～15.9μg/min。病理情况下，肾小球滤过通透性增加和（或）肾小管重吸收能力降低，将导致尿中蛋白增加，白蛋白排出量增加。尿白蛋白测定的临床应用评价优于尿液总蛋白测定，可用于早期肾损伤的监测。1982 年，Viberti 提出“微量白蛋白尿”（microalbuminuria，MA）的概念。微量白蛋白尿是指尿中白蛋白超过健康人水平，但常规尿蛋白试验为阴性的低浓度白蛋白尿（尿白蛋白排泄率为 20～200μg/min）。为标准化和临床实践需要，国际上一致以尿白蛋白排泄率＞20μg/min 或尿液总白蛋白＞30mg/24h 作为微量白蛋白尿的临界值。

（二）检测方法

ELISA 法：用针对人白蛋白的 F_6 单克隆抗体结合到聚苯乙烯固相载体表面，并保持其免疫活性，包被抗体与待检样本中白蛋白结合，加入酶结合 C_5 单抗，492nm 比色求得样本中白蛋白含量。

免疫比浊法：白蛋白与相应抗体形成抗原抗体复合物，反应液出现浊度。当保持反应液抗体过量时，形成的复合物随抗原量增高而增高，反应液浊度也随之增高，其结果与一系列标准品对照，即可计算出尿中白蛋白的含量。

（三）标本要求与保存

晨尿，定时尿，24 小时收集混合尿 10ml 送检。24 小时尿以 10ml 甲苯或 1g 叠氮钠作防腐剂。

（四）参考区间

3.9～24.4 mg/24h。

（五）临床意义、

尿微量白蛋白检测用于：

（1）糖尿病肾病：预防糖尿病肾病主要目标是早期检测出高危患者，以及检测出糖尿病肾病早期阶段。在此阶段通过有效治疗能防止和减少进行性肾功能减退。按照尿白蛋白的排泄量可区分微量白蛋白尿和大量白蛋白尿（表3－10）。微量白蛋白尿是肾小球滤过功能异常的可靠信号。在已明确糖尿病诊断的基础上，如6个月内3次独立检测中两次尿白蛋白增高，则可确诊糖尿病肾病。早期糖尿病肾病通过优化代谢性治疗，肾病的发展可终止甚至可逆转。同时，微量白蛋白尿监测可评价疗效。大量白蛋白尿提示非选择性肾小球或混合性肾小球－肾小管蛋白尿，包括白蛋白和其他尿蛋白持续增高，并提示肾功能持续下降。因此，尿微量白蛋白检测应成为糖尿病患者每年必查项目或定期监测指标。

表3－10　白蛋白尿的分类和界限值

	μg/分钟①	mg/24h②	mg/L③	mg/gCr③
正常	<20	<30	<20	<24
微量白蛋白尿	20～200	30～300	20～200	24～200
大量白蛋白尿	>200	>300	>200	>200

注：①晚间或早晨8～10点收集尿液；②24h尿；③晨尿。

（2）高血压肾病：近年来研究表明，原发性高血压患者定期进行尿白蛋白检测有助于及早发现高血压肾病，尿白蛋白测定可用于判断高血压肾病病情和预后。目前建议，凡高血压患者及老年人群均应注意监测尿微量白蛋白，以期早期发现肾脏损害。

（3）尿微量白蛋白和其他并发症的关系：近年来对肾脏病患者尿液微量白蛋白检测已越来越受到重视，认为是诊断原发性或继发性肾小球疾病、肾小管间质病变、药物性或中毒性肾损害的敏感、可靠指标，并能帮助临床发现早期的肾损害。如妊娠先兆子痫、癌症化疗药物引起肾损害、急性感染性肾炎等疾病，监测患者尿微量白蛋白可发现早期肾损害并指导临床治疗。

（六）影响因素

尿液微量白蛋白检测多采用免疫学方法。但因尿液中的白蛋白性质极其复杂，在经肾脏滤过时，受溶酶体酶的化学修饰作用，可产生<1%的完整白蛋白及>90%的白蛋白源性片段，疾病状态下此组分比例及性质还可能发生变化。常用的免疫分析方法只能检测具有免疫原性的完整白蛋白及白蛋白片段和多聚白蛋白聚合物。因此检测方法的局限性可能带来一定的实验误差。为此，临床上对于具有潜在危险的肾脏病患者，需要反复监测尿微量白蛋白的变化。

三、尿液免疫球蛋白（urine immunoglobulin）

（一）生化及生理

免疫球蛋白是一组具有抗体活性的球蛋白，由浆细胞合成与分泌，存在于机体的血液、体液、外分泌液及部分细胞的表面。Ig 分为 IgG、IgA、IgM、IgD 和 IgE 5 类。IgG 相对分子质量 16 万，是血清中主要的抗体成分；IgA 相对分子质量 17 万；IgM 相对分子质量 90 万。肾小球基底膜上皮细胞为精细滤器，只有相对分子质量小于 6 万的血浆蛋白质才能滤过，因此，正常情况下尿液内不会出现 IgG、IgA 和 IgM（或含量极微）。当肾小球病变导致滤过膜结构破坏时，大相对分子质量的血浆球蛋白被滤过，并出现在尿液中。因此，检测尿液中免疫球蛋白含量可对各种肾病的诊断及判断肾功能损害的程度提供可靠的指标。大量免疫球蛋白从尿中排出可引起肾中毒，因此尿中免疫球蛋白的存在增加肾脏功能障碍的风险，预后不良。

（二）检测方法

采用酶联免疫吸附法或免疫散射/透射比浊法测定尿中 IgG、IgM、IgA 含量。

（三）标本要求与保存

晨尿，24 小时收集混合尿 10ml 送检。24 小时尿以 10ml 甲苯或 1g 叠氮钠作防腐剂。在 4～8℃可保存 48 小时，在 -20℃可保存一个月。尿液经离心后取上清液检测。

（四）参考区间

尿 IgG：0.1～0.5mg/L。

尿 IgM：0.02～0.04mg/L。

尿 IgA：0.4～1.0mg/L。

（五）临床意义

尿 Ig 升高主要见于肾小球肾炎、肾炎性肾病、迁延性肾炎、乙肝的肾脏表现、肾病综合征及一些原发性肿瘤。尿免疫球蛋白和其他微量蛋白测定可早期诊断肾脏疾病，有助于肾脏疾病的分期和预后判断。肾小球轻度病变时尿中微量白蛋白升高，当肾小球进一步受损，尿 IgG、IgA 升高，肾小球严重病变时尿 IgM 升高。尿中微量白蛋白及 IgG 出现提示病变向慢性过渡，尿中 IgM 出现对预测肾衰有重要价值。全身性疾病累及肾脏时，尿中微量白蛋白及 IgG 作为肾小球受损的一个过筛试验。尿中 IgA 增加见于 IgA 肾病、膀胱炎与肾盂肾炎。

四、尿液游离免疫球蛋白轻链（urine free immunoglobulin light chain）

（一）生化及生理

尿中游离免疫球蛋白轻链又称本周蛋白（Bence - Jones protein，BJP），能通过肾小球滤过膜，当浓度增高超过肾近曲小管重吸收的极限时，自尿中排出，即本周蛋白尿。BJP 在 pH 4.9±0.1 条件下，加热至 40～60C℃时可发生凝固，温度升至 90～100℃时可再溶解，而温度减低至 56℃左右，又可重新凝固，故又称为凝溶蛋白，此为 BJP 的重要特性之一。免疫球蛋白的轻链单体相对分子质量为 2.3 万，二聚体相对分子质量为 4.6 万，乙酸纤维素蛋白电泳时可在 α_2 至 γ 球蛋白区带间出现“M”带，大多位于 γ 区带及 β - γ 区带之间；SDS - PAGE 蛋白电泳可见到突出的低相对分子质量蛋白区带。BJP 不能与抗重链或抗 Ig 的抗血清起反应，但能与抗 K（kappa）和抗 λ（lambda）抗血清起反应，据此可将其进一步分型。BJP 主要通过两种机制损伤肾功能：肾小管对 BJP 具有重吸收及异化作用，当 BJP 通过肾排泄时，BJP 可在肾小管内沉淀，进而引起肾小管阻塞，抑制肾小管对其他蛋白成分的重吸收，损害肾脏近曲、远曲小管，因而导致肾功能障碍及形成本周蛋白尿；其次 κ 轻链相对分子质量小，且具有肾毒性，可直接损害肾小管细胞。

（二）检测方法

热沉淀－溶解法：基于 BJP 在 56℃凝固、100℃溶解的特性而检测。

对甲苯磺酸法：基于对甲苯磺酸能沉淀相对分子质量较小的 BJP，而与相对分子质量较大的白蛋白和球蛋白不起反应的原理而检测。

蛋白电泳法：基于蛋白电泳的基本检测原理。

免疫电泳：基于区带电泳原理和免疫学特异性抗原抗体反应的原理。首先将待检标本经琼脂或琼脂糖电泳，进行初步区带分离，然后在琼脂或琼脂糖板上沿电泳方向挖一个与之平行的小槽，加入与抗原相应的抗血清，作双向免疫扩散。已分离成区带的各抗原成分与抗体在琼脂板上相遇，在两者比例恰当的位置形成免疫结合沉淀弧线。

免疫固定电泳：基于区带电泳原理和特异性抗原抗体反应的原理。与免疫电泳不同之处在于：是将抗血清直接加于电泳后蛋白质区带表面，或将浸有抗血清的滤纸贴于其上，抗原与对应抗体直接发生沉淀反应，形成的复合物嵌于固相支持物中。将未结合的游离抗原或抗体洗去，则出现被结合固定的某种蛋白。

免疫速率散射浊度法：基于可溶性抗原－抗体反应，形成不溶性抗原－抗体复合物的免疫学原理。光沿着水平轴照射，遇到小颗粒的免疫复合物时将导致光散射，散射光的强度与复合物的含量成正比，即待测抗原越多，形成抗原－抗体复合物越多，散射光强度越强。

（三）标本要求与保存

晨尿，24 小时收集混合尿送检。24 小时尿以 10ml 甲苯或 1g 叠氮钠作防腐剂。在 4～8℃可保存 48 小时，在－20℃可保存一个月。尿液经离心后取上清液检测。

（四）参考区间

定性试验：阴性。

定量：轻链 K＜5mg/L；

轻链 λ＜5mg/L。

（五）临床意义

尿 BJP 检测主要用于多发性骨髓瘤（MM）、原发性淀粉样变性、巨球蛋白血症及其他恶性淋巴增殖性疾病的诊断和鉴别诊断。尿免疫电泳或免疫固定电泳可发现 50%～80% 的患者尿 BJP 阳性，而用试带法筛检蛋白尿时可漏检 BJP。

（1）多发性骨髓瘤患者尿中可出现 BJP 单克隆轻链。K/λ 的比率为 2 ∶ 1。99% 多发性骨髓瘤患者在诊断时有血清 M－蛋白或尿 M－蛋白。早期尿 BJP 可呈间歇性排出，50% 病例每日大于 4g，最多达 90g。

（2）巨球蛋白血症 80% 的患者尿中有单克隆轻链。

（3）原发性淀粉样变性：70% 以上的患者血和尿中发现单克隆蛋白，89% 患者诊断时血或尿中有单克隆蛋白。

（4）其他疾病：μ 重链病 2/3 病例有 BJP 尿。此外，恶性淋巴瘤、慢性淋巴细胞白血病、转移癌、慢性肾炎、肾盂肾炎、肾癌等患者尿中也偶见 BJP。20%“良性”单克隆免疫球蛋白血症病例可查出 BJP，但尿中含量低，多数小于 60mg/L。经长期观察即使是稳定数年的良性 BJP 患者，仍有发展为多发性骨髓瘤或淀粉样变性病的可能性。不过也存在着良性 BJP 尿。一些患者有稳定的血清 M 蛋白和尿 BJP，长达 15 年也未发展为多发性骨髓瘤或有关疾患。

（六）影响因素

（1）热沉淀 - 溶解法：该法灵敏度不高，一般需尿中 BJP > 0.3g/L，有时甚至高达 2.0g/L，致使假阴性率高。用此法检测须具备 3 个条件：①标本新鲜。②尿液混浊时需离心取上清液。③若为蛋白尿，须先用加热乙酸法沉淀普通蛋白质，然后趁热过滤，取上清液检查。本方法要求标本量较大。

（2）对甲苯磺酸法：该法操作简便、灵敏度高，BJP 达 3.0mg/L 时即可检出，是较敏感的筛检试验方法。尿中存在白蛋白时不会产生沉淀反应，但若球蛋白大于 5.0g/L 可出现假阳性。

（3）乙酸纤维素膜电泳：对 BJP 的阳性检出率可高达 97%。电泳以相对分子质量大小来区分蛋白质，因此可见到突出的低相对分子质量蛋白区带；经乙酸纤维素膜电泳，BJP 可在 α_2 至 γ 球蛋白区带间出现“M”带，但如尿中 BJP 含量较低，需预先浓缩 10～50 倍。为便于分析常需同时做患者及正常人血白蛋白电泳及浓缩后的尿液电泳。肌红蛋白、溶菌酶、游离重链、转铁蛋白、脂蛋白或多量细菌沉淀物等也可出现类似于“M”的区带，因此当乙酸纤维素膜上出现波峰或怀疑有相关疾病时，应进行免疫电泳。

（4）免疫电泳：是电泳技术与双向免疫扩散技术的组合，方法简单易行，样品用量少，分辨率高，特异性强；但不同抗原物质在溶液中含量差异较大时，不能全部显现出来，需预先测量抗原与抗体的最适比例；电泳条件可直接影响沉淀线的分辨率；结果判断需积累一定的经验。

（5）免疫固定电泳：采用特异抗体来鉴别由区带电泳分离出的蛋白，比区带电泳和免疫电泳更敏感。

（6）免疫速率散射浊度法：是目前免疫学分析中比较先进的方法，能定量分析 κ 和 λ 轻链的浓度，测定结果可靠。

五、尿液 α_2 - 巨球蛋白（urine α_2 - macroglobulin）

（一）生化及生理

α_2 - 巨球蛋白（α_2 - M）是人体中重要的血浆蛋白之一，是一种大分子糖蛋白，含糖量约 8%，由 4 个相同的亚单位组成，分子量为 725 000 左右，pI 为 5.0～5.5。α_2 - M 主要在肝细胞与单核 - 巨噬细胞系统中合成，半衰期约 5 天。正常情况下，血浆中每天约有超过 10% 量的 α_2 - M 被代谢分解掉。α_2 - M 与蛋白酶形成复合物后可迅速地从血循环中被清除，这可能是由于 α_2 - M 与蛋白酶结合后构象改变，释放出糖肽使疏水区暴露，易于被细胞受体识别，因而能很快地被肝、脾和骨髓的网状内皮细胞吞噬。α_2 - M 除能清除血中多余蛋白酶外，对组织蛋白酶也有抑制作用。在正常生理条件下，大分子的 α_2 - M 不易进入组织，但在炎症时血管通透性增高，α_2 - M 可进入组织并与其中的弹性蛋白酶和胶原酶等结合形成复合物，防止组织的进一步水解破坏。α_2 - M 还能抑制病原体和寄生虫入侵机体时释放出来的多种蛋白酶，它对某些病毒也有抑制作用。α_2 - M 还能通过抑制体内多种蛋白酶的活性来调节机体的免疫反应。此外 α_2 - M 是血纤溶酶的抑制剂，能阻止纤维蛋白的水解，与凝血有密切的关系。α_2 - M 是巨分子量蛋白，不能通过肾小球滤过膜，故尿中 α_2 - M 含量甚微。

（二）检测方法

采用酶联免疫吸附法或免疫散射/透射比浊法测定尿中 α_2 - M。

（三）标本要求与保存

晨尿，24 小时收集混合尿 10ml 送检。24 小时尿用 1g 叠氮钠作防腐剂，一般储存于 4℃，冻干后在 -70℃可保存一年。尿液经离心后取上清液检测。

（四）参考区间

<0.026mg/L。

（五）临床意义

（1）尿中 α_2 - M 增高见于：①肾后性血尿，如损伤、肿瘤、尿结石、尿路感染、良性前列腺增生、月经血、结核、肾性感染。②其他疾病如肾小球基膜受损、肝病、肾病综合征、糖尿病肾病、某些良性肿瘤及恶性胸腹水、自身免疫性疾病、妊娠、口服避孕药等。

（2）尿中 α_2 - M 降低见于急性肾炎、急性胰腺炎、类风湿关节炎。

（五）影响因素

（1）α_2 - M 对酸和热敏感，pH 4 以下易失活，在 pH 5.0 ~ 8.4 范围内比较稳定。

（2）α_2 - M 测定前用磺基水杨酸法作蛋白定性试验，依据定性结果将尿液用稀释液稀释，具体稀释倍数按试剂盒说明书进行操作。

六、尿液 α_1 - 微球蛋白（urine α_1 - microglobulin，α_1 - MG）

（一）生化及生理

α_1 - 微球蛋白为相对分子质量仅 26 000 的一种糖蛋白，由 167 个氨基酸组成。PI 为 4.5 ~ 5.5。α_1 - MG 主要由肝细胞和淋巴细胞产生，广泛分布于体液及淋巴细胞膜表面。血浆中 α_1 - MG 以两种形式存在，游离型或与 IgA 结合型。结合型 α_1 - MG 不能通过肾小球滤过膜。游离型 α_1 - MG 可自由通过肾小球，但约 99% 被近曲小管上皮细胞以胞饮形式重吸收并分解，故仅微量 α_1 - MG 从尿中排泄。

（二）检测方法

采用酶联免疫吸附法或免疫散射/透射比浊法测定尿中 α_1 - MG。

（三）标本要求与保存

晨尿，或 24 小时收集混合尿 10ml 送检。24 小时尿 1g 叠氮钠作防腐剂，尿液 pH 在 4 ~ 8，在 4 ~ 8℃可保存 1 周，在 -20℃可保存一个月。尿液经离心后取上清液检测。

（四）参考区间

<14.6mg/L。

（五）临床意义

（1）尿 α_1 - MG 增高是反映和评价各种原因包括肾移植后排斥反应所致早期近端肾小

管功能损伤的特异、灵敏指标。与 β_2 - M 相比较，α_1 - MG 不受恶性肿瘤的影响，酸性尿中不会出现假阴性，故检测结果更为可靠。

（2）评估肾小球滤过功能：根据 α_1 - MG 的排泄方式，血清 α_1 - MG 增高提示肾小球滤过率减低所致的血潴留。内生肌酐清除率小于 100ml/min 时，血清 α_1 - MG 即出现增高。血清和尿 α_1 - MG 都增高，表明肾小球滤过功能和肾小管重吸收功能均受损。内生肌酐清除率小于 80ml/min 时，血清 β_2 - M 开始增高。可见 α_1 - MG 比 β_2 - M 敏感。故测定血清 α_1 - MG 比检测血肌酐或 β_2 - M 在反映肾小球滤过功能和肾小管重吸收功能上更灵敏。在评估各种原因所致肾小球和近端肾小管早期功能损伤时，α_1 - MG 和 β_2 - M 均是较理想的指标，尤以 α_1 - MG 为佳。

七、尿液 β_2 - 微球蛋白（urine β_2 - microglobulin）

（一）生化及生理

β_2 - 微球蛋白是一种相对分子质量仅 11 800、含 100 个氨基酸和 1 个二硫键的蛋白质，等电点为 5.7，因电泳时位于 β_2 区带而得名，是人体内除了成熟红细胞和胎盘滋养层细胞外，所有细胞特别是淋巴细胞和肿瘤细胞膜上人类白细胞抗原（human leukocyte antigen，HLA）的轻链蛋白组分。正常人 β_2 - M 生成量相对恒定，150～200mg/d，随 HLA 的更新、代谢、降解释放入体液。因其相对分子质量小且不和血浆蛋白结合，可自由地经肾小球滤入原尿，其中 99% 由近端肾小管以胞饮形式重吸收，并在肾小管上皮细胞中分解破坏，因此，仅有微量 β_2 - M 自尿中排出。

（二）检测方法

采用酶联免疫吸附法或免疫散射/透射比浊法测定尿中 β_2 - M。

β_2 - M 清除率（C_{β_2-M}）$=U_{\beta_2-M}/P_{\beta_2-M}\times V$。

式中：U_{β_2-M}为尿中 β_2 - M 浓度；Pβ_2 - M 为血浆中 β_2 - M 浓度；V 为单位时间内尿量。

（三）标本要求与保存

新鲜尿，或 24 小时收集混合尿 10ml 送检。24 小时尿用 1g 叠氮钠作防腐剂，收集尿液需监测 pH，用 2mol/L 的 NaOH 调整 pH 值 >6.00。尿液经离心后取上清液检测。

（四）参考区间

β_2 - M：随机尿 <0.2μg/ml。

（五）临床意义

尿 β_2 - M 检测主要用于评估肾脏早期损伤时肾小球和近端肾小管功能。①是反映近端肾小管受损非常灵敏和特异指标。当肾小管受损或肾脏产生 β_2 - M 增多时，尿中 β_2 - M 含量增加。见于肾小管间质性疾病、药物或毒物（如庆大霉素、卡那霉素、汞、镉、金制剂等的肾毒性）所致早期肾小管损伤。②肾移植术后若持续出现尿 β_2 - M 增高，表明排斥反应未得到有效控制。③由于肾小管重吸收 β_2 - M 的阈值为 5mg/L，超过阈值时，大量 β_2 - M 从尿排泄。因此，应同时检查血 β_2 - M，只有血 β_2 - M 小于 5mg/L 时，尿 β_2 - M 增高才反映肾小管损伤。此外，有主张以尿 β_2 - M 增高作为上尿路感染的标志，但因上、下尿路感染均有大量白细胞浸润、坏死而释放出 β_2 - M，故该指标不可靠。④β_2 - M 清除率（C_{β_2-M}）

是鉴别轻度肾小管损伤的良好指标。肾小管损伤时，其重吸收率只要减少 10%，尿中 β_2 - M 排泄量就要增加 30 倍左右，因而 C_{β_2-M}呈高值；无肾小管损伤时，C_{β_2-M}多在正常参考范围。

（六）影响因素

晨尿不完全适用于 β_2 - M 的检测（晨尿 pH 往往 <6.0），β_2 - M 在 pH 6.0 以下的酸性尿中在两小时内即发生变性，故尿液标本收集后应碱化并及时测定。若需批量检测，应将尿液调节至 pH 6.5 ~ 7.0，冷冻保存。

八、尿液转铁蛋白（urine transferrin）

（一）生化及生理

转铁蛋白（Tf）是一种糖蛋白，相对分子质量为 77 000，PH 为 5.6 ~ 6.6，主要在肝脏中合成，半衰期为 7 天。Tf 是铁转运的主要蛋白，负责运载由消化道吸收的铁和由红细胞降解释放的铁，以 Tf - Fe^{3+} 的复合物形式进入到骨髓中，供幼稚红细胞和网织红细胞合成血红蛋白。血浆中 Tf 浓度受机体铁供应的调节，机体缺铁时，血浆中 Tf 浓度上升，经铁剂有效治疗后恢复到正常水平。在某些疾病状态下，因肾小球滤过膜的电荷屏障受损，带负电荷的 Tf 易于滤出，从而出现于尿中。由于 Tf 的分子半径小于白蛋白，且其等电点高于白蛋白，所以在肾损伤时，在尿白蛋白排出升高之前 Tf 即已升高，并先从尿中排出。故相比于微量白蛋白，Tf 能更敏感地反映肾脏功能受损情况。

（二）检测方法

采用酶联免疫吸附法或免疫散射/透射比浊法测定尿中 Tf。

（三）标本要求与保存

新鲜尿，在 4 ~ 8℃ 可保存 48 小时，在 - 20℃ 可保存一个月。尿液经离心后取上清液检测。

（四）参考区间

0 ~ 2.0mg/L。

（五）临床意义

尿 Tf 含量增高见于肾病综合征、急进性肾炎、慢性肾炎、膜性或增生性肾炎、糖尿病肾病、高血压肾病、慢性肺源性心脏病、红斑狼疮性肾炎。

（六）影响因素

测定前用磺基水杨酸法进行蛋白定性试验，然后用生理盐水或试剂盒提供稀释液进行稀释。具体稀释倍数如下：蛋白定性结果（+），稀释 1000 倍；蛋白定性结果（++），稀释 3000 倍；蛋白定性结果（+++），稀释 10 000 倍；蛋白定性结果（++++），稀释 15 000倍。

九、尿液 Tamm - Horsfall 蛋白（urine Tamm Horsfall protein）

（一）生化及生理

Tamm - Horsfall 蛋白（THP）为尿中黏蛋白的一种，相对分子质量为 8 万 ~ 27 万，由

Henle 袢升支与远曲小管的上皮细胞内高尔基复合体产生，为一种肾特异性蛋白质，可作为这一段肾小管的抗体标志。THP 聚合可形成凝胶覆盖在肾小管上皮细胞膜上，阻止水分的通过，参与肾逆流倍增系统中浓度梯度的形成，起到保护尿道黏膜使之免受细菌及病毒损伤的作用。正常人可有少量 THP 排入尿中，当各种原因如梗阻、炎症、自身免疫性疾患等引起肾损伤时，尿中排出量增多，并与肾受损程度相一致。病理条件下，THP 为管型的主要基质成分，其多聚体是肾结石基质的重要前体物质。在高浓度电解质、酸性环境或尿流缓慢时，THP 易聚合而沉淀，当沉淀在远曲小管形成时便构成透明管型。当机体炎症、自身免疫性疾病、尿路梗阻性疾病等引起肾脏实质损伤时，THP 可沉着于肾间质并刺激机体产生相应的自身抗体。THP 在尿中的排泄量被认为是检测肾功能的一项新指标。

（二）检测方法

采用酶联免疫吸附法测定尿中 THP。

（三）标本要求与保存

随机尿，或 24 小时收集混合尿 10ml 送检。24 小时尿用 1g 叠氮钠作防腐剂，在 4～8℃ 可保存 48 小时，在 -20℃ 可保存一个月。尿液经离心后取上清液检测。

（四）参考区间

29.8～42.9mg/24h。

（五）临床意义

（1）作为远端肾小管病变定位标志物：THP 在尿中含量增高提示远端肾小管各种原因的病变、THP 覆盖层破坏和刺激分泌增高。可见于上尿路炎症、感染、梗阻，自身免疫性疾病、药物毒性、金属铜、镉等中毒所引起的肾小管 - 间质性炎。尿 THP 一过性增高，可见于重铬酸钾中毒和肾移植后急性排斥反应期。

（2）THP 持续维持较高水平：提示易于形成尿结石。尿中 THP 测定有助于判断泌尿道结石患者体外震波碎石治疗效果：手术成功者，尿中 THP 含量于术后第二天达高峰，以后逐渐减低；若 THP 无明显变化，则表明碎石治疗失败。

（3）用于泌尿系统结石形成机制的研究：结石患者尿中类黏蛋白增多，多个分子的 THP 与其他大分子物质聚合成为尿类黏蛋白，后者去掉涎酸聚合成为结石基质 A。体外实验证明，尿类黏蛋白能促进草酸钙、磷酸钙结晶生成。对人泌尿系结石分析，也发现草酸钙与尿酸结石的 THP 含量高于磷酸铵镁结石，上尿路结石的 THP 含量高于下尿路结石，而且结石患者的 24 小时的 THP 排出量高于正常人。

十、尿液蛋白选择性指数（selective proteinuria index，SPI）

（一）生化及生理

肾小球滤过膜是由毛细血管内皮细胞、基底膜、上皮细胞（足细胞，即肾小球囊的脏层）三层构成，是具有一定“选择性”的通透性滤过膜。滤过膜各层的空隙只允许一定大小的物质通过，而且和滤过膜的电荷有关。滤过分子大小一般以有效半径来衡量，小分子物质如尿素和葡萄糖，可自由通过滤过膜；中等大小分子物质如白蛋白的滤过则受到限制，大分子物质如纤维蛋白原，则不能滤过。滤过膜所带的电荷对其通透性有很大影响，正常时滤过膜表面覆盖一层带负电荷的蛋白多糖，使带负电荷的较大分子不易通过，如白蛋白，但在病理情况下滤过膜所带的电荷减少或消失，白蛋白等蛋白质滤过增加而出现蛋白尿。

由于肾小球滤过膜的受损害程度不同，尿中不同相对分子量的各种蛋白质的比例有差异，因此提出尿蛋白选择性的概念，即受损的肾小球滤过膜对血浆蛋白的滤过存在着选择性。当肾脏疾病较轻时，尿中仅有少量大分子蛋白质，以白蛋白为主，称为选择性蛋白尿。当病变较重时，除白蛋白外，尿中还有大量大分子蛋白质排出，则称为非选择性蛋白尿。

（二）检测方法

目前临床上多采用尿 IgG（分子量为 150kD）和尿 Tf（分子量为 77kD）的清除率比值作为尿蛋白选择性指数检测方法。其计算公式为：

SPI =（尿 IgG/血 IgG）/（尿 Tf/血 Tf）

（三）标本要求与保存

空腹采集 2ml 血液，收集当日晨尿 50ml 送检。

（四）参考区间

SPI <0.1，高度选择性蛋白尿。

（五）临床意义

蛋白尿选择性指数可反映肾小球滤过膜的通透性，在某种程度上与肾小球疾病的病理学改变有一定的关系。其可预测治疗反应及估计预后，选择性高者预后好，反之预后差。SPI <0.1 者，表明肾小球损害较轻，治疗反应和预后大多较好，如肾病综合征、肾小球肾炎早期等。SPI 介于 0.1 ~0.2 之间为中度选择性蛋白尿，表示病情一般。SPI >0.2 者属非选择性蛋白尿，表明肾小球损害较重，预后大多不良，如急性肾炎、糖尿病肾病等。

（六）影响因素

SPI 在评价肾小球滤过膜损伤时为一个较敏感指标，因没有考虑肾小管对所测蛋白的重吸收和分解的影响，且 IgG 和 Tf 均为内源性蛋白，滤过增加时肾小管重吸收和分解也相应增加，同时二者所带电荷也不同，故其可靠性受到一定影响。

十一、尿液 SDS - PAGE（urine SDS - PAGE）

（一）生化及生理

许多肾性、肾前性、肾后性及使交感神经兴奋的原因，如高热、剧烈体力活动、心理上应激和突然的体位改变（生理性）因素可引起尿蛋白。尿液蛋白电泳分析技术可以根据尿液中蛋白质成分的电荷特性、分子大小，甚至免疫原性将各类蛋白成分进行区分。根据尿液中主要蛋白成分即可判断肾小球滤过功能的受损程度，并对蛋白尿进行分类。

（二）检测方法

十二烷基硫酸钠 - 聚丙烯酰胺凝胶电泳法（sodium dodecyl sulfate polyacrylamide gel electrophoresis，SDS - PAGE）亦称尿蛋白 SDS 盘状电泳。尿蛋白可与十二烷基硫酸钠反应，形成带有负电荷的复合物，消除尿液蛋白的电荷差异，电泳时尿液中各种蛋白组分向正极移动，通过聚丙烯酰胺交联网具有的分子筛效应，可将各种蛋白质按其相对分子质量大小的顺序，彼此分离出蛋白区带。相对分子质量愈大，电泳速率愈慢，反之则愈快。将尿蛋白定性检查阳性的尿液标本与已知相对分子质量的标准蛋白质（如 IgG 相对分子质量为 150 000，转铁蛋白相对分子质量为 90 000，白蛋白相对分子质量为 65 000，溶菌酶相对分子质量为 18 000）一起进行 SDS 盘状电泳，通过对照比较，可以判断蛋白组分的性质和相对分子质量范围，可以进行蛋白尿选择性和非选择性分析。

（三）标本要求与保存

晨尿，或 24 小时收集混合尿 20ml 送检。尿液用 0.1% 叠氮钠作防腐剂。用叠氮钠防腐的尿液标本室温最多可储存 45 天，在 4℃可储存 6 个月，加入 50g/L 蔗糖后可将尿液标本冷冻保存。

（四）参考区间

各相对分子质量的尿蛋白均显示微量蛋白区带，以白蛋白区带为主。

（五）临床意义

尿蛋白电泳主要用于蛋白尿的分型。按 SDS。PAGE 尿蛋白电泳结果，可分为低相对分子质量蛋白尿、中相对分子质量蛋白尿、高相对分子质量蛋白尿和混合型蛋白尿。

（1）低相对分子质量蛋白尿：见于以肾小管损害为主的疾病，如急性肾盂肾炎、肾小管性酸中毒、慢性间质性肾炎早期、重金属及药物引起肾损害等。

（2）中及高相对分子质量蛋白尿：见于以肾小球损害为主的疾病，如各类原发性、继发性肾小球肾炎和肾病综合征等。

（3）混合性蛋白尿：见于整个肾单位受损的病理情况，如慢性肾炎晚期、严重间质性肾炎。

（六）影响因素

（1）用 SDS 处理蛋白质样品时加入的巯基醇，使很多不溶性蛋白质溶解，并与 SDS 定量结合。SDS 是一种阴离子表面活性剂，可以将蛋白质解离成亚基，并使蛋白质分子带上 SDS 阴离子，带上大量负电荷，其量大大超过了蛋白质原有的电荷，从而掩盖了各种蛋白质原有的电荷差异，使得蛋白质的电泳迁移率仅仅反映蛋白质亚基相对分子质量的差别。因此，SDS－PAGE 是目前分析蛋白质亚基组成和测定其相对分子质量的较好方法。

（2）尿液标本电泳前须经过浓缩处理，依据尿蛋白定性的结果而确定浓缩倍数。正常人 24 小时尿中蛋白不超过 150mg，其浓缩倍数以 20 为宜。为获得良好的分离效果，必须选择适宜的凝胶浓度。梯度凝胶因其包含 5%～10% 的凝胶浓度，且具有良好的浓缩效应，因此适宜于比较复杂的蛋白质分析。

（门小平）

第十节　器官移植后的实验室监测

由于近年来临床得益于有效免疫抑制剂的应用，使移植物存活率显著增高，但移植术后的宿主抗移植物反应及感染等并发症迄今仍是令人头疼的难题，因此对这些患者进行实验室监测，尤其是移植术后的前阶段至关重要。器官移植实验室监测内容包括：移植物功能监测，诊断排斥反应；免疫抑制剂血药浓度；局部或全身性感染。临床上不管是接受哪一种移植物的受体，移植术后都应经常对所用免疫抑制剂血药浓度和感染进行监测，而移植物的功能监测则依赖于不同移植器官特性。器官移植后实验室监测主要包括以下两个方面。

免疫抑制剂是对机体的免疫反应具有抑制作用的药物，能抑制与免疫反应有关细胞（T细胞和B细胞等巨噬细胞）的增殖和功能，能降低抗体免疫反应。器官移植后的患者多数要使用免疫抑制剂，适量的免疫抑制剂可以适当降低机体对移植器官的免疫反应性，避免或减少排斥反应的发生，使移植器官发挥其相应功能，从而维持受者生命，恢复正常的生活。但现阶段所有正在应用或试用中的免疫抑制剂对人体正常的免疫防御功能均有负影响作用，只是严重程度及不良反应表现不同而已，如若使用不当，一方面可因其本身对机体及移植器官的毒性作用，造成相应的器官功能障碍或移植器官丧失功能，导致患者死亡；另一方面可过度抑制机体免疫反应性，引起各种严重的甚至致命的感染或恶性肿瘤。因此，借助治疗药物检测（therapeutic drug monitoring，TDM）保证免疫抑制剂使用的有效性和安全性，实属必要。免疫抑制剂的TDM，已列为器官移植术后的常规检查项目。

在移植排斥反应中，免疫系统扮演了重要角色。移植术后，移植物与宿主相互作用，由于两者组织相容性抗原不同，宿主免疫系统将移植物视为异物，激活巨噬细胞，并在移植物内浸润、吞噬和处理其抗原，并释放IL-1，诱导同种异体特异性抗原的淋巴细胞转化成效应细胞，释放IL-2和IL-4等淋巴因子，使之转化为成熟的效应淋巴细胞如细胞毒性T细胞、自然杀伤细胞、浆细胞以及活化的巨噬细胞。γ-干扰素增加MHCⅡ抗原在移植物内表达。在活化效应细胞的细胞毒、特异性抗体、补体及肿瘤坏死因子等直接作用下导致移植物损伤。用免疫学方法可检测某些细胞因子与炎性介质，有助于对排斥反应的诊断。

一、环孢素（cyclosporin，CyA）

（一）生化及生理

环孢素曾称环孢素A，是从环孢菌培养基中提取的含有11个氨基酸的高脂溶性环多肽大分子。原为抗真菌药物，但效果不理想，随后发现其具有极强的抑制细胞免疫的作用，1978年开始作用器官移植免疫抑制剂，显示了强大的免疫抑制作用，对提高移植器官的存活率有重要的作用。环孢素是目前临床上常用的强效免疫抑制剂，广泛用于器官移植术后抗排异反应和某些自身免疫性疾病的治疗。

（二）检测方法

主要有高效液相色谱法（HPLC法）、免疫法、LC/MS-MS。HPLC法选择性好，结果可靠，但样品需经较复杂的预处理，耗时较长。免疫法简便，但免疫法受多种无活性的环孢素代谢物干扰，可产生30%以上的交叉免疫反应，测定结果较前者高，在解释结果时必须使用同方法的参考范围。

（三）标本要求与保存

全血标本，EDTA抗凝。标本量2.0ml，至少0.5ml。标本在室温（25℃）、冷藏（4℃）或冷冻（-20℃）条件下稳定14天。可反复冻融3次。

（四）参考区间

LC/MS-MS法：治疗浓度0.10~0.40μg/ml。不同的器官移植可采用不同的浓度，肾移植0.10~0.25μg/ml，肝移植0.10~0.40μg/ml，心脏移植0.10~0.40μg/ml，骨髓移植0.20~0.30μg/ml。

免疫法：术后1个月内为0.35～0.45μg/ml，第2个月内为0.25～0.35μg/ml，第3个月内为0.25～0.30μg/ml，第4个月起维持在0.15～0.25μg/ml。最小中毒浓度为0.60μg/ml。肾移植后抗排斥可将稳态浓度控制在上述治疗浓度范围的下界，而心、肝、胰等移植时，则应控制在上述治疗浓度范围的上界。

（五）临床意义

环孢素在治疗剂量下，其生物利用度和药动学的个体差异及机体对环孢素敏感性和耐受性的差异很大，治疗中进行血药浓度监测对提高器官移植的存活率、减少毒性反应和排斥反应的发生具有重要的意义。

（六）注意事项

（1）药物相互作用影响：同时使用可阻止干扰环孢素吸收的P－糖蛋白作用的药物或肝药酶抑制剂，如钙通道阻滞剂、大环内酯类、氨基糖苷类、磺胺类、两性霉素和咪唑类抗真菌药等，可促进环孢素吸收或干扰其消除，升高血药浓度。而苯妥因、利福平等肝药酶诱导剂则降低环孢素血药浓度。

（2）肝、肾、心脏功能状况：肝、肾、心移植后不同功能恢复期，以及长期用药过程中影响体内过程的任一环节发生改变，都将导致血药浓度变化。

（3）全血、血浆和血清均可作为检测标本：环孢素与红细胞及血浆蛋白都有很高的结合率，全血与血浆环孢素浓度之比约为2，说明与红细胞的结合更多，且其结合率受温度、血细胞比容等多种因素的影响，因此，一般认为测定全血环孢素的浓度比测定血浆或血清的浓度容易得到稳定的结果。

二、他克莫司（tacrolimus）

（一）生化及生理

他克莫司又称普乐可复、FK－506等，是链霉素属培养基中分离提取的大环内酯类药物，具有高度免疫抑制作用，主要通过抑制白介素－2（IL－2）的释放，全面抑制T淋巴细胞的作用，较环孢素强100倍，其活性在体内外试验中都已被证实。临床用于预防及治疗肝脏或肾脏移植术后的移植物排斥反应，包括应用其他免疫抑制药无法控制的移植物排斥反应。

（二）检测方法

荧光偏振免疫法、放射免疫法或LC/MS－MS。

（三）标本要求与保存

全血标本，EDTA抗凝。标本量2.0ml，至少0.5ml。标本在室温（25℃）保存7天，冷藏（4℃）或冷冻（－20℃）条件下稳定14天。可反复冻融3次。

（四）参考区间

移植初期：15ng/ml。

移植两周后：3.0～8.0ng/ml。

他克莫司的治疗稳态最小全血浓度范围为2～18ng/ml，最小全血中毒浓度为20ng/ml。

（五）临床意义

同环孢素。

（六）影响因素

因他克莫司有极高的血浆蛋白结合率，在肝移植后早期高胆红素血症时，以及其他可降低其血浆蛋白结合率的情况，均可导致游离浓度升高而全血总浓度不变或反降低，应予以注意。其他影响血药浓度因素同环孢素。

三、外周血T细胞计数（peripheral blood T cell count）

（一）生化及生理

T细胞在分化成熟过程中，不同的发育阶段和不同亚类的淋巴细胞可表达不同的表面标志，包括分化抗原、黏附分子及膜受体等。根据这些特性，可检测外周血中T淋巴细胞及其亚群的数量，这对了解机体的免疫功能状态、判断受者是否会出现排斥反应具有重要参考意义。CD_4^+、CD_8^+ 细胞是相互关联、但意义不同的两个分子，是T细胞亚群的表面标志。表达 CD_4^+ 的主要是辅助性T细胞，表达 CD_8^+ 的主要是细胞毒性T细胞。

（二）检测方法

可采用流式细胞仪或免疫荧光法。

（三）标本要求与保存

全血，标本最好使用EDTA抗凝，其次使用肝素。EDTA－K_2 抗凝的标本18℃可至少保存3天，肝素锂抗凝的标本18℃可保存两天。

（四）参考区间

CD_4^+ 细胞：36.19%～46.75%；

CD_8^+ 细胞：20.56%～28.6%。

（五）临床意义

（1）在急性排斥的临床症状出现前1～5天，T细胞总数和 CD_4^+/CD_8^+ 比值升高，巨细胞病毒感染时比值降低。各家报道的比值不同，一般认为当比值 >1.2时，预示急性排斥即将发生；比值 <1.08则感染的可能性很大。如果能进行动态监测，对急性排斥和感染的鉴别诊断会有重要价值。

（2）移植肾组织活检同时检测组织内T淋巴细胞亚群变化在肾移植患者急性排斥的诊断和治疗方面具有极其重要的意义。移植肾组织内 CD_4^+、CD_8^+ 增高，CD_4^+/CD_8^+ 比值 >1.3者对激素冲击敏感。反之，CD_4^+、CD_8^+ 增高，CD_4^+/CD_8^+ 比值 <1.3，CD_8^+ 细胞持续居高不降，并以血管旁分布为主要特征者，激素冲击的难度很大，预后不良，及时增加激素冲击治疗量亦无显效，临床上并出现一系列激素副作用，加重排斥反应的病情。

（3）应用激素和免疫抑制剂治疗后常表现为 CD_4^+ 下降，CD_4^+/CD_8^+ 降低。

（4）可用于免疫调节剂治疗的观察。

（六）影响因素

（1）采用免疫法进行检测时，在洗涤过程中，离心速度不宜过高，时间不宜过长。洗涤液含10%小牛血清可对细胞起保护作用，并可减少非特异性反应。此外，荧光素标记抗体染色后最好立即计数，延迟计数不能超过3小时。

（2）制备细胞悬液时，使用标准溶血剂以使红细胞充分溶解。

四、可溶性白细胞介素-2受体（soluble interleukin-2 receptor，sIL-2R）

（一）生化及生理

可溶性白细胞介素-2受体是活化淋巴细胞膜白细胞介素-2受体的α链成分，由细胞膜释放进入血液循环，一种复合性黏蛋白，同时具有与抗Tac单抗和白细胞介素-2结合的信息，与白细胞介素-2结合不需任何辅助因子。sIL-2R随病情变化而消长。

（二）检测方法

ELISA法：可以购买到不同的试剂盒，并可以提供可比较的数据。

（三）标本要求与保存

根据试剂盒，需50~200μl的血清或血浆。对样本没有特殊的检测前要求。如果样本保存时间较长（>1天），建议在-20C保存。

（四）参考区间

血清或血浆中<1000U/ml。

（五）临床意义

在急性排斥和病毒感染时IL-2R的血清含量升高，以巨细胞病毒感染时增高最明显。肾功能减退时血清肌酐值增高，而IL-2R明显降低。血清肌酐值和IL-2R同时增高对急性排斥的诊断有意义。血、尿sIL-2R群体水平的变化对急性排斥具有诊断价值。但是，单次测定血、尿sIL-2R结果受尿量、感染和肾功能等许多因素影响。肾组织内IL-2R的表达水平对急性排斥的诊断和鉴别诊断相对比较可靠。急性排斥过程中sIL-2R水平升高比血肌酐升高提前一天，对移植肾排斥早期诊断具有一定的意义。

（六）影响因素

必须考虑到由于器官移植接受者经常进行抗体治疗（OKT3、ATG），可以观察到SIL-2R暂时性的假阳性升高。术后2~3天可以观察到SIL-2R浓度升高而无明显的临床相关症状。

五、白细胞介素-2（interleukin-2，IL-2）

（一）生化及生理

白细胞介素-2是一个分子量为14 500的糖蛋白，主要由活化的CD_4^+细胞产生，通过自分泌和旁分泌作用于分泌IL-2的细胞本身或邻近的CD_4^+和CD_8^+细胞，其主要生物学效应表现为：诱导活化T淋巴细胞及胸腺细胞生长，诱导T淋巴细胞产生淋巴因子，诱导T淋巴细胞的细胞毒作用，增强NK细胞、LAK细胞及单核细胞的细胞毒作用，促进活化的B

细胞增殖及分化，是机体免疫网络中最重要的调节分子。因此，IL－2 活性的检测已成为评价机体免疫功能的重要指标之一。

（二）检测方法

ELISA 法。

（三）标本要求与保存

血清或血浆，最好是血浆。尽可能在两小时内将血浆和细胞分离。如果样本保存时间较长（ >1 天），建议在 －20℃保存；如果保存时间超过 1 周，建议在 －70℃保存。

（四）参考区间

5～15 000U/L。

（五）临床意义

IL－2 产生或表达异常与临床疾病有密切关系，通过测定人外周血、尿液或人激活淋巴细胞培养上清液中的 IL－2 水平，可对恶性肿瘤、心血管疾病、肝病、红斑狼疮、麻风病及艾滋病等进行诊断、疗效及预后测定，并用于器官移植后有无排斥反应的早期诊断。IL－2 增高可见于移植排斥反应，可引起心脏移植后的急性排斥反应。

（六）影响因素

在血液凝集和与注射器接触过程中，免疫细胞的激活可以错误地导致细胞因子浓度的升高，所以建议用血浆（肝素、EDTA）来检测细胞因子。因为一些 ELISA 受抗凝剂的影响，所以要注意特殊 ELISA 试剂盒的使用说明。血液收集后，为了避免人为刺激血细胞而引起细胞因子的合成，应在两小时内将血细胞和血浆分离，在此之前标本应冷藏。

六、白细胞介素－6（interleukin－6，IL－6）

（一）生化及生理

IL－6 是由机体多种细胞产生的具有多种生物活性的细胞因子。机体的淋巴类细胞及非淋巴类细胞均能产生 IL－6。IL－6 是机体复杂的细胞因子网络中的一个重要成员，促进并调节了诸如免疫系统、造血系统、炎症反应中多种细胞的增殖和分化。因此，IL－6 在机体的免疫应答、骨髓造血及炎症反应中发挥重要作用。在移植免疫中，IL－6 可刺激 B 细胞增殖及分化，促进成熟 B 细胞产生免疫球蛋白，也可直接促进 T 细胞增殖、分化，参与并诱导 T 淋巴细胞生成细胞毒性 T 淋巴细胞。在肾移植急性排斥反应发生时，肾小管上皮细胞、肾小球细胞、血管内皮细胞、间质细胞及间质浸润细胞等广泛部位明显地表现出 IL－6 的增多，这也提示 IL－6 在急性移植排斥反应中起了重要作用。

（二）检测方法

ELISA 法：可以购买到不同的商品试剂盒，然而，它们的结果比较性有限。

（三）标本要求与保存

根据试剂盒，需 50～200μl 的血清或血浆，最好是血浆。尽可能在两小时内将血浆和细胞分离。如果样本保存时间较长（ >1 天），建议在 －20℃保存；如果保存时间超过 1 周，建议在 －70℃保存。尿标本，于 2000r/min，10 分钟离心后，用无菌冻存管保存，保存原则同血清或血浆标本。

（四）参考区间

血清或血浆中 <10ng/L；无适当的尿或其他体液中的参考范围。

（五）临床意义

血、尿及局部组织液 IL-6 测定对器官移植具有鉴别排斥、监测排斥和疗效评价等重要作用。急性排斥反应时，体液中的 IL-6 明显升高，治疗有效后又迅速下降，治疗无效者 IL-6 则持续升高。血清 IL-6 升高具有预示即将发生排斥反应的作用，且 IL-6 水平的高低有助于区别排斥反应和药物中毒。对鉴别急性排斥反应和感染具有一定的参考价值。

（六）影响因素

在血液凝集和与注射器接触过程中，免疫细胞的激活可以错误地导致细胞因子浓度的升高，所以建议用血浆（肝素、EDTA）来检测细胞因子。因为一些 ELISA 受抗凝剂的影响，所以要注意特殊 ELISA 试剂盒的使用说明。血液收集后，为了避免人为刺激血细胞而引起细胞因子的合成，应在两小时内将血细胞和血浆分离，在此之前标本应冷藏。

要得到准确的结果，重要的是一个好的预处理和根据 WHO 标准校正后的试验。如果要分析尿液，用早晨尿可得到最好的重复性。此外，必须考虑到由于器官移植接受者经常进行抗体治疗（OKT3、ATG），可以观察到 IL-6 暂时性的假阳性升高。术后 2~3 天可以观察到 IL-6 浓度升高而无明显的临床相关症状。

七、β_2-微球蛋白（β_2-microglobuiri，β_2-M）

（一）生化及生理

β_2-微球蛋白是一种分子量仅 11.8kD 的蛋白质分子，由 99 个氨基酸组成的单链多肽。它是细胞表面人类淋巴细胞抗原（HLA）的 β 链（轻链）部分（为一条单链多肽），分子内含一对二硫键，不含糖，与免疫球蛋白稳定区的结构相似。在健康人中 β_2-M 以相对稳定的速率合成，在天然细胞再生过程中被释放进入体液内。β_2-M 在血浆（清）和尿中含量极少，血浆中的 β_2-M 经肾小球滤过后 99.9% 被近曲小管重吸收，随后即被邻近的管状细胞分解。血清 β_2-M 浓度与排泄率和合成两者相关，健康人群其血清浓度相对稳定。浓度升高可见于恶性肿瘤，感染和某些免疫性疾病。由于 β_2-M 主要通过肾脏排泄，当肾小球和肾小管功能障碍时也可导致血清浓度和尿液排泌发生变化。

（二）检测方法

免疫测定法，如放射免疫测定、酶或发光免疫测定、胶乳增强散射免疫测定。

（三）标本要求与保存

血液或血浆；尿液：把任选尿液样本置于已加 2mol/L NaOH 0.5ml 的盛器内，使尿 pH >6.0，取此尿样本 10ml 送临床实验室检查。

（四）参考区间、

血清或血浆：0.8~2.4mg/L（<60 岁），≤3.0mg/L（>60 岁）。

尿样：≤200μg/g，Cr，≤300μg/L。

肌酐清除率：0.03～0.12ml/min。

24 小时尿：33～363μg。

（五）临床意义

肾移植患者血、尿 β_2－M 明显升高，提示机体发生排斥反应，因排异引起的淋巴细胞增多而使 β_2－M 合成增加，虽肾清除增多，而血 β_2－M 仍升高，且往往较较血肌酐升高更明显。测定 β_2－M 有助于诊断尚处于亚临床期肾发生的排斥反应。一般在移植后 2～3 天血 β_2－M 上升至高峰，随后逐渐下降。肾移植后连续测定血、尿 β_2－M 可作为肾小球和肾小管病变的敏感指标。如肾移植虽有少尿，但血 β_2－M 下降者提示预后良好。在同种骨髓移植后，对于急、慢性排斥反应，监测 β_2－M 浓度是一项很好的指标。

（六）影响因素

当 pH＜6.0 时 β_2－M 在两小时内发生变性，即使在膀胱内也是同样的。因此作为该降解作用的结果是 β_2－M 不再采用免疫化学的方法予以检测。所以送检的尿液不应是清晨第一次尿（晨尿往往 pH＜6.0），而通常收集在白天任意时间收集的尿标本。排尿后必须检测 pH，必要时可以在盛器内加几滴 2mol/L NaOH 使碱性化。

八、新蝶呤（neopterin）

（一）生化及生理

新蝶呤即 D－赤－6. 三羟丙基－蝶呤，是一种低分子量的物质。它由鸟苷三磷酸（GTP）经 GTP－环水解酶 I 合成。仅在人类和灵长类检测到新蝶呤。在患者体液如血清、尿中，发现新蝶呤浓度升高与细胞免疫反应失常有关。在细胞免疫反应中主要由 T 细胞合成的 γ－干扰素刺激人巨噬细胞中的 GTP－环水解酶 I，而后致使新蝶呤产物增加释放。而新蝶呤的临床意义优于 γ－干扰素的测定，因为新蝶呤是惰性的，而且它在人体内的生物半衰期仅由肾排泄决定。相反，许多细胞因子如 γ－干扰素的生物半衰期则要受许多因素影响。例如，γ－干扰素释放后便快速和靶感受器结合或被可溶性受体中和。因此，局部合成的细胞因子通常不能达到血液循环，为此在血清和尿液中不能被检测到。

近年来，首次认为新蝶呤合成可能的意义是支持巨噬细胞中的细胞毒机制，由于新蝶呤有影响物质氧化特性的作用。在多种条件下疾病的进程，诸如感染、自身免疫失调、移植排斥和恶性肿瘤时细胞免疫系统被卷入或受影响。所以，从实验诊断观点来看，细胞免疫系统与这些失调过程紧密相联，使决定免疫激活作用的程度变得令人关注。由于简单的方法和十分敏感的程序使新蝶呤检测变得可行。

（二）检测方法

高压液相层析法（HPLC 法）和免疫分析（ELISA 或放射免疫）。

（三）标本要求与保存

首次晨尿（5ml）；血清、血浆（1ml）；脑脊液（0.5ml）。保存：避光保存，15～25℃至少可保存 3 天，4～8℃ 1 周，－20℃长期保存。

（四）参考区间

血清：19～25 岁：2.6～8.0nmol/L。

>75 岁：4.7～14.7nmol/L。

脑脊液：3.2～5.2nmol/L。

尿液：参考区间见表3－11。

表3－11　尿液新蝶呤参考区间（单位：μmol/mol Cr）

年龄（岁）	男 （$\overline{X}$±SD）	女 （$\overline{X}$±SD）
19～25	128±33	123±30
26～35	123±33	101±33
36～45	140±39	109±28
46～55	147±32	105±36
56～65	156±35	119±39
>65	151±40	133±38

（五）临床意义

（1）器官移植后的病程监测：在实体器官（肾、肝、胰腺、心脏等）同种移植的受者住院期间每天测定新蝶呤水平是一个早期识别免疫并发症如移植排斥或病毒感染的敏感参数。新蝶呤水平一般平均于临床并发症出现前两天上升，偶尔达到7天。但是新蝶呤水平升高只是提示有发生免疫并发症危险，还需要进一步的其他鉴别诊断步骤检查。骨髓移植的患者骨髓再生不良与降低的新蝶呤水平有关。在造血再构建产生前平均第7天，新蝶呤水平就升高。在病毒感染或移植物抗宿主反应期间和之前，新蝶呤就有明显上升。因此，对骨髓移植患者的术后监测，新蝶呤测定对无并发症的术后过程和那些伴同病毒感染或移植物抗宿主反应之间的鉴别则是非常合适的。

（2）检测免疫调节治疗：新蝶呤的合成作为细胞介导免疫系统激活作用的一个部分，所以用新蝶呤来监测治疗中免疫系统细胞激活的尺度是合适的。尤其在用细胞因子如干扰素、白介素和α－肿瘤坏死因子期间，呈现新蝶呤合成的剂量依赖刺激作用。所以监测新蝶呤的浓度变化可用于最有效地进行免疫调节治疗。

（六）影响因素

（1）第一次晨尿优于24小时尿样，尿样和血样必须避光保存，因为新蝶呤对光敏感。把样本用铝箔裹住或用避光容器是可行的。

（2）新蝶呤的清除率和肌酐是一样的，因此肾小球滤过率的降低对尿中新蝶呤和肌酐的关系无影响。在肾小球滤过率减少时，新蝶呤在血液中积累，尿毒症患者血中新蝶呤浓度可能>200nmol/L。如果血清或血浆中的新蝶呤浓度要用来监测肾移植后的患者，建议计算一个新蝶呤/肌酐的比率，与晨尿的新蝶呤测定方法是可比的。

九、血清淀粉样蛋白A（serum amyloid A protein，SAA）

（一）生化及生理

血清淀粉样蛋白A是一种急性时相反应蛋白，属于载脂蛋白家族中的异质类蛋白质，相对分子量约12 000。在急性时相反应中，经IL－1、IL－6和TNF－α刺激后，SAA在肝脏中由被激活的巨噬细胞和成纤维细胞合成。SAA 分泌后，与 HDL、LDL 和 VLDL，尤其是 HDL3 结合。在急性相反应阶段由于 SAA 结合到 HDL 粒子增加，SAA 血浆浓度可升高到最初浓度的 100～1000 倍，但半衰期短，只有 50 分钟左右。SAA 的分解代谢作用是在肝细胞摄取 SAA－HDL 结合体后并在肝细胞内发生。在急性相反应中，分解代谢作用减弱。这表明，SAA 在急性相反应中的增加是由于 SAA 的合成增加和降解减少所引起。

与 C 反应蛋白（CRP）类似，SAA 的含量浓度是反映感染性疾病早期炎症的敏感指标，有助于诊断炎症、评估其活性、监控其活动及治疗。此外，SAA 浓度的测定对于肾移植急性排异反应的诊断比血清 Cr 更为敏感，在排除感染的情况下，SAA 的异常的升高对肾移植急性排异反应具有很大的诊断价值。

（二）检测方法

酶标免疫测定，放射免疫测定，免疫散射法或免疫浊度法。基本上，目前 SAA 的检测还被限制在研究实验室，因为检测方法多种多样，也没有统一且有效的校准材料。

（三）标本要求与保存

血清，血浆。

（四）参考区间

<10mg/L，由测定方法决定。

（五）临床意义

与 CRP 相仿，用以评估急性相反应进程。SAA 是个灵敏的参数，它在炎性反应大约 8 小时后开始升高，且超过参考范围上限时间早于 CRP，然而 CRP 在正常人中的中位数值与参考范围上限的差距，大约有 10 倍。在 SAA 中仅有 5 倍。轻微感染，例如，许多病毒感染，SAA 升高要比 CRP 更为常见。在感染性疾病中，SAA 的绝对上升要高于 CRP，因此 SAA 测定，尤其对“正常”与微小急性相反应可提供更好的鉴别。通常约 2/3 感冒患者 SAA 升高，但少于 1/2 的患者相同表现 CRP 升高。在病毒感染病例中，SAA 和 CRP 浓度升高见于腺病毒感染者。

SAA 和 CRP 的反应形式在急性感染的恢复阶段是平行的，这同时适用于细菌和病毒感染。

对于移植排异，SAA 检测是一个相当灵敏的指标。在对一项肾移植受者的研究中，97% 的发生排异的检查是依据 SAA 的升高。在不可逆转的移植排异检测中，其平均浓度达（690±29）mg/L，而可逆排异发作病例的相关水平为（271±31）mg/L。

（六）影响因素

目前，少数商业化的检测方法表现出变异性，一旦 WHO 提供 SAA 参考品（目前研制正在进行中），可比性将得到改善。

十、γ－干扰素（interferon－γ，IFN－γ）

（一）生化及生理

γ－干扰素又称Ⅱ型干扰素，主要由活化的 T 细胞（包括 Th0、Th1 细胞和几乎所有的 CD_8^+ T 细胞）、NK 细胞产生。IFN－γ 的诱生剂包括多种有丝分裂原，例如植物血细胞凝集素（PHA）、美洲商陆（PWM）、SPA、葡萄球菌肠毒素 A 和 B（SEA 和 SEB）以及抗淋巴细胞血清（ALS）和抗人 T 细胞 CD3 McAb 等。

IFN－γ 的生物学活性有高度种属特异性，除具有抗病毒、抗增殖活性外，其主要生物学活性为：免疫调节作用；激活巨噬细胞并促进其功能；促进多种细胞表达 HLA Ⅰ和Ⅱ类分子；促进 Th0 细胞分化为 Th1 细胞，并抑制 Th2 细胞增殖；促进细胞毒性 T 细胞成熟及杀伤活性；促进 B 细胞分化、产生抗体及免疫球蛋白类别转换；激活中性粒细胞功能和 NK 细胞杀伤活性；激活血管内皮细胞等。

（二）检测方法

MHC－Ⅱ类抗原诱导法和双抗体夹心 ELISA 法。

（三）标本要求与保存

同 IL－2 。

（四）参考区间

ELISA 法：1.21～5.51 μg/L。

（五）临床意义

移植患者血清或别的体液中 IFN－γ 活性增高，提示有排斥反应发生。

十一、巨细胞病毒 pp65 抗原（cytomegalovirus pp65 antigen，CMIV－pp65）

（一）生化及生理

巨细胞病毒 pp65 抗原是 CMV－UL83 基因编码的早期即刻蛋白，相对分子质量 65 000，在 CMV DNA 复制前就有合成，调控随后的病毒基因的表达及 DNA 合成，是提示体内活动性 CMV 病毒复制的标志。

（二）检测方法

免疫荧光法、免疫过氧化物酶法。

（三）标本要求与保存

抽取患儿外周静脉血 3.0ml，2% EDTA－K_2 抗凝，用溶血素溶解血中红细胞，取 2×10^5 个细胞制片、固定和破膜。

（四）参考区间

阴性。

（五）临床意义

监测器官移植中巨细胞病毒感染并指导治疗。移植前采用 ELISA 法检测患者 CMV 特异性 IgG 和 IgM，移植后开始每周检测 CMV－pp65 抗原，直到移植后 100 天或治疗后 pp65 抗原阴转、死亡或出院。如异基因骨髓移植患者首次检测到 CMV－pp65 抗原阳性细胞即开始更昔洛韦抗病毒治疗，外周血自体干细胞移植患者则在出现症状后用药。

（六）注意事项

巨细胞病毒感染是肾移植术后最初 3 个月内最主要的感染并发症及死亡原因。早期诊断和及时预防性抗病毒治疗是降低移植术后 CMV 病发病率和病死率的关键。CMV 感染的临床表现没有特性，诊断主要依据实验室检查。病毒培养敏感度低，技术要求高，耗时长，需 1 ~6 周。抗 CMV 抗体血清学检查方法简单，但 CMV - IgM 在原发性感染早期不出现，CMV - IgG 在继发性感染中需升高 4 倍以上才有意义。肾移植受者使用强免疫抑制剂，CMV 抗体产生常延迟或缺乏，影响阳性检出率，定性 CMV - DNA - PCR 检测假阳性率高，缺乏定量指标。上述方法的种种不足，限制了其在临床上的应用，不能满足指导预防性抗病毒治疗的要求。应用免疫组织化学法对感染细胞进行染色测定 CMV - PP65 抗原，特异性敏感性高达 90% 以上，6 ~8 小时可获结果，最早在感染后数小时即可检出，达到早期快速诊断的目的，为 CMV 病的预防提供了可靠依据。CMV - PP65 抗原血症还可作为指导预防性抗病毒治疗的指征，CMV - pp65 抗原检测可确定预防性抗病毒治疗的疗程。

（门小平）

第二篇

泌尿外科常见疾病

第四章　泌尿系统先天性异常

第一节　肾脏先天异常

一、重复肾

重复肾（duplication of the kidney）是指由两部分肾脏组织结合成一体，有一共同被膜、表面有一浅沟分隔，而肾盂、输尿管及血管均各自分开的一种肾脏先天性畸形。可为单侧或双侧，但单侧居多，右侧较左侧多四倍，女性较男性多。发病率为2%～3%。

胚胎早期，如中肾管同时发出两个输尿管芽或一个输尿管芽分叉过早，到胎儿后期即发展成重复肾伴完全性或不完全性重复输尿管。重复肾的肾盂和输尿管多发育不全，功能差，常并发输尿管反流及肾积水。重复肾体积大，两肾常上下排列，上半肾小，只有一个肾大盏，下半肾大而有更多肾盏。

完全性双输尿管，一般下肾的输尿管开口于膀胱内正常位置，而上肾输尿管在进入膀胱前跨过下输尿管，开口于下肾输尿管开口的内下方或其他部位（Weigert－Meyer 定律）。男性多开口于三角区、后尿道、精囊、输精管等处，女性可开口于尿道、前庭、阴道、子宫颈等处。

（一）诊断依据

（1）约60%的病例无明显表现，仅在B超检查或静脉尿路造影时发现。

（2）当输尿管异位开口于尿道括约肌之外时，则出现尿失禁。此种情况多见于女性患儿，但患者又有正常排尿。此类患者应仔细检查阴道和外阴部，常能发现异位输尿管开口。

（3）尿常规检查：可见镜下血尿，白细胞增多，严重时可有肉眼血尿。合并感染时需行尿细菌培养加药敏试验。

（4）排泄性尿路造影：可见患肾影增大，上下排列的双肾盂，并可显示双输尿管为完全性或不完全性。当上肾有积水和肾功能损害时，可表现为上肾盂扩张，上肾显示不清或不显影。如能在电视监视下观察，可看到输尿管－输尿管反流现象。

（5）B超检查：探及双肾盂、双输尿管及上肾盂扩张积水、结石等。

（6）膀胱镜检查：如膀胱内有两个以上输尿管开口，则可确立完全性双输尿管的诊断。

（7）逆行造影检查：在会阴、阴道或在膀胱镜下找到异位开口并插管行逆行造影可明确诊断。

（8）CT：增强扫描可见患肾较长，有两个肾盂及输尿管，三维成像可显示全部肾盂及输尿管的形态。

（9）MRI：MRI 水成像能很好显示两根输尿管的相互关系及开口位置。尤其在肾功能不全时，诊断价值更大。

（二）鉴别诊断

（1）附加肾是独立存在的或借疏松组织与正常肾相连的第三个肾脏，较正常肾小。多位于两正常肾之间，脊柱前方或稍偏一侧。附加肾有其独立的收集系统、血液供应及被膜，在解剖上与正常肾脏完全分开。因此，通过尿路造影、B 超及 CT 检查比较容易鉴别。

（2）肾代偿性增大：当一侧肾缺失、发育不全或功能损害时，对侧肾可代偿性增大，尿路造影检查发现只有一套集合系统和一根输尿管。

（3）单纯性肾囊肿尤其肾上极囊肿需与重复肾伴积水相鉴别。B 超检查显示肾囊肿为肾实质内圆形无回声区。IVU 显示只有一套集合系统和输尿管，肾盂肾盏受压移位及变形。

（4）尿失禁：当来自上肾段的输尿管异位开口于尿道时，应与尿失禁鉴别。重复肾在尿失禁的同时还有正常排尿。排泄性尿路造影显示双肾盂双输尿管畸形。膀胱内注射亚甲蓝，不排尿时流出的尿液是清的，证明尿液不是来自膀胱，为诊断提供间接证据。

（三）治疗方案

（1）对无症状的患者不需治疗。合并尿路感染时给予抗感染治疗。

（2）对有上肾积水而肾功能尚好的不完全性双输尿管畸形，如有输尿管 - 输尿管反流，可行双输尿管侧 - 侧吻合术（上段）或上肾输尿管膀胱再植术（下段）。

（3）完全性双输尿管，开口有狭窄或反流，则行输尿管膀胱再植术。

（4）有严重并发症或上半肾功能已丧失时，可行上半肾切除。

（5）对有输尿管异位开口者，可根据情况行输尿管膀胱再植术或上半肾切除术。

二、肾发育不全

肾发育不全（hypoplasia of the kidney）是指肾体积小于正常 50% 以上，但肾单位的发育及分化是正常的，输尿管也正常。本病的发病率约为 1/800，多为单侧发病。其病因可能是胚胎期血液供应障碍或肾胚基发育不足，只有一部分发展为正常功能的肾单位，患肾位置较低或位于盆腔。肾脏呈幼稚形，可有胚胎性分叶，其集合系统缩小，输尿管及肾血管细小但无阻塞，泌尿功能差。对侧肾大多正常或有代偿性肥大。

（一）诊断依据

（1）单侧肾发育不全可无任何症状。常在对侧肾有病变或因高血压检查时才被发现，

（2）可有高血压且发展迅速，对降压药物反应不佳。血清肾素、血管紧张素可升高。

（3）腰痛：一半以上患者有持续性腰痛。

（4）双侧肾发育不全多在早年死亡。如能存活，则有肾功能不全表现。

（5）排泄性尿路造影可显示一侧肾影明显缩小，且紧靠中线，对侧肾影增大；或双肾

影明显缩小。

（6）肾动脉造影可显示肾动脉细小，肾内分支稀疏。

（7）B 超、CT：一侧或双侧肾脏明显缩小。

（8）同位素肾图：患肾血管段及分泌段呈低平曲线。

（二）鉴别诊断

（1）肾血管性高血压：也称持续性高血压。但上腹部或脐周围可闻及高频率收缩期增强的血管杂音。IVU 显示肾脏仅略缩小，且集合系统正常。肾动脉造影可显示肾动脉狭窄及狭窄后扩张。

（2）慢性肾盂肾炎：可表现为高血压和肾缩小，但患者有长期尿路感染史。尿常规检查可见白细胞及管型。CT 及 MRI 检查可见肾体积缩小，表面凹凸不平，肾盂肾盏变形及扩张。

（三）治疗方案

（1）单侧肾发育不全及节段性肾发育不良伴有高血压等并发症者，如对侧肾功能良好，可行患肾切除术。

（2）双侧肾发育不全者无手术指征，以治疗并发症为主。晚期可行肾移植术。

三、孤立肾

孤立肾（solitary kidney）又称单侧无肾、单侧肾不发育、单侧肾缺如（unilateralrenal agenesis，URA）。发病率为 1/1000 ~ 1/1500，男女之比约为 1.8 ∶ 1。孤立肾以左侧多见，有家族倾向。一般不影响健康，不易被发现。该病为胚胎期一侧生后肾组织和输尿管芽未能发育，对侧有代偿性增大的孤立肾。未发育的肾脏无肾实质，肾盂和肾蒂残留，输尿管为索状纤维组织，无管腔。

（一）诊断依据

（1）代偿性肥大的孤立肾完全可以负担正常生理需要，生活不受影响，可无任何不适，常终身不被发现。偶尔在做心导管检查，或因感染、外伤、结石、肿瘤以及其他泌尿生殖系统先天性疾病等进行全面的泌尿外科检查时才被发现。

（2）排泄性尿路造影：一侧肾影缺如，腰大肌阴影增宽，对侧肾影增大，且可发现孤立肾的其他畸形。

（3）B 超：仅发现单侧肾脏的超声影像。

（4）膀胱镜检查：患者膀胱三角区不对称，一侧输尿管嵴萎缩平坦，输尿管口缺如。对侧输尿管开口多在正常位置，亦可异位在中线或后尿道。

（5）CT、MRI、同位素肾图以及肾动脉造影等均显示一侧肾影增大，功能增强，对侧肾缺如。

（二）鉴别诊断

（1）肾发育不全：影像学检查可见一侧肾影明显缩小，肾盂肾盏变小，但形态正常，对侧肾脏代偿性增大，双侧输尿管均存在，膀胱镜检查输尿管开口位置正常，患者可有高血压表现。

（2）肾萎缩：影像学检查可见单侧肾影或双侧肾影缩小，肾盂肾盏扭曲、变形、移位；

常有原发病因如肾盂肾炎、肾挫伤、肾小动脉硬化等；如为双侧病变，可有进行性肾功能不全，往往有高血压表现。

（3）融合肾：虽有可能异位，但静脉尿路造影及 CT、MRI 检查可见两肾融合影像，并有各自输尿管，膀胱镜检查输尿管开口位置正常。

（4）自截肾：肾因结核而丧失功能，干酪样组织常伴钙化，影像学检查容易区别。

（三）治疗方案

无症状者不需治疗，如有感染、结石、肿瘤、肾积水等并发症，则按具体情况处理，但总的治疗原则是尽量减少对肾功能的损害，尽量保存肾组织，以维持患者正常的生命活动。

四、异位肾

正常肾脏应位于腹膜后第二腰椎水平，肾门朝向内侧，如不在正常位置称异位肾（ectopic kidney）。先天性异位肾是指肾上升过程的停顿、过速或误升向对侧。按异位的位置不同分为盆腔异位肾（约占60%）、胸内异位肾及交叉异位肾。本节仅以较多见的盆腔异位肾加以阐述。

盆腔异位肾的产生是在胎儿第 4 ~8 周肾上升过程中，由于输尿管芽生长障碍、供应血管异常等因素，致使肾上升停顿，从而导致肾异位或旋转不良。发生率为 1/2100 ~1/3000。15% ~45%患者有生殖系统畸形。

（一）诊断依据

异位肾本身无症状，主要由并发症引起。

（1）常伴有结石、积水、感染等并发症，表现为肾区痛、血尿和脓尿，由于肾脏不在正常位置，因此肾绞痛不典型。

（2）尿频、尿急是由异位肾压迫膀胱所致。

（3）腹痛：为下腹部持续性隐痛或不适，由肠道受压所致。

（4）腹部肿块：是异位的肾脏，表现为不随体位改变而移动，表面光滑，边缘圆钝，质地均一的实质性肿块。

（5）消化系统功能紊乱：因异位肾压迫消化道，可有恶心、腹胀、便秘等。

（6）B 超：正常肾区无肾影，在盆腔位置可探及光点均匀一致、呈椭圆形的肾脏影像。

（7）静脉尿路造影：在盆腔位置可见一肾影大小和形态正常、不随体位改变而移动的异位肾。逆行造影可见肾盂肾盏位于盆腔，并见短输尿管。

（8）放射性核素肾扫描：肾脏影像不在肾区，而在较低位置。

（二）鉴别诊断

（1）肾下垂：触诊时可触及肾脏，但易被推动，变换体位进行 B 超及尿路造影检查，可见肾脏位置变化超过一个椎体。

（2）腹内肿瘤：腹部可触及肿块，但肿块进行性增大，伴有明显的消化道症状。消化道钡餐及肠镜检查可见肠袢受压变形或狭窄。肾脏检查正常。

（三）治疗方案

若无症状，则不需任何治疗；如并发结石、积水，则做相应的处理；如并发症严重，无法控制，则可考虑患肾切除，但术前应了解对侧肾脏是否正常。

五、马蹄肾

两侧肾脏的一极在身体的中线融合，称为马蹄形肾（horseshoe kidney）。是所有肾脏融合异常中最常见的类型，90% 为下极融合。两肾的融合部为峡部，其中 85% 为肾实质，15% 为纤维组织。在人群中发病率为 1/500～1/1000，多见于男性，男女之比约为 2 ：1。此病可在所有年龄的人群中发现，但在尸检报告中，更多见于儿童。因肾的上升、旋转受到影响，肾盂位于前面，输尿管不仅短，而且在峡部之前通过，下行至膀胱。其他合并畸形占 1/3，如肾盂输尿管高位连接、PUJ 狭窄、输尿管反流、输尿管异位开口、隐睾以及脊柱裂等。染色体为 45，XO 的 Turner 症中 60% 有马蹄肾。

（一）诊断依据

（1）腹部疼痛：多为隐痛。

（2）腹部肿块：腹部中线不活动实质性包块，胃肠功能紊乱，如腹胀、便秘等。

（3）并发感染、结石、积水有相应症状。

（4）KUB、IVU 可见两肾下极在中线低位融合，肾轴向内下倾斜，呈倒“八”字形，输尿管爬过峡部在其前方下行。如为上极融合，则无此表现。

（5）B 超、CT 可见马蹄形肾脏。

（6）放射性核素肾扫描可显示中线融合的马蹄形肾。

（二）鉴别诊断

（1）盘形肾：为两肾的极部或内侧融合，位置较马蹄形肾更低，位于骶岬前或骨盆内，尿路造影显示肾影呈盘形，肾盂及输尿管在前面，B 超和同位素肾扫描两肾呈盘形融合畸形的影像。

（2）腹腔肿瘤：也可触及肿块，但常伴有明显的消化道梗阻症状，消化道钡剂 X 线检查或纤维肠镜检查常可见肠道受压变形或有充盈缺损及肿块，尿路造影显示泌尿系统正常，不难鉴别。

（三）治疗方案

（1）肾功能正常，无并发症，可不予治疗。

（2）并发肾积水、结石等情况应予手术治疗，如 PUJ 成形术、肾盂切开取石、输尿管再植术、峡部切除等。峡部切除分离对缓解腰部疼痛和消化道症状可能有一定效果，但目前持谨慎态度，对一侧有严重积水、脓肾或恶性肿瘤者可行患侧切除，并对对侧位置做些调整。

六、肾旋转异常

肾旋转异常（malrotation of kidney）指肾脏位于肾窝而肾蒂不在正常位置的先天性异常。男性的发病率是女性的 2 倍，两侧发病率相同。

肾脏在胚胎发育的第 7 周前，肾盂向前，自第 7 周始，肾自骨盆上升到腰部，肾盂向内侧旋转。在肾围绕长轴旋转过程中，可因各种因素致使肾旋转异常，Weyrauch 按肾盂的位置将肾旋转异常分为腹侧旋转（旋转缺如）、腹中向旋转（不完全旋转）、侧向旋转（反向旋转）和背侧旋转（过度旋转）四种。

（一）诊断依据

（1）血尿：为镜下血尿，剧烈活动可诱发或加重。

（2）腰痛：为持续性胀痛或不适，因肾引流不畅所致。

（3）并发积水、结石和感染，进而产生相应的症状。

（4）X 线检查：排泄性尿路造影显示肾盂肾盏方向异常，肾盂扁平且伸长，肾长轴与中线交角变小（正常约 16°）或与中线平行，上 1/3 输尿管向外移位，有时可见肾盂输尿管交界处狭窄、扭曲或异位血管压迫征象。

（5）CT 检查：可清楚显示肾盂方向异常，并根据肾盂朝向可明确此肾脏异常旋转是前位、前中位、后位还是侧位。

（二）鉴别诊断

（1）腹膜后肿瘤：可致肾脏异常旋转，但常可触及边缘不清的肿块，肿块会进行性增大，患者全身状况差，随病情进展可出现压迫症状，B 超、CT 检查可发现腹膜后肿块。

（2）肾占位性病变：可致肾脏异常旋转，但常有肉眼血尿、腰痛及肿块，尿路造影可出现肾盂肾盏受压或破坏，B 超、CT 均显示肿瘤影像。

（3）马蹄肾：双肾异常旋转在 X 线检查中可能被误认为是马蹄肾，但马蹄肾在尿路平片和尿路造影片上仔细观察可发现峡部，而 B 超、CT、同位素肾扫描均显示通过峡部相连。

（三）治疗方案

肾旋转异常本身不需治疗，如有梗阻、感染、结石等并发症存在，则根据具体情况进行治疗。尤其是高位连接、PUJ 狭窄时应做成形术，以解除梗阻，保护肾功能。

七、肾囊性疾病

肾囊性疾病（cystic nephropathy）是较常见且对医学领域研究有重要意义的一类疾病。它可以是遗传性、进展性或获得性的。由囊性疾病引起的慢性肾衰至少占透析患者的 5% ~ 10%。尽管肾囊性疾病常见，但至今无公认合理的系统分类方法。即使依据不同的遗传类型、自然病程、临床特点、形态及影像学特征来分类，但有时形态学相似，而遗传学特征及病理改变却不同，这给分类带来了困难和分歧。下面就常见的几类肾囊性疾病作一介绍。

（一）单纯性肾囊肿

单纯性肾囊肿（solitary cyst of kidney）在肾囊性疾病中居首位。一般为单侧和单发，但也有多发或双侧均有，随年龄增加以及影像学的进步，检出率增高而增多。其发病机制尚未完全阐明，任何年龄均可发生。

1. 诊断依据

（1）腹部肿块：当囊肿位于下极且较大时可扪及光滑包块。

（2）血尿：为囊肿压迫实质所致，多为镜下血尿。

（3）疼痛：为患侧腰背部隐痛，继发感染时疼痛加重。

（4）高血压：肾实质受压缺血可致高血压。

（5）B 超检查：表现为病变区无回声，囊壁光滑，边界清楚，后壁回声增强，呈圆形或卵圆形。当囊肿有分隔、壁不规则、钙化或疑有恶变时，应进一步行 CT、MRI、穿刺检查，以防肿瘤漏诊。

(6) CT：①囊壁光滑、平整；②圆形或卵圆形；③内容均一；④CT 值接近于 0，增强扫描时囊内无增强。

(7) MRI：诊断价值和 CT、B 超相似。

2. 鉴别诊断

(1) 肾积水：症状和本病相似，但往往可找出引起积水的病因。急性梗阻时症状更为突出，B 超和 IVU 表现两者完全不同。

(2) 多囊肾：成人型多囊肾发病缓慢，往往为双侧、有家族史，可合并多囊肝、多囊脾、多囊胰等。B 超、IVU、CT 可以鉴别。

3. 治疗方案　取决于囊肿大小及有无并发症。

(1) 囊肿较小（直径 <5cm），无肾实质或肾盏明显受压，无感染、恶变、高血压者不主张手术，而采取 B 超定期随访。

(2) 当继发感染时，采用抗生素治疗，行超声或 CT 引导下穿刺引流，失败或无效时考虑开放手术。

(3) 若证实囊壁有癌变或同时伴发肾癌，应行根治性肾切除。

(4) 穿刺和硬化剂治疗，无水酒精和四环素溶液应用较多。

(5) 囊肿较大者应行肾囊肿去顶术，开放手术目前已少用，腹腔镜肾囊肿去顶术因手术创伤小、时间短、恢复快，是治疗肾囊肿的标准术式，有经腹腔径路和腹膜后径路两种。

(6) 如因囊肿导致患肾严重感染，肾功能严重受损而对侧肾功能正常，应作患肾切除。

(二) 多囊肾

多囊肾（polycystic kidney）是遗传性疾病，其病变特点是双肾实质有广泛的囊肿形成，系胚胎发育过程中肾小管与集合管间连接不良，分泌尿液排出受阻，肾小管形成阻塞性囊肿。目前研究认为多囊肾是与细胞凋亡异常有关的遗传性疾病，据遗传学特点，分为成人型多囊肾（adult polycystic kidney）（常染色体显性遗传性多囊肾，autosomal dominantpolycystic kidney disease，ADPKD）和婴儿型多囊肾（infant polycystic kidney）（常染色体隐性遗传性多囊肾，autosomal recessive polycystic kidney disease，ARPKD）两类。

1. 成人型多囊肾　成人型多囊肾为常染色体显性遗传性疾病，致病基因位于 16 号染色体短臂，外显率几乎为 100%，有家族史，临床较常见，发病率为 0.1%。男、女均可发病且机会相等，每个子代均有 50% 的机会由遗传获得致病基因，连续几代可以出现患者，大多数在 40 岁左右出现症状，常为双侧性，单侧者仅占 10%，两侧病变程度不一，可同时伴有肝、脾、胰、肺等脏器囊肿及脑血管畸形。分型尚不统一，Braasch 将其分为潜伏期、肾脏增大及血尿期、尿毒症期。

(1) 诊断依据

1) 病史：有多囊肾家族史。

2) 背部或上腹部疼痛：胀痛、钝痛或肾绞痛，发生率为 30% ~60%。

3) 腹部包块：约占 80%，呈结节状，双侧触及者占 50% ~80%，单侧者占 15% ~30%，合并多囊肝者腹部高度膨隆。

4) 高血压：发生率为 21% ~81%，部分患者为首发症状。约 60% 患者无肾损害，但可有高血压。

5) 血尿：时轻时重，并发结石、感染是主要原因，或为囊壁血管破裂引起。

6）上尿路感染：可在肾实质或囊肿内感染，表现为寒战、高热、腰痛、尿路刺激症状。

7）慢性肾功能不全症状：尿量逐渐减少，头痛、恶心、乏力、贫血等逐渐加重。实验室检查示肌酐、尿素氮升高，血红蛋白降低，内生肌酐清除率降低。

8）其他系统表现：消化系统：30% ~40% 患者合并多囊肝，但肝功能多不受影响；10% 患者合并多囊胰；5% 患者合并多囊脾；38% 患者合并结肠憩室。心脑血管系统：可合并二尖瓣脱垂、左心室肥大、主动脉瓣关闭不全等。10% ~40% 伴有颅内动脉瘤，可因脑血管破裂发生颅内出血。

9）静脉尿路造影：IVU 示外形不规则增大肾影，肾盂肾盏受压、变形、拉长，呈蜘蛛足状特殊影像。

10）B 超：示肾形态失常，有无数大小不等的液性暗区，还可同时发现肝、胰、脾的囊肿。

11）CT：示双肾增大，外形呈分叶状，有无数大小不等充满液体的薄壁囊肿，亦可见到肝、胰、脾的囊肿。

（2）鉴别诊断

1）双肾积水：表现为双侧腰、腹部肿块和肾功能损害，B 超及静脉尿路造影显示与多囊肾完全不同的表现。

2）双肾恶性肿瘤：静脉尿路造影可误诊为多囊肾，由于肿瘤常局限于一极，不似多囊肾的肿块分布广泛，总肾功能常无异常，B 超和 CT 可以鉴别。

3）肾错构瘤：CT 的典型表现可以鉴别，而且同时存在的结节性脑硬化亦有提示作用。

（3）治疗方案：对症治疗及囊肿去顶手术是治疗多囊肾的主要方法。

1）一般治疗：对肾功能不全者予低蛋白饮食。肾肿大明显者，避免剧烈运动及外伤，以防破裂。

2）对症治疗：合并血尿、高血压、尿路感染者作相应处理。

3）合并上尿路结石：据结石部位、大小，按结石处理原则治疗；合并梗阻、感染应手术治疗。

4）囊肿去顶减压术：早期施行可减轻对肾实质压迫，延缓病情发展，晚期减压仅能改善疼痛等症状，对改善疾病预后无意义。术中必须彻底、不放弃对小囊肿和深层囊肿的减压，双侧均应进行。

5）血液透析：用于终末期肾功能不全者。

6）肾移植：有条件者应列为终末期肾功能不全的首选治疗方法。

7）肾切除：对合并反复感染、血尿、腹部胀痛难忍者可行肾切除。

2. 婴儿型多囊肾　婴儿型多囊肾为常染色体隐性遗传性疾病，本病罕见，约 1.09 万个新生儿中有 7 例，男女比例为 2 ：1，常为死胎或于出生后不久死亡，只有极少数可存活至儿童期甚至成人。Blyth 于 1971 年将其分为四型：①胎儿型：累及 90% 的集合管，于胎儿期死亡；②新生儿型：累及 60% 的肾小管，出生后一个月出现症状，一岁内死于肾衰；③婴儿型：累及 25% 的肾小管，肝脾肿大，出生后 3 ~6 个月出现症状，于儿童期因肾衰死亡；④少年型：以肝病为主，门静脉纤维化，10% 肾小管受累，偶尔发展至肾衰，一般于 20 岁左右死于肝脏病变并发门静脉高压。

(1) 诊断依据

1) 死产或出生后短期死亡：胎儿型或新生儿型常有死产或出生后短期死亡，常伴羊水过少及 Potter 面容（眼距宽、偏鼻、缩颌、耳大低位）。

2) 肾脏异常增大，肾功能不全：腹部膨隆，甚至导致难产，新生儿多有少尿，数日后出现脱水、失盐等肾功能不全症状。

3) 肾功能进行性下降：随年龄增大，肾功能进行性减退，出现高血压、心衰、恶心、呕吐、贫血、生长迟缓等。

4) B 超：示肾增大，整个肾实质回声增强。

5) IVU：造影剂在皮质和髓质的囊肿中滞留，显示不规则斑纹或条状影像，在集合管内滞留产生放射状影。

6) CT：肾增大，呈分叶状，有大小不等的囊性占位。

(2) 鉴别诊断

1) 双肾积水：表现为双侧腰、腹部肿块和肾功能损伤，B 超检查及静脉尿路造影显示与多囊肾完全不同的表现。

2) 多囊性肾发育异常：不伴有肝脏病变，肾囊肿数目少。

(3) 治疗方案

1) 对症治疗，有高血压及水肿时应用降压药和限制盐的摄入。

2) 肾功能衰竭时应予透析治疗。

3) 门静脉高压上消化道出血应行分流术，但往往不能耐受。

4) 肾移植，因难得合适供体，且常合并其他畸形，尚无经验。

(三) 海绵肾

海绵肾（spongy kidney）又称髓质海绵肾、肾小管扩张症 Cacchi - Ricci 病，是先天性的可能有遗传倾向的良性肾髓质囊性病变。临床不常见，发生率为 1/2000 ~ 1/5000，尿路结石患者中，本病发生率为 3.5% ~13%。多于 40 岁后被发现，常误诊为肾结石和尿路感染。病理特征为远端集合管扩张，形成小囊和囊样空腔。肾小管也在该处积聚，导致感染和结石。一般为双侧性，50% ~80% 伴肾乳头钙盐沉着；有单侧性或仅累及一个肾乳头者。肾锥体切面呈海绵状。

1. 诊断依据

(1) 常见症状：反复发作的肉眼或镜下血尿、尿路感染。腰痛、肾绞痛及排石史，个别表现为无痛性肉眼血尿。肾功能尚属正常，很少发展到终末期肾功能衰竭。吸收性高尿钙症是海绵肾最常见的异常，发生率为 59%。大多数患者合并多发性肾结石。

(2) KUB 平片：显示肾实质内呈簇状、放射状，粟粒至黄豆大小不等排列的钙化和结石。

(3) IVU：显示肾盂肾盏正常或肾盏增宽，杯口扩大突出，于其外侧见到造影剂在扩大的肾小管内呈扇形、花瓣状、葡萄串状和镶嵌状阴影，囊腔间不相通。由于结石密度不均匀，边缘不整齐，环绕于肾盂肾盏周围的多数囊腔似菜花状。肾功能不佳者可行大剂量静脉点滴尿路造影，能更清晰地显示上述特征。逆行肾盂造影显示肾盂肾盏正常，结石不位于其中。

2. 鉴别诊断

（1）多发性肾结石：可有腰痛、肾绞痛、血尿等症状和排石史。KUB 平片上表现为肾脏内多发密度增高的阴影，但尿路造影显示结石都位于肾盂或肾盏内，无海绵肾的特征性分布，多伴有肾盂或肾盏扩张积水。

（2）肾盂肾盏憩室伴钙乳：可有腰痛和镜下血尿。KUB 平片上显示肾脏一极局限性多发粟粒状钙化灶，随体位改变呈规则圆形或半圆形。尿路造影示肾小盏周围圆形、边缘光滑的囊腔，内有小结石阴影，造影剂排空迟缓，偶可见有细小管道与肾盏相通。B 超和 CT 检查可发现肾实质内单发囊肿，内有多发小结石。

（3）肾结核：可有腰痛和血尿症状，但多伴有结核的全身症状和明显的尿路刺激症状。KUB 平片和 B 超可见肾实质内多发不规则钙化灶。尿路造影示肾盂肾盏破坏，输尿管不规则狭窄或闭锁。尿中找到抗酸杆菌可明确诊断。

（4）肾钙盐沉着症：KUB 平片可见肾锥体部弥漫性钙盐沉积，但为多种疾病在肾脏的表现，有原发疾病的临床特点，常伴有肾功能损害。

（5）坏死性肾乳头炎：肾乳头坏死愈合后，KUB 平片和 B 超可发现多发肾乳头部位的钙化灶。但多有糖尿病、尿路感染、过敏、口服非那西汀等既往史，且起病急，有严重的全身症状，尿液中可发现坏死脱落的乳头组织。

3. 治疗方案

（1）双侧海绵肾无特殊临床表现，无并发症时不需特殊治疗，可定期随访。

（2）肾结石治疗：多饮水，减少钙盐沉着，高尿钙症者应长期服用噻嗪类利尿药。

（3）手术治疗：单侧或节段性病变，可考虑做肾切除或部分肾切除，以消除结石和尿路感染病因。术前必须检查对侧肾功能正常方可施行。

（4）预防和治疗感染。

（5）治疗肾小管酸中毒。

（四）肾多房囊肿

肾多房囊肿（multilocular of kidney）是指肾内有局限性、大而有被膜、与肾盂不通的囊肿，压迫周围肾组织。内有多个囊肿构成，囊大小不同，互不交通，内含草黄色或血性液体，尿素与电解质含量与血浆相似。囊壁间隔含不成熟肾组织。囊壁被覆扁平至立方上皮。囊肿外残存的肾组织尚正常。

本病为一先天性疾病，已证明为肾集合管开口于囊腔，集合管的分支数明显减少。此种异常完全由于集合管发育停止之故。

1. 诊断依据

（1）腹部不适，腹部肿块，偶见血尿。当囊肿压迫造成肾盂输尿管连接部梗阻时会出现肾绞痛症状，可有血尿。

（2）IVU：可见肾盂肾盏受压变形或不显影。偶见囊肿突入肾盂引起肾盂输尿管连接部梗阻。

（3）B 超：可见肾内多囊性肿块。

（4）CT：可见肾内有分隔的、较大的囊性占位，周围肾实质受压变薄，肾盂肾盏变形。

（5）DSA：可见边缘清楚的无血管肿物，肿物的被膜上可见血管。

2. 鉴别诊断

（1）单纯性肾囊肿：B 超和 CT 检查显示肾实质内囊性肿块，但 B 超检查为均质的液性暗区。CT 检查为一圆形、壁薄而光滑的单纯性囊性肿块，无分隔的小房形成。

（2）成人多囊肾：成人多囊肾多为双侧，往往有家族史，可有血尿及腰腹部囊性肿块。如为单侧时应作鉴别。常同时有肝、胰、脾等脏器的多囊性改变。肾功能呈慢性进行性减退。IVU 示患肾明显增大，肾盂肾盏伸长变形，呈蜘蛛足样。B 超和 CT 示整个肾脏呈弥漫性囊性改变。

（3）囊性肾母细胞瘤：病理可鉴别。

3. 治疗方案　若症状严重，非手术治疗无效，对侧肾功能良好可作患肾切除；但双侧病变者可行囊肿去顶、肿块切除或肾部分切除。

（五）多囊性肾发育不全

多囊性肾发育不全（multicystic kidney or multicystic dysplasia，MCK）又称肾多发性囊肿、多房性肾囊性变，是非遗传性肾发育异常，合并多数无功能囊肿，也称肾发育不良、Potter Ⅱ型肾囊肿（Potter type Ⅱ renal cystic disease）。病因不清，可能是胎儿早期肾脏形成中输尿管梗阻的严重后果。单侧多见，10% 为双侧。肾脏失去正常形态，被大小不等、数目不同的囊肿所替代。体积可大可小，外观像一堆葡萄，囊肿壁薄而透明，看不到正常肾组织，常伴患侧输尿管闭锁。

1. 诊断依据

（1）腹部包块是新生儿 MCK 最常见的体征，透光试验阳性。

（2）当合并输尿管远端闭锁时，则可见巨大输尿管积水。

（3）双肾发病者，常有 Potter 面容，羊水过少、肺发育不良。

（4）有 80% 对侧肾发育异常，如肾盂输尿管交界处狭窄、输尿管闭锁等。可并发心血管及消化道异常，多不能存活。

（5）MCK 常并发高血压、感染、少数发生肾癌及 Wilms 瘤。

（6）IVU 示患肾不显影。B 超可明确诊断。

2. 治疗方案

（1）多主张非手术治疗。

（2）单侧病变主张肾脏切除。

（3）双侧病变在新生儿期即死于呼吸衰竭或肾功能衰竭，早期发现肾功能衰竭者可行血液透析治疗。

（六）肾盂旁囊肿

肾盂旁囊肿（parapelvic cyst of kidney）又称肾盂周围囊肿，是发生于肾门和肾盂周围的单纯性或多房性囊肿。它是由肾门部淋巴或其他非实质组织发生的囊肿，多为单侧。另一种学说认为系中肾管残留发展而来。后天性者，可为尿源性，即由肾实质内囊肿向肾门延伸形成；非尿源性，因肾盂淋巴管的慢性炎症梗阻致局部淋巴管扩张，淋巴液淤积所致；或因肾窦局部血管性疾病或血管失用性萎缩致浆液渗出形成。

1. 诊断依据

（1）血尿：为间歇性镜下血尿，系肾盂黏膜下血管破裂所致。

（2）腰痛：为持续性隐痛，活动及久站后加重。因囊肿压迫肾门组织造成反射性疼痛。

（3）高血压：呈持续性高血压，舒张压可达 120mmHg（16kPa）。伴头痛、恶心、呕吐及视力模糊等症状，系囊肿压迫肾动脉所致。

（4）IVU：肾脏缩小，肾盂边缘有弧形压迹，使之变形、拉长，受累肾盏向肾的一极移位。

（5）肾动脉造影 肾动脉受压移位，实质期肾影缩小。

（6）B 超：肾门及肾窦部探及边缘规则的卵圆形肿块，呈液性无回声暗区，围绕肾盂分布；肾集合系统回声有移位，肾盏分离。

（7）CT：肾门区囊性肿块，边界清楚，均匀低密度，CT 值 0 ~ 20Hu，增强后 CT 值变化不大，肾窦间隙向一侧突出。

（8）放射性核素肾图：可呈梗阻型曲线。

2. 鉴别诊断

（1）肾窦多囊病：系肾窦内多发性囊性病变。尿路造影显示双侧肾脏受累，肾盏向肾脏两极伸展，漏斗部伸长呈百合花样改变；CT 检查亦肾窦间隙均匀性增宽，可见边缘光滑的多发性囊性肿块。

（2）多囊肾：尿路造影也可表现肾盏漏斗部伸长、移位，但常见漏斗部连续性中断或消失，盏距增宽，肾盂肾盏有弧形压迹。超声检查肾实质内多处无回声暗区。放射性核素肾扫描显示双肾影增大，实质内有大小不等的圆形核素缺损区。

（3）肾窦脂肪增多症：尿路造影显示肾窦间隙增宽，有不规则透光区，但肾盂呈不规则缩小。CT 检查显示肾窦间隙均匀性增大，肾盂周围有垒叠的透光区，密度高于囊肿。

（4）单纯性肾囊肿：尿路平片及造影可见囊壁钙化，肾盏有弧形压迹。肾动脉造影显示一无血管区，其周围血管呈弧形移位。B 超检查亦肾实质内呈边缘光滑的圆形无回声暗区。CT 显示肾内有不强化的囊性占位。

（5）肾盂积水：一般有尿路梗阻原因，经静脉尿路造影、逆行尿路造影、B 超、CT 检查及放射性核素检查可以鉴别。

3. 治疗方案

（1）囊肿较小无症状者，定期 B 超复查，随访。

（2）囊肿较大，局部压迫肾盂肾盏出现肾积水，或囊内合并结石及患肾合并其他病变者，宜手术治疗。手术方法有：囊肿去顶减压或囊肿切除术；经腹腔镜囊肿去顶术；B 超定位下穿刺抽吸囊肿液并注入硬化剂。

（七）肾盏憩室

肾盏憩室（calyceal diverticulum）是肾实质内覆盖移行上皮细胞的囊腔，经狭窄的通道与肾盂或肾盏相通，憩室无分泌功能，但尿液可反流入憩室内。该病首先由 Rayer 于 1841 年描述，可为多发性，位于肾的任何部位，肾上盏更易受累。可发生于任何年龄，常见于 20 ~ 60 岁。多为单侧性，左右受累数相等，双侧同时存在者约占 3%。

病因不清。一些学者认为当输尿管胚芽长至 5mm 时，输尿管芽的第 3、4 节通常退化，如持续存在可能导致肾盏憩室形成。部分作者则认为是后天获得的。一些患者的肾盏憩室可在急性上尿路感染后出现，提示憩室可能是小的局限性皮质脓肿破溃入集合系统而形成，或儿童期肾盂内压增高、尿液反流所致。

肾盏憩室常见两种类型：Ⅰ型憩室最常见，常位于肾盏的杯口内，与肾小盏相连，多在肾的一极，以肾上极最为常见。Ⅱ型憩室与肾盂或临近的大肾盏相通，多位于肾的中央部位，形状较大，且常有症状。

1. 诊断依据

（1）多数单纯性肾盏憩室无临床症状，仅在静脉尿路造影时偶然发现。

（2）当憩室继发感染或结石时，可出现腰痛、肉眼血尿、脓尿、发热及尿频、尿急、尿痛等表现。

（3）当结石通过很窄的肾盏憩室通道排入肾盏时，可出现肾绞痛。

（4）影像学检查：IVU、B超可见实质内囊肿与集合系统相通，放射性核素显像可显示肾实质内边缘光滑的核素缺损区。逆行造影可见造影剂由小盏进入憩室。

2. 鉴别诊断

（1）肾盏积水：常由肾盏漏斗部炎症狭窄或结石梗阻引起，造影显示肾盏扩大，失去正常杯口状，且位于肾盏的正常位置。

（2）肾囊肿破入集合系统：囊肿与集合系统间的通道宽大，囊壁薄而光滑。

（3）肾包虫囊肿：为肾实质内囊性肿块，但多发于畜牧区，有流行区生活史，卡索尼反应阳性。IVU示肾盂肾盏受压变形、拉长。包囊破入肾盂时，则显示造影剂进入囊内，并出现多个圆形充盈缺损。

（4）肾结核：空洞边缘不整齐，常合并肾盏虫蚀样改变，往往多个同时存在。

3. 治疗方案

（1）无明显症状者，可不必治疗。

（2）合并结石者可行体外冲击波碎石（ESWL）。虽然ESWL治疗肾盏憩室结石的排净率低，但70%～80%的患者治疗后症状缓解。由于并发症少又属非创伤性，ESWL对上、中盏憩室结石的治疗应是首选。经皮肾镜取石（PCNL）指征：①必须能经肾实质的短途径穿刺到达有结石的同轴肾盏颈；②经肋间穿刺者，能确保无胸膜损伤。

（3）腹腔镜：切除憩室顶部并关闭憩室开口，憩室囊壁进行电灼。

（4）开放手术：包括肾盏憩室去顶术、肾楔形切除术、肾部分切除术及肾切除术。

（何　钢）

第二节　输尿管先天异常

一、先天性巨输尿管症

先天性巨输尿管症（congenital megaloureter）首先由Caulk（1923年）提出，表现为输尿管较严重的扩张以致不能产生有效的蠕动，一般特指接近膀胱的一段输尿管异常扩大，邻近肾脏的一段输尿管基本正常。病因为末段输尿管内完全是环肌，缺乏纵肌成分，导致功能性梗阻。随病情发展常能导致肾积水而影响肾功能。各年龄段都有发生，以中青年居多。男性多于女性，单侧多见，左侧较多。

（一）诊断依据

（1）腰酸、腰胀大多以腰酸、胀痛为主诉就诊，偶有因腰部包块、血尿、顽固性尿路感染、肾功能不全就诊者。

（2）B超：可见患侧输尿管扩张，有或无明显肾积水。

（3）X线：IVU可见输尿管下段或全长扩张，可有不同程度的肾积水，输尿管与膀胱连接部可有明显狭窄，呈鸟嘴样改变。若IVU无法确定梗阻水平，可行逆行造影。有条件的应拔管后在C臂机下观察输尿管蠕动情况并摄片。

（4）排尿期膀胱尿道造影：可明确有无反流及其程度。

（5）CT及MRI：CT可见到全程输尿管扩张，可有不同程度的肾积水。输尿管膀胱交界处可见到狭窄。MRI可见到扩张输尿管全貌，下端狭窄，可伴有肾积水。

国际巨输尿管症分类系统将巨输尿管症分为三类：反流型、梗阻型、非梗阻非反流型。坎贝尔泌尿外科学建议加入第四型：既梗阻又反流型。

1）反流型巨输尿管症：反流型巨输尿管症可分为原发性与继发性，原发性是指膀胱输尿管交界部畸形，黏膜下输尿管隧道不够长，造成膀胱输尿管反流。患者多因尿路感染、肾功能不全及氮质血症就诊，尤多见于新生儿及婴儿；继发性反流性巨输尿管症常继发于膀胱或尿道病变，如神经病源性膀胱功能障碍、尿道瓣膜、尿道狭窄等。

2）梗阻型巨输尿管症：梗阻型巨输尿管症也可分为原发性与继发性，原发性是指膀胱输尿管交界部以上3～4cm的输尿管腔内梗阻，包括输尿管狭窄、输尿管远端功能不良（动力性）；继发性是指继发于输尿管膨出、受外界压迫以及纤维化。

3）非梗阻非反流型巨输尿管症：原发性原因不明，或可能是原有梗阻因素已消失，仍遗有输尿管扩张，常是膀胱以上的全输尿管扩张。诊断时应排除梗阻和反流。如肾功能稳定，也无感染，只需随诊观察。有些梨状腹综合征患者的尿路情况属此类。继发性是指继发于尿量大（如尿崩症），或细菌毒素作用于输尿管肌层所致输尿管扩张及蠕动减弱。

（二）鉴别诊断

（1）输尿管下段结石：可引起肾、输尿管积水，但多有绞痛史，90% X线片可显示不透光阴影。如为阴性结石，则B超、逆行造影可鉴别。

（2）输尿管周围炎：病变在输尿管外，增生的缔组织包绕输尿管使管腔狭窄，IVU示肾积水，但程度较轻，L_3水平输尿管向中线移位，走行僵直，血沉增快。

（三）治疗方案

取决于临床症状、输尿管扩张程度及肾功能。

（1）无明显肾积水、反复尿路感染及血尿者，可门诊随诊观察，占30%～40%。

（2）若出现明显肾积水、反复尿路感染、血尿、腰痛等，可行外科手术治疗。

（3）如肾功能尚好，可行输尿管裁剪或折叠后抗反流性输尿管膀胱再吻合术。如肾功能丧失，对侧肾功能良好，则做肾输尿管切除术。

二、腔静脉后输尿管

输尿管从下腔静脉后绕行到前面再回到正常位置，称为下腔静脉后输尿管（retrocaval ureter）。几乎都发生在右侧，男女之比为3∶1。本病实际上是腔静脉发育异常造成。但也有报告认为是位于腔静脉后的输尿管局部狭窄及输尿管周围纤维化。

（一）诊断依据

（1）腰部疼痛：右侧腰部胀痛不适，并随肾积水增加而逐渐加重。

（2）血尿：约2/3患者有血尿。如果合并结石，则有肾绞痛和血尿。

（3）感染症状：继发感染时，有发热；尿常规示白细胞增加，中段尿培养可明确病原菌。

（4）X线检查：排泄性或逆行尿路造影，显示患侧肾脏有程度不同的肾积水，输尿管在第三、四腰椎向内侧移位呈“S”状。同时作右侧逆行造影及下腔静脉插不透X线导管拍片，可清楚显示右输尿管与下腔静脉关系（Presman法）。

（5）CT：增强扫描延迟CT片上可示输尿管上段部分位于腔静脉后并逐渐移位至下腔静脉前方下行。

（二）鉴别诊断

肾积水：常见原因有机械性梗阻或动力性梗阻。结石有绞痛伴有血尿；炎症有尿路刺激症状伴有发热；泌尿系统内肿瘤有肉眼血尿；泌尿系统外肿瘤有腹部或腰部肿块。IVU和逆行造影可资鉴别。

（三）治疗方案

（1）患肾积水不明显且肾功能正常者，可以观察，定期复查。

（2）手术治疗如有反复发作性疼痛，肾脏积水明显者。切断上段输尿管，将绕行于下腔静脉后的输尿管移位到腔静脉之前进行端端吻合。如患肾功能严重受损，而对侧肾功能正常，可行患侧肾切除术。极个别病例有腔静脉分支畸形，可单纯切断压迫输尿管的前支静脉，即可解除梗阻。

三、先天性输尿管瓣膜症

先天性输尿管瓣膜症（congenital ureteral valves）是输尿管壁的先天性畸形。临床分为环状瓣膜（单一或多发环状瓣膜）、叶瓣状瓣膜（单一或多发叶瓣状瓣膜）及混合型瓣膜（环状瓣膜合并叶瓣状瓣膜）三种，是引起输尿管梗阻的原因之一，儿童多见，男女之比约2∶1。位于输尿管上段及肾盂输尿管连接部最多见，其次是下段，中段最少。发病机制仍不清楚，有三种学说：①1942年Ostling提出的“胚胎性皱折残留学说”：认为胚胎期输尿管在上升过程中比肾脏生长快，因而出现输尿管皱折，如上述胚胎性皱折没有消失，结果就形成输尿管瓣膜。②“膜形成学说”认为妊娠6周时，输尿管下段可形成一层很薄的上皮膜（Chwalle膜），第8周后由于尿液和输尿管管腔分泌物的积聚，形成流体压力，使膜的中心部首先产生缺血、破裂，并逐渐消失不留痕迹。但如果部分破裂的Chwalle膜持续存在，则形成输尿管瓣膜。③“异常输尿管胚胎发生学说”。因本病常合并重复输尿管、输尿管异位开口、肾旋转不良、马蹄肾等畸形，故认为系胚胎发生异常。

（一）诊断依据

（1）腰酸、腰痛：患侧腰部酸胀，并进行性加重，绞痛发作时伴恶心、呕吐。

（2）血尿：在绞痛及合并结石时常有血尿。

（3）腰部包块：为肾脏积水，扪之有囊性感。

（4）IVU及RGP：典型的X线表现为：①输尿管腔平行于肾盂壁，形成“高位嵌入型梗阻”；②输尿管一侧壁产生的锥体状或叶瓣状的充盈缺损镶嵌入狭窄节段的输尿管腔；③输尿管相对的两侧壁各有一充盈缺损嵌入管腔，成为一对交锁瓣，逆行造影见病变部位有倒

“V”字形改变。

（二）治疗方案

（1）观察随诊：先天性输尿管瓣膜症未引起继发性肾积水或无明显症状者，可暂观察，定期复查。

（2）手术治疗：在出现肾积水、感染或合并有结石时应手术治疗。通常手术方法有：

1）单纯瓣膜切除：多适合于叶瓣状瓣膜。

2）瓣膜段输尿管切除加尿路重建术。

3）输尿管镜下做瓣膜切除术。

4）患肾输尿管切除术：适用于患肾积水严重致肾功能严重受损或脓肾而不宜保留者。

四、输尿管异位开口

正常输尿管开口位于膀胱三角区两侧上角，若开口于其他部位则称为输尿管异位开口（ectopic ureter）。如开口于沿三角区至膀胱颈水平，则多无临床症状；如开口于膀胱颈的远端，则可出现梗阻、反流、尿失禁等症状。位于生殖道内的异位开口常见于前庭及阴道，少见于宫颈及子宫内，罕见于男性生殖道。

发病率难以估计，因为多数患者无任何临床症状，国外报道约 1/1900，临床男女比例为 1 ∶（4～5）。由于这种畸形从早期输尿管芽与中肾管分离即开始，所以 80% 的输尿管异位开口见于重复肾合并双输尿管，且多来自上肾单位。最常见的合并畸形是引流肾发育不全及发育异常、盆腔异位肾等。

（一）诊断依据

（1）症状：正常排尿伴持续性漏尿，外阴部潮湿并有湿疹，合并感染可有发热、脓尿。

（2）检查：尿道口、阴道口或前庭部尿道与阴道内检查，发现输尿管异位开口且有尿液不断溢出，可诊断本病。

（3）亚甲蓝试验：如异位开口的输尿管引流的肾脏功能差，不能发现异位开口，可向膀胱内注入亚甲蓝，若尿道、阴道或前庭部溢出的尿无色，则说明尿不是来自膀胱。靛胭脂静脉注射后间断压迫下腹部，大多数可见异位开口流出蓝色液体。

（4）静脉尿路造影：可了解患侧肾脏分泌功能，患肾功能不良时，大剂量静脉尿路造影常可显示该侧尿路情况及异位开口位置。

（5）异位开口插管造影：能显示病变输尿管及肾积水情况。

（6）B 超及 MRI 水成像：可了解患侧肾大小、形态、位置，肾皮质厚度及积水程度，特别对肾排泄性造影未显影者更有意义。

（7）膀胱镜检查：单一的输尿管开口异位，见三角区发育不良，同侧看不到输尿管口。如为重复肾合并双输尿管畸形，可在膀胱内看到正常输尿管口，如插管作逆行造影，仅见下半肾的肾盂肾盏显影，而在膀胱外另有异位开口。

（8）分型（Thom 分类）诊断

1）一侧单一异位输尿管开口。

2）双侧单一异位输尿管开口。

3）一侧重复肾双输尿管合并上肾异位输尿管开口。

4）一侧重复肾双输尿管合并下肾异位输尿管开口。

5）双侧重复肾双输尿管合并一侧上肾异位输尿管开口。

6）双侧重复肾双输尿管合并双侧上肾异位输尿管开口。

7）单肾合并异位输尿管开口。

（二）鉴别诊断

（1）压力性尿失禁：特点是腹压增加时尿液不自主从尿道流出，而不是持续流出，且无输尿管异位开口。

（2）膀胱阴道瘘：有手术、外伤及难产史。阴道内置纱布后，经导尿管向膀胱内注入亚甲蓝，纱布变蓝色即可确诊。

（3）输尿管阴道瘘：多见于盆腔手术损伤，可经阴道瘘孔插管造影确诊。

（三）治疗方案

（1）患肾功能好、引流畅、无感染积水等并发症，无尿失禁者无须治疗。

（2）对有尿失禁、异位开口的输尿管引流肾发育不良或重度积水、肾功能差、反复感染者，需做肾或半肾输尿管切除术。

（3）肾功能尚好者，可作抗反流性输尿管膀胱再吻合术，或上、下肾输尿管端一侧吻合。

（4）对膀胱容量小、膀胱颈无括约功能持续漏尿者，需作膀胱颈重建，部分需用肠管扩大膀胱。

（5）输尿管异位开口于精道不适宜精子通过者，需结扎输精管以防附睾炎复发。

五、输尿管开口囊肿

输尿管开口囊肿（ureterocele）又称输尿管膨出，指输尿管末端呈囊性向膀胱内膨出，膨出的外层为膀胱黏膜，中间为薄层肌肉胶原组织，内层为输尿管黏膜。膨出小者1～2cm，大者几乎充满膀胱。本病的胚胎学形成机制尚不清楚，多数认为是Chwalle膜延迟破溃，亦有认为与胚胎期输尿管远端有节段性胚胎停滞有关。女性发病多于男性，为（4～7）：1。左侧多于右侧，双侧占10～15%。发病率各家报道差异较大，500～4000人中有1例，临床分为单纯型和异位型，异位型中约80%并发于重复肾双输尿管的上肾单位输尿管。亦有按病理特点将其分为狭窄型、括约肌型、括约肌狭窄型。

（一）诊断依据

（1）排尿困难：若囊肿位置异常或囊肿较大，常堵塞尿道内口引起排尿阻力增加，女性患者可出现囊肿膨出、尿道口外嵌顿出血，诱发尿路感染。

（2）尿路感染：患者常表现尿频、尿急、脓尿及反复发热。

（3）血尿：合并结石可出现血尿。

（4）梗阻表现：若囊肿引起输尿管梗阻，可形成输尿管扩张、肾积水，出现腰腹部胀痛。

（5）静脉尿路造影：膀胱内可见蛇头样或球形充盈缺损，患侧输尿管、肾积水。

（6）膀胱镜检查：对原位小囊肿，可见其全貌。对大的囊肿可见大片有血管分布的囊壁，节律性地充盈和缩小。

（7）B 超检查：可探及膀胱内囊性肿物，该囊肿位于输尿管开口部。

（二）治疗方案

（1）单纯型输尿管开口囊肿：如囊肿小、无症状及并发症，可观察。有症状及输尿管积水时，可行经尿道膀胱镜下电切或囊肿切除＋抗反流性输尿管膀胱再植术。肾功能丧失者行肾切除。

（2）异位输尿管开口囊肿：此型多为重复肾的双输尿管，处理原则同上，但重复肾的上肾功能常较差或有发育异常，因此上肾及输尿管切除较常用。

（何　钢）

第三节　膀胱先天异常

一、膀胱外翻

膀胱外翻（bladder exstrophy）是以膀胱黏膜裸露为主要特征的综合畸形。表现为下腹壁和膀胱前壁缺损，膀胱后壁向前外翻，输尿管口显露，可见尿液喷出。发生率为1/（3～4万），男女比例约为4∶1。正常胚胎发育第4周时，在外胚层与尿生殖窦之间，由于间充质细胞的迁入，形成了腹壁肌层、膀胱前壁肌层和浆膜层。如果因某种因素影响，出现间充质细胞移行障碍，在下腹壁皮肤与膀胱之间就仅有一层薄膜；或者骨盆发育异常，耻骨分离，耻骨间距增大，对膀胱及下腹壁产生了牵张作用，从而形成膀胱外翻。耻骨分离导致止于耻骨的腹直肌分离，阴茎海绵体分离，使阴茎短缩、背屈、尿道背侧裂开，出现尿道上裂。根据有无尿道上裂可分为完全性膀胱外翻与不完全性膀胱外翻。

（一）诊断依据

1. 临床表现

（1）外翻膀胱黏膜鲜红，异常敏感，易出血，尿液不断从输尿管口外流，浸渍周围腹部和腿部的皮肤，臭味外扬。紧贴外翻膀胱黏膜的头侧为脐带附着处，以后不能形成肚脐。外翻黏膜长期暴露者可变厚、形成息肉及鳞状上皮化生，尤以膀胱顶部为甚，最终可使逼尿肌纤维化，导致膀胱变为僵硬的硬块。外翻膀胱的大小差异很大，小者直径仅有6～7cm，视耻骨联合分离大小而定。

（2）膀胱外翻患儿上尿路一般正常，但也可合并马蹄肾等。随着年龄的增长，外露的膀胱纤维化可造成膀胱输尿管开口梗阻，发生肾、输尿管积水。即使手术闭合后也因输尿管位置过低，背侧缺乏肌肉支持，没有膀胱壁段输尿管作用而发生反流。

（3）由于腹壁肌肉发育异常，患儿可合并腹股沟疝或股疝。因骨盆发育异常，耻骨联合分离、耻骨支外翻及髋外旋，患儿有摇摆步态。

（4）男性典型的膀胱外翻常伴有尿道上裂，阴茎短小、背屈，阴茎头扁平，包皮堆于腹侧，可伴有隐睾。女性可见阴蒂分离、阴道口前移且可能狭窄及尿道背侧缺损等。

2. B 超检查　排除其他的合并畸形。

3. X 线检查　骨盆片观察耻骨间距离；静脉尿路造影观察有无肾、输尿管畸形和积水。

（二）鉴别诊断

假性膀胱外翻：此为完全性尿道上裂加膀胱膨出。其脐孔位置低，腹直肌从脐上分裂，附着于分离的耻骨，膀胱从分裂的腹直肌突出似腹疝，但尿路正常。

（三）治疗方案

治疗的目的是保护肾功能，控制排尿，修复膀胱、腹壁及外生殖器，多主张分期完成。

（1）修复膀胱：膀胱内翻缝合术是保护膀胱功能的主要手段，应尽早完成，可在出生后 72 小时内进行。

（2）骨盆环修复术：关闭骨盆环或行髂、耻骨切开融合术，使骨盆恢复正常解剖状态，减低膀胱腹壁修复后的张力，为其提供良好的愈合条件。

（3）尿道生殖器修复术：膀胱颈重建术及尿道上裂成形术以恢复正常排尿。一般作为二期手术，于 1.5～3 岁施行。

（4）尿流改道手术：在功能性修复手术失败后常需要进行尿流改道手术。

二、重复膀胱

重复膀胱（duplication of the bladder）可分为完全性及不完全性重复膀胱，主要是胚胎发育期出现矢状位或额外的尿直肠膈将膀胱始基进一步分隔所致，常合并其他重复畸形，如重复结肠、重复阑尾、重复骶椎、重复肾、重复尿道等。此外，还可合并膀胱外翻、输尿管异位开口等。

（一）诊断依据

（1）临床表现：本症多因合并上尿路或其他器官畸形而致死产或生后不久死亡。临床上可表现为尿路刺激症状、尿失禁及其他畸形的相应症状。但也有重复膀胱长期无症状偶被发现或因并发尿路感染、结石经尿路造影而被诊断。

（2）实验室检查：合并感染时尿中可有脓细胞、红细胞。

（3）影像学检查：B 超和 CT 检查可发现两个膀胱或膀胱内有纵隔，有时发现多房性膀胱或葫芦状膀胱，每个膀胱均有良好的肌层和黏膜。可合并其他脏器畸形。静脉尿路造影、排泄性膀胱尿道造影可明确诊断。

（4）尿道膀胱镜检查：完全性重复膀胱可发现双尿道、双膀胱，一次只能进入一个膀胱。不完全性重复膀胱可发现膀胱内矢状位或额状位分隔，甚至出现多房性膀胱。

（二）鉴别诊断

膀胱憩室：多不伴有其他畸形，存在下尿路梗阻，斜位或侧位排泄性膀胱尿道造影，发现憩室位于膀胱轮廓外，排尿时憩室不缩小，反而扩大。B 超、CT 检查憩室壁较正常膀胱壁薄。

（三）治疗方案

如无尿路梗阻和感染可不做任何处理；如存在梗阻或反复感染，可行手术治疗。

（1）切除膀胱中膈，解除梗阻，必要时行输尿管膀胱再植。如一侧肾无功能，可切除患肾。

（2）完全性重复膀胱可切除较小的膀胱，输尿管移植到较大的膀胱。

（3）同时治疗其他畸形。

三、膀胱憩室

膀胱憩室（bladder diverticulum）系先天性膀胱壁肌层局限性薄弱而膨出，或继发于下尿路梗阻后膀胱壁自分离的逼尿肌间突出形成。多见于男性，常单发。主要病因是下尿路梗阻，如后尿道瓣膜、膀胱颈挛缩和脐尿管末端未闭等，即便是先天性病变，下尿路梗阻也是主要因素。儿童多为先天性，成人大多继发于梗阻。憩室多数位于膀胱底部（以输尿管口附近最多见）和两侧壁，发生于膀胱顶部的憩室，一般是脐尿管残留。憩室壁薄弱，为膀胱移行上皮及纤维组织。先天性憩室壁含有肌纤维，藉此可与后天性区别。

（一）诊断依据

（1）一般无特殊症状，如合并有梗阻、感染，可出现排尿困难、尿频、尿急、尿痛，部分出现血尿。巨大憩室可出现两段排尿症状，为本病的特征性表现。少数位于膀胱颈后方的巨大憩室可压迫膀胱出口导致尿潴留，压迫直肠壁引起便秘，压迫子宫而致难产。憩室较大时在下腹部可扪及包块，并发感染时有压痛。

（2）实验室检查：并发感染、结石时，尿液中可有红细胞和脓细胞。

（3）B 超检查：B 超可直接发现憩室，膀胱充盈时和排尿后检查有助于诊断。

（4）X 线检查：静脉尿路造影可显示憩室或输尿管受压移位，斜位或侧位行排尿性膀胱尿道造影，并于膀胱排空后再次摄片可明确诊断。排尿时憩室不缩小，反而扩大。

（5）CT 检查：可清楚地显示憩室的大小、部位。

（6）膀胱镜检查：膀胱镜检查可看到憩室的开口及与输尿管开口的关系，可观察到憩室内有无结石和肿瘤。

（二）鉴别诊断

（1）输尿管憩室：并发感染时同样有尿频、尿急、尿痛等尿路刺激症状，憩室较大时也可扪及包块，但 B 超显示囊性包块在膀胱轮廓外。输尿管下端的憩室可借 B 超、CT、MRI 结合排泄性或逆行尿路造影，显示憩室的部位，且憩室以上可见输尿管扩张。

（2）尿道憩室：同样有两段排尿，但膀胱造影和排尿性膀胱尿道造影可显示膀胱内无憩室，尿道内有囊性肿块，尿道镜检查显示憩室开口在尿道而不是在膀胱。

（3）前列腺增生症：也可有分段排尿，部分患者可有假性憩室，但患者年龄偏大，症状以尿频、尿急为主，尤其夜间尿频。直肠指检前列腺体积增大，中央沟变浅，B 超、CT 可显示前列腺增大、隆起，患者尿流率异常。

（4）重复膀胱：B 超及 CT 检查显示膀胱有完整的肌层和黏膜，经尿道造影和膀胱镜检查膀胱内有分隔或者是两个完整的膀胱。

（三）治疗方案

（1）如憩室较小，仅解除梗阻，不必行憩室切除。

（2）憩室巨大，输尿管口邻近憩室或位于憩室内，有膀胱输尿管反流，则需做憩室切除、输尿管膀胱再植术。

（3）经常感染，并发结石、肿瘤的憩室，需行憩室切除术。

（4）先天性憩室较大，多位于膀胱基底部，常造成膀胱出口梗阻、膀胱输尿管反流和继发感染，需手术切除憩室。

四、膀胱肠裂

膀胱肠裂（vesico - intestinal fissure）又称泄殖腔外翻（cloaca exstrophy），非常罕见，发生率约为1/20万。是由于大的泄殖腔膜，在把泄殖腔分隔为前侧尿生殖窦及后侧直肠窦前破裂所致。男性患儿膀胱尿道连接处与直肠相通，女性患儿膀胱阴道或尿道阴道排出部与直肠相通。泄殖腔外翻婴儿常早产，伴有其他器官的严重异常。

（一）诊断依据

（1）患儿出生后发现膀胱、肠管外翻，脐膨出，自直肠、尿道及（或）阴道排出尿液、粪便及气体。外翻组织中，中间是肠黏膜，两侧是膀胱黏膜。男性可合并阴茎缺如、阴囊缺如、双阴茎、阴囊分裂；女性可有阴蒂缺如、阴蒂分裂。此外，尚可合并骨盆畸形、骨骼异常、脊髓膜膨出、双腔静脉等。

（2）B超检查有无肝、肾、脾、胰等实质性脏器的畸形。

（3）X线检查：骨盆平片、脊柱正侧位片检查有无骨盆畸形和脊柱畸形。静脉尿路造影可显示泌尿系统的其他畸形及有无上尿路梗阻。

（二）鉴别诊断

膀胱外翻：下腹部组织外翻，但无肠腔外翻，外翻组织中有尿液流出。

（三）治疗方案

手术治疗包括修复脐膨出，肠管、尿路及外生殖器畸形。

（1）修复脐膨出：最好能一期缝合，缺损过大可延期缝合。

（2）修复膀胱：游离膀胱后，内翻缝合膀胱。如膀胱容量较小，可行膀胱扩大术、回肠膀胱术或尿流改道术。

（3）修复肠道：闭合肠道，结肠近端造瘘。

（4）修复外生殖器：如阴茎不发育，可按女性施行成形手术。

（5）如修复的膀胱不能控制排尿，日后可行间歇导尿或人工括约肌。

（何　钢）

第四节　尿道先天异常

一、尿道下裂

尿道下裂（hypospadias）是由于前尿道发育不全，尿道外口未在正常位置的尿道先天性畸形。其发生与激素、遗传、环境等因素有关。男女均可发生，但主要见于男性。出生男婴发病率为（2～3.2）/1000。本病的解剖学特征有：①尿道外口可位于阴茎腹侧面从会阴到阴茎头之间的任何位置；②阴茎下弯；③系带缺如，阴茎缝和包皮不对称发育，阴茎缝可分裂成对称的两部分，形成“V”形皮肤缺损，而在阴茎的背侧形成“头巾”样包皮堆积。尿道下裂常分成四型：①阴茎头型；②阴茎型；③阴囊型；④会阴型。本病可并发隐睾、腹股沟斜疝、两性畸形等。

（一）诊断依据

1. 阴茎头型

（1）尿道开口位于冠状沟腹侧，呈裂隙状，包皮系带常缺如，背侧包皮堆积。

（2）尿道口可有狭窄，严重者可引起排尿困难甚至肾积水。

（3）阴茎头常呈扁平型，向腹侧弯曲。

2. 阴茎型

（1）尿道开口于腹侧冠状沟与阴茎阴囊交界部之间。

（2）阴茎弯曲明显，排尿时尿流呈喷洒状。

3. 阴囊型

（1）尿道口位于阴囊正中线上，阴囊常呈分裂状，外观似女性大阴唇。

（2）阴茎短小，扁平，向下弯曲，甚至与阴囊缝相连接。

（3）常伴有隐睾。

4. 会阴型

（1）尿道口位于会阴部，阴囊分裂且发育不全。

（2）发育不全的阴茎似肥大阴蒂，为头巾样包皮所覆盖，并隐藏在分裂的阴囊之间。

（3）睾丸发育不良或伴隐睾。

（4）尿道沟介于阴茎头和尿道口之间，常缺如，尿道口呈漏斗形。

（二）鉴别诊断

主要是性别的鉴别诊断，尤其是会阴型尿道下裂。其染色体为46XY，性染色质阴性，性腺为睾丸。

（1）女性假两性畸形：发病原因为先天性肾上腺皮质增生或胚胎发育期间母体应用雄激素，导致雌激素产生障碍，雄激素增多，虽为女性，但外生殖器外观似男性。以下检查可证实为女性：查口腔颊黏膜或阴道上皮细胞性染色质阳性，性染色体呈XX型，性腺活检为卵巢组织；伴肾上腺皮质增生者，尿17－酮类固醇升高；仔细检查可见有狭小的阴道与子宫相通。

（2）真两性畸形外观与尿道下裂相似，但其性腺既有睾丸又有卵巢，或为卵睾。检查：性染色质阳性或阴性，染色体为46XX，少数为46XX/XY嵌合体或46XY，尿17－酮类固醇正常。鉴别困难时，可剖腹探查行性腺活检术。

（三）治疗原则

（1）阴茎头型除尿道外口狭窄需要扩张者外，一般无须手术。

（2）其他各型均需手术，手术应行下曲矫正及尿道成形，使尿道外口位于或接近阴茎头前端。

（3）手术时机以2岁至学龄前为宜，阴茎发育差者术前应使用HCG 1～2个疗程。

（4）根据术者的经验、尿道下裂的程度及阴茎发育情况可分一期和二期进行，但对有条件者目前多主张行一期成形术。

（5）合并有隐睾者，应先行隐睾下降固定术，亦可同时做尿道成形术或单纯下曲矫正。

二、尿道上裂

尿道外口开口于阴茎背侧，尿道口的远端呈沟状，叫尿道上裂（epispadias）。较罕见，主要由于先天性尿道上壁缺如所致，胚胎学视为膀胱外翻的一部分，发病率约为1/30 000，男女之比为（3~4）：1。

Culp将男性尿道上裂分为三型：①阴茎型：阴茎头扁平，阴茎体短、宽、上翘，尿道口开口于阴茎背侧。自尿道口至阴茎头头端有一凹沟，包皮悬垂于阴茎的腹侧。②耻骨联合下型：尿道口位于耻骨联合的下面。③完全型：尿道开口于膀胱颈，呈漏斗状，有尿失禁，有的合并不同程度的膀胱外翻，此型多有耻骨联合分离、尿道外括约肌及膀胱颈部肌肉发育不全。

女性尿道上裂亦分为三型：①阴蒂型；②耻骨联合下型；③完全型。局部表现为大小阴唇分离，阴蒂分裂，耻骨分离，完全型则有尿失禁。

（一）诊断依据

（1）尿道开口异常：尿道外口开口于阴茎背侧，尿道口周围皮肤回缩，呈喇叭状，开口特别宽大。

（2）阴茎畸形：阴茎头扁而宽，呈铲状；阴茎短而宽，阴茎向背侧弯曲，包皮全在腹侧。

（3）尿失禁：50%以上尿道上裂有尿失禁。尿失禁的轻重主要取决于后尿道前壁组织的缺损程度。完全型者均有尿失禁，阴茎型或开口于耻骨联合下方时可有压力性尿失禁。

（4）性功能障碍：多数伴有勃起疼痛，逆行射精或性交困难。

（5）常合并尿路感染。

（6）X线检查耻骨联合宽度超过5mm，表现为耻骨联合分离。

（二）治疗方案

治疗应达到两个目的：①恢复正常排尿、控尿能力；②矫正尿道和阴茎畸形。根据尿道上裂不同类型，综合采取以下方法：

（1）膀胱颈成形术：适于有尿失禁者，宜6岁以后进行。常需切除颈部及后尿道背侧的纤维组织，缩小膀胱颈口，并用膀胱三角区全层做成肌管以加强控尿功能，必要时做双输尿管膀胱再植术。

（2）矫正阴茎畸形：纠正阴茎弯曲并切断悬韧带后阴茎即可伸长、伸直。

（3）尿道成形术：可用尿道沟黏膜及周围包皮形成尿道，新形成的尿道应置于阴茎海绵体腹侧、两个阴茎海绵体之间，同时将两个分离的阴茎海绵体缝合。

三、先天性尿道瓣膜

先天性尿道瓣膜（congenital urethral valves）是尿道黏膜的皱襞肥大。由于其突入尿道，可引起不同程度的尿道梗阻。先天性尿道瓣膜可分为前尿道瓣膜和后尿道瓣膜两类，前尿道瓣膜多位于阴茎阴囊交界处的尿道部，后尿道瓣膜临床较常见，可分为三型：

第一型：瓣膜起于精阜远端，止于尿道侧壁上，瓣膜一般为2条，有的只有1条。

第二型：瓣膜起于精阜近端，向上向外，止于膀胱颈部。

性后尿道瘘分为三型。第一型：尿道直肠瘘并发肛门直肠闭锁，为最常见
为尿道直肠瘘，有的与前列腺部尿道相通，有的与膜部尿道相通；在女性表
或尿道阴道直肠瘘。无肛门，大便由尿道排出，可并发先天性尿道狭窄。第二
后尿道直肠瘘，后尿道与直肠之间有瘘道而肛门直肠正常，后尿道、瘘管、直肠
排列关系。第三型：后尿道会阴瘘，瘘道起于后尿道，开口于会阴部。

）诊断依据

症状与体征：①新生儿肛门直肠闭锁，排尿时尿道排气，尿液混浊，混有粪便，
第一型后尿道瘘。②除上述症状外，也有尿道不排尿，尿由肛门排出，呈水样便，
二型后尿道瘘。③排尿时会阴漏尿，应怀疑第三型后尿道瘘。

尿道造影：造影剂进入直肠或会阴，并可协助分型。

亚甲蓝试验：经尿道注入亚甲蓝观察直肠及会阴有无蓝色液体排出。

直肠镜、膀胱镜检查可观察到瘘口。

）治疗原则

第一型后尿道瘘：先行结肠造口，必要时同时行耻骨上膀胱造瘘术。择期修补尿
门成形术。

第二型后尿道瘘：先行结肠造口及耻骨上膀胱造瘘，二期经会阴切除瘘道，并行
直肠瘘口修补。

第三型后尿道瘘：经会阴切除瘘道。

、尿道憩室

周围有囊状腔隙存在，并与尿道相通者，称为尿道憩室（urethraldiverticulum），多
，30～40岁多见，女性多于男性。尿道憩室分为原发性尿道憩室和继发性尿道憩
海绵体先天性发育不良、尿道沟未融合或胚胎期尿道旁残留的细胞团均可形成原发
室。继发性尿道憩室多与尿道外伤、尿道结石或尿道周围脓肿有关。

）诊断依据

临床表现：两段排尿及尿末滴沥。膀胱内尿液与憩室内尿液在排尿时分两段排出，
后憩室内残留的尿液不自主呈滴沥状排出。

并发症：常有感染、尿路梗阻、结石甚至尿瘘等并发症发生。

体格检查：阴茎阴囊交接处尿道腹侧出现膨隆肿块，并有局部胀痛，挤压后有尿
成年女性患者于阴道前壁尿道位置可发现隆起的囊性肿块，有波动感，有时可突出
外，压迫后有尿液溢出且肿块缩小。

KUB 及 IVU 可了解上尿路受累情况。

尿道造影：可显示阴茎阴囊交界处尿道憩室，近侧尿道扩张，远侧尿道较细，膀
有小梁小房，甚至假性憩室形成。

尿道镜：可直接观察到憩室。

）鉴别诊断

尿道结石：排尿时行尿道造影无憩室存在，金属探子可触及结石。X 线摄片也可

（2）尿道肿瘤：可有血尿及排尿困难。尿道造影有充盈缺损，尿道镜可直接观察肿瘤，并取活检。

（三）治疗方案

原则上应行憩室切除，术后行耻骨上膀胱造瘘或会阴部尿道造瘘，待尿道修复后，再拔出造瘘管，恢复尿道连续性。

（1）憩室口小者，切除后将尿道缝合。

（2）憩室口宽大者，憩室切除后，尿道行 Cecil 尿道成形术，以弥补尿道的缺损。

（3）憩室切除有困难者，将憩室大部分切除，残余部分行内翻缝合。

（4）憩室合并感染者，应积极控制感染后择期手术。

六、重复尿道

重复尿道（duplication of urethra）一般是指一个阴茎有两条或两条以上的尿道。双阴茎畸形每个阴茎上有一条尿道，也叫重复尿道。Gross 将重复尿道分为完全型和不完全型两类。Das 则分为三种类型。现介绍如下：

第Ⅰ型：特点是两个尿道内口，分别与膀胱相通，两条尿道互不相通，同时有两个尿道外口。副尿道一般位于背侧，正尿道位于腹侧。本型 Gross 亦称为完全型。

第Ⅱ型：分三种情况。

ⅡA 型：副尿道位于正尿道背侧，外口位于阴茎头正尿道口上方，副尿道的近端呈一盲端，副尿道为一盲管，长短不一，不与正尿道相通。

ⅡB 型：副尿道位于正尿道背侧，其近端与正尿道相通，远端为一盲端。

ⅡC 型：副尿道位于正尿道背侧，近端与正尿道相通，远端开口于阴茎头或开口于阴茎背部。有的还有三条尿道，正尿道背、腹侧各一条。有的副尿道口排精不排尿，实际上这种副尿道是畸形的输精管。Gross 把第Ⅱ型称为不完全型，此型发病率最高。

第Ⅲ型：在后尿道的腹侧有副尿道，近端与后尿道相通，远端开口于会阴部或直肠。此型极罕见。

（一）诊断依据

（1）尿路感染，即副尿道尿流不畅，引流不佳，易发生感染，是慢性尿路感染的一个病灶。

（2）排尿时尿液为双股，副尿道尿线细，有时仅有滴尿。副尿道既可排尿，又可排精，有的只排精不排尿，亦有既不排尿也不排精。

（3）副尿道开口于阴茎背侧时，尿道口远端呈索状，阴茎勃起时背侧弯曲，影响性生活。

（4）第Ⅰ型副尿道括约肌发育不全，常有尿失禁。

（5）有的副尿道压迫正尿道，可引起尿道梗阻的症状，主要是排尿困难。

（6）自副尿道注入亚甲蓝后排尿，行尿道探子、内腔镜检查均可发现副尿道与正尿道的关系。

（7）逆行尿道造影及排尿性膀胱尿道造影可发现副尿道，并了解其与正尿道的关系。

（二）鉴别诊断

第Ⅲ型副尿道应与会阴部尿道瘘及尿道直肠瘘鉴别。后天性尿瘘常有外伤史或感染史，同时多并发尿道狭窄。尿道测压时，尿道直肠瘘压力低，副尿道则有平滑肌，压力较高。

（三）治疗方案

1. 第Ⅰ型

（1）无症状者不予治疗。

（2）轻度感染者，可用抗生素治疗。

（3）症状严重者，可将副尿道切除。

2. 第Ⅱ型

（1）副尿道的开口在阴茎头者，可将两尿道之间的间隔切开，使两尿道变成一条。

（2）副尿道的开口在阴茎者，远端尿道呈索状，若有阴茎弯曲，需将索状尿道切除。

3. 第Ⅲ型

（1）副尿道通向会阴者，可单纯切除。

（2）通向直肠者可将副尿道切除，同时行尿道直肠瘘修补。

（何　钢）

第三型：环状瓣膜，瓣膜呈隔膜状，中间有小孔，位于精阜的远端或近端。

（一）诊断依据

（1）临床表现：①排尿障碍：大多排尿时需加腹压，有尿频及尿滴沥，甚至有充盈性尿失禁及遗尿。②发育、营养不良及智力迟钝。③常继发尿路感染症状等而出现高热、寒战。

（2）体格检查：因排尿障碍可出现尿潴留和肾积水。体格检查可发现耻骨上或腰部包块。

（3）肾功能检查：浓缩功能下降，血 Cr、BUN 上升。

（4）血电解质紊乱。

（5）尿流率检查：可提示尿道梗阻。

（6）B 超检查：可发现尿潴留及肾积水。

（7）KUB 及 IVU：可发现肾、输尿管积水。

（8）肾图：可了解肾功能情况。

（9）尿道造影：同时行逆行尿道造影和排泄性膀胱尿道造影可发现瓣膜处充盈缺损，缺损的近端尿道扩张。

（10）尿道镜检查：插管多无困难，应边退边看并停止注水，可直接发现瓣膜。

（二）鉴别诊断

（1）先天性膀胱颈挛缩：多见于小儿，因膀胱颈部肌肉、纤维组织增生及慢性炎症导致膀胱颈部狭窄而发生尿路梗阻。直肠指检可触及膀胱颈部硬块。排尿期尿道造影示膀胱出口抬高，膀胱底部呈圆形。尿道镜检查：颈部环状狭窄，有紧缩感，后唇抬高，三角区肥厚，膀胱底部凹陷。

（2）先天性精阜增生：系精阜先天性增大，突入尿道，形成阻塞所致的排尿障碍性疾病。尿道镜检查可见隆起、肥大的精阜。

（3）神经源性膀胱：一般有外伤、手术，全身疾病或药物应用史。除排尿困难外，尚有神经系统的表现。膀胱造影示膀胱呈松弛状。尿动力学检查可资鉴别。

（三）治疗原则

（1）紧急处理：当患者因肾功能衰竭，出现呼吸、循环、神经系统症状或因尿性脱水发生呼吸困难时，需根据不同症状进行紧急处理，如导尿、抗抽搐、尿性腹水引流、纠正水电解质失衡等。待患者症状有好转后，再进行尿液转流术。小婴儿或早产儿可先行膀胱造瘘。

（2）尿液分流术：当肾积水严重，有肾脏损害或肾脏严重感染时，需行尿液分流术，常用的方法包括：耻骨上膀胱造瘘、双侧输尿管造瘘及肾造瘘等。

（3）瓣膜切除术：肾功能良好无感染者，或肾功能经尿液分流术后明显好转者均可在尿道镜下行瓣膜切除术。

四、先天性后尿道瘘

尿道瘘（urethral fistula）分为先天性和后天性两大类。先天性尿道瘘十分罕见，又可分为前尿道瘘和后尿道瘘，后尿道瘘较前尿道瘘多见，常并发直肠、肛管畸形。

先天性后尿道瘘分为三型。第一型：尿道直肠瘘并发肛门直肠闭锁，为最常见的一类，男性表现为尿道直肠瘘，有的与前列腺部尿道相通，有的与膜部尿道相通；在女性表现为尿道阴道瘘或尿道阴道直肠瘘。无肛门，大便由尿道排出，可并发先天性尿道狭窄。第二型："H"型后尿道直肠瘘，后尿道与直肠之间有瘘道而肛门直肠正常，后尿道、瘘管、直肠呈"H"状排列关系。第三型：后尿道会阴瘘，瘘道起于后尿道，开口于会阴部。

（一）诊断依据

（1）症状与体征：①新生儿肛门直肠闭锁，排尿时尿道排气，尿液混浊，混有粪便，一般考虑第一型后尿道瘘。②除上述症状外，也有尿道不排尿，尿由肛门排出，呈水样便，应怀疑第二型后尿道瘘。③排尿时会阴漏尿，应怀疑第三型后尿道瘘。

（2）尿道造影：造影剂进入直肠或会阴，并可协助分型。

（3）亚甲蓝试验：经尿道注入亚甲蓝观察直肠及会阴有无蓝色液体排出。

（4）直肠镜、膀胱镜检查可观察到瘘口。

（二）治疗原则

（1）第一型后尿道瘘：先行结肠造口，必要时同时行耻骨上膀胱造瘘术。择期修补尿道瘘及肛门成形术。

（2）第二型后尿道瘘：先行结肠造口及耻骨上膀胱造瘘，二期经会阴切除瘘道，并行后尿道及直肠瘘口修补。

（3）第三型后尿道瘘：经会阴切除瘘道。

五、尿道憩室

尿道周围有囊状腔隙存在，并与尿道相通者，称为尿道憩室（urethraldiverticulum），多发于成年，30~40岁多见，女性多于男性。尿道憩室分为原发性尿道憩室和继发性尿道憩室。尿道海绵体先天性发育不良、尿道沟未融合或胚胎期尿道旁残留的细胞团均可形成原发性尿道憩室。继发性尿道憩室多与尿道外伤、尿道结石或尿道周围脓肿有关。

（一）诊断依据

（1）临床表现：两段排尿及尿末滴沥。膀胱内尿液与憩室内尿液在排尿时分两段排出，排尿终了后憩室内残留的尿液不自主呈滴沥状排出。

（2）并发症：常有感染、尿路梗阻、结石甚至尿瘘等并发症发生。

（3）体格检查：阴茎阴囊交接处尿道腹侧出现膨隆肿块，并有局部胀痛，挤压后有尿液排出。成年女性患者于阴道前壁尿道位置可发现隆起的囊性肿块，有波动感，有时可突出阴道口之外，压迫后有尿液溢出且肿块缩小。

（4）KUB及IVU可了解上尿路受累情况。

（5）尿道造影：可显示阴茎阴囊交界处尿道憩室，近侧尿道扩张，远侧尿道较细，膀胱腔内可有小梁小房，甚至假性憩室形成。

（6）尿道镜：可直接观察到憩室。

（二）鉴别诊断

（1）尿道结石：排尿时行尿道造影无憩室存在，金属探子可触及结石。X线摄片也可证实。

第五章 泌尿系统感染

第一节 概述

尿路感染（UTIs）是一种常见病，其发病率在感染性疾病中仅次于呼吸道感染，多见于女性。尿路感染可以分为上尿路感染和下尿路感染，也可同时累及上、下尿路。正常情况下尿路是无菌的，但在肠道内的细菌通常可以上行导致尿路感染。当细菌的毒力增强或宿主的防御机制减弱时，尿路中就会出现细菌的种植、定居并引起感染。深入理解尿路感染的发病机制以及宿主和细菌因素在其中所起的作用，对疾病的诊断及治疗有着重要意义。尿路感染的临床表现形式多样，从无症状的膀胱菌尿到细菌感染相关的尿频、尿急等膀胱刺激症状，上尿路感染常伴有发热、寒战和腰痛，严重者可导致脓毒血症和死亡。虽然绝大多数患者在治疗后，感染症状可以得到迅速改善并能够治愈，但是早期诊断和治疗那些复杂尿路感染的高危患者仍是泌尿外科医生所面临的挑战。

一、定义

尿路感染是由细菌（极少数可由真菌、原虫、病毒）直接侵袭所引起。尿路感染分为上尿路感染和下尿路感染，上尿路感染指的是肾盂肾炎，下尿路感染包括尿道炎和膀胱炎肾盂肾炎又分为急性肾盂肾炎和慢性肾盂肾炎。

菌尿是指清洁外阴后在无菌技术下采集的中段尿标本，涂片每个高倍镜视野均可见到细菌，或者培养菌落计数超过 10^5/ml。菌尿被认为是尿路有细菌定植或感染的确切依据。在收集尿液标本时，耻骨上穿刺、导尿以及自行排尿导致标本污染的可能性依次升高。“有意义菌尿”指具有临床意义，表示存在尿路感染。菌尿可分为有症状菌尿和无症状菌尿。

脓尿指尿中存在白细胞（WBC），通常意味着感染以及尿路上皮对细菌的炎症反应。无脓尿的菌尿常表示尿路有细菌定植但没有形成感染。未检出细菌的脓尿则需考虑是否存在结核、结石或者肿瘤。

二、分类

（一）根据感染所来源的器官

膀胱炎主要表现为尿频、尿急、排尿困难，偶尔伴有耻骨上疼痛。但这些症状也可能与尿道或阴道的感染，或是非感染性疾病相关，如间质性膀胱炎、膀胱肿瘤或结石。相反，膀胱感染甚至上尿路感染也可能不表现出任何症状。

急性肾盂肾炎主要表现为寒战、发热、腰痛以及伴有菌尿和脓尿。一般来讲，如果没有腰痛，不宜使用急性肾盂肾炎这个诊断。急性肾盂肾炎可能不伴有常规临床方法所能检测出的形态学或功能上的改变，因此，对于自身不适部位不能明确定位的脊髓损伤或老年患者，急性肾盂肾炎的诊断可能非常困难。

慢性肾盂肾炎是细菌感染肾脏引起的慢性炎症，病变主要侵犯肾间质和肾盂、肾盏组织。由于炎症的持续存在或反复发生导致肾间质、肾盂、肾盏的损害，形成瘢痕，以至肾发生萎缩和出现功能障碍。平时患者可能仅有腰酸和（或）低热，可没有明显的尿路感染的尿频、尿急、尿痛症状，其主要表现是夜尿增多及尿中有少量白细胞和蛋白等。可有长期或反复发作的尿路感染病史，部分患者在晚期可出现尿毒症。

（二）根据有无尿路功能上或解剖上的异常

（1）复杂性尿路感染：①尿路有器质性或功能性异常，引起尿路梗阻，尿流不畅。②尿路有异物，如结石、留置导尿管等。③肾内有梗阻，如在慢性肾实质疾病基础上发生的尿路感染，多数为肾盂肾炎，可引起肾组织损害。长期反复感染或治疗不彻底，可进展为慢性肾功能衰竭（chronic renal failure，CRF）。

（2）单纯性尿路感染则无上述情况，不经治疗其症状及菌尿可自行消失，或成为无症状性菌尿。成人肾盂肾炎如属单纯性，很少引起终末期肾病（end stage renal disease，ESRD）或病理上的慢性肾盂肾炎。

（三）通过其与其他尿路感染的关系

初发或孤立性感染是指以前从未有过尿路感染或很久以前曾经有过尿路感染的个体发生的感染。

未愈的感染指抗生素治疗无效果的感染。

三、流行病学

一旦患者发生尿路感染，那么以后就很可能再次发生感染。许多成人在儿童时期就患过尿路感染，这就突出了遗传因素在尿路感染中的重要性。对菌尿复发的女性患者在治疗后进行随访，发现大约1/6的患者复发率很高（平均2.6次/年），而其余的女性患者的复发率仅为每年0.32。目前认为，以前感染发生的次数越多，感染复发的可能性就越高，而初次感染和第二次感染的间隔时间越长，感染复发的可能性就越低。

感染治愈后的康复期间隔时间平均大约为1年。大多数再感染发生于2周至5个月内，而且大多数发生在这一时间段的早期。再感染发生率与膀胱功能障碍、慢性肾盂肾炎以及膀胱输尿管反流无关。遗传因素在女性尿路感染发病机制中有比较重要的意义。

不治疗、短期治疗、长期治疗或预防性抗生素治疗，他们再次发生菌尿的概率仍然是相同的，预防性应用抗生素治疗虽然可以减少再次感染，但是并不能从根本上改变感染复发的易感性。尿路感染无论是应用抗生素治疗还是任其自愈，感染复发的概率仍然是相同的。此外，尿路感染频发患者长期（>6个月）预防性应用抗生素可能会降低用药期间的感染率，但是停药后感染率就会恢复到治疗前的水平。因此，即使感染复发间隔的时间再长，也不能改变患者自身对感染的易感性。

目前已经明确当存在梗阻、感染性结石、糖尿病以及其他危险因素时，成人的尿路感染会导致进行性肾损害。单纯复发性尿路感染的长期影响还不完全清楚，但是目前已确定复发性感染与肾脏瘢痕形成、高血压及进行性肾性氮质血症无关。

妊娠妇女的患病率和感染复发率是相同的，但她们较非妊娠妇女更易由菌尿发展为临床急性肾盂肾炎。

（陈德红）

第二节 尿路感染的诊断

一、症状和体征

膀胱炎通常伴有排尿困难、尿频、尿急、耻骨上疼痛和血尿。下尿路症状最常见，且通常比上尿路症状提前数天出现。肾盂肾炎典型的表现为发热、寒战和腰痛，也可出现恶心和呕吐等胃肠道反应。肾脏或肾周脓肿可导致发热、腰部肿块和压痛。在老年人中，可能仅表现为上腹部不适，或不表现出任何症状。留置尿导管的患者通常伴有无症状的菌尿，但也有发生菌血症甚至危及生命的可能。

二、血液分析

尿路感染的诊断需要直接或间接的尿液分析，并经尿液培养确诊。尿液和尿路在正常情况下是不存在细菌和炎症的，在患有尿路感染时可能发生尿液分析和培养的假阴性，尤其是在感染的早期，细菌和白细胞的数量较低，或因液体摄入增加以及随后的利尿作用导致的尿液稀释。尽管存在细菌定植和尿路上皮炎症，但尿液中可能检测不到细菌和白细胞。尿液分析和培养的假阳性是由收集尿液标本过程中污染造成的。自行排尿留取标本最易发生污染。耻骨上穿刺留取膀胱中的尿液受污染的可能性最小。因此，这种方式能够提供对膀胱尿液状况最精确的评价。

（一）尿液采集

排尿和导尿的标本。采集尿液时减少细菌污染能够提高诊断的准确性。包皮环切后的男性排尿留取标本前不需要准备。对于包皮未环切的男性，在收集标本前则应该翻起包皮，并先用肥皂清洗阴茎头再用水冲洗干净。应留取最初的 10ml 尿液（代表尿道）和中段尿（代表膀胱）。通过前列腺按摩获取前列腺液。并将排出的前列腺液收集到载玻片上。此后留取前列腺按摩后排出的最初 10ml 尿液，代表混有前列腺液的尿液情况。一般不推荐对男性患者采用导尿的方法进行尿液培养，除非患者无法自行排尿。

女性患者中段尿标本通常会受到阴道前庭的细菌和白细胞污染，特别是当女性患者分开阴唇及维持阴唇分开状态有困难时。因此应指导女性如何分开阴唇，用湿润的纱布清洗干净尿道口周围的区域，然后再收集中段尿标本。不建议使用抗菌剂进行消毒，因为可能会沾染排尿标本，并且导致尿液培养的假阴性。如果有证据表明排尿标本受到了污染，如在尿液分析时发现有阴道上皮细胞和乳酸杆菌，则应该通过尿管导尿收集中段尿。

耻骨上穿刺准确性非常高，但由于它会带来一些损伤，因此在临床中仅作有限的使用，除非患者不能按要求排尿。它对截瘫患者是极其有用的。穿刺留取的标本反映了膀胱尿液中的细菌学状况，避免了将尿道细菌引入膀胱引起新的感染。

（二）尿液分析

对具有尿路症状的患者，应在显微镜下观察是否存在菌尿、脓尿和血尿。尿液分析能够快速识别菌尿和脓尿，对尿路感染进行初步的诊断，具有高度特异性。然而在菌落计数较低的感染中，显微镜由于观测的体积等限制，常检测不到细菌。因此，即使尿液分析为阴性结果，也不能排除细菌数量少于或等于 30 000/ml。

有些乳酸杆菌、棒状杆菌等革兰阳性菌在染色时会表现为革兰阴性，因此可能会出现在显微镜下的尿液沉淀中可以看到细菌，但是尿液培养显示没有细菌生长。女性阴道正常菌群也有很大一部分厌氧菌为革兰阴性杆菌。

脓尿和血尿是提示尿路有炎症反应的良好指标。但观察到的细胞数量会受到水合状态、尿液收集的方法、组织反应强度、离心尿液体积、速度以及沉淀物再悬浮的数量等影响。

但是有脓尿并不能说明一定是尿路感染所致，许多尿路疾病在没有菌尿的情况下也可产生明显的脓尿。结核、结石在没有尿路感染的情况下也能产生含有大量白细胞的明显的脓尿。几乎所有导致尿路损伤的疾病，都能引起大量新鲜的多形核白细胞排出。

（三）尿液培养

目前用到的有两种尿液培养技术，传统的定量培养技术是在一次性的单片琼脂培养板上对已知数量的尿液进行直接的培养，这已应用于绝大多数微生物学实验室。一种更简单但准确性略低的技术是使用浸片式培养法。在实际操作中，细菌生长的情况是与视觉标准来比较和记录，较难识别细菌的种类。浸片培养可以在采集尿液后立即进行培养而不需要冷藏，较传统的方法更为方便。

三、感染

1. 发热和腰痛　目前临床上通常认为发热和腰痛提示肾盂肾炎可能，对小儿和成人以及终末期肾病患者进行的侵袭性定位研究中，感染局限于膀胱的菌尿患者，发热甚至腰痛的发生率很高。

2. 输尿管导管插入术　使用输尿管导管不仅可以区分细菌来自上尿路或下尿路，也可以区分哪一侧肾的感染，甚至能定位异位输尿管或无反流的输尿管残端感染（使用盐水溶液冲洗）。当这一技术被应用到大量的菌尿患者时，发现 45% 仅有膀胱感染，27% 为单侧肾菌尿，28% 为双侧肾菌尿，这些数字已经被至少 3 个国家（美国、英国和澳大利亚）的 5 个研究者证实，可作为任何成年人总体菌尿发生率的参考。尽管在菌尿存在的情况下肾结石和其他的肾异常可能会增加肾脏感染的概率，除非得到了有意义的检查结果，不能将感染部位直接定位到肾。

3. 组织和结石培养　将从尿路取出的结石进行培养，在临床上对确定存在于结石缝隙中的细菌是有一定的意义，组织培养主要用于研究。

四、影像学检查

单纯性泌尿系感染不需要影像学检查，因为根据临床和实验室的检查结果就能做出正确的诊断，并足够确定大多数患者的治疗方案。但是，大多数男性患者的尿路感染、抵抗力差的患者的感染、伴有发热的感染、有尿路梗阻的症状或体征、复发的感染提示细菌在尿路中持续存在以及合理治疗无效的感染都需要用影像学方法来明确潜在的异常，这些异常可能需要改变治疗方案或行经皮肾穿刺或外科手术治疗。

1. 超声检查　泌尿系超声检查在泌尿外科影像学中占据着越来越重要的地位，因为其无创、快速、普及、廉价、无放射性损害、无造影剂过敏等优点，可以识别异物、肾结石、肾积水、肾积脓、肾周脓肿。超声也可诊断残余尿。但超声检查并不能代替其他影像学检查，其依赖于检查者对图像的解释及操作技术。对于肥胖或有引流管或开放性伤口存在技术上的弱点。

2. 腹部卧位平片　腹部卧位平片对不透光的结石、异物具有诊断意义，可发现气性肾盂肾炎里异常气体。肾周或肾脓肿时，腹部卧位平片上腰大肌轮廓消失，但腹部卧位平片的特异性较差，容易受肠积气影响，必要时需行肠道准备。

3. 排泄性尿路造影　排泄性尿路造影也称静脉肾盂造影，是评估复杂性尿路感染的常规检查。可以明确尿路梗阻的部位和范围，可明确诊断结石引起的尿路梗阻，有助于诊断泌尿系畸形。但是肾积水时作用不显著，肾盂脓肿或肾脓肿时慎用。

4. 计算机断层扫描（CT）和磁共振成像（MRI）　CT 和 MRI 相对于超声及 X 线检查图像更清晰，分辨率更高，可以发现超声及 X 线难以分辨的异常。CT 平扫对结石的诊断及位置和大小的描述更准确，普遍用于临床。

5. 放射性核素显像（ECT）　ECT 是反映肾盂肾炎早期皮质缺血及肾脏瘢痕形成的最灵敏、可靠的手段。但 ECT 的普及不如其他影像学检查，临床对于泌尿系感染诊断时应用有限。

（陈德红）

第三节　抗菌药物治疗

抗菌药物治疗是尿路感染的主要治疗方法。中段尿培养对抗菌药物的选择起指导作用，推荐根据药敏试验选择用药。由于尿培养有需时长、不能普及的局限性，可以对有尿路感染症状的患者施行经验性抗菌药物治疗。

一、常用抗菌药物的作用机制

（1）干扰细菌细胞壁合成：包括 β 内酰胺类的青霉素、头孢菌素、碳青霉烯类和磷霉素、万古霉素类。

（2）损伤细菌细胞膜：有多黏菌素 B、制霉菌素等。

（3）影响细菌蛋白质合成：有氨基糖苷类、四环素类、红霉素、林可霉素等。

（4）抑制细菌核酸代谢：有氟喹诺酮类、利福霉素类。

（5）其他：如影响叶酸合成的磺胺类药物等。

二、抗菌药物分类

1. 浓度依赖性药物　这类药物在有效浓度范围内呈现浓度依赖性杀菌的特点，所用药物浓度越高，杀菌率和杀菌范围也随之增高，如氨基糖苷类和氟喹诺酮类，这些药物的用药方案目标是把药物浓度提高到最大限度。

2. 时间依赖性药物　疗效与抗菌药物血药浓度维持超过致病菌的最小抑菌浓度（MIC）的时间有关，如 β 内酰胺类、部分大环内酯类，这些药物的用药方案目标是尽可能延长接触时间，在血清浓度超过 MIC 期间，持续时间的长短将是这些药物效能的重要决定因素。

三、抗生素选择

在抗生素选择上，应根据抗生素的抗菌谱、疗效、常见的不良反应、联合用药、患者经济条件等多方面因素最终决定用药方案。

1. 甲氧苄啶/磺胺甲基异噁唑　TMP－SMZ 合剂已经成为治疗急性尿路感染最广泛使用的药物。对于多数非复杂性感染单用 TMP 治疗的效果与 SMZ 联用是相同的，而且可能副反应更低，但是，加用 SMZ 可以通过协同的杀菌作用使得对上尿路感染的治疗更加有效，而且可能会抑制耐药性的出现。单用 TMP 或联合 SMZ 对大多数常见的尿路病原体均是有效的，值得注意的是肠球菌属和假单胞菌属除外。TMP 和 TMP－SMZ 价格低廉而且对肠道菌群的影响极低，缺点是不良反应相对常见，主要包括皮疹和胃肠道症状。

2. 呋喃妥因　呋喃妥因对常见的尿路病原体有效，但对假单胞菌属和变形杆菌菌属无效。它可以快速地进入尿液中，但在大多数身体组织达不到治疗浓度，包括胃肠道。因此，它对上尿路感染和复杂性感染是无效的。呋喃妥因对肠道固有菌群和阴道菌群影响极低，并已经有效地作为预防性用药超过 40 年。细菌出现对呋喃妥因的获得性耐药概率极低。

3. 头孢菌素　所有三代的头孢菌素都已经被用来治疗急性尿路感染。总体来说通常头孢菌素对肠杆菌属活性高，对肠球菌属活性低。第一代头孢菌素对革兰阳性菌以及常见的尿路病原体加大肠杆菌和肺炎克雷白杆菌的抗菌活性更强，而第二代头孢菌素具有抗厌氧菌的活性，第三代头孢菌素对社区获得性和院内革兰阴性菌比其他 β 内酰胺类抗生素的活性更高。由于这些广谱抗菌药物可以引起细菌的选择耐药性，因此应仅限于在复杂性感染或需要行胃肠外治疗以及可能对标准的抗生素耐药等情况下使用。也可用于妊娠期尿路感染。

4. 氨苄西林　氨苄西林和阿莫西林过去经常被用来治疗尿路感染，但是有40%～60%常见的尿路病原体出现了耐药，这也降低了这些药的有效性。这些药物对肠道正常菌群和阴道菌群的影响能使患者发生耐药菌导致的再感染并且经常会导致念珠菌阴道炎。将 β 内酰胺酶抑制物克拉维酸与阿莫西林联用能极大提高抑菌活性。但是较高的费用以及胃肠道不良反应限制了它的使用。广谱的青霉素衍生物（例如哌拉西林、美洛西林和阿洛西林）保留了氨苄西林对抗肠球菌的活性，并提供了对耐氨苄西林革兰阴性杆菌的抗菌活性，用于治疗院内获得性尿路感染以及初始胃肠外治疗院外获得性急性非复杂肾盂肾炎。

5. 氨基糖苷类　氨基糖苷类与 TMP－SMZ 或氨苄西林联用，是治疗伴有发热的尿路感染的首选药物。它们具有肾、耳毒性，因此需要监测患者的肾功能和听力。氨基糖苷类每天一次的给药方式能够优化峰值浓度与最小抑菌浓度的比值，使杀菌作用达到最大并减少潜在的毒性。

6. 氨曲南　氨曲南具有与氨基糖苷类和所有的 β 内酰胺类相似的抗菌谱，它没有肾毒性。但是它的抗菌谱要窄于第三代头孢菌素。主要用于对青霉素过敏的患者。

7. 氟喹诺酮类　氟喹诺酮类具有广谱抗菌活性，是尿路感染经验性治疗的理想药物。它们对肠杆菌属细菌以及铜绿假单胞菌具有非常强的作用，对金黄色葡萄球菌和腐生葡萄球菌也有很强的作用，但大多数厌氧菌对氟喹诺酮类药物耐药，尽管此类药物没有肾毒性，但肾功能不全可影响此类药物代谢，需适当减量。药物的不良反应少见，以胃肠功能紊乱常见。但有报道服用氟喹诺酮可导致对软骨发育障碍，因此，目前氟喹诺酮类药物禁用于幼儿、青少年和怀孕或哺乳期的女性患者。

8. 糖肽类抗生素　糖肽类抗生素主要包括万古霉素及去甲万古霉素等。主要用于革兰阳性菌导致的严重感染，特别是耐甲氧西林金黄色葡萄球菌（MRSA）或耐甲氧西林凝固酶阴性葡萄球菌（MRC - NS）。但此类药物具有耳、肾毒性，用药期间需定期复查尿常规、肾功能、监测血药浓度，注意听力改变等，疗程不得超过 14d，避免与其他肾毒性药物合用，孕妇应避免使用。

（陈德红）

第四节　泌尿外科常见手术抗生素的预防性应用

外科预防性应用抗生素是指在外科操作前和操作后的一个有限的时间内使用抗生素来预防局部和全身的感染。对大多数操作而言，预防性应用应该在操作前的 30 ~ 120min 开始。在整个操作的过程中都应该保持有效的浓度，在某些特殊情况下还需维持到操作后一段时间内（多数达 24h）。

在泌尿外科领域有许多患者需行侵袭性操作。在确定是否需要预防性抗生素治疗时，宿主对菌尿或菌血症的反应能力以及发生感染的可能性是两个重要的考虑因素。影响宿主对炎症反应能力的因素包括高龄、解剖异常、营养状况差、吸烟、长期使用皮质激素、同时使用其他药物以及免疫缺陷（如未治疗的 HIV 感染），此外长期的引流物植入、导致感染的体内物质（如结石）、隐性感染的病症，以及由于住院时间的延长也可通过增加局部细菌浓度和（或）改变菌群的种类来增加感染性并发症的风险，人工心脏瓣膜或关节假体受播散的可能性增加了宿主全身感染后果的严重性。因此，详细了解患者的病史和检查是指导泌尿外科操作前抗生素预防性应用的决定性因素。

操作类型也有助于确定预防性治疗的开始时间、持续时间以及预防性抗生素的种类。还应该考虑局部组织受损的程度以及该部位可能的细菌类型。

一、尿管的插入与拔除

在导尿前预防性使用抗生素的指征并不是固定的，取决于患者的健康状况、性别、居住环境以及导尿的指征。居住在家中的健康女性一次置入尿管后感染的风险是 1% ~2%，但是住院患者的风险要显著升高。因此，对具有感染危险因素的患者（如老年、解剖结构异常、营养状况差、长期置入引流物、长期服用激素、糖尿病等），口服抗生素如 TMP - SMZ 或氟喹诺酮类进行预防可以降低操作后感染的风险。

二、尿流动力学检查

尿流动力学检查与膀胱镜检查类似，是一个创伤极小的操作，对尿路上皮具有有限的损伤，使得在具有正常解剖和免疫功能的宿主中局部感染的风险很低。但尿流动力学检查后男性患者菌尿的发生率（36%）要明显高于女性患者（15%）。研究表明无感染的女性尿失禁患者在接受尿流动力学检查后预防性给予抗生素不能显著降低菌尿和感染的发生率，但是，对于临床病史更加复杂的患者，或具有解剖异常的患者，如具有大量残余尿的男性或脊髓损伤的患者，都应该考虑给予预防性抗生素治疗。

三、经直肠超声引导下的前列腺穿刺活检

大多数研究表明，在经直肠超声引导下的前列腺穿刺活检中预防性使用抗生素可以减少操作后的发热和尿路感染的发生率，治疗使用的抗生素的级别以及持续的时间存在很大的差别和争议。

四、体外冲击波碎石

据报道，在没有抗生素预防的情况下，体外冲击波碎石术后尿路感染的发生率从0～28%不等。一个最近关于同期随机对照实验的荟萃分析研究了在体外冲击波碎石术中使用抗生素预防的实用性和成本效益，研究显示在那些操作前尿液培养无细菌生长的患者中，预防性使用抗生素可以将术后尿路感染的发生率从5.7%减少到2.1%，同时分析了当预防性使用抗生素是考虑用来治疗极少出现但更严重的并发症（例如尿脓毒症和肾盂肾炎）的成本效益，特别是近期有尿路感染或感染性结石病史，需要在体外冲击波碎石前给予完整疗程的抗生素治疗。

五、膀胱镜

膀胱镜检查是一个创伤极小的操作，仅有有限的上皮损伤。研究显示，在无抗生素预防下接受膀胱镜检查，术后经尿液培养证实的尿路感染发生率在2.2%～7.8%。虽然对于单纯的膀胱镜检查预防性治疗没有绝对的指征，但当宿主的异常因素能够增加感染可能性和严重性时，我们推荐预防性使用抗生素。最合适的药物以及给药的剂量还没有经过良好的研究，通常使用单次剂量的氟喹诺酮。

六、经尿道前列腺电切术和膀胱肿瘤电切术

治疗性经尿道的下尿路操作局部发生感染的风险要高于单纯的诊断性膀胱镜检查术。黏膜的损伤、操作持续的时间增加和操作的程度和难度、加压冲洗以及对感染物质的处理或切除增加感染性并发症的风险。最有效的抗生素种类包括氟喹诺酮类，氨基糖苷类、头孢菌素类和TMP－SMZ。当留置尿管时，单剂量的抗生素治疗确实可以降低发生菌尿的相对危险度，但不如短疗程抗生素治疗（2～5d）那样效果明显。虽然在留置尿管期间连续的抗生素治疗事实上不属于预防性用药，但是在预期的一个较短的时间内（有尿管留置）连续使用最初的预防性抗生素，并不会增加细菌发展为耐药菌的风险。对于术前已经明确有尿路感染的患者，在操作前应将感染清除。因此，在这些患者中，术前使用抗生素是治疗性的，而不是预防性的。诊断性和治疗性的上尿路操作如果在加压灌注下完成可能会导致尿路上皮的损伤，因此预防性使用可覆盖尿路病原体的抗菌谱的抗生素是有指征的。

七、输尿管镜检查术

诊断性和治疗性的上尿路内镜操作导致局部感染的风险要高于单纯诊断性膀胱镜操作，这是由于几个因素造成的，包括对黏膜损伤的增加、大多数输尿管镜操作的持续时间和困难程度的增加、冲洗的压力增加以及需要切除或处理受感染的物质。预防性使用氟喹诺酮可以显著减少操作后尿路感染的发生率。如果怀疑术前存在感染或感染性物质，推荐在操作前进

行尿液培养并使用适当的抗生素进行足疗程的治疗。

八、经皮操作

经皮肾手术通常存在较大的肾结石、肾盂输尿管连接处梗阻以及监测移行性细胞癌时实施。发热和菌血症是很常见的，主要是由肾实质的损伤、加压灌注以及一些病例中需处理感染性结石等因素综合导致的结果。如果术前尿液培养呈阳性，那么在术前就应该对感染进行治疗。相反，如果术前培养是阴性的，应该使用可以覆盖常见尿路病原体的抗生素进行预防性治疗。

九、开放手术和腹腔镜手术

开放性的外科操作可以分类为清洁、可能污染、污染以及严重污染几类。对可能污染和污染伤口建议进行抗生素预防，而对严重污染和感染的伤口应使用适当的抗生素进行治疗。泌尿外科的清洁手术包括肾上腺手术、根治性肾切除术（如果尿路没有进入的话）等。尿路被有选择开放的泌尿外科操作都被认为是可能污染的操作，如果进入感染的尿路则被认为是污染的操作，可能给手术部位带来较高的感染风险。应该用对最有可能引起感染的细菌有效的抗生素，在操作前的1h给药，在操作结束后的24h中止，延长预防性用药时间并不能更有效预防感染。当考虑使用结肠或阑尾来重建尿路时，推荐术前18～24h口服抗生素做肠道准备，手术切开前30～60min静脉使用第二、三代头孢类抗生素。对β内酰胺类过敏的患者推荐使用克林霉素联合庆大霉素、氨曲南或环丙沙星。泌尿外科中严重污染的伤口包括泌尿生殖道所有部位的脓肿和穿透性损伤。对严重污染伤口的治疗，应该在一开始就使用广谱的抗生素覆盖预期引起感染的细菌，在术中进行伤口培养，后续的治疗和治疗持续时间取决于培养出细菌的敏感性。

（陈德红）

第五节　膀胱感染

一、单纯性膀胱炎

大多数单纯性膀胱炎发生于女性。每年大约有10%的女性患有尿路感染，并且超过50%的女性在她们一生中至少有过一次尿路感染。单纯性膀胱炎偶发于青春期前的女性，青春期末以及20～40岁单纯性膀胱炎的发病率显著增加。25%～30%的20～40岁的女性有过尿路感染的病史。

（一）致病菌

导致年轻女性单纯性膀胱炎的细菌谱较窄，可以指导经验性应用敏感抗生素治疗。75%～90%年轻女性急性膀胱炎的致病菌是大肠杆菌，其次为腐生葡萄球菌，占感染的10%～20%。其他较少见的细菌包括克雷白杆菌属、变形杆菌属和肠球菌属。在男性中大肠杆菌和其他肠道菌属最常见。

（二）临床表现

（1）症状：有明显的膀胱刺激征，包括尿频、尿急、夜尿增多、排尿烧灼感或尿痛。

常有腰骶部或耻骨上区疼痛不适。并常见排尿中断和终末血尿甚至全程血尿，尿液浑浊，可有血块排出。发热少见。妇女性交后常引起发作（蜜月性膀胱炎）。

（2）体征：耻骨上有时有压痛，但缺乏特异性体征。对有关的可能致病因素都应检查，如阴道、尿道口（处女膜融合、处女膜伞）、尿道异常（如尿道憩室）、阴道分泌物、尿道分泌物肿痛的前列腺或附睾。

（三）诊断

（1）病史询问：膀胱炎相关症状的特点、持续时间及其伴随症状；既往史，药物史及相关病史以排除复杂性膀胱炎。

（2）体格检查：肾区检查（可合并急性肾盂肾炎）；腹部检查（耻骨上区压痛）；尿道外口检查等。

（3）实验室诊断：尿液分析（尿常规检查）：镜下脓尿的敏感性达到95%，特异性达到70%。菌尿的敏感性稍差但特异性更高，对有症状的患者，尿液中的细菌达到10^2CFU/ml表示存在感染。尿液培养可明确感染菌种，是诊断感染的金标准，并通过药敏试验指导用药。血常规白细胞常升高。

（4）影像学检查：单纯性膀胱炎一般不需要做影像学检查，当治疗效果不理想可以行CT、X线检查排除复杂性膀胱炎。

（四）鉴别诊断

膀胱炎必须和其他表现为排尿困难的炎症感染性情况进行鉴别，包括阴道炎、由性传播的病原体导致的尿道炎以及各种非炎症性原因引起的尿道不适。

阴道炎的特点是具有伴阴道刺激症状的排尿刺激症状，并且在初始阶段是亚急性的。通常具有阴道分泌物或异味史以及多个性伴侣或新的性伴侣。不出现尿频、尿急，血尿和耻骨上疼痛。进行体格检查时可见阴道分泌物，阴道液检查可发现炎症细胞。

尿道炎常见病因包括淋病、衣原体、单纯疱疹病毒和滴虫。可有尿白细胞增多，但反复多次尿培养阴性，进行适当的培养和免疫学检查可明确诊断。

泌尿系结核是由结核分枝杆菌引起的特殊类型尿路感染，有午后低热、盗汗、食欲减退、体重减轻等症状，结核菌素实验对诊断有提示意义，影像学检查可见肾盂肾盏虫蚀样缺损或挛缩膀胱，肾外有结核灶存在。

与性交、化学性刺激或过敏反应相关的尿道损伤也可导致排尿困难。其特点是有创伤史或刺激性物质的接触史，无分泌物或尿液分析白细胞酯酶阴性。

（五）治疗

短程抗菌药物疗法：短程疗法分为单次剂量疗法和3d疗法两种方式。可选择呋喃妥因、氟喹诺酮类、第二代或第三代头孢菌素类抗菌药物。对首次发生下尿路感染的女性，使用单次剂量疗法治疗后，尿菌可转阴性，而对于多次发作者，给予3d疗法，可降低再发率。男性单纯性膀胱炎、单纯性膀胱炎合并妊娠或糖尿病首选7日疗法。针对于绝经后女性急性单纯性膀胱炎，可选用雌激素替代疗法（口服或阴道局部外用），通过恢复泌尿生殖道萎缩的黏膜，并增加阴道内乳酸杆菌的数量，来预防尿路感染再发。长期使用雌激素需警惕女性肿瘤发病率。

二、复杂性膀胱炎

复杂性膀胱炎是指膀胱炎伴有增加获得感染或者治疗失败风险的疾病，例如泌尿生殖道的结构或功能异常，或其他潜在疾病。

复杂性膀胱炎的临床范围可以从轻微的膀胱炎到威胁生命的肾感染和尿脓毒症。这些感染可能由对多种抗生素耐药的细菌导致。因此，为了明确致病菌和它对抗生素的敏感性，必须进行尿液培养。

（一）易感因素

（1）尿路梗阻：各种梗阻（畸形、肿瘤、结石、异物等）引起的尿路梗阻是尿道感染的最易感因素，合并尿路梗阻者尿路感染发生率是正常人的12倍。此外，膀胱输尿管反流、妊娠时增大的子宫压迫和分泌增多的黄体酮抑制输尿管蠕动引起的尿流排泄不畅等也是引起尿路梗阻的主要原因。

（2）医疗器械操作：导尿、留置导管、膀胱镜、输尿管插管以及逆行肾盂造影等均可以损伤泌尿道黏膜，并可将病原菌直接带入而引起尿路感染。尿路感染发生率，1次导尿后为1%～2%；留置导管1d为50%，4d以上可达90%。即使严格的管理导尿管及预防性抗生素，留置导尿1个月以上者，约90%并发尿路感染。其主要原因是：留置导管后细菌黏附其上，并分泌糖蛋白，进而细菌在糖蛋白中分裂、繁殖形成微小菌落，微小菌落增多、融合，形成细菌生物薄膜（biofilm）。由于细菌生物薄膜内的细菌营养和氧的摄取困难，导致细菌外膜构造发生变化，降低了对药物的敏感性；而宿主的特异性和非特异性感染防御机制中的吞噬细胞、抗体也同样难以作用于生物薄膜菌。临床上往往不去除导管，尿路感染难以控制。

（3）机体抵抗力低下：合并糖尿病等慢性疾病、免疫功能不全或长期服用免疫抑制剂容易发生尿路感染。而长期高血压、高尿酸血症、高钙血症等造成肾间质损伤，局部抵抗力低下者也易发生尿路感染。女性因尿道短、尿道括约肌作用弱以及尿道口与阴道口距离近而易于损伤、感染等，因此更易发生尿路感染。成年女性尿路感染的发生率为男性的8～10倍。

（二）致病菌

与非复杂性尿路感染相比具有更广的菌谱，而且细菌更可能耐药（特别是与治疗有关的复杂性尿路感染）。但是，存在耐药性细菌本身不足以诊断复杂性尿路感染，必须同时合并泌尿系疾病（解剖功能方面）或者诱发尿路感染的潜在疾病。尿培养常见大肠埃希菌、变形杆菌、克雷伯菌、假单胞菌、黏质沙雷菌和肠球菌。除存在结石或者异物，葡萄球菌并不常见于复杂性尿路感染。另外，在不同时间、不同医院，菌谱都有可能发生改变。社区和医院获得性复杂性尿路感染患者的病原体多变、抗菌药物耐药的发生率较高，如果潜在疾病没有纠正，治疗失败率也较高。

（三）临床表现

复杂性膀胱炎临床表现与单纯性膀胱炎基本相同，但同是复杂性膀胱炎临床表现可以差异很大，从严重肾感染、尿脓毒症到留置导尿管相关的术后血尿等。相比于单纯性膀胱炎，复杂性膀胱炎的预后较差，常顽固难以治愈或反复发作，最严重则是引起尿脓毒症。

（四）诊断

（1）病史询问：与单纯尿路感染相同，还应详细询问治疗史，特别是抗菌药物的应用史。

（2）体格检查：肾区检查（可合并急性肾盂肾炎）；腹部检查（耻骨上区压痛）；尿道外口检查等。盆腔和直肠指诊对鉴别是否同时存在合并疾病有意义。

（3）实验室诊断：除行尿常规、尿培养检查外，如有脓毒症先兆症状时还需进行血液细菌培养和药敏试验。

（4）影像学检查：可以明确有无合并因素存在，尤其是怀疑有先天畸形、尿路梗阻或者老年患者。超声可作为首选，可以发现合并的尿路梗阻、结石、良性前列腺增生症等病变。腹部卧位平片（KUB）和静脉尿路造影（IVU）可以发现绝大部分尿路结石，并且可以明确有无上尿路畸形存在。若超声和 KUB + IVU 有阳性发现，必要时可选择 CT 及 MRI 进一步明确诊断。

（五）鉴别诊断

常需要对可以引起复杂性膀胱炎的病因进行鉴别诊断。

（六）治疗

（1）抗菌药物治疗：为了避免细菌产生耐药性，推荐根据尿培养和药敏试验结果选择敏感抗菌药物。用于培养的检验标本必须在治疗开始前获得。只有患者病情危重，才考虑行经验性的抗菌药物治疗。根据临床反应和培养结果随时进行更正。

由于氟喹诺酮可以提供广谱的抗菌活性，在尿液和组织中具有良好的浓度和安全性，常被用于经验性治疗。如果知道病原体的敏感类型，TMP - SMZ 也可用于经验性治疗。

对疾病更加严重的住院患者，静脉注射氨苄西林联合庆大霉素适用于大多数病原菌。特殊的情况下可以使用其他静脉药物。当得到敏感性结果时，可能要对治疗方案进行调整。

如果没找到复杂性感染的因素，治疗效果将会降低，因此应该尽全力纠正潜在的尿路异常并治疗可使感染加重的宿主因素。

一般推荐治疗 7 ~ 14d，疗程与潜在的疾病的治疗密切相关。伴有下尿路症状的患者治疗时间通常为 7d，伴有上尿路症状或脓毒症的患者为 14d。根据临床情况疗程有时需延长至 21d。对于长期留置导尿管及支架管的患者，应尽量缩短治疗时间，以免细菌耐药。

如果初始治疗失败，微生物学检查结果尚未出现，或者作为临床严重感染的初始治疗，则须改用亦能有效治疗假单胞菌的抗菌药物，如氟喹诺酮（如果未被用于初始治疗）、氨苄西林加 β 内酰胺酶抑制剂（BLD）、第三代头孢菌素或碳青霉烯类抗生素，最后联用氨基糖苷类。对那些在专门机构或住院治疗重症尿路感染患者的经验治疗须包括静脉内给予抗假单胞菌药。

（2）尿路结石相关的复杂性膀胱炎：如果结石或感染灶残留，结石将会生长，故需要彻底清除结石。同时给予足够的抗菌药物治疗。如不能完全清除结石，则应该考虑长期的抗菌药物治疗。

（3）预防性用药的效果：预防性用药对处理复发性尿路感染的女性患者已取得良好的效果，与安慰剂组比较，感染的复发下降了 95%。预防性治疗只需要小剂量的抗生素，通常在睡前服用连续 6 ~ 12 个月。如果女性在预防性治疗期间出现了有症状的再感染，预防性药物就要用到足够的治疗剂量，或者用另外一种抗生素来治疗感染。此后，预防性抗菌治疗就应该重新建立。如果患者在停止预防性治疗后很快出现有症状的再感染，重新建立夜间预防性治疗是一个有效的选择，并且不会引起不良反应的增加。当尿液培养显示无细菌生长时（通常在患者完成抗生素治疗时），就有指征开始小剂量连续的预防性治疗。常用药物有：呋喃妥因 50 ~ 100mg；TMP - SMZ，40 ~ 200mg；TMP，50mg；头孢氨苄，250mg。患者在服用这些药物期间每年发生尿路感染的次数将少于 1 次，隔夜用药的方案同样有效，大部分患者可能会采用这种方案。当发生感染时，不一定会伴有症状，因此，我们主张即使对无症状的患者也应该每 1 ~ 3 个月进行感染的监测。通常突发性感染对预防性药物的足量治疗有反应，当感染治愈后，可能要重新建立预防性用药方案。小剂量的预防性用药通常持续 6 个月后停止，然后检测患者有无再感染发生。大约 30% 的女性会有持续达 6 个月的缓解期。不幸的是多数患者在缓解之后会接着发生再感染，小剂量预防性用药又必须重新开始。

（4）治疗后的随访：因为复杂性膀胱炎含有耐药细菌的可能性较大，且泌尿系解剖功能异常或潜在疾病不能得到纠正，则尿路感染必然复发。为此必须在治疗结束后 5 ~ 9d 以及 4 ~ 6 周进行尿培养。

（陈德红）

第六节 肾感染

虽然肾感染没有膀胱感染那么常见，但对于患者和他的医生来说是一个更棘手的问题，因为它的表现和过程通常多种多样而且较严重，取得一个肯定的微生物学和病理学诊断也比较困难，而且它还有严重损害肾功能的潜在可能性。虽然典型的症状如急性的发热、寒战和腰痛通常提示存在肾感染。但一些严重的肾感染可以表现为隐匿出现的非特异性的局部或全身症状，或者完全无任何症状。因此，临床上要高度警惕，肾感染的诊断需要借助于适当的影像学和实验室检查。

然而，实验室检查结果和肾感染的相关性通常较差，尿路感染的标志性菌尿和脓尿并不能预示肾感染存在。相反，如果患侧肾的输尿管发生梗阻或者感染在集合系统以外，严重的肾感染患者还有可能出现无菌尿。

诊断肾感染的病理和放射学标准也可能会产生误导。曾经认为主要由细菌感染引起的间质性肾炎，现在认识到它是与各种免疫的、先天的，或化学的损伤有关的一种非特异性的组织病理改变，常无细菌感染。肾感染性肉芽肿性疾病通常具有与肾囊性疾病、肿瘤或其他肾炎症性疾病相似的放射学或病理学特点。

肾脏感染对肾功能的影响是不尽相同的。急性或慢性肾盂肾炎可能暂时或永久性的改变肾功能，但非梗阻性肾盂肾炎不再被认为是肾衰竭的主要原因。但是，当肾盂肾炎合并尿路梗阻或肉芽肿性肾感染时，有可能迅速导致严重的炎性并发症、肾衰竭甚至死亡。

间质性肾炎是一种肾间质的非特异性细胞应答也可能伴有或不伴纤维化和不同程度的肾小管或肾小球损伤。此前一般认为肾脏的细菌感染，例如肾盂肾炎，是引起间质性肾炎和随后出现的严重肾脏疾病的最常见原因。然而，最近间质性肾脏炎症组织的病理改变所具有的非特异性已经得到共识。对先前患有慢性间质性肾炎的患者进行泌尿外科评估，结果认识到间质性肾炎症与免疫反应、先天性疾病或肾乳头损伤有关，而不存在细菌性感染，细菌性感染通常是继发性的。所以单纯组织学的证据通常用来证明细菌性肾炎的存在，但确定肾脏间质的改变是原发还是继发于细菌感染或是由非感染性原因引起的，只有组织学的证据是不够的。

病理证实急性细菌性肾炎的机会很少。肾有可能水肿。由细菌血源性播散至肾皮质引起的急性局灶化脓性细菌性肾炎以肾表面多发局灶性化脓为特征。肾皮质的组织学检查显示肾小球和肾小管具有局灶化脓性破坏。炎症反应没有波及邻近的肾皮质和髓质。急性上行性肾盂肾炎的特征表现为从髓质延伸至肾被膜的线形的炎症条带，组织检查通常可以显示尖端位于肾髓质的局灶的楔形急性间质性炎症区。可以见到多形核白细胞或者以淋巴细胞和浆细胞为主的细胞反应。也可能会看到细菌的存在。

仔细对肾进行大体检查可以发现与所对应的肾乳头收缩有关的肾皮质瘢痕，这似乎是慢性肾盂肾炎最特异性的表现。多个慢性炎症病灶融合成的斑片主要局限在肾脏皮质，但同样也可以波及髓质。

瘢痕可以被正常的肾实质隔开，形成非常不规则的肾外形。显微镜下的表现与大部分慢性间质性疾病一样，包括淋巴细胞和浆细胞的浸润，虽然瘢痕中的肾小球可能被纤维囊所包绕，部分或完全发生透明样变，但在这些严重瘢痕化区域以外的肾小球还是相对正常的。血管受累的情况是不同的，在高血压的患者中可能会出现肾小球硬化。肾乳头的异常包括变形和硬化，有时会出现坏死。动物研究明确地表明肾乳头在引发肾盂肾炎中起到的重要作用。但这些改变不是细菌感染的特异表现，其他疾病如止痛药滥用、糖尿病，镰状红细胞病虽无感染也可以发生上述改变。

慢性肾盂肾炎典型病理表现就像 Weiss 和 Parker（1939）所描述的那样。但是他们的尸检研究包含了疾病的终末阶段，也就是所说的终末肾，通常并发于高血压和血管改变。患有这种形式肾疾病的患者不是全部都有足够的细菌性尿路感染的临床证据来解释肾组织的严重缺失。Stamey 和 Pfau（1963）报道了一个单纯症状性肾盂肾炎的病例，药物治疗无效且未并发高血压。该病例在显微镜下的表现加上 Heptinstall 的描述提供了研究这种疾病最纯粹形式病理学特征的一个难得的机会。

一、急性肾盂肾炎

（一）临床表现

表现为从革兰阴性菌败血症到伴有轻微腰痛的膀胱炎。典型的表现是突然发生的寒战、高热、单侧或双侧腰部或肋脊角痛，伴或不伴压痛。这些上尿路症状通常伴随着排尿困难、逐渐加重的尿频和尿急。

虽然一些作者认为腰痛、发热伴有显著的菌尿就可以诊断急性肾盂肾炎，但是通过输尿管导管或膀胱冲洗技术进行定位研究证实临床症状与感染部位的相关性较差。

（二）体格检查

肋脊角深触诊常伴有压痛。急性肾盂肾炎也可能会刺激胃肠道引起腹痛、恶心、呕吐和腹泻。从急性肾盂肾炎发展到慢性可能是一个无明显症状的过程，特别是在免疫力低下的宿主。在极个别病例中还可能发生急性肾衰竭。

（三）实验室诊断

尿液检查可见大量的白细胞，常呈簇状，还有细菌杆或球菌链。如果尿液是低渗的，还有可能看到白细胞胞质内出现布朗运动（闪光细胞），但仅凭这个不能诊断肾盂肾炎。在尿沉渣中可见大量的颗粒或白细胞管型则提示急性肾盂肾炎。有一种特殊的管型尿，其特点是在管型的基质中可见细菌，在急性肾盂肾炎患者的尿液中已证实存在有这种管型。如果未对沉渣进行特殊的染色，单纯使用亮视野显微镜是不容易识别管型中的细菌。用碱性染料稀释的甲苯胺蓝或 KOVA（I. C. L. Scientific，FountainValley，CA）对沉渣进行染色可以清楚地显示管型中的细菌。血液检查可见以中性粒细胞为主的白细胞增多、血沉加快以及 C－反应蛋白的升高，如果伴有肾衰竭还会出现肌酐水平升高。此外可能出现肌酐清除率的下降。血培养可能阳性。

（四）细菌培养

尿培养可呈阳性，但约 20% 的患者尿培养菌落数少于 10^5CFU/ml，因此导致尿液的革兰染色结果为阴性。大肠杆菌是具有特殊毒力因子的独特的细菌亚族，是 80% 病例的致病菌。如果不存在膀胱输尿管反流，P 血型表型的患者对具有可与 P 血型抗原受体结合的 P 菌毛的大肠杆菌引起的复发性肾盂肾炎具有特殊的易感性，细菌 K 抗原和内毒素也具有致病性。很多社区获得性肾盂肾炎是由数量有限的多重耐药的细菌克隆引起的。

对于住院或留置导管的患者以及近期接受过尿路操作的复发尿路感染的患者，其致病菌应该更多怀疑为耐药菌，如变形杆菌属、克雷白杆菌属、假单胞菌属、沙雷菌属、肠杆菌属或枸橼酸杆菌属等；除了粪肠球菌、表皮葡萄球菌和金黄色葡萄球菌外，革兰阳性菌很少引起肾盂肾炎。

大约 25% 女性单纯性肾盂肾炎病例血培养为阳性，结果大部分与尿培养的结果重复，并且不会影响治疗策略。因此，血培养不应作为评价女性非复杂性肾盂肾炎的常规检查。但是，有严重中毒表现或存在危险因素（例如妊娠）的男性和女性患者，由于菌血症和败血症较常见，因此都应该考虑进行血培养。

（五）影像学检查

（1）排泄性尿路造影：通常在等待充分治疗的患者症状消退后进行，因此大部分肾盂肾炎患者的排泄性尿路造影出现正常的结果是不意外的。如果在急性肾盂肾炎期间检查，最常见的影像学异常就是肾增大，这种广泛的肾水肿是炎症过程的结果。肾总长度达到 15cm 或比健侧肾长出 1. 5cm 是急性肾盂肾炎肾脏增大的诊断标准。肾局部增大要少于肾整体增大，可能表现类似于肾肿物。局灶细菌性肾炎或急性小叶性肾病导致的。肾肿物自 1978 年才开始被重视。这种肿物必须与肿瘤或肾内的脓肿区分开。虽然可能需要其他影像学方法来区分这种病变与肿瘤或肾内的脓肿，但时间和治疗可以使肿物消失，对诊断有一定的意义。

炎症反应也可以引起皮质血管收缩，这可引起肾图上灌注减少以及肾盂造影延迟显影，以及由于集合系统结构受到挤压导致肾盏显影减弱或蜘蛛样的形态。除了这些异常的改变，急性期肾盂肾炎期间还可能见到肾盏和输尿管扩张（不存在任何梗阻的因素），这可能是由细菌内毒素损害输尿管的蠕动引起的。虽然感染可发生输尿管扩张，但必须排除既往或现存梗阻后才能下此诊断。

（2）肾脏超声检查、CT：这些方法通常用于评价复杂性尿路感染和复杂性的因素，或用来对经过 72h 治疗后仍无效的患者进行重新评估。超声和 CT 显示肾增大、实质低回声或低密度以及集合系统受压。它们也可以显示局灶性细菌性肾炎和梗阻。当肾实质破坏严重时，就可能出现与复杂性肾和肾周感染有关的更加紊乱的肾实质脓肿形成。

（六）病理检验

在急性肾盂肾炎中，肾可以显著地增大。肾被膜可以很容易地剥离，化脓可以使肾实质软化。通常会出现小的黄白色的肾皮质脓肿伴肾实质的充血。在组织学上，肾实质出现局灶性的、片状浸润的中性粒细胞。通常也可以观察到其中有细菌浸润。在炎症的早期，这种浸润局限在间质，但随后炎症带会从乳头一直扩展到皮质，病变呈楔形。脓肿可以破坏肾小管，但肾小球通常不会受累。

（七）鉴别诊断

急性阑尾炎、憩室炎症和胰腺炎可以引起程度相似的腹痛，但疼痛的部位通常有所不同。尿液检查结果一般正常。带状疱疹可以引起肾区浅表疼痛，但跟尿路感染的症状不相关；当带状疱疹出现时诊断就明确了。

（八）治疗

（1）初步治疗：急性肾盂肾炎患者的感染可以分为：①无须住院治疗的单纯性感染。②患者尿路正常的单纯性感染，但是需要住院采用静脉给药方式治疗。③与住院、导尿、泌尿外科手术或尿路畸形有关的复杂性感染。

明确患者是复杂性还是单纯性的尿路感染很关键，因为有16%的急性肾盂肾炎患者存在明显的畸形。对于将在门诊治疗的初步诊断为单纯性肾盂肾炎的患者，可以推迟进行初步的影像学评估。但是，如果有任何理由怀疑存在问题、患者不能使用合理的放射学检查方法或病情没有改善，我们更喜欢使用肾脏超声以排除结石或梗阻。已明确诊断或怀疑为复杂性肾盂肾炎的患者，CT检查对尿路状况以及感染的严重程度和范围可以提供良好的评价。

有明显中毒表现的患者需要住院、早期绝对卧床休息、静脉输液和退热治疗。病情较轻的患者可以在门诊治疗。如果怀疑上尿路梗阻应该使用超声或CT以排除。

发生梗阻的肾脏难以浓缩和分泌抗生素。此外，梗阻实际上可以形成潜在的脓肿和肾盂积脓，它们可以迅速地破坏肾实质并威胁患者的生命。任何严重的梗阻都必须用最安全和最简单的方法予以解除。

在培养和药敏结果出来之前，应使用广谱抗生素治疗，尿沉渣的革兰染色对选择早期经验性抗生素治疗是有帮助的。在所有病例中，抗生素治疗应该能够对抗可能的尿路病原菌并且在肾组织和尿液中能够达到杀菌浓度。

对于社区感染患者口服氟喹诺酮单药治疗要比TMP－SMZ有效得多。很多医生在开始口服治疗之前都会给予单次的静脉抗生素治疗（头孢曲松、庆大霉素或氟喹诺酮）。如果怀疑革兰阳性菌感染，推荐使用阿莫西林或阿莫西林/克拉维酸盐。

对单纯性尿路感染但病情较重患者，需要住院治疗（高热、WBC计数高、呕吐、脱水、有败血症的表现），或复杂性肾盂肾炎，又或上述治疗无明显改善的患者，应该给予患者静脉抗生素治疗。推荐使用氟喹诺酮、单用一种氨基糖苷类药物或加用氨苄西林，单独使用广谱的头孢菌素或加用一种氨基糖苷类药物。如果病原菌是革兰阳性球菌，推荐单独使用氨苄西林/舒巴坦或加用一种氨基糖苷类药物。

（2）后续治疗：即使经过几个小时的抗生素治疗后尿液变为无菌，急性单纯性肾盂肾炎的患者在初期抗生素治疗后还是可能会连续几天出现发热、寒战和腰痛症状，应该对他们进行观察。

非卧床患者应该用氟喹诺酮治疗7d。氟喹诺酮治疗在细菌学和临床治愈率方面要优于14d的TMP－SMZ治疗。是否需要更换抗生素，取决于患者的临床反应和细菌培养及药敏试验的结果。药敏试验也应该用于将具有潜在毒性的药物（如氨基糖苷类药物）替换为毒性较低的药物，如氟喹诺酮、氨曲南和头孢菌素类药物。血培养阳性的复杂性肾盂肾炎患者应该静脉用药治疗7d。如果血培养阴性，2～3d的静脉治疗就足够了。在这两种情况下都应该继续口服14d抗生素（氟喹诺酮、TMP、TMP－SMZ、阿莫西林或针对革兰阳性菌的阿莫西林/克拉维酸盐）。

当患者对治疗的反应缓慢或尿液持续提示感染时，必须立即进行重新的评价。尿培养和血培养也应当重复检查，在药敏结果的基础上对抗生素进行适当的调整。在有指征的情况下应尝试使用放射学检查来判断有无尿路梗阻、尿石症，或潜在的解剖畸形，这些情况可以使患者更容易感染，阻碍治疗快速起效，或导致感染并发症，如肾或肾周脓肿。对于发热持续超过72h的患者，这些检查对排除梗阻和确定有无肾和肾周感染都有帮助的。放射性核素成像对显示与急性肾盂肾炎相关的肾功能改变（肾血流量减少、峰值延迟和放射性核素排泄的延迟）和与膀胱输尿管反流有关的皮质病变有帮助。

（3）随访：应该在治疗的第5～7d和使用抗生素后10～14d及4～6周重复进行尿培养，以确定无尿路感染。10%～30%经过14d治疗后的急性肾盂肾炎患者会出现复发。复发的患者通常经过第二次14d治疗可以治愈，但偶尔也需要6周的疗程。

根据临床表现和反应以及最初的泌尿外科检查评估，部分患者需要进行附加的检查评估（例如排泄性膀胱尿道造影、膀胱镜检查和细菌定位技术）以及纠正潜在的尿路畸形。Raz等人评估了女性急性肾盂肾炎的长期影响，在急性肾盂肾炎后10～20年通过^{99m}Tc二巯丁二钠（^{99m}Tc－DMSA）扫描可以发现大约50%的患者存在瘢痕，但肾功能的变化很小，且跟肾瘢痕无关。

二、急性局灶性或多灶性细菌性肾炎

急性局灶性或多灶性细菌性肾炎是肾脏感染的一种少见严重形式，大量的白细胞浸润局限于单个肾叶（局灶）或多个肾叶（多灶）。

（一）临床表现

急性细菌性肾炎患者的临床表现与急性肾盂肾炎相似，但通常更严重。大约一半的患者患有糖尿病，败血症也较常见。通常可以发现革兰阴性菌引起的白细胞增多和尿路感染，超过50%的患者有菌血症。

（二）影像学检查

诊断必须依靠影像学检查。尿路影像学检查常表现为肿块，一般边界不清，提示肾脓肿或肿瘤。肿块比周围正常的肾实质密度稍低。病变超声表现为典型的边界不清的相对透回声的改变，偶尔呈低回声改变并使皮髓质交界模糊不清。增强CT扫描可见呈楔形的低增强区。慢性脓肿也可以表现为病变周围的环状增强区域。镓扫描显示摄取镓的区域要大于之前确定的肿物的大小，多灶性的病例表现类似，提示有多个肾叶同时受累。

（三）治疗

急性细菌性肾炎很可能是一个相对较早的脓肿形成期。在Lee等（1980）报道的一系列病例中，急性局灶性细菌性肾炎的患者常会发展成脓肿。治疗包括水化和使用静脉抗生素治疗至少7d，接着再口服7d抗生素，细菌性肾炎的患者一般对药物治疗有良好的反应，之后的随访检查也将会显示楔形的低密度区逐步消退。如果对抗生素治疗无效提示需要进一步进行适当的检查以排除尿路梗阻、肾或肾周脓肿、肾癌或急性肾静脉血栓形成。在对一些多灶性细菌性肾炎患者的长期随访研究证实会出现肾脏体积缩小以及提示肾乳头坏死的局部肾盏变形。

三、气性肾盂肾炎

气性肾盂肾炎是由产气尿路病原体引起的急性肾实质坏死和肾周感染。发病机制目前尚不清楚。因为这种疾病经常发生在糖尿病患者身上，因此推测是由于组织的高葡萄糖水平为微生物如大肠杆菌提供了代谢底物，这些微生物可以通过发酵糖产生二氧化碳。尽管糖发酵可能是一个因素，但这个解释不能说明为什么在糖尿病患者中高发的革兰阴性尿路感染中仅有极少的气性肾盂肾炎发生，也不能说明为何在非糖尿病患者中也会有为数不多的气性肾盂肾炎发生。

除了糖尿病，很多患者还有与泌尿结石或乳头坏死相关的尿路梗阻及显著的肾功能损害。这种疾病推测是由局部因素（如梗阻）或系统性疾病（如糖尿病）引起的，这样具有产生二氧化碳能力的细菌就可以在体内以坏死组织为底物产生气体。因此，气性肾盂肾炎应该认为是严重肾盂肾炎的一个并发症而不是一种独立的疾病。

（一）临床表现

所有确诊的气性肾盂肾炎病例都发生于成人。青少年糖尿病患者不具有危险性。女性发病多于男性。临床表现一般是严重的急性肾盂肾炎，尽管有些病例是急性发作之前存在慢性感染。几乎所有的患者表现为发热、呕吐和腰痛三联征。除非感染涉及集合系统否则不会出现气尿。尿培养结果无一例外都是阴性。大肠杆菌是最常见病原菌，克雷白杆菌和变形杆菌较少见。

（二）影像学检查

影像学检查可以明确诊断。在腹部平片中可能出现分布于实质中的组织气体，表现为患肾上方的斑点状的气体影。这种表现常误认为是肠气。肾上极上方呈新月形的积气阴影是更明显的特征。随着感染的进展，气体扩展到肾周间隙和腹膜后间隙。这种气体分布不能和气性肾盂肾炎相混淆，气性肾盂肾炎的气体位于肾的集合系统。气性肾盂肾炎是继发于产气细菌导致的尿路感染，通常发生于非糖尿病患者，病情没那么严重而且通常抗生素治疗有效。

排泄性尿路造影在气性肾盂肾炎中诊断意义不大，因为患肾通常是没有功能或者功能很差。由于在病情严重的肾功能异常的脱水的糖尿病患者中引起造影剂肾病的风险很大，因此建议使用逆行性肾盂造影而不是排泄性尿路造影。大约25%的病例显示有梗阻。超声通常显示局部回声增强提示实质内气体的存在。CT是明确气肿的范围和指导治疗的可选择的成像检查。在CT影像里无液体存在，或有条纹状、斑片状的气体，伴或不伴泡状或空腔状的气体，这些似乎与肾实质快速破坏和50%～60%的死亡率相关。肾或肾周液体的出现，泡状或空腔状的气体或集合系统中气体的出现，并且不存在条纹状或斑片状的气体，这些可能与低于20%的死亡率有关。应该应用肾脏核素扫描来评估患肾功能的受损程度和对侧肾的功能状态。

(三) 治疗

气性肾盂肾炎是一个外科急症。大部分患者有败血症，必须进行液体支持和广谱抗生素治疗。如果肾脏是有功能的，可以考虑药物治疗。治疗数天后无好转的患者建议实施肾切除术。如果患肾是无功能或无梗阻的，应该进行肾切除术，因为单独的药物治疗通常是致命的。如果肾脏存在梗阻，必须进行导管引流。如果患者情况有改善，在进行全面泌尿外科评估时可推迟肾切除术。虽然有单独的病例报道指出经过药物治疗联合解除梗阻治疗后肾功能得以保留，但大部分患者还是需要进行肾切除术。

四、肾脓肿

肾脏肿或痈是化脓性物质积聚局限于肾实质形成的。抗生素时代来临之前，80%的肾脓肿是由葡萄球菌血行播散引起。虽然试验和临床数据证明了葡萄球菌血行播散后容易在正常肾形成脓肿，但大概从1950年开始广泛使用抗生素以来，革兰阳性菌形成的脓肿逐渐减少。大约在1970年后，大部分成人肾脓肿由革兰阴性菌引起。革兰阴性菌血行播散至肾可以引起肾脓肿，但这似乎不是革兰阴性菌肾脓肿形成的主要途径。临床上没有证据说明大多数肾脓肿形成之前出现革兰阴性菌败血症。而且，在动物体内引起血行性革兰阴性菌肾盂肾炎实际上是不可能的，除非肾有损伤或者完全梗阻。部分梗阻的肾和正常的肾都可以阻止血液中革兰阴性菌的入侵。这样，因前驱感染或结石形成的肾小管阻塞从而导致的上行性感染似乎是革兰阴性菌脓肿形成的主要途径。成人患者中2/3的革兰阴性菌脓肿与肾结石或肾损伤有关。虽然肾盂肾炎与膀胱输尿管反流的关系已经被证实，但肾脓肿与膀胱输尿管反流的关系的报道还是较少，但是，最近的研究提示反流与肾脓肿有着密切的联系，且在尿路灭菌后反流仍长期存在。

(一) 临床表现

患者可以表现为发热、寒战、腹痛或腰痛，有时可有体重减轻和不适，也可以出现膀胱炎的症状，偶尔这些症状表现不明显，直到手术探查时才能明确诊断，有些严重病例可导致死亡。全面的病史采集可以发现出现泌尿道感染症状前1～8周，可有革兰阳性菌的感染。感染的起源可以是身体的任何部位。多发性皮肤痈和静脉药物滥用可以把革兰阳性菌带入血液。其他常见的部位有口腔、肺和膀胱。与阻塞、结石、妊娠、神经源性膀胱和糖尿病有关的复杂性尿路感染的患者容易形成肾脓肿。

(二) 实验室诊断

患者血白细胞显著增多，血培养通常阳性。脓尿和细菌尿不是很明显，除非脓肿与集合系统相通。因为革兰阳性菌大部分是血源性的，所以这些病例的尿培养一般是无细菌生长，或生长出的细菌与脓肿中分离出来的不同。当脓肿含有革兰阴性菌时，尿培养通常培养出与脓肿中分离出来相同的细菌。

(三) 影像学检查

尿路成像的结果取决于感染的性质和持续的时间。区分早期肾脓肿和急性肾盂肾炎是比较困难的，因为早期肾脓肿大部分较小。从急性细菌性肾炎发展至肾脓肿，或者肾已经被外部感染所波及的患者，影像学检查可以显示患侧肾增大伴肾轮廓变形；肾在吸气和呼气相固定不变以及同侧的腰大肌影明显消失，并可见脊柱向患侧侧弯。如果肾病变继续发展，肾图显示延迟甚至缺失。当脓肿较局限化时，检查所见可以和急性局灶性细菌性肾炎相似。

慢性脓肿通常表现为肾占位。肾盏边界不清或变形甚至截断。肾断层造影术经常可以看到低密度的病变区。有时，尽管存在肾脓肿，排泄性尿路造影可以正常，特别是当脓肿在肾前后部分而没有损伤到实质或集合系统时。

超声和 CT 对于区分脓肿和其他肾炎症性疾病很有帮助，超声是检查出肾脓肿最快速也最廉价的方法。在声波图上可以看见无回声或低回声的占位性病变伴声影增强。脓肿急性期边界不清，但组织中有一些回声并且周围的肾实质水肿。随后，可见边界清楚的肿块。但内部形态多样，包括实性透亮的光团和大量低回声区域，回声的高低取决于脓肿内细胞碎屑的量。气体会引起强回声影。很多病例不能区分脓肿与肿瘤。动脉造影极少被用来证实脓肿。肿块的中心或血管过多或无血管，在皮质边缘血管增多但无血管的移位及新生血管。

CT 应该是肾脓肿首选的诊断性检查，因为它可以提供极好的组织图像。脓肿在 CT 对比剂增强前后都特征性地表现为边界清楚的病变区，这种表现一定程度上取决于脓肿形成的时间和严重程度早期，CT 显示肾增大和局部圆形信号减低区。感染出现后几天脓肿周围形成厚纤维壁。可以看见由坏死碎片引起的无回声或低密度光团。慢性脓肿 CT 表现为邻近组织封闭、Gerota 筋膜增厚、圆形或椭圆形的低信号光团和信号稍微增高的周围炎症壁，当使用对比剂增强扫描时形成指环征，指环征是由脓肿壁的血管增强后形成的。应用镓或铟放射性核素成像对于评估肾脓肿患者的肾功能也是有帮助的。

（四）治疗

虽然经典的肾脓肿治疗方法是经皮肾穿刺或手术切开引流，但如果在病程的早期就开始静脉使用抗生素以及密切观察直径小于 3cm 的脓肿，就有可能避免外科的处理，必要时在 CT 或超声的引导下穿刺针吸以区分脓肿与多血管的肿瘤。针吸出来后可以进行培养及根据培养结果使用恰当的抗生素。

经验性使用抗生素的选择取决于推测的病原体。当怀疑是血源性播散，病原菌最常见是青霉素耐药的葡萄球菌，因此选择含耐青霉素酶的青霉素类抗生素。如果患者有青霉素过敏史，推荐使用头孢菌素或万古霉素。由于尿路畸形引起的肾皮质脓肿与大部分典型的革兰阴性菌有关，应该经验性地使用第三代头孢菌素、抗假单胞菌青霉素或氨基糖苷类药物，直到明确细菌后行特异性治疗。患者应该连续进行超声或 CT 检查，直到脓肿消退。临床过程与此相反的病例应该怀疑是否误诊或感染不能控制并发展到肾周脓肿，又或者治疗中使用的抗生素病原菌耐药。

在免疫缺陷宿主中直径 3～5cm 及更小的脓肿或者对抗生素治疗无反应的脓肿应该进行经皮穿刺引流。但是，对于大部分直径大于 5cm 的脓肿，手术切开引流仍是目前首选治疗手段。

五、肾盂积水感染和肾盂积脓

肾盂积水感染就是肾盂积水的肾发生细菌感染。肾盂积脓指的是与肾实质化脓性破坏有关的肾盂积水感染，且出现全部或几乎全部肾功能丧失。临床上很难明确肾盂积水感染到什么时候中止，而肾盂积脓从什么时候开始肾盂积脓的快速诊断和治疗对于避免肾功能的永久性丧失和败血症是非常关键的。

（一）临床表现

患者病情通常比较严重，出现高热、寒战，腰痛和腹部压痛。偶尔，有的患者也可以仅表现为体温升高和定位不清的胃肠道不适。患者常有尿路结石、感染或手术史。如果输尿管完全梗阻，可以不出现细菌尿。

（二）影像学检查

肾盂积水感染的超声诊断取决于扩张的肾盂肾盏系统相关部分的内部回声，CT 检查无特异性，但可见肾盏增厚，肾周脂肪紊乱和肾影呈条纹状。尿路成像可见尿路梗阻，其表现取决于梗阻的程度和持续时间，一般梗阻是长时间的，排泄性尿路造影显示肾盂积水的肾脏功能很差或无功能。超声显示肾盂积水和在扩张集合系统内的液性分离带，如果肾盂积水的肾实质内可见局部回声降低区，则提示肾盂积脓的诊断。

（三）治疗

一旦诊断为肾盂积脓，就应该开始使用合适的抗生素治疗并对感染的肾盂进行引流。插入输尿管导管可以引流，如果导管无法通过，则应该经皮肾造瘘进行引流。当患者全身情况稳定后，再进行其他检查以明确和治疗梗阻的原因。

六、肾周脓肿

肾周脓肿一般是由急性肾皮质脓肿溃破入肾周间隙或从其他部位的感染经血行性播散形成。肾盂积脓的患者，特别是伴有肾结石的患者较易并发肾周脓肿。肾周脓肿的患者有约 1/3 是糖尿病患者，约 1/3 的肾周脓肿病例是血源性播散引起的，通常来源于皮肤的感染。肾周血肿由于血源性途径或肾脏感染的直接扩散而继发感染也可引起肾周脓肿。当肾周感染通过 Grota 筋膜破入肾旁间隙时，形成肾旁脓肿。肾旁脓肿也可以由肠道、胰腺或胸膜腔的感染性疾病引起。相反，肾周或腰大肌脓肿可以是肠穿孔、克罗恩病或胸腰椎骨髓炎播散引起，大部分感染病原菌为大肠杆菌、变形杆菌和金黄色葡萄球菌。

（一）临床表现

症状的出现往往较隐匿。大部分肾周脓肿患者超过 5d 才出现症状，而肾盂肾炎患者只有 10%。临床表现与肾盂肾炎患者相似，但超过 1/3 的患者无发热。大约一半的病例可在腹部或腰部触及肿块。如果患者同侧髋关节屈曲外旋和跛行，应该怀疑腰大肌脓肿。超过 75% 病例的实验室检查特征包括白细胞增多、血肌酐升高和脓尿。Edelstcin 等（1988）研究发现只有 37% 病例尿培养能确定肾周脓肿的病原菌，血培养，特别是针对多种病原菌的培养，通常能确定肾周脓肿的病原菌，但只有 42% 的病例能确定所有致病菌。因此，根据尿培养和血培养的结果进行治疗是不够的。肾盂肾炎一般在恰当的抗生素治疗 4～5d 后有好转，肾周脓肿则不然。因而，如果患者合并有尿路感染和腹部或腰部肿块，或者抗生素治疗 4d 后仍持续发热，就应该怀疑肾周脓肿。

（二）影像学检查

排泄性尿路造影在 80% 病例中可见异常。但这些异常没有特异性。肾周脓肿典型的影像学特征表现为腰大肌影消失、肾周包块，并通常伴有肾轮廓模糊及膈升高或固定。脓肿较大时，影像学上可见低密度软组织影沿着肾筋膜向骨盆延伸。继发于产气菌感染的肾周脓肿，可见肾周围气泡聚集的气体影。

CT 对于证实原发的脓肿有特殊的价值。在一些病例，脓肿局限在肾周间隙，但也可扩散到腰间隙或腰大肌。CT 能够清楚地显示感染扩散到周围组织的路径的解剖细节。这些信息对于设计手术引流方式有帮助。超声表现多种多样的声像图，有的表现为整个肾脏几乎被无回声的团块所替代，有的表现为与 Gerota 筋膜内正常脂肪的强回声与混合的强回声积聚。有时腹膜后或膈下感染可以扩散到 Gerota 筋膜外的肾旁脂肪。其隐匿发作的临床症状如发热、腰部包块和压痛与肾周脓肿的临床症状很难区分。但其无尿路感染表现，超声和 CT 通常能显示脓肿位于 Gerota 筋膜外。

（三）治疗

虽然抗生素治疗能有效地控制败血症和防止感染的扩散，但肾周脓肿的主要治疗是引流，单用抗生素治疗的成功病例报道很少。虽然对于无功能肾或感染严重的肾，手术切开引流或肾造瘘是肾周脓肿经典治疗方法，但肾超声和 CT 使经皮穿刺引流小的肾周积脓成为可能，然而，对于脓腔较大并充满浓稠脓液的脓肿经皮穿刺引流无法达到目的。

革兰染色可以辨别病原菌的类型，并指导抗生素治疗。应该立即使用一种氨基糖苷类药物加上一种抗葡萄球菌药物，如甲氧西林或苯唑西林。如果患者青霉素过敏，可以用头孢菌素或万古霉素。

肾周脓肿引流后，一些潜在的问题必须处理。有些疾病如肾皮质脓肿或肠道瘘需要引起注意。如果患者情况良好，肾盂积脓行肾切除术可以和肾周脓肿的引流同时进行。在其他病例，最好首先引流肾周脓肿，当患者情况改善后在纠正潜在问题或进行肾切除术。

肾周脓肿与急性肾盂肾炎必须鉴别，肾周脓肿的最大障碍在于诊断的滞后。最常见的误诊是急性肾盂肾炎，区分肾周脓肿与急性肾盂肾炎的两个因素：①大部分单纯性肾盂肾炎患者入院之前症状持续少于 5d，而大部分肾周脓肿患者则超过 5d。②一旦使用上恰当的抗生素，急性肾盂肾炎的患者持续发热不会超过 4d，而所有肾周脓肿患者都至少 5d，平均 7 天。

七、慢性肾盂肾炎

在没有潜在性肾或尿路疾病的患者中，继发于尿路感染的慢性肾盂肾炎很少见，导致慢性肾衰竭更是罕见。但具有潜在的功能性或结构性尿路异常的患者，慢性肾盂感染可以导致显著的肾损害。因此，应用恰当的方法进行诊断，定位和治疗慢性肾脏感染是很重要的。

（一）临床表现

慢性肾盂肾炎一般无特殊症状，直至发展到肾功能不全时，才表现出类似于其他慢性肾衰竭的症状。如果考虑到患者慢性肾盂肾炎是多次急性肾盂肾炎发作的最后结果，就可以问出间断发热、腰痛和排尿困难的病史。同样，尿检查结果和肾感染的表现相关性较差，尿路感染的标志性菌尿和脓尿不能提示肾感染。相反，如果对应于患肾的输尿管有梗阻或感染发生在集合系统以外，严重肾感染的患者可以出现无菌尿。

（二）影像学检查

肾盂造影可以对慢性肾盂肾炎做出最可靠的诊断。主要特征是肾脏轮廓的不对称和不规则，一个或多个肾盏出现闭塞和扩张，在相应部位出现皮质瘢痕。排除结石、梗阻和结核，除了一个例外就是镇痛药性肾炎伴肾乳头坏死（病史可以很轻易地将其排除）。慢性肾盂肾炎是引起变形的肾盏产生局限性瘢痕的唯一一种疾病。晚期肾盂肾炎的检查中，肾盏扭曲变形，肾皮质瘢痕完全占据了整个肾。

（三）病理检验

在慢性肾盂肾炎中，整个肾通常缩小，表面布满瘢痕凹凸不平，瘢痕呈Y字形、扁平，基底广呈颗粒状，通常一端是闭塞的肾盏。肾实质变薄，皮质与髓质分界消失。组织的改变不规则。通常间质有淋巴细胞和浆细胞的浸润，有时还有多形核白细胞，部分实质被纤维化组织所代替，虽然肾小球可能保存下来，但肾小球周围一般也有纤维化改变。在一些受累部位，可以出现肾小球纤维化及肾小管萎缩。在小管内有时可见到白细胞管型和透明管型：后者与甲状腺胶质类似，因此，描述其为肾甲状腺化。一般而言，这个变化是非特异的，它们也可以在其他疾病中见到，如毒物接触、梗阻后肾萎缩、血液疾病、放射性肾炎、局部缺血性肾病和肾硬化。

（四）治疗

影像学检查证实是肾盂肾炎的患者应该抗感染治疗，以及监测和保留肾功能。治疗现存的感染必须根据抗生素敏感性试验的结果，选择在尿液中能达到杀菌浓度且没有肾毒性的药物。要在慢性肾盂肾炎患者的尿液里达到杀菌的药物浓度比较困难，因为肾盂肾炎使肾浓缩功能降低，以致损害了抗生素的排泄和浓缩。一般要延长抗生素治疗的持续时间以尽可能地达到治疗效果。尿路感染患者的肾损害继续恶化，就应该怀疑患者存在潜在性的肾损害通常是肾乳头损害或潜在的泌尿系疾病，如梗阻或结石，以致患者更容易出现肾损害。应该进行适当的肾内科和泌尿外科检查，以明确这些疾病，如果可能应该纠正这些异常。

八、感染性肉芽肿性肾炎

黄色肉芽肿性肾盂肾炎是一种罕见、严重的慢性肾感染，其特征是导致弥漫性的肾损害。大部分病例是单侧，并且肾丧失功能、肿大，这与继发于尿石症的尿路梗阻有关。黄色肉芽肿性肾盂肾炎的特点是充满脂质的泡沫状巨噬细胞的积聚。它开始于肾盂和肾盏，随后扩张到肾实质和邻近的组织并产生破坏。在影像学检查中，它与其他各种肾感染性疾病及肾细胞癌都有相似的地方。在显微镜下，冰冻切片的黄色肉芽肿性肾盂肾炎的表现会与肾透明细胞腺癌相混淆，而导致行根治性肾切除术，这种情况较少见，在经过了病理评估的肾脏炎症患者中只占0.6%～1.4%。

（一）发病机制

与黄色肉芽肿性肾盂肾炎发病有关的主要因素有尿石症、梗阻和感染。在不同的患者分类中，83%合并有尿石症，大概一半的肾石是鹿角状结石。临床及实验室证实原发性梗阻合并大肠杆菌感染可以导致组织破坏和巨噬细胞引起的脂质物质积聚，这些巨噬细胞（黄瘤细胞）成片分布在实质脓肿和肾盏周围，与淋巴细胞、巨噬细胞和浆细胞混合在一起。细菌的毒性似乎较低，因为菌血症很少发生。其他可能的相关因素包括静脉闭塞和出血、脂质代谢异常、淋巴管阻塞、抗生素治疗尿路感染失败、免疫活性改变和肾缺血。黄色肉芽肿性肾盂肾炎与不完全的细菌降解和宿主反应的改变有关的观点得到了多方的支持。因此，在这个疾病的发病机制中，可能不止一个独立因素起作用。更确切地说，在梗阻、缺血或坏死的肾内存在不充分的宿主急性炎症反应。

（二）病理检验

肾脏通常明显增大，轮廓正常，大概在80%患者中，黄色肉芽肿性肾盂肾炎的病变是弥漫的，也可以是局灶的。在弥漫型病例里，整个肾受累，而在局灶性黄色肉芽肿性肾盂肾炎中只有一个或多个肾盏或者多个集合系统一端周围的实质受累。在病理切片中肾通常显示尿石症和肾盂周围纤维化，肾盏扩张充满化脓性物质，但肾盂周围的纤维化通常可以阻止扩张。肾乳头一般因乳头坏死而遭破坏，在疾病的早期，多发性实质脓肿内充满黏稠的脓液，脓肿之间有淡黄色组织相连。皮质通常变薄被黄色肉芽肿性物质替代。肾被膜一般变厚，炎症扩展至肾周和肾旁间隙较常见。

显微镜下发现，连接肾盏和包围实质脓肿的淡黄色结节里包含了细胞内充满脂质的巨噬细胞（泡沫状组织细胞，有小而深颜色的细胞核及透明的细胞质），与淋巴细胞、巨细胞和浆细胞相混合。黄色肉芽肿性细胞不是黄色肉芽肿性肾盂肾炎所特有，可以在任何炎症或梗阻部位出现。至于脂肪物质的来源还存在争议。组成脂质一部分的胆固醇酯可能是从出血后红细胞的溶解中获得。

（三）临床表现

尿路感染患者出现单侧增大的无功能或功能很差的肾，伴有结石或与恶性肿瘤难以鉴别的肿物就应该怀疑黄色肉芽肿性肾盂肾炎。大部分患者出现腰痛（69%）、发热和寒战（69%）、持续的细菌尿（46%）。还可出现一些不明确症状，如乏力不适。体格检查发现62%患者有腰部包块，35%先前患有结石。高血压、血尿或肝大是较少见的症状。既往史通常有尿路感染和尿路的器械检查。糖尿病似乎也是这种疾病的高危因素。虽然黄色肉芽肿性肾盂肾炎可以发生于任何年龄，最常见于50～70岁年龄段。女性较男性多见，两侧肾的受累机会均等。

（四）细菌学和实验室诊断

虽然文献综述指出变形杆菌是黄色肉芽肿性肾盂肾炎最常见的致病菌，但大肠杆菌同样常见。变形杆菌的患病率可以反映它们与结石形成和随后的慢性梗阻及刺激的联系。大约1/3的患者尿液培养里无菌生长，可能是因为很多患者在留取尿液时，已经服用过或正在服用抗生素。要明确感染菌只有在手术时得到组织培养才可证实。尿常规通常发现尿白细胞和尿蛋白，另外，血化验可发现贫血，高达50%的患者还可能有肝功能异常。

黄色肉芽肿性肾盂肾炎几乎都是单侧发病，因此，氮质血症或肾衰竭少见。

（五）影像学检查

50%～60%的患者可以出现典型的3种影像学改变，表现为单侧肾脏增大，该肾无功能或有少许功能，并且在肾盂内有一较大结石。有时候，增大是局灶性的，类似于肾脏包块，更少见的还有，排泄性尿路造影显示延迟和大量的肾盂积水。在肿块里较小的钙化也不少见，但特异性很小。虽然有大量细胞内脂肪，但剖面几乎不显示明显的透光性。逆行性肾盂造影可以显示梗阻部位和肾盂及肾盏的扩张。如果有广泛的肾实质损坏，对比剂检查可以在形成空洞的集合系统中显示多处的不规则充盈缺损。

CT通常可以显示一个肾形的巨大包块，肾盂紧密地包围着中心的结石但没有肾盂扩张。肾实质被多处水样密度的病变所替代，为扩张的肾盏和充满不同量脓液及碎片的脓腔。在强化扫描中，这些腔的壁由于肉芽组织内有大量血管供应而明显强化，但是，腔本身不被强化，而肿瘤和其他炎症损伤通常会出现强化。CT 扫描对于显示肾的受累范围很有帮助，而且可以提示邻近器官或腹壁是否被黄色肉芽肿性肾盂肾炎所破坏。

超声检查一般显示全肾增大，正常的肾结构被多发的低回声充满液态物质的团块所替代，这些团块为充满碎片，扩张的肾盏或肾实质破坏灶，局灶型病例，可以显示累及部分肾的实性团块，还有与之相关的集合系统或输尿管结石。必须与肾细胞癌和其他肾实性病变进行鉴别诊断，应用^{99m}Tc – DMSA 肾放射性核素扫描可以对患肾的功能下降进行证实和定量。MRI 还不能代替 CT 来评估肾炎症，但在显示炎症的肾外扩散方面有优势，黄色肉芽肿性肾盂肾炎的病变可以在 T_1 加权像显示中等强度的囊性病灶，在 T_2 加权像显示高强度。动脉造影显示血管增多区，但也可以有一些血管减少区。因此，虽然影像学检查有特征性，但通常也不能区分黄色肉芽肿性肾盂肾炎与肾细胞癌。

（六）鉴别诊断

没有结石的局灶性黄色肉芽肿性肾盂肾炎的诊断比较困难。与肾盂扩张明显相关的黄色肉芽肿性肾盂肾炎不能跟肾盂积脓区分开来。当黄色肉芽肿性肾盂肾炎发生在缩小肾脏时，影像学检查没有特异性及诊断性。肾实质软化斑可以显示肾脏增大和多发的炎症性团块替代正常肾实质，但通常没有结石。肾淋巴瘤可以有多发的低回声肿块包围收缩的非扩张肾盂，但淋巴瘤在临床上通常较易鉴别，肾一般是双侧受累且与结石无关。

（七）治疗

治疗黄色肉芽肿性肾盂肾炎主要障碍就是误诊。在过去，诊断是手术后才明确的。今天应用 CT 技术，黄色肉芽肿性肾盂肾炎的诊断将近 90% 的时候是在手术前明确的。手术前为了稳定患者，抗生素治疗是必需的，有时长期抗生素治疗可以清除感染和恢复肾功能。因为肾改变在术前可能被误诊为肿瘤扩散，通常实施肾切除术。如果局灶黄色肉芽肿性肾盂肾炎在手术前或术中诊断，就应该进行肾部分切除术。

但是，与黄色肉芽肿性肾盂肾炎相关的载脂巨噬细胞与肾透明细胞癌很相像，单独在冰冻切片上很难区分。另外，黄色肉芽肿性肾盂肾炎还要与肾细胞癌、肾盂和膀胱乳头状移行细胞癌以及肾盂的浸润性鳞状上皮细胞瘤进行鉴别。因此，恶性肾肿瘤不能排除时，需要摘除患肾及肾周脂肪。在这种情况下，手术比较困难，可能要切除膈、大血管和肠内的肉芽肿组织。切除整个炎症团块很重要，因为将近 3/4 患者黄色肉芽肿性组织是被感染的。如果只是切开引流而没有切除肾，患者可能要继续受疾病的折磨并发展成为肾皮肤瘘，可能需要更为复杂的肾切除术。

（何　钢）

第七节　特殊病原体尿路感染

对泌尿系特殊类型感染，目前尚无明确的定义。通常包括真菌性尿路感染、黄色肉芽肿性肾盂肾炎、泌尿系统的软化斑、淋球菌尿路感染、衣原体尿路感染、支原体尿路感染、滴虫性尿路感染及尿路阿米巴病。本文就泌尿系特殊类型感染的诊断及治疗作一简述。

一、真菌性尿路感染

真菌性尿路感染可分为原发性致病菌和机会性致病菌。原发感染发生在看来健康或有细胞介导免疫缺陷的患者；机会感染发生在各种原因所致的吞噬功能障碍的患者，包括代谢不良、慢性消耗性疾病、激素或免疫抑制剂治疗。近年来，临床越来越多见由于长期和（或）大剂量应用广谱抗生素治疗淋菌性或非淋菌性尿道炎，而并发男女真菌性尿路感染的病例。

（一）病因与发病机制

泌尿生殖系统真菌感染可分3类：①原发性真菌感染：包括皮炎芽生菌、组织胞质菌等，均原生存于环境中，人体因暴露于受污染的环境而感染；②机会性真菌感染：包括原生存于环境中的曲霉菌、隐球菌，或作为正常菌群存在于消化道、外生殖道的念珠菌、球拟酵母等；③罕见性真菌感染：包括广泛存在于自然界中的环境性致病菌，如地丝菌、青霉菌、芽生菌等。最常见的是白色念珠菌感染，其发生主要有上行性和血行感染两条途径。

（二）临床表现

真菌性泌尿系感染，其发生率约占尿路感染的60%，以女性多见，男女比例为1∶4。患者可无症状或仅有脓尿，亦可呈典型尿路感染表现，甚至引起真菌性小管间质性肾炎，发生肾功能衰竭。这种情形过去常不被认识，现在随着对小管间质性肾病认识的提高，不少被诊断出来。存在系统性真菌感染者，常有发热、寒战等全身症状。尿路真菌病有以下几种临床类型：

1. 肾盂肾炎型　其临床表现与细菌性肾盂肾炎相似，可表现为急性或慢性，主要有两种形式：①多发性肾皮质脓肿；②集合管或乳头弥散性真菌浸润，可伴有乳头坏死。两种形式常同时出现，常伴真菌球形成。

2. 膀胱炎型　主要症状有尿频、尿急、尿痛、尿液混浊或血尿，偶有气尿（因尿中念珠菌对尿中糖的发酵所致），有时在膀胱内可见大的真菌球、肉芽肿形成。

3. 输尿管梗阻型　由真菌球引起，真菌球移行至输尿管，可发生肾绞痛，若双侧输尿管完全梗阻则出现无尿、肾盂积液等。

4. 肾乳头坏死型　临床表现同一侧肾乳头坏死，由于乳头坏死脱落，IVP可见多个不规则的小空洞。

5. 瘘管型　有报道皮炎芽生菌、组织胞质菌、新型隐球菌尿路感染，可出现膀胱结肠瘘管、尿路皮肤瘘管。

（三）诊断

提高真菌性尿路感染的诊断率，在于提高对本病的警惕性。凡存在真菌感染的易感因素（如长期使用抗生素或免疫抑制剂、糖尿病等），出现尿路感染症状或尿中白细胞增多，而细菌培养阴性时，均应注意真菌性尿路感染的存在。诊断主要依据临床表现，以及反复血、尿标本培养。膀胱镜、经皮肤尿道活组织取材等均有助于诊断。

一般认为，判断念珠菌感染的界限是念珠菌菌落数量10 000～15 000个/ml。而未经离心沉淀的导尿标本镜检，平均有1～3个真菌/HP，即相当于菌落数>10 000～15 000个/ml。后者的准确性为80%。男性的清洁中段尿标本或女性的导尿标本中，凡真菌培养阳性都意味着尿路真菌感染。

（四）治疗

1. 消除易感因素　是预防和治疗真菌性尿路感染的最好方法，如避免长期使用抗生素、免疫抑制剂，解除尿路梗阻，控制糖尿病等使机体抵抗力下降的疾病，尽量减少导尿及长期保留尿管等。

2. 碱化尿液 因真菌在酸性尿中繁殖迅速，故应给予碳酸氢钠口服，每次1.0g，3次/d，以碱化尿液，造成抑制真菌生长的环境。

3. 药物治疗 常用有效药物是两性霉素B、5－氟胞嘧啶（5－FC）、氟康唑、伊曲康唑。给药途径包括局部及全身应用。①局部应用：可经尿道插管，用两性霉素B 50mg/L冲洗膀胱，1次/d，持续7～10d；也可用制霉菌素200万U/L，1次/6h，直至尿真菌转阴。适用于膀胱真菌感染。②全身应用：轻症病例可口服5－FC，150ng/（kg·d），分4次给药，连服1～3个月，由于其95%由肾排出，故对肾真菌感染疗效好。也可用氟康唑200～400mg/d、伊曲康唑100～200mg/d。对于播散真菌感染的重症病例，或局灶感染持续不消退者，可用两性霉素B静滴，0.1mg/（kg·d）开始，每日增加5mg，渐增加至1mg/（kg·d），药液应避光缓慢地滴入。耐受性差者可酌减剂量，临床疗效差者可醮加剂量。病情严重，每日剂量可用至50mg，病情稳定后再改用25～35mg/d。此药有损伤肾、肝作用，在肾功能衰竭时，宜按肌酐清除率减量使用。在用药过程中，应每周测血肌酐和血尿素氮1次，一旦出现药物肾损害应及时停药或换药。停用抗真菌药指征：治疗过程中，应每周验尿1次，连续2次尿标本无菌或尿路造影证实充盈缺损消失时方能停止抗真菌治疗。

4. 转移因子 近年来有介绍转移因子治疗真菌感染，认为有调节机体免疫功能的作用。

二、泌尿系统软化斑

软化斑是一种罕见的、组织学表现特殊的慢性炎症反应，侵犯多个器官，如前列腺、输尿管、肾盂黏膜、骨骼、肺、睾丸、胃肠道、皮肤和肾等，最常侵犯膀胱，约20%的病人有肾实质受累。本病多见于中年女性，常伴有严重慢性疾病或免疫功能低下。表现为尿路感染、肋腹部疼痛及腰部肿块。两侧肾脏可同时受累，临床表现酷似急性肾功能衰竭。本病可侵犯多系统、多器官，偶可致肾脏破裂。

（一）病因与发病机制

本病发病机制目前尚不清楚，可能是由于巨噬细胞的某种功能缺陷，影响溶酶体酶对吞入细菌的降解作用所致。

病变肉眼所见为柔软、黄色、轻微隆起、直径为3～4cm的斑块。镜下斑块由大量巨噬细胞集结而成，内含丰富的、泡沫状的、PAS阳性的胞质及特征性的MG小体（即无机物的凝结层状物，直径4～10mm，PAS染色强阳性，含钙盐）。在电镜下显示典型的晶体结构，其中心为高密度的核，中间有一个光圈，周围是薄片状的圈。

（二）临床表现

本病多见于中年女性，常伴有严重慢性疾病或免疫功能低下。表现为尿路感染、肋腹部疼痛。两侧肾脏可同时受累，临床表现酷似急性肾功能衰竭。本病可侵犯多系统，多器官，偶致肾脏破裂。

（三）诊断

尿培养常见大肠埃希菌。泌尿系统软化斑诊断较困难，主要依赖于病理检查，当临床上发现中年女性患者表现为慢性感染伴尿路梗阻，尿培养常见大肠埃希菌时即要考虑本病。本病常需与肾细胞癌、肾脓肿和黄色肉芽肿性肾盂肾炎鉴别。IVP、B超、CT等均有助于诊断。

如尿道狭窄等为性病（如淋球菌）感染所致，根据不洁性交史及典型临床表现，细菌学检查发现淋球菌，即可确诊。

（四）治疗

首先去除病因，避免使用免疫抑制剂；其次是喹诺酮类抗生素因有良好的细胞膜穿透能力，治疗效果较好，治愈率高达 90%，早期应用可逆转软化斑的病理损害；氨甲酰胆碱可以增加细胞内一磷酸鸟苷酸的浓度，确切疗效有待于进一步证实；必要时外科切除或切开引流。

三、淋球菌尿路感染

近些年，由于性传播疾病的重新出现，如淋球菌、衣原体及支原体感染时，可同时出现泌尿生殖系统的感染。急性淋球菌性尿道炎未经治疗或治疗不当，少数病菌可隐藏在尿道皱襞和黏液腺，机体抵抗力较强可暂时没有明显症状，当机体抵抗力降低时，淋球菌又活跃引起症状反复发作，从而转变为慢性淋球菌性尿道炎。

淋病（gonorrhea）是由淋球菌（gonococcus）引起的一种泌尿生殖器黏膜传染性炎症疾病，通过性接触直接传染。由于淋病发病率高，女性患者多为无症状的带菌者，加之产青霉素酶的耐药菌株和由染色体介导的对多种抗生素产生耐药性菌株的出现，使淋病的防治发生困难，是当前性传播疾病中的重点疾病。

（一）临床表现

男性淋球菌感染，90% 表现为急性尿道炎症状。临床表现有一个基本的发生、发展和转归的过程：①首先表现为尿道口的红肿、瘙痒，尿道口流出稀薄黄白色黏液分泌物，引起排尿不适，24h 后症状加剧；②尿痛，特点是排尿时尿道口刺痛或烧灼痛，排尿后减轻，排尿次数增多，尿液混浊，严重者尿痛剧烈而不敢排尿。由于尿道炎症的刺激，阴茎可异常勃起发痛，饮酒与性兴奋可使症状加重，体检可有前尿道触痛；③尿道口溢脓，开始为浆液性，以后渐出现黄色黏稠脓性或血性分泌物，能自行流出，也可聚集于尿道口引起尿道口阻塞，尤以清晨为重；④严重者还有尿道黏膜外翻，双侧腹股沟淋巴结肿痛，称腹股沟横痃；⑤炎症可从前尿道扩展到后尿道，引起尿频、尿急、夜尿增多，可出现终末血尿。一般无明显全身症状，少数患者可有低热、乏力、食欲不振。如无并发症，症状多于 1 周后减轻。有患者尚可由后尿道炎引起尿道球腺炎、前列腺炎、阴囊炎和附睾炎等，而出现相应的临床症状。急性淋球菌尿道炎未经治疗或治疗不当，少数菌可隐藏在尿道皱襞和黏液腺，当机体抵抗力较强时可暂时没有明显症状，但机体抵抗力下降时，则淋球菌又可活跃引起症状反复发作，从而转为慢性淋病性尿道炎。此时，尿道口分泌物由脓性变为水样，量减少，晨起尿道口被分泌物粘住，至晚期，由于纤维组织增生可发生尿道狭窄。

女性淋球菌感染，特点是症状轻微，无症状性淋病高达 60% 以上，急慢性症状不易区别，故较少就医或被漏诊。女性淋病好发部位为子宫颈，其次为尿道、尿道旁腺及前庭大腺。宫颈炎主要表现为阴道脓性分泌物增多，检查见宫颈明显充血，可有水肿及糜烂，宫颈管流出脓性分泌物。女性尿道炎症状较轻，多能耐受，主要表现为尿急、尿痛，挤压尿道口有脓性分泌物。部分患者可合并外阴炎、阴道炎、子宫内膜炎和输卵管炎。若双侧输卵管受累，可因粘连梗阻而致不孕。

严重的淋球菌感染，淋球菌由泌尿生殖系统进入血液引起败血症、心内膜炎、关节炎、脑膜炎、肺炎等，称淋球菌的血行播散。

（二）诊断

实验室直接涂片，培养查淋球菌。男性急性淋球菌直接涂片检查，见到多形核白细胞内革兰阴性双球菌，诊断可成立，其阳性率可达95%；女性患者宫颈分泌物中检查，如发现典型的细胞内革兰阴性菌诊断也可成立，但女性宫颈及阴道中杂菌很多，因此女性患者及症状轻微或无症状的男性患者，均应作淋菌培养。根据菌落氧化酶试验阳性和从菌落涂片淋菌形态可做出诊断，必要时可做糖发酵试验及荧光抗体检查加以确诊。对淋菌培养阴性或病史及体征高度怀疑淋菌感染者，亦可应用聚合酶链反应（PCR）、链接酶链反应（LCR）检测以协助诊治。

根据不洁性交史及典型临床表现，细菌学检查发现淋球菌，即可确诊。

（三）治疗

1. 无合并症淋病　①普鲁卡因青霉素G 480万U，由两侧臂部1次肌注；或羟氨苄青霉素3.0g/次口服；或氨苄青霉素3.5g/次口服，也可用针剂。上述3种药物任选1种，同时，丙磺舒1.0g/次。如果无上述青霉素亦可采用一般青霉素G钠盐或钾盐肌内注射，120万U/次，2次/d，共2d，并在第1日注射前口服丙磺舒1.0g。②氟哌酸800mg/d，或氟嗪酸400mg/d顿服。③对青霉素过敏者，可口服四环素0.5g/次，4次/d，共7d（孕妇及儿童禁用）；或口服红霉素0.5g/次，4次/d，共7d；或口服强力霉素0.1g，2次/d，共7d。

2. 有合并症淋病　如合并淋病及产青霉素酶淋球菌感染：①头孢三嗪（菌必治）250mg，1次肌注，连用10d。②壮观霉素（淋必治）2.0g，1次肌注，连用10d。③氟嗪酸200mg口服，3次/d，共7d；氟哌酸200mg口服，3次/d，共7d。20%～50%淋病患者可能伴有支原体和（或）衣原体感染，因此临床在应用单剂量抗生素治疗淋病后，再服适量的四环素或红霉素7～10d，可避免淋球菌性后尿道炎和晚期后遗症如女性的输卵管炎、子宫内膜炎。

四、衣原体尿路感染

（一）病因与发病机制

衣原体（chlamydia）是一类能通过细菌滤器、具有独特发育周期并严格细胞内寄生的原核细胞型微生物，直径250～500nm。根据抗原结构的不同，衣原体属分沙眼衣原体、鹦鹉热衣原体、肺炎衣原体，40%～50%的非淋菌性尿道炎是由沙眼衣原体引起的。用显微免疫荧光抗体测定法，已测知衣原体至少有A、B、Ba、CK、$L_{1\sim3}$等15种血清型，其中有8型（C、E、F、G、H、I、J、K）已证实与泌尿生殖道感染有关，D、G、L_1、L_2与直肠感染有关。衣原体尿路感染主要由性交传播，特别是性关系混乱、性生活开始年龄过早及不用安全套的不洁性交尤易传染。但要注意的是，沙眼衣原体的传播有时不必经过性交，可以是多种日常生活接触而造成尿路感染，特别是当生活条件较差的情况下，更易发生这种感染。少数情况下，新生儿分娩时通过感染本病的母体阴道而患病。在我国，衣原体感染的发病呈上升趋势。

（二）临床表现

本病的潜伏期为1～3周。男性常感尿道刺痒及轻重不等的尿痛及烧灼感，疼痛较淋病轻，尿道口轻度红肿，常有浆液性或黏液脓性尿道分泌物，较淋病性尿道炎分泌物稀薄而少，或仅在晨起时发现尿道口有白膜形成。有的患者症状不明显或无任何症状，初诊时易被误诊。女性患者主要感染部位为子宫颈，表现为黏液脓性宫颈炎；白带增多，子宫颈水肿糜烂，但临床症状不明显。尿道炎症状轻微，可仅表现为轻度排尿困难，亦可完全无任何症状。可伴有前庭大腺炎、阴道炎、盆腔炎。

（三）诊断

有临床症状及不洁性交史，应该及时取尿道分泌物涂片镜检（男性患者可从阴茎根部向尿道口轻轻挤按尿道，以求获得较多分泌物）；无分泌物患者留晨尿离心，取沉渣镜检，白细胞10～15个/HP以上，油镜下白细胞5个以上，同时革兰阴性双球菌检查阴性，即应高度疑诊此病。本病确诊需病原学检查。沙眼衣原体培养需特殊实验条件，难广泛应用。现多采用分泌物涂片特异性单克隆抗体染色，用免疫荧光或免疫酶标技术观察，阳性率达90%以上。核酸扩增法如聚合酶链反应（PCR）和连接酶链反应（LCR）有极好的敏感性。但PCR不推荐用于确诊患者是否治愈，至少不用于治疗结束2周内的患者，因为对充分治疗的病例，PCR结果阳性的持续时间比培养法长。

（四）治疗

本病如能及时发现且治疗及时、合理，并非难治。但临床上常有患者在不正规医疗单位接受不必要且有害的大剂量抗生素长程治疗，并发真菌感染等不良反应。沙眼衣原体对抗生素敏感，常用药物：①四环素0.5g，4次/d，共7d，再改为0.25g，4次/d服2周；或盐酸多西环素（强力霉素）0.1g或二甲胺四环素（minocycline）0.1g，2次/d，服2周。②对以上药物不能耐受或疗效不佳者，可用红霉素0.5g，4次/d，共7d；或阿奇霉素（azithromycin）1.0g，1次口服。亦可用氧氟沙星0.2g，2次/d，共服7～14d。

配偶也应接受相应治疗，疗程结束1周后重复检查，治愈标准是症状消失，无尿道分泌物，尿沉渣涂片白细胞计数正常（<5个/HP）。

五、支原体尿路感染

（一）病因与发病机制

支原体（mycoplasma）是一种介于细菌与病毒之间、目前所知能独立生活的最小微生物。1937年Drsnes等从巴氏腺脓肿分离出支原体，这是支原体在人类致病的首例报告。从泌尿生殖道检出的支原体有7种之多，主要是人型支原体（M. homlnls，MH）和脲解支原体（ureaplasma urealyticum，UU）。文献资料已表明它们是泌尿生殖道感染的病原体。

（二）临床表现

支原体引起的尿路感染，其临床表现与一般的细菌性尿路感染相似，可表现为尿频、尿急、尿痛等膀胱炎症状。也可表现为畏寒、发热、腰痛等急性肾盂肾炎的症状。有部分患者可完全无任何尿路感染的症状和体征，尿沉渣也无白细胞增多，仅尿支原体培养阳性，因此临床上常易漏诊。

未经治疗或治疗不彻底，男性患者可并发急性附睾炎，多为单侧性，表现为附睾肿大、触痛，有时睾丸受累，出现疼痛、触痛、阴囊水肿和输精管粗大，亦可并发前列腺炎及尿道狭窄。女性可并发急性输卵管炎、子宫内膜炎及盆腔炎，导致不育症和宫外孕。

（三）诊断

临床诊断较困难，对本病警惕性是提高诊断率的前提。根据患者有不洁性接触史，尿道炎症状较淋病轻，分泌物检查未发现淋球菌，白细胞 10～15 个/HP 以上，油镜下白细胞 5 个以上即可初步诊断。凡临床怀疑尿路感染、而反复尿细菌培养阴性者，均应及时作尿支原体检查。支原体感染的诊断主要靠实验室检查。

1. 支原体分离培养　取新鲜清洁中段尿液，接种于支原体培养基，在适宜的培养条件下，支原体易被分离。当发现有菌落生长时，应做同型特异性抗体抑制试验，以对支原体分型。

2. 血清学诊断试验　是诊断支原体感染的实用方法。可用支原体制成抗原，与患者血清做补体结合试验，在疾病后期的血清补体结合抗体滴度比初期升高 4 倍或以上，有诊断意义。

3. 分子生物学诊断方法　用于临床的有 MG 缺口翻译全基因组 DNA 探针、UUr－RNA 特异的 DNA 探针及 MHrRNA 基因探针等。利用 DNA 探针核酸印迹试验进行泌尿生殖系支原体感染检查，其敏感性稍差（56%～63%），但特异性较高，可鉴别各种支原体，甚或种间的生物型。为弥补敏感性的不足，现多开展多聚酶链式反应以帮助诊断。

（四）治疗

体外实验发现，妨碍细胞壁合成的 β 内酰胺类药物如万古霉素和杆菌肽对 MH 无效，抑制蛋白合成的氨基糖苷类药物、氯霉素和利福平对支原体有效。MH、UU 对四环素敏感，MH 偶见耐四环素，但对林可霉素敏感。故支原体治疗应首选抑制支原体蛋白合成的抗生素，如四环素、强力霉素、红霉素。对于某些菌株的耐药，可改用新一代合成的喹诺酮类抗菌药，如诺氟沙星、氧氟沙星、环丙沙星、米诺霉素等。治疗开始后至 6 周，可重复分泌物检测及培养，若仍为“阳性”应立即更换治疗方案。

六、滴虫性尿路感染

（一）病因与发病机制

滴虫（trichomonad）性尿路感染主要的病原体是阴道毛滴虫，它能寄生在女性的阴道、尿道和男性的尿道和前列腺内，引起阴道炎、尿道炎、前列腺炎、膀胱炎等。还可由膀胱炎上行感染侵犯肾脏，甚至引起肾周脓肿。传染途径有：①经性交直接传播；②经公共浴池、浴盆、浴巾、坐式便器、衣物等间接传播；③医源性传播：通过污染的器械及敷料传播。

（二）临床表现

滴虫性尿路感染的临床表现与细菌性尿路感染完全相同，以尿频、尿急、尿痛以及排尿后尿道的烧灼感等尿路刺激症状为主，多数在晨尿时排出少量脓性分泌物，伴尿道痒感。膀胱受累则耻骨上部有不适，常有终末血尿，排尿后有少量乳白色分泌物流出。滴虫性肾盂肾炎时多伴有畏寒、高热、腹痛、脓尿、血尿等。部分患者也可无全身症状及尿路刺激症状。女性患者多伴有滴虫性阴道炎，表现为稀薄的泡沫状白带增多及外阴瘙痒，若有其他细菌混合感染则分泌物呈脓性，有臭味。瘙痒部位主要为阴道口及外阴，间或有灼热、疼痛、性交痛等。男性患者多伴有龟头炎。

（三）诊断

有上述尿路感染表现，而尿菌阴性者，尤其是有滴虫性阴道炎者，应注意本病的可能性。取新鲜尿液标本或尿道口分泌物镜检或培养发现滴虫，即可确诊。

（四）治疗

甲硝唑0.2～0.4g，3次/d，10d为1疗程。间隔1个月可重复1疗程。替硝唑2.0g顿服，或0.5g，3次/d，共10d；或0.5g，2次/d，共14d。由于滴虫侵犯尿路常先有细菌性尿路感染存在，故亦可合用抗生素（如四环素）或与其他抗生素交替使用。配偶应同时治疗。

七、尿路阿米巴病

（一）病因与发病机制

尿路阿米巴（amebiasis of urinary tract）病是指溶组织阿米巴侵犯肾脏、膀胱、尿道所引起的疾病。溶组织内阿米巴为人体惟一的致病型阿米巴，在其生活过程中主要有滋养体和包囊两个时期，前者为溶组织内阿米巴的2病型，后者对外界环境抵抗力较强，为传播疾病的惟一形态。尿路阿米巴的感染途径为：①阿米巴肠病时滋养体直接穿进膀胱；②阿米巴肝病穿破进入右肾；③外生殖器阿米巴感染蔓延或经尿路侵入；④肠壁或肝内阿米巴经血行或淋巴转移至尿路。

（二）临床表现

临床症状常无特异性，类似普通细菌性尿路感染。根据病变、临床表现分为以下类型：①阿米巴膀胱炎、尿道炎：有尿频、尿急、尿痛以及排尿前后膀胱区痛等症状，同时有肾感染者可伴畏寒、高热、腰痛，肾区叩痛等。②阿米巴肾脓肿或肾周脓肿：由血行感染或肝、结肠的阿米巴脓肿穿破至肾所致，其主要临床表现有寒战、发热、腰痛、肾区压痛和叩痛、肾区腰肌紧张，可能触及局部肿物。

（三）诊断

在阿米巴肠病和肝脓肿患者，如出现尿路感染症状或右腰部出现痛性肿块，均应考虑到尿路阿米巴感染的可能。应反复取新鲜尿液做阿米巴检查，但自尿中查到阿米巴的机会极少。超声波、放射性核素、X线及CT检查有助于肾脓肿、肾周脓肿的诊断。抗阿米巴治疗有效也有助于诊断。

（四）治疗

及时治疗阿米巴痢疾或肝脓肿是预防尿路阿米巴病发生的重要前提。甲硝唑（灭滴灵）为高效低毒的硝基咪唑类药物，兼杀组织内和肠腔内原虫，为目前对各种阿米巴病治疗的首选药。用量为0.2g，3次/d，7～10d为1疗程。其他药物，如盐酸吐根碱（肌内或皮下注射，30mg，2次/d，10d为1疗程）、双碘喹啉、氯喹及四环素等均可酌情使用。中草药大蒜、鸦胆子、白头翁等都是很好的抗阿米巴药物。如出现肾脓肿或肾周脓肿，必要时应切开排脓。

（陈德红）

第六章　泌尿生殖系统损伤疾病的诊断与处理

第一节　肾脏损伤

一、概述

肾脏深藏于肾窝，受到周围结构较好的保护：其后面上部与膈肌接触，并借膈肌和第11、12肋相邻；下部和腰大肌、腰方肌相邻；两肾顶端都有肾上腺覆盖，两肾的前面各不相同，右肾前面上部紧贴肝右叶下面，下部与结肠肝曲相邻，内侧与十二指肠降部相邻，左肾前上部与胃底及脾脏相邻，中部有胰尾横过，下部与空肠及结肠脾曲相接。正常肾脏有1~2cm的活动度，故肾脏不易受损。但从另一方面观察，后面的骨质结构也可以引起肾损伤，如下位肋骨骨折的断端可穿入肾实质；肾脏被挤于脊柱和其横突之间而受到损伤。

肾损伤的发病率不高。肾损伤常是严重多发性损伤的一部分。在一组意外伤亡的326例尸解中，发现肾损伤36例（11%）。国内报道腹部损伤病例中，肾损伤占14.1%；腹部穿透伤中，肾损伤为7.5%。但实际上肾损伤的发病率要比这些数字所表示的高，因为严重的多发性损伤病例常忽视了肾损伤，而轻微的肾损伤常不伴有严重症状而被漏诊。

肾损伤大多见于20~40岁的男性。这与从事剧烈体力劳动和体育活动有关。男女病人数之比约4∶1。但婴幼儿的肾损伤比较常见。这与解剖特点有关：①婴幼儿肾脏相对较大，位置较低。②保护性的肾周脂肪较少，肌肉也不发达。③具有缓冲作用的肾周筋膜发育不全，肾脏直接依靠着相当紧张的腹膜。④有时患者有先天性肾积水、肾胚胎瘤等疾病而易发生损伤。有人统计，每2000例住院儿童中即有1例肾损伤，而15岁以下的儿童占所有肾损伤病例的20%。在婴幼儿中性别对肾损伤发病机会的影响不明显。肾损伤大多是闭合性损伤，占60%~70%。可由直接暴力（如撞击、跌打、挤压等）或间接暴力（如对冲伤）所致。开放性损伤多见于战时和意外事故。无论是由冷兵器还是火器所致，常伴有其他脏器的损伤，后果严重。偶然医疗操作如肾穿刺、腔内泌尿外科检查或治疗时也可发生肾损伤。

（一）发病原因

（1）直接暴力：肾区受到直接打击，躯体跌倒在坚硬的物体上，或被挤压于两个外来暴力的中间。

（2）间接暴力：高处跌落时，双足或臀部着地，由于剧烈的震动而伤及肾脏。

（3）穿刺伤：常为贯通伤，可以损伤全肾或其一边，一般均伴发腹腔或胸腔其他内脏损伤。

（4）自发破裂：肾脏也可无明显外来暴力而自发破裂，这类“自发性”的肾破裂常由肾脏已有的病变如肾盂积水、肿瘤、结石和慢性炎症等所引起。

（二）发病机制

1. 闭合性肾脏损伤的机制

（1）直接暴力打击：外伤的着力点很重要，如果直接打击腹部，肾损伤发生率为10.0%～20.1%，腰部受到打击则为60%左右。致伤原因以撞击为主，其次为跌落、交通事故等。国外以交通事故居首，占50%以上，最高可达80%。体育运动时除被他人或球类撞击受伤外，身体突然旋转或强烈的肌肉收缩也可以引起肾损伤。此类损伤以镜下血尿多见，即所谓的运动性血尿，右肾多见。Fancz等曾利用计算机模拟肾脏的二维模型，研究肾脏受到打击时肾脏内能量的传导和压力的分配，他们发现最大压力点出现在肾实质边缘，而且该压力点的压力还受肾盂内的静水压以及肾实质内是否存在肾囊肿的影响，当肾盂内的静水压较高或肾实质内存在肾囊肿时，在同样的外力打击下肾实质边缘最大压力点的压力也随之提高。这与临床所见的在受到腹部钝性打击时肾脏损伤多出现在肾脏表面，以及梗阻积水的肾脏和伴有肾囊肿的肾脏更易出现肾损伤相符。

（2）减速伤：多见于从高处跌下足跟或臀部着地以及发生交通事故身体突然减速时，肾脏由于惯性作用，继续下降或猛烈的撞击肋骨或腰椎造成肾脏实质或肾蒂的损伤。由于肾脏急剧移位，肾蒂受到猛烈的向上或向下的牵拉，血管外膜及肌层被伸张，但无弹性的内膜则发生不同程度的挫伤或断裂，导致内膜下出血，管腔狭窄或血栓形成。较严重的损伤可使血管肌层和外膜破裂导致血管撕裂或断裂。

（3）冲击伤：冲击伤所致的肾脏损伤较少见且相对较轻，但其合并存在的心、肺、肝、脾、肠、胰腺损伤却很常见且较重。肾脏的损伤主要表现为包膜下或实质的斑块状出血，偶见有小的撕裂或梗死。其产生的损伤主要是由冲击波超压和动压的作用所致，负压也可能有一定的作用。它造成肾脏损伤的学说包括：

1）碎裂效应，亦称剥落效应：当压力波自较致密的组织传导至较疏松的组织时，在两者的界面上会引起反射，致使较致密的组织因局部压力突然增高而引起损伤。

2）惯性效应：致密度不同的组织，其压力波传递的速度有所不同，疏松的组织中传递较快，致密的组织中传递较慢，因而两者易造成分离性损伤。

3）近年来在冲击波致伤机制研究方面最主要的进展就是试图用生物力学阐明原发冲击伤的发生机制。美国Stuhmiller等提出机体对冲击波响应的物理过程包括3个阶段：①体表对冲击波负载的迅速响应，冲击波作用于体表力的大小称之为冲击载荷，朝向冲击波源的体表受力最大，组织结构的几何形状可使冲击波发生绕射或聚焦，在部分开放的结构内所受的冲击载荷较自由场中大得多。②冲击载荷作用于机体后，组织器官会发生变形，组织内产生应力。③组织应力和损伤，一定的应力可造成组织出血或破裂。

（4）挤压伤：多见于交通事故，致伤原因复杂，直接打击或挤压于腹部，引起腹内压急剧升高造成肾损伤。

2. 开放性肾脏损伤的机制

（1）现代火器伤：低速投射物穿入组织时，其作用力沿着弹道的轴线前进。在其前进过程中，直接离断、撕裂和击穿弹道上的组织，形成所谓的残伤道或原发伤道。高速投射物穿入组织不仅具有前冲力，形成原发伤道，而且还产生很大的能量和速度，并向四周扩散，迫使原发伤道的组织迅速向四周压缩与移位，由此形成一个比原发伤道或投射物直径大数倍甚至数十倍的椭圆形空腔，同时质轻、高速的枪弹进入人体内遇阻后易发生反跳，从而改变前进的方向，由此造成多脏器损伤。曾有高速枪弹击中臀部后急剧改变方向，穿过胸、腹腔造成胸、腹腔脏器多处损伤的报道。

（2）刺伤：利器所造成的肾脏开放性损伤在平时战时均可见到，可使利器刺入伤道所经过的器官组织发生直接损伤。因此，从身体不同部位刺入并造成肾脏损伤时，常合并不同组织、器官的损伤，其中以结肠、肝、脾的合并伤最常见。

（3）医源性损伤

1）对肾脏及其邻近组织、器官施行手术及行内腔镜检查、治疗时。如行肾盂或经肾窦肾盂切开取石术，或行经皮肾镜取石术等手术时造成的损伤。

2）行体外震波碎石术（ESWL）时所造成的肾损伤。早期肾损伤主要是肾小球和肾间质出血、肾小管坏死、肾小球滤过率下降和肾周血肿等，其机制尚不明确，可能与 ESWL 产生的高能震波通过产生空化效应所致。国内外亦有不少报道肾结石行 ESWL 治疗时并发肾包膜下血肿、肾裂伤、肾周血肿，乃至行开放性手术处理这些并发症，甚至肾切除。

（三）病理改变

肾损伤可分为闭合性损伤（如肾挫伤和肾裂伤）和贯通伤（如枪弹伤、刺伤）两类。根据肾损伤的严重程度可以分为以下几类：

（1）肾脏轻度挫伤：损伤仅局限于部分肾实质，形成实质内瘀斑、血肿或局部包膜下小血肿，亦可涉及肾集合系统而有少量血尿。由于损伤部位的肾实质分泌尿液功能减低，故甚少有尿外渗，一般症状轻微、愈合迅速。

（2）肾挫裂伤：是肾实质挫裂伤。如伴有肾包膜破裂，可致肾周血肿；如肾盂肾盏黏膜破裂，则可见明显的血尿。但一般不引起严重尿外渗。内科治疗大多可自行愈合。

（3）肾全层裂伤：肾实质严重挫伤时外及肾包膜，内达肾盂肾盏黏膜，此时常伴有肾周血肿和尿外渗。如肾周筋膜破裂，外渗血尿可沿后腹膜外渗。血肿如破入集合系统，则可引起严重血尿。有时肾脏之一极可完全撕脱，或肾脏严重裂伤呈粉碎状—粉碎肾。这类肾损伤症状明显，后果严重，均需手术治疗。

（4）肾蒂损伤：肾蒂血管撕裂时可致大出血、休克。如肾蒂完全断裂，伤肾甚至可被挤压通过破裂的横膈进入胸腔。锐器刺伤肾血管可致假性动脉瘤、动静脉瘘或肾盂静脉瘘。对冲伤常使肾动脉在腹主动脉开口处内膜受牵拉而破裂，导致肾动脉血栓形成，使伤肾失去功能。

（5）病理性肾破裂：轻度暴力即可使有病理改变的肾脏破裂，如肾肿瘤、肾积水、肾囊肿、脓肾等。有时暴力甚至不被觉察，因而称之“自发性”肾破裂。

二、临床表现

肾损伤的临床表现颇不一致，有其他器官同时受伤时，肾损伤的症状可能不易觉察。其主要症状有：休克、出血、血尿、疼痛、伤侧腹壁强直和腰部肿胀等。

1. 休克　其程度依伤势和失血量而定。除血尿失血外，肾周筋膜完整时，血肿局限于肾周筋膜；若肾周筋膜破裂，血液外渗到筋膜外形成大片腹膜后血肿；如腹膜破裂，则大量血液流入腹膜腔使病情迅速恶化。凡短时间内迅速发生休克或快速输血两个单位后仍不能纠正休克时，常提示有严重的内出血。晚期继发性出血常见于伤后 2 ~ 3 周，偶尔在 2 个月后亦可发生。

2. 血尿　90%以上肾损伤的患者有血尿，轻者为镜下血尿，但肉眼血尿较多见。严重者血尿甚浓，可伴有条索状或铸型血块和肾绞痛，有大量失血。多数病例的血尿是一过性的，开始血尿量多，几天后逐渐消退。起床活动、用力、继发感染是继发血尿的诱因，多见于伤后2~3周。部分病例血尿可延续很长时间，甚至几个月。将每小时收集的尿液留在试管中分别依次序排列在试管架上比较尿色深浅，可以了解病情进展情况。没有血尿不能排除肾损伤的存在，尿内血量的多少也不能断定损伤的范围和程度。肾盂遭受广泛性的损伤，肾血管受伤（肾动脉血栓形成、肾蒂撕脱），输尿管断裂或被血块或肾组织碎片完全堵塞导致血液流入腹腔，以及血和尿同时外渗到肾周围组织等损伤情况时，尽管伤情严重，但血尿可不明显。

3. 疼痛与腹壁强直　伤侧肾区有痛感、压痛和强直，身体移动时疼痛加重，但轻重程度不一，这种痛感是由于肾实质损伤和肾被膜膨胀所引起。虽然腹壁的强直会影响准确的触诊，但在某些病例仍可在腰部扪到由肾出血形成的肿块。疼痛可局限于腰部或上腹，或散布到全腹，放射到背后、肩部、髋区或腰骶部位。如伴腹膜破裂而有大量尿液、血液流入腹腔，可致全腹压痛和肌卫等腹膜刺激征象。当血块通过输尿管时可有剧烈的肾绞痛。腹部或腰部的贯通伤常有广泛的腹壁强直，可由腹腔或胸腔内脏的损伤引起，但亦可为肾区血肿或腹腔内出血所致。

4. 腰区肿胀　肾破裂时的血或尿外渗在腰部可形成一不规则的弥漫性肿块，如肾周筋膜完整，则肿块局限；否则在腹膜后间隙可造成一广泛性的肿胀，以后皮下可出现瘀斑，这种肿胀即使在腹肌强直时也往往可以扪及。从肿胀的进展程度可以推测肾损伤的严重程度。为缓解腰区疼痛，患者脊柱常呈侧突，有时尚需与脾、肝包膜下出血所形成的肿块相鉴别。

三、诊断与鉴别诊断

（一）影像学检查

1. X线检查　对肾损伤的诊断极为重要，应尽可能及早进行，否则可因腹部气胀而隐蔽肾脏阴影的轮廓。

（1）腹部平片：腹部平片上，肾阴影增大暗示有肾被膜下血肿，肾区阴影扩大则暗示肾周围出血。腰大肌阴影消失、脊柱向伤侧弯曲、肾阴影模糊或肿大、肾活动受到限制以及伤侧横膈常抬高并活动幅度减小则更可表示肾周组织有大量血或尿外渗。由于肠麻痹而可见肠道充气明显。另外尚可能发现有腹腔内游离气体、气液平面、腹腔内容变位、气胸、骨折、异物等严重损伤的证据。

（2）排泄性尿路造影：能确定肾损伤的程度和范围。轻度的肾损伤可无任何迹象或仅为个别肾盏的轻度受压变形或在肾盏以外出现囊状的局限阴影。血块存在于肾盂、肾盏内表现为充盈缺损。在断层片上可见肾实质有阴性阴影。广泛肾损伤时，一个弥漫不规则的阴影可扩展到肾实质的一部分或肾周，造影剂排泄延迟。集合系统有撕裂伤时可见造影剂外溢。输尿管可因血尿外渗而受压向脊柱偏斜，肾盂输尿管连接处向上移位和肾盏的狭窄等，排泄性尿路造影亦可反映两肾的功能。先天性孤立肾虽极少见，但应想到这一可能。休克、血管痉挛、严重肾损伤、血管内血栓形成、反射性无尿、肾盂输尿管被血块堵塞等原因可导致肾脏不显影。故首先必须纠正休克，使收缩血压高于12kPa（90mmHg）后才进行排泄性尿路造影。大剂量排泄性尿路造影（50%泛影葡胺2.2ml/kg+150ml生理盐水快速静脉滴入）

可得到比一般剂量更好的效果，并且可避免压腹引起的疼痛。

（3）膀胱镜逆行尿路造影：膀胱镜逆行尿路造影可了解伤肾破裂情况，但由于可引起逆行尿路感染，尽可能不采用此检查。

（4）主动脉和选择性肾动脉造影：主动脉和选择性肾动脉造影应在伤后 2h 以后进行，以避免受外伤引起的早期血管痉挛的影响。肾轻度损伤时肾动脉造影可完全正常。肾实质裂伤时可见肾实质边缘典型的开裂，有时须与胚胎性分叶肾区别。根据包膜动脉和肾盂动脉的引长或移位，可以诊断较小的周围血肿。典型的肾内血肿表现为叶间动脉的移位或歪斜以及局部肾实质期显影度降低。如其周同为均匀的正常显影表示血供良好，而周围呈斑点状不均匀的显影或显影度降低应考虑周围肾组织外伤性血管栓塞或严重而持久的血管痉挛。这些伤员常易发生迟发性出血或腹膜后尿液囊肿形成。无血管区限于小范围肾实质时说明伤情轻、预后好。肾动脉血栓形成表现为肾主动脉或其分支为一盲端，呈切断现象。并常伴有动脉近端的球状扩张，相应肾实质显影不良；在肾静脉期时静脉不显影。外伤性肾动静脉瘘则表现为肾静脉过早显影，于动静脉之间有一囊状结构的通道。动静脉瘘较大时，由于血流动力学改变，动静脉瘘的虹吸作用引起相应肾实质缺血，显影减低。肾动脉造影还能提供肾皮质梗死后是否有侧支存在。如伴有其他内脏损伤，尚可行选择性相应脏器的血管造影。电子计算断层扫描（CT）对一些小的肾裂伤和其他内脏损伤也可能做出诊断。

2. B 型超声波　超声可以随访血肿的大小和进展，也可用于鉴别肝、脾包膜下血肿。放射性核素肾扫捕时受伤区呈核素低浓度之“冷区”，肾轮廓不整齐。该方法安全、简便，不受肠内容物干扰，尤其适用于排泄性尿路造影显影不佳时。

3. CT 检查　CT 在肾损伤的诊断及随访中均具有十分重要的价值。在患者全身情况允许的情况下，应作为首选的检查。它不仅可以准确了解肾实质损伤的程度、范围以及血、尿外渗的情况，还可同时明确有无其他腹腔脏器的损伤。单纯包膜下血肿大多只是肾实质的轻微损伤，一般不累及收集系统，除非临床血尿明显。CT 影像诊断肯定，如爪字形高密度改变，可见实质损伤达髓质区，薄层扫描利于清楚显示；肾周血肿常合并包膜下血肿，多有集合系统的损伤，因尿液的渗入 CT 图像显示血肿密度不均匀；单纯肾挫裂伤相对少见，也可合并集合系统损伤致临床血尿，一般 CT 影像表现为肾实质内点状或条状高密度模糊区，增强扫描不强化，临床血尿阳性；严重肾损伤 CT 影像表现肾实质横断、碎裂，可伤及肾血管蒂，合并肾周及包膜下血肿，集合系统损伤肯定存在，尿液外渗；牵拉所致肾盂输尿管移行段（UPJ）撕脱伤，常仅限于儿童，当有大量尿液外渗，且位于内侧而非通常的肾后外侧的肾周间隙部，加上输尿管不显影时，高度提示输尿管或肾盂破裂。血块堵塞输尿管或发生肾蒂断裂时可无血尿，但后者临床急性全身失血征明显，CT 扫描显示腹膜后腔大量积血，密度不均匀，增强扫描或静脉肾盂造影（IVP）检查患侧肾盂输尿管不显影。肾损伤的治疗力求保守治疗，保守治疗无效、严重肾损伤及肾盂输尿管断裂时需及时手术，术中力求保存肾组织，除非对侧肾功能正常、患肾破碎不堪难以保存时才做肾切除。CT 平扫及增强扫描，必要时 IVP 检查补充可为临床诊疗提供充分的依据。

CT 检查迅速、安全，评估肾损伤的程度、范围准确度高，分类细致全面，是临床诊疗依据及时可靠的信息来源，具有重要的地位。条件允许时，特别是对开放性损伤，CT 检查宜作为首选。

4. 放射性核素扫描　对肾损伤的诊断及随诊检查也有一定帮助，扫描方法简单而安全，可根据情况采用。

（二）诊断要点

根据受伤史、临床表现及尿液检查即可对肾损伤做出初步诊断。血尿为诊断肾损伤的重要依据之一，对不能自行排尿的伤员，应导尿进行检查。腹部X线平片（KUB）、静脉尿路造影（IVU）可了解骨折、肾实质破裂及肾周围血肿情况。B超可初步了解肾实质的伤情。CT为无创性检查，可精确了解肾实质损伤及血、尿外渗情况，并能及时发现合并伤。肾损伤出现典型腹膜刺激症状或移动性浊音时，应警惕合并腹内脏器损伤的可能。腹腔穿刺有一定的诊断价值。

（三）鉴别诊断

1. 腹腔脏器损伤　主要为肝、脾损伤，有时可与肾损伤同时发生。表现为出血、休克等危急症状，有明显的腹膜刺激症状；腹腔穿刺可抽出血性液体；尿液检查无红细胞；超声检查肾无异常发现；IVU示肾盂、肾盏形态正常，无造影剂外溢情况。

2. 肾梗死　表现为突发性腰痛、血尿、血压升高，IVU示肾显影迟缓或不显影。逆行肾盂造影可发现肾被膜下血肿征象。肾梗死患者往往有心血管疾患或肾动脉硬化病史，血清乳酸脱氢酶、谷氨酸草酰乙酸转氨酶及碱性磷酸酶升高。

3. 自发性肾破裂　突然出现腰痛及血尿症状，体检示腰腹部有明显压痛及肌紧张，可触及边缘不清的囊性肿块。IVU检查示肾盂、肾盏变形和造影剂外溢。B超检查示肾集合系统紊乱，肾周围有液性暗区。一般无明显的外伤史，既往多有肾肿瘤、肾结核、肾积水等病史。

四、并发症

肾损伤后并发症分为早期和晚期两类。所谓早期并发症是指损伤后6周之内所发生的那些威胁患者生命，或者使损伤的肾脏丧失的情况，如继发性出血、尿外渗、肾周围脓肿、急性肾小管坏死、尿瘘等。晚期并发症包括高血压、肾积水、结石、慢性肾盂肾炎、慢性肾功衰竭、动静脉瘘等。这两类并发症大都发生于严重肾损伤之后，个别例外。

高血压是晚期并发症中最常见的，发病率为0.7%～33%。主要原因是由于肾缺血引起肾素-血管紧张素系统活性增加，如肾蒂周围血肿、肾周围血肿、肾被膜下血肿机化、肾实质广泛瘢痕形成、肾内假性动脉瘤等对肾实质压迫造成供血不足，导致近球细胞及颗粒斑分泌肾素增多而继发肾素性高血压，对此应长期随诊观察。

五、治疗

（一）非手术治疗

肾脏损伤者大多数可以通过非手术治疗而保留肾脏，约74%获得成功，肾脏损伤患者经过积极的保守治疗和密切的临床观察，其中大部分患者病情可以渐趋平稳，血尿停止、肿块缩小、并发症少，一般无重大后遗症，在一组186例外伤性肾损伤报道中，非手术治疗的肾切除率为3%，而手术治疗肾脏切除率高达20%。Mansi等报道108例肾损伤中，Ⅲ级肾损伤非手术治疗，结合及时穿刺引流或腔镜治疗，不仅能保留肾组织而且少有晚期并发症发生。而肾脏探查和修补术后并发症发生率高达3%～20%，可见有效的保守治疗不仅可降低肾脏切除率，而且能有效地减少并发症。

非手术治疗包括紧急处理和一般治疗，紧急处理包括迅速的输血、输液、复苏。对严重肾损伤患者，即使血压在正常范围，亦应采取防止休克的治疗，并密切观察血压、脉搏等生命体征变化及腹部肿块大小、血尿颜色等变化，对伴有休克的患者应在休克被纠正后，尽快进行必要的检查，以确定肾脏损伤的程度和范围，便于选择下一步的治疗方案。一般治疗包括：

1. 绝对卧床休息　卧床休息的时间因肾脏损伤的程度而异，肾脏裂伤应卧床休息4～6周，2～3个月不宜参加体力劳动和竞技运动。

2. 止血、镇静　应立即给予有效的止血药物，以减少继续出血的可能，由于肾损伤出血引起肾周血肿、肾纤维膜，以及肾周筋膜受牵拉而出现腰部胀痛或出血进入集合系统，血凝块引起输尿管梗阻，出现肾绞痛，故肾损伤患者多有明显的疼痛表现，而疼痛又会引起患者烦躁、不安、活动，进而加重肾脏出血。因此，应给予必要的镇静处理。

3. 感染的防治及补液　应给予广谱抗生素预防感染，防止血肿感染形成脓肿，并注意补入足够的能量、血容量，维持水、电解质平衡，及时补充机体在非常态下的代谢需要。

4. 保持两便通畅　严重肾损伤患者应立即给予保留导尿，一方面有利于观察尿液颜色变化，另一方面能防止患者排尿时加重肾脏损伤。必要时给予缓泻剂帮助患者通便。防止用力排便增加腹压，引起继发性出血可能。

非手术治疗的注意事项：①密切注意生命体征变化，在肾损伤的非手术治疗过程中，特别是第1周，应严密观察患者血压、脉搏、呼吸等生命体征。②绝对卧床休息，对于防止再出血至关重要。③观察尿液颜色变化，如果尿液逐渐转清，局部症状逐渐改善，提示出血停止；若尿液突然转清，但出现腹部疼痛加重，可能是由血凝块堵塞输尿管所致，不能盲目认为出血停止。④观察局部包块大小，对于可触及肿块的患者，入院时及时给予标记肿块范围，并观察其大小的变化。

（二）介入治疗

肾动脉栓塞疗法：通过选择性动脉造影的检查注入栓塞剂可达到满意的止血效果。常用的栓塞剂为可吸收的自体血块和吸收性明胶海绵碎片。如先注入少量肾上腺素溶液使正常肾血管收缩，可达到使栓塞剂较集中于受伤部位的目的。

（三）手术治疗

1. 适应证　肾损伤的大部分患者可以通过保守治疗而获治愈，但部分肾损伤患者应及时给予手术治疗，否则会引起更严重的后果。对于保守治疗的患者，在非手术治疗过程中应密切观察病情的变化，做必要的手术治疗准备。在下列情况下应采用手术治疗：

（1）开放性肾损伤或贯通肾损伤患者应急诊手术，术中不仅需要修补损伤的肾脏，还应注意其他脏器的损伤情况以及有无异物的存在等。

（2）合并有胸、腹腔脏器损伤者。

（3）严重休克经大量输血补液仍不能矫正或血压回升的短期内又下降，提示有大出血可能者。

（4）非手术治疗过程中，肾区肿块不断增大，肉眼血尿持续不减，患者血红蛋白逐渐下降，短期内出现贫血者。

（5）静脉尿路造影或 CT 增强扫描显示造影剂明显外渗等。

（6）经较长时期的非手术治疗，仍反复出现血尿或合并感染或继发性高血压等。

2. 手术方式

（1）肾部引流：肾损伤的患者早期手术常可达到完全修复的目的，引流只是作为整个手术的一部分。但在尿外渗伴感染、肾周血肿继发感染、病情危重而又不了解对侧肾脏情况时，则只能单作引流术。如发现腹膜破裂，应吸尽腹腔内的血液和尿液，然后修补腹膜裂口，在腹膜外放置引流，引流必须彻底。引流不彻底常是肾周感染不能控制、大量纤维瘢痕形成的原因。如能放置硅胶负压球引流，则效果最佳。术后引流至少留置 7 天，每日引流量少于 10ml，连续 3d 后才能拔除。如肾脏损伤严重而患者处于危险状态时，经积极而快速输血和输液后应及时行肾切除术。

（2）肾修补术或部分肾切除术：肾实质裂伤可用丝线缝合。修补集合系统裂口应用可吸收缝线。如垫入脂肪块或肌肉块可防止缝线切割。失去活力的破碎组织应清创。如无明显感染，一般不必留置内支架或造瘘。创面应彻底引流。在平时的闭合性肾损伤中，这些方法的疗效是良好的。但在战时有感染的贯通伤，结果多不满意。因肾实质感染、坏死和晚期出血等常需第二次手术，甚或被迫切除全肾。

（3）肾切除术：肾损伤后的处理应尽一切力量保留伤肾，但在病情危重时则需行肾切除。此时必须在了解对侧肾功能良好后进行，肾切除适应于：①无法控制的大出血。②广泛的肾裂伤，尤其是战时的贯通伤。③无法修复的肾蒂严重损伤。④伤肾原有病理改变且无法修复者，如肾肿瘤、肾脓肿、巨大结石和肾积水。肾错构瘤易发生破裂出血，但属良性，且肿瘤常为多发并可能侵犯双肾，故应尽量争取做部分肾切除。

（4）肾血管修复手术：肾动脉是终末分支，结扎其任一支动脉即可致相应肾实质梗死。而肾静脉分支间有广泛交通，只要保留其一条较粗的分支通畅即不影响肾功能。左肾静脉尚通过精索静脉（或卵巢静脉）和肾上腺静脉等分支回流。故可在这些分支的近腔静脉端结扎肾静脉主干而不影响肾血液循环。因此，在肾静脉损伤时左肾有较多的挽救机会。对冲伤引起的肾动脉血栓形成，一旦经动脉造影证实即应手术取栓。文献有报告伤后 9d 仍取栓成功的病例，故应积极争取。动静脉瘘和主动脉瘤应予修补，如在肾实质内则可行部分肾切除。

目前国内外已可用冷冻的肾脏保存液灌注肾脏并冷冻保存 72h 而不影响肾功能的恢复，故有可能经工作台仔细修复伤肾后冷冻保存，待患者情况稳定后再行植入髂窝。

3. 肾损伤伴腹腔其他脏器伤的处理

（1）伴胰腺损伤：为了避免术后发生并发症，既往肾切除率高达 33%。如处理得当，则能最大限度地保留肾组织。手术时应注意：①严密缝合肾脏集合系统，且张力不能过大。②将大网膜、筋膜或结肠置于肾和胰腺之间。③充分引流，而且两个引流分别从不同部位引出。

（2）伴结肠损伤：肾损伤与结肠同时损伤约占全部肾损伤患者的 2.5%，处理不当极有可能发生感染性尿囊肿和肾周围脓肿。目前所采取的处理原则：①75% 由开放伤所致，故应积极手术探查。②术前影像学检查难以对肾损伤做出分类时应当剖腹探查，既可了解肾损伤的真实情况，又可使结肠损伤得到及时治疗。③肾损伤的处理原则与通常无异，即便有粪便污染依然如此，包括去除无生机的组织，止血、缝合集合系统，覆盖创面，肾被膜不能应用时可以大网膜片或腹膜片作覆盖材料。结肠伤和肾脏伤较近者，应以大网膜片将其隔开。血管损伤者，并不因结肠伤而放弃修补。④放置引流。

（3）伴腔静脉损伤：这些伤员伤势极其严重，往往由于致命出血而死亡。为了挽救患者生命，关键在于各级抢救成员从受伤地点起就应积极复苏，尽快送往附近医院。一旦患者入院，在积极抢救休克之同时经腹进行探查，靠近肾门处切开后腹膜，直达肾蒂血管或腔静脉，迅速控制出血，清理手术野，依据伤情给予修补。

（陈德红）

第二节　输尿管损伤

一、概述

输尿管为一细长的由肌肉黏膜构成的管形器官，位于腹膜后间隙，周围保护良好并有相当的活动范围。因此，由外界暴力（除贯通伤外）所致成的输尿管损伤殊为少见。在输尿管内进行检查操作和广泛性盆腔手术时可引起输尿管损伤。输尿管损伤的发病率甚难确定，实际上超过一般统计数字。输尿管受外界暴力损伤时，其症状几乎全被伴发的其他内脏损伤所隐蔽，多在手术探查时才被发现。在盆腔手术和应用输尿管器械所致的输尿管损伤的若干病例中，因症状不明显而未能诊断确定。随着腔内泌尿外科的开展，器械操作所致的输尿管损伤的发病数有所上升。

（一）发病原因

（1）外伤性损伤：贯穿性损伤是输尿管损伤最常见的原因，主要是枪伤或锐器刺割伤；非贯穿性损伤少见，多发生于车祸、高处坠落。常发生于骨盆、后腹膜的手术中，如结肠、直肠、子宫切除以及大血管手术，由于上述部位的解剖较复杂，手术野不清，匆忙止血，大块钳夹、结扎而误伤输尿管。

（2）手术损伤：见于下腹部或盆部手术，以输尿管下1/3段多见，经膀胱镜逆行输尿管插管、扩张、取（碎）石等操作均可导致输尿管损伤的发生。当输尿管有狭窄、扭曲、粘连或炎症时，还可能发生输尿管被撕裂、甚至被拉断。以妇科手术最多见，占医源性损伤的50%以上。

（3）腔内器械损伤：多见于输尿管插管、套石、输尿管镜检查等，致输尿管穿孔或撕裂。

（4）放射性损伤：高强度的放射性物质引起输尿管及周围组织的充血、水肿及炎症，最终因为局部瘢痕纤维化粘连而狭窄。

（二）病理

输尿管损伤的病理改变因损伤类型、处理时间不同而异，可有挫伤、穿孔、结扎、钳夹、切断或切开、撕裂、扭曲、外膜剥离后缺血、坏死等。输尿管轻微的挫伤均能自愈，而不引起明显的输尿管狭窄。输尿管损伤后发生腹膜后尿外渗或尿性腹膜炎，感染后可发生脓毒血症。输尿管被结扎或切断，近端被结扎可致该侧肾积水，若不及早解除梗阻，会造成肾萎缩。双侧均被结扎则发生无尿。输尿管被钳夹、外膜广泛剥离或被缝在阴道残端时则可发生缺血性坏死。一般在 1～2 周内形成尿外渗或尿瘘，伴输尿管狭窄者可致肾积水。

二、临床表现

输尿管损伤的临床表现取决于发现时间、单侧或双侧损伤、感染存在与否以及尿瘘发生的时间及部位。

1. 病史　有盆腔手术和输尿管腔内器械操作损伤史或有严重的贯通伤史。手术损伤包括根治性全子宫切除术、巨大卵巢肿瘤切除术、结肠或直肠肿瘤根治术以及腹膜后纤维化松解术等。

2. 腰痛　输尿管被结扎或钳夹损伤后，由于输尿管全部和部分梗阻，导致肾、输尿管积水而引起腰部胀痛。体检时，患侧肾区有压痛及叩击痛，上腹部可触及疼痛和肿大的肾脏。

3. 尿瘘或尿外渗　若术中未及时发现输尿管被切断或切开，术后可发生切口漏尿、阴道漏尿、腹腔积尿或腹部囊性肿块等。

4. 无尿或血尿　双侧输尿管断裂或被完全结扎后可出现无尿症状，此类损伤易被及时发现。此外，部分患者还会出现血尿，但不出现血尿并不能排除输尿管损伤的可能。

5. 发热　输尿管损伤后，由于尿液引流不通畅或尿外渗等情况，可继发感染或局部组织坏死。此时可出现寒战、发热等症状。当尿液渗入到腹腔时还可出现腹膜炎症状。

三、诊断与鉴别诊断

（一）影像学检查

外部暴力引起的输尿管损伤 90% 表现为镜下血尿，其他原因引起的输尿管损伤行尿液检查及其他检查对诊断的帮助很小。除非双侧输尿管梗阻，否则血肌酐水平是正常的。

1. 静脉尿路造影　95% 以上的输尿管损伤都能通过静脉尿路造影确诊，50% 可定位输尿管损伤部位的水平。可表现为输尿管完全梗阻；输尿管扭曲或成角；输尿管断裂、穿孔，并表现为造影剂外渗；病变上方肾盂输尿管扩张。

2. 逆行输尿管插管和肾盂输尿管造影　当静脉肾盂造影不能明确诊断或有疑问时，应配合逆行输尿管插管和肾盂输尿管造影以明确诊断。

3. 超声检查　超声可发现肾积水和尿外渗，是术后早期排除输尿管损伤的较好的检查手段。单侧肾积水；盆腔不规则的无回声包块，此为尿外渗所致，有时可看到与之相连的输尿管；用探头挤压包块可见液体自阴道断端排出；阴道积液，提示有阴道瘘；动态观察时阴道内无回声区范围增大；当合并尿路感染时，超声还可发现多发的偏低回声包块，可能为盆腔感染灶。

4. CT 检查　由于损伤部位和性质的不同，CT 表现不同。盆腔手术造成的输尿管破裂往往有造影剂外漏，CT 可扫描到高密度的腹水。肾盂输尿管连接部断裂在 CT 上可表现为腹膜后血肿、尿外渗（尿囊）、输尿管不显影等。当有大量尿外渗，且位于内侧而非通常的肾后外侧的肾周间隙部，加上输尿管不显影时，高度提示输尿管或肾盂破裂。如果检查显示肾实质完整，则更支持诊断，应进一步行逆行造影检查。

5. 靛胭脂静脉注射试验　手术中怀疑输尿管有损伤时，由静脉注射靛胭脂，蓝色尿液就会从输尿管裂口流出。

6. 术中或术后做膀胱镜检查　术中或术后作膀胱镜检查并做靛胭脂静脉注射时，如伤侧输尿管口无蓝色尿液喷出，输尿管插管至损伤部位受阻，多表示输尿管梗阻。

7. 亚甲蓝试验　通过导尿管注入亚甲蓝溶液可鉴别输尿管瘘与膀胱瘘，若膀胱或阴道伤口流出的液体仍澄清则可排除膀胱瘘。

8. 放射性核素肾显像　可显示结扎侧上尿路梗阻。

（二）鉴别诊断

输尿管损伤的早期诊断十分重要，及时明确诊断并做出正确处理，结果多良好。故在处理外伤或施行腹部、盆腔手术时，应注意检查有无尿外渗、外伤创口是否经过输尿管行径、手术野有无渗尿，或直接观察输尿管损伤的情况等。

结扎双侧输尿管引起的无尿应与急性肾小管坏死区别，必要时做膀胱镜检查及双侧输尿管插管，以明确有无梗阻存在。

1. 肾损伤　有外伤史也可出现尿外渗、肾周积液和肾功能损害，与输尿管损伤有相似之处。但肾损伤出血明显，局部可形成血肿，休克多见。检查肾区多可见瘀斑、肿胀，触痛明显。IVU 可见造影剂从肾实质外溢，严重者肾盂、肾盏及输尿管显示不清。B 超和 CT 检查可见肾实质破裂或包膜下积血。

2. 膀胱损伤　外伤或手术后出现无尿和急性腹膜炎，尤其是尿液自伤口流出时，两者易混淆。但膀胱损伤常合并骨盆骨折，虽有尿意感但无尿液排出或仅有少许血尿。导尿时发现膀胱空虚，或仅有极少血尿。向膀胱内注入 100 ~ 150ml 无菌生理盐水，稍等片刻后再抽出，抽出液体量明显少于或多于注入量。膀胱造影示造影剂外溢。

3. 急性腹膜炎　与输尿管损伤尿液渗入腹腔引起的尿性腹膜炎相似。但急性腹膜炎多继发于消化道溃疡穿孔、肠梗阻、急性阑尾炎，常有寒战、发热症状；无手术及外伤史，无尿瘘及尿外渗症状。

4. 膀胱阴道瘘　输尿管损伤出现阴道瘘者易与膀胱阴道瘘混淆。但膀胱阴道瘘患者有外伤、产伤等病史。排泄性上尿路造影一般无异常发现。膀胱镜检查可发现瘘口。阴道内塞纱布、膀胱内注入亚甲蓝溶液后可见纱布蓝染。

四、并发症

1. 输尿管狭窄　可试行输尿管插管、扩张或留置双 J 形输尿管支架引流管（F6），根据不同情况决定留置时间长短。狭窄严重或置管不成功时，应视具体病情决定手术，进行输尿管周围粘连松解术或狭窄段切除术。如输尿管完全梗阻暂不能解除时，可先行肾造瘘术，1 ~ 2 个月后再行输尿管修复。

2. 尿瘘　输尿管皮肤瘘或输尿管阴道瘘发生后 3 个月左右，伤口水肿、尿外渗及感染所致炎性反应消退，若患者全身情况允许应进行输尿管修复，一般应找出输尿管近端，游离后与膀胱或膀胱壁瓣吻合。

3. 其他　对损伤性输尿管狭窄所致严重肾积水或感染，肾功能重度损害或丧失者，若对侧肾正常，则可施行肾切除术。

贯通伤所致的输尿管损伤常有明显的并发伤，这些组织器官损伤的发生率依次为小肠、结肠、肝、胰、膀胱、十二指肠、直肠和大血管。钝性输尿管损伤几乎均伴有骨折和（或）肾、膀胱及其他内脏破裂和挫伤。

五、预防

（一）手术时输尿管损伤预防要点

（1）首先必须熟悉输尿管的解剖与毗邻器官的关系，尤其是上述易损伤的部位。

（2）剪开乙状结肠侧腹膜时，左侧后腹膜的切开应在输尿管的外侧，盆腔部乙状结肠右侧腹膜的切开则应在输尿管的内侧。

（3）在结扎肠系膜下动脉之前，应在左侧髂总动脉分叉处找到左侧输尿管，在其右侧找到右侧输尿管，并继续向上显露至乙状结肠系膜根部，然后把左侧输尿管引向外侧，在明视下结扎肠系膜下动脉，这样便可避免损伤输尿管。

（4）处理两侧直肠侧韧带之前，应将盆段输尿管下段及膀胱牵开，若有必要可将双侧输尿管向下显露直至膀胱，同时将直肠向对侧上方提起，在直视下贴近盆壁分束切断侧韧带。

（5）术中始终要明辨解剖层次，操作轻柔，细心分离，避免大块结扎，切忌盲目钳夹止血，否则均有可能损伤输尿管。要时刻注意输尿管可能与结肠系膜粘连而被提起，因此在结扎切断系膜血管时必须在明确不是输尿管后再切断。

（6）若肿瘤较大、较固定，有盆腔炎病史，曾做过盆腔或下腹部手术，或盆腔放疗病例，术前应做泌尿系造影检查，以了解输尿管有无移位、畸形或其他病变，必要时可进一步做膀胱镜检查和输尿管逆行插管，以利于术中辨认输尿管。手术中可先显露正常部位的输尿管，再根据其走行关系以便追踪保护。

（7）为减少对输尿管营养血管的损伤，手术中输尿管只需显露而不应游离，必须游离时亦不宜超过10cm，且须注意保持其外膜的完整，否则输尿管的血供将受损。这是因为输尿管的血液供应是多源性的，不同部位有不同的血液来源。由于血液来源不恒定，且少数输尿管动脉的吻合支细小，故输尿管手术时若游离范围过大，可影响输尿管的血运，有发生局部缺血、坏死的危险。由于供血到输尿管的动脉多来自内侧，因此手术时应在输尿管的外侧游离，可减少血供的破坏。

（8）缝合盆底腹膜时要看清输尿管并避开。

（9）手术结束关腹之前，应再次检查双侧输尿管的完整性，以便及时发现问题并能立即修复，否则术后将酿成严重后果且处理困难。

（二）外伤致输尿管受损伤

应尽早修复，保证通畅，保护肾脏功能。尿外渗应彻底引流，避免继发感染。而轻度输尿管黏膜损伤可应用止血药、抗菌药物治疗，并密切观察症状变化。小的输尿管穿孔如能插入输尿管内支架管并保留可望自行愈合。

六、治疗

对输尿管外伤性损伤，因病因、部位、性质、发现时间及合并损伤等不同，无法制定统一治疗方法，需要视患者具体情况区别处理。但应注意以下原则：

（1）术中发现输尿管损伤，若无污染，应施行一期修复手术；若输尿管完全断裂于术后早期（36h以内）即发现，此时盆腔炎症不明显，可考虑行输尿管端端吻合术或输尿管膀胱吻合术；对输尿管完全断裂缺损范围较小（小于2～5cm者），可施行损伤段切除，输尿管端端吻合术；如输尿管损伤段较长，脐以下输尿管缺损或不能利用时，可行输尿管膀胱瓣成形术；若缺损段过长，可利用输尿管断端与对侧输尿管行端侧吻合术。

（2）若损伤大于48h，宜先行肾造瘘，引流外渗尿液，3个月后再行修复手术。

（3）中段输尿管缺损明显，可行自体肾移植术、回肠代输尿管术或上尿路改道术。无论应用何种手术方法做修复，在尿外渗区皆应置放外引流，以防术后感染，影响修复处的愈合。

（陈德红）

第三节 膀胱损伤

一、概述

膀胱损伤在泌尿系损伤中并不常见，多见于外伤，往往合并有其他下腹部脏器或骨盆、会阴部的损伤，尤其是在膀胱充盈时；少数也可因膀胱壁异常而导致自发破裂。近年来，医源性膀胱损伤越来越多见，特别是内腔镜操作导致膀胱损伤的报道已屡见不鲜。一般可通过病史、体征以及膀胱造影明确膀胱破裂的诊断、受伤部位、合并损伤情况，超声及影像学检查对快速准确判断膀胱损伤的类型有积极作用。膀胱损伤类型不同，其处理差异较大。腹膜外型膀胱破裂可采取留置导尿较为简单的保守方法，而腹膜内型膀胱破裂以及穿刺伤、贯通伤或医源性膀胱损伤则一般需开放手术修补。

（一）解剖及损伤特点

成人膀胱为盆腔内器官，四周有骨盆保护，上有腹腔脏器遮盖，在膀胱空虚状态下受钝性损伤机会较小；而当膀胱充盈、体积增大高出耻骨联合伸展至下腹部，才有可能因遭受外力而导致较严重的损伤。小儿膀胱几乎完全为一腹腔内脏器，因而在容量较小时也有破裂的可能。

外伤后单发的严重膀胱损伤较少见，83%～95%的膀胱损伤合并骨盆骨折。除了尖利骨片有刺穿膀胱的可能，骨盆骨折的剪力作用也可以撕裂膀胱壁导致膀胱破裂，这类破裂虽然由骨盆骨折造成，但其部位往往与骨盆骨折部位不一致，有报道称仅有35%的膀胱破裂与骨盆骨折相邻，而一些膀胱破裂部位往往与骨盆骨折相对，提示膀胱内压的骤然增高是造成这类膀胱破裂的可能机制。

（二）病因

外伤造成膀胱单一损伤极少见，80%～94%的膀胱损伤均伴随有非泌尿系的损伤，这类外伤由车祸、高处跌落、重物冲击等体外钝伤导致腹部的次级伤害造成。很多伤者在受伤时膀胱充盈，本已拉长变薄的膀胱壁不能承受下腹部压力突然增高，导致膀胱壁撕裂。一些伴随神经性疾病或其他原因如酗酒等感知异常的情况，尚存在自发性膀胱破裂的可能。

膀胱穿透伤则往往由外力造成，如匕首、长钉等尖锐器物造成，在一些严重多器官损伤的病例中，钝性开放性伤害也可由邻近脏器波及膀胱，造成膀胱的开放性损伤。

自发性膀胱破裂并不多见，且往往合并有其他疾病或膀胱本身存在一定的疾病基础，如各类原因造成膀胱的感觉及运动神经传导障碍或反射迟钝，使膀胱逼尿肌失去神经支配及营养，膀胱可长期处于充盈状态，失去收缩功能，在咳嗽及排便等腹压轻微增加时即易破裂，这种自发性膀胱破裂最易误诊而延误病情，从而产生严重的后果。膀胱的流出道不完全性或完全性梗阻是自发性膀胱破裂的最主要诱因，其他一些膀胱的病理性改变（如膀胱流出道慢性梗阻等）也是膀胱自发破裂重要的疾病基础。另外，有报道称妊娠分娩或产后也有可能导致自发性膀胱破裂，可能与分娩中膀胱感觉功能减弱、腹压增大有关。自发性膀胱破裂大多发生在膀胱较薄弱的顶后壁，该处仅有腹膜反折覆盖，缺少筋膜及骨盆支持，因此膀胱充盈时该处最易破裂。

有报道称，几乎一半的膀胱损伤由医源性原因造成，在开放性手术操作中，以妇产科手术出现膀胱损伤最为常见；另外，近年来内腔镜，特别是腹腔镜、宫腔镜、结肠镜以及膀胱镜的应用越来越多，以及下腹部、会阴部各类植入物的广泛应用（包括植入物置入的操作及植入物本身的不良反应），都增加了医源性膀胱损伤的机会。泌尿腔道手术操作时，发生膀胱损伤可造成冲洗液渗出膀胱外，检查可发现膀胱破口出血或下腹胀满。妇科、肛肠科手术对膀胱的损伤多由于盆腔内多次手术致粘连广泛、解剖不清、术中分离困难等造成。普外科疝修补术中膀胱损伤多见于膀胱滑疝，误将膀胱作为疝囊切开。下腹或盆腔手术中缝扎过深，缝线贯穿膀胱，或盆腔肿瘤介入治疗等造成的损伤往往造成膀胱延迟破裂，形成尿液性腹膜炎，直至下腹疼痛及排尿困难时方才被发现。

二、分类

（1）按损伤类型分为膀胱挫伤和膀胱破裂。

（2）按损伤部位分为腹膜内型膀胱破裂和腹膜外型膀胱破裂。

（3）按损伤时间分为即发型和迟发型。

根据2002年的分类资料，腹膜内型破裂占38% ~40%，腹膜外型占54% ~56%，合并内外破裂者占5% ~8%。

膀胱挫伤是由于膀胱黏膜和（或）膀胱肌层的损伤尚未破坏膀胱壁的连续性，膀胱挫伤由于症状较轻，仅见于一些剖腹探查病例的报道中，因此这类损伤往往被低估。腹膜外型膀胱破裂往往伴随骨盆骨折，而腹膜内型膀胱破裂除了骨盆骨折原因外，还可以由穿刺伤以及膀胱充盈时外部骤然高压所致的爆裂等造成。

三、诊断

准确快速的诊断及分型对治疗有积极意义。膀胱损伤的临床症状并不典型，大多数意识清醒的患者会有耻骨或下腹部的疼痛以及不能排尿，但这些很容易与骨盆骨折或下腹损伤的症状混淆，主要体征包括耻骨上压痛、下腹部瘀青、肌紧张、强直以及肠鸣音消失等。膀胱损伤最典型、最有意义的表现是肉眼血尿，95%的膀胱损伤会出现肉眼血尿，因而在伤后早期予留置导尿对判断有无合并膀胱损伤至关重要。在急诊处置过程中还需注意有无尿道外口滴血，据统计，有10% ~29%的患者可同时合并膀胱与尿道损伤，如发现伤者存在尿道口滴血，应考虑即刻行尿道造影。

（一）影像检查

对于损伤后出现肉眼血尿，或合并骨盆骨折者应考虑膀胱影像检查，肉眼血尿同时合并骨盆骨折是膀胱影像检查的绝对指征，有资料显示29%的血尿合并骨盆骨折者同时存在膀胱破裂，相对指征则包括骨盆骨折、无骨折的肉眼血尿或骨盆骨折合并镜下血尿等，虽然这类患者膀胱破裂的机会较小，但如出现其他膀胱损伤表现时仍应考虑进行影像检查。另一方面，如出现下腹部开放性损伤，骨盆、髋部骨折合并镜下或肉眼血尿时，均应考虑早期行膀胱影像检查。

（二）膀胱造影注意点

（1）造影一般应在留置导尿前进行，以发现可能的尿道损伤。

（2）造影剂应通过重力作用自然进入膀胱而非直接注入，这样极有可能加重膀胱的损伤。

（3）使用稀释的造影剂，一般容量350～400ml。

逆行及顺行膀胱造影几乎可100%诊断膀胱的破裂，但需要患者的配合及经验，强调造影剂的注入量应超过250ml，否则一些小的膀胱裂口有可能漏诊；其次建议使用常规三次摄片，即平片，膀胱造影片及膀胱排空后的再次摄片，因为有些膀胱后方的裂口可能在膀胱造影片中不能及时显示。在膀胱影像检查的同时有必要进行上尿路检查，以免漏诊及重复检查。

盆腔内出现火焰样造影剂积聚是腹膜外型膀胱破裂的典型X线表现，如损伤严重破坏了盆底筋膜的完整性，则造影剂可出现于腹膜后腔，阴囊、阴茎、大腿内侧、下腹壁等区域，而造影剂外泄的数量并不一定与膀胱裂口的大小一致。腹膜内型膀胱破裂则直接可在腹腔内显示肠型，较易判断。

目前CT已被广泛用于评估外伤程度，因而CT膀胱造影也可用于判断膀胱损伤的部位与程度，从应用效果来说，CT膀胱造影的准确性和可靠性与X线相似，但造影剂的浓度要求低于X线造影，只要2%～4%的造影剂就可发现病损，由于膀胱后间隙可一览无余，也无须进一步的延迟摄片。常规的CT扫描有时也可发现一些膀胱裂口，但并不能替代CT膀胱造影，在怀疑有膀胱破裂的可能时，还是应该考虑CT膀胱造影。

四、处理

（一）非手术处理

通常，对于腹膜外型膀胱破裂较为简单的保守处理方法是留置导尿，一般会选择直径较大的导尿管（F20～24），以保证充分的引流。一般流管时间在14d左右，并建议在拔管前行膀胱镜检，从受伤开始直至拔管后3d均应给予抗生素预防感染。

（二）手术修补

20世纪90年代有些学者发现，膀胱损伤后采取开放手术修补，患者术后出现瘘道、延迟愈合、血凝块堵塞等并发症的机会远远小于保守留置导尿（5%：12%），基于此，有人提倡在对一些有条件的伤者进行剖腹探查的同时可考虑行腹膜外膀胱破裂的修补，可直接经膀胱前壁由膀胱内找到膀胱破裂口，以单层可吸收缝线进行膀胱壁全层缝合，膀胱周围的血肿则不予处理。另一方面，如骨盆骨折较为复杂，需进行手术内固定时，则应该同时修补膀胱破裂，以降低尿液外渗与植入钢板接触造成进一步严重感染的风险。

所有外伤导致的开放性膀胱损伤或腹膜内型膀胱破裂均应即刻手术修补。这类损伤往往会比膀胱造影显示的情况更严重，几乎没有自行愈合的可能。如不及时修补，创伤的同时再合并尿液性腹膜炎还会增加处理的难度。在膀胱修补过程中必须注意输尿管开口，建议在手术中采用靛青红或亚甲蓝等染料或直接经输尿管开口置管，损伤累及输尿管开口者需根据情况留置输尿管支架管甚至输尿管再植，膀胱周围应留置引流。对于膀胱手术修补的患者，可仅于围手术期3d内使用抗生素，拔除导尿管时间可掌握在术后7～10d，仍建议于拔管前行膀胱造影。膀胱开放修补患者是否需耻骨上造瘘一度引起争论，进入21世纪后越来越多的证据证明并没有常规耻骨上造瘘的必要。

对于一些严重损伤同时累及膀胱及周围器官，特别是直肠或阴道时，应尽量将两器官受伤部分充分完整分离，避免缝线间重叠、交错，有条件应将一些健康组织夹于两器官受损部位之间，以保证可靠愈合。将纤维蛋白原直接注射或粘附于膀胱壁层有助于加速膀胱壁的愈合并提高这类修补的成功率。

（三）即刻手术修补指征

（1）外伤导致腹膜内型膀胱破裂。

（2）穿刺伤，贯通伤或医源性膀胱损伤。

（3）经留置导尿后发现引流不充分或血块堵塞导管。

（4）经证实膀胱颈部有损伤。

（5）合并直肠或阴道的损伤。

（6）开放性骨盆骨折或骨盆骨折需行内固定或切开复位。

（7）膀胱壁疑有骨片传入者。

（陈德红）

第四节　尿道损伤

一、概述

尿道损伤是泌尿系统常见的损伤，占整个泌尿系损伤10%～20%。由于男女尿道解剖、生理等各方面的差异，尿道损伤多见于男性青壮年。尿道外暴力闭合性损伤约占其他原因引起尿道损伤的85%以上，其中最主要的是会阴部骑跨伤引起的球部尿道损伤及骨盆骨折并发的后尿道损伤。近年来，与医源性因素有关的尿道损伤呈逐渐上升趋势，不规范的导尿管引流、尿道腔内暴力性的器械操作以及各种化疗药物的尿道内灼伤使尿道损伤及之后出现的尿道狭窄等并发症的处理越发棘手。因此，如何根据尿道损伤时的情况以及患者的情况选择正确的处理方法，将直接关系到尿道狭窄、勃起功能障碍、尿失禁等并发症的发生率。

男性尿道损伤可根据损伤部位的不同分为前尿道（阴茎部及球部尿道）损伤和后尿道（尿道膜部及前列腺部）损伤。由于男性尿道解剖上的特点，使其较易遭受损伤，同时不同部位的尿道损伤其致伤原因、临床表现、治疗方法均不相同，至今临床上仍有许多处理意见不尽一致。尿道损伤后可能产生的尿外渗、感染、狭窄、尿失禁、勃起功能障碍等并发症的发生率也会因早期处理的正确与否而有所影响。

女性尿道短而直，一般很少受到损伤，但严重骨盆骨折和移位，并且同时发生膀胱颈部和阴道撕裂的情况下，尿道也会发生损伤。国外报道在骨盆骨折的患者中，6%的女性并发尿道损伤。女性尿道损伤通常是尿道前壁的部分撕裂，很少发生尿道近端或远端的完全断裂。

（一）分类和病因

尿道损伤的分类，如根据受伤性质的不同可分为开放性和闭合性损伤两类，而根据损伤部位的不同又可分为前尿道和后尿道损伤两类。近年来则根据致伤原因的不同分为以下四类：

（1）尿道内暴力伤：绝大多数为医源性损伤，另外较为少见的是将异物如发夹、电线等放入尿道为满足快感而损伤尿道。医源性损伤常由粗暴的尿道腔内器械操作或操作不当所致，如暴力导尿、尿道超声、尿道扩张和各种内镜操作如膀胱镜、输尿管镜、TURP、TURBt、DVIU等，尿道内有病变如狭窄、炎症、结石时更易发生，损伤大多为黏膜挫伤，严重时可穿破尿道伤及海绵体甚至进入直肠。

（2）尿道外暴力闭合性损伤：尿道外暴力闭合性损伤主要由会阴骑跨伤和骨盆骨折所致。会阴骑跨伤是由高处摔下或滑倒时会阴部骑跨于硬物上，使球部尿道挤压于硬物与耻骨联合下方之间所致。损伤的程度取决于受暴力的程度，在严重的暴力下尿道可能完全断离，但在大多数情况下尿道只是部分断离。

有些性交时的阴茎海绵体折断伤也可伴有尿道的损伤，其发生率大约为20%。一些使用阴茎夹控制尿失禁的截瘫患者由于阴茎感觉的降低和缺失会引起阴茎和尿道的缺血性损害。

骨盆骨折常见于交通事故、高处坠落伤或挤压伤。尿道损伤的程度取决了膀胱尿道的移位，可能导致尿道挫伤、裂伤、断裂，当耻骨前列腺韧带断裂，膀胱和前列腺往往悬浮于血肿上，拉长了膜部尿道，尿道断裂最常发生。但大多数患者在一段时间后，随着血肿的机化或吸收，膀胱或后尿道会逐渐下降，只发生一小段管腔闭锁。对于儿童患者，由于前列腺发育不良，尿道损伤更容易向膀胱颈延伸，因此儿童尿道损伤后尿失禁的发生率高于成人。严重的骨盆骨折不仅发生尿道损伤，而且离断的骨折片可刺破膀胱和直肠并发膀胱破裂或直肠损伤。外伤性骨盆骨折不仅造成尿道损伤，同时有可能损伤周围的血管神经，这是阴茎勃起功能障碍发生的原因之一。

（3）尿道外暴力开放性损伤：多见于枪击伤或锋利的器械伤，一般同时伤及海绵体，偶发生于牲畜咬伤、牛角顶伤等，常合并阴囊、睾丸的损伤，病情较为复杂。

（4）非暴力性尿道损伤：主要包括化学药物烧伤、热灼伤、放射线损伤等，近年来较为多见的是膀胱肿瘤术后采用尿道内直接灌注化疗药物而导致的长段尿道损伤。

（二）病理

1. 损伤程度　根据尿道损伤程度可分为三种类型：挫伤、裂伤和断裂。尿道挫伤损伤程度最轻，仅为尿道黏膜水肿和出血，部分伴海绵体损伤；尿道裂伤表现为部分尿道全层断裂，同时尚有部分尿道壁完整，借此保持尿道的连续性；尿道断裂为整个尿道的完全离断，尿道的连续性丧失。由于这种分类比较笼统，目前针对后尿道损伤的程度主要采用Steven提出的4型分类法：

（1）尿道牵拉伤，逆行尿道造影无造影剂外渗。

（2）前列腺膜部尿道部分或完全断裂，但尿生殖膈保存完好，造影剂局限于尿生殖膈上。

（3）前列腺膜部尿道和尿生殖膈均受累，损伤可延伸到球部尿道，造影剂扩展至尿生殖膈上下。

（4）损伤累及膀胱颈及前列腺部尿道。

2. 病理分期　将损伤后不同时期的病理变化分为三期：损伤期、炎症期和狭窄期。这是因为尿道从损伤至组织愈合，不同阶段的病变具有不同的特点，治疗原则也有所区别。闭合性尿道损伤后72h内为损伤期，此期的病理生理改变主要是出血及创伤引起的创伤性休克；尿道创伤处的缺损、组织挫伤、尿道失去连续性所引起的排尿困难和尿潴留；以及膀胱过度充盈后不断排尿使尿液经尿道破损处外溢于组织内而发生的尿外渗。在此期，创伤局部无明显感染，亦无明显创伤性炎症反应。因尿道血液循环丰富，故在此期内应争取进行尿道修补、吻合或其他恢复尿道连续性的手术，效果较为满意。尿道闭合伤超过72h，或开放伤虽未超过72h但已有感染者，均称为炎症期。此期可出现组织水肿、细胞浸润、血管充血，尿外渗由于未经引流可出现发热、白细胞增高等一系列全身症状。此期治疗应以控制感染为主，辅以尿外渗的引流、耻骨上膀胱造口等。若能妥善处理，炎症感染可迅速控制，然后再做进一步治疗。必须强调此期内不宜进行任何尿道手术及机械操作，否则，因创伤部位炎症水肿、组织脆弱，不仅尿道修补不能愈合，而且还将导致感染范围扩大，局部坏死，并向周围蔓延或穿破，形成窦道、瘘管；有骨盆骨折者，极易发生骨髓炎，尿道感染亦最终不可避免；部分患者可发生败血症甚至死亡。尿道创伤后3周，局部炎症逐渐消退，代之以纤维组织增生和瘢痕形成，致尿道狭窄，故称为狭窄期。尿道狭窄的程度视尿道损伤程度以及是否合并感染而定。除尿道挫伤外，尿道破裂和断裂均可导致不同程度的尿道狭窄，临床上出现排尿困难。

3. 尿外渗及血肿　尿道破裂或断裂后，尿液及血液经裂损处渗至周围组织内，形成尿外渗及血肿。其蔓延的区域、方向、范围与局部解剖有密切关系。由于盆底及会阴部筋膜的限制，不同部位的尿道破裂或断裂，尿外渗和血肿的部位及蔓延方向各不相同。

（1）阴茎部尿道：如尿道海绵体破裂而阴茎筋膜完整时，尿外渗及血肿仅局限于阴茎筋膜内，呈现阴茎普遍肿胀、紫褐色，极似一大圆紫色茄子。如阴茎筋膜同时破裂，则尿外渗及血肿范围同球部尿道破裂。

（2）球部尿道：如阴茎筋膜破裂，则尿外渗及血肿先聚积于阴囊内，使阴囊普遍肿胀。尿外渗进一步发展，可沿会阴浅筋膜向上蔓延至腹壁浅筋膜的深面，使耻骨上区、下腹部皮下亦发生肿胀。由于尿生殖膈完整，故盆腔内无尿外渗。

（3）膜部尿道：尿生殖膈由尿生殖三角肌和两层坚韧的筋膜组成。膜部尿道破裂所引起的尿外渗和血肿蔓延范围因尿生殖膈的破裂程度而异。一般膜部尿道破裂多有尿生殖膈上筋膜破损，故尿外渗与前列腺部尿道破损所致的尿外渗相同。如尿生殖膈完全破裂，不但有膀胱周围尿外渗，尿液亦可通过破裂的尿生殖膈进入阴囊内，同时产生与球部尿道破裂相同的尿外渗范围。

（4）前列腺部尿道：尿外渗向耻骨后膀胱周围间隙内蔓延，甚至可沿腹膜后向上扩散。因尿生殖膈完整，血液及尿液不能进入会阴浅袋，故体表看不到尿外渗和血肿。

二、临床表现

尿道损伤的临床表现往往根据损伤部位、损伤程度以及是否合并有骨盆骨折和其他损伤而定。

1. 休克　并不少见，尤其是儿童患者，当同样的损伤程度作用于儿童时，发生休克的可能性大大增加。其次，在严重尿道损伤，特别是骨盆骨折后尿道断裂的同时合并其他内脏损伤者，常发生休克。

2. 尿道出血　为前尿道损伤的最常见症状。损伤后尿道口鲜血流出或溢出，如尿道连续性尚存在，排尿时为血尿。后尿道损伤时若无尿生殖膈破裂，可于排尿后或排尿时有鲜血滴出。尿道流血或肉眼血尿是尿道损伤的有力证据。

3. 疼痛　主要发生于损伤部位及骨盆骨折处。如血肿或尿外渗蔓延，疼痛部位也会扩散至下腹部，并出现肌紧张。有些患者因尿潴留又无法排尿而造成腹部胀痛，以及排尿疼痛并向阴茎头和会阴部放射。

4. 排尿困难和尿潴留　排尿困难、尿潴留和尿道外口出血被称为尿道破裂三联征。尿道挫伤时即使尿道连续性存在，但因伤后疼痛导致括约肌痉挛，发生排尿困难；如损伤严重导致尿道完全断裂者伤后即不能排尿，出现急性尿潴留。

5. 局部血肿　骑跨伤时常在会阴部、阴囊处出现血肿及皮下瘀斑、肿胀等。典型的局部血肿如“蝴蝶样”会阴血肿可能并不常见。后尿道损伤如尿生殖膈未破裂，血肿往往局限于盆腔内，如出血严重，血肿可蔓延至膀胱和腹壁。

6. 尿外渗　尿道破裂或完全断裂后如患者用力排尿，尿液及血液可从破口或近端裂口渗入周围组织内，形成尿外渗及血肿。其蔓延的区域、方向、范围与局部解剖有密切关系。尿外渗如未及时处理，会导致广泛皮肤及皮下组织坏死、感染及脓毒血症，并可形成尿瘘。

三、诊断

在诊断尿道损伤时应注意解决以下问题：①确定尿道损伤的部位。②估计尿道损伤的程度。③有无其他脏器合并伤。

1. 病史和体检　大多数患者有明确的会阴部骑跨伤或骨盆骨折史，对于无意识及全身多发伤的患者，检查者往往容易忽视下尿路损伤的存在，这就需要进行详细的体检，如发现尿道口有滴血，患者有排尿困难或尿潴留时，首先要想到尿道损伤。如膀胱同时损伤，则尿潴留和膀胱膨胀不会出现。直肠指检对判断后尿道损伤，尤其是并发骨盆骨折、直肠穿孔时，诊断意义较大。当后尿道断裂后，前列腺窝被柔软的血肿所替代，前列腺有浮动感，手指可将前列腺向上推动，或仅能触到上移的前列腺尖部，甚至有时前列腺可埋入血肿之中，触诊有一定困难。若前列腺位置仍较固定，说明尿道未完全断裂。

2. 诊断性导尿　仍有争议，因为对尿道损伤尤其是有撕裂伤的患者而言，盲目的试插导尿管可使部分尿道损伤变成完全性尿道损伤，并有可能加重出血或使血肿继发感染。但多数医生仍建议使用，因为它可判断尿道损伤的程度，而且绝大部分患者只为尿道挫裂伤，若一次试插成功则可免于手术。因此有指征时应在严格无菌条件下轻柔地试插导尿管，若成功，则可保留导尿管作为治疗；若失败，则不可反复试插；若高度怀疑为尿道破裂或断裂者，则不宜使用。如果导尿量少或导出血性液体，可能是由于尿道完全断裂导尿管进入盆腔血肿内，也可能是休克少尿或膀胱破裂导致膀胱空虚。

3. 尿道造影　所有怀疑尿道损伤的患者均有指征行逆行尿道造影。可先摄前后位的骨盆平片以确定有无骨盆骨折、骨移位或有无异物，再置患者于25°～45°斜位，将25ml水溶性造影剂从尿道外口注入，此时尿道逐渐呈扩张状态，斜位可显示全部的尿道和任何部位的尿外渗，如有破口，可发现造影剂从破口处外溢。女性患者怀疑尿道损伤时，很难获得较为满意的尿道造影片，可使用尿道镜检查代替尿道造影。

4. 尿道镜检查　曾被认为是急性尿道损伤的相对禁忌证，因为盲目的器械操作和冲洗液的注入有可能使破口扩大、外渗加重和盆腔感染。但近年来对怀疑有球部尿道部分损伤的患者行微创尿道镜下尿道会师术，使诊断和治疗融为一体，在有条件的单位可考虑在开放手术前尝试。

四、治疗

首先进行休克的防治，并注意有无骨盆骨折及其他脏器的合并损伤。尿道损伤治疗的原则是：①尽早解除尿潴留。②彻底引流尿外渗。③恢复尿道连续性。④防止尿道狭窄的发生。

（一）急诊处理

新鲜的尿道创伤，应根据尿道创伤的程度、伴发损伤的情况以及当时的条件，采取适当的治疗措施，难以强求一律。治疗原则是先控制休克及出血，处理严重的危及生命的并发损伤，后处理尿道的问题。如果伤情严重无法进行复杂的修复手术或需转院时，均应采取最简单的方法解决尿潴留的问题。轻微损伤、能通畅排尿者，不需要特殊处理；较严重的损伤，可选用下列六种处理方法：

（1）留置导尿管：诊断时试插的导尿管如成功进入膀胱者，应留置2周左右作为尿道支撑和引流尿液之用。如试插导尿管不成功者，有时需考虑尿道括约肌痉挛的可能，此时不可反复试插以免增加尿道创伤，待麻醉后括约肌松弛再轻轻试插，有时会成功。

（2）耻骨上膀胱造瘘术：尿道创伤后，如诊断性插管失败，在患者伤情较重或不便进行较复杂的尿道手术时，为避免伤口被尿液浸渍及尿道吻合口漏尿，同时解决患者尿液引流的通畅，需进行膀胱造瘘术。一旦后尿道断裂采取耻骨上膀胱造瘘，就必须接受不可避免的尿道狭窄或闭锁，待损伤后至少3个月行延迟尿道修复。Morehouse报道最初尿道修复和延迟尿道修复的结果显示，尿道狭窄的发生率分别为14%和6%，尿失禁发生率分别为21%和6%，勃起功能障碍的发生率分别为33%和10%，表明延迟性尿道修复使尿道狭窄、尿失禁和勃起功能障碍的发生率降低。从创伤角度看，耻骨上膀胱造瘘并不是一种姑息性消极的治疗手段，这种处理避免了患者在严重创伤的基础上接受尿道内器械的操作。然而，对于严重的球膜部尿道的错位，膀胱颈为主的撕裂伤及伴有盆腔血管或直肠损伤，仍建议在情况稳定时进行探查，以避免因膀胱造瘘或内镜尿道恢复连续性后发生复杂性尿道狭窄和其他严重并发症。

（3）尿道镜下尿道会师术：当会阴部发生骑跨伤时，绝大多数患者尿道为部分损伤，由于球部尿道宽大且固定于尿生殖膈前方，目前较提倡采用尿道镜下尿道会师术恢复尿道连续性。此手术微创、操作简单、成功率高，但由于破裂口并没有进行黏膜间的吻合，破口间的组织愈合仍依靠瘢痕填充，以后拔除导尿管发生尿道狭窄不可避免。当发生骨盆骨折后尿道损伤时，由于患者无法摆放截石位，且损伤的后尿道在盆腔内活动空间较大，很难通过尿道镜下完成会师术。因此，原则上尿道镜下尿道会师术只适合于球部尿道部分损伤的患者。

（4）尿道修补或尿道端端吻合术：尿道镜下尿道会师术失败或球部尿道完全断裂时，如患者伤情不重，需立即进行尿道修补术或尿道端端吻合术。清除血肿后，通过探杆找到裂口所在，修剪裂口中失去活力的组织，并进行修补。如尿道断裂后近端尿道口无法找到，可经膀胱将探杆插入后尿道，显示近端黏膜，进行远、近端尿道无张力吻合。

（5）开放性尿道会师术：骨盆骨折后尿道损伤的早期治疗包括抗休克、抗感染、治疗危重脏器，基本原则应当在可能条件下争取早期恢复尿道的连续性。但开放性尿道会师术只是通过膀胱和尿道外口插入的探杆完成尿道内导尿管的留置，此种操作会加重尿道的损伤，而且并不能清除坏死组织及血肿，离断的尿道是依靠局部导尿管牵拉完成对合，并不是黏膜间的吻合，因此最后形成尿道狭窄的机会甚多，难免需进行延期尿道修复重建术。尽管尿道会师术可能不能防止尿道狭窄的发生，但因为把前列腺和尿道拉的更近，所以可以降低开放性后尿道成形术的难度。

（6）早期后尿道端端吻合术：后尿道损伤早期是否可行尿道端端吻合术目前仍存在争论。从理论上讲，一期后尿道端端吻合术能达到满意的解剖复位，效果最为理想。但这些患者往往有骨盆骨折及盆腔内出血，手术术野深，难度大，创伤更大；而且骨盆骨折时根本无法摆放截石位，因此更明智的方法是根据损伤的程度和伴发周围组织损伤来决定治疗的方法和时间。

（二）复杂性尿道损伤

尽管尿道损伤很难用单纯性和复杂性加以区分，但复杂性尿道损伤的概念越来越受到重视，我们将以下一些情况下的尿道损伤定义为复杂性尿道损伤：

（1）女性尿道损伤：对于骨盆骨折导致尿道破裂的女性患者，大多数学者建议行及时的一期修补，或至少通过留置导尿管行尿道复位，从而避免尿道阴道瘘和尿道闭锁的发生。同时发生的阴道撕裂也应及时闭合，避免阴道狭窄的发生。延期重建对于女性患者而言并不合适，因为女性尿道太短，如包埋在瘢痕内，其长度不足以进行吻合修补。对严重骨盆骨折导致尿道破裂，甚至合并其他脏器损伤时，急诊一期修复的难度很大，可先行膀胱造瘘，待患者稳定后行尿道重建和瘘口修补手术。

（2）儿童尿道损伤：儿童一旦发生骨盆骨折尿道断裂，绝大多数属于复杂性尿道损伤，这是因为在和成人相同创伤外力的作用下，儿童的损伤往往更严重，甚至危及生命。儿童的骨盆环及前列腺部尿道周围韧带未发育完全，尿道断裂部位绝大多数位于前列腺部尿道，膀胱上浮后位置极高，后期修复远较成人困难。

（3）尿道损伤合并直肠破裂：尿道损伤的同时如合并直肠破裂，无论是高位还是低位的直肠破口，急诊一期修复的难度都很大，比较统一的处理方法是膀胱和肠道分别做造瘘，待患者稳定后行尿道重建和瘘口修补手术，3 个月后患者的病情已成为复杂性后尿道狭窄。

（4）膀胱抬高、上浮或伴随膀胱颈撕裂伤：创伤后发现伤及膀胱颈部或膀胱被血肿抬高、上浮，如不处理，远期尿道发生长段闭锁或严重尿失禁的可能性极大，颈部如处理不及时或不准确，后期即使尿道修复成功，也很难完成正常的排尿。

（陈德红）

第五节 阴茎损伤

阴茎创伤是泌尿外科急症，自 1924 年首例阴茎创伤报道以来，其发病率呈逐渐上升趋势，阴茎创伤修复已成为泌尿外科医生面临的挑战。

一、概述

阴茎创伤分为钝性伤和锐性伤两类。由于两类创伤的机理不尽相同，临床治疗亦各有特点。

钝性伤所致的阴茎破裂（折断）可用非手术疗法治愈，有人联合应用经验性抗生素、导尿、安定（降低勃起的强度和频率）以及冰敷加压包扎等处理成功治愈阴茎损伤。但近期的文献推荐手术疗法，手术疗法包括早期探查和修复被膜撕裂。

锋利物体所致的锐性阴茎伤应尽早手术修复。伴有血管和神经损伤的阴茎断裂及深的撕裂伤可用显微外科方法修复。显微外科修复与普通的修复不同，能有效改善畸形、纤维化、持久疼痛、皮肤坏死和感觉障碍等并发症。非显微外科方法修复阴茎创伤时，阴茎背动、静脉的修复至关重要，因为其是阴茎皮肤、龟头和软组织血供的主要来源，且与勃起功能的修复密切相关。

阴茎皮肤的缺失可用附近有活力的皮肤或中厚皮片移植修复。

（一）钝性伤

1. 挫伤　单纯的挫伤通常是阴茎处于松弛状态时由外力所致，伴血肿和瘀斑。

2. 破裂（折断）　阴茎破裂（折断）常发生在勃起状态下。引发的原因包括：勃起的阴茎被强力弯曲、与坚硬表面发生撞击、搓揉阴茎以减轻勃起和在床上滚动等。不同地域阴茎破裂的病因亦不同，在西半球，阴茎破裂主要由性交所致，占30%～50%；中东地区主要由手淫和揉搓阴茎以减轻勃起所致。目前没有肛交、口交致阴茎破裂的报道。

阴茎破裂常表现为血肿形成、肿胀、变色和阴茎偏位。阴茎破裂时，右侧海绵体损伤较常见。双侧海绵体同时受损时，尿道损伤概率高。阴茎背侧邻近耻骨的部位是损伤易发之处，但损伤也可发生在阴茎体的任何部位，甚至是海绵体固定的位置。

3. 缢勒伤　头发、环、带子及其他收缩性装置引起的阴茎缢勒伤也属阴茎钝性伤，缢勒伤最先引起软组织和皮肤的损伤，如不及时解除勒压，还可伤及阴茎体和尿道。

（二）锐性伤

阴茎锐性伤发生时常常导致阴茎断裂、撕裂和穿孔等，主要病因包括：刀伤或枪伤、工业或农业机械损伤、自残、动物咬伤、车祸或化学试剂引起的烧伤以及医源性损伤等。迷幻剂和神经错乱亦是阴茎锐性伤发生的重要病因。伴发尿道损伤的阴茎锐性伤会加重创伤程度；阴茎锐性伤如有异物残留会导致感染和继发组织损伤。

二、临床表现和诊断

（一）钝性伤

病史和物理检查可诊断阴茎破裂。勃起状态阴茎损伤时，患者及患者的妻子或伴侣可听见清脆的声响，如同折断玉米秆或玻璃棒，并伴有勃起消退、肿胀、变色（由血液外渗所致）、中到重度疼痛以及阴茎偏位，形成典型的“茄子畸形”（eggplant deformity），损伤部位可触及柔软而有韧性的隆凸表现为“滚动征”（rolling sign）。会阴部出现蝴蝶形血肿提示尿道损伤。阴茎破裂如未及时治疗，晚期可表现为勃起功能障碍、阴茎偏位，形成 Pevronie

病样斑块，尿道海绵体瘘和尿道皮肤瘘，以及尿道狭窄引起的症状。

阴茎破裂伤时也可出现阴囊、耻骨上区和会阴肿胀等不常见的症状。

阴茎钝性伤常伴发尿道部分破裂。如尿道口有血并伴有肉眼血尿，就应高度怀疑尿道损伤，所有病例皆应做尿道造影。另外，阴茎钝性伤引起的血肿和水肿会压迫尿道进而加重排尿困难。海绵体炎或海绵体纤维化亦可引起阴茎破裂，但皆缺乏无创伤史及损伤时的断裂声响。

海绵体造影可以确定外渗的位置，对可疑病例的诊断有帮助。如果早期海绵体造影未能显示病灶，一定要再做延时造影（10 分钟），因为只有等造影剂充满血肿后才能显示渗漏。虽然海绵体造影有助于阴茎折断的诊断，但其假阳性率和假阴性率较高；同时该种有创检查还可导致海绵体纤维化和造影剂反应等并发症。

超声检查虽然无创，但诊断率有赖于检查者的技术水平，小撕裂伤和被血凝块堵塞的缺口，可能不易与正常白膜分辨开。

磁共振成像（MRI）可能是海绵体损伤最好的诊断方法。在 T_1 加权像上，显示高信号的血管窦状隙，容易与血管较少显示低信号的白膜区分开来。由于 MRI 检查费用高，还不能作为常规的检查手段，但对那些需要较好影像质量的病例可进行 MRI 检查。

（二）锐性伤

阴茎离断时残端应低温保存并与患者一起送至急诊室。正确的保存可降低移植反应提高成活率。

阴茎枪伤首先应确定损伤的程度。根据武器的口径和类型可估计发射物的速度。低速飞弹导致的病灶只在其运行轨迹上；高速飞弹可造成远离其运行轨迹一定距离的组织的损伤。尿道造影（逆行尿道造影）有助于诊断潜在的尿道损伤。

阴茎锐性伤入院后可记录到阴茎疼痛、肿胀和捻发音；偶尔可发现明显的皮肤坏死。较大阴茎锐性损伤伴发的皮肤缺失，在尿道和软组织修复后应立即进行重建。重建的皮肤可阻止感染向他处蔓延，还可阻止其他生殖区与筋膜面相通。

三、治疗

（一）阴茎破裂（折断）

保守治疗适用于白膜破口较小、海绵体损伤但白膜完整的病例，包括冰敷加压包扎、抗感染、应用纤溶剂、抗雄激素抑制勃起等内容。手术治疗是大多数阴茎破裂伤常用的处理手段，因为持续的血肿会引起感染，并且二期修复所引起的纤维化会导致阴茎畸形或者疼痛，从而损害勃起和性交。手术切口有去颏套切口、直接纵向切口、腹股沟阴囊切口、高阴囊中线切口和耻骨上切口等多种选择。

外科治疗包括清除血肿、控制出血、伤处清创后用 3－0 的可吸收线间断缝合创面。阴茎破裂伴尿道部分或全部横断的，应尽早手术并留置导尿管。无尿道损伤的阴茎破裂术后当晚留置导尿并轻度加压包扎。

（二）阴茎断裂和撕裂

不管何种原因导致的阴茎锐性伤，都应先用 0.9% 的无菌生理盐水充分冲洗，然后进行保护阴茎血供的清创，取出异物和去除无活力组织。在阴茎根部上止血带或者结扎血管可减少出血。修复创伤后根据具体情况决定是否放引流管。

对于阴茎断裂伤，如果断裂的远端保存良好，可用显微外科方法进行再植。断端应浸入冷盐水或林格氏液中冰上运输。一般阴茎完全离断在 18 ~ 24 小时以内，再植成功率较高。伤后 48 小时以内仍可手术治疗，但术后并发症的发生率会升高。

阴茎断裂重建时将尿道断端修整成舌状，置入硅胶导尿管，用 5 - 0 可吸收线双层吻合尿道；用 3 - 0 的可吸收线间断缝合白膜；阴茎背动脉用 10 - 0 的尼龙线吻合；9 - 0 的尼龙线缝合背深静脉；9 - 0 的尼龙线缝合背神经鞘。一般无需吻合阴茎海绵体中央动脉。Buck 筋膜和 Colles 筋膜用 3 - 0 的可吸收线间断缝合，以降低吻合口的张力，皮肤用 4 - 0 的可吸收线缝合。阴茎体部轻度加压包扎，必要时做耻骨上膀胱造瘘，留置 2 周行排尿期尿道造影，无外渗时拔除造瘘管。彩色超声监测术后动、静脉开放状态。

虽然显微外科手术能降低感觉障碍、狭窄等常见的并发症，但一定程度的皮肤坏死仍会发生，此情况下可用自体中厚皮片植皮。精神心理原因导致的阴茎创伤，特别需要全面而细致的护理。

较深的阴茎部分撕裂伤的处理和阴茎断裂伤处理相同，只要条件具备都应用显微外科手术修复创伤。

（三）阴茎枪伤

低速枪伤应仔细探查并修补损伤。依据出血的强度选用缝合或手工压迫止血。高速枪弹导致的损伤修复较困难。如果尿道造影显示尿外渗，应立即设法留置尿管并修复损伤，清创进口和出口后按单纯撕裂伤缝合之。

（四）阴茎咬伤

用 0.9% 的生理盐水冲洗、清创后，注射破伤风抗毒素并使用广谱抗生素。通常情况下，表浅的咬伤清洗后包扎，每天换 2 次药。对于伤情延搁并有感染迹象的患者，应住院并静脉应用抗生素，对该类患者有时需要再次手术以减少感染扩散，一旦感染控制伤口清洁了，即可行重建治疗。

（五）阴茎撕脱和皮肤缺损

完全撕脱的或仅余少许残端与机体相连的阴茎撕脱伤应清洗后复位。如果皮肤不能成活，应连同肉芽组织一起切除。大多生殖区皮肤的缺损由感染所致，一旦感染发生，应湿敷创面并每日换药 2 次，彻底清创以及应用广谱抗生素，为日后的重建创造条件。阴茎撕脱伤导致的阴茎裸露会引起一定程度的情绪紧张，应注重心理方面的治疗。

年轻患者的大腿前外侧是常用的皮片供区，由于该处易于显露且取自该区的中厚皮片愈合时收缩率较小。筛孔状中厚皮片由于能良好的引流移植片下的液体，其覆盖创面和修复外观俱佳；虽收缩率较高，但对勃起功能修复并非首要目标的患者而言，仍不失为一种最佳材料。

中厚皮片较适用于部分或全部阴茎撕脱伤（全厚皮片是另一种选择，但供区需移植才能修复），为避免术后水肿引起的狭窄，所有远端阴茎皮肤都应在冠状沟水平切断。优先缝合移植片的腹侧，以保持正中外观和避免痛性勃起。用 5 - 0 的铬线将移植片边缘分别固定于阴茎根部、冠状沟和腹侧中缝。用矿物油纱布包扎移植片，外加套管以制动，再加保护性弹性外包扎。最后，留置尿管或耻骨上膀胱造瘘管和应用抗生素。

（六）阴茎烧灼伤

三度烧伤须立即切除损伤的皮肤并进行移植。一度和二度烧伤经清创和一般的包扎，通常能获得满意的恢复，不需要移植重建。高压电流在组织内传播导致电灼伤属凝固性坏死，首先应进行必要的处理，待正常组织与坏死组织界限分明后再进行清创和修复。

（七）阴茎缢勒伤

应及时解除勒压，一般可用砂轮锯断缢勒物，否则将导致阴茎坏死。

（陈德红）

第六节　睾丸损伤

睾丸悬垂于大腿之间并受到大腿和白膜的保护，能承受 50kg 的钝性损伤而不破裂。但中度钝性损伤即可引起睾丸实质出血并伴小血肿的形成，更重的损伤会引起白膜破裂导致肉膜内血肿。阴囊损伤时如伴有睾丸鞘膜破裂血肿会波散至腹股沟和会阴。

一、概述

睾丸锐性伤发生时常常导致睾丸撕裂或破裂、穿孔等，主要病因包括外伤、刀伤或枪伤、工业或农业机械损伤、自残。创伤性阴囊内精索完全断离较为少见，离断后睾丸能否再植成功不仅取决于睾丸血管吻合是否通畅，也取决于睾丸缺血时间的长短，因为再植成功的标志是恢复睾丸的内分泌和生殖功能。

睾丸损伤包括钝性伤和锐性伤两类：钝性伤的主要病因包括：体育运动、暴力袭击、摩托车事故以及自残等。50% 的严重阴囊钝性伤伴有睾丸破裂，但大多数是单侧睾丸损伤，只有 1.5% 的病例发生双侧睾丸损伤。睾丸钝性伤的发病机制还不清楚，可能的解释是外力将睾丸抵于骨盆或大腿导致其破裂。

锐性伤的主要病因包括：暴力袭击、自残以及枪伤等。锐性伤导致双侧睾丸损伤的概率 15 倍于钝性伤。

二、临床表现和诊断

1. 睾丸挫伤　伤后睾丸疼痛剧烈，向大腿内侧及下腹部放射。体检见阴囊肿大，睾丸光滑、肿大、触痛明显。B 超示睾丸白膜完整，睾丸内回声尚均匀。

2. 睾丸破裂　阴囊伤处疼痛剧烈，甚至休克，常伴恶心、呕吐。体检可见阴囊肿大，皮肤有瘀斑，睾丸界限不清，触痛明显。B 超检查示白膜不完整，睾丸内回声不均匀。CT 平扫及增强扫描可明确破裂部位及裂口大小。

3. 睾丸脱位　由于暴力挤压使睾丸移出阴囊外，多见睾丸位于腹股沟管、会阴及大腿内侧皮下。体检时阴囊空虚，而在腹股沟管或会阴处扪及球形肿物。B 超可帮助明确此肿块为睾丸。应与隐睾鉴别，后者有明确隐睾病史。

4. 睾丸开放损伤　多见于刀刺及战伤。检查可见阴囊有伤口、出血、血肿及睾丸白膜破裂，睾丸组织外露或缺损，如有阴囊壁缺损，可见睾丸完全外露。

5. 睾丸扭转　睾丸疼痛剧烈，并向腹股沟、下腹部放射，常伴恶心、呕吐。体检可见精索短缩上移，托起阴囊后疼痛不减轻，反而加重。阴囊皮肤发红、水肿。彩超提示患侧睾丸血流频谱明显减弱或消失。

超声检查是除体格检查外对睾丸损伤有诊断价值的辅助检查，但其不能确定白膜破裂的具体位置且有较高的误诊率。超声检查对于少数伴发睾丸扭转和肿瘤的病例可提供有价值的信息。

无外伤史的睾丸疼痛可进行核素扫描以查找可能的病因。

三、治疗

（一）手术探查和修复

所有伴有明显阴囊血肿、睾丸内血肿或睾丸白膜破裂的病例皆应尽快进行手术探查和修复。拖延手术治疗只会增加睾丸切除比例，既往的研究发现，睾丸损伤后 71 小时内进行手术治疗睾丸切除率仅为 20%，但 9 天以后睾丸切除率则上升到 67%。近期的研究显示即刻进行手术探查者睾丸切除率为 6%，延期手术者睾丸切除率约为 21%。

双侧睾丸损伤者应尽力挽救功能性睾丸组织并进行良好的止血和清洁伤口，预防感染。钝性伤伴睾丸内血肿者应进行引流减压以防睾丸萎缩。睾丸修复手术中应清除血肿及失活的睾丸组织，强行还纳被挤出白膜外的组织只会升高睾丸内压力增加组织坏死。手术后适度加压包扎可减轻水肿减少出血。

（二）睾丸再植

创伤性阴囊内精索完全断离较为少见，离断后睾丸能否再植成功不仅取决于睾丸血管吻合是否通畅，也取决于睾丸缺血时间的长短，因为再植成功的标志是恢复睾丸的内分泌和生殖功能。Smith 根据动物实验研究资料指出，睾丸缺血 6 小时，生精细胞消失，部分间质细胞损害。而 Giuliani 在钳夹睾丸血管 60 分钟后就发现生殖上皮发生严重损伤，表面冷却和冷灌注均不能避免损伤的发生。

（1）将离体的睾丸迅速冷藏，不要浸入生理盐水中或放在冷冻室。

（2）将睾丸放入 4℃灌洗液和抗生素的混合液中，轻轻挤压睾丸，尽量将睾丸内残留的血液挤出，睾丸表面呈灰白色。

（3）将带有精索的睾丸与近心端精索做再植。先用 3－0 丝线将离断的精索固定数针，用 11－0 尼龙线将睾丸内动脉间断缝合 4 针，用 9－0 尼龙线间断缝合静脉 8 针后开放血供。

（4）血循良好后用 9－0 尼龙线按两层法缝合输精管。

（5）术后加强抗凝、抗菌治疗，预防感染。

（姜　杰）

第七节　阴囊损伤

一、概述

阴囊的皮肤疏松，损伤易引起出血和肿胀，皮下血管破裂可引起广泛血肿。阴囊及其内容物组织脆嫩，虽然活动度大，但严重的阴囊损伤（injury of the scrotum）常合并睾丸、阴茎、精索损伤。阴囊损伤分为开放性损伤和闭合性损伤两类。

阴囊损伤的原因：①钝器伤或闭合伤。②锐器切割伤。③阴囊皮肤撕脱伤。④灼伤、烧伤、电伤。⑤放射性损伤：为放疗后的并发症，可有脱毛、水肿、皮肤萎缩、表皮脱落甚至溃疡发生。

二、诊断

1. 病史　有外伤、烧灼伤等病史（如睾丸穿刺活检）。

2. 临床表现　阴囊肿胀疼痛，表面皮肤有瘀斑、出血、破损、撕脱等。血肿大时睾丸触摸不清。

3. 辅助检查　B 超、CT 检查可帮助了解阴囊内容物损伤情况，尤其对睾丸、附睾损伤有意义。

三、治疗

1. 闭合性损伤　轻度损伤仅需卧床休息，抬高阴囊，早期行局部冷敷、止痛及抗炎治疗。对严重损伤者，若阴囊血肿进行性增大，应手术切开止血、清除血肿并充分引流。

2. 开放性损伤　严格消毒清创，清除异物及失活组织，回纳内容物。应用抗生素及破伤风抗毒血清。阴囊皮肤撕脱，缺损严重时，应行游离全层植皮重建阴囊。

（姜　杰）

第八节　精索损伤

一、概述

精索内有血管和输精管，当受到外伤或某些医源性损伤如隐睾下降固定、男性结扎等手术，可造成血管破裂、睾丸血运障碍、输精管损伤等。

二、诊断

1. 病史　有腹股沟、阴囊部的外伤或手术史。

2. 症状　阴囊部疼痛、肿胀。疼痛可向下腹、会阴及腰部放射。可伴恶心、呕吐等症状。

3. 体检　见阴囊部肿胀，皮下有瘀血或血肿。精索增粗，触痛明显，部分患者后期可伴睾丸萎缩。

4. 彩超或放射性核素显像　可显示伤侧睾丸血流情况。

三、治疗

（1）一般治疗以卧床休息、抬高阴囊、止血、镇痛、冷敷、应用抗生素预防感染为主。

（2）出血严重者应手术探查，清除血肿，彻底止血，充分引流。

（3）输精管断裂者应予输精管吻合术。

（4）对精索广泛性损伤、睾丸无血运者，应行睾丸切除。

（姜　杰）

第七章 前列腺疾病

第一节 前列腺炎

一、概述

（一）流行病学

前列腺炎是泌尿外科门诊常见与多发疾病，病情反复且治疗效果不尽如人意，有的医生戏称此疾病为："不是癌症的癌症疾病"。部分前列腺炎可以严重地影响患者的生活质量与心身健康。由于对前列腺炎的发病机制，病理生理到目前为止仍没有研究得十分清楚和前列腺炎患者临床表现的多样性，复杂性，使得前列腺炎的流行病学研究增加很多困难，而研究的结果受地域、饮食习惯、文化背景、季节、医生惯性思维以及研究设计方案、年龄群组选择、诊断标准的差异而影响结论的一致性。因此各国家均缺乏系统而详细的流行病学资料调查与研究，难以制订前列腺炎治疗与预防的相关医疗计划，从而对公共健康卫生事业造成巨大的经济负担。

（二）发病率

应用不同的流行病学调查方法和选择不同的人群结构以及地域的不同造成在文献报道中前列腺炎患病率有较大的差异，国际健康中心的健康统计表明，35%～50%的成年男性在一生的某个阶段会受到前列腺炎困扰，1977—1978 年前列腺炎发病率约为 25%。在美国前列腺炎与前列腺癌和良性前列腺增生症的发病率和就诊率接近，据 1990 年统计每年有 200 万前列腺炎患者，估计发病率为 5%～8%。Pavone 等报道意大利泌尿科门诊有近 18.9% 的患者因反复出现前列腺炎临床症状而就诊。在我国，前列腺炎约占泌尿男科门诊患者总数的 1/3。根据尸检报告，国外前列腺炎发生率为 6.3%～73.0%。schatteman 等研究一组 238 例 PSA 增高或直肠指诊异常患者，前列腺均存有不同程度的炎症。夏同礼等研究 447 例急性猝死成人尸检前列腺标本，诊断前列腺炎 116 例，占 24.3%。Robertson 等对美国明尼苏达州的 Olmsted 社区前列腺炎发病情况调查，显示 40～79 岁的中老年男性前列腺炎发病率 9%。Collins 等对 31 681 例成年男性自我报告病史的调查结果显示前列腺炎发生率为 16%。Nickel 等应用美国国立卫生研究院前列腺炎症状评分 NIH－CPSI 对加拿大渥太华地区调查发现 2987 名社区成年男性居民中回访率 29%，具有前列腺炎样症状 9.7%，其中 50 岁以下前列腺发病率在 11.5%，50 岁以上男性前列腺发病率为 8.5%。Mehik 等在芬兰对 2500 例 20～59 岁男性的随机问卷研究表明前列腺炎发病率 14.2%。Ku 等对韩国 ChoongchungSuth 省社区以及 Taejeon 省参军体检的 29 017 例如年轻人的 6940 份随机问卷调查结果表明，6% 出现过下腹部及会阴部疼痛不适，5.0%～10.5% 出现过排尿异常，并对生活质量产生一定影响。

值得注意的是，并不是所有前列腺炎样症状者都发展成或可以诊断为前列腺炎，前列腺炎的症状严重程度差异亦较大。Mettik 等对 261 例前列腺炎患者调查显示，只有 27% 的患者每年出现 1 次以上的症状，16% 持续出现症状。Turner 等对 357 例诊断为前列腺炎患者中的 304 例进行调查，结果只有 14.2% 的患者就诊于泌尿科，0.6% 的患者就诊于急诊，这些患者与就诊于基层综合门诊者相比，临床症状较多、较重，持续时间较长，NIH - CPSI 评分也较高，尤其是疼痛不适症状更明显。尽管前列腺炎的发病率很高，也是临床上诊断最多的疾病之一，但报道的发病率往往低于实际情况，原因可能包括：①该病不威胁生命，大部分慢性前列腺炎患者对自身的疾病情况不清楚，也不一定寻求医疗帮助。②前列腺炎患者的症状不典型且多样化造成误诊。③对该病的分类和诊断缺乏统一的标准。④存在无症状的前列腺炎患者。⑤医生的素质和对前列腺疾病认识的差异也可影响对前列腺炎的准确诊断。⑥有些文献资料也不十分可靠。目前国内尚缺乏这样大样本的调查研究。

（三）各种类型前列腺炎的发生情况

根据 1995 年 NIH 标准，前列腺炎分为急性细菌性前列腺炎（Ⅰ型）、慢性细菌性前列腺炎（Ⅱ型）、炎症性慢性骨盆疼痛综合征（ⅢA 型）、非炎症性慢性骨盆疼痛综合征（ⅢB 型）和无症状的炎性前列腺炎（Ⅳ型）。Ⅰ型前列腺炎比较少见，前列腺炎的 3 个主要类型为Ⅱ型、ⅢA 型和ⅢB 型。德国学者 Brunner1983 年统计 600 例因前列腺炎就诊的患者，发现其中 5% 为细菌性前列腺炎、64% 为非细菌性前列腺炎、31% 为前列腺痛。Ⅳ型前列腺炎由于缺乏明显的症状而不为临床重视，只有因前列腺指诊异常和（或）PSA 增高而怀疑前列腺增生和前列腺癌进行前列腺活检时或因男性不育症进行精液分析时才偶然发现和诊断。Nickel 等对 80 例无症状的：BPH 患者进行组织活检，均存在组织学的炎症反应证据。Potts 等研究 122 例无症状的血清 PSA 增高男性，41.8% 存在前列腺炎。Carver 等在 227 例前列腺癌普查检出Ⅳ型前列腺炎 73 例，占 32.2%，并且血清的 PSA 明显高于无炎症的被普查者。国内李宏军调查 534 例患者，其中诊断前列腺炎 209 例，占 39.1%，Ⅳ型前列腺炎 135 例，占 25.3%。研究表明，Ⅳ型前列腺炎在老年男性和男性不育症中发病率较高，占不育男性中前列腺炎的半数以上。

（四）前列腺炎的年龄分布

前列腺感染可以发生在各个年龄段，以成年男性最多，是 50 岁以下男性就诊于泌尿外科最常见者。以前认为前列腺炎多发于有性活动的青壮年人，高发年龄 25 ~ 35 岁，但流行病学调查显示 36 ~ 65 岁者发病率高于 18 ~ 35 岁者，并与老年前列腺增生症患者具有很大的重叠性。夏同礼等进行尸检发现 50 ~ 59 岁前列腺炎发病率 25.4%，60 ~ 69 岁有一个发病高峰，达 36.4%，70 岁以上者为 13.8%。芬兰男性 40 ~ 49 岁组前列腺炎发病率最高，分别是 20 ~ 39 岁与 50 ~ 59 岁组的发病率的 1.7 倍和 3.1 倍，而且退休人员的发生率高达 35.6%。Collins 等估计美国每年 200 万前列腺炎患者发生于 18 ~ 50 岁占 50%，发生于 50 岁以上者占 50%。美国明尼苏达州一个社区调查显示，既往诊断为前列腺炎的患者，在随后进行的统一检查中诊断为前列腺炎的概率随着年龄的增加而明显增高，40、60 和 80 岁组患者分别为 20%、38% 和 50%。这些研究均提示，中老年男性前列腺炎的发病率也可以很高。

（五）发病的季节性

慢性前列腺炎的发病明显存在季节性。芬兰的调查显示，63% 的前列腺炎患者冬季症状明显加重。国内也有这种情况。而 Cllins 调查美国南部居民比北部居民的慢性前列腺炎发生率高 1.7 倍，说明过冷过热是慢性前列腺炎发病的诱因。

（六）与其他疾病的相关性

目前无明显证据表明前列腺炎与前列腺癌有关，但有部分症状重叠，由于慢性前列腺炎的难治性，部分患者可能会得抑郁症。Mehik 等调查显示，17% 的前列腺炎患者担心前列腺癌的发生明显高于健康男性。一项回顾性分析显示前列腺炎病史与前列腺癌的发生有一定相关性，但这个资料分析的数据还不完善。老年良性前列腺增生者易患尿路感染并感染前列腺，可能与前列腺炎的发生有一定关系。有报道 BPH 患者手术后的组织学检查，前列腺发现炎症者高达 84% ~98%，BPH 患者既往诊断为前列腺炎比率更高；而无症状的 BPH 患者中，前列腺炎症组织学证据也十分常见。泌尿生殖道的炎症性疾病与前列腺炎发病也有十分重要的相关性。资料显示，性传播疾病与前列腺炎的发生具有高度相关性。慢性前列腺炎患者合并精索静脉曲张的机会往往较高，有报道达 50% 左右。Pavone 等发现精索静脉曲张在慢性前列腺炎患者中的发生率高达 14.69%，明显高于对照组的 5.02%；因精索静脉曲张、痔、前列腺静脉丛扩张具有解剖学上的相关性。输精管结扎术与前列腺炎的发生无相关性。Rizzo 等发现，慢性前列腺炎最常见的并发疾病是糖尿病（7.2%）、抑郁症（6.8%）。前列腺炎患者自我感觉过敏性疾病也明显高与一般人群，这也说明了感染或其他素引起了慢性前列腺炎患者的自身免疫性介导的炎症性反应。

（七）生活习惯和职业的影响

性生活不节制者，手淫过频及酗酒者前列腺炎的发病率较高。而规律的性生活对前列腺功能正常发挥具有重要的作用。芬兰的调查结果显示，离婚或独身的男性前列腺炎发病率明显低于已婚男性，可能与其性刺激及感染机会较少有关。Berger 等研究发现过度的性生活并不会引起前列腺炎，可能与研究对象病史、年龄构成不同有关。Mehik 等调查显示，43% 的前列腺炎患者有勃起功能障碍，24% 有性欲降低。来自性伴的精神心理压力也与前列腺炎的发生有相关性。生活质量问卷显示，多数前列腺炎患者的精神和体能受到明显影响。Ku 等发现部分前列腺炎患者有精神心理问题，尤其是患者抑郁和感觉体能虚弱，且常在前列腺炎样症状出现的早期阶段。某些特殊职业与前列腺炎的发生有明显相关性。赵广明等统计 318 例慢性前列腺炎患者，汽车司机占 28.9%，占工人的 46.9%。病因可能是久坐，冷热刺激，会阴部长期在湿热的条件下容易使前列腺的充血加重，经常在外留宿，增加了酗酒、嫖宿的机会，而性病后前列腺炎的发病率明显增高。

二、NIH 分类

1995 年，美国国立卫生研究院（National Institutes of Health，NIH）在过去综合分类的基础上对前列腺炎进行了重新分类，并在流行病学、病原学、病理发生学和治疗方法上都有了重大的突破，重新燃起了人们对该病的极大热情。1998 年“国际前列腺炎合作网络（IPCN）”调查并确定了这个分类方法在 3 年临床和研究应用中的作用，并建议推广使用。新的分类（NIH 分类）法及其基本特点如下：

（1）Ⅰ型（category Ⅰ）急性细菌性前列腺炎：急性细菌性前列腺炎是一种急性尿路感染。细菌存在于中段尿液，与引起尿路感染（urinary trac tinfections，UTIs）的微生物相同，主要为革兰阴性细菌。患者可表现为突发的发热性疾病，并伴有持续和明显的尿路感染症状。

（2）Ⅱ型（categoryⅡ）慢性细菌性前列腺炎：近几十年来，对于Ⅱ型前列腺炎的定义经历许多改变，主要是由于单纯根据临床定义而缺乏客观的循证医学证据及诊断方法的混乱。早在20世纪，人们就认为慢性前列腺炎是继发于细菌感染，尤其是革兰阳性菌；随着资料和经验的积累，一些学者对普遍存在的“慢性细菌性前列腺炎”提出质疑，认为只有在定位的前列腺内发现病原菌（主要是革兰阴性菌）才能诊断，并设计实验来区分尿道和前列腺的病原菌；1978年以后认为，慢性细菌性前列腺炎是指在前列腺液内存在相当大数量的病原菌，同时没有尿道感染或没有类似急性前列腺炎那样的全身症状。目前认为，Ⅱ型前列腺炎患者的前列腺存在反复复发性的感染特征，具有前列腺炎样症状，前列腺内定位分析存在病原菌。多数研究者坚持认为这一类型的前列腺炎是由已经确立的泌尿系统病原微生物引起的前列腺炎症，并伴有反复发作的下尿路感染，具有复发性UTIs的特征，但这一限定只适合约5%的慢性前列腺炎患者。在诊断Ⅱ型前列腺炎时还存在许多疑问，例如现代诊断技术在区别细菌性和非细菌性前列腺炎的能力有限；使用敏感特异的诊断技术培养所谓的特殊泌尿道病原体结果与Ⅱ型前列腺炎的相关性难以确定；前列腺内定位分析的病原体与UTIs的关系不清；许多慢性前列腺炎患者前列腺液培养可以发现革兰阳性细菌，但却不一定是存在于前列腺内的，对其致病性也存在广泛的争议；彻底消除细菌与临床症状的改善情况之间缺乏相关性。目前，对于下列前列腺炎患者的分类和治疗情况还难以有一致性意见：①没有反复发作的UTIs病史，但是在前列腺内有定位病原菌存在的证据。②有反复发作的UTIs病史，但是病原菌却不定位于前列腺内。③定位分析前列腺内具有在其他情况下的非致病性的病原菌。因此需要加强相关研究，尤其是对那些还没有接受过抗生素治疗的初诊患者前列腺内定位病原菌的诊断和分析。

（3）Ⅲ型（categoryⅢ）慢性非细菌性前列腺炎/慢性骨盆疼痛综合征：Ⅲ型前列腺炎，慢性非细菌性前列腺炎/慢性骨盆疼痛综合征（chronic pelvic pain syndromes，CPPS），是前列腺炎中最常见的类型，也就是过去分类的慢性细菌性前列腺炎和前列腺痛，又可进一步分为ⅢA型（categoryⅢA）和（categoryⅢB）。患者的主要临床表现为盆腔区域的疼痛或不适至少持续3个月以上，可伴随各种排尿和性生活方面症状，但无UTIs病史，实验室检查不能证实感染的存在。其中ⅢA型为炎症性骨盆疼痛综合征，也称无菌性前列腺炎，在患者的精液、前列腺按摩液（expressed prostatic secretions，EPS）或前列腺按摩后尿液标本中存在有诊断意义的白细胞，是前列腺炎各种类型中最多见的一种。ⅢB型为非炎症性慢性骨盆疼痛综合征，在患者的精液、前列腺液或前列腺按摩后尿液中不存在有诊断意义的白细胞。患者的主要临床表现为盆腔区域的疼痛或不适至少持续3个月以上，可伴随各种排尿和性生活方面症状，但无UTTs病史，实验室检查不能证实感染的存在。对于如何命名Ⅲ型前列腺炎一直存在争议，目前认为非细菌性前列腺炎和前列腺痛的诊断给医师和研究者都带来了很大的困惑，给患者的情绪造成了很大的负担，因此建议不再采用。而统一使用CPPS的诊断，这样就拓宽了该病的范围，囊括了泌尿生殖系和肛周疼痛为主诉的非前列腺因素造成的疾病，因为学者们普遍认为慢性骨盆疼痛是这一类型前列腺炎患者中确定不变的因素。国外有些学者认为没有必要把ⅢA和ⅢB型前列腺炎区分开来，这是因为ⅢB型前列腺炎患者的前列腺液中有时也可含有过多的白细胞，而且这两种状态的治疗原则基本相同。

（4）Ⅳ型（categoryⅣ）无症状的炎症性前列腺炎（asymptomatory inflammatory prostatitis，AIP）：患者没有主观症状，因在其前列腺的活检组织、精液、前列腺液或前列腺按摩后尿液标本中偶然发现存在炎症反应的证据才得以诊断，患者前列腺液中前列腺特异性抗原（prostate specific antigen，PSA）水平也可增高。多数患者是因为血清PSA水平升高，在进行前列腺组织的活检时没有发现癌变，却偶然发现了炎症的存在；有一些男性不育症患者在进行不育原因检查时发现精液内存在大量炎症细胞，并因此发现了前列腺内也存在炎症反应。

临床上Ⅰ、Ⅱ型前列腺炎占5%～10%，Ⅲ型前列腺炎占90%～95%，Ⅳ型前列腺炎的确切发病情况还不清楚。

三、临床表现

（一）急性细菌性前列腺炎

突然发热、寒战、乏力、厌食、恶心、呕吐、后背及会阴或耻骨上区域痛、伴有尿频、尿急、尿道灼痛及排尿困难、夜尿多、全身不适并有关节痛和肌肉痛、排便痛、排便时尿道流白、性欲减退、性交痛、阳痿、血精。上述症状并非全都出现，有的早期只有发热、尿道灼感被误为感冒。直肠指诊：前列腺肿胀、触痛明显，整个或部分腺体坚韧不规则。前列腺液有大量白细胞或脓细胞以及含脂肪的巨噬细胞，培养有大量细菌生长。但急性期不应作按摩，以免引起菌血症。急性细菌性前列腺炎通常伴有不同程度的膀胱炎，尿培养可了解致病菌及药敏。可并发急性尿潴留、急性精囊腺或附睾炎。

（二）慢性细菌性前列腺炎

临床表现各有不同，其可由急性细菌性前列腺炎迁延而来，然多数患者先前无急性前列腺炎病史，有些患者仅因偶尔发现无症状菌尿而诊断。大多数有不同程度的排尿刺激症状：尿痛、尿急、尿频、夜尿多，有些患者尿末流出白色黏液，会阴、肛周、耻骨上、下腹部、腰骶部、腹股沟、阴囊、大腿内侧及睾丸、尿道内有不适感或疼痛，可有全身不适，疲乏，失眠等精神症状，偶有射精后疼痛、血精、早泄和阳痿。约有1/3的患者无临床症状，仅靠前列腺液检查诊断，偶有急性发作。膀胱镜检查和泌尿系造影皆无异常发现。CBP患者PSA可升高。

（三）慢性非细菌性前列腺炎

患者数为细菌性前列腺炎的8倍。临床表现有时同细菌性前列腺炎，主诉有尿频、尿急、夜尿多、尿痛，感觉骨盆区、耻骨上或会阴生殖区疼痛或不适。可伴有头痛、乏力、失眠多梦、食欲不振、焦虑，随着病情时间延长，患者的精神症状愈加重，甚至怀疑自己得了不治之症，有时射精后痛和不适是突出特征。病理学检查无特殊发现。

虽然慢性细菌性和非细菌性前列腺炎临床特征有很多相似之处，但非细菌性前列腺炎患者前列腺液细菌培养阴性，也无尿路感染史。非细菌性前列腺炎的前列腺按摩液中白细胞和含有脂肪的巨噬细胞同样较正常多。慢性细菌性和非细菌性前列腺炎均可并发性功能减退和不孕，亦可并有免疫反应性疾病如虹膜炎、关节炎、心内膜炎、肌炎等。

（四）前列腺痛

前列腺痛是非细菌性前列腺炎的特殊类型。典型前列腺痛患者可能有前列腺炎的症状但无尿路感染的病史，前列腺液培养无细菌生长，前列腺液中大量炎症细胞，主要见于20～

45岁的男性。主要症状是与排尿无关的“盆腔”痛，如会阴坠胀、阴茎、阴茎头、尿道痛，耻骨上下腹坠胀，腹股沟、阴囊、睾丸抽痛，下腰背痛，大腿内侧痛，个别甚至脚或肩痛，轻重不一，有的只有2～3个症状，精神痛苦很大，以致失眠。有些患者主诉间歇性尿急、尿频、夜尿多和排尿困难。刺激性排尿困难不是主要症状。许多患者意识到有不同的梗阻性排尿障碍症状，即排尿踌躇、尿流无力、尿线中断、所谓“脉冲”式排尿（“pulsating” voiding）。

泌尿生殖系和神经系统检查无特殊异常，有些患者指检时肛门括约肌有些紧，前列腺和其周围组织有触痛。前列腺液细菌培养阴性，前列腺液镜检正常，膀胱镜检查有轻中度梗阻和不同程度的膀胱小梁。前列腺痛的患者PSA可升高。

四、诊断

1. 临床症状　诊断前列腺炎时，应详细询问病史，了解发病原因或诱因；询问疼痛性质、特点、部位、程度和排尿异常等症状；了解治疗经过和复发情况；评价疾病对生活质量的影响；了解既往史、个人史和性生活情况。

（1）Ⅰ型：常突然发病，表现为寒战、发热、疲乏无力等全身症状，伴有会阴部和耻骨上疼痛，尿路刺激症状和排尿困难，甚至急性尿潴留。

（2）Ⅱ和Ⅲ型：临床症状类似，多有疼痛和排尿异常等。Ⅱ型可表现为反复发作的下尿路感染。Ⅲ型主要表现为骨盆区域疼痛，可见于会阴、阴茎、肛周部、尿道、耻骨部或腰骶部等部位。排尿异常可表现为尿急、尿频、尿痛和夜尿增多等。由于慢性疼痛久治不愈，患者生活质量下降，并可能有性功能障碍、焦虑、抑郁、失眠、记忆力下降等。

（3）Ⅳ型：无临床症状。

慢性前列腺炎症状评分：由于诊断慢性前列腺炎的客观指标相对缺乏并存在诸多争议，因此推荐应用NIH－CPSI进行症状评估。NIH－CPSI主要包括3部分内容，有9个问题（0～43分）。第一部分评估疼痛部位、频率和严重程度，由问题1～4组成（0～21分）；第二部分为排尿症状，评估排尿不尽感和尿频的严重程度，由问题5～6组成（0～10分）；第三部分评估对生活质量的影响，由问题7～9组成（0～12分）。目前已被翻译成多种语言，广泛应用于慢性前列腺炎的症状和疗效评估。

2. 体检　诊断前列腺炎，应进行全面体格检查，重点是泌尿生殖系统。检查患者下腹部、腰骶部、会阴部、阴茎、尿道外口、睾丸、附睾和精索等有无异常，有助于进行诊断和鉴别诊断。直肠指检对前列腺炎的诊断非常重要，且有助于鉴别会阴、直肠、神经病变或前列腺其他疾病，同时通过前列腺按摩获得EPS。

（1）Ⅰ型：体检时可发现耻骨上压痛、不适感，有尿潴留者可触及耻骨上膨隆的膀胱。直肠指检可发现前列腺肿大、触痛、局部温度升高和外形不规则等。禁忌进行前列腺按摩。

（2）Ⅱ型和Ⅲ型：直肠指检可了解前列腺大小、质地、有无结节、有无压痛及其范围与程度，盆底肌肉的紧张度、盆壁有无压痛，按摩前列腺获得EPS。直肠指检前，建议留取尿液进行常规分析和尿液细菌培养。

3. 实验室检查

（1）EPS常规检查：EPS常规检查通常采用湿涂片法和血细胞计数板法镜检，后者具有更好的精确度。正常的EPS中白细胞＜10个/HP，卵磷脂小体均匀分布于整个视野，红细胞和上皮细胞不存在或偶见。当白细胞＞10 个/HP，卵磷脂小体数量减少即有诊断意义。胞质内含有吞噬的卵磷脂小体或细胞碎片等成分的巨噬细胞，也是前列腺炎的特有表现。当前列腺有细菌、真菌及滴虫等病原体感染时，可在 EPS 中检测出这些病原体。此外，为了明确区分 EPS 中白细胞等成分，可对 EPS 采用革兰染色等方法进行鉴别。如前列腺按摩后收集不到 EPS，不宜多次重复按摩，可让患者留取前列腺按摩后尿液进行分析。

（2）EPS - pH 测定：正常人 EPS 的 pH 介于 6.4 ~6.7，随年龄增长有升高趋势，逐渐变为碱性。在慢性细菌性前列腺炎时。EPS 的 pH 明显变为碱性，其碱性程度约比正常高 10 倍，大大影响前列腺内的抗生素浓度，影响治疗效果。前列腺炎所致的 EPS 的 pH 改变可能早于临床症状的出现，当出现临床症状时，前列腺上皮细胞的分泌功能和通透性已经改变，EPS 的 pH 已升高，在随后的病程中不会再有明显变化。故不论症状轻重，EPS 的 pH 升高提示前列腺炎症相对较重。另外，CBP 的 EPS 的 WBC 计数与 EPS 的 pH 升高的关系呈正相关，前列腺液中的白细胞参与炎症反应，白细胞越多，前列腺的细菌炎症反应越明显，上皮细胞水肿、坏死，导致前列腺上皮细胞分泌功能损害，枸橼酸分泌减少，pH 升高；同时细菌使前列腺上皮通透性增加，更多的组织液渗透到前列腺腔内，进一步稀释其中的枸橼酸，EPS 的 pH 更接近于组织液或血浆 pH。文献报道证实慢性前列腺炎治疗后 EPS 的 pH 可明显下降，但不能恢复正常，这可能因为治疗后前列腺细菌所致的前列腺上皮通透性稍有好转，但分泌功能很难恢复正常，此结果对 CBP 的诊断和治疗有指导意义。

（3）锌的含量：精浆中的锌主要来源于前列腺，是前列腺的特征性产物，可以间接反映前列腺的功能。有人测定慢性前列腺炎患者的精浆锌含量也降低，因此，有学者提出将精浆中锌含量减低作为慢性前列腺炎的诊断指标。慢性前列腺炎患者前列腺锌及精浆锌测定结果假阳性率分别为 10% 及 17%，故前列腺液中锌减低作为慢性前列腺炎的诊断指标，比精浆中锌减低更为直接、准确和可靠。因为精液除前列腺液以外还包括精囊液等其他成分。精液的采集可直接影响检查结果的准确性和可靠性，国外也有类似报道，当前列腺液中锌含量低于 493.74μg/ml 时，就应考虑有慢性前列腺炎的可能，此时结合前列腺液常规镜检白细胞数增高/高倍视野或细菌培养结果，即可确立诊断。此外，临床观察到有些慢性前列腺炎患者虽然临床治愈，前列腺液细菌检查阴性 1 年以上，可是前列腺液锌含量仍持续偏低，这些患者以后易发生前列腺炎复发，这说明前列腺液锌减低时会降低对炎症的防御功能，抗菌能力降低，容易导致前列腺炎复发。因此也可以通过测定前列腺液中锌来评价慢性前列腺炎的治疗效果及预后。

五、治疗

（一）Ⅰ型

主要是广谱抗生素、对症治疗和支持治疗。开始时可经静脉应用抗生素，如广谱青霉素、三代头孢菌素、氨基糖苷类或氟喹诺酮等。发热与疼痛严重时，必要时给予退热药和止痛药，待患者的发热等症状改善后，可改用口服药物（如氟喹诺酮），疗程至少 4 周。症状较轻的患者也应使用抗生素 2 ~4 周。伴尿潴留者可采用细管导尿，但留置导尿时间不宜超过 12h 或耻骨上膀胱穿刺造瘘引流尿液，伴前列腺囊肿者可采取外科引流，伴脓肿形成者可采取经直肠超声引导下细针穿刺引流、经尿道切开前列腺脓肿引流或经会阴穿刺引流。

（二）Ⅱ型

慢性前列腺炎的临床进展性不明确，健康教育、心理和行为辅导有积极作用。患者应戒酒，忌辛辣刺激食物；避免憋尿、久坐，注意保暖，加强体育锻炼。慢性前列腺炎的治疗目标主要是缓解疼痛、改善排尿症状和提高生活质量，疗效评价应以症状改善为主，治疗以口服抗生素为主，选择敏感药物，疗程为4～6周，其间应对患者进行阶段性的疗效评价。疗效不满意者，可改用其他敏感抗生素。目前在治疗前列腺炎的临床实践中，最常用的一线药物是抗生素，但是只有约5%的慢性前列腺炎患者有明确的细菌感染，可根据细菌培养结果和药物穿透前列腺的能力选择抗生素。药物穿透前列腺的能力取决于其离子化程度、脂溶性、蛋白结合率、相对分子质量及分子结构等。可选择的抗生素有氟喹诺酮类（如环丙沙星、左氧氟沙星、洛美沙星和莫西沙星等）、四环素类（如米诺环素等）和磺胺类（如复方新诺明）等药物。前列腺炎确诊后，抗生素治疗的疗程为4～6周，其间应对患者进行阶段性的疗效评价。疗效不满意者，可改用其他敏感抗生素。不推荐前列腺内注射抗生素的治疗方法。症状严重时也可加用植物制剂和α受体阻滞剂。

（三）ⅢA型

抗生素治疗大多为经验性治疗，理论基础是推测某些常规培养阴性的病原体导致了该型炎症的发生。因此，推荐先口服氟喹诺酮等抗生素2～4周，然后根据疗效反馈决定是否继续抗生素治疗。只在患者的临床症状确有减轻时，才建议继续应用抗生素。推荐的总疗程为4～6周。部分此型患者可能存在沙眼衣原体、溶脲脲原体或人型支原体等细胞内病原体感染，可以口服四环素类或大环内酯类抗生素治疗。

（四）ⅢB型

不推荐使用抗生素治疗。可选用α受体阻滞剂改善排尿症状和疼痛。植物制剂、非甾体抗炎镇痛药和M受体阻滞剂等也能改善相关的症状，α受体阻滞剂能松弛前列腺和膀胱等部位的平滑肌而改善下尿路症状和疼痛，因而成为治疗Ⅱ型/Ⅲ型前列腺炎的基本药物。α受体阻滞剂主要有：多沙唑嗪（doxazosin）、萘哌地尔（naftopidil）、坦索罗辛（tamsulosin）和特拉唑嗪（terazosin）等。治疗中应注意该类药物导致的眩晕、直立性低血压和腹泻等不良反应，α受体阻滞剂可能对未治疗过或新诊断的前列腺炎患者疗效优于慢性、难治性患者，较长程（12～24周）治疗效果可能优于较短程治疗，低选择性药物的效果可能优于高选择性药物。α受体阻滞剂的疗程至少应在12周以上。α受体阻滞剂可与抗生素合用治疗ⅢB型前列腺炎，合用疗程应在6周以上。非甾体抗炎镇痛药是治疗Ⅲ型前列腺炎相关症状的经验性用药。其主要目的是缓解疼痛和不适。临床对照研究证实赛来昔布对改善ⅢB型前列腺炎患者的疼痛等症状有效。植物制剂在Ⅱ型和Ⅲ型前列腺炎中的治疗作用日益受到重视，植物制剂主要指花粉类制剂与植物提取物，其药理作用较为广泛，如非特异性抗炎、抗水肿、促进膀胱逼尿肌收缩与尿道平滑肌松弛等作用。常用的植物制剂有普适泰、沙巴棕及其浸膏等。由于品种较多，其用法用量需依据患者的具体病情而定，通常疗程以月为单位。不良反应较小。一项多中心对照研究结果显示，普适泰与左氧氟沙星合用治疗ⅢB型前列腺炎效果显著优于左氧氟沙星单一治疗。另一项随机、双盲、安慰剂对照研究结果显示，与安慰剂比较，普适泰长期（6个月）治疗可以显著减轻Ⅲ型前列腺炎患者的疼痛和排尿症状。

M受体阻滞剂：对伴有膀胱过度活动症（overactive bladder，OAB）表现如尿急、尿频和夜尿但无尿路梗阻的前列腺炎患者，可以使用 M 受体阻滞剂（如托特罗定等）治疗。抗抑郁药及抗焦虑药：对合并抑郁、焦虑等心理障碍的慢性前列腺炎患者，在治疗前列腺炎的同时，可选择使用抗抑郁药及抗焦虑药治疗。这些药物既可以改善患者精神症状，还可以缓解排尿异常与疼痛等躯体症状。应用时必须注意这些药物的处方规定和药物不良反应。可选择的抗抑郁药及抗焦虑药主要有三环类抗抑郁剂、选择性 5－羟色胺再摄取抑制剂和苯二氮䓬类药物。

（五）Ⅳ型

一般不需治疗。如患者合并血清 PSA 值升高或不育症等，应注意鉴别诊断并进行相应治疗，可取得较好的临床效果。

（六）其他治疗

（1）前列腺按摩：前列腺按摩是传统的治疗方法之一，研究显示适当的前列腺按摩可促进前列腺腺管排空并增加局部的药物浓度，进而缓解慢性前列腺炎患者的症状，故可为治疗难治性Ⅲ型前列腺炎的辅助疗法。Ⅰ型前列腺炎患者禁用。

（2）生物反馈治疗：研究表明慢性前列腺炎患者存在盆底肌的协同失调或尿道外括约肌的紧张。生物反馈合并电刺激治疗可使盆底肌松弛，并使之趋于协调，同时松弛外括约肌，从而缓解慢性前列腺炎的会阴部不适及排尿症状。该治疗无创伤，为可选择性治疗方法。

（3）热疗：主要利用多种物理手段所产生的热效应，增加前列腺组织血液循环，加速新陈代谢，有利于消炎和消除组织水肿，缓解盆底肌肉痉挛等。有经尿道、直肠及会阴途径，应用微波、射频、激光等物理手段进行热疗的报道。短期内虽有一定的缓解症状作用，但无长期的随访资料。对于未婚及未生育者不推荐使用，以免损伤睾丸，影响生育功能。

（4）前列腺注射治疗/经尿道前列腺灌注：治疗尚缺乏循证医学证据，其疗效与安全性尚不确切，不建议使用。

（5）手术治疗：经尿道膀胱颈切开术、经尿道前列腺切开术等手术对于慢性前列腺炎很难起到治疗作用，仅在合用前列腺相关疾病有手术适应证时选择上述手术。如硬化性前列腺合并有前列腺炎症状时可选择前列腺颈部电切，能取得良好的效果。

（冯超杰）

第二节　前列腺特异性感染

一、淋菌性前列腺炎

（一）概述

淋菌性前列腺炎与男性淋病有关，多见于青壮年，由尿道淋球菌上行感染所致，是淋球菌尿道炎的并发症，临床上急性淋菌性后尿道炎几乎都有前列腺炎。大部分患者治疗后炎症可以消退，少数严重者可发展为前列腺脓肿。由于前列腺开口在后尿道，因而后尿道感染容易波及前列腺，国内的一项调查显示：患有淋病之后，淋菌性前列腺炎的发生率为 6%～29%。淋病是一种性传播疾病，我国在 1964 年曾经宣布过，我国没有性传播疾病了，性病已经消灭了。但是从20世纪60年代第一例淋病发生以后直到1977年，淋病的发生率就明显升高，到1997年，已经占到了性病的第一位。发病率一般与不洁性交有关系，性交频率高的，发病率就比较高，现在有一组资料表明，如果男女按一次不洁性交来统计，发病率可以在22%～35%，如果4次不洁性交，发病率可以在60%～80%，一般男传女可以为50%～90%，女传男就低一些，为25%～50%。

（二）临床表现

诊断淋菌性前列腺炎也具有前列腺炎的一般症状，患者都可以出现尿频、尿急、尿不尽、尿等待、尿末滴白，同时都有下腹不适，会阴不适以及腰酸、腿疼等症状。

（1）急性期：会阴部坠胀，间歇短暂的抽搐，当淋球菌侵及尿道球腺时，尤其在大小便时会阴部胀痛更为明显；若侵及膀胱颈部和三角区时，表现为尿频、尿急、尿痛；感染严重时，会出现高热、寒战、排尿困难，甚至尿潴留。

（2）慢性期：尿道有痒感，排尿时有烧灼及轻度刺痛感，尿流可变细、无力或滴沥；还可出现阳痿、早泄等性功能障碍。

（3）直肠指诊：急性期：前列腺肿胀、压痛明显，局部温度可升高，表面光滑；脓肿形成时则有饱满或波动感。慢性期：前列腺较饱满、增大、质地软、压痛不明显；病程较长者，前列腺可缩小、变硬、不均匀，有小硬结。

（三）辅助检查

前列腺液检查，前列腺液涂片见多量白细胞，卵磷脂减少，直接镜检和培养可查到淋球菌。

（四）鉴别诊断

淋菌性前列腺炎和男性淋病是不同的两种疾病，尿道口都会出现分泌物，同时伴有尿痛、尿急、会阴部疼痛、晨起排尿出现糊口等症状。男性淋病发病早期有尿痛的症状，尿道前部有烧灼感、刺痛或灼热辣痛，排尿时疼痛明显加剧，甚则向小腹或脊柱放射。夜间疼痛时，患者可发生阴茎的“痛性勃起”。经12～24h后疼痛略微减轻，并开始排出稀薄的黏液样分泌物，量多，再经12～24h，排出大量的脓性分泌物，24h可排出脓汁20～50ml。2～3d后脓汁量减少，稠浓，颜色由白色变为黄白色或黄褐色，再经3～4d脓汁更少而浓稠，晨间由于脓液在尿道口聚集，形成脓膜，称为“糊口”，疼痛减轻，尿道口红肿，呈外翻状，包皮内叶也红肿，并可发展为包皮龟头炎、嵌顿包茎等。压迫尿道可流出脓汁。尿道口及舟状窝红肿充血、水肿，有时有小的、浅表性脓肿、糜烂或小溃疡。与一般泌尿系感染类似，此因炎症而引起尿道括约肌收缩，尿频尿急，以夜间为甚。另外，由于炎症波及该处的黏膜小血管，还常出现“终末血尿”。有时可有血精。两侧腹股沟淋巴结亦可受累引起红肿、疼痛、化脓，有明显压痛，并随着尿道炎症的减轻而减少，炎症消失后2～3d，淋巴结的炎症也随之消失。临床上出现会阴部坠胀疼痛，这提示病变已上行侵犯后尿道、前列腺和精囊等。个别患者还会有全身症状，如发热（体温38℃左右），全身倦怠无力、不适，食欲不振，甚至恶心、呕吐。淋病患者由于后尿道炎脓液较多，排向前列腺而引起发炎，大多为急性前列腺炎，发病突然，高热、尿频、尿急、尿痛，肛门会阴部坠胀，有压迫感和跳痛感。直肠指诊发现前列腺肿大，触痛明显，尿液混浊，周围白细胞增多。如治疗不及时，前列腺形成脓肿。

慢性淋菌性前列腺炎可无明显自觉症状，晨起排尿时有糊口现象，挤压阴茎时有少量白色分泌物排出，分泌物检查可发现上皮细胞、少数脓细胞及淋球菌，前列腺液检查有大量白细胞，卵磷脂小体减少，甚至有大量脓细胞。

（五）治疗

（1）抗菌药物的应用，使用抗菌药物应遵循的原则：①分泌物培养和药敏实验报告之前应选用对各类淋球菌株都有效的药物。②选用药敏实验报告提供的高敏药物，调整用药方案。③选用能进入前列腺屏障的碱性、脂溶性高、蛋白结合率低的药物。④联合或轮回用药可防止或延缓耐药菌株的产生。⑤注意足够剂量、时限的用药方法。⑥治愈标准：症状消失后，复查前列腺液 3 次，镜检白细胞均 <10/HP，培养转阴性。

（2）其他治疗：①热水坐浴和理疗：可以减轻局部炎症，促进吸收。②前列腺按摩，每周 1 次，有助于炎性分泌物排出及药物弥散至腺管和腺泡。③忌酒及辛辣食物。④淋球菌培养转为阴性之前，禁忌性生活，以避免淋球菌的传播和再感染。⑤中药治疗：应用活血化瘀、清热解毒的辨证论治。⑥心理治疗：解除患者的心理障碍，以真诚取得患者的信任，说服患者劝其伴侣及时治疗。⑦预防：人对淋球菌有易感性，治愈后仍可再感染发病，应早期发现，早期治疗，并宣传性病防治知识。

（六）淋球菌的耐药问题

近年来，淋球菌的耐药率呈上升趋势，特别是对青霉素的耐药性，随着 β 内酰胺酶产生率的不断升高而逐年上升。对于临床上常用的喹诺酮类药物，淋球菌对氧氟沙星和环丙沙星的耐药率均已超过 90%，略高于国内报道，而远高于国外报道，应引起高度关注。对于大观霉素，淋球菌仍保持极高的敏感性。在头孢菌素类药物当中，头孢呋辛、头孢噻肟和头孢曲松的耐药率虽较以往报道略有上升，但其敏感性仍较好，头孢西丁也表现出相当好的敏感性，敏感率达 75.8%。上述结果表明，青霉素和喹诺酮类药物已不能作为淋球菌感染的治疗用药，大观霉素和头孢菌素可以选择使用。

二、滴虫性前列腺炎

（一）概述

滴虫是一种人体寄生虫，它寄生在前列腺中引起的前列腺炎，可称为滴虫性前列腺炎。也有学者将这种情况叫做前列腺滴虫症。滴虫性前列腺炎在临床上并不少见，但容易被忽视，究其原因，一方面是因为滴虫性前列腺炎的病因诊断（找到滴虫）比较困难；另一方面是由于临床医生多习惯于将前列腺炎归因于较多见的细菌感染。

近年来，作为性传播性疾病之一的滴虫性前列腺炎并非罕见，本病症状与一般前列腺炎无异，缺乏特异性。在前列腺液检查时发现毛滴虫，才能确立诊断。因此对有不洁性交史或配偶患有滴虫性阴道炎的患者，在经过抗淋病、非淋病治疗后，仍有症状者，应疑为本病，取前列腺液镜检及培养，发现阴道毛滴虫即可确诊。但前列腺液镜检阴道毛滴虫检出率低，应用培养法检出率较高。

阴道毛滴虫为性活跃期妇女阴道炎常见病原体之一。但较少引起男性症状性感染，可以通过性途径传播，引起阴道炎、尿道炎、男性前列腺炎，且 20% 男性带虫者无临床症状。

阴道毛滴虫致 CP 机制不太清楚，可能是：①与细菌的协同作用，即两者在共生的过程中产生某些物质，或给对方提供适宜的生长环境，在致病过程中相互促进。②滴虫本身即具备致病性。这已为实验所证实，不同的虫株致病力则不同。③也可能通过干扰代谢、剥夺营养导致对前列腺细胞不利的微环境，再同时伴有细菌的感染。

（二）诊断

滴虫性前列腺炎患者可有尿道口脓性分泌物，尿液恶臭味，并可以出现睾丸肿大，触痛明显并放射到腹股沟及下腹部，半年后均一般表现为前列腺症候群，无特异症状与体征。

对于长期抗菌治疗无效的CP，特别是曾有过婚外性生活史或经常嫖娼的患者，应想到伴有滴虫感染的可能性。压片法简便易行、便于基层开展。但应注意：①对于诊断和治疗后的复查，直接镜检不应少于3次。②为提高镜检的阳性率可把蘸有前列腺液的棉拭子生理盐水洗涤离心取沉渣涂片。转速不应超过1500r/min，5min。③标本的保温，如体外温度过低，滴虫在短时间内即失去动力而影响诊断。④伴滴虫感染的CP绝大多数为18～40岁。⑤在滴虫阳性的患者中，细菌的耐药率则高达72%，因而病情迁延，治愈困难，其原因很可能是多种病原体在“共生”的过程中相互加强了对方的抵抗力。因此，凡是经常规抗菌治疗效果不明显的CP，应想到伴有滴虫感染的可能。⑥阴道毛滴虫阳性的CP常规抗菌治疗效果欠佳，但厌氧菌在CP发病中越来越受到重视，因而无论是滴虫还是厌氧菌感染所致的CP，甲硝唑都属首选药物。

（三）治疗

治疗仍以甲硝唑为主，性伴侣必须同时治疗，只有这样该病才能根治。WHO专家委员会推荐1次口服2g，国内王少金主张0.2g，每日3次，7～10d为1疗程，也有采用首剂2g，以后0.2g，每日3次，疗程3周的方案。既利于药物快速向前列腺内弥散，又能保证药物在前列腺内有充足的抑菌时间，酸性环境可抑制滴虫的生长、繁殖，可以采用尿道局部用药的方法：以1∶5000硝酸银冲洗尿道，以治疗经常与前列腺滴虫感染同时存在的滴虫性尿道炎。前列腺按摩：每周做一次，帮助前列腺液排出。治疗期间应停止性生活，同时女方也应及时治疗滴虫性阴道炎。

三、前列腺结核

（一）概述

结核病是一种可以侵犯全身的传染性疾病，临床上常见的男性生殖系结核是附睾结核，前列腺结核临床报道较少，但从病理学检查结果来看，前列腺是最常发生结核的部位。近年来，随着肺结核发病率的上升，前列腺结核的发病也呈上升趋势。患者多为中老年，大多数发生于40～65岁，70岁以上者未见有该病发生。

前列腺结核发病率虽高，但因临床表现、影像学检查缺乏特异性，诊断较困难，故临床上误诊率高，早期常被误诊为前列腺癌或前列腺炎，确诊有赖于前列腺穿刺活检，但因其是有创性检查而难以常规进行。尤其是当前列腺结核与前列腺炎、前列腺增生合并存在时更容易忽略结核的存在，故临床见到的病例远较实际为少。另外，由于目前有抗结核作用的喹诺酮类药物的广泛使用可能部分掩盖了病情，而使症状出现了不同程度的好转，从而忽略了结核的存在，因此临床医师更应对前列腺结核有足够的认识，对难治性尿路感染、持续性无菌性脓尿、久治不愈的慢性前列腺炎及一些前列腺增生尤其前列腺直肠指检有韧硬结节者应排除前列腺结核或合并前列腺结核的可能。

（二）病理

前列腺结核可见于前列腺的任何部位，大多同时侵犯双侧中央腺体及外围叶，早期为卡他性炎症，可在血管周围形成细密的结核结节，病变进一步发展，可导致腺体组织破坏，形成结核肉芽肿，中央可发生干酪样坏死，周围有类上皮巨细胞围绕，最后可液化并形成空洞。

前列腺结核的感染途径有两种：一是经尿路感染，泌尿系其他部位有结核病灶，带有结核杆菌的尿液经前列腺导管或射精管进入腺体；二是经血液感染，身体其他部位（如肺等）有结核病灶，其结核杆菌随血液循环进入到前列腺内。目前，对于男性生殖系统结核究竟来自肾结核还是主要因原发感染经血行播散引起仍有争论。

前列腺结核大多同时侵犯双侧。结核杆菌进入前列腺内组织后，早期在前列腺导管及射精管部位形成结核结节，然后向其他部位扩散，可扩展到前列腺两侧叶、精囊或附睾。也可能在前列腺包膜下组织内形成结核结节，再向其他部位扩散。前列腺结核一般可形成结核肉芽肿，干酪化形成空洞，最后形成纤维化硬节。致使前列腺增大，呈结节状且不规则，与周围器官紧密粘连，坚硬度与癌肿近似。病变严重时可扩展到前列腺周围组织，使精囊正常组织消失，结核组织密集，干酪样病变广泛，并可使输精管末端狭窄。如脓肿形成，可向会阴部溃破，成为持久不愈的窦道。也可向膀胱、尿道或直肠溃破。最终前列腺结核将继发感染，或经钙化而愈合。

前列腺结核的确诊依赖组织病理学检查。典型的病理改变为上皮样肉芽肿、郎罕斯细胞和干酪样坏死。但穿刺活检存在假阴性，有时需要反复穿刺才能得到确诊。

（三）诊断

泌尿生殖系结核的诊断首先依靠临床表现，当病变局限于肾脏时仅表现为无痛性血尿和无菌性脓尿，随病情发展可出现膀胱刺激症状。前列腺结核表现不典型，患者仅有长时间尿频，最长达 15 年，部分患者有排尿不适。直肠指诊前列腺质硬，表面不光滑有结节，体积无明显增大；可合并附睾结核。

实验室检查可提供前列腺结核的诊断线索。尿常规检查出现红、白细胞，尿呈酸性，血沉增高者，可做进一步的检查，如尿沉渣找抗酸杆菌和尿 TBDNA 检测。关于 TBDNA 的阳性率，国外报道远较国内高（高达 94%），且特异性较高，可反复进行。放免法检测肾结核患者血清特异性抗结核抗体 IgG 的阳性率可达 100%，但未见有用于前列腺结核检测的报道。血清前列腺特异性抗原（PSA）值是诊断前列腺癌的重要指标，但前列腺结核亦可致 PSA 值升高，经抗结核治疗后 PSA 值下降，PSA 值升高可能与合并排尿困难、尿路炎症、前列腺指诊等因素有关，因此，PSA 值升高对诊断本病有无意义还待进一步研究。

影像学检查对前列腺结核的诊断具有重要的参考价值。经直肠超声探查是诊断前列腺结核的有效方法之一。前列腺结核声像图可表现为外腺区结节状低回声，病程长者可呈强回声。前列腺结核的声像图与其病理特点有关，结核病变早期由于结核结节的形成，则形成强弱相间的混合性回声，其周边血流丰富；空洞前及空洞期则形成弱回声，偶尔可探测到周边散在的血流；当结核病变为纤维化期时，则形成较强的高回声。同时经直肠超声探查还可引导前列腺穿刺活检，是确诊前列腺结核的有效手段之一。CT 能反映前列腺结核的慢性炎症改变，当出现干酪样变时，显示腺体内密度不均，可伴钙化。

文献报道前列腺结核磁共振成像（MRI）检查的 T_1WI 同一地带呈空洞，T_2WI 同一地带低信号强度。前列腺结核 MRI 表现临床报道较少，Tajima 等报道了 1 例前列腺结核的 MRI 表现，病灶呈弥漫性分布，T_2WI 显示结核病灶呈低信号影。Wang 等研究报道 MRI 自旋回波序列 T_1WI 不能显示前列腺结核病灶，T_2WI 显示结核病灶呈低信号区，Gd-DTPA 增强后前列腺结核病灶显示清楚，但与前列腺癌鉴别困难。MRI 具有较好的软组织分辨率和三维成像的特点，MRI 功能成像可提供前列腺的病理、生化、代谢信息，因此 MRI 检查目前被认为是前列腺疾病理想的影像学检查方法，对于前列腺结核及前列腺癌的鉴别诊断有待于进一步研究。结核菌素实验阳性对诊断有一定参考。

有人曾报道膀胱尿道镜检时发现前列腺结核有 3 种典型变化：①精阜近侧端尿道扩张，黏膜充血增厚。②前列腺尿道黏膜呈纵行皱折，前列腺导管周围因瘢痕收缩而呈高尔夫球洞状。③前列腺尿道黏膜呈纵行小梁样改变。但亦有研究发现前列腺结核患者行尿道镜检 12 例，仅发现 1 例前列腺导管开口呈高尔夫球洞样，认为其检出率低，亦无特异性，仅对晚期病变的诊断有参考价值，不宜常规实施。

前列腺结核的诊断多数是通过病理检查最终确诊，因此值得提倡。

（四）鉴别诊断

虽然前列腺结核的发病在男性生殖系统结核中占第一位，但是早期诊断比较困难，容易被忽视，需要与一些常见病进行鉴别。

（1）与非特异性前列腺炎相鉴别：前列腺结核又称结核性前列腺炎，其早期临床症状与慢性前列腺炎相同，也可见前列腺液中脓细胞增多，因此临床上难以区别。尤其对年轻患者，需结合病史及直肠指诊、前列腺液常规仔细分析，常需做尿液结核菌涂片及培养，以及精液和前列腺液的结核菌检查。除尿频外，慢性前列腺炎患者有尿不尽感，伴会阴以及腰骶部不适，直肠指诊前列腺不硬无结节感，前列腺液常规白细胞 >10 个/HP，卵磷脂体减少。前列腺结核由于腺体受损纤维化，前列腺液不易取出。应注意的是，对前列腺结核患者做前列腺按摩要慎重，以防引起结核病变扩散，应先做精液结核菌检查。在应用抗结核治疗后方可考虑做前列腺按摩，以行前列腺液结核菌涂片检查。

（2）与前列腺癌相鉴别：对年龄较大的患者需与前列腺癌相鉴别，前列腺癌患者 PSA 检查一般偏高，前列腺结核也可引起前列腺增大、有坚硬的结节且固定，不易与前列腺癌区别，但二者最终鉴别有待于前列腺病理活检。实际上，直肠指诊时，前列腺癌的肿块质地较结核更为坚硬，且有大小不等的结节。若癌肿已侵犯至前列腺包膜外，则肿块固定。

（3）与前列腺结石相鉴别：在 X 线平片上，可见前列腺钙化影，这可以是前列腺结核的表现，也可以是前列腺结石的表现。但前列腺结核常伴有附睾、输精管结核，可扪及附睾肿大或输精管有串珠状结节病变。再结合前列腺液检查，两者不难鉴别。

（五）治疗

前列腺结核的治疗和全身结核病的治疗方法相同，必须包括全身治疗和抗结核药物治疗。前列腺结核用抗结核药物治疗有较好的效果，一般不需手术治疗。前列腺结核一旦确诊，除了休息、适当营养、避免劳累等，还应正规抗结核治疗。目前国内多采用异烟肼（INH）+利福平（RFP）+吡嗪酰胺（PZA）方案，而国外采用异烟肼（INH）+利福平

(RFP) +乙胺丁醇(EMB)方案，疗程半年。术前2周的控制性治疗应以标准短期抗结核药物作为首选，采用异烟肼(INH) +利福平(RFP) +吡嗪酰胺(PZA) +乙胺丁醇(EMB)治疗2周，对经抗结核治疗2~4周症状改善不明显者，可改行手术治疗。鉴于手术中存在结核杆菌扩散的危险，应选择创伤小的手术方式，一般不主张作前列腺切除术，因为前列腺结核用现代抗结核药物治疗大多能控制病变，而且这类手术需将前列腺连同附睾、输精管、精囊等一并切除，手术范围大，有一定危险，甚至术后会引起结核性会阴尿道瘘，伤口不愈合。可以采用经尿道前列腺切除术(TURP)或TVP治疗，治疗效果良好，术后继续抗结核治疗，排尿症状均可以得到改善。只有当前列腺结核严重、广泛空洞形成、干酪样变性或造成尿路梗阻，用一般药物治疗不能缓解时，或者前列腺结核寒性脓肿已引起尿道、会阴部窦道时，可考虑作前列腺切除术。前列腺结核伴有附睾结核的病例，如果药物治疗无效，可考虑作附睾切除术，对前列腺结核的治疗也有好处，附睾切除后，前列腺结核多可逐渐愈合。

治愈的标准是尿液或前列腺液结核菌涂片和培养均为阴性，泌尿生殖系统结核症状及体征全部消失。

四、真菌性前列腺炎

(一) 概述

慢性前列腺炎是男性泌尿生殖系统常见病，大多数慢性前列腺炎患者没有急性炎症过程，由于目前广泛地使用抗生素、皮质激素、免疫抑制药物等，导致真菌感染日益增多，而各种抗真菌药物的滥用，更加剧了真菌感染的复发和治疗的难度。

一般认为，真菌常潜伏在人体的口腔、肠道、皮肤和阴道内，作为寄生菌并不引起任何症状，而当寄生菌与宿主之间内环境的稳定性失调，特别是在抗生素的干扰或宿主的免疫功能减低时，寄生菌可转化为致病菌。从理论上讲，由于女性外阴、阴道的真菌感染是常见的感染源，通过长期的性接触，真菌可经男性泌尿生殖道逆行感染到前列腺，从而引起慢性前列腺炎；尤其是某些慢性前列腺炎患者，因长期使用抗生素或反复直接向前列腺内注射抗生素、糖皮质激素等，易引起菌群失调，免疫力下降，从而增加了真菌进入前列腺的机会，更易诱发前列腺真菌感染。

研究表明，前列腺真菌感染中，白色念珠菌和热带念珠菌感染率高，分别占46.12%和30.14%，光滑念珠菌占13.13%，平滑念珠菌、克柔念珠菌及其他真菌分别为4.14%、2.15%及3.12%。分离出的菌株对两性霉素B(AMB)、制霉菌素(NYS)、伊曲康唑(ITRA)和酮康唑的耐药率低，分别为0、0、1.3%和1.9%，而对氟尿嘧啶、氟康唑和咪康唑的耐药率较高，分别是22.13%、34.18%和25.13%。

由于前列腺组织学上某些特定因素，导致慢性前列腺炎治疗不理想，难以根治。病原体耐药性的发展与抗菌药物的使用密切相关，而临床上却大量滥用抗生素，耐药性的产生成为重要相关因素。提示临床对真菌引起的慢性前列腺炎应根据药敏试验结果而使用药物治疗，不要盲目经验性的广泛大量使用氟康唑，且吡咯类药物间存在交叉耐药问题，以免造成多重耐药菌株产生。

(二) 诊断

目前尚无前列腺真菌感染的确诊标准，人们在诊断尿路真菌感染时，一般以尿液培养真

菌菌落 > 10 000 个/ml 为诊断标准，但有研究表明，真菌性前列腺炎患者前列腺液真菌培养菌落在 50 000 个/ml 以上，因此，有理由认为真菌是这些慢性前列腺炎的病原体，或因慢性前列腺炎长期使用广谱抗生素等而继发前列腺真菌感染。

目前临床工作中，前列腺液真菌的分离培养还没有引起临床医生和临床检验工作者的足够重视，因此临床上较易漏诊和误诊。对长期使用抗生素且久治不愈的慢性前列腺炎患者和泌尿系感染的患者，除做常规细菌培养外还应注意真菌培养和药物敏感试验，以防误诊和漏诊，减少多重耐药及深部真菌感染的可能。

（三）治疗

对于那些使用抗生素治疗时间长、治疗效果差的慢性前列腺炎患者，要考虑有前列腺真菌感染，尤其是继发真菌感染的可能。对这些病例，除了行前列腺液常规检查及普通细菌培养外，还应特别注意观察前列腺液有无真菌假菌丝等，必要时作前列腺液真菌培养，一旦诊断成立，应立即停用广谱抗生素、停止穿刺插管等治疗，给予有效、足量的抗真菌药物治疗。

氟康唑具有良好的耐受性和药代动力学效应，是治疗泌尿生殖系真菌感染较理想的药物。

五、非淋菌性前列腺炎

（一）概述

除了淋球菌以外，由其他病原体引起的尿道炎统称为非淋菌性尿道炎（NGU），它是当今国内、国外最常见的性传播疾病之一，也可能与淋病并发或交叉感染。好发于青、中年性旺盛期，25 岁以下占 60%。男性可合并附睾炎，附睾肿大，发硬且有触痛，有的还可合并睾丸炎、前列腺炎等。病原体也可侵犯睾丸和附睾而造成男性不育。本病直接诊断方法较少而难，临床上也易漏诊，病原体携带者多见，这些都是造成流行的因素。目前，通常被称为非淋菌性尿道炎的是指衣原体（40% ~50%）、支原体（20% ~30%）及一些尚不明致病病原体（10% ~20%，如阴道毛滴虫、白色念珠菌和单纯疱疹病毒）的尿道炎。这类尿道炎中，已知其病原体的，则称为真菌性尿道炎和滴虫性尿道炎等，而不再包括在非淋菌性或非特异性尿道炎之内。

其主要病原体是沙眼衣原体（CT）和解脲支原体（UU），前者占 40% ~60%，后者占 20% ~40%。以目前常用的培养方法，尿道分泌物可培养出衣原体。研究发现，男性 40% 非淋病性尿道炎和 35 岁以下多数急性附睾炎均由 CT 引起。在 NGU 症状不典型或治疗不彻底时，CT 及 UU 便在侵袭尿道黏膜或黏膜下尿道腺体的基础上向上蔓延引起前列腺炎、附睾炎。CT、UU 所致的尿道炎症状比淋菌性尿道炎轻，多为尿道刺痛、痒、灼热不适，尿道流少量黏液，CT、UU 性前列腺炎的临床表现与一般前列腺炎非常相似，因此，仅从临床表现和 EPS 镜检很难区别，多被漏诊。应重视开展慢性非细菌性前列腺炎病原体的检查，以提高前列腺炎的诊断和治愈率。

（二）病原学

支原体是男性生殖泌尿道感染中常见的一类原核微生物，其缺乏细胞壁，呈高度多形性，在无生命培养基中能生长繁殖的最小原核微生物，能产生尿素分解酶分解尿素。因其缺乏坚硬的细胞膜，对青霉素耐药，对细胞膜有亲和性，生长繁殖时需要类固醇物质。目前人类能够测到的支原体共有 15 种，对人致病的主要有肺炎支原体，解脲支原体，人型支原体和生殖道支原体。解脲支原体能引起男性非淋球菌性尿道炎、前列腺炎、附睾炎等。前列腺是管泡状腺，由许多腺泡和腺管组成，腺上皮形态不一，有单层柱状上皮细胞及假复层柱状上皮。支原体是能独立生活的最小原核细胞型微生物，故可定居在上皮细胞，对宿主细胞产生直接毒性作用。

人型支原体（mycoplasma hominis）对外界环境抵抗力弱，45℃15min 即可被杀死。对肥皂、酒精、四环素、红霉素敏感。

衣原体为革兰阴性病原体，是一种专性细胞内微生物，没有合成高能化合物 ATP、GTP 的能力，必须由宿主细胞提供，因而成为能量寄生物，是自然界中传播很广泛的病原体。衣原体与病毒不同，它具有两型核酸：DNA 和 RNA，并以二等增殖法进行繁殖。与立克次体不同，除了不能合成高能化合物外，还在于没有细胞色素，没有呼吸性电子链的其他组分以及独特的发育周期。衣原体的生长发育周期分两个阶段：原生小体（elementary body），是发育周期的感染阶段；网状小体（initial body），是在感染细胞内的繁殖阶段。原生小体先附着于易感细胞的表面，然后通过细胞的吞噬作用进入细胞内，形成网状小体在细胞内繁殖，以后形成包涵体，同时对组织产生炎症变化而引起一系列的临床症状。衣原体的全部生长发育约 48h（有的 72h），完成生长周期后，网状小体重新组织，在一对一的基础上缩合成原生小体，后者从空泡中释放再感染其他细胞。在整个约 48h 的生长发育周期中，衣原体始终处于一个吞噬体中，直到细胞严重损伤和细胞死亡。原生小体在电镜下呈球形，直径（200 ~ 300）$\times 10^{-3}\mu m$，DNA 紧密连接并呈锥状电子密度，分子质量（6 ~ 11）$\times 10^{5}$Da，明显小于细菌和立克次体，是大的痘病毒的 3 ~ 5 倍。网状小体呈圆形或椭圆形。

衣原体属有两个种：沙眼衣原体（Chlamydia trachomatis）和鹦鹉热衣原体。后者引起禽类疾病，偶尔波及人；前者引起人类疾病。两者具有共同的组抗原 - 脂多糖复合物。两者的区别是沙眼衣原体的包涵体中含有糖原，碘染色可以着色，并对磺胺敏感；而鹦鹉热衣原体的包涵体中不含有糖原，对磺胺不敏感。通过微量免疫荧光法，沙眼衣原体又分为 15 个血清型。其中，A、B、Ba、C 血清型是沙眼的病原体；L1、L2、L3 血清型是性病性淋巴肉芽肿的病原体；D、E、F、G、H、I、J、K8 血清型引起生殖系统感染和散发的结膜炎。除 L1、L2、L3 以外，其余毒力较低，易感染结膜组织，特别是柱状上皮细胞。

（三）诊断

本病的临床表现变化多端，病因及发病机制未被完全阐明，常用的诊断方法不够详尽。许多临床医生在治疗前列腺炎的过程中感到棘手和困惑，治疗存在一定的盲目性，往往偏重抗菌药物治疗，大多数患者对治疗效果不满意。目前已经认识到前列腺炎是具有独特形式的综合征。这些综合征各有独特的原因、临床特点和结果，因此只有对它们进行准确的诊断，才能在治疗上区别对待，选择合适的方案，才有可能收到较好的效果。

非淋菌性尿道炎潜伏期：1 ~ 4 周。男性非淋菌性尿道炎症状比淋病轻，起病不如淋病急，症状拖延，时轻时重。尿道有刺痒感或灼热感，偶有刺痛感，尿道口有分泌物，但较淋病的分泌物稀薄，为清稀状水样黏液性或淡黄色黏膜脓性，分泌物量也较淋病少，尿道分泌物涂片及培养淋球菌均阴性。在长时间未排尿或晨起首次排尿前才逸出少量分泌物，有时仅表现为晨起痂膜封住尿道口（呈黏糊状，称糊口，痂膜易被尿流冲掉。）或裤裆有分泌物附着。检查时有的需由后向前按挤前尿道才可能有少许分泌物由尿道口溢出。有时患者有症状无分泌物，也可无症状而有分泌物。有时患者无任何自觉症状，初诊时很易被漏诊。

（1）解脲支原体培养：按摩出的前列腺液以无菌操作接种于液体培养基（内含尿素及指示剂），在37℃温箱内，培养18～24h。观察结果，如透明变色即有解脲支原体生长。

（2）衣原体检测：采用单克隆抗体免疫荧光法。标本以镜下见亮绿色，具有典型大小、边界清晰的圆形颗粒为阳性。

（3）药敏试验：将生长出的解脲支原体环接种于内含定量的抗生素液体培养基内，37℃培养48h，如培养基透明变色即对某种抗生素抗药，如经培养仍无变化者，则对某种抗生素不敏感。

（四）鉴别诊断

在诊断非淋菌性前列腺炎时，常常需要与淋菌性前列腺炎、慢性细菌性前列腺炎鉴别。非淋菌性前列腺炎的特点是症状较淋病为轻，潜伏期较淋病为长，分泌物较淋病为清稀，常呈水样透明，排尿困难也没有淋病严重。常与淋病同时感染。前者先出现淋病症状，经抗淋病治疗后，淋球菌被青霉素杀死，而衣原体、支原体依然存在，在感染1～3周后发病。临床上很易被误认为淋病未治愈或复发。处理不当或治疗不及时可引起并发症，如急性附睾炎、前列腺炎、结肠炎、咽炎。而慢性前列腺炎也常常伴有尿道的不适和尿道口出现分泌物，但慢性前列腺炎主要是会阴不适，排尿不畅，尿道口分泌物为前列腺液。

（五）治疗

该病通过性传播，治疗期间一定要重视配偶或性伴侣的同时检查、同时治疗。非淋菌性前列腺炎是完全可以治愈的，但是应得到正规的治疗。应针对病原体治疗，如条件不允许，用广谱抗生素治疗。应遵循及时量，规则用药的原则，根据不同病情选用相应的抗生素治疗。治疗非淋菌性前列腺炎的常用西药是：

（1）四环素：每次0.5g，每天4次，至少服7d。一般2～3周。或四环素合剂（由3种四环素合成，每片含盐酸去甲金霉素69mg，盐酸金霉素115.5mg，盐酸四环素115.5mg）1～2片，口服，2次/日，连服2～3周。

（2）多西环素：首次口服0.2g，以后每次0.1g，每日2次，共服7～10d。

（3）阿奇霉素：首次0.5g，以后每次0.25g，每天1次，共服5d。或1g，一次顿服。

（4）米诺环素：0.2g即刻，每次0.1g，每天2次，共服7～10d。患者服用后部分有头晕、心慌、胃脘不适、恶心、呕吐等不良反应。

（5）红霉素：口服每天0.25～0.5g每天3～4次，7～10d一疗程。

（6）罗红霉素：每次0.3g，每天1次，共服7d。或每次0.15g，每天2次，共服7d。有7%的患者出现不良反应。

（冯超杰）

第三节　前列腺增生症

前列腺增生症是男性老年的常见病，其发病率随年龄增加而逐渐递增。随着我国人民生活和卫生健康不断提高，平均寿命显著增长，因此发病率数字相应增高。大多数发病的年龄在50岁以上，在50岁以前虽可发生，但较少见（40～49岁仅占10%，60～69岁可达75%，亦有报告高达85%），80岁以上男性前列腺增生发生率几乎升高至90%。实际上的发病率较报告的为高，因有一部分人虽前列腺发生增生而未就医。1990年法国进行一项调查，55岁以上男性中有180万患者出现泌尿压迫症状，而其中仅20%在接受治疗。

一、概述

（一）病理解剖

前列腺由围绕在尿道的尿道腺体和在尿道腺体外层的前列腺腺体所组成。可分为三组：①尿道腺组。②尿道下腺组。③前列腺组。在正常的前列腺中，前列腺占据前列腺外环的大部分，其他两组则处于极小的中心部位，因此可把前列腺分为内外两层，内层为尿道腺组和尿道下腺组，外层为前列腺组，在这两层之间为纤维膜（图7－1）。前列腺增生主要是发生在内层，围绕尿道（从膀胱颈部至精阜一段的后尿道）的尿道腺和尿道下腺组以及结缔组织。平滑肌组织逐渐增生肥大，向外压迫和包围外层的前列腺组而形成“外科性包膜”（图7－2）。前列腺增生的“外科性包膜”厚2～5 mm，包膜与增生腺体之间有明显界限，亦易于钝性剥离。临床上将前列腺分成左、右、前、中、后，五叶。前列腺的增生可局限于前列腺的一部分，亦可全部，大多发生于紧接尿道的两侧叶和中叶，很少发生于前叶，从不发生于后叶。一般可将病变分为三类：①单叶增生。②两侧叶增生。③三叶增生（两侧叶和中叶）。而Randall将增生分成八种类型：①侧叶型：腺体向尿道周围及膀胱内增大，但不向膀胱内突出，亦不向膀胱颈屈曲。②中叶型：腺体向膀胱内突出，使膀胱三角底部抬高。③侧叶及中叶型：向尿道周围增大，亦向膀胱内突出。④颈下叶型：常向膀胱内突出，且有蒂。⑤侧叶及颈下叶型：尿道周围增大且明显向膀胱内突出。⑥侧叶，中叶及颈下叶型。⑦前叶型。⑧三角下叶型。

Fanks根据增生组织的不同，分为五类：①间质（纤维或肌纤维）型。②纤维肌型。③平滑肌型。④纤维腺样瘤。⑤纤维肌腺样瘤。

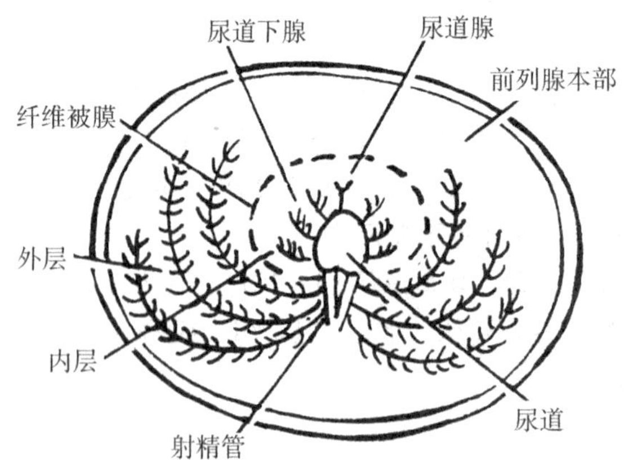

图7－1　正常前列腺的解剖切面图

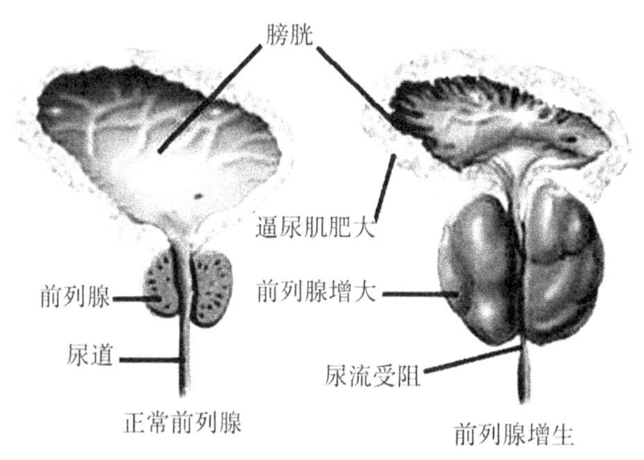

图 7-2 肥大的前列腺切面图

（二）病理生理

前列腺增生引起的病理生理变化主要是由于增生的腺体压迫膀胱颈部和后尿道而造式前列腺部尿道变长、受压，而导致膀胱颈和尿道梗阻。在梗阻后可使尿道、膀胱及肾脏产生一系列功能上的紊乱和病理改变。前列腺增生程度与产生的尿路梗阻程度并不一定成正比，主要取决于增生部分对后尿道的压迫程度。有时增生部分仅 10g 左右，却引起严重的梗阻。如中叶增生时，膀胱底部抬高，向膀胱内突出，排尿时呈活瓣作用，阻塞尿道内口，使膀胱内尿液不能排空。常见的两侧叶增生时，可使后尿道受压延长，前列腺部尿道弯曲，造成排尿时的梗阻。

当梗阻的早期，膀胱逼尿肌处于正常，排尿并无影响。随着梗阻的发展，膀胱逼尿肌产生增生肥厚以增加膀胱的张力，克服尿道的梗阻，以致膀胱壁肌束增生形成小梁，小梁与小梁之间形成小室或憩室。当逼尿肌增生肥厚至一定程度仍不能克服尿道梗阻时，则逐步在膀胱内产生尿液潴留及逼尿肌张力减弱，由于反压而影响输尿管及肾盂，使之扩张积水造成肾功能减退。尿液在泌尿道的潴留常可继发泌尿系感染及结石的形成。在少数病例，中叶增生可使膀胱逼尿肌功能受损而产生假性或真性尿失禁。

（三）发病机制

关于前列腺增生的发病机制，到目前为止尚未完全研究清楚，但年龄是一个决定性因素，从青春期结束至 40 岁这一阶段前列腺大小几乎不变（约 20g）。此后，前列腺体积开始逐渐增加。曾提出有性生活过度、后尿道炎症未加彻底治愈、睾丸功能异常、前列腺动脉硬化、盆腔充血和肿瘤等 10 余种学说。由于各学者的学术观点不同，研究方法各异，故至今未能完全统一看法。目前，以性激素平衡失调的内分泌学说受到公认。

1. 肿瘤学说　Virchow 曾提出前列腺与子宫在胚胎发生是同一来源，因此前列腺增生与子宫肌瘤相似，为“肌瘤”或“腺瘤”。而在以后 Deming，Moore 等指出这一同源学说的错误。新生物与增生（肥大）的定义有所不同。新生物是组织的异常肿块，细胞不一致的过度生长，而增生则是组织细胞的肥大，以代偿同类组织的功能不足，或由于内分泌对于组织正常控制的扰乱而发生，因此前列腺增生不属于新生物。

2. 动脉硬化学说 Guyon 所提出，根据前列腺解剖学的研究发现，前列腺中心（内层）2/3 与周围 1/3 的动脉血供是分开的。由于前列腺的周围部分血供因患者年龄关系受到限制而萎缩，但腺体中心部分血供正常，因而产生代偿性增生。Flocks 应用动脉注射方法进行检查，发现增生腺体的周围血管并无明显损害。Moore 进行组织学方面的检查，并未发现腺体中有血管硬化和缺血改变的差别，亦未发现前列腺增生或萎缩与血管病变的程度相符合。

3. 炎症学说 Ciechanowki 首先提出前列腺慢性炎症有引起前列腺增生的作用。以后的 Pomeroy、Hirsch 等亦确认前列腺增生患者常有前列腺炎、后尿道炎、膀胱炎等存在。但 Cabox、Smith 等认为慢性炎症可使腺体发生纤维化，并可限制前列腺的增大，而不应发生前列腺增生。而 Ducreux 证实前列腺增生患者中确有慢性炎症存在，但仅占 10%。因此，慢性炎症并不是前列腺增生的真正原因。

4. 胆固醇积聚学说 Carl P. Shaffner 在动物实验中发现大鼠的前列腺合成胆固醇的速度与肝脏相似，但无肝脏的调节合成反馈现象，因此可导致前列腺中含有大量的胆固醇，并可随年龄的增高胆固醇在前列腺中的积聚更多，因其性生活逐步减弱，从前列腺排出胆固醇减少而发生潴留。前列腺和血液内的高胆固醇可使前列腺增生，反之可使其缩小。有研究证实口服多烯大环内酯类药物，可使肠道内与外源性胆固醇结合，从而抑制胆固醇在肠壁的吸收。在动物实验中发现应用此药后，前列腺出现缩小现象，且前列腺分泌减少，血清睾丸酮浓度亦降低。

5. 内分泌学说 前列腺的发育与正常生理功能需要有足够的雄激素来维持，在青春后期方始发育完全，并具有分泌功能。若在幼年时期切除睾丸，或者睾丸发育不良而引起雄激素不足，则前列腺就不能正常发育。若前列腺发育已属正常，而在以后发生雄激素不足（如睾丸切除、垂体切除、肾上腺切除等），则可使前列腺萎缩，分泌功能减少，前列腺细胞的生长和分化被阻止。在动物身上观察到切除睾丸可使其前列腺萎缩；而萎缩的前列腺用睾丸酮可使其再增大，分泌功能也可恢复。Topchan（1951）认为雄激素分泌过多是产生前列腺增生的原因，老年人睾丸萎缩而间质细胞（Leydig 细胞）增生，雄激素水平反而增高。现已证明雄激素在前列腺内主要作用是通过双氢睾酮（dihydrotestosterone，DHT）来实现。双氢睾酮是由睾丸酮经 5α－还原酶转化，特异地与前列腺细胞受体相结合而形成的。正常与增生的前列腺内双氢睾酮的含量有显著差别，后者是前者的 5 倍，前列腺腺体的内层是外层的 3～4 倍，并集中于细胞核，较细胞液增高 3～4 倍。1986 年 Treter 用核素 ^{3}H 标记的雄激素摄入研究，发现雄激素在前列腺中的摄入量较股直肌的含量高 20 倍。这就更进一步用定量的方法肯定雄激素对前列腺增生的作用。各种实验研究已都证实前列腺增生的发病必须要有发育成熟而有功能的睾丸存在。Moore 用动物证实，睾丸如不具有正常的功能，则前列腺增生就不可能发生。在临床观察中并没有发现前列腺增生在青年人中发生，也没有发现在青年时期已去除睾丸（太监）或类似去除睾丸（睾丸萎缩）的患者身上发生前列腺增生症。

在内分泌学说中除了雄性激素的理论外，也有认为雌激素对前列腺有影响。Lacassagne（1933）认为雌激素可能为前列腺增生的病因。Fingerhut（1966）报道应用已烯雌酚长期治疗雄性实验鼠，结果是前列腺和尿道周围腺体均出现类似前列腺增生的临床特征。亦有许多学者在动物体上观察到用大量雌激素后，前列腺的腺组织、结缔组织和平滑肌显著增生。

在胚胎上 Lowsley 发现前列腺后叶是独立的，和两侧叶分开。解剖上前列腺的前面几叶谓“髓质部”，后叶为“皮质部”。在生理上这两部分的前列腺对雌激素的作用也不一致。

在人体上应用雌激素后可使前列腺的前面几叶（髓质部）退化，而后叶（皮质部）并无影响。Huggins 认为这是在雌激素的影响下，体内雄激素的作用降低所致。综合上述情况，结合临床上前列腺增生多发生于两侧叶和中叶，而不发生于后叶等现象，说明性激素对前列腺的影响很大，前列腺增生与性激素的紊乱有密切关系。

6. 生长因子学说　近期研究表明，雄激素并不直接影响前列腺的生长，而双氢睾酮与前列腺上的受体结合促进分泌诱导因子，该因子就能调节前列腺组织的分化和生长。这些生长因子为多肽类（氨基链），它们通过自分泌或旁分泌机制而发挥作用。现已发现有 4 大类生长因子：①转化生长因子 β（TGF－β）。②表皮生长因子（EGF）。③碱性成纤维细胞生长因子（b－FGF）。④角化细胞生长因子（KGF）。这 4 类生长因子与前列腺的发育有关。

生长因子，特别是 b－FGF，也可能是 TGF－β 可再活化胚胎组织生长机制。前列腺纤维肌肉性机制对 TGF－β 的抑制作用变得不敏感。而后，b－FGF 对基质细胞产生刺激作用，导致尿道周围纤维性结节形成。许多研究已证实，在前列腺增生内生长因子失去平衡，b－FGF、TGF－β 及 EGF 水平较正常前列腺组织中为高。KGF 和 EGF 的表达超过 TGF－β，可能使前列腺内腺性上皮细胞出现增生。家兔实验已证实，尿道梗阻后，b－FGF 的表达增加并诱发成纤维细胞增生。

纵观以上学说，激素与生长因子特别是包括 b－FGF 在内的刺激因子之间失去平衡被广泛认为是前列腺增生的归因因素。但其具体的发病机制还不明确。

二、临床表现

前列腺增生症的症状是由于增生的腺体压迫膀胱颈和后尿道而逐步产生的梗阻和一系列并发症的症状。疾病的初期症状不明显，以后逐渐出现。主要症状有以下几种：

1. 尿频、尿急　为早期症状，排尿频率增加，每次尿量减少，尤其在夜间，部分患者甚至超过白天，文献报道有 85.2%～98.4% 的患者有尿频、夜尿。尿频原因为膀胱颈部充血所致。由于腺体逐渐增生，对膀胱颈和后尿道的压迫日益加重，致使膀胱内的尿液不易排空而出现残余尿，造成膀胱的有效容量减小，使尿频症状更为明显。另外膀胱颈部梗阻后，若有膀胱炎、膀胱结石等并发症时，均可增加尿频的症状。同时还可出现尿急现象，这是由于膀胱不稳定所致，患者迫不及待要排尿而不能自控。

2. 排尿困难　前列腺逐渐增大，梗阻程度亦逐步增加。尿液的排出受到影响。开始时尿液不能立即排出，需要等待一些时候才能排出。以后患者需要增加腹压才能排尿，同时可出现尿线无力，尿流变细，进而尿液不能成线而呈淋漓点滴并有中断。排尿后仍有排尿不尽感，膀胱内有残余尿存在。文献统计 69.2%～87% 患者有这类症状。

3. 急性尿潴留　其发生率约占 30%。在排尿困难的基础上，可由于气候冷暖变化、劳累或饮酒等因素，使前列腺局部和膀胱颈部发生充血、水肿，引起急性的完全性梗阻。膀胱内尿液不能排出，产生急性尿潴留。患者膀胱膨胀，下腹疼痛。

4. 尿失禁　前列腺增生后梗阻症状逐步加重，膀胱内的残余尿量亦随之增加，当残余尿量达到膀胱容量时即为尿潴留状态。在夜间熟睡时，盆底骨骼肌松弛，尿液可自行流出，发生遗尿现象。当膀胱内尿液的压力超过尿道内的阻力时，尿液从尿道外口溢出，引起充盈性尿失禁，为假性尿失禁。少数病例因增生的腺体而影响膀胱及括约肌功能，可产生真性尿失禁。尿失禁发病率为 1.8%。

5. 血尿　由于膀胱颈部的充血或并发炎症、结石时，可以出现不同程度的镜下血尿或肉眼血尿，发病率为6.6% ~29.2%。若腺体表面扩张的血管发生破裂，则可产生大量出血，并有血块充满膀胱，在膀胱区产生剧痛。

6. 后期症状　梗阻的程度严重，病程延长可造成肾积水、肾功能衰竭、酸中毒，而引起一系列胃肠道、心血管和精神等症状。

7. 并发症　为了克服膀胱颈部增生腺体的阻力而增加腹压协助排尿，可引起痔疮、脱肛、血便、疝和下肢静脉曲张等并发症。文献报告还有并发活动性肺结核、肺气肿、糖尿病、动脉硬化等疾病。

三、诊断

凡50岁以上的老年男性，有排尿踌躇、夜尿增加等现象时均应怀疑有前列腺增生的可能，需要进行一系列的检查，以明确诊断。为了评价前列腺增生的进展和治疗的效果，国际评委会得到世界卫生组织的支持，已经同意采用美国泌尿协会测定委员会所制定的症状评估法，并作为世界性的官方评估方法，用以对前列腺疾病患者的病情作评估。

国际前列腺症状评分（I－PSS）方式是由患者根据有关泌尿系统症状的七个调查问题作出的回答而给予评分。每个问题，患者都有五个答案来表示症状的严重程度，以0~5的计分法来计算，所以总得分在0~35分，可将患者分为下列几类：

0~7分：几乎没有症状或轻微症状

8~19分：有中度症状

20~35分：严重症状

生活质量评分0~6分为患者自我评分，来反映病情的进展程度。

1. 直肠指检　直肠指检是诊断前列腺增生的最简单而极为重要的检查步骤。检查时，要侧卧位、站立弯腰位、胸膝位或妇科检查位。要排空膀胱尿液。若膀胱膨大，可使前列腺的上界摸不清楚。在直肠的前方可以摸到前列腺长度和宽度、表面是否光滑、质地和中央沟的深浅等情况。前列腺的正常大小如栗子。

前列腺增生时，在直肠内可摸到两侧叶或中叶有增大（前后径或横径增大），表面光滑，可向直肠内膨出，质地中等，韧度有弹性感，两侧叶之间的中央沟变浅或消失。

有时前列腺中叶或颈下叶突向膀胱，同样可以产生严重的阻塞，引起典型的前列腺增生的症状，但在直肠内不能摸到增生的腺体。因此，患者有明显的膀胱颈梗阻现象，而直肠指检前列腺不大时，还不能否定前列腺增生的诊断，尚需进行其他检查才能明确。

在进行直肠指检时，还应注意肛门括约肌的张力，对除外神经源性膀胱引起的排尿困难有所帮助。

2. 残余尿测定　残余尿量的多少可估计膀胱颈部梗阻的程度，是决定是否需要手术治疗的重要指标之一。检查时令患者尽量排空膀胱中的尿液，以后立即测定膀胱内是否存在尿液。测定的方法有下列几种：

（1）超声波测定法：在下腹部耻骨上用超声波探测膀胱的三个方向，前后径、纵径及横径的平段长度（cm），将三个数据相乘。若在100ml以内，为实数毫升数；若在100ml以上，则需乘常数“0.7”后为残余尿量。此法简便，患者无痛苦，所得结果虽有时不够准确，但有参考价值。

（2）导尿法：排尿后立刻在严密无菌条件下进行导尿，放出的尿液量即为残余尿量。此法最为准确可靠，但可能引起黏膜损伤出血、感染等，应谨慎进行，严密预防。若导出残余尿量甚多，则导尿管应予保留作引流，以利感染的控制和肾功能的恢复。

（3）分泌排泄法：若作静脉肾盂造影，则在造影剂分泌至膀胱后摄片，排空后再摄片比较，留在膀胱内的造影剂则为残余尿量。

一般认为残余尿量在60ml以上，则为手术摘除前列腺的指征之一。

3. 膀胱镜检查　膀胱镜检查可以直接看到膀胱颈部前列腺增生的部位和程度，从而决定治疗的方针以及手术的方法。因为最多是两侧叶增生，故颈部的变化大都为两侧受到压迫，使膀胱颈部变形呈倒“V”型。还可以看到膀胱内的其他病变，如小梁小室、憩室、结石、肿瘤等，对决定手术也有参考作用。由于前列腺增生可使尿道延长、弯曲、膀胱颈抬高，因此在进行膀胱镜操作时应特别注意，容易引起损伤出血（放入时要随尿道弯曲而进入，不能使劲硬推，不能过早转弯）。

4. 膀胱造影　对直肠指检不能明确诊断，或在膀胱内疑有其他病变时，此项检查有其必要。其检查方法有二：

（1）逆行插导尿管法：在无菌操作下，插入尿道导尿管，放空膀胱内残余尿后，注入造影剂12.5%碘化钠或醋碘苯酸钠或泛影葡胺200ml充盈膀胱，摄取X线片。为预防感染，亦可在造影剂内加入少量抗菌药物，如1%新霉素或庆大霉素等；

（2）分泌排泄法：作静脉肾盂造影，当造影剂从肾脏分泌排泄至膀胱而有一定数量后，摄取膀胱造影X线片。若肾功能减退，非蛋白氮在70mg/dl以上，尿素氮在35mg/dl以上则不能进行。

膀胱造影的X线摄片必须按常规进行，需摄取膀胱区正位、左斜、右斜及排尿后膀胱区正位四个方位。

前列腺增生膀胱造影X线表现：

（1）膀胱底部抬高，呈弧形向上凸出。膀胱被推向上移位，膀胱出口处的边缘与耻骨联合距离增宽，似有充盈缺损现象。

（2）前列腺部尿道延长，如病变在中叶，则前列腺部尿道上部向前移位，下部向后弯曲。

（3）膀胱内可见小梁、小室或憩室存在。

5. 超声波断层显像（ultrasonography）　超声诊断仪器有A型、B型、P型（PPI型）和BP型（是B型和PPI型的联合）。前列腺疾病的超声诊断，以用P型超声诊断最为适宜，可描绘腺体的形态和性质。而A型仅能探测其厚度及内部回声；B型及BP型则需经腹部探查。

前列腺的超声探测有两个途径：

（1）经腹壁法：在耻骨上经前腹壁探测前列腺。

（2）经直肠法：用附有水囊的直肠用超声探头插入肛门，注水排气后探测前列腺。直肠用超声探头有两种：一为可作360°圆周扫描的单探头，可探得前列腺横切面图；另一种为线阵探头，探测时只需略微转动探测方向，即可全面探测到前列腺，得到前列腺的纵切面图。

前列腺增生症超声图：超声图上前列腺腺体明显增大，在横切面图上前列腺的厚径和横径各达到或超过3cm和4cm，边界整齐，内部光点均匀。外层腺体被压缩，内外腺体的厚度比例为2∶1、3∶1或4∶1。腺体往往向膀胱突出。在纵切图上更容易看到其向膀胱突出的程度。前列腺中叶增生，从直肠指检常常不能摸到其增大部分，但在纵切面超声图上容易发现其向膀胱突出。膀胱壁有明显小梁小室形成者，在纵切面超声图上能见到膀胱壁高低不平，若在膀胱内并发膀胱结石或膀胱憩室时，则超声图有相应的表现。

6. 尿流率检查（uroflowmetry） 在排尿过程中，尿液排出的速率有一定的规律性，可构成一条尿流曲线。现在临床应用的尿流率就是将排尿过程的尿流曲线客观地记录下来。尿流率主要是检查下尿路有无梗阻。据统计，下尿路梗阻中，71%属前列腺增生。尿流率的各项参数，包括最大尿流率、平均尿流率、2秒钟尿流率、最大尿流率时间、尿流时间和尿总量等，一般认为最大尿流率是与梗阻最相关的指标，每秒在25ml以上者可以排除下尿路膀胱颈的梗阻，每秒在10～25ml之间有梗阻可疑，每秒10ml以下者提示有梗阻存在。尿流率的正常曲线：开始排尿后尿流率快速增加，在1/3尿流时间以内达到最大尿流率。梗阻曲线，为达到最大尿流率时间延迟，到达顶峰后下降十分缓慢。若有严重梗阻，则呈低平曲线。前列腺增生症引起的下尿路膀胱颈梗阻，尿流率检查呈现最大尿流率、尿流时间和尿总量有明显下降。

7. CT检查 CT用于泌尿男性生殖系疾病的诊断较其他影像诊断方法有一定优越性。正常前列腺位于耻骨联合的后下方，在CT的表现为圆形或椭圆形，边界光整。增生的表现为前列腺的横径及前后径增大，两侧叶增生时显示前列腺前部丰满、宽大；中叶增生时，可向上突入膀胱颈下部，显示为充液的低密度膀胱后部有一密度较高的圆形结节影。前列腺增生常显示前列腺边缘仍光整，一般无小结节突起。

8. 前列腺造影 Sugiura及Oka等在1969、1972年先后报告应用经直肠作前列腺造影诊断前列腺增生，对某些特殊病例有诊断价值。检查方法为低位腰麻后取截石位，穿刺针直接从直肠进入前列腺，快速注入稀肾上腺素溶液（2μg/ml），再经同一针头缓慢注入70%造影剂加四环素溶液（20ml ∶ 250mg）4～10ml后摄片。

9. 血浆锌测定 正常前列腺内含有高组织浓度的锌，在前列腺增生时，锌的含量明显增高。虽然血浆锌水平的高低与前列腺大小之间没有关系，但它可作为诊断前列腺增生的临床指标之一。

10. 其他检查 包括尿常规、肾功能测定以及必要时某些特殊检查，如静脉肾盂造影。

四、鉴别诊断

在老年人患有前列腺方面或排尿困难疾病的病例，均需要考虑与前列腺增生相鉴别。

1. 前列腺方面 癌、结核、结石、囊肿、纤维化和血吸虫病。
2. 膀胱方面 肿瘤、结石、膀胱三角区肥厚、神经源性膀胱和输尿管囊肿。
3. 膀胱颈部方面 颈部挛缩。
4. 尿道方面 精阜肥大、尿道狭窄（炎症性或外伤性）、肿瘤、结石。

以上疾病可以通过各种疾病的特有症状、既往史、体格检查，尤其是前列腺局部的发现，以及特殊的化检，如尿液中寻找肿瘤细胞、前列腺特异抗原（PSA）、酸性磷酸酶测定、膀胱镜或尿道镜检查、膀胱造影、精囊造影，甚至前列腺穿刺活检前列腺造影等检查，大多可以作出鉴别。特别是神经源性膀胱的存在与否，非常重要。因为年龄比较大的患者有尿潴留的症状，常常可以有神经源性或者肌肉源性的排尿影响，以致在前列腺增生得到彻底治疗后，仍不能恢复其正常的排尿。因此，在手术前注意这些情况，对手术的效果，症状的解除，可有充分的估计。

五、治疗

前列腺增生不引起梗阻则不需治疗，可暂予观察。但已影响正常生理功能（有相当量的残余尿存在），有明显的排尿症状则应尽早治疗。治疗方法如下：

（一）中医疗法

排尿困难在祖国医学称为癃闭。初病为溺闭，久病为溺癃。病因较多，治法亦因之而异。

（1）泻心中之火而兼利其膀胱：可用麦冬、茯苓、莲子、车前子煎服。

（2）为膀胱火旺，治疗不必泄肾火，而应利膀胱：用导水散（王不留行、泽泻、白术水煎汤服）。

（3）为命门火寒，治疗必须助命门火：用八味地黄丸。

（4）小便不通系阴亏之至，治疗为补其至阴：用纯阴化阳汤（熟地、玄参、肉桂、车前子煎服）。

（5）小便不出为肺气干燥，治疗应当益其肺气：用生脉散（人参31g、麦冬31g、北五味3g、黄芩6g煎服）。

（6）饮食失节，伤其胃气，亦可导致小便不通，故治疗应提其至阳之气：用补中益气汤。

（二）激素治疗

激素治疗对于早期病例有一定效果，但应用的方法意见颇不一致。一般多用雌激素治疗，但也有应用雄激素而使症状减轻。现在有应用抗雄激素或孕激素类的药物，得到很好的效果。

（1）雄激素疗法：Meullner 等指出雄激素的主要作用为增加膀胱逼尿肌的张力，减少前列腺局部的充血，增进残余尿的排出。治疗量：丙酸睾丸酮 25mg，肌注，每周 2～3 次，共 10 次。以后改为 10mg，肌注，每周 2 次，共 10 次，总量 350～500mg。必要对半年后可重复治疗。有急性尿潴留者，25mg 每天 1 次肌注，持续 5～6 天或直到自动排尿为止。由于对雄激素治疗的意见不统一，效果也不十分好，故有人试用雌激素和雄激素合并治疗，或者单独应用雌激素治疗。

（2）合并应用雌激素和雄激素的疗法：Woodmff 做动物实验证明，雌雄激素同时应用，其量为 2 ∶ 1，则前列腺无变化；增加雌激素用量，则前列腺萎缩；增加雄激素量则前列腺增大。Glass 用丙酸睾丸酮 5～10mg 加乙烯雌酚 0. 25mg 治疗前列腺增生 23 例，观察 3 个月～4 年，有 20 例症状进步明显。Kaufman 等应用雄激素 25mg 和雌激素 1. 25mg 治疗 8 例，每周肌注 3 次，共 6 个月。结果残余尿量减少者 15 例，腺体缩小者 14 例，无一例继续增大。Baner 应用 3/4 的雄激素加 1/4 雌激素治疗前列腺增生，可使膀胱张力增高，排尿速度增快，腺体缩小。

（3）雌激素治疗：目前主张用雌激素治疗前列腺增生比较广泛，并得到良好疗效，使腺体缩小，质地变韧，排尿症状可有不同程度的改进。Synestrol 用法为每天 40～60mg 肌注，2 个月为一疗程。国产雌激素 Oestriol 用量每天服用 5～10mg，平均总量为 97. 5mg。乙烯雌酚的剂量为第一周，每天服用5～6mg；第二周，每天服用2～3mg，1个月为一疗程。

Ende报道前列腺增生并发急性尿潴留患者17例，应用Premarin静脉治疗一个时期后获得痊愈，经1年以上随访，16例未复发。

上海第九制药厂人工合成一种雌激素，名为戊酸雌二醇（estradiol valerate），每支10mg，肌注，每周1～2次，1～2个月为一疗程。除在一些妇科疾患应用外，还可用于男性前列腺增生和前列腺癌。

（4）抗雄性激素疗法：抗雄性激素醋酸环丙孕酮（cyproterone acetate），是类固醇性抗雄性激素，既可降低血浆睾酮，也能阻断前列腺细胞的雄激素结合，因此有类似雌激素的作用二但其不良反应较雌激素为小，仅10%～15%男子有乳房肥大症状，且这一现象常会自动消失。Vahlensieck和Godle报道12例，每天口服100mg，共4个月，全部病例的排尿困难好转，残余尿减少。Scott报道13例，每天口服50mg，共3个月，同样取得很好效果，症状显著减轻，无副反应发生。抗雄性激素除醋酸环丙氯地孕酮外，还有多种，如羟基黄体素己酸（己酸羟孕酮，hydroxyprogesterone caproate，delalutin）：主要作用是抑制垂体催乳激素（LH）及睾丸酮分泌。剂量为每周3 g，期限为1.5～14个月。Geller报道10例中有2例治疗2个月后，慢性尿潴留解除，残余尿至50ml以下，组织学检查前列腺的增生组织有萎缩。己酸孕诺酮（gestronol caproalte，priInostel）：Palanca等报告30例应用Pri－moste肌肉注射，200mg，每7天1次，2～3个月为一疗程，治疗后梗阻症状好转，78%病例残余尿量明显下降。其他抗雄性激素有醋酸氯地孕酮、烯丙雌烯醇、异乙诺酮（oxendolone）等，特别是醋酸氯地孕酮及己酸孕诺酮，不但临床症状有改善，而且直肠超声检查前列腺有体积缩小和重量减低的客观依据。

（5）孕激素疗法：孕激素近年来应用较多，可抑制雄激素的细胞结合及核摄取，或抑制5α－还原酶而干扰双氢睾酮形成。黄体酮注射液20mg肌注，每日1～2次。大剂量安宫黄体酮片（甲羟孕酮，provera,）100mg口服，每日一次。这种类还有16－己酸孕酮、16－羟－19－去甲己酸孕酮、甲地孕酮、二甲脱氢孕酮等。

除上述激素类药物外，治疗前列腺增生的性激素药物还有黄体生成素释放激素（LHRH），如亮丙瑞林（Lopron）1mg每天皮下注射1次；雄激素受体拮抗剂，如缓退瘤（Flutamide）为口服非甾体抗雄激素药，250mg每日三次；亮丙瑞林（Enantone）为缓释长效微胶囊制剂，3.75mg肌注，每月一次；诺雷德（Zoladex）为圆柱状制剂，3.6mg每月皮下注射一次。这些药物疗效较好，但副反应较大，近一半患者有消化道症状、乳房增大和肝脏损害等，而且由于价格昂贵，不能广泛使用。

（三）α肾上腺素能受体阻滞剂

Khanna（1975）等实验证实，α肾上腺素能受体兴奋剂可增加尿道关闭压，α肾上腺素能受体阻滞剂则降低尿道最大关闭压。还有报道α肾上腺素能受体阻滞剂除了能改善排尿情况外，也可改善尿频、尿急症状，膀胱测压可显示逼尿肌不稳定状况改善，尿道最大关闭压下降。据统计可以改善70%患者的症状。

这类常用的α肾上腺素能受体阻滞剂可分以下几种类型：

1. 非选择性α肾上腺素能受体阻滞剂（又称α_1、α_2受体阻滞剂）　前列腺增生症所产生的动力性梗阻与该处的平滑肌收缩有关，前列腺内除α_1受体外尚有α_2受体存在，α_1受体存在于前列腺基质内，α_2 受体存在于前列腺包膜内，对于 α_1 受体和 α_2 受体均有作用的药物如下：

（1）酚苄明（即苯苄胺，phenoxy－benzamine，diben Den Denzyline）：具有阻滞 α_1 和 α_2 肾上腺素能受体的优缺点，它口服有效，每天 5～10mg，体内可积蓄 7～10 天，副作用30%有头晕、低血压、心动过速、鼻塞和逆行射精或射精缺乏等。其中 2/3 的患者可耐受或调整剂量后可耐受。

（2）酚妥拉明（phentolamine）又名苄胺唑啉（Regitine）：是对 $\alpha_{1、2}$ 受体均有效的阻滞剂，主要用于阻断急性尿潴留的早期发生，口服吸收不良，需大量稀释后缓慢静脉滴注，成人有效量为 10mg，滴注时需监护血压、脉搏，快速滴注有一定危险，故使用有限。

（3）百里胺（Thymoxamine）即莫西赛利（Moxisylyte）：临床双盲试验证明对前列腺增生患者有效，亦可用于雷诺病和肢端发绀症。用法 30mg 每日三次口服。

（4）妥拉唑林（tolazoline）用法：15mg 每日三次或每日一次口服。25mg 1 次肌注或皮下。

2. 选择性 α_1 肾上腺素能受体阻滞剂　经生理及药理学研究证明，前列腺内虽然存在 α_1 和 α_2 两种受体，但前列腺细胞主要是 α_1 受体的作用，且发现前列腺内含 98% 的 α_1 受体，并存在于前列腺基质内。因此在临床上用 α_1 受体阻滞剂治疗前列腺增生更有针对性，具有这类效用的药物有以下几种：

（1）哌唑嗪（prazosin）：即脉宁平，minlpress（Pfizer）亦为同类产品是一个应用较早、作用较明确的选择性 α_1 受体阻滞剂，临床应用可明显改善前列腺梗阻，缓解膀胱刺激症状的效果。用法：为防止快速低血压反应，首次剂量服 0.5mg，如反应少可改常规剂量 1mg，每天 3～4 次服。

（2）麦角溴胭脂（Nicergoline）：即尼麦角林，为 α_1 受体阻滞剂，对前列腺增生有效，且可改善脑循环和减低血小板凝集作用。用法：5mg 每日三次口服。2.5～5mg 1 次肌注或静注。

（3）酮色林（Ketanserin）：又称凯坦色林。一般将此药看作为 5－羟色胺受体的拮抗剂，但同样具有 α_1 肾上腺素能受体阻滞剂的良好作用。临床上对急性尿潴留患者有效，检查证明尿流率明显增加和尿道关闭压降低。剂量为 20mg 每日两次口服。

（4）曲马唑嗪（trimazosin）：25～30mg，每日 1～3 次口服，现在较少用。

（5）吲哚拉明（indoramin）：用法：25mg 每日两次口服，最大剂量可达 200mg/d。

（6）阿夫唑嗪（Alfazosin）：商品名为桑塔（Xatral），是一个喹钠唑啉类衍生物，它是 α_1 肾上腺素能受体阻滞剂，能高选择性地阻断膀胱颈、前列腺包膜及其腺体和尿道等部位的 α_1 肾上腺素能受体，降低后尿道平滑肌张力，从而改善排尿梗阻症状及刺激症状，临床应用有效率为 83.4%。用法：2.5mg 每日两次口服，可增至 2.5mg 每日三次口服。副反应发生率低，常见的有胃肠道症状及直立性低血压。

3. 选择性长效 α_1 肾上腺素能受体阻滞剂　为 α_1 肾上腺素能受体阻滞剂的缓释剂，具有缓慢释放的作用，维持药物作用时间较长，有以下几种药物。

（1）特拉唑嗪（terazosin）：又称四喃唑嗪，商品名为高特灵（Hytrin），国内生产的商品名为马沙尼（Mashani）。有松弛膀胱颈及前列腺平滑肌的作用，而不影响逼尿肌的功能，能迅速解除前列腺增生的梗阻症状。副反应有直立性低血压，因此首次应从小剂量开始，以后逐渐增加，以求获得最大效应。用法：1mg 每晚 1 次，若无反应 1 周后可增加至 2～4mg 每晚 1 次，最大剂量为每日 5～10mg。

（2）多沙唑嗪（doxa，zosin）：用法：0.5mg 每日服 1 次，以后根据情况 1～2 周后逐渐增加至 2mg 每日服用 1 次。

4. 高选择性 α_{1A} 肾上腺素能受体阻滞剂　经研究表明人类前列腺内的 α_1 受体具有选择性，目前至少已经识别出 4 种 α_1 受体亚型，为 α_{1A}、α_{1B}、α_{1C} 及 α_{1D}。这 4 种亚型受体其中 α_{1A} 占 27%，α_{1B} 占 3%，α_{1D} 占 70%。近年来又发现 α_{1c} 受体的药理特点及体内分布情况与 α_{1A} 相同。所以将 α_1 受体分为 α_{1A}、α_{1B} 及 α_{1C} 三种亚型。在前列腺基质平滑肌、前列腺包膜、膀胱颈部和近端尿道的 α_1 受体约有 90% 以上为 α_{1A} 亚型受体。坦索罗辛（Tamsulosin）是目前已知对这类亚型受体有效的药物，商品名为哈乐（Harnal），它可以超选择性地阻断 α_{1A} 受体，是一种缓释剂，对前列腺增生的治疗更有专一性，能松弛前列腺、尿道、膀胱颈部的平滑肌，减轻膀胱颈出口处的梗阻而不影响膀胱逼尿肌的收缩，故可以迅速改善排尿障碍症状。有效率为 85.1%，副反应较小，仅为 2.2%。用法：0.2mg 每日 1 次口服。

（四）抑制胆固醇类药

在前列腺增生的组织中，胆固醇含量明显增高，胆固醇及其代谢物等导致组织坏死，经内分泌刺激使组织再生而引起增生。

美帕曲星（Mepartricin）是半合成聚烯抗霉菌药。它具有①在肠肝循环中使雌激素和胆固醇结合，限制其重吸收，减少前列腺内胆固醇积存。②减少血浆雌激素水平，使基质刺激作用减少，继而使双氢睾酮活性、雌激素受体活性减少，因此起到对前列腺增生的治疗作用。用药方法：为美帕曲星 1 片（含活性成分 mepartricin5 万 U）每日三次口服，现有强力美帕曲星片 40mg 口服；每天一次。

（五）植物类药

植物类药含有植物固醇，其药理机制可能是①干扰腺体的前列腺素合成和代谢，产生抗炎效应。②降低性激素结合球蛋白浓度。③对增生细胞有直接细胞毒作用。④减少 5α－还原酶活性，减少双氢睾酮的生成。

临床上应用的植物类药有以下几种：

（1）前列平（Pigenil）：为非洲刺李树皮提取的亲脂性物质，天然活性成分有植物甾醇、五环三萜、阿魏酸脂等。其药理作用系消肿、消炎，降低血胆固醇，抑制前列腺素合成，抑制睾酮在腺体内的活性。用量为 50～100mg 每日二次饭前服。

（2）伯泌松（Permixon）：该药是从矮小的美洲棕榈（serenoasepens）中提取的 n－乙烷类固醇提取物，其作用机制证明包括对体外及体内的 5α－还原酶的Ⅰ型和Ⅱ型同工酶都有抑制作用，并可阻止前列腺细胞中双氢睾酮与细胞雄激素受体的结合。前列腺增生患者服用后可减缓前列腺重量的增加，改善排尿困难，减少排尿频率，减少尿后残尿数量和增加尿流率。副反应少，仅 2%。服用量为 160mg 每天二次口服。

（3）通尿灵（Tadenan）：是从非洲臀果木（非洲的一种李属植物）树皮中提取的脂质甾醇复合物。许多研究已证实前列腺增生内生长因子失去平衡，b－FGF、TGFβ 及 EGF 水平较正常前列腺组织为高。b－FGF 的表达增高诱发成纤维细胞增生。而动物实验中证实非洲臀果木对前列腺中由 b－FGF 所致的成纤维细胞增殖产生明显的抑制作用，有抗增殖和特性。临床服用通尿灵后对前列腺有抗炎、消肿，降低毛细血管外渗功效，降低膀胱的兴奋性，提高收缩性。明显改善泌尿前症状，减少残尿量，增加尿流率。用法为 50mg 每天二次饭前口服，6～8 个月为一疗程。副反应较少，约 3%，大多为胃肠反应。

（4）保前列（Cerasabal）：其主要成分是锯叶棕果、一枝黄花和七叶树种子的提取物。具有肾上腺素能的拮抗作用以及改善血管通透性和抗炎作用。用药方法，每次 1～2 片（每片 0.25g），每天三次，口服。

（5）护前列（Urgenin）：内含干锯叶棕和干子雏花叶的浸出物。能减轻前列腺充血、疼痛及膀胱刺激症状，用法 1～2 片每日两次口服。

（六）花粉制剂

（1）舍尼通（Prostat 前列泰，普适泰 Cernilton）：舍尼通是由瑞典 Phamacia Aller－gon AB 公司生产的一种天然植物性药物，由纯种花粉 100% 破壳后提取物。其主要成分为脂溶性 EA－10 和水溶性 T－60（P－5），其作用机制系特异性阻断 5α－双氢睾酮和前列腺雄激素受体结合，具有单一选择性，从而抑制了前列腺组织增生的上皮细胞和成纤维细胞的增殖。动物实验和临床应用可收缩膀胱逼尿肌，增加膀胱内压，加强排尿力量，降低膀胱颈和尿道张力，提高尿流率，缓解临床症状。有效率达 81.5%，无主观副反应。用法，早晚各一次，每次 1 片口服。（每片的药物含量为花粉提取物 P－5 70mg 和 EA－10 4mg，其他非活性成分为微晶纤维素 297.5mg，共计 371.5mg）

（2）尿通（Eviprostat）：为复方制剂，各成分起协同作用，能引起结缔组织胶体状态生理化学变化，并且产生纤维变化和胶原蛋白硬化，从而对前列腺增生的排尿困难、尿频、尿急、尿潴留等症状有改善作用。用法 2 粒每日三次饭后服。

（3）前列康：本药系由植物花粉制成口服片剂，含有氨基酸、酶、维生素及微量元素等，对前列腺增生患者可改善症状，减少尿频、尿急、尿终滴沥及残余尿量。服法：建议 3 片每日三次口服 1 个月为 1 疗程，一般可服 3～4 个疗程。

（七）多烯大环内酯类

强力甲帕酶素（Ipertrofan，益列康宁）是一种聚烯类的半合成衍生物，由金色链霉菌株培养基中分离而得，该药能有效地影响脂肪代谢，使胆固醇选择性地在肠道水平和一些甾体类激素结合形成不可逆的化合物，从而抑制肠肝循环中的吸收，减少前列腺腺泡内胆固醇、雌激素、雄激素的沉着量，改善前列腺增生症状，减少残余尿，提高最大尿流率。用法：每日 1 片（40mg）饭后服。60 天为一疗程。

（八）5α－还原酶抑制剂

前列腺腺体是一个雄激素依赖性器官，它的成长、发育和功能的维持都需要睾丸提供足够水平的雄激素。若双侧睾丸切除后，则前列腺发生萎缩，细胞凋亡。当给予足够的外源性睾酮后萎缩的前列腺又可恢复正常。而体内的睾酮需在 5α－还原酶的作用下，才能转化为双氢睾酮，发挥出雄性激素对前列腺的作用，刺激前列腺增生。双氢睾酮也必须与雄激素受体结合后才能发挥出效应，5α－还原酶缺乏及雄激素受体突变均不能发生前列腺增生。现在知道人体内有二类 5α－还原酶，5α－还原酶 Ⅰ 型存在于皮肤和肝脏；5α－还原酶 Ⅱ 型则存在于附睾、前列腺及肝脏。

（1）保列治（Proscar）：美国默沙东公司研制的保列治（非那甾胺 Finasteride 或

Proscar，MK906）是一种合成4－氮甾体化合物，为特异性强有力的Ⅱ型5α－还原酶抑制剂，能选择性地抑制5α－还原酶阻止睾酮向双氢睾酮转化。临床研究药物能缩小前列腺体积，增加尿流率，改善排尿症状。服用剂量为每天5mg一次口服，对前列腺体积超过40ml以上尤为适应。患者需长期服用，停药3个月后前列腺体积又可恢复至治疗前水平。不良反应较少，仅0.5%～1%，为消化道和生殖道症状：

（2）爱普列特（Epristeride）：是国内开发的一种新型反竞争性5α－还原酶抑制剂，它可与5α－还原酶、NPDD形成不可逆三元复合物，从而抑制睾酮向双氢睾酮的转化。可以选择性抑制Ⅱ型5α－还原酶，达到治疗前列腺增生的目的。用法：5mg每日二次口服。

（九）前列腺内药物注射治疗

应用药物直接注射于前列腺增生组织内，经动物实验和临床观察有一定的疗效。注射药物：石炭酸9ml，冰醋酸9ml，甘油18ml，蒸馏水450ml。混合分装每安瓿3ml消毒备用。注射方法：左侧卧位，右腿弯曲，左腿伸直，会阴部局麻后，一指进入肛门，摸到前列腺顶部，用腰椎穿刺针（20号）在麻醉处穿入直到前列腺腺体，注射药物时要回抽无血液或尿液，注射时稍有阻力。每5天注射一次，有尿潴留者要留置导尿。

并发症：轻度膀胱炎、尿道炎、附睾睾丸炎。

取得良好疗效的关键是注射部位准确，必须把“冰石甘液”注射到压迫尿道的增生腺体内，使腺体发生变性、坏死、缩小，后尿道通畅。

（十）物理治疗

是采用各种物理的方法，使前列腺局部的水肿、充血缓解，组织萎缩，改善排尿症状。这种方法仍在不断发展和改进中，将来也许会成为治疗前列腺增生的有效方法之一。

1. 冷冻疗法　Soanes、Gonder（1966）首先报道，应用致冷剂（液氮或笑气）将前列腺部降温至零下169～190℃。使用特制的尿道探杆，其头部4cm处可降温，其余部分均为绝缘。将头部降温区对准前列腺部冷冻前列腺组织，使之严重脱水和细胞破裂。在7天后缩成海绵状坏死块，最后使整块腺体缩小。Green（1970）报道40例取得良好效果，他认为对一般情况不宜手术的患者有指征。优点：①损伤小。②可局麻进行。③出血少。④操作时间短。⑤有出血倾向者亦可进行。国内在浙江、上海等地亦已开展此项治疗方法。

2. 温热疗法　是采用多种不同的电源装置产生的热效应，作用在前列腺局部，使前列腺达到热凝固、坏死、切割、气化等治疗目的。在治疗局部的温度必须高于体温。根据治疗的目的，温度可从42℃以上至1000℃。一般分成三个不同温度段。

（1）腔内微波治疗：根据电磁频率分2450MHz及915 MHz两频微波治疗机。应用类似无线的气囊、导管，在尿道前列腺部的温度维持在45～47℃之间1小时，因这种治疗属于理疗范畴，仅使增生部位水肿、炎症改善，不能使腺体缩小，故远期效果不满意，仅在梗阻不严重的早期病例可应用。

（2）腔内射频治疗：①治疗仪的电磁波频率为0.2 MHz，其加温方式与微波不同，治疗温度>70℃，治疗时间为1小时，在尿道前列腺部治疗后，尿道有坏死组织排出。B超检查腺体缩小，尿道增宽，症状明显改善，有效率80%，中叶增生效果不佳。②尿道针刺前列腺消融：是高温射频治疗前列腺增生的另一种方式，其尿道内电极改成针状，治疗时将针状电极刺入前列腺增生组织内，加温至80℃以上，使该处组织凝固坏死，继而吸收、纤维化，最后使前列腺缩小达到治疗目的。

（3）激光治疗：激光是一种特殊的光波，用光纤维直接将光照向前列腺增生组织，局部温度可高达100～400℃，使增生组织迅速凝固、坏死气化、消融，从而解除机械性梗阻。目前多用Nd/YAG激光和KTP/YAG半导体激光光源。应用的光纤维以前为末端直接射出，1992年后相继引进侧射式非接触式激光头和接触式激光头两种。①接触式激光头由于一次接触仅气化1～2mm深度，较大的增生腺体完全气化需时较长是其缺点。②非接触式激光头，激光束呈45～90度侧向射出至增生腺体，不能与组织接触，否则激光头会被组织黏附、覆盖，影响照射效果。其照射深度可达1cm以上，范围也广。经验较少者不易掌握。③联合疗法：先以非接触式激光照射，以后再用接触式激光头气化，可发挥治疗时间短、深度深又可立即排尿的效果。④滚轮式电极气化治疗：是经尿道电切除前列腺的改进术式，将原应用的襻状电极端改装成滚轮电极，治疗时在直视下将滚轮在增生腺体上前后滚动，由于应用功率高达300W左右，故组织立即被气化，而达到治疗目的。

（4）高能聚焦超声治疗：利用聚焦超声使增生腺体部加温达80℃而产生治疗效果。聚焦方式有两种：一种为阵列式，将压电晶体排成盘状，使超声能量聚焦在一起。另一种为通过声透镜聚焦，既有聚焦超声功能，又有探测腺体大小扫描功能。治疗时插入肛门，在电脑监控下加温治疗。这些方法尚在试验试用阶段，暂时无法推广。

（十一）前列腺部支架治疗

前列腺增生首先引起膀胱流出道梗阻（bladder outflow obstrution。BOO）。造成的因素有机械性的也有动力性的。前列腺增大的腺体压迫尿道，排尿阻力增加。1980年Fabian首先用金属螺旋支架置入尿道治疗下尿路梗阻，这支架的缺点是尿液接触形成结壳现象及前后移动。迄今已有多种形式不同材料支架问世。可分为两类：①暂时性非上皮化支架，商品名称为Urospiral，多数作者认为这种支架可用于不宜手术的高危患者，作为一种暂时治疗，可改善排尿症状。②永久性尿路上皮可覆盖支架，为一种新型的前列腺内螺旋支架，Memokath是由钛镍记忆合金编制成的网状圆筒状支架，它在冷水中呈压缩状态，在45℃左右的热水中可膨胀成原设计的直径大小。置入尿道后，大多数患者在1～2天后可自行排尿，但术后可出现尿急、尿频、会阴不适、血尿等，一般在8周内逐渐消失。约6个月后，网状支架大部分被黏膜覆盖。长期随访结果亦有一些并发症出现，如尿路上皮严重增殖反应、位置不佳、支架移动、感染、顽固性刺激症状以及前列腺尿道部的弯曲不规则、变形等，而使圆筒状支架不能紧密相贴形成“桥效应（bridge effect）”，甚至结石产生，最终不得不将支架重新取出。取出时需将支架表面的上皮用低电流电切镜切除，用活检钳取出支架。

（十二）气囊扩张术

为应用带有气囊的尿道探子、扩张器裂开前列腺联合部，扩张前列腺尿道部，降低尿道阻力，改善前列腺增生排尿症状的一种方法。一般气囊扩张时可达3～4个大气压（一个大气压＝14.7 psi）。扩张直径达25～30mm，即75～90 Fr。导管在麻醉后放入，确定气囊位置，维持扩张10分钟。扩张后常见有出血和膀胱痉挛现象。Moseley报道77例，87%症状评分降低50%以上。气囊扩张术方法简便安全，住院时间短，适于高危不宜手术，腺体大小不超过40g的中叶增生，残余尿少于200ml，后尿道狭窄的患者。但疗效不能完全肯定，维持有效时间不长，然而不妨碍以后其他方法治疗。

（十三）急性尿潴留的处理

前列腺增生患者，65%有急性尿潴留症状，常突然产生，患者尿意窘迫，非常痛苦，必须设法立即解除。在解除急性尿潴留时，应将膀胱中的尿液逐步放出，切勿骤然排空，尤其并发尿毒症的病例，膀胱突然排空，可使血流动力学突然改变，发生大量肾出血、膀胱出血或膀胱周围出血，引发心力衰竭、休克，还可引起尿闭及电解质的不平衡。Parsons 研究，在引流后 3 天内需注意电解质不平衡的变化，必要时需补充钾、钠、氯等电解质，在处理急性尿潴留的同时，还需予以镇痛和控制或预防感染。

解除急性尿潴留的方法有下列几种：

（1）下腹部、会阴部热敷。

（2）针灸：取中极、膀胱俞、三焦俞、阴陵泉。

（3）导尿：在无菌操作下进行导尿。

用弯头前列腺橡皮导尿管比普通导尿管容易放入。若导尿管放入后，估计仍有发病可能者，应予以保留一个短时期。有的作者在放保留导尿管后，同时用雌激素治疗。王历耕报告 31 例中，有 10 例急性尿潴留患者，在应用保留导尿管的同时服用己烯雌酚，治疗 24～48 小时拔除导尿管后能自行排尿。己烯雌酚的用量为：第一天 20mg（每 6 小时 5mg），第 2～3 天 15mg（每 8 小时 5mg）第 4～5 天 10mg（每 6 小时 2.5mg），第 6～7 天 6mg（2mg，一日 3 次），第 8～30 天 3mg（1mg，一日 3 次）。

（4）药物治疗：Ende 报告 17 例前列腺增生并发急性尿潴留患者应用 Premarin 静脉注射治疗一个时期均得到痊愈，随访 1 年以上，16 例未复发。

ЕНФпЖиеВ 报告有急性尿潴留者，应用雄激素 25mg，每天肌注 1 次，持续 5～6 天或至能自动排尿为止。

（5）耻骨上膀胱穿刺：导尿管无法插入而又无其他方法解决急性尿潴留时，行耻骨上膀胱穿刺是一个暂时的急救办法。Castro 测定前列腺增生患者，在排尿时的膀胱内压高达 24 kPa（180mmHg），急性尿潴留时的膀胱内压将更高。在穿刺抽出尿液后，尿潴留缓解，膀胱内压力减低，但梗阻并未解除。当尿液重新潴留于膀胱中，膀胱内压再次升高时，尿液可从穿刺针的径道渗出至耻骨后膀胱周围造成尿外渗，可引起蜂窝组织炎等急性感染。因此，膀胱穿刺后，应立刻考虑到解决再次尿潴留的办法，否则不宜进行耻骨上膀胱穿刺。

（6）膀胱造口术：前列腺增生急性尿潴留时，导尿管无法插入而又无前列腺摘除术的条件时，可进行膀胱造口术，以解决急性尿潴留。在造口手术时，耻骨上切口不宜太低，不能太大，膀胱周围分离不要太广，以免切口周围、耻骨后间隙瘢痕粘连过广，造成以后前列腺摘除术的困难。但在切开膀胱后，应该用手指常规探查膀胱内颈部前列腺的情况以及有无结石等，对以后选择手术方法有所参考。现在有耻骨上穿刺造口术，方法较为简单。

（7）急症前列腺摘除术：对前列腺增生患者进行前列腺摘除术，一般都需要一定时期的准备。但现在由于抗感染等条件的改进，进行前列腺摘除的时期较以前可大大提前，甚至进行急症前列腺摘除手术。手术的适应证如下：①患者一般情况良好，无尿毒症及酸中毒的临床征象。②无严重的心血管及肺部疾病。③非蛋白氮在 50mg%以下。④CO_2 结合力在正常范围内。⑤进行膀胱切开探查时，静脉注射靛胭脂检查，两侧输尿管管口中在 8 分钟内排出蓝色尿液。

（十四）手术治疗

1. 手术指征 ①前列腺增生有进行性排尿困难，非手术治疗未能取得疗效。②慢性尿潴留，残余尿量超过60ml以上，而采用其他治疗未能奏效者，现在有许多作者都采用尿流率测定、膀胱测压、尿道测压等膀胱功能检查决定手术与否，当逼尿肌处于代偿阶段，即应视为手术指征。③由于梗阻而诱发膀胱憩室或结石，肾及输尿管积水。④由于梗阻引起慢性或反复发作泌尿系感染。⑤前列腺增生伴有出血，尤其是量多而反复出血者。⑥急性尿潴留未能缓解者。

2. 术前准备 因前列腺增生的患者都是高年患者，常有慢性病或隐匿性疾病存在。前列腺增生后的排尿困难，尿液潴留可使肾功能减退，诱发感染及心血管系统功能障碍，同时手术的创伤亦较大，容易发生并发症。因此，手术前必须很好准备，可提高手术疗效，减少并发症，降低死亡率。彻底引流尿液，一般引流7天左右均能使肾功能恢复到足以耐受手术的程度（血尿素氮、肌酐在正常范围内，酚红排泄2小时在40%以上）。有尿毒症、酸中毒、心肺疾病而短期不能耐受手术，要长期保留导尿管引流以求改善的患者，则要作双侧输精管结扎术，以防附睾炎。否则需作膀胱造口术，争取做二期前列腺摘除术。此外，要作尿培养菌落计数和药物敏感度，在彻底引流的基础上加强使用抗生素，一般均可基本控制感染。不少病例还可得到心血管系统的改善，使血压下降至正常。还需作出凝血时间的测定，以防术中或术后发生出血时做治疗的参考。

3. 手术方式 目前普遍采用的有四种：①耻骨上前列腺摘除术。②耻骨后前列腺摘除术。③经会阴前列腺摘除术。④经尿道前列腺电切术。

由于前列腺增生后产生不同的病理变化，各种前列腺摘除手术方法也有它各自的特点，因此不能用单一的手术方法解决所有的前列腺增生病例。现将各种手术的优缺点简述如下：

（1）耻骨上前列腺摘除术：耻骨上经膀胱摘除前列腺为1887年Pachard首先采用。此法适用于绝大多数前列腺增生病例，尤其对腺体很大，向膀胱内突出者最为适用。若膀胱内并发结石或有其他病变（如肿瘤等）则更为合适，因为在摘除前列腺的同时可处理膀胱内的其他病变。但手术的创伤大，前列腺窝内出血不易完全控制，还需要做膀胱造瘘术，故恢复时间较长。

手术注意点：①前列腺摘除后，膀胱颈部后唇要常规做楔形切除，使膀胱三角与尿道内口间无门槛状分隔，同时还应注意输尿管间嵴有无肥厚，若有则应做楔形切除。②前列腺摘除后，在前列腺窝边缘5点、7点两处常规缝扎止血，要注意防止缝扎到输尿管开口，尤其是前列腺比较大，前列腺摘除后膀胱颈部比较宽，输尿管开口很接近边缘容易缝扎损伤。③前列腺窝的止血问题：前列腺摘除后，窝内应用热盐水纱布压迫止血5～10分钟或更长。若再有出血点，可用可吸收线缝扎止血。前列腺窝内再用双腔气囊导尿管牵引压迫止血。Oddo还改进成葫芦形气囊导尿管，可以同时压迫前列腺窝和膀胱颈部，可减轻双腔气囊导尿管需要牵引的痛苦。有些学者认为前列腺摘除后，前列腺窝会自动收缩而出血自止，因此改用缝合主血的方法，使前列腺窝与膀胱暂时分开，渗血不致回流入膀胱内。Hrymtschah用肠线“8”字缝合止血，并横位缝合前列腺窝，仅能通过留置导管。Pena（1962）改用双整气囊导尿管在膀胱颈部用Perl伽线做荷包缝合，导尿管头位于荷包中，露在膀胱内，Perlon线在伤口外结扎，3天后放松，共46例效果果良好。其中2例在放松后有大出血，重新拉紧荷包缝线后又止血，效果良好。④耻骨上膀胱造口问题：耻骨上膀胱切开后，一般均需做膀胱造口，由于近几年来操作技术的不断提高，一期缝合膀胱可取得很好的效果。但在技术不熟练，止血不满意，术前有感染，有残余尿时间长而估计膀胱逼尿肌的张力比较差的病例，则仍以安置耻骨上膀胱造瘘管较为安全。为了保证膀胱切口愈合良好，减少感染和漏尿的机会，可将膀胱切口全部缝合，在膀胱切口的侧壁上另做小切口以安置导管，引流膀胱。⑤术后冲洗：手术后进行膀胱冲洗，膀胱血块堵塞非常重要。采用封闭式连续滴注冲洗。冲洗液从导尿管进，膀胱造瘘管出。根据渗血的程度，调整连续冲洗的速度。⑥双侧输精管结扎术：为预防术后的附睾炎，可常规行双侧输精管结扎术。

（2）耻骨后前列腺摘除术：对此手术 Von、Stockum、Jacobs 等在 1909、1912、1923、1933 年已有报道。当时由于止血困难、易于感染等因素未能推广，直到 1945 年，Millin 在止血和感染问题基本得到解决后才被很快采用。该手术的特点：①可在直视下操作，摘除腺体，不损伤膀胱。②前列腺窝止血简单可靠。③术后形成尿瘘的机会少。④术后护理方便，治疗日程缩短。⑤手术对中等大小的前列腺最为合适，较大或较小的腺体操作比较困难，尤其在体型过胖的患者显露不佳。⑥耻骨后静脉丛分布不规则，容易损伤出血，且止血困难，尤其在耻骨后有粘连者不适宜进行此项手术。⑦前列腺虽中等增生，但合并有前列腺炎、膀胱炎或有膀胱内病变如结石，皆不能采用此项手术。⑧术后可能出现耻骨炎、尿道狭窄和术后出血等并发症。

为了克服上述的某些缺点，一些学者对此手术创造了许多改良方法：Dettmar 改用肠线连续缝合膀胱颈部黏膜，把导尿管挤压在最低位，可使止血更趋完善。Ward、Hand 和 Bouepue 等改用了前列腺包膜膀胱颈部联合纵行切口，可充分暴露前列腺腺体和完全止血。Leadbetter 又改进了手术方法，在前列腺包膜上作 2cm 纵切口，以后斜向膀胱前壁延长切口如“7”。术中如发现膀胱内口有狭窄，则在前列腺与膀胱交界处的切口向膀胱前壁再作对称的切开如“Y”。在缝合切口时可作“V”形缝合，可使尿道内口、膀胱颈部扩大，以利排尿。另有保留尿道的耻骨后前列腺摘除术，手术的显露前列腺和包膜与 Millin 手术相同，找到包膜和腺瘤的分离平面，侧叶游离后，用剪刀在腺体与尿道间做钝性分离，避免损伤尿道，切除腺体。若误伤尿道壁，应予修补。

（3）经会阴前列腺摘除术：Guthrie 在 1834 年首次报道由会阴正中途径摘除前列腺。但直至 1901 年，Prollst 和 1903 年 Young 改进了会阴部切口，描述了局部解剖关系、保护器官损伤的要点，同时还改进了手术器械等措施，并报告了 128 例术后无死亡，因此有人把 Young 作为此项手术的创始人。国内有少数几篇报告。但此手术比较复杂，容易损伤尿道括约肌和直肠，形成尿道直肠瘘、会阴直肠瘘和尿失禁，同时还因为会阴部的创伤而可引起阳痿，因此选用此手术较少。但对某些前列腺癌患者，则需行经会阴前列腺根治手术。

（4）经尿道前列腺切除术：100 年前就有人应用尿道刀、尿道钻孔器等将梗阻的前列腺切除。但是直到 40 多年前 Mac Calthy（1931）将膀胱镜和电极圈连合在一起制成手术膀胱镜后，才能在直视下切除增生的前列腺。经过数十年的经验总结，虽然少数作者如 Nesbit 认为可以将增生的前列腺彻底切除，但多数认为此手术为姑息性手术，仅能将前列腺的增生部分切除，暂时解决尿道梗阻，解决排尿困难，增生复发的机会较多。但现在由于电切镜的不断改进，电切技术的不断熟练，已能将前列腺全部切除，直到前列腺外科包膜之内。目前国外采用此项手术较为广泛，国内也有许多医院有此器械。由于术中需用大量水冲洗，可能使液体进入血液，引起稀释性低钠、休克或溶血性反应及肾功能衰竭等危险，因而明确病例的手术适应证极为重要。

一般国外报告的手术适应证为：①阻塞在后尿道的尿道内型前列腺增生，估计前列腺腺体重量不超过50g，手术能在1小时内完成者。②前列腺纤维病变，正中嵴。③前列腺切除后有部分前列腺组织残留而有梗阻者。④高年而一般情况不良，不能作彻底前列腺切除手术者。

除上述四种手术外，还有采取其他途径进行前列腺切除手术。如1947年王tocheng报道骶骨旁前列腺切除手术。国内在1962年黄炳然，1963年董俊友等也有少数报道。手术有一定的复杂性与困难，故仅在对此手术有一定熟练程度的医师和少数特殊的病例才采用，而不能广泛用于一般患者。Golji（1962）采用经尾骨前列腺切除术，也没有特殊的优越性。1972年Shafik报道经耻骨下前列腺切除术，在耻骨区阴茎根部切断阴茎悬韧带及尿生殖膈，在耻骨下后方将前列腺包膜横向切开摘除前列腺，共作42例，术后无继发性出血、狭窄及尿失禁。国内未见类似报告。

综合上述各种手术，一般学者认为耻骨上及耻骨后前列腺切除术较为实用，基本上可以解决各种类型的前列腺增生，机动性较大，患者遇到危急情况时可作膀胱造口，暂时解决排尿问题。若发现有肿瘤，也可扩大手术范围。并发症也并不比其他手术途径为多。

近年来国内外又介绍了一些其他的处理前列腺增生的方法。如1986年Shafik报告从耻骨后纵向切开前列腺包膜及其下的前列腺组织，使后尿道黏膜向外膨出，治疗前列腺增生取得良好效果。此法手术简单，并发症少，即使全身情况较差，合并心脏、血管疾患和肺、肾疾患，亦能承受此项手术。作者报告8例，治疗显效率达91%。国内在1988、1989年侯忠志、张英杰等亦有同样报告，均得到很好效果，显效率达89%，故有一定的优越性。

4. 前列腺增生手术的常见并发症及其防治

（1）出血：前列腺手术的止血不像一般外科手术那样彻底，术后较易出血，因此许多学者采用各种止血方法以求达到完全止血。可以采用的止血措施有下列几种：①前列腺窝热盐水纱布条填塞压迫。②双腔或三腔气囊导管（Foley导管）前列腺窝压迫。③膀胱颈部及前列腺窝肠线缝扎止血。④前列腺窝内局部用药（如肾上腺素、垂体后叶素等）。⑤前列腺部局部降温。⑥控制性低血压。⑦髂内动脉结扎。⑧全身止血药的应用。⑨前列腺窝内止血药局部应用（如明胶海绵、复方铝溶液等）。

（2）感染：前列腺切除手术后的感染可有三方面：①泌尿道感染。②生殖道感染。③耻骨感染。在预防及处理方面需严格掌握无菌操作，减少不必要的检查，合理使用导管，密封冲洗引流系统以及局部和全身应用抗菌消炎药物，术中操作轻巧，常规进行双侧输精管结扎术等，可以减少和预防附睾炎的发生。

（3）尿失禁：在各种前列腺手术方法都可发生。但是在耻骨后前列腺切除手术较少发生。主要是外括约肌和神经的损伤。为了避免损伤外括约肌，手术应轻巧，前列腺分离后与尿道连着时，要用剪刀在尽量靠近前列腺处剪断。万一发生，可采用会阴部尿道括约肌修补术。

（4）尿瘘：发生原因为手术时损伤直肠，手术时膀胱颈部未作楔形切除或不完全的前列腺切除，造成膀胱颈部梗阻，以致膀胱与腹壁、会阴或直肠形成瘘管。因此，手术时要注意保护尿道与直肠，前列腺切除后要检查是否完整，膀胱颈后唇有无门槛状梗阻，前列腺窝内有无活瓣状组织。若有上述情况，要及时切除，以免术后造成尿瘘。

（5）尿道狭窄：耻骨后前列腺切除术者较多见，耻骨上前列腺切除术最少见。狭窄部位有舟状窝、尿道口、前尿道和球部、膜部尿道。主要是留置导尿管较粗，尿道周围有炎症所致。预防方法为放置较软细的导管，时间要短。发生狭窄后的处理为尿道扩张或经尿道作狭窄部电切。

（6）性功能影响：经会阴前列腺切除术对性功能的影响最多。一般统计 49.7% 性功能无变化；46.2% 性功能有影响，且多数不能恢复；4.1% 有性功能增强。对性功能的影响可能与患者年龄有关。

（冯超杰）

第四节　前列腺癌

前列腺癌是世界上最常见的男性恶性肿瘤之一。发达国家发病率高于发展中国家，美国的前列腺癌发病率占男性恶性肿瘤首位，在欧美是占第二位的常见的男性恶性肿瘤。我国前列腺癌发病率远低于西方国家，但近年呈显著增长趋势。近十多年来，由于提高了对前列腺癌的警惕性，特别是前列腺特异性抗原（PSA）检测和经直肠 B 超在前列腺癌诊断中的广泛应用，前列腺癌的早期诊断率已较前大大提高。

一、概述

（一）流行病学

前列腺癌的发病率在世界范围内有很大不同，美国黑人发病率最高，亚洲和北非地区发病率最低。发病率大致如下：加拿大、南美、斯堪的那维亚、瑞士和大洋洲为（30～50）/10 万男性人口；欧洲多数国家为 20/10 万男性人口；中国、日本、印度等亚洲国家低于 10/10 万男性人口。说明前列腺癌的发病有种族差异。

临床无症状而于尸检或其他原因检查前列腺时发现的为潜伏癌，即组织学证实为前列腺癌，但不发展成为临床癌。前列腺潜伏癌的发病率在 25%～40%。

对前列腺增生症手术标本进行病理检查，发现有癌病灶者称为偶发癌，占前列腺增生症手术的 8%～22%，我国统计为 4.9%。

前列腺癌的发病机制还不清楚，但与性激素有一定的关系。从事化工、染料、橡胶、印刷等职业者，前列腺癌发病率较高，但诱癌的化学成分仍不清楚。

高脂饮食是前列腺癌的诱发因素而不是病因。其中红色肉类危险最大，饱和脂肪酸、单不饱和脂肪酸、α 亚油酸常与恶性程度高的前列腺癌有关。绿色蔬菜中含有的高水平的维生素 A 可以抑制前列腺癌的发生，蔬菜中的类雌激素样物质可以干扰雄激素对前列腺癌的作用，减少前列腺癌的发生。

输精管结扎术是否使发生前列腺癌的危险性增加还有待深入研究。病毒感染是前列腺癌的环境触发点。

癌基因和抑癌基因是前列腺癌发生发展的重要因素。

H－ras 基因突变是在肿瘤细胞中发现最早的突变基因。局限性前列腺癌中间 ras 基因突变率为 6%～25%。在潜伏癌中多见 K－ras 基因突变，而在临床癌中则以 H－ras 基因突变为主，提示 K－ras 基因突变的前列腺癌不易向恶性发展。

目前研究已确定的抑癌基因有 WT 基因（11P13）、NF1 基因（17 q11）、NF2 基因（22q12）、DCC 基因（18 q21）、P53 基因（7 P13）、Rb 基因（13 q14）、APC 基因（5 q22）

和 VHL 基因（3 P25）等。

前列腺癌标本中 10q、7q、3q、9q、11P、13q、17P 和 18q 分子遗传学研究发现，大多数肿瘤中至少存在一种染色体的等位基因丢失。其中最常发生染色体变化的是 10 和 16 号染色体长臂及 8 号染色体短臂，推测在这些区域可能存在着潜在的抑癌基因。

约 1/5 的前列腺癌中存在着 17P、18q 和 13q 的染色体改变，而 P53、DDC 和 Rb 基因就位于上述染色体的相应区域。

E－cadherin 是上皮细胞黏附分子，该基因位于 16q22 上。E－cadherin 是肿瘤细胞发生浸润转移的重要调节因子。E－cadherin 表达水平与肿瘤的 Gleason 分级呈正相关，是肿瘤进展和不良预后的指标。

生长因子及其受体和宿主微环境的改变在肿瘤的生长和转移中起着重要作用。这些起调节作用的介质有碱性成纤维细胞生长因子（bFGP）、角化细胞生长因子（KGF）、肝细胞生长因子/分散因子（GHF/SF）、转化生长因子－β（TGF－β）、胰岛素样生长因子（IGF）、转化生长因子－α/上皮生长因子（TGF－α/EGF）等。

遗传性前列腺癌：前列腺癌有一定的家族遗传倾向，一级亲属中有 2～3 人患前列腺癌的男性发生前列腺癌的概率高出对照组 5～11 倍。发病年龄＜55 岁的前列腺癌患者约 43% 有遗传倾向。在所有前列腺癌患者中仅约 9% 有家族遗传倾向。

（二）病理

前列腺癌较多发生于外周区，其次为移行区和中央区。最常见的病理类型是腺癌，占所有前列腺癌的 64.8%～98%，其他类型包括黏液腺癌、前列腺导管腺癌、小细胞癌、鳞癌和腺鳞癌、癌肉瘤、移行细胞癌、腺样基底细胞肿瘤及恶性间质肿瘤罕见。腺癌的特征表现是前列腺管腔衬以微腺泡增生样结构，没有基底细胞，其中一部分细胞以核变大为主。免疫组织化学技术的应用对前列腺癌的病理诊断有辅助价值。其中以 PSA 和高分子量的基底细胞特异性角蛋白（Clone 34β－E_{12}）最有意义。

WHO 根据腺管分化程度将前列腺癌分三级：高分化癌、中分化癌和低分化癌（或未分化癌）。Gleason 分级分 5 级（1 代表分化最好，5 代表分化最差），Gleason 评分从 2（1＋1）至 10（5＋5）分。Gleason 评分对应分为三级：高分化（2～4 分），中分化（5～7 分），低分化（8～10 分）。

前列腺上皮内瘤（PIN）是前列腺癌的癌前病变。

前列腺癌细胞分激素依赖型、激素敏感型和激素非依赖型三种，前两种占多数，不同的细胞类型对内分泌治疗的反应不同。

前列腺癌的分期常用的有 TNM 和 Whit－more－Jewett 分期（表 7－1）。

表 7－1　前列腺癌的分期对照表

hitmore－Jewett 分期	TNM 分期（1992 年）
A 前列腺偶发癌	
A_1 组织学检查肿瘤≤3 个高倍视野	T_{1a} 肿瘤组织体积＜所切除组织体积的 5%
A_2 组织学检查肿瘤＞3 个高倍视野	T_{1b} 肿瘤组织体积＞所切除组织体积的 5%
	T_{1c} 经 PSA 或 FRUS 筛选发现，经活检证实

续　表

hitmore－Jewett 分期	TNM 分期（1992 年）
B 局限于前列腺内的肿瘤	
B_1 小的孤立结节局限于前列腺一叶内（或肿瘤直径≤1.5cm）	T_{2a} 肿瘤≤1/2 一侧叶
B_2 多个结节，侵犯前列腺范围大于一叶内（或肿瘤直径>1.5cm）	T_{2b} 肿瘤>1/2 一侧叶
	T_{2C} 肿瘤累及两侧叶
C 前列腺包膜外侵	
C_1 肿瘤侵犯包膜但未侵犯精囊	T_{3a} 肿瘤伴同侧包膜外侵犯
	T_{3b} 肿瘤伴双侧包膜外侵犯
C_2 肿瘤侵犯精囊或盆壁	T_{3C} 肿瘤侵犯精囊
	T_{4a} 肿瘤侵犯膀胱颈、尿道外括约肌、直肠
	T_{4b} 肿瘤侵犯肛提肌和/或与盆壁固定
D 肿瘤有区域、远处淋巴结或脏器的转移	
D_1 肿瘤转移至主动脉分支以下的盆腔淋巴结	N_1 单个淋巴结转移，且淋巴结直径≤2cm
	N_2 单个淋巴结转移，且淋巴结直径>2cm，但≤5cm，或多个淋巴结转移，但淋巴结直径≤5cm
	N_3 淋巴结转移，且淋巴结直径>5cm
	M_{1a} 有区域淋巴结以外的淋巴结转移
D_2 肿瘤转移至主动脉分支以上的淋巴结或远处脏器的转移	M_{2b} 骨转移
	M_{3C} 其他器官组织转移
D_3 内分泌治疗抵抗的转移癌	

二、临床表现

前列腺癌的临床表现缺乏特异性，归纳起来主要有三方面的症状：

1. 膀胱出口梗阻症状　早期前列腺癌常无症状，只有当肿瘤体积大至压迫尿道时，才可出现膀胱出口梗阻症状。膀胱出口梗阻是前列腺癌最常见的临床表现，但与前列腺增生症（BPH）所引起的膀胱出口梗阻症状不易区别。前列腺癌所致膀胱出口梗阻症状发展较 BPH 所致膀胱出口梗阻症状快，有时缺乏进行性排尿困难的典型过程。由于多数前列腺癌患者同时伴有 BPH，因此，膀胱出口梗阻症状不具特异性。

膀胱出口梗阻症状通常分为梗阻性和刺激性两大类。梗阻性症状包括尿流缓慢、踌躇、尿不净，严重时可出现尿潴留（肿瘤压迫前列腺段尿道所致）。刺激性症状包括尿频、尿急，是梗阻引起继发性逼尿肌不稳定性所致。但是，当前列腺癌侵犯膀胱三角区或盆神经时也可出现刺激性症状。

国际前列腺症状评分（IPSS）用于评价前列腺癌所致膀胱出口梗阻的严重程度，并可作为前列腺癌非手术治疗效果的临床评价指标。

2. 局部浸润性症状　前列腺癌向尿道直接浸润可引起血尿，血尿是一个并不常见的症状，也不具特异性，在前列腺癌中发生率低于在 BPH 的发生率，不超过 16%。尿道外括约肌受侵犯时，可出现尿失禁。包膜外侵犯时，可致性神经血管束受损而出现阳痿。包膜受侵犯时可出现类似前列腺炎症状。精囊受侵犯时可出现血精，老年男性出现血精应怀疑前列腺癌可能。肿瘤侵犯直肠症状，表现为排便异常。在直肠镜检中发现的腺癌应怀疑可能系前列腺肿瘤侵犯所致，PSA 染色可资鉴别。

3. 转移性症状　骨转移的最常见症状是骨局部疼痛，骨扫描提示发生骨转移以脊柱特别是腰、胸椎最常见（74%），其次为肋骨（70%）、骨盆（60%）、股骨（44%）和肩部骨骼（41%）。椎体转移压迫脊髓引起的神经症状发生率为 1% ~12%。

前列腺癌致淋巴结转移发生率很高，但常难以发现。表浅淋巴结在常规查体中易于发现，深部淋巴结转移则难以发现，只有当转移淋巴结增大压迫相应器官或引起淋巴回流障碍时才表现出相应的症状，如肿大淋巴结引起输尿管梗阻、水肿、腰痛、下肢淋巴肿等，但此时多已属晚期。

前列腺癌转移至骨骼和淋巴系统以外器官和组织的发生率很低，但若出现，常表明肿瘤广泛转移已至晚期。

三、诊断

1. 直肠指检（DRE）　直肠指检对前列腺癌的诊断和临床分期具有重要意义。检查时要注意前列腺大小、外形、有无不规则结节、中央沟情况、肿块大小、活动度、硬度及精囊情况。前列腺增大、表面平滑、中等硬度者多为增生，触到硬结者应疑为癌。

早期前列腺癌（T_{2a}期）直肠指检时仅能触及结节而表面尚光滑（肿瘤未侵及包膜）。T_{2b}期前列腺癌直肠指检在触及结节同时可触及病变一侧前列腺增大。T_3 期前列腺癌直肠指检不仅可触及坚硬的结节，而且常因包膜受累而结节表面粗糙，致前列腺外形不正常，同时可触及异常的精囊，但前列腺活动尚正常。T_4 期前列腺癌直肠指检前列腺不但体积增大、变硬、表面粗糙、精囊异常，并且前列腺固定且边界不清。

直肠指检触及的前列腺硬结应与肉芽肿性前列腺炎、前列腺结石、前列腺结核、非特异性前列腺炎和结节性 BPH 相鉴别。此外，射精管病变、精囊病变、直肠壁静脉石、直肠壁息肉或肿瘤也可在直肠指检时误诊为前列腺肿瘤。

50 岁以上男性每年至少做一次直肠指检，作为筛选前列腺癌的主要方法之一。

2. 前列腺特异性抗原（Prostate specific antigen，PSA）　PSA 是由 237 个氨基酸组成的单链糖蛋白，分子量约为 34 KDa，由前列腺上皮细胞分泌产生，功能上属于类激肽释放酶的一种丝氨酸蛋白酶。目前 PSA 检测已成为前列腺癌筛选、早期诊断、分期预后、评价疗效、随访观察的一项非常重要的生物学指标。与传统的前列腺癌瘤标 PAP 相比，敏感性和特异性都有明显提高。血清 PSA 水平 0 ~4. 0ng/ml 为男性正常值范围。

前列腺按摩后血 PSA 水平会上升 1. 5 ~2. 0 倍，7 天后影响会明显减小。前列腺穿刺活检的患者血清 PSA 会明显升高，平均升高 5. 91 倍，前列腺穿刺活检后 PSA 检测应在至少一个月后进行。

PSAD 即血清 PSA 浓度与超声检查测定的前列腺体积的比值（PSA 单位为 ng/ml，前列腺体积单位为 ml），PSAD 在鉴别前列腺癌和 BPH 中有重要意义。前列腺癌患者血液中 fPSA/tPSA 的比值明显低于 BPH 患者。血 PSA 在 4. 0 ~10. 0ng/ml 时，PSAD 和 fPSA/tPSA 可以提高前列腺癌诊断的敏感性和特异性，但目前尚未确定标准的临界值。

PSAV 是指在单位时间内血清 PSA 水平的变化值。前列腺癌引起的 PSA 水平升高的速度较 BPH 快，目前以 PSAV 0. 75 ng/（ml·年）作为鉴别的标准。

不同年龄组的男性 PSA 值不同，前列腺癌的检测应选用年龄特异 PSA 参考值，对提高早期诊断率亦有重要意义（表 7-2）。

3. 前列腺特异膜抗原（PSM）检测　PSM 是前列腺细胞特有的一种固有跨膜糖蛋白，分子量为 100kDa，PSM 在血清中难以检测，较敏感的方法是检测患者外周血中 PSM mRNA。采用逆转录-巢式 PCR 技术检测前列腺癌患者血清 PSM mRNA 的阳性率达到 62.3%。检测外周血 PSM mRNA 的表达有助于发现临床未知的早期前列腺癌血行转移（微转移），从分子水平确定分期，也有助于判断前列腺癌复发和进展的情况。逆转录-巢式 PCR 技术同时检测前列腺癌患者血清 PSM mRNA 和 PSA mRNA 更可提高诊断的阳性率。

表 7-2　年龄与 PSA 的关系

年龄（岁）	血 PSA 正常范围 ng/ml	
	Oesterling 等（471 例）	Dalkin 等（5226 例）
40~49	0~2.5	
50~59	0~3.5	0~3.5
60~69	0~4.5	0~5.4
70~79	0~6.5	0~6.3

4. 影像学检查　经直肠的超声检查（TRUS）是前列腺癌影像学检查的最重要方法。超声检查的诊断准确率在 60%~80% 之间，明显高于 DRE 检查。超声检查中前列腺癌多呈低回声改变，外形不对称、回声不均匀、中央区和外周区界限不清和包膜不完整。精囊受侵犯也可在超声检查中发现。

静脉尿路造影对诊断前列腺癌本身并无特殊意义，早期前列腺癌除非有血尿症状，一般无需行 IVU 检查。前列腺癌骨转移者可以在 X 线平片中发现。

前列腺癌 CT 检查诊断率不如 TRUS，但对前列腺癌伴盆腔淋巴结转移者有重要意义，诊断准确率为 40%~50%。

MRI 诊断前列腺癌明显优于 CT 检查。T_2 加权像表现为高信号的前列腺周边带内出现低信号缺损区，但有时与前列腺炎不易区别。MRI 诊断率在 60%~80% 之间。MRI 可以通过腺体不规则、不对称及前列腺外脂肪组织影改变等来判断前列腺癌的包膜外侵犯。与 CT 相比，MRI 在诊断盆腔淋巴结转移上并无优越性。

放射性核素骨扫描诊断前列腺癌骨转移敏感性较 X 线检查高，能比 X 线早 3~6 个月发现转移灶，但也有假阳性结果，如关节炎、陈旧性骨折、骨髓炎、骨手术后等常可出现假阳性结果。X 线检查可以帮助鉴别。血 PSA 可帮助诊断骨转移，敏感性较高。PSA <20ng/ml 者，骨扫描少有异常发现。

5. 腹腔镜盆腔淋巴结活检术（LPLND）　腹腔镜盆腔淋巴结活检术可以准确判断淋巴结转移情况，手术适合于前列腺病理活检 Gleason 评分 >6 或 PSA >20ng/ml，但尚无转移证据的前列腺癌患者。

6. 穿刺活检　病理检查是诊断前列腺癌的金标准。前列腺穿刺活检按部位分为经会阴穿刺活检和经直肠穿刺活检，以经直肠穿刺活检最为常用。按使用穿刺针不同分为针吸细胞学检查和系统穿刺活检。前列腺穿刺活检可在肛指引导和各种影像学检查引导下进行，超声检查和肛指引导下的前列腺穿刺活检最为常用。

前列腺穿刺活检的诊断准确率可达90%左右，经直肠超声引导下的前列腺穿刺活检准确率较肛指引导下穿刺为高。对前列腺无结节，但怀疑前列腺癌者应行系统穿刺活检（六针穿刺法，即左右叶各三针）。

前列腺穿刺活检前患者的常规准备包括：①停止使用抗凝剂、抗血小板剂5～7天。②检查前2～4小时清洁肠道。③适当应用抗生素。

前列腺穿刺活检的常见并发症有感染、出血、血管迷走神经反应和肿瘤种植等。并发症发生与穿刺针的类型、引导方法等无关。

四、治疗

（一）随访观察

T_{1a}和T_{1b}期前列腺癌的转归截然不同。T_{1a}期前列腺癌患者病情进展缓慢，随访4年只有4%患者发现病情进展，而T_{1b}期则高达33%。对T_{1a}期只需随访观察，只有年轻、预期寿命>10年的T_{1a}期患者需要积极治疗。T_{1b}和T_{1c}期应行积极治疗，对预期寿命<10年、病理分级呈高分化的前列腺癌可随访观察。

（二）前列腺癌根治术

适合于预期寿命>10年的临床T_1和T_2期患者，也是T_3期前列腺癌的有效治疗方法，疗效明显优于其他治疗方法。手术的关键是尽可能彻底地切除病灶。手术的效果与分期关系密切，因此准确的术前分期十分重要。精囊侵犯并不是根治术的禁忌证，但提示单纯根治术效果不理想，往往需辅以其他治疗。

前列腺癌根治术的早期并发症有出血、直肠损伤和血栓形成。远期并发症有膀胱颈部挛缩、尿失禁和阳痿。

（三）内分泌治疗

前列腺癌是一种激素依赖性疾病，采用内分泌治疗可取得良好的近期疗效。内分泌治疗是局部晚期前列腺癌，伴有盆腔淋巴转移和伴有远处转移的前列腺癌的主要治疗方法（参照Whitmore分期分别为C期、D_1期和D_2期）。

内分泌治疗前列腺癌主要是通过下列途径达到减少雄激素作用的目的：①抑制垂体促性腺激素的释放，抑制睾丸酮的产生。②双侧睾丸切除术，去除睾丸酮产生的源地。③直接抑制类固醇的合成，减少睾丸酮的产生。④抑制靶组织中雄激素的作用。

（1）睾丸切除术：双侧睾丸切除后，血睾酮水平迅速下降至术前水平的5%～10%，从而抑制前列腺癌细胞的生长，血PSA水平迅速下降，转移性骨痛可迅速缓解。手术简单安全，可在局麻下完成。疗效可靠，并发症少。

（2）LHRH－A（促性腺释放激素促效剂）：LHRH－A与垂体性腺质膜上的LHRH受体具有高度的亲和力，作用能力比LHRH更强和更长。给药初期可刺激垂体产生LH和FSH，使睾酮水平上升，但很快垂体的LHRH受体就会丧失敏感性，使LH和FSH分泌停止，睾丸产生睾酮的能力也随之降至去势水平，LHRH－A的作用可维持长达三年之久。另外，动物实验证明，LHRH－A对前列腺癌细胞也有直接的抑制作用。

（3）雌激素治疗：雌激素是最早应用于前列腺癌内分泌治疗的药物。己烯雌酚（Diethylstilbestrol，DES）是最古老药物，其作用机制主要是通过反馈抑制垂体促性腺激素分泌，从而抑制睾丸产生睾酮。另外，雌激素对前列腺癌细胞也有直接的抑制作用。常用剂量为1～3mg/d。常见不良反应有恶心、呕吐、水肿、阳痿、男性乳房女性化。

（4）抗雄激素治疗：抗雄激素药物分为类固醇类和非类固醇类两大类。

类固醇类抗雄激素药物主要是孕激素类药物，具有阻断雄激素受体和抑制垂体释放LH，从而抑制睾酮分泌达到去势后水平的双重作用。但如果单独长期使用，睾丸会逃逸垂体的抑制作用而使睾酮水平逐渐回升。因此，这类药物不如己烯雌酚或睾丸切除术疗效稳定。常用的有醋酸环氯地孕酮（环丙甲地孕酮）（Cyproteron acetate，Androcur），是第一个用于治疗前列腺癌的抗雄激素药物。口服100mg，每日2次，有效率为70%。不良反应有胃肠道症状及男性乳房女性化。非类固醇类抗雄激素药物常用有3种：①氟他胺。②尼鲁米特。③康士得。

（四）放射治疗

20世纪50年代Bagshow在前列腺癌根治治疗方法中引入放射治疗，40年的临床实践证明，放疗可以有效地治疗前列腺癌，局部控制率可高达65%～88%。

（1）外照射放射治疗：外照射放射治疗最适合于局限于前列腺的肿瘤。PSA值较高，Gleason分级较高或肿瘤较大，以及激素非依赖性前列腺癌可考虑放疗。

外照射放疗的照射野的设计按如下规律：在肿瘤靶体积（GTV）的基础上增加一定边缘，构成临床靶体积（CTV），再增加一定边缘，构成计划靶体积（PTV）。

射线的能量：用高能光子射线（>10MV的X线）治疗有较好的剂量分布，并可降低并发症。放射治疗的剂量和分期有关。

放疗的长期结果令人满意。T_1和T_2期患者5年的无病生存率为80%～90%，10年生存率为65%～80%，与根治性前列腺癌切除的结果相似。T_3期患者5年的生存率为56%～78%，10年生存率为32%～54%，局部复发率为12%～38%，远处转移为33%～42%。

放疗的不良反应表现为直肠和膀胱的症状，如腹泻、直肠不适、尿频和尿痛等。一般在放疗开始的第3周出现，治疗结束后数天至数周消失。晚期并发症在治疗后3个月以上才出现，较少发生。

（2）三维适形放射治疗（3-DCRT）：三维适形放射治疗采用计算机技术精确设计照射野的轮廓，按三维图形重建前列腺、精囊和扩展的边界，分析体积剂量关系，适当提高靶区的剂量，降低高能射线对周围正常组织的影响，提高局部控制率，减少并发症。

（3）组织间放射治疗：在经直肠超声（TRUS）引导下，经会阴皮肤插入^{125}I或^{103}Pa，可联合外放疗。用间隔5 mm层面的CT或三维超声做出治疗计划系统（TPS），^{125}I的剂量可达160 Gy，^{103}Pa达115 Gy。在CT影像上计算出等剂量轮廓线，评估实际照射前列腺及周围正常组织的剂量。

文献报道T_1和T_2期前列腺癌患者组织间放疗的5年生存率在60%～79%。3年中有86%的患者保持性功能。有研究发现组织间放疗与外放疗的10年生存率和局部复发率相似。

组织间放疗的最常见并发症为直肠溃疡，其次为膀胱炎、尿失禁和尿道狭窄等。

（五）冷冻治疗

前列腺癌的冷冻治疗开始于20世纪60、70年代。冷冻治疗的作用机制主要是冷冻导致前列腺上皮细胞和基质细胞的出血性和凝固性坏死，但前列腺结构存在。对治疗不够彻底者可重复治疗，但目前不能作为前列腺癌治疗的一线疗法。

（六）化学药物治疗

磷酸雌二醇氮芥（EMP）对内分泌治疗后复发患者的总有效率为30%～35%，症状改善率可达60%左右。常用剂量为280mg，每日2次。连续使用3周后改为每周注射2次。使用3～4周后若无效，应停止使用。出现严重并发症时应停药。以雌莫司汀为主的联合化疗临床试验在进行中，如雌莫司汀＋长春碱或拓扑异构酶Ⅱ抑制剂（依托泊甙）或紫杉酚。

其他方法如生长因子抑制剂苏拉明（suramin），可诱导凋亡，调节细胞信号传导，诱导分化和免疫治疗等，需要深入的研究。

五、预后和随访

PSA是监测和评价治疗效果的敏感而方便的指标。前列腺癌根治术后PSA＜0.1ng/ml的患者复发率低，PSA＞0.4ng/ml的患者，复发的可能性较大。放射治疗有效者，血PSA应逐渐下降，在1年左右时间内降至＜1ng/ml。若PSA水平下降缓慢或下降后又有升高趋势，则预示有肿瘤残留或复发。接受内分泌治疗的患者，PSA应逐渐下降至＜1ng/ml，若PSA不降或下降不明显，仍＞10ng/ml或短期下降后又出现升高，提示肿瘤为激素非依赖性。

（赵　强）

第八章　上尿路结石

第一节　临床表现

上尿路结石包括肾结石和输尿管结石，是尿石症的主要组成部分。绝大多数上尿路结石是在肾脏内形成的，当其下降到输尿管后即成为输尿管结石。只有一小部分上尿路结石是在输尿管内形成的。据统计，肾结石的发病率最高，达47.4%；输尿管结石占32.6%。绝大部分输尿管结石是在肾脏内形成后下降到输尿管的。输尿管的三个狭窄段（肾盂输尿管交界部、与髂血管交界处和输尿管壁段）是结石最常停留的部位。

上尿路结石常表现为腰部或腹部疼痛。轻则感腰部酸胀或不适，重则呈严重的绞痛症状。绞痛常突然发作，多数发生在夜间或早晨。疼痛可向下腹部、腹股沟、股内侧放射，女性则放射至阴唇部位。输尿管中段结石时疼痛常放射到侧腰部和腹部；接近膀胱时，则出现尿频、尿急症状。这种放射性疼痛可能与精索和睾丸血供或卵巢血供受影响有关。肾绞痛发作时可出现恶心、呕吐症状，肾绞痛发作时，患者常表情异常痛苦，双手紧压腹部和腰部，甚至在床上翻滚，呻吟不已，大汗淋漓。发作常持续数小时，但亦可数分钟即自行缓解。当结石向下移到输尿管中段时，疼痛常常可放射到外侧胁腹部和腹部，同时伴有血尿，有时为全程肉眼血尿，尿液呈鲜红色、茶叶水色或洗肉水色，也可为镜下血尿，还可合并感染。当输尿管结石接近膀胱时，由于自主神经系统传导内脏疼痛，患者常分不清疼痛来源的情况而主诉出现尿频和尿急症状。腹腔神经节负责肾脏和胃的神经传导。因此肾绞痛时，恶心、呕吐等症状比较常见。另外，因局部刺激作用引起的肠梗阻，肠蠕动停滞，或腹泻等症状也并不少见。这些由肾绞痛引起的，与胃肠道疾病症状相似的症状，使得肾绞痛容易与包括胃肠炎症、急性阑尾炎、结肠炎和输卵管炎在内的腹部疾病相混淆。如为双侧输尿管同时完全梗阻、独肾或对侧肾脏无功能时并发输尿管结石完全梗阻，可出现无尿。肾、输尿管结石可引起局部黏膜的机械性损害，使黏膜上皮细胞脱落、引起输尿管息肉、肾组织溃疡及纤维增生，甚至出现肾钙化。如结石长期（超过一个半月）停留在输尿管的某一部位，会使输尿管黏膜发生炎症、水肿，甚至形成息肉（包括炎症性息肉和纤维性息肉），导致尿路黏膜的恶性变（包括移行细胞癌、鳞状细胞癌等）。如与局部输尿管壁发生粘连，会阻碍结石的排出，造成上尿路不同程度的梗阻。长期使用利尿药物排石治疗可增加结石近端输尿管及肾脏内的压力，而导致肾积水并损害肾功能。有的结石可因无明显临床症状而被忽视，逐渐形成巨大肾积水，而使肾功能完全丧失。一旦合并感染又处理不及时，还会发展为肾积脓。

感染形成的结石大多数为铸型结石，可以占据整个肾集合系统。其成分多为磷酸镁铵结石。感染急性发作时可出现发热、腰痛、排尿困难、尿频、血尿，而被误诊为急腹症。偶尔可形成黄色肉芽肿性肾盂肾炎，出现发热、寒战、腰痛、排尿困难、尿频、尿急、脓尿等症状。严重者可致肾衰竭，个别患者可导致自发性瘘（通向体表或腹腔）。大多数感染结石是不透X线的。由于磷酸镁铵结石的晶体间隙内可停留细菌，抗菌药物并不能完全渗入结石内，故尿内可存在持续感染。Lingeman等认为纯磷酸镁铵结石一般不合并有代谢性疾病，但在草酸钙与磷酸镁铵混合的结石中则可有代谢性疾病。女性更倾向于形成感染结石。异物及神经源性膀胱也可导致感染结石。磷酸镁铵结石可形成铸型结石。尿培养可检出致病菌，但培养阴性不能排除结石内部的细菌。

事实上，尿石症是一种多因素的疾病。例如，在高草酸尿的患者中，48%有高钙尿；38%有高尿酸尿；21%有低枸橼酸尿。只有12%的患者高草酸尿是唯一的异常。3/4的高草酸尿患者有合并的代谢异常。Pak等分析了3473例结石患者的尿标本，41%有高钙尿，其中23%有高草酸尿、17%有低枸橼酸尿。

（周建民）

第二节　诊断

对任何尿石患者的诊断都应包括：有没有结石、结石的数量、结石的部位、结石可能的成分、有无并发症及结石形成的原因。只有弄清了上述这些问题之后，才算得到了一个完整的诊断。

一、病史

由于尿石症是多因素的疾病，故应详细询问病史。具体包括：

（1）饮食和水摄入情况：如肉类、奶制品的摄入等。

（2）药物服用史：主要了解服用可引起高钙尿、高草酸尿、高尿酸尿等代谢异常的药物。

（3）尿路感染史：尿路感染，特别是产生尿素酶的细菌的感染可导致磷酸镁铵结石的形成。

（4）活动情况：长期固定可导致骨质脱钙和高钙尿。

（5）全身性疾病：原发性甲状旁腺机能亢进、RTA、痛风、肉状瘤病等都可以引起尿石症。

（6）遗传史：如RTA、胱氨酸尿、吸收性高钙尿等都有家族史。

（7）泌尿系统解剖结构情况：先天性（肾盂输尿管交界处梗阻、马蹄肾）和后天性（前列腺增生症、尿道狭窄）的尿路梗阻都可以引起尿石症。髓质海绵肾是含钙结石患者中最常见的肾结构畸形。

（8）既前的手术史：肠管的切除手术可引起腹泻，并引起高草酸尿和低枸橼酸尿。

即便首次发生结石的患者，也应该进行代谢检查。而如复发发作，特别是患病理性骨折、骨质疏松症（osteoporosis）、尿路感染、痛风患者更应该做详细的代谢检查。对胱氨酸结石、尿酸结石及感染结石患者，必须作详细的代谢检查。

代谢检查的指征是：复发结石、家族史、肠道疾病（慢性腹泻）、病理性骨折、骨质疏松症、感染结石史、痛风病史、孤立肾、解剖畸形、肾功能不全、对胱氨酸结石、尿酸结石及感染结石患者。

二、上尿路结石的体征

肾绞痛发作时，患者躯体屈曲，腹肌紧张，肋脊角有压痛或叩痛。肾绞痛缓解后，也可有患侧脊肋角叩击痛。肾积水明显者在腹肌放松时可触及增大的肾脏。输尿管结石的患者有时在患侧输尿管行程有压痛，直肠指诊可能触及输尿管下端结石。

三、实验室检查

（1）尿化验：尿化验可分为一般检查和特殊检查。

1）一般检查主要为尿常规，它包括 pH、比重、红细胞、脓细胞、蛋白、糖、晶体等。尿石患者的尿中可以发现血尿、晶体尿和脓细胞等。尿 pH 的高低常提示结石可能的成分：磷酸钙、碳酸磷灰石结石患者的尿 pH 常高于 7.0；而尿酸、胱氨酸和草酸钙结石患者的尿 pH 常小于 5.5。可见镜下血尿或肉眼血尿。但 15% 的患者没有血尿。在非感染性结石，可有轻度的脓尿。

2）特殊检查：

A. 尿结晶检查：应留取新鲜尿液。如看见苯样胱氨酸结晶提示可能有胱氨酸结石；如尿中发现尿酸结晶，常提示尿酸结石可能；发现信封样的晶体就可能是二水草酸钙结石；棺材盖样晶体则为磷酸镁铵晶体；在疑有磺胺类药物结石的患者的尿中会发现磺胺结晶。

B. 尿细菌培养：对怀疑有感染结石或有尿路感染症状的患者，应作尿细菌培养。菌落 >105ml 者为阳性。尿培养如为产生尿素的细菌，则有感染结石存在的可能。药敏试验则可了解最有效的抗生素。

C. 24 小时尿的化验：须正确收集 24 小时的尿液，尿量的记录要准确。化验的内容包括：24 小时尿钙、磷、镁、枸橼酸、尿酸、草酸、胱氨酸等。

（2）血生化检查

1）正常成人血清钙为 8.5 ~ 10.4mg/dl，无机磷为 2.7 ~ 4.5mg/dl。原发性甲状旁腺功能亢进的患者血清钙高于正常值，常在 11mg/dl 以上，且同时伴有血清无机磷降低。

2）正常成人男性血清尿酸不超过 7mg/dl，女性则不超过 6.5mg/dl。当超过此值时为高尿酸血症。痛风的患者血尿酸增高。

3）肾结石伴有肾功能障碍时常有酸中毒，此时血清电解质改变，血清钠和二氧化碳结合力降低，血钾不同程度的升高。肾小管酸中毒时可出现低钾和高氯血性酸中毒。

4）尿素氮和肌酐的测定可了解患者的肾功能，当肾功能受到损害时血中的尿素氮、肌酐可有不同程度的增高。

总之，尿石患者的血液和尿液化验有助于了解尿石患者的肾功能、有无并发感染、结石可能的类型及结石成因、并对指导结石的治疗及预防起作用。

四、影像学检查

影像学检查是诊断尿路结石最重要的方法。包括腹部平片、排泄性尿路造影、逆行肾盂造影，或作经皮肾穿刺造影、B 超、CT 等。

（1）腹部平片：腹部 X 线平片是诊断尿路结石最重要的方法。根据肾、输尿管、膀胱、尿道区的不透 X 线阴影，可以初步得出有无结石的诊断。结石中的含钙量不同，对 X 线的透过程度也不同。根据在X线平片上显示的致密影可以判断结石的成分，草酸钙结石最不透X线；磷酸镁铵次之；尿酸结石是最常见的可透X线结石；胱氨酸结石因含硫而略不透X线。肾钙化常见于髓质海绵肾（接近沉积在扩张的集合管）。也可与腰椎横突的密度进行比较，并作出诊断。还有10%的不含钙结石不易被X线平片所发现。

腹部的钙化阴影可与尿路结石相混淆。这些钙化的阴影主要有：①肠道内的污物及气体；②肠系膜淋巴结钙化阴影；③骨骼部分的骨岛形成（如骶髂关节区域）、第11、12肋软骨钙化；④骨盆区域的静脉钙化所形成的“静脉石”阴影；⑤体外的异物干扰（如纽扣、裤带上打的结等）；⑥消化道钡剂检查后没有排净的钡剂。

（2）排泄性尿路造影：排泄性尿路造影除了可以进一步确认在X线平片上不透X线阴影与尿路的关系外，还可见患侧上尿路显影延迟；肾影增大；肾盂及梗阻上方的输尿管扩张、迂曲等改变，并据此了解肾脏的功能情况。必要时需延长造影的时间以求患侧尿路满意显影。对较小的输尿管壁段的结石，充盈的膀胱影可掩盖结石的影像，此时可嘱患者排尿后再摄片。可透X线的结石在IVP片上可表现为充盈缺损，通过IVP片还可以了解肾脏的形态、有无畸形等情况。

（3）急性肾绞痛时的排泄性尿路造影：对经常规检查还无法明确诊断的患者，如急诊肾图表现为梗阻型肾图，可立即进行排泄性尿路造影检查。只要作好必要的准备（如给患者缓解疼痛）并适当延长造影的时间，是完全可以得到明确的诊断的。其主要表现为：患侧肾脏显影时间延迟（一般于120～240分钟时可达到目的）、肾脏体积增大，造影剂在结石的部位排泄受阻。据此，可以明确结石的诊断。急诊泌尿系造影能够明确诊断的机制为：①一侧上尿路急性梗阻时，健侧肾脏的代偿功能不能很快出现，使造影剂能在血液内滞留较长的时间；②输尿管急性梗阻后，患侧肾脏内有回流发生。一方面降低了患侧上尿路的压力，改善肾皮质的血液循环，较长时间地维持肾单位的功能；另一方面使梗阻部位以上滞留的尿液不断更新，并从血液中得到造影剂，经过一段时间后终于使梗阻以上部位清晰地显影。

（4）逆行造影：在下列情况下需要行逆行造影以协助诊断：①因种种原因所致排泄性尿路造影不满意时；②排泄性尿路造影发现肾、输尿管的病变，需要进一步明确病变的部位、范围和性质时；③怀疑肾、输尿管内有阴性结石、息肉时；④为明确平片上与输尿管导管重叠的可疑不透光阴影应摄双曝光片；⑤某些肾鹿角型结石手术前，逆行造影可帮助了解结石与肾盂、肾盏的关系。造影剂可为泛影葡胺，也可为空气。

（5）肾穿刺造影：在逆行造影失败时，可进行肾穿刺造影。因可能会引起一些并发症，故现已很少使用。

（6）肾图：肾图是诊断尿路梗阻的一种安全可靠、简便无痛苦的方法，可了解分肾功能和各侧上尿路通畅的情况，作为了解病情发展及观察疗效的指标。其灵敏度远较排泄性尿路造影高。利尿肾图则可以对功能性梗阻及机械性梗阻进行鉴别。急性肾绞痛时如经常规检查尚不能明确诊断，可行急诊肾图检查，以期及时作出诊断。

（7）超声检查：B超检查可对肾、输尿管、膀胱内有无结石及有无其他合并病变作出诊断，确定肾脏有无积水。尤其能发现可透X线的尿路结石，还能对结石造成的肾损害和某些结石的病因提供证据。它能发现肾脏、膀胱内较大的结石，对输尿管结石的检出率也可达87.8%。但B超也有一定的局限性，它不能鉴别肾脏的钙化与结石、不能区分输尿管结石与肠内容物、不能直观地了解结石与肾、输尿管之间的关系、也不能看出结石对肾、输尿管的具体影响，更重要的是B超不能对如何治疗结石提供足够的依据。因此，B超只能作为尿石症的一种辅助或筛选检查。在B超发现有结石或“结晶”后，还应作进一步检查，如排泄性尿路造影等。

（8）CT检查：对X线不显影的阴性结石以及一些通过常规检查无法确定诊断进而影响手术方法选择的尿石患者，可进行CT检查。CT检查可以显示肾脏大小、轮廓、肾结石、肾积水、肾实质病变及肾皮质的厚度，还能鉴别肾囊肿或肾积水；可以辨认因尿路以外病变（如腹膜后肿瘤、盆腔肿瘤等）造成的尿路梗阻病变；增强造影可了解肾脏的功能；对因结石引起的急性肾功能衰竭，CT能有助于诊断的确立。

CT诊断的准确率可达到100%，成为诊断的金标准。CT不仅是非侵入性的检查，可显示整个尿路且能快速的、准确的、客观的确定结石的大小、位置及性质，还能估计梗阻的存在、肾积水的程度及诊断的选择。

应用螺旋CT扫描对泌尿系统作三维重建能发现KUB不能明确诊断的急性肾绞痛患者，已成为对急诊肾绞痛患者的常规检查方法。它的另一个优点是能探测到非泌尿系病变，如易与肾绞痛混淆的急性阑尾炎、卵巢囊肿、腹膜后肿瘤转移灶压迫输尿管等，并可鉴别输尿管结石及位于盆腔的静脉石等。

CT作为尿石症的诊断方法，CT不仅能够确定结石的性质、大小、位置，而且能确定梗阻的存在，并对腰部及腹股沟区的疼痛明确诊断。有效的辐射剂量为2.5mSv，是很低的。对无症状的患者，尿石症的诊断率为7.8%，大部分为3.0mm。对有症状而怀疑有尿石症者，能快速、准确、无创地诊断，且能发现梗阻、肾积水、肾周改变及肾水肿。其他影像学检查对尿石症的诊断则缺乏敏感性及特异性。CT平扫还可以意外发现泌尿系统外的疾患。可以了解到无症状的尿石症真正的发病率。

（周建民）

第三节　治疗概述

一、急性肾绞痛的治疗

（1）对绞痛不严重的患者，可以给予吲哚美辛（消炎痛栓）100mg，肛门内给药。输尿管急性梗阻时肾盂内压力升高，刺激肾髓质合成前列腺素E_2。前列腺素E_2可使肾血流量增加并抑制抗利尿激素，产生利尿作用，进一步增加肾盂内的压力，使输尿管结石在排出的过程中可引起剧烈的绞痛。吲哚美辛是一种非激素类抗炎药物。静脉注射吲哚美辛后，一方面通过改善结石附近输尿管的尿流而降低压力；另一方面，它又是前列腺素合成的强有力的抑制剂，能抑制前列腺素E_2的合成以及前列腺素E_2的作用，75%的患者在用药后约20分钟内肾绞痛完全缓解。吲哚美辛口服后经肝脏处理，其抑制前列腺素E_2合成的作用大大减弱。由于正常人直肠齿状线以下黏膜的静脉是直接回流进入下腔静脉的，而齿状线以上黏膜的静脉是通过肠系膜下静脉回流进入门静脉的。吲哚美辛栓在直肠内溶化并经黏膜吸收后直接进入体循环，即能发挥缓解肾绞痛的作用。

也可口服黄体酮、硝苯地平（心痛定）等药物。黄体酮具有显著的持久止痛作用，一般用药后30分钟大多数肾绞痛缓解，继续用药并能预防肾绞痛发作，或明显减轻疼痛。口服硝苯地平5～10mg，每日3次，可使肾绞痛得到缓解。舌下含服作用较口服迅速，绞痛发作时立即舌下含服，5分钟后即能够缓解疼痛。硝苯地平用后不良反应一般较轻，初服者常见面部潮红、心悸、窦性心动过速。孕妇忌用。还可直肠内应用双氯芬酸胶浆。

α－受体阻滞剂坦索罗辛能减少输尿管的收缩，缓解肾绞痛，对促进碎石术后结石碎片的排出也有作用。

（2）绞痛较重时，可给予肌内注射阿托品0.5mg和（或）哌替啶50mg。可用哌替啶（50～100mg）或吗啡（10～15mg）肌内注射。然而，即便是静脉注射吗啡，在30分钟时也只有36%的患者有效。

（3）输液利尿：一般可输1000～1500ml液体，必要时还可以加用利尿药物（肌内注射呋塞米20mg或静脉输入甘露醇250ml）。

（4）还可采用针灸（肾俞、膀胱俞、足三里、阿是穴等）和局部封闭（肾囊或患侧腹股沟皮下环封闭）的方法。

（5）对绞痛严重、药物治疗没有明显好转而诊断明确的输尿管结石患者，可急诊行体外冲击波碎石或输尿管镜下的钬激光碎石术。

对口服药物后症状不能得到控制、结石引起无尿（一般见于独肾）或合并感染、直径大于6mm的结石自行排出的可能性极小，应采取积极的方法治疗。

二、非手术治疗

尿石症的治疗方法很多，应根据患者的全身情况、结石部位、结石大小、结石成分、有无梗阻、感染、积水、肾实质损害程度以及结石复发趋势等来制定治疗方案。在结石比较小、没有肾积水及其他并发症、估计结石可以自行排出的情况下，常先进行中西医结合治疗。大部分患者经中西医结合治疗后，结石会自行排出。

影响结石自行排出的因素主要有：结石的大小、位置、结构、平滑肌痉挛、黏膜下水肿及解剖。α－受体阻滞剂、钙通道阻滞剂、前列腺素合成酶抑制剂等的应用对输尿管结石的排出有作用。

对经过一段时间治疗，结石仍未排出的患者，应采取其他治疗（如体外冲击波碎石）或及时进行手术治疗，以保护肾功能。对各种原因引起的代谢性结石应当根据具体情况选择相应的药物治疗（如用药物降低血、尿中的钙、磷、尿酸、草酸、胱氨酸等）。

非手术治疗的主题是大量饮水，使24小时尿量超过2L。一方面预防结石的形成；另一方面降低尿石成分的过饱和度。但患者往往难以承受。

三、多发结石的治疗原则

（1）对双侧肾结石，先处理肾功能较好的一侧结石；如两侧肾功能相似，则先处理容易手术的一侧肾结石。

（2）当同时有肾结石和输尿管结石时（同侧或双侧），一般先处理输尿管结石，然后再处理肾结石。

（3）上尿路和下尿路结石同时存在时，如下尿路结石并未造成梗阻，则先处理上尿路结石；如上尿路结石还没有影响肾功能，则可先处理下尿路结石。

四、总攻疗法

“总攻疗法”是指在短时间里采用一系列的中西医结合手段，增加尿流量、扩张输尿管、增强输尿管蠕动，促使肾、输尿管结石排出的方法。适用于直径小于4mm的肾结石或输尿管结石。“总攻疗法”的优点是便于推广，缺点是一般要花费比较多的时间，患者需耐受排石的痛苦，有的患者排石的时间会比较长。它主要包括以下内容：①每日口服排石药物。②快速饮水2000～3000ml或静脉内快速滴注10%葡萄糖液1000～2000ml，以增加体内的水分。③饮水或补液后立即肌内注射呋塞米20mg或静脉注射甘露醇250ml，以增加尿量。④同时肌内注射阿托品0.5mg，以使输尿管平滑肌松弛、输尿管扩张。⑤针刺三阴交、肾俞、膀胱俞、曲骨、中极、关元、阿是等穴位，也可贴耳穴。通过穴位刺激，增强输尿管蠕动，促使结石排出。⑥输液结束后即嘱患者多活动，如跳绳、跑步、跳楼梯等，促使结石排出。⑦以上方法每3～5天为一个疗程。

五、高钙尿的治疗

（1）多饮水，以增加尿量，降低形成结石成分的尿饱和度。

（2）调整饮食结构，主要是减少奶及奶制品、动物蛋白的摄入，多摄入富含植物纤维素多的食物。

（3）噻嗪类利尿剂：噻嗪类利尿剂直接刺激远曲小管对钙的重吸收，促进钠的排泄，可用于治疗高钙尿，被广泛地用于复发性草酸钙结石患者。可使结石的形成降低90%。氢氯噻嗪的剂量为25～50mg，每日2次。也可用三氯钾噻嗪（2mg，每日2次）或苄氟噻嗪（2.5mg，每日2～3次）。30%～35%的患者中有副作用，其中大部分患者会因此而终止治疗。长期的噻嗪类利尿剂治疗可导致体液减少、细胞外液减少、近曲小管对钠和钙的重吸收。噻嗪类利尿剂也促进甲状旁腺素对增加肾钙重吸收的作用。噻嗪类利尿剂不减少肠道内钙的吸收，故对吸收性高钙尿无效，而在肾性高钙尿患者则减少。噻嗪类药可增加尿镁和锌的排泄，但这种反应不是持续性的。由于噻嗪类利尿剂治疗造成钾的丢失可以引起低钾血症及细胞内酸中毒。

治疗期间，尿钙明显减少而尿草酸没有改变。尿pH及枸橼酸明显增加，草酸钙的饱和度明显减少46%。尿石形成率从2.94/年降至0.05/年。腰椎的骨密度增加5.7%。因此认为限制饮食中的钙和草酸、应用噻嗪类药及枸橼酸钾可以满意的控制高钙尿、能阻止磷酸纤维素钠治疗的常见并发症。

副作用轻微，见于30%～35%的病例。多见于治疗的初期，持续治疗后消失。疲乏和嗜睡是最常见的症状，发生在没有低钾血症时。特别是对明显缺钾者、洋地黄治疗者及低枸橼酸尿者，应考虑补钾。偶尔可引起原发性甲状旁腺功能亢进。部分患者中，可引起性欲降低及性功能障碍。

噻嗪类药也可用于治疗肾性高钙尿。它能通过增加远曲小管钙的重吸收、减少细胞外容量及刺激近曲小管钙的重吸收纠正肾钙漏。物理化学方面，噻嗪类药治疗可使钙排泄减少，使尿的环境对草酸钙和磷酸钙不饱和。尿的抑制剂活性增加。可口服氢氯噻嗪（25mg，2次/日），氯噻酮（25～50mg/d）和吲达帕胺（2.5mg/d）。应补充枸橼酸钾（40～60mmol/d）。三氯噻嗪也有用4mg/d。阿米洛利联合噻嗪类药（Moduretic）可能比单独应用噻嗪类药能更有效降低尿钙排泄。但它不能增加枸橼酸的排泄。由于阿米洛利是保钾的，故不必要补钾。

（4）磷酸纤维素钠（sodium cellulose phosphate）：口服后能在肠道内与钙结合而降低肠钙的吸收。应该仅用于严重的、对噻嗪类药治疗无效的Ⅰ型吸收性高钙尿。它能抑制吸收性高钙尿及复发性肾结石患者钙在肠道内的吸收（85%），减少尿钙排泄50%～70%，但它不能纠正钙转换的基本失衡。对于吸收性高尿钙症，可联合应用磷酸纤维素钠、补充镁及限制饮食中的草酸等方法，以减少尿钙、减少钙盐的结晶，又能保持骨密度及临床的疗效。口服磷酸纤维素钠10～15g/d可减少尿钙及钙盐的饱和度，结石的复发率减少78%。它可能有三个并发症：①在肠道钙正常吸收的患者或肾性高钙尿及重吸收性高钙尿患者中可以引起钙的负平衡；②可以引起镁的减少；③可以引起继发性高草酸尿。这些并发症可以通过以下方案来解决：①葡萄糖酸镁1.0～1.5g，每日2次（仅限于Ⅰ型吸收性高钙尿及补充镁）；②适当限制饮食中的草酸。还可以有明显的胃肠道副作用。

但是，磷酸纤维素钠或噻嗪类药都不能解决吸收性高钙尿的基本病理改变。

（5）枸橼酸盐：尿枸橼酸盐升高可使草酸钙饱和度下降，减少钙盐结晶和结石的形成；如果噻嗪类药失去了其低钙尿作用（长期应用后），如初期服用噻嗪类药，降尿钙作用消失，可停药一段时间。此时，可推荐枸橼酸钾及饮食限制。

（6）正磷酸盐（orthophosphate）：正磷酸盐（含0.5g磷的钠或钾的中性或碱性的盐，3～4次/日）能在肠道内与钙结合并减少其吸收。正磷酸盐能减少1，25－$(OH)_2-D_3$的产生而不影响甲状旁腺的功能。在用正磷酸盐治疗的复发性结石患者中，缓解率为75%～91%。在用中性或碱性磷酸盐治疗时，尿磷的排泄明显增加，增加尿中抑制作用。从物理化学的角度看，正磷酸盐降低了尿中草酸钙的饱和度，但增加了磷酸氢钙，故它禁用于磷酸镁铵结石患者。正磷酸盐还可引起胃肠道功能失调和腹泻。磷酸钾（UroPhos－K）缓释的正磷酸盐能控制肠道内的钙释放。UroPhos－K含有钾的磷盐而不含有钠。这个药用于pH＝7的时候，避免了磷酸钙在尿中的结晶形成。UroPhos－K没有明显的胃肠道副作用，也不明显增加空腹血钾及血磷。它可以明显降低尿钙但不改变尿草酸排泄。草酸钙的饱和度降低但对磷酸氢钙没有影响。

（7）治疗高钙尿的原因：如对原发性甲状旁腺功能亢进进行手术治疗；对肾小管性酸中毒者的治疗原则是纠正酸中毒、及时补钾和对症处理以减少并发症；长期卧床的患者则需适当增加活动、保持尿液引流通畅、控制尿路感染。

（8）饮食钙的作用：新的观点认为，对含钙结石患者应给予适当的钙的摄入。以往限制饮食中钙的摄入导致肠道内可利用的草酸增加及草酸的吸收增加，使草酸钙的过饱和度上升。这样做可以减少一半尿石症患者。对绝经期妇女的研究发现，补充钙的摄入并没有对尿钙、尿草酸及尿枸橼酸水平造成有害的影响。在大多数绝经期骨质疏松的患者进食时补钙或补钙加雌激素都不会增加草酸钙结石形成的危险。

尿钙增加而尿草酸减少，使尿中钙/草酸的比例增加而不增加草酸钙的产生，理论上也就减少了尿石形成的危险。

饮食麸糠（dietary bran）：米糠可以与肠道内的钙结合并增加尿中的磷，减少结石的复发率。饭后口服麸糠10g，每日2次，可用于预防结石的发生。每天40g未加工的米糠，夏天再加双氢克尿噻，随访2年后3/4的患者无结石复发。但可引起软组织钙化及甲状旁腺刺激。特别适用于Ⅲ型吸收性高钙尿。但忌用于感染结石患者。

六、草酸钙结石的治疗

除多饮水、低草酸低脂肪饮食等外，还可选择以下药物治疗：

（1）枸橼酸盐：枸橼酸盐是预防复发性草酸钙结石的一种新的、有希望的方法，能显著增加尿枸橼酸盐的排泄，从而降低复发性结石发生率。它主要有两种制剂：枸橼酸钠钾（多用于欧洲）和枸橼酸钾（多用于美国）。一般认为，口服枸橼酸钾的剂量为20mmol，每日3次。近年的研究发现，枸橼酸钾能有效地治疗合并有低枸橼酸尿的含钙结石，其作用明显优于枸橼酸合剂，并在临床中取代了枸橼酸合剂。大量饮水使尿酸浓度降低。应用枸橼酸钾（30~60mmol/d）可使尿草酸及尿酸都明显降低。枸橼酸钾在轻度~中度高草酸尿（<800mg/d）特别有效。特别是在低枸橼酸尿者。

（2）镁制剂：适用于低镁尿性草酸钙肾结石，对缺镁的结石患者补充氧化镁或枸橼酸镁可以增加尿镁和枸橼酸盐的排泄，达到理想的镁钙比例，降低尿草酸钙的超饱和状态，降低复发结石的发生率。也可与磷酸纤维素钠合用治疗Ⅰ型吸收性高钙尿。口服氧化镁300mg及维生素 B_6 可以完全阻止结石的形成。其他制剂有氢氧化镁（400~500mg），其主要的副作用是胃肠道不适。

（3）磷酸盐：口服磷酸盐可增加尿磷酸盐的排出，通过降低维生素D而抑制肠道对钙的吸收，从而降低尿钙排出，并且增加草酸钙结晶抑制剂焦磷酸盐的排出，治疗含钙结石和高尿钙。

（4）磷酸纤维素钠：磷酸纤维素钠是一种离子交换剂。在大约85%的吸收性高钙尿和复发性肾结石患者中磷酸纤维素钠能降低钙在胃肠道内的吸收。磷酸纤维素钠在一些患者中可引起恶心和腹泻，也会减少镁的吸收。通过限制肠道内草酸钙的形成增加草酸盐的吸收，这也就增加了尿草酸的排泄。在肠道钙吸收正常的患者中，可引起钙的负平衡并刺激甲状旁腺。

（5）乙酰半胱氨酸：乙酰半胱氨酸能抑制TH黏蛋白的聚合、减少草酸钙晶体含量、预防肾结石的形成。口服乙酰半胱氨酸后最明显的变化是尿中的大晶体团块减少，降低了尿石形成的危险。剂量为每日3g，分4次服用。乙酰半胱氨酸的副作用很小。

（6）别嘌呤醇：用以治疗高尿酸性草酸钙肾结石，剂量为300mg/d。可降低血尿酸及尿尿酸。由于亚稳区的升高，推迟了草酸钙的自发成核。

其他药物还有考来烯胺（消胆胺）、牛磺酸、胆固醇、葡萄糖酸镁等。对饮食草酸盐及其前体过量的患者，应需避免摄入富含草酸及其前体的食物和药物。维生素 B_6 缺乏时，人体内的乙醛酸不能转变为甘氨酸，而经氧化转变成草酸。对由此引起的高草酸尿，可给予小剂量维生素 B_6（10mg/d）。

（7）肠源性高草酸尿的治疗：肠源性高草酸尿的治疗包括直接治疗以纠正异常的生理。口服大量的钙（0.25~1.0g，4次/日）或镁控制肠道疾病引起的含钙肾结石，但会引起高钙尿。有机胶华可明显降低尿草酸，同时肠功能也有改善，结石复发也明显减少。考来烯胺（cholestyramlne）也可用于治疗肠源性高草酸尿。它能结合肠道内的胆盐，减少对结肠黏膜的刺激及对草酸的高吸收。用中链甘油三酯替换饮食脂肪对吸收不良的患者有帮助。患者也可以显示由于肠道镁吸收障碍引起的低镁尿。低镁尿可增加尿中草酸钙的饱和度。口服镁可以纠正低镁尿，但可以引起腹泻。葡萄糖酸镁（0.5~1.0g，3次/日）。用枸橼酸钾（60~

120mmol/d）可以纠正低钾血症和代谢性酸中毒，也可以使尿枸橼酸正常。枸橼酸钾溶液可加快肠道的转运。

大量液体摄入可增加尿量。必要时要加服止泻药。枸橼酸钙在理论上可以治疗肠源性高草酸尿。它可以在肠道内与草酸结合。枸橼酸钙还可增加尿枸橼酸及升高尿 pH。它还可以纠正钙的异常吸收及对骨骼的副作用。

七、尿酸结石的治疗

尿酸结石占所有肾结石的5% ~10%。75% ~80%的尿酸结石是纯结石；其余的结石含草酸钙。男女发病率相等。

治疗的目的是降低尿中尿酸的浓度。主要的措施有：

（1）增加液体摄入：大量饮水以增加尿量，保证24小时尿量超过1500 ~2000ml。

（2）控制饮食：限制饮食中的嘌呤。主要限制红色肉类、动物内脏、海产品、禽类和鱼的摄入。

（3）碱化尿液：服用碱性药物以碱化尿液致尿 pH 在6.5 ~7.0，可增加尿酸的溶解度。首选枸橼酸钾，每日3g（30 ~60mEq/d），其次是枸橼酸合剂（每日60ml）和碳酸氢钠（每日6g）。也可用5%碳酸氢钠或1.9%乳酸钠溶液静脉滴注，后者应用较多，效果满意。可以每6 ~8 小时应用碳酸氢钠650mg 或每天3 ~4 次平衡枸橼酸溶液15 ~30ml。碳酸氢钠的副作用有胃肠气胀。

（4）别嘌呤醇：别嘌呤醇能抑制黄嘌呤氧化酶，阻止次黄嘌呤和黄嘌呤转化为尿酸。如果患者有高尿酸血症或尿酸排泄大于1200mg/d，可给予别嘌呤醇300 ~600mg/d。别嘌呤醇的副作用有皮疹、药物热或肝功异常。经过碳酸氢钠或别嘌呤醇治疗可使尿酸结石部分或完全溶解。

八、感染结石的治疗

感染结石占所有结石的2% ~20%。它可分为两种：一种是由尿路感染而形成的结石，其成分主要是磷酸镁铵及尿酸铵，也可混合有碳酸钙。一种是因原有的结石继发感染而逐渐增大的结石，其核心的成分多为尿酸及草酸钙，结石的外层则为磷酸镁铵及尿酸铵。

感染结石的治疗原则是彻底清除结石和根治尿路感染。对感染性结石的药物治疗主要包括以下几个方面：

（1）治疗感染：首先应根据细菌培养及药物敏感试验选择合适的抗生素。由于停留在晶体表面或晶体之间的细菌在停用抗菌药物后还有可能再感染。因感染结石而行手术治疗的患者中，40%以上术后存在持续尿路感染，故应长期用药。应用抗菌药物治疗后，尿中细菌的菌落如从107 降至105，可使尿素酶的活性降低99%。

（2）使用尿素酶的抑制剂：应用尿素酶的抑制剂可以阻止尿素的分解，从根本上防止感染结石的形成。乙酰氧肟酸（acetohydroxamic acid）是尿素酶的有力的不可逆的竞争性抑制剂，能预防磷酸镁铵和碳酸磷灰石结晶的形成。剂量为0.5 ~1.5g/d。口服后能很快被胃肠道吸收，一小时后达到最高浓度。副作用为深静脉血栓（15%）、震颤、头痛、心悸、水肿、恶心、呕吐、味觉丢失、幻觉、皮疹、脱发、腹痛和贫血。乙酰氧肟酸妊娠妇女禁用。对感染结石而禁忌手术的患者，Griffith 推荐同时应用乙酰氧肟酸与抗生素。尿素酶其他抑制剂包括羟基脲（hydroxyurea）、丙异羟肟酸（propionohydroxarruc acid）、chlorobenzamidoaceto - hydroxamic acid、nicotinohydroxamic acid、氟法胺等。

（3）溶石治疗：溶石治疗是通过各种管道（如输尿管导管、经皮肾造瘘管、术后留置的肾造瘘管等）向肾盂、输尿管内注入溶石药物来达到溶石的目的。进行溶石治疗前应尽可能彻底清除结石碎片，以减少溶石的困难。

（4）酸化尿液：酸化尿液可以增加磷酸镁铵和碳酸磷灰石的溶解度，从而使磷酸镁铵结石部分或完全溶解。同时还能增加抗生素的作用。主要的药物有维生素 C 和氯化铵。

对感染结石的手术治疗应该首选微创手术，即经皮肾镜治疗，特别是对复杂的铸型结石。必须完整地清除结石碎片以避免复发结石的形成。对有漏斗部狭窄或肾内解剖畸形的患者可行防萎缩的肾切开取石术。体外冲击波碎石（ESWL）比经皮肾取石术损伤小。据统计，对大的铸型结石，结合应用经皮肾取石和 ESWL 是最有效的方法。但 50% 以上的患者在随访 10 年以上时有复发。如用开放手术加药物溶石，则平均随访 7 年，仅个别患者复发。

感染结石的治疗应着眼于预防复发，包括改善膀胱功能、尿液引流通畅和应用抗生素。在有残余结石时，上述措施难以奏效。因为在结石的裂隙有细菌及内毒素。应根据培养及药物敏感试验选择抗生素。

九、胱氨酸结石的治疗

治疗的目的是使尿中胱氨酸的浓度低于 200mg/L。对胱氨酸结石的治疗可以采取下列措施：

（1）减少含胱氨酸食物的摄入：胱氨酸是由必需氨基酸蛋氨酸代谢而来的，应限制富含蛋氨酸的食物（如肉、家禽、鱼、奶制品），以减少胱氨酸的排泄。由于胱氨酸是一种必需氨基酸，对生长期的儿童不宜过于限制，以免对大脑以及生长造成一定的影响。严格限制钠的摄入也有利于降低胱氨酸的尿中浓度。

（2）增加液体的摄入：1L 尿大约能溶解 250mg 胱氨酸，应均匀地饮水以达到整天均匀地排尿（尤其夜间要有足够量的尿），并使 24 小时尿达到 3L。

（3）口服碱性的药物：碱化尿液至尿 pH 大于 8.4，是一个非常重要的措施。同时增加液体摄入，可以增加胱氨酸在尿中的溶解度，不仅能预防新的结石形成，而且能使已经形成的结石溶解。碳酸氢钠（15 ~ 25g/d）和枸橼酸钾（15 ~ 20mmol，每日 2 ~ 3 次）最常用于碱化尿液。乙酰唑胺（250mg，每日 3 次）能通过抑制碳酸酐酶而增加碳酸氢盐的排泄。

（4）口服降低胱氨酸排泄的药物：如 D - 青霉胺（每增加 D - 青霉胺剂量 250mg/d，可降低尿胱氨酸浓度 75 ~ 100mg7d）、N - 乙酰 - D - L - 青霉胺、乙酰半胱氨酸、α - 巯丙酰甘氨酸等，这些药物能与胱氨酸中的巯基（ - SH）结合而增加其溶解度。也可口服谷酰胺（2g/d，分 3 次服用）降低胱氨酸的浓度。α - 巯丙酰甘氨酸（MPG）能与胱氨酸结合形成可溶性复合物，使尿胱氨酸浓度低于 200mg/L。但它的毒性比 D - 青霉胺低。卡托普利通过形成卡托普利 - 胱氨酸的二硫键复合物使溶解度增加 200 倍。应当指出的是，这些药物都有一定的副作用，服用时如出现副作用，应及时停药并作相应处理。

（5）大剂量维生素 C：其作用是使胱氨酸转变为溶解度较大的半胱氨酸。剂量为每天 5g。其副作用是会增加草酸的形成而出现高草酸尿。

由于胱氨酸结石是一种遗传性疾病，必须坚持长期治疗。如上述措施无效而结石引起肾功能损害，应及时进行手术治疗。必要时可在手术的同时放置肾造瘘管以供今后溶石治疗时用。可用于溶石的药物有碳酸氢钠、N－乙酰半胱氨酸、氨丁三醇、D－青霉胺。

对胱氨酸结石用超声碎石和体外冲击波碎石治疗的效果不佳。这是因为胱氨酸是有机物质，晶体间结合牢固，对超声和体外冲击波都不敏感的缘故。另一方面，胱氨酸结石一般体积比较大，常为多发结石和铸型结石，勉强不仅碎石费时，排石也费时。碎石不彻底或排石不完全都有可能在肾脏内遗留结石碎片，并成为复发结石的核心。因此，对胱氨酸结石，应采用多种方法综合治疗。

十、祖国医学在尿石症治疗方面的作用

（1）清热利湿行气：常用的清热利湿药有：金钱草、车前子、海金砂、滑石、泽泻、木通、通草、地肤子、石苇等；淡渗利湿药有：猪苓、茯苓、赤小豆、薏苡仁。行气解郁药有：木香、乌药、厚扑、青皮、香附、枳实、莱菔子等。主要用于无嵌顿、直径小于0.8mm的小结石，能提高自然排石率，减少手术率，改善肾功能。

（2）行气化瘀：以化瘀行气软坚药三棱、莪术、桃仁、枳壳等组方，可使磷酸盐部分脱失，草酸颗粒晶变圆钝，结构破碎。金钱草、石苇、茯苓、玉米须等组成的中成药还能减少上尿路含钙结石患者尿中的大晶体的比例，提高尿液对草酸钙晶体生长和聚集的抑制活性，具有防止含钙结石形成、降低尿石复发的作用。

（3）破血破气加益气药促使结石移动排出，解除梗阻：缓解结石梗阻性肾输尿管积水，减少手术率。对中度肾积水，只要无严重感染和进行性加重，可应用以中药为主的非手术方法积极治疗。排石后用补肾、活血、益气药有助于肾功能的恢复。此外，在碎石前后应用清热利湿、化瘀行气、清热解毒、补肾益气等中医方法治疗。

（周建民）

第四节 手术治疗

一、尿石症手术治疗的适应证

（1）较大的肾盂、肾盏结石（如直径大于3cm的结石或鹿角型结石）：这些结石现在多采用腔内泌尿外科手术（经皮肾镜碎石或取石）的方法，以前应用较多的开放手术取石已经留置输尿管内双J管后体外冲击波碎石的治疗方法现在已较少应用，但具体治疗方法的选择应根据当地的医疗水平决定。

（2）肾盂、肾盏内的多发结石：开放手术对一次性取尽结石比较有把握。

（3）已有梗阻并造成肾功能损害的肾盂、输尿管、结石（如肾盏颈部有狭窄的肾盏结石、有肾盂输尿管交界处狭窄肾盂结石、有高位输尿管插入畸形的肾盂结石等）。对结石梗阻所致的无尿，应及时手术解除梗阻、挽救肾功能。

（4）直径大于2cm或表面粗糙的输尿管结石以及在某一部位停留时间过长估计已经形成粘连、嵌顿的结石。

（5）输尿管或膀胱憩室内的结石：必须在手术取出结石的同时切除憩室，否则结石会

复发。

（6）对肾脏有严重并发症、全身情况不佳的患者，应选择手术治疗，以缩短治疗周期。

（7）一些多次体外冲击波碎石治疗未获成功或采用其他取石方法失败的患者。

二、主要的手术方法

对有适应证的患者，应根据结石所在的部位；结石的大小、形态、数量；肾脏、输尿管的局部条件来决定手术治疗的方法：

（1）肾盂切开取石术：适用于较大的肾盂结石或肾盂内的多发结石。

（2）肾实质切开取石术：适用于鹿角形肾盂肾盏结石或肾盏内的多发结石、经肾盂无法取出或不易取净的结石。为了减少出血，一般选择在肾实质最薄的部位或离结石最近的部位切开肾实质。必要时还要采取暂时阻断肾脏血流、局部降温的方法来减少出血。

（3）肾部分切除术：对于局限于肾上盏或肾下盏的多发结石、特别是肾盏颈部有狭窄时，采用肾切开取石或肾盂切开取石都不能顺利取出结石时，可行肾部分切除术，将肾上极或肾下极连同结石一并切除。

（4）肾切除术：对一侧肾或输尿管结石梗阻引起的严重肾积水，肾皮质菲薄；合并感染并导致肾积脓，肾功能完全丧失者，如果对侧肾功能正常，可施行肾切除手术。

（5）输尿管切开取石术：直径大于1cm的输尿管结石、输尿管结石合并肾脏和输尿管积水或感染且非手术治疗效果不佳时，可施行输尿管切开取石术。应根据结石在输尿管的具体位置来选择切口的位置。输尿管结石手术的当天，患者进手术室前应摄一张腹部平片，最后核实结石的部位，以避免不必要的手术。

（6）甲状旁腺切除术：对原发性甲状旁腺功能亢进引起的结石，如是由腺瘤或腺癌引起的，就应行手术完整地切除；如果是由甲状旁腺增生引起的，就应切除4个甲状旁腺中的3个或3.5个腺体。

三、腔内泌尿外科手术及体外冲击波碎石术

（1）经皮肾镜碎石术：经皮肾镜碎石术适用于体积较大的肾盂肾盏结石、铸形结石、肾下盏结石、有远段尿路梗阻的结石以及其他治疗方法（特别是体外冲击波碎石）失败后的结石。最适合经皮肾镜取石的是身体健康、较瘦、直径小于1cm的单发结石；位于轻度积水的肾盂中或扩张的肾盂内的结石。对大的鹿角型结石采用经皮肾镜取石和体外冲击波碎石联合治疗，效果也很满意。

患者需在全麻、连续硬膜外麻醉或静脉麻醉下施行手术。先在腰部皮肤上做一个小切口，在X线或B超的引导下，通过切口将穿刺针插入肾盂，并通过穿刺针置放入导丝，再循导丝用扩张器扩大通道。随后，通过此通道放入肾镜及各种操作器械，在直视下进行各种检查和治疗。例如用取石钳直接取出一些较小的结石或体外冲击波碎石治疗后形成的碎石块；用碎石器（如液电碎石器或超声碎石器）先将体积较大的结石粉碎并同时将小的结石碎片吸出体外，再用取石钳取出较大的碎片。

超声碎石是利用超声换能器的压电效应将电能转换成声能（机械能），再沿着硬性探条传导至顶端，引起顶端震动，当探条顶端接触到结石时，超声波的高频震动能把结石碾磨成粉末状小碎片，或将结石震裂。超声碎石的探头一般是中空的，在碎石过程中可以同时用负

压将已粉碎的结石碎片吸出来，使操作更方便，效果更好。且对膀胱、输尿管及膀胱壁等软组织不会造成损害。

通过进行超声碎石可以治疗相应部位的结石及体外冲击波碎石术后在输尿管内形成的“石街”。对超声碎石过程中形成的较大的结石碎片可用异物钳取出，以缩短手术的时间。

液电碎石是通过放置在水中的电极将储存在电容器中的高压电能在瞬间释放出来，使电能转变为力能，直接将结石击碎。液电的冲击力很强，碎石效果好。进行液电碎石时必须通过内腔镜（经皮肾镜、输尿管镜、膀胱镜等）在窥视下将电极放入体内，直接对准结石。可用于治疗肾结石和输尿管结石，也可用于治疗膀胱结石。对于尿道结石，一般需先将结石推入膀胱内，然后再用电极进行碎石，以免损伤尿道。

如因尿道狭窄、前列腺增生而不能置入膀胱镜时，就不能进行液电碎石治疗。另一方面，如结石数量较多、结石的质地特别硬或结石较大，就会延长操作时间，出现并发症，也不宜进行液电碎石。此外，对有急性泌尿系感染的患者，必须在感染控制后才能进行液电碎石治疗。

液电碎石操作简便、并发症少，对患者的损伤小、术后恢复也很快。它的主要并发症是穿孔。由于碎石过程中液电对尿路黏膜的损伤，术后偶有轻度的血尿，一般不需要治疗，会自行消失的。如果术后出现尿路感染，可以进行抗生素治疗。

此外，还可以进行气压弹道碎石术等手术。腹腔镜手术是近年来发展起来的一种先进技术，目前还只是用来治疗输尿管结石。

经皮肾镜碎石成功率高，治疗肾结石可达98.3%，输尿管结石可达82%，并有痛苦小、创伤小、适应范围广、患者恢复快等优点。它的主要并发症有术中及术后出血、肾盂穿孔、邻近脏器损伤、感染、肾周积尿等。

经皮肾镜碎石术的禁忌证包括：全身出血性倾向、缺血性心脏疾患、呼吸机能严重不全的患者、过度肥胖、腰肾距离超过20cm、不便建立经皮肾通道者，高位肾脏伴有脾大或肝大者，肾结核、未纠正的糖尿病、高血压、肾内或肾周急性感染者，小的肾内型或分枝型肾盂、严重脊柱后凸畸形等患者均不能作经皮肾镜取石，孤立肾患者不宜进行经皮肾镜碎石。另外，安装心脏起搏器的患者不能用液电碎石。

（2）经尿道输尿管肾镜碎石术：经尿道输尿管镜碎石也是一种经内腔镜治疗上尿路结石的非开放性手术方法。具体方法是先经尿道将膀胱镜插入膀胱，窥视下向输尿管内插入导丝，沿导丝用扩张器逐步扩张输尿管口，然后再沿导丝将输尿管镜经输尿管口向上插入输尿管，最后进入肾盂。可在窥视下进行各种治疗（如用套石篮套石、用超声或液电碎石、用异物钳直接取石等）。取石后，一般要留置输尿管导管（或双J导管）2～5天，预防术后输尿管黏膜水肿、血块堵塞而造成的梗阻或疼痛。

经尿道输尿管镜碎石术是治疗输尿管结石的一种重要手段，尤其是对输尿管中下段结石，成功率很高。此外，对于体外冲击波碎石定位困难或治疗失败者，以及冲击波碎石后形成“石街”者也有很高的成功率。

下列情况不宜经尿道输尿管镜碎石，如：有出血性疾病者、有前列腺增生症或尿道狭窄、各种原因造成的输尿管口狭窄及输尿管狭窄、输尿管扭曲等，因直接妨碍输尿管镜的置入而不能进行经尿道输尿管镜碎石。因此，术前要进行排泄性尿路造影（IVP）或B超检查，以确认没有上述异常情况。另外，有膀胱挛缩病变或急性泌尿系感染时也不能做。有泌尿系感染者，需待感染控制后再进行经尿道输尿管镜碎石术。

经尿道输尿管镜碎石术是一种安全、有效的方法，可以使患者免除开放手术所带来的痛苦，较开放性手术恢复快，住院时间短，并发症少。它的主要并发症是急性肾盂肾炎和输尿管损伤。

对输尿管上段的结石，还可通过肾脏顺行置入输尿管镜，进行碎石及其他治疗。

四、化学溶石疗法

化学溶石疗法包括两个方面，一是通过口服药物的方法来溶解结石；二是通过各种途径将导管放到结石近段的尿路（主要是肾盂和膀胱），经过导管注入溶解结石的药物，使药物与结石直接接触来达到溶石的目的。临床上主要用于治疗尿酸结石和胱氨酸结石。

经过导管注入溶解结石的药物主要有 Renacidin、碳酸氢钠、EDTA 等。应根据不同结石的理化性质来选择相应的药物，如 Renacidin 是酸性溶液（pH3.9）可与结石中的钙结合形成枸橼酸钙复合物，主要用于治疗感染性结石；碳酸氢钠和 EDTA 均为碱性药物，用于治疗尿酸结石和胱氨酸结石。

进行溶石治疗必须具备以下条件：①尿液应是无菌的，必须在尿路感染得到完全控制后才能应用灌洗溶液，以免在溶石过程中大量细菌释放出来而引起尿路感染；②溶石液体的流入及流出应当通畅；③肾盂内压力维持在 30cm H_2O；④没有液体外渗。如有液体漏出，则应停止灌洗；⑤要监测血清中镁的水平，避免发生高镁血症。等渗的枸橼酸液在 pH4.0 时能溶解磷酸钙和磷酸镁铵，形成可溶性的枸橼酸钙复合物。Hemiacidrin 可供应用，但毒性大，甚至可引起死亡。肾盂首先用无菌生理盐水以 120ml/h 的速度，如灌洗 24 小时后，如无异常，才可开始进行溶石治疗。应仔细观察患者，如出现发热、腰痛、血肌酐、血镁、血磷升高等情况，即应停止灌洗。

五、体外冲击波碎石

体外冲击波碎石（ESWL）是 20 世纪 80 年代的新技术，被誉为“肾结石治疗上的革命”。随着碎石机的更新换代和碎石经验的积累，肾、输尿管和膀胱结石均可进行体外冲击波碎石。

此外，体积特别大的肾结石由于形成的时间比较长，往往同时有各种并发症（特别是合并感染等），单独采用上述的任何一种治疗方法都不能解决问题。即使采用开放手术也不一定能将结石取净，有时还有可能因严重出血而不得不切除肾脏。最近，国外提出一种所谓的“三明治”治疗方法。即先采用经皮肾镜超声碎石术将结石的主体粉碎，尽可能把结石碎片冲洗干净，但仍保留手术时使用的隧道；接着用体外冲击波碎石将剩余的结石碎片击碎，待其自然排出；最后再通过隧道把不能排除的碎片用经皮肾镜取出。

坦索罗辛 0.2mg 可以有助于 ESWL 后结石碎片的排出、缩短结石碎片排出的时间、缓解排石时疼痛的症状。

（周建民）

第五节　其他结石

一、妊娠时的尿石症

一般说来，妊娠妇女患尿石症的并不多，发病率约为1 : 1500，与非妊娠者相同。右侧似比左侧多。复发率则与一般人相同。多见于妊娠的中后期。虽然妊娠本身不会导致尿石症，但增大子宫压迫引起的输尿管生理性扩张、使结石容易移动而导致肾绞痛和血尿。

妊娠期影响尿石症的危险的代谢因素是高钙尿、高尿酸尿和低枸橼酸尿。此外，机械因素和激素因素也是妊娠期结石形成的危险因素。

70%以上的结石的主要成分是磷酸钙或混合的草酸钙，占育龄妇女中30%的育龄期非妊娠的妇女有轻度增加的尿pH及恒定的高钙尿，pH增高有利于磷酸钙结石的形成。先前存在的结石的主要成分是草酸钙，在妊娠期则主要是磷酸钙。

值得注意的是妊娠期观察到的结石中草酸钙的比例明显减少。由于特殊的成石过程，从Randall斑发展为结石需要数月，而形成临床上有症状的结石则需要数年。因此，在妊娠后期形成的结石草酸钙结石的低发病率说明其另有机制。这些机制包括先前存在的特发性高钙尿、甲状旁腺功能亢进、过度补钙、尿pH偏高、呕吐及缺钾。

但是，妊娠期的一些生理改变影响了尿石症的发病率。在妊娠的头三个月，肾脏及输尿管开始扩张，可引起尿液的滞留，有利于结石的形成。妊娠期，肾血流量增加、肾小球滤过率增加30%～50%、增加钙、钠和尿酸的滤过。由于胃肠道钙的吸收增加，钙的排泄可增加一倍。大多数孕妇由于胎盘产生1，25－$(OH)_2-D_3$升高增加肠道钙的吸收、PTH的分泌受抑制而容易产生高钙尿，饮食中补充钙更进一步增加了尿钙的排泄。尽管妊娠期间处于高钙尿的状态，尿石的发病率没有明显的升高，这主要是由于妊娠期尿中抑制剂（如枸橼酸、镁和糖蛋白）的排泄也增加，抵消了结石形成的危险因素。由于妊娠早期体内孕激素水平上升，使输尿管的平滑肌松弛以及蠕动减弱的缘故，到妊娠后期还与增大的子宫压迫输尿管有关。90%的孕妇在妊娠第6～10周时会出现生理性的肾积水，一直到分娩后一个月内才得以恢复。这些都可导致肾盂、输尿管扩张并增加感染的危险，同时也就增加了结石形成的危险。

妊娠期，随着子宫逐渐增大，腹腔内脏器的位置也随之发生变化，给尿石症的诊断带来一定的困难。例如由于阑尾向上移位，使与胆囊炎、憩室炎、右侧肾盂肾炎、阑尾炎难以鉴别。妊娠掩盖了肾绞痛的症状和体征，而表现为含糊的腹痛。不可解释的发热、不缓解的细菌尿、镜下血尿也会导致误诊。在诊断方面，由于X线照射会对胎儿产生许多不利的影响（尤以妊娠的头三个月最重要），应力求避免进行X线检查，而尽量采用B超和超声多普勒检查。但B超不能区分是结石引起的肾积水还是妊娠引起的生理性肾积水，采用彩色多普勒超声检查可以提高诊断的准确率。对输尿管下段结石的诊断，还可以作经阴道的超声检查。但超声检查有可能对胎儿听觉器官的发育造成潜在的影响，应避免反复多次进行。但是，如上述检查不能确定诊断，而延误诊断会对孕妇及胎儿带来更为不利的影响时，还是应该做X线检查的。这时可以采取一些措施来减少X线对胎儿的影响，如：可以只对患侧进行检查；对孕妇的骨盆进行屏蔽；减少摄片的数量等。磁共振（特别是应用快速成像技术）

虽然可以得到准确的结果而对胎儿没有影响，但由于 MRI 对胎儿的潜在影响目前仍不清楚，故在胎儿高危期（特别是妊娠头三周）内最好不要作 MRI 检查。因此，该项检查仅限于解决疑难病例的诊断。

在治疗方面，对大多数孕妇来说，首选的是非手术治疗。可采用多饮水、卧床休息、服用止痛药等比较温和的方法，尽可能不用如总攻疗法等强有力的治疗。50% ~80% 的结石可以自行排出。但在妊娠的头三个月，应避免使用一些可能对胎儿有影响的止痛药，如可待因、美沙酮、非甾体抗炎药物（如吲哚美辛栓）等。对于有严重腰痛或腹痛者，多数情况下麻醉止痛是安全的，既可口服，亦可胃肠外使用麻醉剂，常用的哌替啶和吗啡未发现引起胎儿致畸的报道。对严重腰痛或腹痛但不合并有恶心、呕吐者、还可使用连续硬膜外麻醉以缓解输尿管痉挛及绞痛，促使一些上尿路结石排入下尿路甚至体外。如果一定要进行体外冲击波碎石，最好使用 B 超定位的碎石机。如症状没有改善，则可选用经皮肾取石术。输尿管镜检查有一定的危险性。可在局麻下行超声引导下的经皮肾造瘘术。只有在特殊情况下（如持续疼痛、败血症、反复梗阻），才在严密的监视下行经皮肾取石术。对明确由于梗阻引起的感染，必须及时处理，以免引起自发性流产。必要时可放置输尿管内支架，通过术中 B 超确定支架的位置。只有 20% ~30% 的患者需要在妊娠期间进行药物治疗。通常用来预防结石形成的药物，如噻嗪类药物（对含钙结石）、黄嘌呤氧化酶的抑制剂（对尿酸结石）、青霉胺（对胱氨酸结石），对胎儿都有一定的不利影响，也应避免使用。对于严重腰痛或腹痛合并泌尿系感染或全身感染者，应选择安全、适当的抗生素予以抗感染治疗。对需要进行体外冲击波碎石者，最好使用 B 超定位的碎石机，以避免对孕妇和胎儿产生不利影响。

妇产科医生必须明白结石的预防，特别是既往有尿石症病史者，要作全面的血尿评价。对妊娠期形成的结石要进行成分分析以提供关于病理生理方面准确的信息，以提出详尽的预防措施。

二、儿童尿石症

（1）未成熟婴儿的结石病：出生时体重小于 1500g 的婴儿患肾钙化的概率较大。30% ~90% 的用呋塞米治疗的婴儿在超声检查时可发现肾钙化。早期，结石形成肯定与呋塞米引起的高钙尿有关；但也可发生在没有用过呋塞米的患者。其他于尿石形成有关的因素有：饮食钠、钙和维生素 D 的补充或应用肠道外营养液。应用激素或茶碱可引起高钙尿。很多未成熟婴儿有代谢性或呼吸性酸中毒而导致低枸橼酸尿。

在接受肠道外营养的这些婴儿中，尿草酸排泄增加。这可能与维生素 C 和甘氨酸转变为草酸有关。还包括异常的脂肪吸收、维生素 C 摄入增加、草酸代谢的其他旁路。对这些婴儿，应少用呋塞米或改用噻嗪类药物。

（2）儿童及青春期的肾结石：儿童肾结石的平均年龄为 8 ~10 岁。男女比例为 1.5 ∶ 1。随着经济的发展，人们的生活水平和生活质量发生了显著的改变，小儿泌尿系结石的构成也发生了变化，膀胱结石已明显减少，而上尿路结石则相对增加。在发展中国家，儿童尿石症的发病率为 5% ~15%，膀胱结石约占 30% 以上；而在发达国家仅为 1% ~5%。男女比例约为 3 ∶ 10 肾结石的发病年龄主要在 10 ~14 岁；而膀胱结石则在 2 ~6 岁。

儿童肾结石相对少见，大多数儿童尿石症都是草酸钙结石。儿童肾结石少的原因：①儿童尿中草酸钙的亚稳区较高，导致结石核心形成的频率降低；②抑制剂（如枸橼酸和镁）

的浓度在儿童比成人高；③儿童的 UMMs 抑制草酸钙晶体生长、聚集及黏附到肾小管上皮细胞的能力大于成人；④儿童的 UMMs 包括高浓度的 GAGs，它是草酸钙晶体聚集及晶体细胞黏附的强烈的抑制剂。

发生在儿童和青春期的肾结石中，10% ~40% 的患者有解剖畸形，其中最常见的畸形是肾盂输尿管交界处狭窄。其中 75% 合并有泌尿系感染。有时很难确定究竟是感染引起结石（磷酸镁铵结石）还是结石引起感染（一般为草酸钙结石）。脊髓脊膜突出和神经性膀胱是磷酸镁铵结石的主要原因。在没有解剖畸形的儿童，结石的类型与成人一样。63% ~86% 的患者有代谢异常。与小儿泌尿系结石形成有关的原因大致可归纳为：遗传、感染、地理、营养、代谢、解剖及特发性因素等七个方面。

在无感染和无解剖畸形的肾结石患者中，高钙尿是最常见的代谢异常。在大多数情况下，高钙尿占代谢原因的 75% ~80%。肾性高钙尿比成人高。20% ~25% 的患者尿酸排泄增高。在进行代谢检查时，大约 90% 的无解剖畸形的患者有原发性代谢异常。

在儿童尿石症中，由遗传及解剖原因引起的居重要地位。如肾小管性酸中毒、胱氨酸结石、肾盂输尿管连接部梗阻、输尿管狭窄、巨输尿管畸形、重复肾盂输尿管畸形、直肠膀胱瘘、脊髓脊膜膨出及神经源性膀胱等；此外，脊髓灰质炎、骨折、截瘫等长期卧床、活动较少等情况也是引起尿液瘀滞、产生泌尿系结石的重要因素。

儿童尿石的成分都含有酸性尿酸胺，主要与尿 pH 低、饮水不够、尿酸的过饱和有关。它还会导致草酸钙的沉淀。在肾结石和膀胱结石中，70% 的结石同时含有这两种成分。因感染所致的泌尿系结石占儿童肾结石的 30% ~40%。变形杆菌是最常见的致病微生物，它能分解尿素产生氨从而碱化尿液，并导致感染结石的形成。

儿童肾结石很少有典型的输尿管绞痛。大约 70% 的患者是因泌尿系感染就诊时被诊断的。可有血尿、腹痛，仅不到 15% 的患者有典型的输尿管绞痛。有些患不可解释的血尿和高钙尿的患者在随访时发现有肾结石。代谢性尿石症的分布与成年人相似。草酸钙和磷酸钙最常见，尿酸结石占 5% ~10%，胱氨酸尿和原发性高草酸尿见于 1% ~2% 的患者。远曲小管性酸中毒常合并 I 型糖原储存病是儿童肾结石的罕见原因。

儿童的 X 线检查有一定的特殊性，即在 IVP 时，肾影密度不增加。因为 80% 的患儿有泌尿系感染，输尿管扩张、肾盏积水及其他结石梗阻引起的典型 X 线改变较常见。3% ~10% 的结石是可透 X 线的。有些医师建议对儿童不要进行 IVP 检查，以减少 X 线的暴露。可行 B 超检查。

由于儿童的尿石症比成人的危险性更大，且复发的可能性也大。因此，对儿童尿石症应进行详细的代谢检查。2/3 的患者需要正规的治疗亦取出结石。手术治疗后，复发率一般较低。一般应劝告患者多饮水。原发性高草酸尿或高钙尿可限制饮食中的草酸和钙，而不一定用中性正磷酸盐。高钙尿的儿童可用噻嗪类药治疗。治疗后 2 周，尿钙可以达到最低水平，3 个月后可保持较低的水平。

（周建民）

第六节　预防

尿路结石（尿石）治疗后，形成结石的因素并未得到解决，如仍有代谢异常，则会有结石复发。有25%～75%的尿石症患者在随访10～20年的过程中有结石复发，复发率为每年5%～7%，并有50%的患者在10年内有复发。因此，应当十分注意尿石症的预防工作。任何治疗如不能使结石的治愈率大于70%（在三年内），就应该认为是无效的。

预防尿石症复发的措施主要有：

（1）根据尿石成分分析的结果及平片上结石的形态来判断结石的成分，有的放矢地制定预防的措施。

结石标本应作分析以确定其成分。尿酸或胱氨酸说明痛风素质或胱氨酸尿。磷酸镁铵、碳酸磷灰石说明感染结石。羟磷灰石为主说明肾小管性酸中毒或原发性甲状旁腺功能亢进。纯草酸钙或草酸钙及羟磷灰石则有好几种情况，包括吸收性及肾性高钙尿、高尿酸的含钙结石、肠源性高草酸尿、低枸橼酸性含钙结石及低尿量。

结石成分有助于指导代谢研究。对混合结石，其主要成分有指导价值。Pak等对1400例有结石成分分析及完整代谢评价的患者进行分析，发现钙磷灰石和混合草酸钙及钙磷灰石结石都有肾小管性酸中毒及原发性甲状旁腺功能亢进的诊断，但没有慢性腹泻综合征。当磷的含量在草酸钙结石－草酸钙及钙磷灰石混合结石－钙磷灰石结石肾小管性酸中毒患者从5%增加到39%，原发性甲状旁腺素甲状旁腺功能亢进从2%增加到10%。纯的或混合性的尿酸结石强烈合并痛风体质，磷酸氢钙结石则合并肾小管性酸中毒，感染与感染结石之间及胱氨酸尿与胱氨酸结石之间都有密切的关系。

（2）对小儿膀胱结石来说，主要的问题是增加营养（奶制品）。这里我们特别强调母乳喂养的重要性。

（3）大量饮水：饮水对预防尿石复发是十分有效的。多饮水可以增加尿量（应保持每日尿量在2000～3000ml），显著降低尿石成分（特别是草酸钙）的饱和度。据统计，增加50%的尿量可以使尿石的发病率下降86%。餐后3小时是排泄的高峰，更要保持足够的尿量。临睡前饮水，使夜间尿比重低于1.015。多饮水可在结石的近段尿路产生一定的压力，促使小结石排出；可以稀释排泄物以及一些与结石形成有关的物质（如TH蛋白）。但有人认为，大量饮水同时也稀释了尿液中抑制剂的浓度，对预防结石形成不利。实际上，在尿石形成的影响中，尿液的过饱和居于十分重要的地位；相比之下，大量饮水对抑制剂浓度降低的影响要小得多。

一般的推荐是大量饮水、低钠及低动物蛋白饮食、减肥，以获得最佳的24小时尿指标。碳酸饮料能增加尿枸橼酸水平，有助于增加对抵抗结石复发的保护作用。

安全的策略的采用改良的DASH（Dietary Approaches to Stop Hypertension）饮食，即推荐新鲜的蔬菜及水果、低脂奶制品。这些食品是低钠、低能量、低草酸。

（4）推荐饮食：饮食习惯对尿石症的发生有重要的作用。饮食改变及体力活动能明显减少复发性肾结石的发病率。

流行病学研究证明肾结石患者消耗大量的动物蛋白。动物蛋白摄入会增加肾结石的发病率。富人的蛋白摄入多，肾结石也多。蛋白摄入增加尿钙、草酸和尿酸，即便是正常人也增加尿石形成的可能性。限制蛋白摄入导致尿尿酸减少和尿枸橼酸增加。

钠的限制是预防复发性肾结石的重要内容。钠摄入增加可导致肾结石的发生。

研究证明高钠饮食（250mmol NaCl/d）明显增加尿钠（从34～267mmol/d）、尿钙（2.73～3.93mmol/d）及尿pH（5.79～6.15），明显减少尿枸橼酸（3.14～2.52mmol/d）。

最终结果是增加了钙盐在尿中的结晶形成。

Borghi 等认为应限制钠的摄入至 50mmol 氯化钠/日，加上限制动物蛋白及适度的钙摄入限制钠的摄入可加上尿石症患者大约 50%。

结石患者应根据热量的需要限制超额的营养，保持每日摄入蛋白的量为 75 ~ 90g，以保持能量的平衡，降低尿石发生的危险。对有家族性高尿酸尿或有痛风的患者，应限制蛋白的摄入量为 1g/kg。控制精制糖的摄入。忌食菠菜、动物内脏等食物。

（5）磁化水：有一定的防石作用。一般的水通过一个磁场强度很大的磁场后即成为磁化水。1973 年曾有人发现将结石置于盛有磁化水的容器中会出现溶解现象。通过研究，发现水经过磁化后，水中的各种离子所带的电荷会发生变化，形成晶体的倾向明显降低，可以对尿石形成起预防作用。

（6）治疗造成结石形成的疾病，如原发性甲状旁腺功能亢进、尿路梗阻、尿路感染等。

（7）药物：可以根据体内代谢异常的情况，适当口服一些药物，如噻嗪类药物、别嘌呤醇、正磷酸盐等。对复发性草酸钙结石患者应避免摄入过量的维生素 C。

（8）定期复查：尿石患者在结石排出后必须定期进行复查。这主要是因为：①对绝大多数结石患者来说，排出结石后，造成结石形成的因素并未解决，结石还可能复发。②除了在手术时明确结石已经取净外，无论采用什么方法碎石，体内都可能残留一些大小不等的结石碎片，这些结石碎片就可能成为以后结石复发的核心。

（周建民）

第九章　下尿路结石

下尿路结石包括膀胱结石和尿道结石。绝大多数膀胱结石是在膀胱内形成的，也有一部分在是从上尿路形成后再排到膀胱的。膀胱结石下降到尿道即成为尿道结石。只有一小部分尿道结石是在尿道内形成的。膀胱结石仅占所有结石的16.2%；尿道结石占3.8%。

第一节　膀胱结石

一、膀胱结石的形成原因

膀胱结石可以是在膀胱内原发形成的，也可以是从上尿路下降到膀胱的。前列腺增生症、尿道狭窄、膀胱颈部梗阻等可以引起尿路梗阻的疾病都可以成为膀胱结石形成的原因。

二、膀胱结石的成分和结构

膀胱结石的成分主要是尿酸或磷酸镁铵（感染结石）。这主要与患者饮水少、膀胱内产生酸性尿有关。从上尿路排入膀胱内的结石则常常是草酸钙和胱氨酸。绝大部分膀胱结石都具有鲕状结构或复合结构。

三、膀胱结石的临床表现

膀胱结石的典型症状是间歇性、有疼痛的排尿、终末血尿；耻骨上区不适，可以是钝痛、胀痛，这些症状可在排尿的终末加剧。因为排尿时膀胱内的结石会随尿液的流动而移至膀胱颈口，堵住尿流通道，可引起排尿中断，患者必须改变体位后才能继续排尿。此时会出现剧痛，并放射至阴茎、阴茎头和会阴部，甚至发生急性尿潴留。小儿膀胱结石患者，当结石嵌顿时，常疼痛难忍，大汗淋漓，大声哭叫，用手牵拉或搓揉阴茎或用手抓会阴部，并变换各种体位以减轻痛苦。但前列腺增生症合并膀胱结石的患者，不一定出现排尿中断的症状，结石常常是意外发现的。膀胱结石通常是单发的，但有尿路梗阻时，可形成多发结石。

由于排尿时结石对膀胱颈口的反复撞击，会导致局部黏膜损伤、炎症和恶变。结石和感染的长期刺激还可能使膀胱上皮增生而形成囊性或腺性膀胱炎，部分增生上皮向黏膜下结缔组织延伸而成Brunn细胞巢，可能在此基础上演变为腺癌。有资料表明，膀胱结石与尿路鳞状上皮细胞癌之间的关系密切。

四、膀胱结石的诊断

较大的膀胱结石可经下腹部和经直肠（男性）、经阴道（女性）的双合诊摸到。对尿道结石，男性的前尿道结石在阴茎或会阴部可摸到，后尿道结石则可经直肠摸到。女性患者经阴道可摸到结石及憩室。

X 线检查及 B 超检查在膀胱结石的诊断中十分重要。在腹部平片上，可见结石的阴影。亦可用 B 超检查。膀胱镜检查是检查膀胱结石最有效的方法。对 50 岁以上并伴有膀胱出口梗阻的男性患者的膀胱结石，还应考虑其他与引起尿滞留有关的因素，如尿道狭窄、前列腺增生症、膀胱憩室、神经性膀胱等。

五、膀胱结石的治疗

膀胱结石的治疗主要为手术治疗，药物治疗一般无效。手术的方法主要为：

（1）膀胱切开取石术：对膀胱内的多发结石、大结石；围绕异物形成的膀胱结石；合并有前列腺增生症、膀胱肿瘤、神经源性膀胱及尿道狭窄的结石等，都应该进行手术治疗，并在取出结石的同时治疗合并的疾病。

（2）经膀胱镜机械碎石：一般适用于直径小于 2cm 的膀胱结石。如结石体积较大（直径大于碎石钳最大钳叶间距 2.6cm）、质地过硬、膀胱内有严重出血、膀胱容量过小、前列腺增生症合并膀胱结石、有尿道狭窄而无法插入膀胱镜时就不宜采用这种方法。另外，急性膀胱炎及儿童也不宜进行碎石术。经膀胱镜用碎石钳碎石的优点是操作简便、费用低、损伤小，但因为与碎石钳相匹配的膀胱镜的直径比较大，对尿道相对比较狭窄的患者来说，会对尿道造成一定的损伤。还可通过膀胱镜采用液电碎石、超声碎石、气压弹道碎石等方法。

（3）溶石治疗：Renacidin 可用于溶解磷酸镁铵或磷酸盐结石。冲洗耻骨上膀胱造瘘管或导尿管以预防结石形成。0.25% ~0.5% 的醋酸溶液灌洗每日两次或三次对长期留置导管的患者可防止磷酸镁铵结石复发。尿酸结石可用碱性溶液灌洗来溶解。

（姜　杰）

第二节　尿道结石

尿道结石仅占所有尿路结石的 1% 以下。大多数男性尿道结石是从膀胱下移到尿道的。故其成分与膀胱结石或上尿路结石相同。合并感染时原发的尿道结石含磷酸镁铵。因尿道狭窄等疾病时引起的原发的尿道结石罕见，尿道憩室内也可形成结石。在发展中国家，由于膀胱结石多见，故尿道结石也多见，通常为单发结石。女性尿道结石更少，这可能与女性尿道短且膀胱结石少有关，女性尿道结石常见于尿道憩室。

一、症状

尿道结石常表现为排尿困难，常有排尿滴沥和排尿中断的症状，因不能排空膀胱而出现尿潴留。排尿时有明显的疼痛，疼痛可相当剧烈并放射到阴茎头。前尿道结石时，疼痛可局限于局部。可在阴茎表面触及一个疼痛性的肿块，并逐渐增大、变硬。后尿道结石有会阴和阴囊部疼痛，疼痛可放射到会阴或直肠。阴茎部结石可在疼痛部位摸到肿块，用力排尿有时可将结石排出。并发感染者尿道有脓性分泌物。男性尿道中结石除尿道有分泌物及尿痛外，在阴茎的下方可出现一逐渐增大且较硬的肿块，有明显压痛但无排尿梗阻症状。女性尿道结石的症状主要为下尿路感染，还可有性交痛。

尿道憩室内的结石可以没有症状。在憩室合并感染时，可有尿道溢液。通常对尿流无明显影响。女性尿道憩室结石，常有尿频、尿急、尿痛、脓尿和血尿；在阴道壁可触及质硬的肿块。性交痛为突出的症状。偶尔可有尿道溢液或溢脓，随后症状可得到缓解。

二、治疗

应根据结石的大小、形态、位置以及尿道的情况来决定治疗的方式。前尿道的结石可用器械将其取出，也可经尿道镜进行碎石后再取出结石。有尿道狭窄者可先行尿道内切开术。在尿道内停留较长时间的大结石，可行尿道切开取石。停留在舟状窝的结石可行尿道外口切开并取出结石。对近期停留在后尿道的结石一般可先将其推回膀胱，然后按膀胱结石处理。对于体积较大的尿道结石无法将结石推回膀胱或造成排尿困难时，可行尿道切开取石术或经会阴部切口或耻骨上切口取出结石。憩室（包括女性尿道憩室）内的结石，可行憩室切开术取出结石，然后进行憩室修补术。

三、前列腺和精囊结石

前列腺结石是由在前列腺腺体或腺泡内的淀粉样小体钙化而形成的。淀粉样小体由层状结构、含有卵磷脂及白蛋白的含氮物质围绕脱落的上皮细胞而形成。无机盐（磷酸钙和碳酸钙）浸透淀粉样小体并使之转变为结石。因此，它的主要成分是磷酸钙和碳酸钙，其余20%为有机物（其中蛋白占8%左右、胆固醇占3.7%～10.6%、枸橼酸）。前列腺结石的体积很小，一般为2～5mm、圆形或卵圆形的小体，但数量可以很多（有时可多达几百个）。感染也可能与某些前列腺结石的形成有关。

前列腺结石常见于50岁以上的男性，并随年龄增高而增加。常常伴随有前列腺炎和前列腺增生症。前列腺结石一般不产生尿路的梗阻，也没有明显的临床症状。合并感染时可出现会阴部不适、阴茎部疼痛、性功能紊乱等与前列腺炎相类似的表现。可有终末血尿。感染严重时，可形成现前列腺脓肿，出现会阴深部及阴囊部疼痛、并伴有发热及全身症状。体格检查一般无阳性发现。

前列腺结石常在行X线检查或经直肠B超检查时偶尔发现。在X线片上可以看到前列腺的区域内有弥漫分布的致密阴影或呈马蹄形或环形的阴影。阴影围绕一个透亮的中心，也可为单发的大结石。B超检查也可以诊断前列腺结石，很多前列腺结石就是在因前列腺增生症或前列腺炎进行B超检查时被发现的。膀胱镜检查可发现前列腺增大，偶可看到前列腺表面有小的深褐色的结石颗粒。明显的前列腺结石在膀胱镜通过时可有摩擦的感觉，有时会突出并梗阻尿道。

无症状的前列腺结石无需治疗。合并前列腺炎时应治疗炎症。有明显症状者，可行经尿道前列腺电切汽化术或经耻骨上前列腺切除术。对多发结石和合并难治的感染者可行前列腺全切术和双侧精囊切除术。

精囊内的结石极其罕见。其核心常由上皮细胞和黏液样物质组成，沉淀一些含钙物质。结石表面光滑，质硬，直径为1～10mm。

精囊结石也可无明显症状。有些患者可有血精、勃起时有疼痛、射精时会阴部不适。

（姜　杰）

第三节　其他结石

一、黄嘌呤结石

黄嘌呤尿是一种遗传性疾病而造成黄嘌呤氧化酶缺乏，阻断了次黄嘌呤氧化为黄嘌呤，再氧化为尿酸的过程。尿中次黄嘌呤和黄嘌呤的水平均高，而尿酸水平低。由于黄嘌呤的溶解度比次黄嘌呤低，故形成黄嘌呤结石。偶尔因服用别嘌呤醇治疗尿酸结石而抑制了黄嘌呤氧化酶，也可引起黄嘌呤结石。

治疗主要是大量饮水。

二、硅酸盐结石

硅酸盐结石在人类极其罕见。仅见于服用大量含硅的抗酸药物（三硅酸镁）时。正常人24h尿中硅的含量小于10mg/d，而服用三硅酸镁者可高达500mg/d。三硅酸盐经胃酸处理后转化为二氧化硅。硅酸盐结石可透X线，治疗为停止硅酸盐治疗。

三、基质结石

基质结石主要见于由能产生尿素酶的细菌感染的患者中。变形杆菌感染最可能形成基质结石。由于可透X线，故可与尿酸结石相混淆。基质结石主要见于碱性环境，而尿酸结石则在酸性环境。由于基质结石不能被溶解，故只能用手术治疗。

四、尿酸铵结石

有三种情况可以引起尿酸铵结石：①分解尿素的细菌感染时；②尿磷不足时；③发展中国家的儿童中饮水量低。治疗目的为根治尿路感染、取出感染结石、恢复正常的磷代谢。

五、妊娠时的尿石症

妊娠妇女患尿石症的不多，发病率为0.03%～0.24%。右侧似比左侧多，复发率则与一般人相同。多见于妊娠的中后期。虽然妊娠本身不会导致尿石症，但增大子宫压迫引起的输尿管生理性扩张，使结石容易移动而导致肾绞痛和血尿。

大多数孕妇由于胎盘产生1，25－$(OH)_2-D_3$升高和PTH的分泌受抑制而容易产生高钙尿，饮食中补充钙更进一步增加了尿钙的排泄。但尿中抑制剂增加，尿排出量也增加，可以缓解高钙尿的危险。还可有高尿酸尿。

妊娠时由于子宫增大，使腹腔脏器的位置发生变化，给尿石的诊断和治疗带来困难。妊娠掩盖了肾绞痛的症状和体征，而表现为含糊的腹痛。不可解释的发热、不缓解的细菌尿、镜下血尿也会导致误诊。在诊断方面，应力求避免进行X线检查，而尽量采用B超和超声多普勒检查。但B超不能区分是结石引起的肾积水还是妊娠引起的生理性肾积水。磁共振（特别是应用快速成像技术）虽然可以得到准确的结果而对胎儿没有影响，但花费太大，目前还没有得到普及。如上述检查不能确诊，必要时还应进行X线检查。这时可以采取一些措施来减少X线对胎儿的影响。在腹部平片上，胎儿的骨骼可与结石相混淆。

由于66% ~85%的输尿管结石患者结石可自行排出，故在治疗方面，可以采用饮水、卧床休息、服用止痛药等比较温和的方法，尽可能不用如总攻疗法等强有力的治疗。只有20% ~30%的患者需要用药物治疗结石。在妊娠的头三个月，应避免使用可能对胎儿有影响的药物。妊娠时禁忌使用体外冲击波碎石。如果一定要进行体外冲击波碎石，最好使用B超定位的碎石机。如症状没有改善，则可选用经皮肾取石术。输尿管镜检查有一定的危险性。可在局麻下行超声引导下的经皮肾造瘘术。只有在特殊情况下（如持续疼痛、败血症、反复梗阻），才在严密的监视下行经皮肾取石术。

（姜　杰）

第十章　尿路梗阻

第一节　肾积水

一、概述

肾积水（hydronephrosis）是由于肾内尿液的正常排出受阻，肾脏和肾盂内尿液积聚，使肾内压力升高，肾盂肾盏扩张、肾实质萎缩。肾积水多见于儿童，小儿发病率为0.1%，男性约占2/3，左侧多于右侧，双侧占1/5。肾积水因梗阻原因不同可分多种类型：①管腔内梗阻：如结石、肿瘤、瓣膜病、瘢痕狭窄等。②管腔外压迫：邻近病变侵犯或压迫造成输尿管梗阻。③神经机能失调：如先天性巨输尿管、脊髓脊膜膨出、脊髓外伤等。④反流性肾积水：主要有输尿管口病变或膀胱、尿道梗阻引起输尿管反流所致。不同原因的梗阻造成肾内压力持续性升高，使安全阀开放（肾盂静脉反流、肾小管反流、肾间质反流及淋巴反流），肾盂压自行下降；当压力继续存在，代偿性回流仍不能维持平衡时，肾盂逐渐扩大，若肾盂内压不断升高，最后将导致泌尿功能减退，肾实质萎缩、破坏而变薄。

二、诊断

肾积水诊断时，首先应明确肾积水的存在，而后查明肾积水的原因、病变部位、梗阻程度、有无感染以及肾功能损害情况。

1. 临床表现　主要为原发病的症状和体征，很少显出肾积水的病象，往往在完全性梗阻而发病急骤时，例如肾和输尿管结石嵌顿时出现肾绞痛而被发现。继发性肾积水合并感染时，常表现为原发病症状的加重。近年来，肾积水常由超声波检查发现，临床并无症状。肾积水有时呈间歇性发作，称为间歇性肾积水。发作时患侧腹部有剧烈绞痛，恶心呕吐，尿量减少；经数小时或更长时间，疼痛消失后，随后排出大量尿液，多见于肾盂输尿管连接处或输尿管梗阻。肾积水的一般症状：恶心呕吐、纳差、便秘和腹胀等，也可表现为腹痛和腰酸及腹部包块。

肾积水的并发症常有感染、结石、高血压，外伤后易破裂。

2. 实验室检查

（1）尿常规检查：在肾盏扩大后常出现红细胞和蛋白。

（2）肾功能检查：包括尿素氮、肌酐测定以及廓清试验等。双侧肾积水肾功能严重受损时，血肌酐、尿素氮升高。

3. 影像学检查

（1）静脉尿路造影：用于观察肾脏功能和肾盂肾盏的形态，输尿管的情况。一般情况下静脉尿路造影可明确诊断，必要时可行膀胱镜检查了解输尿管开口情况并行逆行造影，注意避免逆行感染。

（2）肾穿刺造影和肾血管造影术：在上述造影检查无结果时可酌情采用。

（3）B 超：表现为无回声区，一般 90% 肾积水可获满意的结果，也可帮助穿刺定位。

（4）同位素肾图检查：可出现排泄迟缓。

（5）CT：可了解积水及肾功能情况，但确定梗阻部位较静脉尿路造影无明显优势。

（6）MRU：影像清晰，费用较贵，在静脉尿路造影及逆行造影不能明确诊断时，MRU 地位是不可替代的。

4. 巨大肾积水标准　成人超过 1000ml，儿童超过 24 小时尿量。

三、鉴别诊断

1. 妊娠期泌尿系统正常生理　正常妊娠期间常有轻度肾、输尿管积水。除了妊娠子宫压迫输尿管外，是由于妊娠期间黄体酮的分泌引起肾输尿管肌肉松弛所致。这是一种生理性改变，由于解剖关系，几乎都发生在右侧。

2. 单纯性肾囊肿　IVU 示肾盂、肾盏受压、变形或移位，B 超见肾区出现边缘光滑的圆形的透声暗区。

3. 多囊肾　一侧或两侧上腹可触及囊性包块，IVU 示肾盂、肾盏受压变形，伸长而无扩张，呈蜘蛛足样。CT 示肾增大，肾实质有圆形、多发大小不等的囊肿。

四、治疗

（一）保守治疗

（1）肾积水较轻，病情进展缓慢，肾功能已达平衡和稳定状态可观察，但应定期检查了解积水进展情况。

（2）可自行解除的梗阻，如孕妇生理性肾积水。

（三）手术治疗

1. 手术指征　肾积水进行性加重，临床症状明显，肾功能不断下降，梗阻病因明确，有并发症存在，应手术治疗。

2. 手术治疗的原则

（1）解除造成肾积水的梗阻性疾病：如结石应去除；解除纤维索带或迷走血管的压迫；前列腺增生可行电切或摘除等。

（2）严重的肾积水致患侧肾功能全部丧失或有严重感染积脓，但对侧肾功能良好，可行患肾切除术。

（3）肾积水致患侧肾功能极差，对侧肾由于其他疾病功能不佳，甚至尿毒症，积水肾宜先行肾造瘘术，待肾功能恢复，再进一步处理梗阻。

（4）双侧肾积水，注意排除下尿路梗阻原因。一般先治疗情况好的一侧，待情况好转后，再处理严重的一侧。通常先做一侧肾造瘘术。

（5）肾小盏积水，漏斗部梗阻多由结石引起，如无临床症状，一般无须手术。

（6）整形手术原则，注意正常的肾输尿管解剖关系，保持肾输尿管的畅通引流，吻合处应在肾盂的最低处。吻合时防止内翻，力争缝合后成漏斗状。修复时尽量将纤维组织粘连瘢痕切除干净，勿伤及血供，适当保留周围脂肪组织，以覆盖手术野。

（赵　强）

第二节　梗阻性肾病

一、概述

因尿路任何部位发生机械性或功能性排尿障碍而导致肾功能损伤称梗阻性肾病（obstructive nephropathy）。

（一）引起梗阻性肾病的病变

梗阻发生可能是完全性或部分性；暂时性或永久性；间歇性或持续性；急性或慢性；有上尿路或下尿路之分，对肾的影响也有程度不同。引起梗阻性肾病的病变由表 10－1 所示。

表 10－1　泌尿系统内和外的梗阻性病变

泌尿系统内梗阻性病变		泌尿系统外梗阻病变
尿路腔内病变	尿路壁间病变	
尿结石	先天性：	前列腺梗阻
输尿管膀胱肿瘤	肾盂输尿管连接部病变（狭窄、功能紊乱）	肾盂输尿管外血管、纤维束带
肾乳头坏死	输尿管、膀胱返流，腔静脉后输尿管、膀胱颈	主动脉瘤
尿酸盐肾病	梗阻	输尿管周围纤维化
血块	输尿管尿道瓣膜	腹膜后肿瘤、淋巴结肿大及囊肿
炎症	尿道针尖样开口	输尿管邻近器官肿瘤
脓肿		医源性（结扎）
	后天性：	放射治疗
	尿道狭窄	子宫内膜异位
	输尿管狭窄（结核）	
	神经性膀胱功能紊乱	

（二）梗阻性肾病的病理生理变化

（1）梗阻初期，肾水肿增加，可持续 4～6 周，以后被萎缩代替。肾近、远曲管及集合管先扩张后萎缩。4 周后受累的肾皮质、髓质均变薄，同时有纤维母细胞及单核细胞浸润。

（2）肾血流及肾小球过滤的变化：早期血流量增加 25% 以上，梗阻后数小时恢复正常，此后肾血流量下降，梗阻 18 小时为正常流量的 40%～50%，8 周时只有正常的 12%。肾小球滤过率随肾血流改变而改变，关键是入球小动脉阻力增加，肾小球滤过率下降，肾功能受损。

（3）在梗阻发生时，随着肾小球滤过、肾小管重吸收和分泌受到影响，尿路肌肉活动，引流排出尿液也受影响。梗阻近端尿路固有层和肌肉因管腔阻力增加而肥大增生，开始于第 3 天，最大在梗阻后 10 天。这也是一种代偿，随着梗阻时间延长，则出现失代偿，终至肌肉萎缩和纤维组织增生。

（4）血管活性物质代谢异常，包括：①肾内花生四烯酸（arachidonic acid）代谢异常，使前列腺素、血栓素分泌改变，影响肾血流量和肾小球滤过率。②血管紧张素分泌增加，是由于刺激肾素分泌增加和致密斑部钠浓度降低所致。③心钠素分泌增加，是由于肾功能受损，钠潴留刺激心房释放增加，因此心钠素也可以作为肾功能恢复的监测指标。

（5）梗阻后肾盂压力上升 5.88 ~ 8.82kPa（60 ~ 90cmH_2O），就发生了液体物质在肾内的逆流：①肾盂静脉逆流。②肾盂肾小管逆流。③肾盂淋巴逆流。④肾盂间质逆流，可引起肾周尿外渗，甚至发生尿性腹水。这些逆流的发生在梗阻时是机体的一种保护性机制或是缓冲作用。肾内型肾盂此种保护机制差，肾功能损害发展快且严重。

（6）一侧发生梗阻性肾病后，对侧肾可以发生代偿性生长，可见肾的体积增大，肾功能提高及一系列内分泌改变、促肾生长因子的升高等。

二、诊断

1. 临床表现　肾盂积水本身无典型症状，常随梗阻的原因、部位及发展的快慢不同出现不同的症状。由结石、肿瘤、炎症引起者可出现绞痛、血尿、尿路刺激症状和肿瘤转移的症状。若是先天性因素则发展缓慢，可出现无症状的腹部包块，或是间歇性发作。若肾积水合并感染者则可出现全身中毒症状，如寒战、发热、腰痛、膀胱刺激症状、消化道症状。少数因肾积水损伤破裂后形成的假性囊肿。若肾功能损害严重，则可出现尿毒症的表现，如贫血、乏力等。肾积水超过 1000ml 或小儿 24 小时尿量（1 岁以下 >400 ~ 500ml/24h，1 ~ 5 岁 >500 ~ 700ml/24h，5 ~ 8 岁 >650 ~ 1000ml/24h）称为巨大肾积水。

2. X 线检查　尿路平片和静脉尿路造影（IVU）可观察肾影大小、形态、结石、肾功能，在电视下可观察肾盂收缩和输尿管蠕动。肾功能差则要行大剂量 IVU、逆行肾盂造影（RGP）或肾盂穿刺造影（同时可行 Whitaker 试验行上尿路动力学观察）。

3. 超声检查　可确定肾积水的大小和性质。

4. 同位素　可出现梗阻性肾图曲线，并进行分侧肾功能观察。^{99m}Tc - DTPA 闪烁扫描，可显示肾脏大小、功能状态、肾血流量及肾小球滤过率。

5. CT 与 MRI　可以清楚显示肾脏大小及某些疾病以及梗阻部位的确定。对肾功能差或无功能肾可行 CTU 或 MRU。

三、治疗

引起梗阻性肾病的原因很多，也很复杂，要综合判断，对一些慢性不完全梗阻引起的肾病，长期处于平衡状态，肾功能保持不变，为避免手术对肾单位的额外创伤，可观察与定期复查。如需手术要考虑如下的相关因素：

1. 手术时机的掌握　急性完全性梗阻及时手术，解除梗阻，效果较好。梗阻在 24h 后解除，肾单位损坏 25%，血流量下降 41%；梗阻在 10 天后解除，肾功能下降 30%；梗阻 30 天后解除，肾功能下降 70%；梗阻 30 ~ 40 天，肾功能损害则难以恢复。慢性梗阻性肾病的手术需充分准备，等待有利时机，如控制感染，全身情况的纠正等。

2. 术前方案的设计　手术时要尽量保留残余肾组织，凡能保持全肾 1/5 以上者均应保留，而不轻易作肾切除。但是要充分估计有无感染或术后感染能否控制的因素。

3. 双侧肾梗阻积水的先后处理问题　此问题较复杂，要遵守“对抗平衡”原则，一般而言：①双侧积水并且功能相似，哪侧先手术问题不大。②若两侧梗阻程度有差别但不太大时，可先处理梗阻重的一侧，这样有利于该侧梗阻肾功能不至于急剧下降，保护残存肾组织。③若两侧梗阻程度悬殊，则轻一侧先手术，成功率高。当然还要考虑到病变手术的难易程度。

4. 梗阻肾功能恢复问题　双侧肾梗阻时，积聚在体内的代谢产物在梗阻解除后，可刺激患肾恢复功能。但一侧梗阻，如果健侧已发生代偿性增大，功能也能代偿。虽然一侧梗阻解除，病肾功能恢复的机会也相应小得多。

5. 肾脏整形修复　保留肾脏做整形修复要考虑患者的年龄、肾损伤的程度、对侧有无代偿及患者的年龄情况。首先要综合评价患者对手术的承受能力，再要考虑手术能否改善肾功能。对整形手术是否用支架引流，用何种支架，是内引流还是外引流，引流多少时间，支架引流可能发生的并发症等要使患者对这些问题充分知情，以取得支持和合作。

6. 手术方法　须在手术时将所有结构暴露清楚时才能正确选择手术方法，因此术者应熟练掌握并具有很好处理各种情况的能力，因为有些病例在术前的评估与手术的发现是有差异的。常用的手术方法有粘连、束带和血管压迫的解除，输尿管狭窄的单纯切开和整形修复，病肾切除等。根据条件可采取开放手术或腔内微创方法。

（赵　强）

第三节　输尿管间嵴增生

一、概述

输尿管间嵴增生（hypertrophy of interureteric ridge）是长期下尿路梗阻所引起的一种继发性病理改变，表现为两侧输尿管开口之间逼尿肌组织的增生、肥厚及隆起。输尿管间嵴增生本身又可以成为加重梗阻的原因。

二、诊断

1. 病史　一般都有前列腺增生症、膀胱颈口梗阻、尿道狭窄或神经源性膀胱的长期病史。

2. 临床表现　①排尿困难：在排尿过程中，增生的输尿管间嵴下移，阻塞膀胱颈部引起尿流中断。膀胱内可有剩余尿。②尿路感染：长期梗阻可合并尿路感染，尿中可有白细胞，尿培养阳性。

3. 辅助检查　①膀胱造影：可见膀胱边缘毛糙，有时可见憩室。长期及严重的梗阻可出现膀胱输尿管反流及双侧肾、输尿管积水。②B 超及 CT 检查：可了解双肾、输尿管积水情况。③膀胱镜检查：可见输尿管间嵴增生及由此引起的膀胱壁小梁、小室，是诊断输尿管间嵴增生的重要手段。

三、鉴别诊断

前列腺增生症是老年男性进行排尿困难的主要原因，输尿管间嵴增生是其病程发展的结果，所以两者的临床表现并无明显区别。直肠指检、影像学检查及膀胱镜检查对明确诊断十分重要。

四、治疗

(1) 首先要明确引起输尿管间嵴增生的病因，并给予对症治疗。可服用 α 受体阻滞剂以缓解症状。如有前列腺增生症、尿道狭窄等情况，非手术疗效不佳时可行手术治疗，以缓解症状。

(2) 对明显输尿管间嵴增生者可行经尿道电切手术，或在对原发疾病进行手术治疗时一并解决。

（赵　强）

第四节　膀胱颈挛缩

一、概述

膀胱颈挛缩（contracture of the bladder neck）为下尿路梗阻的一种，男女均可发生，可发生于任何年龄，以老年患者居多，尤其女性患者，年龄越大发病率越高。病因大致可分为先天性和后天性两大类，后天性原因主要为炎症、手术、膀胱颈部平滑肌增厚等。梗阻一旦发生，对上尿路影响为双侧性的，故肾功能损害出现较晚，一般无急性上尿路梗阻表现，但有明显排尿困难症状，一旦引起肾功能损害易失代偿，出现肾功能衰竭。

二、诊断

1. 症状　患者不论性别，其主要症状均为排尿困难。早期为排尿迟缓，尿流变细，尿频，夜尿增多及排尿不尽。后期出现剩余尿和尿潴留，亦有遗尿和充盈性尿失禁，常合并尿路感染，尤其女性较多。晚期有双肾、输尿管积水及慢性肾功能损害。

2. 剩余尿测定　可采用 B 超及导尿法测定，正常人剩余尿应小于 10ml，如采用导尿法测定剩余尿时，女性患者可经阴道触摸膀胱颈部可感到颈部增厚，内置导尿管时，这种膀胱颈部增厚更为明显。

3. X 线检查　排泄性尿路造影能发现主要并发症和了解上尿路情况。排泄性膀胱尿路造影，可见膀胱颈部左右两侧及后唇均突入膀胱颈内口，呈环状狭窄，也可了解有无膀胱输尿管反流。

4. 膀胱镜检查　是主要的确诊方法。可见：①膀胱颈部黏膜僵硬水肿，失去柔软和弹性。②当膀胱镜缓慢向外退出时，可见膀胱颈口后唇突出形成陡峭的堤，而于内口后呈一凹陷，有时可见膀胱颈呈环形狭窄，内口呈领圈样突起，将膀胱与尿道明显分开。③膀胱镜检查时，嘱患者做排尿动作，正常膀胱颈后唇退出视野之外，而膀胱颈梗阻的患者则失去此能力，其收缩运动减弱或消失。膀胱镜检查可排除膀胱肿瘤、结石等原因引起的排尿梗阻。

5. 膀胱测压及尿流动力学检查　最大尿流率 $< 15ml/s$，逼尿肌收缩压 $> 4.41kPa$，提示下尿路梗阻。

6. B 超及肾图　可了解上尿路有无梗阻、积水及肾功能情况。

三、鉴别诊断

1. 逼尿肌无力症　主要通过尿流动力学检查来区分。

2. 前列腺增生症　为老年男性常见疾病，直肠指检可触及增大的前列腺，尿道膀胱造影可见膀胱底部抬高并有弧形低密度影，后尿道延长、变细。

3. 尿道狭窄　多有尿道损伤、炎症史。尿道造影及尿道镜检查可明确狭窄部位。

四、治疗

（一）保守治疗

保守治疗的指征：①没有剩余尿或剩余尿少。②无肾功能不全。③容易治疗的尿路感染。④无膀胱输尿管反流。

药物主要有：α－受体阻滞剂、糖皮质激素、抗生素。女性患者可进行尿道扩张。

（二）手术治疗

（1）膀胱颈部扩张术。

（2）膀胱颈切开术：黏膜下将膀胱颈肌层作楔形切开，破坏其狭窄环。

（3）膀胱颈 Y－V 成形术：将膀胱前壁做 Y 形切口，将 V 形膀胱瓣与切口远端间断缝合，以扩大膀胱颈部管腔。

（4）经尿道膀胱颈部电切术：切断环行括约肌纤维缩窄环（范围在 5～7 点位置），深度为切除局部所有肌肉，至见到脂肪组织。

（赵　强）

第五节　尿道狭窄

一、概述

尿道狭窄（urethral stricture）常可分为先天性和后天性两种。先天性尿道狭窄较为少见。后天性尿道狭窄在男性多见于由尿道内、外损伤引起，分前尿道和后尿道损伤，淋病等尿道炎也可引起尿道狭窄。女性尿道狭窄的发生率远较男性低，除少数先天性尿道狭窄外，大多数由于感染、外伤、肿瘤引起，但分娩造成的产伤也可引起尿道狭窄。

二、诊断

1. 病史　有骨盆骨折、骑跨伤及尿道器械操作或产伤史。也可有淋病感染病史或包茎继发包皮龟头炎引起尿道口炎症。

2. 临床表现　排尿困难，表现为排尿不畅、尿流变细、排尿无力，甚至可引起急、慢性尿潴留。病程长可引起肾积水。

3. 体格检查　沿尿道触诊及会阴检查可触及硬的条索或结节。尿道探杆检查，可明确有无尿道狭窄存在。

4. 膀胱尿道造影　可正确观察尿道狭窄部位和狭窄长度。有时需联合应用排泄性膀胱尿道造影和逆行尿道膀胱造影检查。

5. 静脉尿路造影　可了解尿道狭窄对上尿路的影响程度，有无肾盂积水、输尿管扩张存在。

6. B超检查　可显示尿道狭窄部位、长度及狭窄周围瘢痕情况。

三、鉴别诊断

注意与良性前列腺增生症、前列腺纤维化、膀胱颈挛缩等引起的排尿不畅鉴别。

四、治疗

（一）尿道扩张

视尿道狭窄程度而定，尿道狭窄严重的患者采用丝状探子尿道扩张，间隔1~2周进行一次，并逐渐延长尿扩间隔时间；尿道狭窄较轻的患者可用金属探杆扩张，一般需坚持1~2年。

（二）手术治疗

对尿道扩张不能改善的尿道狭窄，狭窄部瘢痕较硬，尿道内腔梗阻较重，需进行手术治疗，常用方法有：

（1）尿道外口切开术：适用于尿道外口狭窄患者，手术简便、效果确定。

（2）腔内手术：目前国内广泛开展，多数人认为是治疗尿道狭窄的首选手术。腔内手术技术已不局限于经尿道冷刀切开单一术式，经尿道等离子棒状电极尿道狭窄切开手术以其独有的热损伤小、疗效确切的优势，已被越来越广泛应用。

（3）尿道对端吻合术：切除尿道狭窄段对端外翻缝合，对于球部尿道狭窄此方法疗效满意；高位尿道狭窄或长段尿道狭窄可经耻骨联合途径，也可使用弧形导针或直针法进行切除后对端吻合。

（4）尿道套入术：尿道套入术用于治疗后尿道狭窄历史较长，手术操作简便，但疗效不一，儿童不宜采用此方法。

（5）尿道成形术：对于复杂的尿道狭窄，其他方法不能奏效的患者，可采用各种尿道成形术。切除瘢痕段，缺损的尿道可用尿道自身、包皮或阴囊皮肤成形，或用膀胱黏膜、羊膜等组织代替，手术可一期完成，也可分期进行。

（6）尿流改道术：对多种方法治疗失败，伴有尿道直肠瘘或有肾积水者可行膀胱造瘘术。

尿道狭窄是泌尿外科常见疾病，多见于男性。复杂性的尿道狭窄，尤其是后尿道狭窄治疗较为棘手，目前暂没有标准的治疗方案。等离子电切技术越来越受关注。在尿道狭窄治疗时掌握时机、预防并发症尤其重要。对于并发尿道周围感染、尿道瘘的患者，应先行膀胱造瘘，使炎症消退后再行尿道修复手术；合并尿道直肠瘘的患者，先行结肠造瘘，再择期行尿道修复手术。在尿道扩张时，应注意预防尿道瘘的发生和避免假道形成。

（赵　强）

第十一章 泌尿生殖系统肿瘤

第一节 肾脏肿瘤

肾脏肿瘤并不少见，占全身肿瘤的2%～3%，而在泌尿系肿瘤中，它是仅次于膀胱肿瘤的常见肿瘤。肾脏原发肿瘤大多为恶性肿瘤，主要包括肾细胞癌、肾母细胞瘤和肾盂癌三种。肾细胞癌约占肾脏肿瘤的80%，是最常见的肾脏肿瘤；肾母细胞瘤主要发生于小儿，是最常见的小儿腹部肿瘤；而肾盂癌多为移行细胞癌。良性肿瘤中最常见的是肾血管平滑肌脂肪瘤，又被称为错构瘤。

一、肾癌

肾细胞癌（renal cell carcinoma）又被称为肾腺癌，是一种较常见的泌尿系统的恶性肿瘤，占成人肾脏恶性肿瘤的80%～85%，在泌尿外科中，其发病率仅次于膀胱癌。近年来，随着我国健康人群体检的普及和B超、CT影像学技术发展，有更多的肿瘤被发现，肾癌的临床发病率逐渐升高，约占成人全部恶性肿瘤的2%～3%。发病年龄多为40～70岁，发病随年龄的增长而增加，发病年龄的中位数为65岁，有时发生在较年轻的人群，但20岁以下患者较罕见。男、女发病率比例约为2∶1。据美国国家癌症研究机构统计，每年约24 000人发生肾癌，其发病率尚无增加的趋势。上海医科大学泌尿外科研究所近5年收治肾癌230例，发病中位数年龄为53岁，但早期肾癌的检出率较前明显增加。城市居民较农村发病率高。

（一）病理

肾癌起源于肾小管上皮细胞，生长速度一般较慢，可发生于肾实质的任何部位，并可浸润肾包膜，并向外进一步侵及肾周围脂肪。左右侧发病机会均等，双侧病变占1%～2%。肿瘤质硬，外观为不规则的圆形或椭圆形，有一层纤维包膜包裹，血供丰富，表面常有怒张的血管。肿瘤的颜色与血管多少、癌细胞内脂质含量以及出血、坏死等因素有关。一般说来，生长活跃区为白色，含脂质丰富的区域呈金黄色并发亮，颗粒细胞和未分化细胞呈灰白色。瘤体内常有囊性变，有新鲜出血、陈旧出血灶，坏死部位为红色或暗红色，中心坏死、钙化。

显微镜检查：癌细胞类型主要为透明细胞、颗粒细胞和未分化细胞，其中以透明细胞最为常见。透明细胞体积大，边缘清楚，呈多角形，核小而均匀，染色深，因胞质中含有大量的糖原和脂质，在切片染色过程中胞质被溶解，故而切片中癌细胞多呈透明状，细胞常排列呈片状、乳头状或管状。颗粒细胞呈圆形、多边形或不规则形，色暗，胞质量少，较深染。颗粒细胞癌的细胞生长活跃，恶性程度较透明细胞癌高。这两种类型的癌细胞可单独存在，也可同时出现于同一瘤体内。若肿瘤大多数由透明细胞组成，则称为透明细胞癌；主要为颗粒细胞，则称为颗粒细胞癌；兼有两种癌细胞组成者，则称为混合型肾癌。若癌细胞呈梭形，核较大或大小不一，有较多的核分裂相，呈肉瘤样结构，则称为未分化癌，恶性程度很高。

肾癌可通过直接浸润、淋巴途径和血运转移。

1. 直接浸润　肾癌达到一定体积后突破包膜，向内侵入肾盂，向外突破肾包膜，侵及肾周脂肪组织和筋膜，蔓延到邻近的组织，如肝、脾、肾上腺及横膈等。向内侵入肾盂后常发生血尿。

2. 淋巴途径　25%的肾癌都有区域淋巴结转移。左侧经淋巴管转移到肾蒂、主动脉和主动脉左外侧淋巴结。右侧首先累及肾门附近和下腔静脉周围淋巴结，并可向上蔓延到颈部淋巴结，也可直接通过膈肌淋巴结转移到肺。

3. 血行转移　肾癌具有向静脉侵入的倾向，故血行转移是肾癌重要的转移途径。肾癌细胞侵犯静脉，在静脉内形成瘤栓，进一步延伸至下腔静脉，甚至到达右心房，并转移到骨骼和肺等其他脏器，引起广泛血运转移。癌细胞转移至肾静脉和下腔静脉的发生率分别为20%和10%。多数瘤栓来自右侧肾癌，个别来自肾上腺内的转移灶。

肿瘤转移并不是与原发肿瘤大小完全相关。低度恶性的肿瘤常保持完整的包膜，虽然体积巨大，仍可没有转移。恶性程度较高的肿瘤，虽然肉眼看来肿瘤包膜保持完整，实际上癌细胞往往已侵入和穿出肾包膜。而对于淋巴转移和血行转移来说，少数恶性程度很高的肾癌在原发肿瘤体积很小时即已出现转移。

（二）分期

为了对肿瘤进行有效的治疗，并判断其预后，一般可依据原发肿瘤情况、淋巴结和肿瘤远隔转移情况进行肿瘤分期。临床常用的是1968年提出的Robson分期。

1期　肿瘤局限于肾包膜内，肾周脂肪、肾静脉和区域淋巴结均未受侵。

2期　肿瘤已侵入肾周围脂肪，但尚局限于肾周围筋膜之内，肾静脉及局部淋巴结尚未受侵。

3期　肿瘤已侵犯肾静脉或局部淋巴结，有或无下腔静脉和肾周脂肪的受累。

4期　肿瘤侵犯邻近脏器（肾上腺除外），或已有远隔转移。

1987年，国际抗癌协会提出TNM分期方案，将静脉受累和淋巴结转移分开，使分期更好预测肿瘤的发展。

T　原发性肿瘤：

Tx　无法估计原发肿瘤情况

T_0　无原发肿瘤证据

T_1　肿瘤最大直径≤2.5cm，局限于肾包膜内

T_2　肿瘤最大直径>2.5cm，局限于肾包膜内

T_3　肿瘤超出肾脏

T_{3a}　侵犯肾上腺或肾周组织，但不超出Gerota筋膜

T_{3b}　肿瘤侵入肾静脉或膈下的下腔静脉

T_{3c}　肿瘤侵入膈上的下腔静脉

T_4　肿瘤超出Gerota筋膜，或累及邻近器官

N　淋巴结：

N_x　无法估计淋巴结转移情况

N_0　无淋巴结转移

N_1　单个淋巴结转移，最大直径≤2cm

N_2　单个淋巴结转移，最大直径2～5cm，或多个淋巴结转移

N_3　局部淋巴结转移，直径大于5cm

M　转移：

M_x　无法估计远处转移情况

M_0　无远处转移

M_1　有远处转移

（三）临床表现

1. 局部肿瘤引起的症状和体征

（1）血尿：无痛性血尿是肾脏肿瘤最常见的症状，约60%的患者都有肉眼或镜下血尿，多表明肾癌已侵犯进入肾盂肾盏等集合系统。最常见的表现为间歇性、全程性、无痛性肉眼血尿。

（2）腰痛：肾癌引起的腰痛多为持续性隐痛，发生率约为40%。原因主要是由于肿瘤生长导致肾被膜张力增加，另外还可因晚期肿瘤侵犯周围脏器或腰肌所造成。也可导致持续性的腰部疼痛，且疼痛较剧烈，此外，血块经输尿管排出时，也可以引起肾绞痛。

（3）腰部肿块：肾癌患者的腰部肿块质地较硬，表面不光滑。目前仅见于少量瘦长体型患者和边远地区就诊患者，随着我国健康人群体检的普及和B超、CT影像学技术发展，肾癌患者已多在肿块发展到此阶段前，已获确诊和治疗。检查者如能触及肿瘤，表明肿瘤已处于晚期，预后不佳。

（4）精索静脉曲张：多见于左侧。由于左侧精索静脉汇入左肾静脉，可因左肾静脉内瘤栓影响精索静脉血液回流而致。右侧亦可由于下腔静脉内瘤栓影响右侧精索静脉血液回流而致，但较少见。其特点为平卧位后曲张静脉仍然怒张，没有明显减轻或消失。

传统上，将上述血尿、腰痛和腰部肿块三大表现称为“肾癌三联征”，实际上，“肾癌三联征”的出现，说明肿瘤已发展到晚期。

2. 全身症状和体征

（1）发热：在肾癌患者中也较常见，发生率为10%～20%。部分患者发热是其就诊的唯一症状，常为38℃以下的低热，偶为稽留高热。发热的原因多认为与肿瘤产生的致热原相关。另有研究发现，原发肿瘤可能分泌白细胞介素-6，从而导致肿瘤性发热。在切除肿瘤后，体温多能恢复正常。

（2）高血压：约20%的肾癌患者有高血压，主要原因有肿瘤压迫导致肾素分泌过多、肿瘤内动静脉瘘以及肿瘤压迫肾脏血管等。但应注意，只有近期出现的并且在切除肾癌后恢复正常的高血压才可以说是由肾癌引起的。

3. 生化指标异常

（1）贫血：25%的患者可伴有轻度的正常红细胞贫血。目前多认为是肾脏肿瘤毒素影响骨髓造血功能，以及肾脏自身的促红细胞生成素的分泌不足造成的。

（2）血沉快：肾癌患者出现血沉快的原因尚不清楚，发生率在50%左右。血沉快的患者多预后不良，对持续血沉快的患者应做。肾脏B超检查以除外肾癌的可能。

（3）高血钙：原因不是很清楚，发生率约10%。可能与肿瘤产生的一种类似于甲状旁腺素相关蛋白的多肽有关。切除肿瘤后恢复正常，肿瘤转移或复发后可重新升高。高血钙也可能由肿瘤转移到骨骼引起。

（4）红细胞增多症：具体原因并不清楚，可能与肿瘤直接分泌红细胞生成素或肿瘤压迫刺激分泌红细胞生成素有关。当肿瘤被切除后，红细胞增多症即可消失，肿瘤转移或复发后又重新出现。

（5）肝功能异常：并不一定是由于肿瘤转移到肝脏引起，患者可能还有肝脾增大、血清碱性磷酸酶升高、α_2球蛋白升高等表现。切除肾肿瘤后肝功能恢复正常，因此肝功能异常并非是肾癌根治术的手术禁忌证。

（四）诊断

1. 肾癌的发现　目前临床的重要问题是依据上述肾癌的临床表现寻找早期发现肾癌的线索。许多肾肿瘤患者的早期临床表现并不典型，需要我们提高警惕，予以甄别。首先，对于间歇性出现的无痛血尿患者，应予以重视，即使是镜下血尿，亦应予以检查。同样，对于持续性的腰部隐痛患者，以及具有贫血、血沉快和其他肾外表现的患者，也应谨慎对待，寻找上述表现的原因。体检时应注意有无腰部或腹部包块和锁骨上淋巴结病变。精索静脉曲张平卧不消失提示有肾肿瘤伴静脉瘤栓之可能。

2. 肾癌的确诊　肾癌的确诊大多并不难，B超、静脉肾盂造影和CT等影像学检查的结果，均能够提供最直接的诊断依据。同时，影像诊断学技术还能够做出准确的肿瘤分期，从而在手术以前明确病变的性质和病变的发展侵犯情况。

目前，临床依据患者的临床表现考虑。肾癌的可能性后，首先选择的影像学检查应是B超，因为B超检查简便易行，对受检者不造成痛苦和创伤，并具有易重复的特性。在发现肾脏肿瘤后，根据情况可直接选择CT扫描，以确切了解肿瘤的位置、大小、范围、性质和淋巴结情况及有无转移，并进一步明确诊断肾癌。

静脉肾盂造影的诊断价值比较小，现主要是对肾盂癌的鉴别，并了解对侧肾脏功能。MRI检查应在CT检查后，肿瘤与相关脏器关系不清时，利用其冠状面和矢状面的影像来进行分析。肿瘤瘤栓情况则多应用彩色多普勒B超、MRI和腔静脉造影来进行鉴别诊断。

（1）B超：B超检查简便易行，对受检者不造成痛苦和创伤，现已作为无痛性肉眼血尿患者首选的影像学检查。有越来越多的无症状肾癌就是这样被发现的。B超发现肾脏肿瘤的敏感性较高，可以作为首选的检查方法。尤其是B超可以很容易地将肾囊肿、肾积水等疾病与肾癌鉴别开来。在B超声像图上，肾实质内的圆形或椭圆形、边界较清楚的团块状回声是肾癌的典型征象。其内部回声多变，中等大的肿瘤多呈低回声，仅少数呈强弱不等的混合回声或等回声；体积较小的肾癌有时表现为高回声团块。较大的肿瘤向肾脏表面突起，使肾脏轮廓呈现局部增大突出，表面凹凸不平。B超还可以提供肾门、腹膜后淋巴结情况和肝脏、肾上腺及有无转移。彩色多普勒超声可用来了解肿瘤瘤栓侵犯静脉的程度，对肾静脉及下腔静脉内瘤栓诊断的准确性为93%。

（2）CT：CT能显示肿瘤的范围及邻近器官有无受累，其准确性较高，是目前最可靠的诊断肾癌的影像学方法。

1）典型的肾癌在CT图像上呈圆形、椭圆形或不规则形占位，平扫时，肾癌的密度略低于肾实质，但很接近，因此平扫时容易遗漏较小的肿瘤病灶。增强扫描后，肾癌病灶的密度轻度增强，而正常肾实质的密度呈明显增强，二者形成对比，使肿瘤的边界更明显。由于肾癌病灶中多有程度不等的坏死、出血、囊性变甚至钙化灶，因此在CT图像上表现为密度不均。部分肾癌有钙化灶，在肿瘤内呈不规则分布。

2）静脉瘤栓：肾肿瘤侵入肾静脉或下腔静脉后，CT平扫可发现静脉内低密度区肿块影，增强扫描可见肿块增强不明显，形成管腔内的低密度充盈缺损区。

3）淋巴结转移：CT可确定肿瘤淋巴结转移情况。肾门周围直径大于2cm淋巴结多为肿瘤转移所致。肾门区淋巴结直径小于2cm则为可疑淋巴结转移。

（3）MRI：MRI对肾癌诊断的敏感度及准确性与CT相仿，肾癌在T_1加权像上呈低信号，在T_2加权像上呈高信号，肿瘤内组织信号不均匀，为椭圆形或不规则形肿块，可见肾脏外形改变，边缘能见到假包膜形成的环状低信号区。

MRI在显示周围器官受侵犯及与肿瘤与周围脏器关系上明显优于CT，可以确定肾蒂淋巴结转移情况。由于MRI有冠状面、额状面和矢状面多种层面的影像，可以轻易地界定肿瘤与肾脏、肾上腺以及下腔静脉的关系，确定肿瘤的来源，使肾脏上极肿瘤与肝脏和肾上腺肿瘤得以鉴别。MRI还可以清晰地显示肾静脉与下腔静脉内的瘤栓，尤其是MRI的额状面图像，可以清晰地显示瘤栓的范围。

（4）X线平片：X线平片对于肾癌诊断的价值不大，较大的肾癌可显示肾脏轮廓影局限性突出，肾癌可显示细点状钙化。

（5）静脉尿路造影：尿路造影是B超、CT等未得到广泛应用前肾脏肿瘤的主要诊断手段。通过了解肾脏肿瘤对肾盂、肾盏的压迫情况来明确诊断。当肿瘤体积较小、仅限于实质内时，集合系统可无异常改变，容易导致漏诊。静脉尿路造影的主要表现是：①肾盂、肾盏变形、狭窄、拉长、闭塞或移位。②当肿瘤刚刚开始侵入肾集合系统后，则可使肾盂、肾盏的轮廓不规则、毛糙，或出现充盈缺损。③可引起患肾的功能丧失，造影时不显影。

（6）逆行上尿路造影：该项检查对肾癌的诊断帮助不大，但对于静脉尿路造影不显影的肾脏，可以用来与其他上尿路病变进行鉴别。

（7）肾动脉造影：随着造影技术的发展，血管造影多采用选择性数字减影的方法来清楚地显示病变。肾癌动脉造影的主要征象有：肿瘤区出现多数迂曲、不规则、粗细不均、分布紊乱的小血管，肿瘤周围的血管呈包绕状；由于肿瘤内存在动静脉瘘，在动脉期即可见肾静脉显影；如向肾动脉内注射肾上腺素时，正常肾脏血管和良性肿瘤内的血管将发生收缩，但肾癌组织内的肿瘤血管却不会收缩。

近年来，肾动脉造影多应用于肿瘤来源不清时的鉴别诊断，通过对肿瘤主要供血动脉来源的分析，可以轻易分辨肿瘤的来源。

（8）除外转移灶：肾癌患者就诊时有20%～35%已发生转移，因此在进行根治性肾切除术前，必须行胸部X平片、肝脏B超，除外肺部和肝脏转移的存在。如有骨转移和脑转移的证据，亦应行全身核素骨扫描和脑部CT。

（五）治疗

1. 手术治疗　根治性肾癌切除术是目前肾癌主要的治疗方法。根治手术的范围包括切除患侧肾脏、肾周脂肪、肾周筋膜、肾上腺、区域淋巴结和肾静脉及下腔静脉内的癌栓。手术时应注意采用能获得良好暴露的切口，争取在分离肾脏以前即首先结扎肾动脉，以防手术时肿瘤的扩散和癌栓的转移。对肿瘤体积较小的Ⅰ期肾癌可采用腰部第11肋间切口；而对于肿瘤较大的或Ⅱ、Ⅲ期肿瘤则应采用腹部切口，以保证区域淋巴结清扫的彻底进行；如肿瘤巨大并偏向肾脏上极，则可采用胸腹联合切口。手术时首先应结扎肾蒂，从而避免手术操作时造成的肿瘤转移，并减少手术时肿瘤分离过程中出血。

由于肾癌，特别是Ⅱ、Ⅲ期肿瘤，常常侵犯肾周围脂肪，手术时在处理肾蒂后，应在肾周筋膜外进行分离，才可确保预防术中肿瘤局部残留和种植。在对肿瘤上方或外方与肾周筋膜外分离出现困难时，可首先扩大切口，改善切口暴露情况，而不能轻易决定进入肾周筋膜内。根据 Beare 和 McDonald 对 488 例肾癌标本的研究，发现 70% 的标本中癌细胞已浸润肾包膜或肾周围脂肪，所以，在临床上将肾周围筋膜及筋膜内容物作整体切除，是十分重要的。

肾上腺组织位于肾脏上方，肾周筋膜内，与肾脏和肾周脂肪关系密切，因此发生肾癌后同侧肾上腺容易受累。资料显示肾癌患者中 10% 伴有肾上腺转移，所以肾脏上极肿瘤必须将同侧肾上腺一并切除，而中下极肿瘤，则可视情况而定。

尽管根治性肾癌切除术已明确必须包括区域淋巴结的清扫，但在实际工作中，对于肾癌淋巴结清扫仍存有争议。这是由于肾癌淋巴引流途径非常丰富，虽然主要的淋巴回流是聚集至肾蒂周围的淋巴结，但是后腹膜区域淋巴回流途径的存在，使某些没有肾蒂淋巴结转移的患者出现腹膜后的广泛转移。此外，许多存在肾蒂淋巴结转移的患者，多已伴有血行转移，使得肾癌的区域淋巴结清扫术的效果存在疑虑。但综合地看，区域淋巴结清扫术，仍有其重大意义：Golimho 的结果显示Ⅱ期肾癌患者，在进行区域淋巴结清扫后，5 年生存率提高了 10% ~15% 。区域淋巴结清扫的范围：下方从肠系膜下动脉起始部位水平开始，上方达肾上腺血管处即可。只需在上下界之间清扫腹主动脉（右侧为下腔静脉）前方和外侧淋巴脂肪组织，而腹主动脉和下腔静脉之间及背侧的组织多不需清扫。现有人主张扩大手术清扫范围，自横膈以下至主动脉分叉水平，手术损伤明显增大，但手术效果可能并无明显改善，因为如主动脉前后组淋巴结已出现转移，则转移业已广泛，单纯区域淋巴结清扫已无法彻底清除肿瘤。

难于切除的巨大肾脏肿瘤，可行肾动脉栓塞术，栓塞后肿瘤缩小，从而增加手术切除的机会。肾癌血运丰富，术中容易出血。术前肾动脉栓塞后，肿瘤发生广泛坏死，肾肿瘤表面静脉萎缩，肿块缩小，肾周围水肿，肿瘤容易分离，减少手术中出血，提高手术切除率。此外便于肾切除前直接结扎肾静脉，减少手术操作难度。肾动脉栓塞是在术前经股动脉穿刺，逆行插管置患侧肾动脉，注入致栓物质，使动脉闭塞。现已可根据肿瘤部位和范围选择进行肾动脉主干或其分支栓塞。

原发性肾癌已侵犯邻近脏器的，预后极差，如患者情况允许，可争取将原发肿瘤连同邻近受累的器官和组织一并切除，术后辅以化疗和免疫治疗。也可首先行肾脏动脉栓塞后再行手术治疗。

肾细胞癌可能发生在先天性孤立肾和因良性疾病对侧肾脏切除病例，双侧肾脏也可同时或连续发生肾癌。由于对肾脏内血管分布的进一步了解和外科技术的发展，现提出了保留肾脏组织的肾肿瘤手术方式。处理原则是如未发现远处转移，则应在彻底切除。肾癌组织的同时，尽可能保留正常肾组织，使残留的肾组织可以维持相应的肾脏功能，而不需要透析，从而避免肾癌根治术后的尿毒症和血液透析。主要的方式是双侧单纯肿瘤切除或切除一侧小的肿瘤，对侧行根治性肾癌切除。手术中操作困难者可以行肾切除后，采用肾脏降温和离体手术操作技术，在体外行肿瘤切除，完成操作后，再行自体肾移植。

部分肾切除治疗肾癌的主要问题是肿瘤局部复发，平均为6%～10%，某些复发病例，实际是因为肾脏内未发现的癌多发病灶，因此，保留肾组织肾癌手术，应严格控制适应证。

2. 放射治疗　肾癌对放疗并不敏感，因而放射治疗目前仅被用于的辅助治疗，主要应用于：

（1）恶性程度较高和Ⅱ、Ⅲ期肿瘤手术后对手术野的照射。

（2）晚期肿瘤患者的姑息治疗。

（3）原发肿瘤巨大，不易切除的，可在手术前照射，使肿瘤缩小，提高手术切除率。

（4）骨骼等转移癌的放疗，以减轻症状。

3. 化学治疗　肾癌对化学治疗不敏感，常用的药物有环磷酰胺、丝裂霉素、6－巯基嘌呤、长春碱、放线菌素D等。现在对肾脏肿瘤进行肾动脉栓塞治疗时，将化疗药物直接注入肾癌的供血动脉，提高局部的药物浓度，减轻全身反应。最常用的药物是丝裂霉素，每次20～40mg。

4. 内分泌治疗　有研究显示，正常肾和肾癌组织中含有雄性激素和孕激素受体，肾癌的发生与激素水平有相关性。临床上，常对肾癌术后及晚期肿瘤患者，给予甲羟孕酮100mg，每日三次，或400mg肌注，每周2次，对15%的肾癌患者具有治疗效果。

5. 免疫治疗　近年来，对于肾癌进行免疫治疗，获得了较放射治疗、化学治疗和内分泌治疗更好的结果。主要应用的药物是干扰素和白介素－2，目前多应用于术后和无法行肿瘤根治术的患者。但现在免疫治疗仍比较昂贵，影响了它的普及应用。

（1）干扰素：通过增强自然杀伤细胞的活性，以及对肿瘤的细胞毒作用，抑制肿瘤细胞的分裂，是治疗转移性肾癌有效的方法。用法是：干扰素300万单位肌肉注射，隔日1次或每周5次，连续3个月。可重复使用。

（2）白介素－2和转移因子：均能促进和调节淋巴细胞的免疫功能，近年来得到一定的应用。

（六）预后

近年来，肾癌的治疗并无明显进步，因此肾癌的预后，与十年以前相比并无明显改善。Giberti的1997年统计数据显示肾癌术后5年生存率为50.7%，10年生存率为35%，15年生存率为29%。

与肾癌预后关系最密切的因素主要是病理分级和肿瘤分期。

1. 肿瘤分期和预后的关系　肿瘤分期是影响肾癌预后的关键因素。Ⅰ期肿瘤5年生存率为70%～90%，Ⅱ期已侵犯肾周脂肪的肿瘤患者的5年生存率即降为60%～70%，Ⅲ期肿瘤患者已有淋巴结转移，5年生存率仅为40%～50%，而有肿瘤远处转移的Ⅳ期患者5年生存率即降为10%～20%。

在肾癌分期对患者预后的影响方面，主要是以下三个因素的作用。

（1）肿瘤大小：根据分析，肿瘤的直径大小与肿瘤浸润范围明显相关，一般来讲，肿瘤直径越大，肿瘤直接浸润的范围就越大，治疗也不容易彻底。此外，肿瘤的大小与肿瘤的转移几率也有相关性，Petkovic统计结果证实：肿瘤直径超过5cm，56%已发生转移，而肿瘤直径超过10cm，75%发生转移。

（2）区域淋巴结侵犯：区域淋巴结是肾癌首先转移的部位，代表了肿瘤转移的倾向，伴有肾蒂淋巴结转移的患者，预后明显较无淋巴结转移患者要差。

(3) 肾静脉和下腔静脉的侵犯：以往认为，只要有静脉瘤栓的患者，预后多明显不良，但近年研究表明：只要瘤栓能够在手术中完整取出，并不明显影响肿瘤患者的预后，尤其是瘤栓仅限于肾静脉的患者。

2. 肾癌分级与预后的关系　肾癌细胞的类型与预后也有很大关系，透明细胞癌恶性程度较低，预后较好；颗粒细胞癌恶性程度较高，预后较差；梭形细胞癌分化最差，预后也最差。但有很多肾癌的细胞类型是混合的，此时应以恶性程度最高的癌细胞类型来估计预后（表 11 -1）。

表 11 -1　肾癌分级与生存率的关系

生存率（%）	1 年	3 年	5 年	10 年
低度恶性肿瘤	90	83	71	40
高度恶性肿瘤	60	45	29	18

二、肾盂癌

肾盂癌是肾盂或肾盏黏膜上皮细胞发生的恶性肿瘤，约占肾肿瘤的 10%，绝大多数为移行细胞癌，鳞癌约占肾盂肿瘤的 15%，腺癌极为少见。肾盂癌发病年龄多在 40 岁以后，男性多于女性。左、右侧肿瘤发病率基本相同，双侧发生肾盂肿瘤者较为罕见。肾盂、输尿管和膀胱的上皮同属于移行上皮，常发生的肿瘤均为移行上皮癌，但肾盂肿瘤恶性程度偏高，有 50% 的肾盂病例在输尿管和膀胱内同时伴有移行细胞癌。

（一）临床分级和分期

肾盂癌的病理和临床分期与膀胱癌相似。

0 期：仅限于黏膜，无浸润

A 期：侵犯肾盂黏膜固有层或局部浅表肾锥体

B 期：侵犯肾盂肌层或镜下弥漫侵犯肾锥体

C 期：肉眼侵犯。肾实质或肾盂周围脂肪组织

D 期：D_1 淋巴结转移

　　　D_2 远隔器官转移

（二）临床表现

1. 间歇性、无痛性、全程肉眼血尿　见于 80% ~90% 的病例，为患者首发症状和主要症状，也是肾盂癌患者就诊的主要原因。出血严重时可有条形血块。

2. 肾区疼痛　多为钝痛，血块堵塞输尿管时可发生绞痛。

3. 其他　多无阳性体征，触及肿块者少见，偶有锁骨上淋巴结肿大或恶液质。

（三）辅助检查

1. B 超　对诊断有一定帮助，表现为肾盂肾盏高回声区内出现中低回声团块，边缘不整。伴有积水时，可兼有肾积水的超声表现，并能清晰显示肿瘤的形态。肾的皮髓质结构紊乱，说明肿瘤已侵及肾实质；肾脏轮廓不规则、变形，提示肿瘤已侵及实质深层或穿透肾包膜。

2. 静脉肾盂造影或逆行尿路造影　是主要辅助诊断方法，表现为肾盂内充盈缺损，可伴有肾积水。但需注意大量血尿时肾盂内血块也表现为充盈缺损。

3. CT 或 MRI　表现为肾盂内实质性肿块，CT 值与肾实质相似或略高；可伴有肾盏扩张、肾窦脂肪受压移位；增强扫描肿块强化不明显；增强后充满造影剂的肾盂内出现形态不规则的充盈缺损，与肾盂壁相连。肾脏外形多正常。此有助于鉴别肾盂癌和肾癌，但肾盂癌侵犯肾实质时与肾癌鉴别困难。CT 检查还能明确是否有局部淋巴结转移。

4. 膀胱镜检查　有重要诊断价值，应常规进行。不仅可发现或排除伴发的膀胱癌，还可同时行逆行造影和留取肾盂尿作常规检查及尿脱落细胞检查。

5. 脱落细胞检查　膀胱尿找到恶性细胞有助于定性诊断，肾盂尿发现恶性细胞则同时有定位价值。低分化癌阳性率较高，可达 60% 以上，高分化癌阳性率较低。

6. 输尿管肾盂镜检查　可直接观察到肿瘤，同时可取活组织进行病理检查以明确诊断。肾盂输尿管镜对肾盂的诊断准确率为 83%。

（四）治疗

1. 肾盂癌根治性切除术　诊断明确、无远处转移者应行肾盂癌根治性切除术，范围包括患侧肾脏、全长输尿管和输尿管口周围的膀胱壁。尿路上皮肿瘤存在多器官发病的可能，其发生的次序是从上而下沿尿液方向出现，因此肾盂发生移行细胞癌后，该侧输尿管和输尿管周围的膀胱壁必须一并切除。肾盂癌患者进行患侧输尿管部分切除，超过半数病例的残余输尿管可发生移行细胞癌。目前，肾盂癌手术多主张进行肾切除，而不必行肾周脂肪清除和。肾蒂淋巴结清扫。

孤立肾或双肾同时发生肾盂癌，如肿瘤属低期、低级，尿脱落细胞阴性，应争取保留肾脏，有条件时可经肾盂输尿管镜行肿瘤切除；肿瘤属高期、高级者则必须行根治性切除，术后行透析治疗。

随访膀胱镜，目的是预防多中心移行细胞癌发生。

2. 非手术治疗　有远处转移的晚期患者可行放疗或化疗，方案基本同膀胱癌，但疗效不理想，预后差。

三、肾母细胞瘤

肾母细胞瘤（Nephroblastoma）是小儿泌尿系统中最常见的恶性肿瘤，肾母细胞瘤约占小儿恶性实体瘤的 8%。肿瘤发病年龄 1～5 岁者占 75%，而 90% 见于 7 岁以前，个别病例见于成人。男女性别及左右侧发病例数相差不多，双侧患者占 3%～10%。1899 年德国医生 Max Wilms 对此病作了详细的病理描述，故习惯上又将肾母细胞瘤称为 Wilms 瘤。罕见肾外肾母细胞瘤，可在后腹膜或腹股沟区发现，其他部位还包括后纵隔、盆腔后部及骶尾部。

近年来肾母细胞瘤的治疗效果获得惊人成功。这主要是由于美国国家 Wilms 瘤研究合作组（National Wilms Tumor study）和国际小儿肿瘤协会（The International Society of Pedilatric Oncology）共同努力的结果，对预后良好的肿瘤类型的治疗进行改良，以减少放疗和化疗带来的危害，而对预后极差的病例进行强化治疗。

（一）病理

肿瘤起源于未分化后肾胚基，肾母细胞瘤可发生于肾实质的任何部位，与正常组织边界基本足够，目前已很少有肿瘤需行胸腹联合切口，以求得足够的暴露。手术中首先应进行腹腔探查，先应探查肝脏有无转移，然后是察看主动脉和肾门周围有无肿大的淋巴结。如发现可疑肿瘤转移，则可切取淋巴结活检。

触诊探查对侧肾脏，尽管各种影像学检查可以基本除外双侧肿瘤的可能性，术中仍需仔细探查，可疑有肿瘤病变时应取活检。然后再探查患侧肿瘤大小、侵犯范围、肿瘤活动度和与周围脏器的关系。

依据肿瘤手术的基本原则，首先处理肾蒂的肾动脉和肾静脉，以防止手术过程中血缘性肿瘤转移的可能性。但在实际手术操作过程中，因肿瘤多比较巨大，仍存在一定的困难。此时可先切开后腹膜、游离患肾，然后再暴露肾门，处理肾蒂，注意避免首先结扎肾静脉，导致血液回流受阻，肿瘤胀大，容易发生肿瘤破裂。如肾静脉内有瘤栓，需取出瘤栓，再结扎肾蒂，然后完整切除瘤肾。操作应轻柔以免肿瘤破溃，如破溃，局部复发机会将增加一倍。目前认为淋巴结清扫并不能改善预后，只应切取淋巴结活检以确定肿瘤分期。如肿瘤向周围浸润固定，已无法完全切除，则应在肿瘤残留组织附近留置银夹，作为放疗的标记。待3～6个月后再次行手术探查予以切除。

2. 术前综合治疗　近30年来治疗上的重要进展是联合化疗，显著提高了肾母细胞瘤患者的存活率。必要的术前化疗是很重要的治疗手段。肿瘤过大、估计不易切除时，应用化疗和放疗，待肿瘤缩小、包膜增厚后，再行手术，可以减少手术中肿瘤破溃扩散的危险，提高肿瘤完整切除率。

（1）术前化疗：肿瘤较大，估计手术切除有一定难度的患者，可给予VCR + ACTD化疗6～12周，VCR剂量为1～2mg/m^{2}体表面积，每周一次，不宜超过10周。ACTD进行1～2个疗程，中间间隔6周，每个疗程每天15μg/kg，连用5天。每天的剂量不得超过400μg。

（2）术前放疗：术前放疗主要用于化疗效果不明显的病例，可在6～8天内给予800～1200cGy的照射，并在照射后2周内行肿瘤切除术。亦有人认为术前化疗不宜进行，一是诊断尚未明确，容易造成错误治疗；另一方面，术前放疗可能影响活检病理组织类型分析，造成组织中间变型检出率降低，掩盖正确的组织分型，影响术后化疗方案的确定。

3. 术后综合治疗

（1）术后化疗：术后化疗是近年来肾母细胞瘤患者存活率提高的主要原因。NSWT的一系列研究，使术后化疗的效果提高，不良反应受到控制，避免了不必要的化疗并发症。NWTS于1995年提出，认为小于2岁的Ⅰ期肿瘤患儿术后可不需任何化疗，而对预后较差的组织类型患者提出强化治疗的方案。

（2）术后放疗：良性组织类型Ⅰ、Ⅱ期和间变型Ⅰ期手术后放疗对预后无明显影响，无需进行。放疗目前主要用于良性组织类型Ⅲ、Ⅳ期及间变型Ⅱ～Ⅳ期。术后48小时与术后10日开始放疗，疗效相同，但若晚于10日，局部肿瘤复发机会明显增多。早期放疗并不影响伤口的愈合。术后放疗的剂量为手术野照射2000cGy，有全腹播散的病例可行全腹照射。如局部有肿瘤残留，可以追加照射500～1000cGy。1岁以内的患儿可仅照射1000cGy，以避免影响发育。

（七）双侧肾母细胞瘤

双侧肾母细胞瘤占肾母细胞瘤病例的4.4%～9%，以往的治疗方法是双侧单纯肿瘤切除或切除一侧大的瘤肾，对侧行活体检查或肿瘤切除。目前，由于化疗的进步，手术治疗应清晰，有纤维性假包膜。肿瘤剖面呈鱼肉样膨出，灰白色，常有出血及梗死，偶形成巨大囊性肿瘤，囊壁不规则。肿瘤破坏并压迫正常肾组织，使肾盂、肾盏变形，少见的情况是肿瘤侵入肾盂，并向输尿管发展，可引起血尿及梗阻。肿瘤钙化呈蛋壳样位于肿物边缘，与神经母细胞瘤之分散钙化点不同。肿瘤突破肾被膜后，可广泛地浸润周围器官及组织。

显微镜下可见肿瘤由胚基、间质及上皮三种成分构成。胚基成分为排列紧密的较小的幼稚细胞，其核呈卵圆形、核仁不明显，胞浆中等量，核分裂象常见，对周围组织有侵袭性。上皮成分形成发育不全的肾小球、肾小管、乳头等肾脏上皮组织。间质成分多为幼稚间叶组织，包括原始细胞及不同量的横纹肌、平滑肌、成熟结缔组织、黏液组织、脂肪及软骨等成分。肿瘤经淋巴转移至肾蒂及主动脉旁淋巴结，亦可沿肾静脉伸入下腔静脉，甚至右心房。血行转移可播散至全身各部位，而以肺转移最常见，其次为肝，也可转移至脑。

（二）组织学分型

肾母细胞瘤的组织成分与肿瘤的预后关系密切。根据病理组织分型与预后的关系，NWTS 经过一系列研究，逐渐加深对其认识，将肾母细胞瘤分为两大类：

1. 不良组织类型　包括间变型、肾透明细胞肉瘤和肾恶性横纹肌样瘤。此类型虽然只占肾母细胞瘤的 10%，却占肾母细胞瘤死亡病例的 10%。近年多数学者认为肾透明细胞肉瘤与肾恶性横纹肌样瘤不是来自后肾胚基，不属于肾母细胞瘤范畴。间变的标准是：①间变细胞核的直径至少大于非间变同类瘤细胞核的三倍以上，细胞核染色质明显增多。②有核多极分裂象，每个分裂极染色体长度都长于正常有丝分裂中期的长度。间变按其范围分为局灶性间变和弥漫性间变。

2. 良好组织类型　任何婴儿期肾脏肿瘤，具有高级分化，均可归类于良好组织类型，本类型预后较好。主要包括上皮型、间叶型、胚基型和混合型以及囊性部分分化性肾母细胞瘤和胎儿横纹肌瘤型肾母细胞瘤。肿瘤组织中上皮、间质或胚基组织成分占组织成分 65% 以上，即分别定为上皮型、间叶型和胚基型；如果三种成分均未达到 65%，则为混合型。

（三）肿瘤分期

临床病理分期与掌握病情、制定治疗方案及估计预后均有密切关系，至为重要。下面是 NWTS 对肾母细胞瘤的分期标准：

Ⅰ期：完整切除的肾内肿瘤，肾被膜未受侵。术前或术中无瘤组织外溢，切除边缘无肿瘤残存。

Ⅱ期：肿瘤已扩散到肾外而完整切除。有局限性扩散，如肿瘤浸润肾被膜达周围软组织；肾外血管内有瘤栓或被肿瘤浸润；曾做活体组织检查；或有局部肿瘤逸出，但限于腰部。

Ⅲ期：腹部有非血源性肿瘤残存；肾门或主动脉旁淋巴结受侵；腹腔内有广泛肿瘤污染；腹膜有肿瘤种植；肉眼或镜下切除边缘有肿瘤残存或肿瘤未能完全切除。

Ⅳ期：血源性转移至肺、肝、骨、脑等脏器。

Ⅴ期：双侧肾母细胞瘤。

（四）临床表现

1. 上腹部肿物　肾母细胞瘤其他临床症状均较少见，90% 的患者以上腹部肿物为首次就诊原因。腹部肿物多在家长或幼保人员给患儿更衣或洗澡时被发现。肿物一般位于上腹季

肋部，表面光滑、实质性、中等硬度、无压痛，较固定；肿瘤巨大者可超越中线，
系列肿瘤压迫症状。

2. 血尿　10% ~15% 的患者可见肉眼血尿，血尿出现的原因目前认为是由于
肾盂、肾盏所致。

3. 发热　肾母细胞瘤患者有时可有发热，多为低热，认为是肿瘤释放致热源
瘤热。

4. 高血压　有 30% ~60% 的患者有高血压表现，这是由于肿瘤压迫造成患肾
组织缺血后，肾素分泌增加所致。

5. 贫血或红细胞增多症　贫血多由于肿瘤内出血、肿瘤消耗所致，红细胞增
往是肿瘤自身可分泌促红细胞生成素所致。

6. 其他　表现可有腹疼，偶有以肿瘤破溃表现为急腹症就诊者。罕见有因肿
起左精索静脉曲张者，也不常见以转移瘤就诊者。肾母细胞瘤患者约有 15% 的病
并其他先天畸形，如无肛症、马蹄肾等。

（五）影像学检查

1. B 超　B 超由于其方便和无创的特点，现已成为发现上腹部肿物后的首选检
超声可检出肿物是否来自肾脏，了解肿物的部位、性质、大小以及与相关脏器的关
多普勒超声还可检出肾静脉和下腔静脉有无癌栓。另外，肾母细胞瘤内常有出血、
块常不均质，囊壁比较厚，此时超声可以轻易地将其与肾囊肿鉴别开来。

2. 泌尿系平片和静脉尿路造影　泌尿系平片可以见到患侧肾肿瘤的软组织影
现肿物边缘部分散在或线状钙化。静脉肾盂造影可见肾影增大，肾盂、肾盏受压而
长、移位。部分病例患侧肾脏完全不显影。静脉尿路造影同时还可了解对侧肾脏情

3. CT　CT 检查可以明确肿瘤的大小、性质以及与周围脏器的相邻关系。CT 同
静脉有无瘤栓也能明确。

4. 逆行肾盂造影　目前已很少用到，仅在诊断不明，而静脉尿路造影患肾
采用。

5. MRI　在对肾母细胞瘤的诊断上优于 CT，因为 MRI 除了像 CT 一样可明确诊
小、性质以及与周围脏器的相邻关系外，由于 MRI 有冠状面、额状面和矢状面多
影像，可以轻易地界定肿瘤与肾脏、肾上腺以及下腔静脉的关系，容易确定肿瘤的
肾母细胞瘤与肾上腺部位的神经母细胞瘤得以鉴别。MRI 还可以清晰地显示下腔
瘤栓，尤其是 MRI 的额状面图像，可以清晰地显示瘤栓的范围。

6. 骨扫描　多在怀疑肿瘤骨转移时进行，可确定全身骨骼转移灶的位置，以
母细胞瘤的鉴别。

（六）治疗

肾母细胞瘤是小儿恶性实体瘤中应用综合治疗（包括手术、化疗及必要时加放
最早和效果最好的。化疗对提高肾母细胞瘤的存活率发挥了巨大作用。

1. 手术治疗　手术治疗仍是肾母细胞瘤最主要的治疗方法，手术能否完全切
对术后患者的化疗效果和预后，有着重要的影响。

手术时宜采用上腹部横切口，自患侧第 12 肋尖部切至对侧腹直肌边缘，此种切

以保留肾组织为原则。手术首先进行双侧探查，并行肿瘤活检。仅在可以保留肾脏组织超过2/3时，才行肿瘤切除活检术。根据肿瘤活检结果，以分期最高的肿瘤组织类型确定化疗方案。经过6周到6个月的化疗，然后进行第二次手术探查，术中如部分肾切除即能去除肿瘤，则行肾部分切除术；否则，便再次关腹，术后继续化疗和放疗。6个月之内，行第三次手术探查，本次在保留肾组织的同时，应尽可能进行彻底的切除。

双侧肾母细胞瘤对化疗的敏感性与单侧肾母细胞瘤相同，因此，化疗是双侧肾母细胞瘤的重要治疗手段。而对化疗不敏感的病例，放疗的效果也很差。对于双侧肾母细胞瘤，影响预后的主要因素仍是肿瘤分期和组织类型。由于多数双侧肾母细胞瘤为良好组织类型和Ⅰ期肿瘤，双侧病变经治疗后3年存活率可达76%。

（八）预后

随着综合治疗的发展，尤其是配合手术的术前化疗和术后化疗、放疗的应用，肾母细胞瘤患者的预后有了极大的改善。目前，肾母细胞瘤患者的4年无瘤生存率为75%～85%。肾母细胞瘤预后的主要因素是：

1. 肿瘤组织类型　肿瘤存在间变，明显影响肿瘤的预后。Wilms瘤患者中存在未分化型肿瘤组织的占5%，而这5%的肿瘤复发率为无间变型肾母细胞瘤的4倍，死亡率为无间变型肾母细胞瘤的9倍。组织结构良好型肿瘤患者5年生存率为83%～97%，而组织结构不良型为55%～68%。随着化疗的发展，肾透明细胞瘤的预后明显改善，5年生存率为75%，而横纹肌肉瘤预后仍很差，5年生存率为26%。

2. 肿瘤分期因素　肿瘤浸润程度和淋巴结的转移，都对肿瘤患者的预后有着明显的影响。

（1）血行转移：不管是肺部转移，还是肝脏、骨骼、脑部转移的存在，都将影响患者的预后。术后化疗可以明显改善存在血性转移的患者预后。

（2）淋巴结转移：淋巴结转移也是影响预后的重要因素，因为肿瘤淋巴结转移是分期中的重要因素。淋巴结无转移的患者的4年生存率为82%，而淋巴结转移的患者的4年生存率仅为54%。

（3）肿瘤局部浸润程度：有无假性包膜的存在，以及肾内静脉的浸润，都将明显影响预后。

四、肾脏良性肿瘤

（一）肾血管平滑肌脂肪瘤

肾血管平滑肌脂肪瘤又被称为错构瘤（hamartoma），肿瘤组织由血管、平滑肌和脂肪组织组成，占肾肿瘤的2%～3%。本病多见于成人，40岁以后占多数，女性常见，小儿罕见。国外报道有40%～50%的病例伴有结节性硬化症，但国内统计绝大多数并不伴有结节性硬化症。由于肿瘤血管成分丰富，管壁没有弹力组织，因此易发生肿瘤内出血或肿瘤破裂出血，而出现腹痛、腰腹部肿块等表现。若肿瘤破溃后进入腹腔，可有急腹症的表现，甚至出现休克。

1. 诊断

（1）临床表现：多出现在肿瘤内出血或肿瘤破裂出血时，突然出现腹痛，查体腰腹部有增大的肿块，有时伴有肉眼血尿。仔细询问病史也无明确外伤史，应考虑错构瘤出血的可能。

（2）B 超检查：可见肾内占位性病灶，内部有脂肪和血管的高回声及肌肉和出血的低回声。肿瘤组织内有脂肪组织，超声表现为强回声，这是 B 超检查错构瘤特有的表现。

（3）CT 检查：可见肾内密度不均的肿块，其中有 CT 值 -40 ~ -90Hu 的脂肪成分，可与其他肾肿瘤鉴别。

2. 治疗　错构瘤是良性肿瘤。一般认为，肿瘤直径在 3cm 左右，诊断明确，无症状者，可定期随访；若肿瘤直径在 5cm 以上，或增长较快，伴有疼痛时，可行手术治疗，作肿瘤剜除术。不能除外肾癌者应行手术探查，术中首先行肿瘤切除，并送冰冻病理，如为恶性肿瘤，则应行根治性肾切除术。双侧肾错构瘤或伴有结节性硬化症者，随访观察，对症处理。

（二）肾球旁细胞瘤

又称为肾素分泌瘤、肾素分泌球旁细胞瘤等，多见于青少年和中青年。肿瘤来源于肾小球旁细胞，肿瘤多为单侧，瘤体直径一般在 3cm 以下。病理特征为纺锤形细胞，胞质内有大量嗜酸颗粒体，自主分泌肾素，致肾素 - 血管紧张素 - 醛固酮系统活性增强，水电解质紊乱。临床少见。

主要表现为高血压和高肾素血症。偶伴低血钾和高醛固酮，可有多尿、夜尿，神经肌肉功能障碍等表现。实验室检查有低血钾、高肾素、高醛固酮。诊断明确后行肾部分切除术，与肾癌难以鉴别时行根治性肾切除术。

（三）肾嗜酸细胞瘤

肾嗜酸细胞瘤约占肾肿瘤的 3%，中老年发病。多为单发的实性、界限清楚的肿瘤。肿瘤细胞内有嗜酸性颗粒，核分裂象少见。但对于肾嗜酸细胞瘤的恶性倾向，仍有争议。有报道显示，肿瘤达到一定体积后，可侵犯肾周脂肪或出现淋巴、血管浸润。

临床多无明显症状，少数患者有血尿、腰痛、肿块等类似肾癌的表现。由于临床少见，对该病的认识尚不完善。肿瘤体积小时，影像学上与肾癌鉴别困难。所以不能除外肾癌的患者，应尽早行根治性肾切除术。

（周建民）

第二节　输尿管肿瘤

输尿管肿瘤少见，占泌尿系肿瘤的 1% ~2%，男性与女性之比为 2 ∶ 1，患者年龄大多在 50 岁以上。息肉、乳头状瘤等常用局部切除来治疗的良性肿瘤少见，大部分为恶性肿瘤。输尿管恶性肿瘤中 97% 为上皮肿瘤，其中 90% 以上为移行上皮细胞癌，其余为鳞癌、腺癌，非上皮性恶性肿瘤包括平滑肌肉瘤、血管肉瘤等，罕见。输尿管结石的长期刺激与慢性炎症与鳞癌的发生有关。上皮细胞肿瘤的发病原因及病理与膀胱癌类似。本节主要讨论输尿管移行细胞癌，2/3 的输尿管移行细胞癌发生在输尿管下段，另外将近 1/3 见于输尿管中段，输尿管上段少见。输尿管移行细胞癌有时在同侧输尿管及肾盂可出现多发性肿瘤，偶可见于对侧同时发生，30% ~75% 的输尿管肿瘤同时或异时伴有膀胱肿瘤，常位于同侧输尿管口附近。恶性程度高及浸润深的肿瘤很易发生淋巴结转移，常见腹主动脉、下腔静脉旁、同侧髂总、盆腔淋巴结转移。血行转移至肝、肺及脊柱等器官，P53 基因异常与高分级的输尿管移行上皮癌易发生种植转移。血尿和疼痛是常见的症状，75% 以上的病例出现肉眼或镜下血尿，全程血尿伴细长血块提示出血来自上尿路。30%的病例出现腰痛，多为隐痛，绞痛仅见于血块通过输尿管时。诊断主要依据静脉尿路造影及逆行输尿管肾盂造影。在造影片上可见到输尿管有充盈缺损及梗阻等表现。梗阻严重者可引起患侧肾功能损害而不显影。尿细胞学检查在恶性程度较高的病例癌细胞的阳性率较高。诊断有困难时可通过膀胱镜行输尿管擦刷活检或进行输尿管肾镜检查。经皮顺行输尿管镜活检仅用于其他方法不能明确诊断时。CT有助于肿瘤分期及输尿管癌与尿酸结石的鉴别，软组织肿瘤 CT 值平均 46Hu（10～70Hu），而尿酸结石的 CT 值常大于 100Hu（80～250Hu），MRI 尿路成像也有助于输尿管移行细胞癌与结石的鉴别。输尿管癌一般应将肾、输尿管及输尿管口周围膀胱壁一起切除。区域淋巴结清扫有助于明了患者的预后，但并不能明显提高其治愈率。T_a、T_1 期输尿管癌可考虑行节段性输尿管切除术，单个表浅或乳头状恶性程度低的输尿管癌可行腔内治疗，术后要密切随访注意复发，孤立肾或对侧肾功能严重不良时要考虑保留肾脏的治疗，放疗及化疗的效果不好。

（周建民）

第三节　膀胱肿瘤

膀胱肿瘤是我国泌尿生殖系肿瘤中最常见的肿瘤。膀胱肿瘤的发病率在男性比女性高，城市居民比乡村高，工业发达的国家比工业不发达国家高。移行细胞癌在膀胱癌中最常见。

一、概述

（一）病因

膀胱肿瘤的病因复杂，但现在对它已有了进一步的了解。许多因素与膀胱癌形成有一定关系。

（1）染料工业等引起职业性膀胱肿瘤：从动物实验和流行病学研究，确认 β－萘胺、4－氨基联苯、联苯胺、α－萘胺等是膀胱致癌物质。接触这一些致癌物质后发生膀胱肿瘤的潜伏期为 3～30 年，平均为 20 年左右。这些致癌物质是通过皮肤、呼吸道或消化道进入人体，在尿中以邻羟氨基酚类物质排出而使尿路上皮细胞癌变的。此外，从事橡胶、纺织印染、电缆、油漆、燃料、皮革、印刷、焦油和农药等行业的工人也有膀胱肿瘤的高发现象，但其特异性的致癌物质并未十分明确。

（2）人体色氨酸代谢异常：烟酸是色氨酸正常的最终代谢物，中间产物如 3－羟犬尿氨酸、3－羟邻氨基苯甲酸和 3－羟－2－氨基－苯乙酮，均属邻羟氨基酚类物质。在膀胱癌患者中尿内色氨酸中间代谢产物较正常人为高。

（3）吸烟与膀胱肿瘤有一定关系，是一种重要的体外诱因。吸烟者膀胱癌发病率 4 倍于非吸烟者，而且与吸烟的量有关。肿瘤的分级、分期及肿瘤复发率在吸烟者比不吸烟者高。另外吸烟能阻断色氨酸正常代谢使致癌性中间代谢物积累。

（4）慢性膀胱炎症和其他感染在膀胱肿瘤发生中也起重要作用，病变大多为鳞状细胞癌。长期膀胱结石、先天性膀胱外翻、膀胱憩室和长期留置导尿管易并发膀胱癌。有 2%～10%长期留置导尿管的截瘫患者出现膀胱肿瘤。在埃及血吸虫病流行地区内膀胱癌发病率升高。

（5）长期大量使用镇痛药如非那西汀能引起肾盂及膀胱移行上皮癌，此药结构与苯胺染料相似。

（6）使用糖精或仙客来（环己氨基磺酸盐，cyelamate）等人工甜味品，在动物实验中有致癌性，但在实验时使用的浓度远高于人日常生活所使用的浓度，在人类膀胱肿瘤的致癌作用未获证实。

（7）有报道认为饮用咖啡和茶与膀胱肿瘤有关，有人认为烤咖啡豆的烟灰是一种有效的诱变物。但这些饮料被广泛消耗，并常同甜味剂一起用，因此，是否有致癌作用仍不明确。

（8）患子宫颈癌接受盆腔放疗的女性发生膀胱肿瘤的危险性比普通女性增加2～4倍，这些肿瘤在诊断时往往是高分级和局部浸润性膀胱癌。

（9）有报道膀胱肿瘤有遗传倾向，有特殊HLA亚型的人患膀胱肿瘤的危险性要高于普通人，但仍需进一步研究证实。

（二）病理学

构成膀胱的各种组织均可发生肿瘤，分为两大类：①发生于上皮组织的肿瘤：在所有膀胱肿瘤中，上皮性肿瘤占98%，其中移行上皮性肿瘤占95%，在临床上占重要地位，其余包括腺癌及鳞癌。②从间叶组织发生的肿瘤。

移行上皮性肿瘤包括乳头状瘤、乳头状癌及浸润性癌三种。

（1）乳头状瘤：乳头状瘤主要发生年龄在60～69岁，男性多于女性。乳头状瘤可发生在膀胱任何部位，侧壁最常见，其他为三角区和输尿管开口部。膀胱镜下所见肿瘤为红色隆起，有柔软细长的蒂，肿瘤的大小为1～5cm。乳头由5～7层形如正常的移行细胞覆盖，有清楚的纤维组织及血管中心束。瘤细胞呈栅栏状排列，上皮有轻度和不规则增厚，但细胞分化良好，核分裂象不明显，约1/3病例有不同程度的非典型性增生。肿瘤可单发或多发，乳头状瘤遍及膀胱各部时称为膀胱乳头状瘤病。乳头状瘤有复发的特点。5年内复发率为60%，其中15%～20%有癌变，多在术后1年内复发。但亦有一次治疗后永不复发的。

与上述乳头状瘤生长方向相反的称为膀胱内翻型乳头状瘤，不常见。病理表现为膀胱黏膜下肿块，上覆以正常的移行上皮，肿瘤细胞由此层上皮向下生长，形成许多交接的移行上皮索等。

（2）乳头状癌：最多见。分为绒毛乳头状和乳头状移行上皮癌。病理特点是各乳头粗短融合，瘤蒂粗短或无蒂而基底宽，瘤表面有坏死或钙盐沉着。肿瘤可向下侵犯基底膜及肌层。镜下见乳头的移行上皮层次增多，癌细胞排列紊乱，细胞形态明显差异，纤维血管轴心不像乳头状瘤那么明显，可见核分裂象及有巨核细胞，核胞浆比例增大，染色质浓染。肿瘤不同程度地保持移行上皮的特性。

（3）浸润性癌：又称非乳头状癌、实性移行细胞癌。此型恶性程度高。肿瘤为白色、扁平或呈结节性团块，无明显的乳头形成，肿瘤常侵犯膀胱全层，表面不平，有溃疡形成，或有坏死及钙盐沉着，肿瘤的边缘可高起呈结节状。早期向深处浸润，发生转移早，80%～90%肿瘤在确诊时已有肌肉浸润。肿瘤起自移行上皮，瘤细胞大小不等，形成索条状或巢状，有大的异形细胞核，常见异常核分裂象，偶见高度恶性小细胞，类似肺燕麦细胞。肿瘤局部可有鳞状化生和假腺腔结构。在肿瘤周围和膀胱其他部位常见明显的上皮异常或原位癌。非典型增生和原位癌是该肿瘤的常见起源。

（4）原位癌：是一特殊的移行上皮性肿瘤，恶性程度高。原位癌分为两类，一类为原发性原位癌，另一类为原位癌伴有其他类型癌。表现为扁平斑片，边缘不清或呈颗粒状隆起，黏膜充血。开始时局限于移行上皮内，形成稍突起的苔藓状红色片块，不向基底膜侵犯，但细胞分化不良。细胞间黏附性丧失，细胞容易脱落而易从尿中检出。常与恶性度高的、分化不良或浸润深的膀胱癌同时存在，在局限性膀胱癌作多处膀胱活检时原位癌的发生率为3.2%，对膀胱全切标本作系列切片时原位癌发生率可达90%。原位癌的分布有时比较散在，远离原来的肿瘤，提示作膀胱活检时要从多处获取组织。当在膀胱肿瘤周围上皮有原位癌时，5年内多复发为浸润性癌。从原位癌发展为浸润性癌一般需1～1.5年，有长达20年者，而有些却长期静止。

（5）腺癌：又称胶样癌、黏液腺癌或印戒细胞癌，属少见的膀胱肿瘤。肿瘤好发于膀胱顶部，起源于脐尿管残余，其次好发部位为膀胱基底部。慢性刺激病变亦能引起移行上皮的腺性上皮化生，导致腺性膀胱炎或囊性膀胱炎，继而发生腺癌。肿瘤由大小形状不同的腺体构成，腺体被覆分泌黏液的柱状或立方细胞和多数杯状细胞，形成向外突出的小袋，有时有囊性扩张。腺体内的黏液量差异颇大，偶尔肿瘤由大量黏液性印戒细胞组成，黏液存在于肿瘤细胞内，聚集成黏液湖。腺癌的扩散与移行细胞癌相似，转移最常在淋巴结、肝脏、肺和肾。

（6）鳞状细胞癌：亦属罕见，发病与慢性刺激导致鳞状上皮化生有关。有报告局灶性鳞状上皮化生可达60%，但只有在肿瘤各部出现一致的病理改变时才能诊断为鳞状细胞癌。国内有不少膀胱结石伴发鳞状细胞癌的报道，一般说来膀胱鳞状细胞癌比移行上皮癌恶性度高，发展快，浸润深，预后不良。

（7）非上皮性肿瘤：即来自间叶组织的肿瘤，约占全部膀胱肿瘤的2%。见于文献者有血管瘤、淋巴管瘤，平滑肌瘤、平滑肌肉瘤、嗜铬细胞瘤、恶性黑色素瘤、浆细胞瘤、纤维瘤、纤维肉瘤、癌肉瘤、组织细胞瘤、软骨瘤、骨肉瘤等。

（三）分期和分级

分期是指膀胱肿瘤的浸润深度，对于膀胱移行上皮性肿瘤目前有主要两种分期方法：一种是JSM法；另一种最常用的是国际抗癌协会（UICC）提出的TNM法。国际抗癌协会（UICC）拟定TNM肿瘤分期的原则为：①浸润限于膀胱壁（T）。②浸润达骨盆及腹部淋巴结（N）。③有其他器官转移（M）。

分级是指肿瘤的恶性程度。目前主要采用WHO倡议的三级分期法，即G_1高分化；G_2中分化；G_3低分化。其浸润深度与淋巴结转移关系见表11－2，3。

表11－2　肿瘤在膀胱壁的浸润深度与淋巴结转移的关系

病理分期	阳性淋巴结（%）	
	Skinner等	Smith和Whitmore
P_1和Pis	5	3
P_2	30	8
P_3A	31	47
P_3B	64	47
P_4	50	42

注：P_1侵及固有膜；Pis原位癌；P_2侵及浅肌层；P_3A侵及深肌层；P_3B侵及膀胱周围脂肪；P_4侵及盆腔壁前列腺、阴道或子宫。

表 11－3　临床分期和淋巴结转移的关系

临床分期	转移率（%）
T_1（达黏膜下层）	5
T_2（达浅肌层）	13
T_3（达深肌层或周围脂肪）	18
T_4（侵入邻近器官）	44

肿瘤的分期与分级有内在的联系，大多数的细胞分化好或中等的（分级低）为表浅性肿瘤，而细胞分化差的（分级高）常为浸润性肿瘤（图 11－1）。

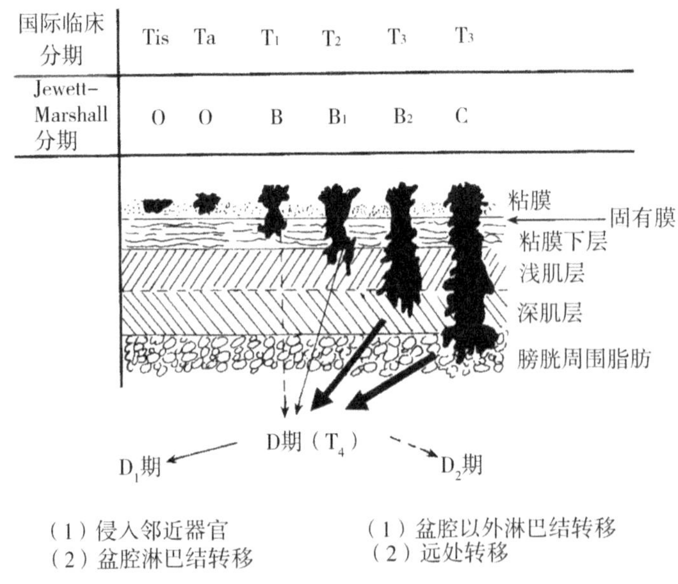

图 11－1　膀胱癌的分期示肿瘤浸润深度与临床分期的关系

二、临床表现

膀胱肿瘤多见于男性，发病率高于女性 3～4 倍，50～70 岁发病最高，占 50%。

血尿是膀胱癌最常见的症状，也常是最早的症状。大多为肉眼血尿，少数为镜下血尿。多为无痛性全程血尿，偶尔为终末血尿，都是间歇出现。血尿及贫血程度一般与肿瘤的严重性成正比，但在极少数情况一个小的乳头状瘤也可以引起严重的血尿。出血量多少不一，血尿严重时可出现血块，有时可发生排尿困难。当血尿自行停止时可造成疾病已愈的错觉，以致延误就诊。

其他的症状包括尿频、尿急和尿痛等，表示肿瘤有坏死、浸润膀胱壁或者肿瘤位于膀胱颈部。原位癌常在确诊前数月就有类似膀胱炎的症状。位于膀胱颈或带蒂的肿瘤有时能引起排尿困难或尿潴留。起源于脐尿管的腺癌则首先表现为下腹部肿物。

肿瘤坏死组织脱落时，尿液中有腐肉样组织排出，肿大的转移盆腔淋巴结压迫髂静脉及淋巴管后可引起下肢水肿，有腰椎、骨盆转移时可引起腰背部疼痛。晚期膀胱癌大多有大量血尿、排尿困难、尿痛、尿潴留及膀胱区严重疼痛等症状。

三、诊断

凡有原因不明的血尿（肉眼或镜下）或膀胱刺激症状的患者，特别是年龄 40 岁以上者，都应考虑到膀胱癌的可能，必须进一步做详细检查。膀胱肿瘤的诊断应明确肿瘤的部位、范围、大小、数目、恶性程度、浸润深度及有无转移，作为治疗的依据。

1. 膀胱镜检查　它可以直接看到膀胱肿瘤的形态是乳头状还是实性、团块状，有血管蒂存在还是广基，其他如肿瘤所在部位、数目、大小等皆可观察，并可取活组织检查（图 11－2），但原位癌常不能被见到。膀胱镜检查初步可以鉴别肿瘤是良性或恶性。良性乳头状瘤的蒂很细，乳头分支细长、透明，随着膀胱冲洗液飘动，有时还可见到上面的毛细血管，附近的膀胱黏膜正常；原位癌（Tis）可见黏膜上似天鹅绒突起的红色区域，外观与充血和增生的黏膜相似，膀胱镜检查时出现激惹或痉挛者说明有广泛的原位癌，应多处取活检证实；乳头状癌多数为表浅的 Ta、T_1 期肿瘤，单发或多发，肿瘤局限在黏膜或黏膜固有层，蒂细长，蒂上长出绒毛状分支，在膀胱内注水时，肿瘤乳头在水中飘荡，犹如水草；结节、团块乳头状癌常为 T_2、T_3 期肿瘤，乳头状癌的蒂较粗，乳头分支短而粗，有时像杨梅状，往膀胱注水时活动较少，附近黏膜增厚、水肿；浸润性癌常为 T_3、T_4 期，无蒂，境界不清，局部隆起，表面褐色或灰白色，肿瘤坏死处形成扁平的溃疡，溃疡出血或有灰白色脓苔样物沉淀，边缘隆起并向外翻，肿瘤附近黏膜不光洁、增厚、水肿、充血。大多数膀胱移行细胞肿瘤位于膀胱底部，包括三角区及其附近的膀胱侧壁以及输尿管口周围。有些肿瘤位于膀胱顶部或前壁，一般膀胱镜不易发现，可应用软性膀胱镜弥补此缺点。除单纯的乳头状瘤外，要作多处膀胱活检以了解有无上皮变异或原位癌。

2. 尿脱落细胞检查　凡疑有尿路上皮细胞肿瘤但尚未得到确诊的患者均应进行尿脱落细胞检查。由于无痛苦和无损伤，患者容易接受。尿的收集很重要，容器必须清洁，以新鲜尿为好，搁置长久的尿细胞容易破坏，难以诊断。第一次晨尿往往夜间在膀胱内停留时间较长，影响诊断，因此建议送第二次或新鲜尿液检查。脱落细胞的阳性率与肿瘤的恶性程度有较密切的关系。因恶性程度愈高，癌细胞之间的黏附力愈差，从而愈容易脱落。据 Nelson 报告，分化好的乳头状移行细胞癌Ⅰ级阳性率仅 10% 或更低，Ⅱ级阳性率 50%，Ⅲ级阳性率 90%，而原位癌为未分化癌，其阳性率接近 100%。在安排膀胱镜检的同时进行尿细胞学检查，可以增加肿瘤细胞的检出率，一般阳性率约为 80%。

3. 流式细胞术（flow cytometry，FCM）　是 20 世纪 80 年代开展的一种诊断肿瘤的新方法。此法对膀胱癌的诊断与尿液的脱落细胞检查同样准确。本法主要是测量细胞核 DNA 含量，按其数据经电脑处理得出结果，可以用于检查尿细胞（可用膀胱冲洗液或肾盂冲洗液）及石蜡标本的回顾性研究。可以对肿瘤的发展情况、治疗效果和有无复发作连续观察。检查时用导尿管或 Ellick 膀胱排空器以 50ml 生理盐水用力冲洗膀胱，共 5～10 次。收集冲洗液中的上皮细胞，制备成混悬液。然后将细胞中的 DNA 及 RNA 染色，将染色的细胞以高速度通过石英管道，用蓝色激光束交叉照射此细胞行列，在激光下 DNA 产生绿色荧光而 RNA 产生红色荧光。用计算机分别记录每秒钟通过的绿色及红色细胞数量。正常人体各器官的细胞核 DNA 含量相同，表现为恒定的二倍体波型。在正常细胞向癌细胞转变或恶性度增长的过程中，DNA 含量增多，可出现近二倍体及二倍体以上的非整倍体。若用数字表示，则非整倍体超过 15% 时为阳性。凡发现这些情况者，即可诊断为癌。用 FCM 诊断膀胱癌，阳性率最高者为原位癌。一般认为二倍体及近二倍体的膀胱肿瘤在存活及复发方面无明显差异，术后无瘤存活者多为二倍体及近二倍体肿瘤，而肿瘤复发转移或死亡多为非整倍体肿瘤。非整数倍体出现率增高提示肿瘤多有浸润性，恶性度高，易复发及转移，预后不良。流式细胞术对膀胱上皮细胞肿瘤的诊断优点是 DNA 含量的测定是一种定量检查，检查结果有客观数字可作比较。在手术、化疗或放疗后作定期随访，可判断疗效，了解肿瘤有无消退或复发。但 FCM 是一个费用昂贵的检查手段，尚难广泛采用，在严重尿路感染患者，常易产生假阳性。

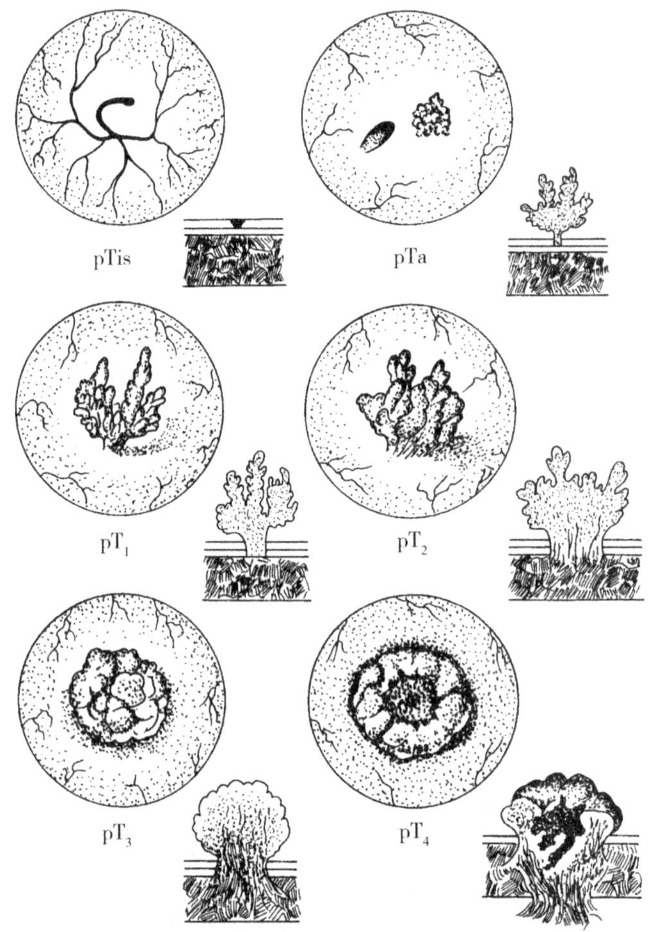

图 11－2 膀胱肿瘤（Tis、Ta、T_1、T_2、T_3、T_4 期及膀胱镜所见）

4. 影像细胞分析术（image cytometry，ICM） 是近期开展的新技术，该技术采用计算机控制的荧光显微镜，能连续自动对每一个细胞的细胞核进行扫描和成像，可以测每一个细胞的 DNA 含量，对早期诊断膀胱癌有实用价值。由于 ICM 能检测每一个细胞的 DNA 含量，因此，只需少量的细胞就足够了，而 FCM 却需要大量的细胞。FCM 和 ICM 的联合应用，起到相辅相成的作用，可提高膀胱癌早期诊断的准确率。

5. B 超 在国内经腹壁或经尿道作 B 型超声扫描已广泛应用于膀胱肿瘤的诊断，可发现直径 0.5～1cm 以上的肿瘤，并可了解肿瘤对膀胱壁浸润的深度。经尿道膀胱腔内 B 型超声扫描对膀胱浸润判断准确率可达 93%，但超声检查不能清晰地显示区域淋巴结是否肿大，对于体积较小的位于前壁的肿瘤容易漏诊。

6. CT检查 主要应用于有浸润的膀胱癌，能较准确地了解膀胱肿瘤的浸润深度，更准确地分期。CT扫描与病理检查分期结果符合率达90%。CT检查前在膀胱内充盈尿液或盐水，需要时可充盈造影剂后进行，CT能清晰显示1cm左右的膀胱内肿瘤，可分辨出肌层、膀胱周围脂肪浸润及精囊有无浸润，显示肿瘤是否侵入直肠、前列腺等邻近器官，有无盆腔肿大的淋巴结。但CT不能判断肿大的淋巴结是否为转移引起，这需要结合其他临床情况综合考虑。CT对憩室内癌和膀胱壁内癌诊断有特殊意义。

7. 磁共振成像（MRI） 在判断膀胱肿瘤分期时具有更多优点，可进行矢状和冠状断面成像，有助于诊断。尿为高强度信号而膀胱壁相对低强度。对膀胱穹隆部、底部容易和前列腺、尿道分辨。对膀胱顶部和底部的肿瘤采用矢状位和冠状位扫描，比CT更清楚地显示肿瘤的浸润深度和膀胱外淋巴结。MRI对膀胱癌诊断的准确率为64%～95%，高于CT的准确率40%～81%。

8. 静脉泌尿系造影 在膀胱肿瘤的诊断上是必需的，应作为膀胱癌的常规检查。主要目的是了解上尿路同时有无肿瘤、积水及肾功能情况。尿路上皮性肿瘤有多发性的特点，膀胱肿瘤同时伴有肾盂或输尿管肿瘤占7.4%。若上尿路显影不清楚，则在作膀胱镜检时应作逆行性肾输尿管造影。静脉尿路造影在输尿管口周围有肿瘤的患者，必须获得同侧肾盂输尿管十分清晰的造影，以观察有无肿瘤。

9. 经足背淋巴造影 可显示肿大淋巴结的结构，对判断有无转移有帮助，但淋巴造影有时也很难分辨，且淋巴造影是很细致费时的检查方法，还没有在临床上推广。在CT指引下对肿大淋巴结作细针抽吸活检是一个可行的膀胱肿瘤分期方法，对决定治疗方案有帮助。淋巴造影及细针穿刺抽吸做细胞学检查对诊断盆腔淋巴结有无转移有一定价值，但发生假阴性的机会较多。

四、治疗

膀胱癌的生物学特性差异很大，治疗方法也很多，但基本的治疗方法仍为手术治疗，放疗、化疗和免疫治疗为辅。应根据不同患者的肿瘤分期分级和具体的全身状况选择治疗方案。

（一）表浅性膀胱癌

1. 经尿道电切或电灼术（TURBt术） 大多数的患者能用此方法治疗，TURBt一般适用于直径2cm左右的肿瘤，多发性肿瘤或较大的肿瘤可分次切除。当前TURBt在国内外普遍采用，效果优于膀胱部分切除术，几乎可以取代之。总的5年存活率为70%～100%，有10%～15%可发展为浸润性癌，需积极治疗。在非常小的肿瘤宜用活组织钳去除送病理组织学检查，一般不主张直接电灼，因为有时小的乳头样突起并非肿瘤，如电灼未作组织学检查，有可能进行不必要的每3个月复查膀胱镜，增加患者的负担。组织钳必须取其蒂部基底，去除肿瘤后局部电灼。在膀胱镜检查发现平的粉红色苔状斑块，应取活检，如证实为原位癌，可以电灼，但广泛原位癌应改为膀胱灌注抗癌药物或免疫治疗。

如术后复发（膀胱其他部位出现新的肿瘤）被早期发现，可反复进行经尿道电灼或电切，一般仍可获得良好结果。有20%的复发肿瘤恶性程度有所增加。如乳头状肿瘤体积较大或数目较多或经内镜手术有困难时，可在耻骨上切开膀胱后行电灼或肿瘤局部切除术。

有人认为，T_1 期肿瘤在手术时尽管手术者认为已经完全切除肿瘤，其实经常未被完全切除。在德国，有约大于40%的 T_1 期膀胱癌患者在电切后6周，再次行电切术切除残留的肿瘤，因此可以解释为什么在电切术后立即行膀胱灌注对治疗有很大的帮助。

在 TURBt 后，随诊用膀胱镜和细胞学检查，每3个月1次，18~24个月后，每6个月1次，共2年，以后每年1次。有人认为频繁的随访没有必要，特别是低分化的浅表性膀胱肿瘤，但有研究表明浅表性膀胱癌切除术后随访2年和5年，分别仍有22%和43%的患者有肿瘤复发，而且复发的患者中，大多数都是原先低分化的膀胱癌。虽然有报道软性膀胱镜使小部分2mm或更小的肿瘤被遗漏，但一般认为随着经验的提高，软性和硬性膀胱镜的效果是差不多的，但软性膀胱镜在取一般膀胱冲洗液时较麻烦，需取出软镜后再插入导尿管取膀胱冲洗液作细胞检查。如果膀胱镜检查阴性，而膀胱冲洗液为阳性，则需进一步检查。如果细胞学检查发现严重的异形细胞，为分化低的乳头状肿瘤细胞，则有必要检查整个尿路，有选择性地进行膀胱黏膜活检。如果是高分化的膀胱癌，细胞学检查仍有用，因为通过术后几周的膀胱冲洗液细胞学检查，能了解肿瘤切除是否彻底。每次检查需相隔多久还有争议。如果有膀胱输尿管反流，分级高的表浅膀胱癌、原位癌或输尿管开口附近的肿瘤，发生输尿管后肾盂癌的可能性比较大。如果在第一次手术时，尿路造影未见异常，则不需要太频繁的上尿路检查。

2. 全膀胱切除　全膀胱切除很少用于表浅性膀胱肿瘤的治疗，除非是有症状的、弥散的、不能切除的乳头状肿瘤，不能用膀胱内治疗的情况。在经过选择的患者中，全膀胱切除的生存率相当高。Bracker 等报道，Ta 和 T_1 期的膀胱癌在行全膀胱切除术后，生存率接近正常人的自然死亡率。Freeman 等人报道，对分级高且传统方法难治的膀胱癌患者行全膀胱切除术，5年生存率约为80%，死亡的大多是那些在手术时已有肌层浸润的膀胱癌患者。其实，在那些分级高，经常复发的表浅性肿瘤或原位癌，可能在行全膀胱切除术时，大约有1/3的患者实际上已有显微镜下的转移或肿瘤外侵的情况，约1/2的患者已有高分期的癌变（如肌肉浸润或更甚者），已经有膀胱外侵犯或远处的转移。

3. 膀胱灌注治疗　膀胱内的化疗或免疫治疗一般应用在那些有很高复发倾向的、复发性的肿瘤，以及分级高伴有尿道上皮不典型增生等情况。噻替派和 BCG 是最便宜且有效的药物；阿霉素和 α 干扰素的价钱较贵；丝裂霉素最贵。BCG 现在被认为是最有效的膀胱灌注药物，但合适的疗程和剂量仍有争议。患者如果用一种药物膀胱灌注失败，可以换一种药物有效地得到治疗。此外，还有其他许多实验性的药物用来治疗表浅的膀胱癌，通过生物机制作用包括溴匹立明（bropirimine，一种口服药），肿瘤坏死因子，TP40（TGF-α-假单胞菌外毒素合成物），IL-2 等。

（1）噻替派（thiotepa）：噻替派于1960年开始用于膀胱内化疗。是一种烷化剂，阻止核酸合成蛋白质。一般剂量是1mg/ml，用30mg 噻替派溶于30ml 生理盐水，通过导尿管注入膀胱，保持2小时。一般的治疗方案是每周1次，共6~8周，然后每月1次共1年。有报道噻替派对未经其他治疗的膀胱肿瘤进行灌注化疗，约35%的患者肿瘤完全消退，约25%的患者肿瘤部分消退。噻替派也用于在切除肉眼可见的肿瘤后膀胱内灌注，防止肿瘤复发。有研究膀胱癌患者术后2年随访有噻替派膀胱灌注可使肿瘤的复发率从73%下降到47%，其中对分级低的肿瘤治疗效果最好，另有16%的噻替派治疗患者有肿瘤进一步浸润和转移。噻替派对原位癌的治疗效果不佳。研究比较，患者在行 TURBt 术后分别接受3种药物，噻替派30mg溶于50ml注射用水、阿霉素50mg溶于50ml注射用水和顺铂50mg溶于50ml注射用水，每周1次共4周，然后每月1次共1年。研究表明噻替派比其他两种药作用时间更长久，顺铂的过敏性较小，阿霉素的化学性膀胱炎最常见。噻替派由于分子量小（198），故容易通过尿路上皮吸收，有15%～20%，的患者发生骨髓抑制，故每次噻替派治疗前应先检查血白细胞和血小板计数。

（2）丝裂霉素（MMC）：丝裂霉素是一种抗生素化疗药物，它的作用是抑制DNA的合成，分子量为334，比噻替派高，因此很少被尿路上皮吸收，大约只有1%的膀胱内丝裂霉素被吸收。MMC的治疗剂量一般为40mg溶于40ml生理盐水，每周1次，共8次，以后每月1次，共1年。MMC对未治疗的膀胱肿瘤或噻替派治疗无效的膀胱肿瘤有效。有人报道，约40%的患者有肿瘤完全消退，约另有40%的患者有肿瘤部分消退。MMC的不良反应是10%～15%患者有化学性膀胱炎，从而引起膀胱痉挛；5%～15%的患者有膀胱壁钙化、生殖器皮肤疹。

（3）阿霉素（adriamycin）：阿霉素是一种抗生素化疗药物，它的分子量为580，故极少被尿路上皮吸收。治疗表浅性膀胱癌的剂量有各种各样，但至少要有50mg的阿霉素膀胱灌注。治疗方案有从每周3次到每月1次，约少于50%的患者有肿瘤完全消退，33%的患者有肿瘤部分消退。在分级低和分级高的患者中，治疗效果无明显的差别。

在用于预防膀胱肿瘤复发的治疗中，阿霉素60～90mg（1mg/ml H_2O），从每3周1次到每3个月1次的方法都有。阿霉素的不良反应主要是化学性膀胱炎，在许多患者中的膀胱刺激症状表现很严重，一小部分患者发展成为永久性的膀胱挛缩。

（4）BCG：Morale等人在1976年开始最早应用BCG膀胱灌注治疗膀胱肿瘤。BCG膀胱内灌注的作用机制有人认为是一种炎症反应，亦有认为是一种非特异性免疫反应。

一般的临床应用指征是：①治疗Tis。②防止肿瘤复发。③治疗残留的乳头状移行细胞癌。其中第三种情况由于大多数的肿瘤都能被完全切除而很少见。

BCG现在有膀胱灌注、皮下注射及口服三种给药途径，试验证明这三种方法都是有效的，但目前看来皮下注射是没有必要的。肿瘤内注射BCG有时会引起严重的过敏反应和毒副作用。

有试验证明，BCG对防止肿瘤复发是有效的。在TURBt术后加用BCG组与单纯TURBt术组比较，随访15个月，使肿瘤复发率从42%下降到17%。研究表明，BCG用来预防肿瘤复发，效果比噻替派、阿霉素和丝裂霉素好，应用BCG的肿瘤复发率在0～41%，平均20%，而不用BCG组的肿瘤复发率在40%～80%。

尽管BCG不能替代手术切除肿瘤，但BCG在不能手术切除膀胱肿瘤的患者中，有研究表明约58%的患者有肿瘤完全消退。有人认为，应在手术后10天内尽早应用BCG，但由于有出现严重并发症的危险性，故一般建议在术后至少2周后再应用BCG膀胱灌注治疗。

研究认为，BCG是治疗膀胱原位癌最有效的药物，短期随访1～2年，用BCG治疗的患者中70%的有肿瘤完全消退。尽管有超过50%的患者最终仍然出现肿瘤复发，但BCG治疗失效的平均时间大于3年，而阿霉素治疗在5个月后即失效。

在第一个6周的BCG治疗失败后，原位癌进一步发展成为浸润性癌的可能性是乳头状癌的4倍，因此，在第一个6周的BCG治疗失败后，可再行第二个6周的BCG治疗，在第二个疗程治疗失败后，则需要改换手术等其他治疗。如果为分级低的表浅性肿瘤，可用

TURBt 术等方法；如为分级高的表浅性肿瘤，特别是复发的肿瘤，应考虑行全膀胱切除术。

尽管 BCG 灌注能预防和延缓肿瘤的复发，但是否能延缓向肌层浸润仍然有争议。

在 BCG 治疗疗程上仍有争议，但术后 BCG 每 3 周灌注一次共 3 个月，以后每 6 个月灌注一次共 3 年组与术后仅用一个 6 周的 BCG 灌注组比较，前者的肿瘤复发率要明显低于后者。

建议 BCG 的治疗剂量为 Amand - Frappier，120mg；Pasteur，150mg；Tice，50mg；Tokyo，40mg；Connaugh，120mg；Dutch，120mg。一般可用 BCG 120mg 溶于 50ml 生理盐水中，膀胱灌注每周 1 次共 6 次，以后每月 1 次共 2 年。BCG 膀胱灌注治疗的最主要不良反应是膀胱激惹症状，其他的不良反应还有排尿困难（91%）、尿频（90%）、血尿（46%）、发热（24%）、乏力（18%）、恶心（8%）、寒战（8%）、关节痛（2%）和皮肤发痒（1%），还有人出现肉芽肿性前列腺炎（6%），以上症状严重的患者需要抗结核治疗。

患者如果在 BCG 治疗后出现连续超过 48 小时的发热，且用退热药后无效，可用异烟肼 300mg/d 及 $VitB_6$ 50mg/d 口服。如果患者症状严重，时间长，则用异烟肼，$VitB_6$ 及利福平 600mg/d。如果患者情况很差，则需加用乙胺丁醇 1200mg/d 和环丝氨酸 250 ~ 500mg，bid 治疗。目前皮质醇激素尚未用于人的试验。一般认为，治疗 6 周就足够了，但谨慎起见，建议用 6 个月的疗程。

BCG 对有膀胱输尿管反流的患者也可应用，未见有明显增加并发症。但 BCG 不能用于有免疫抑制，有导尿管插入损伤的患者。有心瓣膜疾病及关节假体的患者也不是 BCG 应用的禁忌证，但是在进行尿道操作后，应预防性应用一些抗生素防止细菌性心内膜炎和其他类似的感染。

（5）表阿霉素（Epirubicin）：表阿霉素是一种阿霉素的衍生物，毒性减少，在Ⅰ、Ⅱ期的研究中，Kurth 等用不同剂量的表柔比星进行 8 周的膀胱灌注，22 人中有 13 人（54%）肿瘤完全消退，平均随访 35 个月，13 人中仅 8 人没有肿瘤复发而存活，大约有 13% 的患者有持续的无瘤状态，18% 的患者肿瘤有进展。表柔比星的不良反应是引起化学性膀胱炎（略高于 5%）和过敏性反应（极少），它的药物作用持续时间要比阿霉素长。表柔比星在美国没有得到应用。

（6）依托格鲁（Etoglucid）：依托格鲁在美国没有应用，而在欧洲却应用广泛。它是一种类似于噻替派的烷化物，不容易被尿路上皮吸收，引起骨髓抑制比噻替派小。1% 的依托格鲁每周一次，共 12 周，以后每月 1 次。有 45% 的患者有肿瘤完全消退，35% 的患者有肿瘤部分消退。一个随机试验表明电切后再用依托格鲁，比单纯用经尿道电切或原发的膀胱肿瘤电切后再用阿霉素来预防肿瘤复发的效果要好。但对那些复发的表浅性膀胱癌效果一般。依托格鲁还可用于治疗上尿路表浅性肿瘤。依托格鲁引起的化学性膀胱炎比噻替派严重。

（7）干扰素（IFN）：干扰素有抑制瘤细胞增殖、抑制血管生成和免疫刺激的特性，一般可用 IFN - γ 和 IFN - α 2b。用 IFN - γ 治疗未经切除的膀胱乳头状癌，有 25% 的患者肿瘤完全消退，但只有 12% 的患者维持了无瘤状态。在治疗原位癌时，约有 33% 的患者出现肿瘤完全消退，只有 16% 的患者维持无瘤状态。IFN - α 2b 用来治疗 Tis 的研究中，用低剂量（10 万 U）和高剂量（100 万 U）的 IFN - α 2b 每周 1 次，共 12 周，然后每月 1 次，共 1 年。高剂量组有 43% 的患者有肿瘤完全消退，而低剂量组仅有 5% 的患者有肿瘤完全消退。在 9 例 BCG 治疗无效的患者中，有 2 例出现肿瘤的完全消退。90% 的治疗有效的患者中，保持无瘤状态至少 6 个月。与其他的干扰素治疗相比较，IFN－α 2b 的不良反应最小，IFN－α 2b 在那些以前没有膀胱灌注治疗的患者中有效率为 67%，在曾经膀胱灌注失败患者中的有效率为 30%。在 TURBt 术后，作为预防肿瘤复发的用药 IFN 的作用比 BCG 要差。

（8）肿瘤坏死因子（TNF）：TNF 用来膀胱灌注，每周 1 次共 11 次，毒性作用即使在高剂量时也很小，少数患者会出现发热样症状。在 9 例已行 TURBt 术的患者，8 个人出现肿瘤完全消退，维持 3～6 个月，但在 7～35 个月后都复发了，但这个组中的患者大多是经常复发的，故长期随访后的肿瘤复发也不足为奇。

（9）白介素－2（IL－2）：6 例患者接受 4000u 的 IL－2 的肿瘤内注射，有 3 例有完全的肿瘤消退。另一个试验，在 4 例 $T_4N_xM_x$ 无法手术的膀胱癌患者，连续地膀胱内灌注IL－2 共 5 天，然后每 4～12 周重复一次，有 1 例肿瘤完全消退，且在治疗后 6 个月一直保持肿瘤无复发。

4. 光动力学治疗　血卟啉衍生物（hematoporphyrin derivative，HD）是一种卟啉的混合体，主要聚集在新生肿瘤组织中，用 630nm 波长的光束来照射这些组织。HpD 治疗加上氪离子激光照射，研究表明对表浅性膀胱肿瘤有效，而对大的或浸润性肿瘤无效。HpD 治疗的不良反应包括全身皮肤过敏，因此需要患者在治疗后避光 6～8 周。此外，在许多患者，出现强烈的膀胱刺激症状，持续 10～12 周，大于 20% 的患者出现膀胱痉挛，减少光暴露或许可以减少或消除膀胱痉挛。

5. 激光疗法　许多激光已被用于治疗膀胱肿瘤。Smith 和 Pixon 用氩激光治疗膀胱肿瘤，激光能量被血管组织有选择地吸收。氩激光仅提供 1mm 的穿透度，因此安全但只能治疗小肿瘤。Nd－YAG 激光的穿透深度为 4～15mm，能破坏较大的肿瘤，但安全性下降。现在 Nd－YAG 激光已被临床应用。在那些身体条件太差而不能耐受手术者或拒绝手术的浸润性膀胱肿瘤患者可以用激光治疗，如果肿瘤不是太大，Nd－YAG 激光可以有效地控制肿瘤。理论上，激光治疗很具有吸引力，因为它只需局麻下膀胱镜进行操作，没有出血或闭孔肌反射。最主要的缺点是只能得到少量的肿瘤组织进行病理。目前，激光治疗还没有被广泛地应用。

6. 加压治疗　加压治疗最初是由 Helmstein（1962 年）首先用来治疗膀胱肿瘤的。膀胱癌的加压疗法是利用肿瘤组织较正常膀胱组织容易受到缺血损害的原理，通过导尿管向膀胱内直接注入生理盐水，膀胱颈部用气囊导尿管压迫以阻止生理盐水外流，或在硬膜外麻醉下将带囊导尿管插入膀胱后将生理盐水注入囊中，调节压力使膀胱壁所受压力相当于患者的舒张期血压，但不应超过 9.8kPa（100cmH_2O），维持 5～7 小时。如一次不能使肿瘤全部坏死，可间隔 1～2 周后重复进行。最大的并发症是膀胱穿孔。加压治疗也被用于难治性的放疗后膀胱出血，但这种方法已经基本上被弃用了。

7. 放疗　放疗一般不用来治疗表浅性的膀胱肿瘤，它不能防止新肿瘤的形成，并且有相当多的并发症，特别是放射性膀胱炎，故一般没有必要使用放疗。尽管如此，但仍然有许多膀胱肿瘤放疗的报道。有人用组织内放疗的方法治疗表浅性的膀胱肿瘤，如钽线的组织内放疗、用镭放在导尿管内的腔内放疗、术中放疗和传统的体外放疗等：有研究表明以上的放疗有效，对分级高的 T_1 期肿瘤，可用 50Gy 的小剂量外照射盆腔（一般用 67～70Gy 的剂量治疗浸润性膀胱肿瘤）。但有些研究认为放疗无明显效果。因此，对没有肌层浸润的膀胱肿瘤没有必要行任何形式的放疗。

8. 其他的治疗方法

(1) 溴匹立明 (bropirimine): 溴匹立明是一种口服的干扰素诱导剂。在Ⅰ期的临床治疗中，证实这种药是可以耐受的，在11例Tis患者中，有5例肿瘤完全消退，1例部分肿瘤消退。在5例肿瘤完全消退的患者中，只有1例出现复发（治疗后随访12个月后发现），其余的Tis患者以前曾用BCG或IFN治疗失败，因此认为，溴匹立明是对BCG治疗失败后的有效的药物。

(2) TP40: 是一种TGF-α-假单胞菌外毒素杂交融合蛋白。通过EGF受体进入细胞，在融入细胞进入细胞质后，主要通过抑制蛋白合成杀伤靶细胞。表浅性膀胱肿瘤患者膀胱灌注各种剂量（0.5~9.6mg）的TP40，在9个Tis患者中有8例肿瘤完全或部分消退。TP40在表浅肿瘤中没有明显作用，而在Tis患者有效，可能是由于TP40以现有的形式不能穿透一些尿路上皮细胞层。值得指出的是，这些患者以前均经过各种治疗，有些患者曾用BCG治疗失败。

(3) 大剂量维生素: Lamm等用大剂量维生素，140 000U的维生素A，100mg的维生素B_6，2000mg的维生素C，400u的维生素E，90mg的Zn（锌）与推荐的每日必需的这些维生素剂量（RDA）比较，两组患者并同时接受BCG治疗，在大剂量维生素组与RDA组比较，其5年的复发率从91%下降到41%。但大剂量维生素的治疗还需进一步的研究。

(二) 浸润性膀胱癌

有两种最基本的手术方式即保留膀胱和膀胱重建。保留膀胱的目的是根治肿瘤并维持足够的膀胱功能。膀胱浸润性癌的治疗，如为局限病灶，可行膀胱部分切除术，否则应考虑膀胱全切除术，必要时尚需配合放射治疗和全身化学治疗。

1. TURBt　TURBt单独应用对浸润性膀胱癌是不够的，除非是只轻度浸润到肌层的表浅膀胱癌（T_2期）。TURBt对那些肿瘤小、中等分化、只有表浅肌层浸润（T_2期）和那些不适合膀胱切除的患者可作为首选。Baltnes等人报道有膀胱肌层浸润但未穿透膀胱壁的患者，单独用TURBt术5年生存率为40%，目前研究支持这一结论。有报道经过准确挑选有肌层浸润膀胱肿瘤患者在TURBt术后，尽管有局部复发，经过重复TURBt和BCG灌注，仍有良好的生存率。

2. 膀胱部分切除术　适应证：①单个局限浸润性癌但没有原位癌迹象。②距膀胱颈3cm以上。③TUR不易切除部位的肿瘤。④憩室内癌。禁忌证：①复发。②多发。③原位癌。④女性侵及膀胱颈。⑤男性侵及前列腺。⑥曾作放射治疗。⑦膀胱容量太小。

切除范围应为膀胱的全层并包括离肿瘤边缘2cm的正常膀胱壁。如输尿管口离肿瘤边缘不到2cm，部分切除术应包括输尿管口及输尿管末段，输尿管断端与膀胱再行吻合。在男性，需要时膀胱颈部也可切除；在女性，膀胱颈部切除过多会引起压力性尿失禁。

膀胱部分切除术应在术中不断用蒸馏水冲洗伤口以免肿瘤细胞种植。由于膀胱部分切除可保留膀胱，手术安全，故能为患者所接受，但术后应定期随访。

3. 膀胱全切除术　膀胱全切除术是切除整个膀胱，在男性尚应包括前列腺和精囊，同时行尿路改道手术。适应证：①多发膀胱癌且有浸润者。②位于膀胱颈、三角区的较大浸润性癌。③肿瘤无明显边界者。④复发频繁的肿瘤。⑤肿瘤体积大，部分切除膀胱后其容量过小时。⑥边界不清或伴发原位癌的肿瘤。

全膀胱切除术的范围在男性应包括前列腺和精囊，在切除前或切除后行尿流改道。膀胱全切除术的适应证是有争议的，有宽有严，但以上是比较广泛且能接受的适应证。倾向于指征宽者认为反复采用保守的治疗方法以保留膀胱，发生肿瘤播散的机会较多，还是及早一次彻底解决为好。倾向于指征较严者认为全膀胱切除后病员在生活上带来很多不便，且术后有时可发生上尿路感染、积水等并发症，如采用保守疗法后复发频繁、效果不佳或病情发展时再行全膀胱切除术。膀胱全切除术是大手术，创伤大、出血多，且需尿流改道，对患者生理、生活和工作都有较大影响。

4. 根治性膀胱切除术　其手术指征与全膀胱切除术相同。范围包括膀胱、前列腺、膀胱周围脂肪、盆腔淋巴结。在男性，如果肿瘤侵入前列腺尿道、前列腺管或基质时，则应加上全尿道切除。如果肿瘤未侵入前列腺，根治性膀胱切除术后只有5%的患者出现尿道内复发，因此没有必要行全尿道切除。

在女性，浸润性膀胱的标准手术为：前盆腔的切除及广泛的膀胱、尿道和子宫、输卵管、卵巢和阴道前壁切除。尽管术后阴道容积变小，但术后大多数患者的性生活不受影响。尽管在离膀胱颈部大于2cm的单个肿瘤可以不行尿道切除，但常规对膀胱颈部或三角区的肿瘤切除尿道。如果找到肿瘤输尿管要尽量向头侧横断，以达到无瘤。切片阳性的患者复发率高于阴性者。少数情况下，整个长度的双侧上尿道都有严重的不典型增生或原位癌，可能不能切到没有肿瘤的切缘，需要去除整个受影响的肾脏或进行输尿管小肠吻合。Liker等报道在切除有严重不典型增生或Tis的患者中，肿瘤复发率极低。

根治性手术对于浸润性膀胱肿瘤患者来说是最有效的方法，术后复发率为10%～20%，比单纯化疗、单纯放疗及化疗联合放疗的盆腔复发率50%～70%要低得多。在肿瘤局限于膀胱内时（P_2，P_{3a}期），5年生存率为65%～82%，而P_{3b}期的5年生存率为37%～61%。随着有可控的尿道改流的完善等，使膀胱重建手术更具有吸引力。现在，根治术后的死亡率已从20%，下降至0.5%～1%。

早期并发症的发生率约为25%。最常见的有伤口感染（10%）、肠梗阻（10%）、出血、血栓性静脉炎、静脉栓塞和心肺的并发症，约4%的患者有直肠的损伤。一般来说，直肠的损伤很小，粪便的污染小，如果患者没有行过放疗，可以一期缝合直肠，两侧的外括约肌使直肠内形成低压，伤口可以一期愈合。在其他的情况下，则需行结肠造瘘术。

在一小部分有显微镜下淋巴结转移的患者（N_1或N_2），根治性膀胱切除加盆腔淋巴结清扫术可使5年生存率提高，约为30%。但也有人认为淋巴结清扫术只能明确膀胱癌的分期，对提高治愈率的作用不大。

大多数在膀胱切除术后死亡是由于肿瘤转移。实际上，由于相对较低的盆腔复发率和所有盆腔复发肿瘤的患者同时或马上出现远处转移，因此术前放疗并不比单独手术的效果好。由于远处转移引起治疗失败，因此有人认为膀胱切除加术前或术后的辅助性化疗很重要。在那些保留尿道的尿流改道患者，术后进行尿脱落细胞和尿道镜的检查很重要。

5. 放疗　体外放射治疗膀胱癌，放射剂量为70Gy，共7周，照射盆腔。目前没有证实盆腔照射能控制淋巴结转移。放疗治疗浸润性膀胱癌，5年生存率T_1期约35%，T_2期约35%，T_{3a}期为20%，T_{3b}期为7%。尽管分化越差的肿瘤治疗效果差，但实际上在肿瘤分级和放疗效果上并没有明显关联。直线加速器是治疗膀胱癌一种很有前途的方法，它能使细胞的DNA在被照射后，避免DNA重新修复和细胞增殖，而在标准放疗后肿瘤却能产生抵抗并使肿瘤快速增殖。在一些研究中，患者有深的肌层浸润，放疗后24个月的肿瘤消退率为

56%，生存率为35%。

临床上已用快速中子治疗膀胱癌，来提高单独光子治疗的效果，从中子的生物学特性来说，理论上效果应是光子的3倍，但实际治疗效果并不一致。临床实验表明中子治疗膀胱癌的效果并不比光子要明显强，却有很高的一系列肠的并发症，增高死亡率。Misonidazole（米索硝唑）被认为是一种能增加膀胱癌放疗效果的致敏剂，但有很高的神经毒性，顺铂和5－Fu也被认为是有潜力的致敏剂，但放疗致敏剂没有广泛应用。放疗后约有70%的患者有自限性并发症，包括排尿困难、尿频等，严重的有10%的患者出现持续性的并发症。一个麻烦的并发症是难治性放射性膀胱炎，有时需要膀胱内灌注明矾或福尔马林甚至姑息性膀胱切除术。标准的放疗并发症要比中子治疗或高剂量放疗少。

6. 化疗　化疗的原理是不仅能缩小局部的晚期肿瘤，还能消灭淋巴结和远处转移的肿瘤。现阶段认为治疗膀胱移行细胞癌比较有效的化疗药物有氨甲喋呤（MTX）、长春碱（VLB）、阿霉素（ADM）、顺铂（DDP）、卡铂、环磷酰胺（CTX）等。几种药物的联合使用有时可使肿瘤长时间的完全消退。化疗是综合治疗的一部分，因为在第一次诊断时已有微转移，而微转移在肿瘤较小时治疗最佳，所以在膀胱切除前化疗使膀胱肿瘤降级，增加生存率。顺铂可作为放疗致敏剂，放疗前行化疗可以减少放疗引起的血管硬化，促进药物进入肿瘤血管。

临床用3～4种化疗药物联合使用。有CMV方案和MVAC方案，作为治疗转移性膀胱癌的标准方案已有十多年了。试验表明，联合药物方案化疗，有约57%～70%的患者肿瘤有消退，约30%～50%的患者肿瘤完全消退。MVAC化疗有毒性作用，有约4%的与药物有关的死亡率，多是由于脓毒血症引起。

Skinner等人用顺铂（DDP）$100mg/m^2$，阿霉素$60mg/m^2$，环磷酰胺（CTX）$600mg/m^2$（CISCA方案）治疗膀胱癌患者，每28天重复1次，共4个周期，在膀胱切除术后化疗，患者肿瘤浸润的时间延长到平均4.3年，与手术后只对有肿瘤浸润的患者行化疗的对照组的平均2.4年进一步浸润的时间相比，要明显延长。CISCA方案化疗的患者3年无瘤生存率为70%，而对照组仅为46%。

Stockle等人对P_{3b}，P_4，N_1或N_2的移行细胞癌行膀胱切除和盆腔淋巴结清扫术，至少随访3年，单纯手术患者的无瘤生存率为13%，而手术后行MAVC或MVEC（用表柔比星代替阿霉素）的无瘤生存率为58%，这在N_1期的患者中表现最为明显，手术后化疗的患者75%的3年随访无肿瘤复发，而单纯手术的患者只有25%的无肿瘤复发。

有研究为提高MVAC的治疗效果，加用白细胞生长因子如粒细胞集落刺激因子（G－CSF），可以减少化疗引起的白细胞减少导致的相关的毒性作用。试验证明此方法是有效的，62%的膀胱肿瘤消退，较单纯MVAC化疗要高，与化疗药物有关的死亡率有下降，但生存率却没有明显的提高。

如果晚期的有转移的膀胱癌患者不能用顺铂（大多由于肾功能障碍引起），患者不能接受MVAC或CMV方案，一般都用卡铂代替顺铂作为正规的治疗方法。

（1）顺铂（cis－dichlorodiamine platinum，DDP）：是重金属抗癌药，部分作用为烷化剂，抑制DNA复制，可与DNA链相交，产生细胞毒作用。无周期特异性。顺铂治疗剂量为1.0～1.6mg/kg，每3周1次，膀胱癌治疗的效果在2～3次后，肿瘤消退可持续5～7个月，有效率约40%。其主要不良反应为肾毒性和恶心、呕吐，必须同时水化，应用利尿药，并给予甲氧氯普胺等止吐药物。还可有神经毒性和低镁血症等。

（2）卡铂（carboplatin）：作用与顺铂相似，但对肾毒性很小，可不进行水化和利尿。对骨髓毒性超过顺铂。

氨甲喋呤：为叶酸拮抗剂，口服亦可迅速吸收，静脉注射应小于40mg/m^2，使用时应碱化尿液。一般用药每2周1次，膀胱癌治疗经2～3周即有效果，持续6个月左右，有效率28%。其毒性反应为骨髓抑制、贫血等。

（3）长春碱：是一种植物碱，其治疗膀胱癌的报告较少，近年与其他化疗药物合用，疗效近似阿霉素。主要毒性反应为骨髓抑制和周围神经损害。

（4）环磷酰胺：是烷化剂，膀胱癌治疗有效率27%。该药可引起膀胱纤维化、出血等。亦有环磷酰胺可能是膀胱癌致癌物的报道。近年改变其结构如异环磷酰胺（ifosfamide）等，对尿路上皮刺激较小。

（5）异环磷酰胺（ifosfamide）：用于单独或与其他药物联合使用。有试验表明，在55个以前曾治疗过的难治性膀胱癌患者中，有约20%的有肿瘤消退，其中5例的肿瘤完全消退，6例有肿瘤部分消退。

（6）紫杉醇（taxol）：是一种抗微管的药物，对非神经源性的肿瘤均有效。Roth等人用紫杉醇250mg/m^2，24小时连续静脉滴注，每3周1次，治疗26个转移性移行上皮癌患者，有7例肿瘤完全消退，4例肿瘤部分消退，共有42%的治疗有效率。主要的毒性是粒细胞减少性发热、黏膜炎和神经症状。

（7）硝酸镓（gallium nitrate）：是一种重金属，与卡铂和顺铂相似。不良反应为低钙血症、低镁血症，在大多数的患者中发生。

（8）VIG（长春碱、异环磷酰胺与硝酸镓联合用药）方案：VIG方案治疗27个以前虽然没有接收系统治疗，但接收过辅助性治疗的膀胱癌患者，67%治疗有效，其中41%的有肿瘤完全消退，26%的有肿瘤部分消退。因此认为VIG对以前其他化疗失败的膀胱癌患者是有效的。但不能代替MVAC和CMV方案作为标准化疗方案（表11－4）。

表11－4　M－VAC治疗方案

	第1天	第2天	第15天	第22天
氨甲蝶呤（M）	30mg/m^2		30mg/m^2	30mg/m^2
长春碱（V）		3mg/m^2	3mg/m^2	3mg/m^2
阿霉素（A）		30mg/m^2		
顺铂（C）		70mg/m^2		

7. 动脉内化疗　通过两侧的股动脉插管后灌注化疗药物，其原理是想让化疗药物高浓度地到达肿瘤本身及局部淋巴结。常用的药物有顺铂和阿霉素。在两个不同的实验中，Ethan等发现经顺铂动脉灌注和放疗后，2年生存率为90%，Samiyoshi等发现动脉内阿霉素化疗和放疗后有72%的存活率。一般治疗方法是在第一个48小时治疗后，每隔4周化疗1次，共4个周期。在动脉内顺铂的基础化疗加膀胱切除术，效果相当好。

（三）晚期膀胱癌的治疗

晚期膀胱肿瘤的治疗主要是缓解骨转移引起的骨痛，以及膀胱出血的控制等。

1. 姑息性放疗　对有转移的膀胱肿瘤患者行30～35Gy的体外放疗，能暂时缓解骨痛。

建议对包括承重骨骼在内的小的有症状的骨转移病灶进行放疗，比如脊柱和股骨颈。40～45Gy 的放疗剂量用来控制原发肿瘤的症状，但此剂量的放疗也能加重由原发肿瘤产生的症状，如尿频、尿急、排尿困难和血尿等。

2. 膀胱内明矾或福尔马林灌注　1% 的明矾溶液膀胱灌注对治疗放射性膀胱炎引起的血尿有效。在行膀胱持续灌注时不需要麻醉，患者一般很容易接受。在膀胱疼痛和膀胱激惹时可以间断滴注明矾溶液。不良反应是肾功能会有损害。

1%～10% 的福尔马林溶液膀胱灌注，也用于控制晚期膀胱肿瘤或放射性膀胱炎引起的出血。由于会引起膀胱激惹，需要局麻或全麻。由于 10% 的福尔马林溶液会引起输尿管开口的纤维化和梗阻，故需在开始的时候用 1% 的浓度，再改用 4% 的浓度，最后改用 10% 的浓度膀胱灌注。

在福尔马林膀胱灌注前，应先行膀胱逆行造影，了解是否存在膀胱输尿管反流，如果有膀胱输尿管反流，应在双侧的输尿管中插入 Fogarty 导管，并且采取头高脚低位，以防止上尿路受到福尔马林的损伤。福尔马林在膀胱内一般留置 5～30 分钟。

3. 高压氧治疗　高压氧可用于治疗多种疾病，比如膀胱癌引起的出血性膀胱炎的治疗，一般需要治疗 30～60 天。如果膀胱出血是由于膀胱癌本身引起的，由于肿瘤发展快，特别是那些有肿瘤转移的患者，存活时间短，所以高压氧对此类患者的治疗效果不佳。

在放射性膀胱炎患者中，如果尿脱落细胞、膀胱镜检查和病理活检都未发现有肿瘤，但却有严重的血尿，其他方法止血无效时。可用高压氧治疗，在治疗时，需了解肿瘤是否有复发。

4. 姑息性动脉栓塞和姑息性的膀胱切除　膀胱癌和放射性膀胱炎很少会引起威胁生命的大出血，如果出现这种情况，在电灼、激光和膀胱内明矾及福尔马林溶液灌注都止血无效时，可采用经皮股动脉穿刺下腹部动脉栓塞，如果动脉栓塞也失败，最后可采用姑息性膀胱切除来止血。

（四）预后

在浸润性膀胱癌中，肿瘤的分级和浸润深度是预测淋巴结转移情况最重要的因素。有研究表明，有时在没有淋巴结转移的情况下也可能出现远处转移。

1. 副肿瘤综合征　包括高钙血症、嗜酸细胞增多症、类白血病反应等，如果在有转移的膀胱癌患者中出现提示预后极差。

2. P53 表达和其他分子标记与预后的关系　由肿瘤抑制基因 P53 编码的蛋白控制细胞周期从 G_1 期到 S 期，通过调节转录，影响和引导 DNA 受损的细胞凋亡。在大多数的情况下，P53 蛋白的变异体在细胞核中稳定存在，可用免疫组化的方法测出。一些研究表明，在表浅性和浸润性膀胱肿瘤中，如果有细胞核中的。P53 积聚，提示治疗的效果较差，预后差。在 243 例患者中，行膀胱切除（许多人曾有术前放疗、辅助性化疗或两者都有），测出 P53 蛋白阳性（定义为至少 10% 细胞核中测出有 P53 蛋白）的 5 年生存率为 24%，复发率为 76%。而细胞核中 P53 阴性的膀胱癌患者 5 年生存率为 67%，肿瘤复发率为 27%，但目前在临床上尚未广泛应用。

3. EGF（上皮生长因子）受体　是另一种分子标记物，在浸润性膀胱癌患者中，如果测出 EGF 受体阳性，提示预后很差。由于目前的 EGF 受体测定都是在冰冻切片时做的，一旦用福尔马林固定后，EGF 抗原是否还存在目前还不明确，因此，EGF 受体的测定也没有作为膀胱癌预后的常规评价方法。

（姜　杰）

第四节　尿道肿瘤

尿道肿瘤多为上皮细胞来源，少数来自结缔组织。尿道肿瘤在泌尿系统肿瘤中发病率较低。尿道内良性肿瘤有息肉、纤维瘤、血管瘤和乳头状肿瘤等。恶性肿瘤包括癌和黑色素瘤等。由于男性尿道与女性尿道的差别，肿瘤发生和治疗略有不同，故予以分别叙述。

一、女性尿道癌

女性尿道癌虽然少见，但发病率明显高于男性，患者多大于 50 岁，尿道肉阜、息肉、腺瘤以及慢性炎症刺激，均与恶性肿瘤的发生相关。

（一）病理

女性尿道癌最常见的是鳞状细胞癌，占总数的 80%，好发于后尿道；其次是移行细胞癌，约占 20%；腺癌的比例约为 10%。一般来说，前尿道肿瘤分化较好，侵袭性低；而后尿道和全尿道肿瘤，多分化较差，侵袭性强。

肿瘤转移多为局部浸润和淋巴转移，血行转移较为少见。

（1）局部浸润：肿瘤多沿尿道侵及膀胱颈和外阴，并向内侵及阴道。范围广泛肿瘤与原发于阴道或外阴的肿瘤鉴别十分困难。

（2）淋巴转移：前尿道肿瘤多首先转移至腹股沟浅淋巴结，然后转移至腹股沟深淋巴结。后尿道肿瘤则首先引流至髂外淋巴结、髂内淋巴结和闭孔淋巴结。

（二）临床表现和诊断

多数患者早期并无症状和体征。患者常因尿频、尿痛而就诊，但初期多被以尿路感染治疗，而在尿道出血或尿道脓性分泌物出现后，才经查体确诊尿道肿瘤。盆腔体检是发现肿瘤的主要手段，而膀胱尿道镜和病理活检测是确定肿瘤性质和侵袭范围的主要检查。

许多患者确诊时即可发现腹股沟淋巴结肿大，少数患者在发现淋巴结转移后，才在寻找原发癌过程中得到确诊。盆腔 CT 可提供肿瘤浸润情况和盆腔淋巴结转移情况。

（三）治疗

手术治疗是治疗尿道癌的主要方法，术后放射治疗有利于肿瘤复发的控制。

前尿道肿瘤多可行尿道部分切除术，手术中应注意对近侧尿道残缘进行冰冻病理检查，确定无肿瘤残留。前尿道肿瘤多分化良好、侵袭性差，保留足够的后尿道多无尿失禁发生。后尿道肿瘤或已侵及全尿道的肿瘤则需行根治性全尿道切除术。

二、男性尿道癌

男性尿道癌十分少见，长期慢性炎症刺激是肿瘤重要原因。肿瘤最常见的部位是尿道球部。

（一）病理

男性尿道较长，后尿道的前列腺尿道部，表面为移行上皮，好发移行上皮癌，性质与膀胱癌一致，疾病发生与膀胱癌密切相关。移行细胞癌占尿道癌的 10%。球膜部尿道是男性尿道癌的好发部位，占尿道癌的 60%，球部尿道为柱状上皮，易发鳞状上皮细胞癌；远端尿道同样易发鳞状上皮细胞癌，占总数 30% 左右。肿瘤转移以直接扩散和淋巴转移为主。

直接播散：阴茎部肿瘤可直接扩散尿道周围组织和阴茎海绵体。球部尿道癌可扩散至尿生殖膈、前列腺、会阴和阴囊皮肤。

淋巴转移：前尿道肿瘤多首先转移至腹股沟浅淋巴结，然后转移至深淋巴结，偶尔转移至髂外淋巴结。后尿道癌肿则直接转移至闭孔淋巴结和髂内淋巴结。

（二）临床表现

1. 尿道梗阻症状　多数尿道癌尤其是球部尿道癌，首先表现为尿道狭窄所致尿道梗阻症状，如尿线变细，排尿费力。上述表现与良性尿道狭窄并无差别，容易引起误诊。而在肿瘤破溃后引起尿道口有血性分泌物排出后才引起注意。

2. 尿道肿物　阴茎部肿物可被患者自行发现而就诊，大多质硬，形状不规则。

（三）诊断

1. 尿道造影和尿道镜检查　尿道造影和尿道镜检查可以明确病变的位置，尿道镜更可直接了解病变的性状，同时进行经尿道肿物活检，还可以在术前提供病理学依据。

2. 细胞学检查　对新鲜初段尿液或尿道冲洗液进行细胞涂片检查，亦有利于肿瘤的发现和定性，但因无法定位，多应用在残端尿道癌诊断方面。

3. CT、MRI 检查　有利于了解球膜部尿道肿瘤的浸润深度，并可确定盆腔淋巴结转移情况。

（四）治疗

1. 远端阴茎部尿道癌　可采用经尿道肿瘤切除，肿瘤切除、尿道部分切除术，侵及海绵体者可行阴茎切除术。切除时切缘应距肿瘤 2cm 以上，并行冰冻切片证实残端无肿瘤细胞侵及。腹股沟淋巴结清扫术仅在腹股沟淋巴结活检阳性时进行，预防性淋巴结清扫并无必要。

2. 前列腺部尿道癌　前列腺部尿道癌多在膀胱出现膀胱移行细胞癌后出现。治疗需同膀胱情况同时考虑，多数可行经尿道肿瘤电切术，而如膀胱颈多发肿瘤并发前列腺尿道癌，则需进行根治性全膀胱切除术。

3. 球膜部尿道癌　球膜部尿道癌发现时多已属晚期，除了部分病灶局限的可以行受累尿道切除再吻合术，大多需要行根治性切除术（包括前列腺、膀胱和精囊），并行尿道改道手术。同时还需行腹股沟和盆腔淋巴结清扫术。

（姜　杰）

第五节　阴茎肿瘤

一、概述

阴茎部位可发生的肿瘤有良恶性之分，一般良性肿瘤少见，如血管瘤、纤维瘤、神经瘤、阴茎角、乳头状瘤、凯腊增殖性红斑等，多数病因不清，常可通过局部切除治愈，最后病理明确诊断。阴茎恶性肿瘤最常见的是阴茎癌，多数为鳞状细胞癌，其他如基底细胞癌和腺癌少见。阴茎黑色素瘤及阴茎肉瘤极为少见。

二、临床表现

（1）见于40～60岁有包皮过长或包茎患者。

（2）肿瘤常发生于患者的包皮内板、龟头、冠状沟，起初表现为丘疹或疣状，晚期为菜花状。病变可呈乳头状或浸润性生长，表面可形成溃疡。合并感染肿瘤可坏死，分泌恶臭液体。

（3）腹股沟肿大的淋巴结并非一定为转移肿大的淋巴结，尤其合并感染者，这时肿大的淋巴结常有压痛，一般在给予2～6周的抗生素治疗后肿大的淋巴结变小，无压痛。有时感染和转移同时存在，必要时必须行双侧腹股沟淋巴结活检。

三、诊断

（一）辅助检查

（1）阴茎癌与梅毒和软下疳、尖锐湿疣及结核有时难以区别，应作相关的血清学检查和局部涂片检查病原体。

（2）怀疑有远处转移者，一定要作盆腔CT或B超检查，必要时行淋巴造影，全面了解淋巴结转移情况。

（3）确诊一定要行活组织病理检查。活组织检查为最重要的组织学诊断依据。原发癌肿进行活组织检查可明确癌肿的组织学类型、病理分级；腹股沟淋巴结活检可明确有无转移，有助于临床分期和治疗方案的制订。

（4）淋巴造影。对诊断转移有一定帮助，一般不作为常规检查。选择经足背部、阴茎、精索淋巴管注射造影法。若有转移可显示淋巴结不规则、充盈缺损，淋巴管变形、受压阻塞等征象。

（二）分期

临床上通常采用Jackson分期。

A：肿瘤局限于龟头或包皮。

B：肿瘤侵及阴茎干。

C：腹股沟淋巴结转移。

D：肿瘤侵及邻近器官或盆腔淋巴结或远处转移。

四、治疗

（一）手术切除

手术切除病变是主要治疗方法，如病变局限在包皮，可作包皮环切术，有统计复发率可达半数左右。肿瘤侵犯阴茎头，亦可作阴茎部分切除术，一般距肿瘤2cm处切除即足够，在切除时断端冷冻检查有无肿瘤。由于阴茎癌扩散常为栓子转移不是一般肿瘤常有的淋巴管潜入周围组织，所以绝大多数距肿瘤2cm局部切除后无局部复发。若无腹股沟淋巴结转移，则术后70%～80%生存5年。如肿瘤较大，残余阴茎悬垂部极短不可能站立排尿，则行阴茎全切术尿道阴部造口术。近年报道应用 Nd：YAG 激光治疗阴茎癌效果较好。

（二）腹股沟淋巴结清除

关于腹股沟淋巴结清除术的适应证已争论多年。阴茎癌临床上未触及腹股沟肿大者，发生淋巴结微病灶转移者占 3% ~6%，但亦有报道假阴性可达 38%，阴茎癌转移者占 20% ~50%，目前不主张常规腹股沟淋巴结清除术，因为半数以上患者可能不存在转移病灶，而清除手术所引起的皮肤坏死、感染、肺栓塞以及后期的下肢淋巴水肿相当常见，给患者带来不必要的痛苦。如果临床上有可疑的转移灶（即淋巴结增大者），可以取活检，必要时行连续切片检查，有转移者行淋巴清除术；一般不主张常规两侧同时行淋巴结清除术；位于大隐静脉和股静脉连接处内侧的淋巴结称前哨淋巴结，如果转移应行腹股沟深、浅淋巴结清除术，切除髂腹股沟淋巴结。

（三）放射治疗

放射治疗是有争论的，有主张阴茎癌仅行放射治疗，由于大量照射可引起尿道狭窄、尿瘘、阴茎坏死和水肿等并发症，应用受到限制。阴茎癌感染、坏死也可降低放疗效果。早期阴茎癌可在博来霉素配合下行 X 线照射，效果良好。

（四）化疗

一般常与手术或放疗配合应用，适用于晚期患者。

（姜　杰）

第六节　睾丸肿瘤

一、概述

原发性睾丸肿瘤多发于青壮年，多属于恶性，确切的病因不清，但隐睾肯定与之有密切关系，隐睾恶变的机会是正常睾丸发生睾丸肿瘤的 20 ~40 倍，复位的隐睾并不能完全防止其发生恶变，但有助于早期发现。也有学者认为与外伤、感染有关，但不确定。

睾丸肿瘤多发生于生殖细胞（占 90% ~95%），少数发生于非生殖细胞（占 5% ~10%）。临床上通常将睾丸肿瘤分为生殖细胞瘤和非生殖细胞瘤两大类。好发年龄在 20 ~40 岁，精原细胞瘤好发于 30 ~40 岁；胚胎癌和畸胎癌好发于 25 ~30 岁；绒毛膜上皮癌好发于 20 ~30 岁；卵黄囊肿瘤好发于婴幼儿；50 岁以上患者易患恶性淋巴瘤。

二、临床表现

1. 无痛性睾丸进行性增大，伴坠胀感　80% 以上的患者，睾丸呈不同程度种大，有时睾丸完全被肿瘤取代，质地坚硬，正常的弹性消失。早期表面光滑，晚期表面可呈结节状，可与阴囊粘连，甚至破溃，阴囊皮肤可呈暗红色，表面常有血管迂曲。做透光试验检查时，不透光。若为隐睾发生肿瘤多于腹部、腹股沟等处扪及肿块，而同侧阴囊空虚，部分睾丸肿瘤患者同时伴有鞘膜积液。有的尚属正常或稍大者，故很少自己发现，往往在体检或治疗其他疾病时被发现，部分患者因睾丸肿大引起下坠感而就诊。

2. 疼痛　近 90% 的患者睾丸感觉消失，无痛感。因此，一般认为肿瘤是无痛性阴囊肿块。值得注意的是，在临床还可以见到急剧疼痛性睾丸肿瘤，但往往被认为是炎症，发生疼痛的原因是肿瘤内出血或中心坏死，或因睾丸肿瘤侵犯睾丸外的组织而发生疼痛。

3. 转移症状　睾丸肿瘤以淋巴结转移为主，常见于髂内、髂总、腹主动脉旁及纵隔淋巴结，转移灶可以很大，腹部可以触及，患者诉腰背痛。睾丸癌患者，可出现乳房肥大、乳头乳晕色素沉着。

三、诊断

（一）辅助检查

（1）AFP 和 β－hCG 测定：有助于确定肿瘤的组织来源、临床分期、估计预后及术后监测有无肿瘤转移和复发。一般胚胎癌 AFP 增高，绒毛膜癌 hCG 增高。90% 的非精原细胞瘤有 AFP 和 β－hCG 一项或同时增高，50% ～10% 的纯精原细胞瘤仅表现 β－hCG 一项增高。

（2）B 超检查：确定睾丸肿瘤病变，并与睾丸鞘膜积液、血肿等鉴别。

（3）CT 或 MRI 检查：有助于发现淋巴结和其他脏器的转移。

（4）放射性核素或 X 线淋巴管造影：对了解淋巴系统的转移很重要。

（5）放射性核素骨扫描和胸部 X 线检查：对骨、肺转移情况可了解。

（6）IVU：可了解转移灶与泌尿系的关系。

（二）组织学分类

1. 原发性肿瘤

（1）生殖细胞肿瘤：①精原细胞瘤（典型精原细胞瘤、间质型精原细胞瘤、精母细胞瘤型精原细胞瘤）。②胚胎瘤。③畸胎瘤（有无恶性变，成熟型、未成熟型）。④绒毛膜上皮癌。⑤卵黄囊肿瘤（内胚窦、胚胎性腺癌）。

（2）非生殖细胞肿瘤：①性腺基质肿瘤。②间质（Leydig）细胞瘤：支持（Ser－toli）细胞瘤。③性腺胚细胞瘤。④其他类型肿瘤，睾丸腺癌、间质性肿瘤。

2. 继发性肿瘤

（1）网状内皮组织肿瘤。

（2）转移性肿瘤。

3. 睾丸旁肿瘤

（1）腺瘤样肿瘤。

（2）附睾囊腺瘤。

（3）间质性肿瘤。

（4）皮质瘤。

（5）转移瘤。

（三）分期

睾丸肿瘤的准确分期是确定治疗方案和判断预后的主要依据。目前临床常用的分期方法如下：

改良的 Boden 和 Gibb 分期法：

A　肿瘤局限于睾丸和精索。

A_1　小于 5cm。

A_2 大于 5cm，小于 10cm。

A_3 大于 10cm（块状腹膜后肿块）。

B 仅有膈下的淋巴结转移。

C 膈上纵隔和锁骨上淋巴结转移和远处转移。

TNM 分期

T 肿瘤

T_1 肿瘤局限于睾丸。

T_2 肿瘤侵犯睾丸鞘膜。

T_3 肿瘤侵犯精索。

T_4 肿瘤侵犯阴囊。

N 淋巴结

N_0 无淋巴结转移。

N_1 1 个淋巴结转移，小于 2cm。

N_2 1 个以上淋巴结，小于 5cm。

N_3 转移淋巴结，大于 5cm。

M 远处转移

M_0 无远处转移。

M_1 有远处转移。

M_{1a} 有隐匿的转移，根据生化和（或）其他检查确定。

M_{1b} 某一器官的单个转移。

M_{1c} 某一器官的多处转移。

M_{1d} 多个器官的转移。

（四）临床分期

ⅠA 期：肿瘤限于睾丸内。

ⅠB 期：局部肿瘤属于Ⅰa 期，但腹膜后淋巴结清除中有癌浸润。

Ⅱ期：腹股沟、盆腔内、腹主动脉旁、横膈下的淋巴结有癌转移，但无远位脏器的转移。

Ⅲ期：淋巴结转移越过横膈以上，并有实质性脏器的癌转移。

四、治疗

近年来，随着影像医学和肿瘤化学治疗的发展，睾丸肿瘤得以早期发现和准确分期，化学治疗、支持疗法的进步使得早期睾丸获得根治，晚期肿瘤得以延长寿命。睾丸肿瘤治疗的进步是现代泌尿外科学发展革命性的一大进展。一般精原细胞瘤以手术配合放射治疗为主；非精原细胞瘤以手术配合化疗为主。后者常要求在根治性睾丸切除术后，立即改行腹膜后淋巴结清扫术（RPLND 术），这样能够取得更为准确的分期。高分期的非精原细胞瘤在行 RPLND 术后，再给予化疗或先化疗再切除残余肿瘤并行 RPLND 术。

（一）手术治疗

睾丸切除术适用于任何类型的睾丸肿瘤，所强调的是应当采用经腹股沟途径的根治性睾丸切除术。

1. 方法　手术采用腹股沟斜形切口，达阴囊上方，分离精索，在腹股沟内环处先将精索、血管结扎切断，然后再切除睾丸及其肿瘤。

2. 注意事项　在手术时尽可能先结扎精索血管及输精管；应尽可能地高位切除精索；术中防止挤压肿瘤以免促使扩散。单纯睾丸切除往往达不到彻底的手术切除效果，需配合施行腹膜后淋巴结清除术，以达到根治的目的。现应用最广的是用腹正中切口（从剑突至耻骨联合）。其优点是：能充分暴露腹膜后间隙，使手术在直视下进行操作，肾蒂和大血管周围均能完善地暴露和彻底清除。其范围包括同侧下 2/3 肾筋膜内所有的淋巴结、脂肪和结缔组织。Roy 等指出：左、右两侧睾丸引流范围有一定区别，且右侧向左侧的交通支较多，故清扫的范围亦应不同，清扫范围右侧大于左侧。

右侧：应由肾蒂平面以上 2cm 平面起，沿下腔静脉到腹主动脉分叉处，切除所有的脂肪、结缔组织与淋巴组织，同时也切除腹主动脉与下腔静脉之间的淋巴结及腹主动脉前的淋巴结，再由腹主动脉分叉处向右、向下切除髂淋巴结，与内环精索结扎处会合，将其残端一并切除。

左侧：沿腹主动脉自肾蒂上 2cm 向下解剖直至腹主动脉分叉处，切除所有的脂肪、结缔组织与淋巴组织，同时也切除腹主动脉与下腔静脉之间的淋巴结，再由腹主动脉分叉处向左、向下沿髂血管解剖，切除髂淋巴结达左侧内环处，将精索结扎残端一并切除。有学者认为上述清扫方法尚不能彻底，仍有 25% 的淋巴结残留在大血管后面，因而采用扩大的双侧腹膜后淋巴结清扫术。其方法与前述方法基本相同，由两侧输尿管内侧开始，结扎两侧腰动静脉，使腹主动脉和下腔静脉完全游离，可提起腹主动脉和下腔静脉，将腹膜后区域内的淋巴结、脂肪组织全部清除，以达到完全清除的目的。睾丸肿瘤腹膜后转移主要位于肠系膜动脉根部水平以下的肾周围到大血管分叉水平之间的范围内，对该区域作彻底清除是提高手术疗效的关键。

关于腹腔后淋巴结清除术的时机及操作一般认为：①手术时间，在睾丸切除术的同时或两周后进行。②清除淋巴结应按解剖顺序，争取作整块切除。③在腹膜后大血管旁剥离淋巴结应谨慎轻巧，以免损伤大血管，并且不应过度牵拉肾蒂血管。④术后若需要化疗，应在两周之后进行。

（二）放疗

精原细胞瘤睾丸切除后放射治疗，25～35Gy（2500～3500rad）3 周照射主动脉旁和同侧髂、腹股沟淋巴结。第 1 期者 90%～95% 可生存 5 年。如临床发现腹膜后病变即第 2 期，则纵隔及锁骨上区亦照射 20～35Gy（2000～3500rad）2～4 周，5 年生存率亦可达 80% 以上。腹内大块转移和远处病灶预后不良，生存率仅 20%～30%，近年亦用含顺铂的化疗，生存率可以明显提高，60%～100% 有效应（PVB 或 DDP + GY），化疗方案在下述介绍。睾丸切除时精索有病变者，半侧阴囊亦应包括在照射区内。腹部有 >10cm 肿瘤，肺部转移癌均有明显的放疗效应。非精原细胞瘤包括胚胎癌、畸胎癌、绒癌、卵黄囊肿瘤或各种混合组成肿瘤。腹膜后淋巴结转移极常见，由于对放射线不如精原细胞瘤敏感，因此，除睾丸切除外应同时行腹膜后淋巴结清扫术，第 1 期病例手术证明约 10%～20% 已有转移，即病理属 2 期。睾丸切除加腹膜后淋巴结清除术，病理 1 期者 90% 左右可生存 5 年以上，病理 2 期者降至 50% 左右。第 3 期远处转移 144 例中肺 89%，肝 73%、脑 31%、骨 30%、肾 30%、肾上腺 29%、消化道 27%、脾 13%、腔静脉 11%。以化疗为主要治疗。在非精原细胞瘤中绒癌常是先转移至肺等远处病灶。在治疗过程中密切观察肿瘤标记物 hCG 及 AFP 的改变。

（三）化疗

1. 适应证　不宜手术或不愿手术的Ⅱ、Ⅲ期患者；局部肿瘤限于睾丸内，但腹膜后淋巴结清除后组织中有癌浸润者；手术、放疗后，或化疗完全或部分缓解后的维持、挽救治疗。

2. 禁忌证　心、肝、肾等重要脏器功能障碍者；有感染以及发热等严重并发症者；年老体衰或呈恶病质者；有严重骨髓抑制者。化学治疗发展较快，使用药物的治疗方案也较多。列举常用治疗方案以供参考。

3. 化疗方案　化学治疗发展较快，使用药物的治疗方案也较多。列举常用治疗方案以供参考。单药化疗对睾丸肿瘤仍有一定的疗效。

顺铂（DDP）：成人每日 20～50mg，分 3～6 次给药；或每次 150mg，3 周后重复，1 个疗程 300mg，可反复应用。主要不良反应是胃肠道反应（恶心、呕吐）和肾毒性，应用时要积极应用镇吐药物，并进行水化。

博来霉素（BLM）：成人每次 30mg，静脉注射，每周 1 次，连用 12 周。总量为 300～600mg。主要副反应为发热、肺纤维化和皮肤色素沉着等。

苯丙氯酸氮芥（溶肉瘤素）：一般每次 25～50mg，每周 1 次，口服或静脉注射，总量为 180～200mg。主要反应为消化道反应和骨髓抑制。

联合化疗：睾丸肿瘤的全身联合化疗是比较有效的治疗方法，完全缓解率和长期生存率较高，目前较多采用化疗方案。

PEB（PVB）方案：DDP 100mg/m^2，静脉滴注，第 1 天（配合水化利尿等）；VP－16 100mg/m^2，静脉滴注，第 3、4、5、6、7 天；PYM 20mg/m^2，肌内注射，第 3、5、8、10 天。3 周重复，共 3～4 个周期。

CEB 方案：CBP 300mg/m^2，静脉滴注，第 1 天；VP－16 100mg/m^2，静脉滴注，第 3、4、5、6、7 天；PYM 20mg/m^2，肌内注射，第 3、5、8、10 天。4 周重复，共 3～4 个周期。

首次治疗失败后的解救方案：IFO 1.2mg/m^2 静脉滴注，第 1～5 天；ACTD 250μg/m^2，静脉滴注，第 1～5 天；ADM 30～40mg/m^2，静脉冲入，第 1 天。21～28 天为 1 周期，其 2～3 个周期。大剂量 DDP 治疗需配合水化及止呕治疗，应在有经验的医护人员指导下实施。治疗非精原细胞瘤的方案亦可以用于常规药物治疗失败的精原细胞瘤患者。

（姜　杰）

泌尿外科诊断与治疗精要

（下）

乔良伟等◎主编

吉林科学技术出版社

第十二章　小儿泌尿外科

第一节　血尿

血尿是儿科泌尿系疾病常见症状，我国1986年对224 291名2～14岁小儿进行尿过筛检查，最终诊断为单纯性又称无症状血尿942例（0.42%）。Ingelfinger等在儿科临床急诊中，肉眼血尿发生率为1.3/1000，更多见镜下血尿。健康儿尿中可有少量红细胞，取15ml清洁新鲜中段尿，离心2000转/min，5分钟，做沉渣镜检，至少红细胞>5个/HPF（高倍视野）才可诊有镜下血尿。多数小儿血尿是一过性，预后良好，不须处理，故应连续做2～3次尿常规检查，确有镜下血尿，再做进一步检查。出血量超过1～2ml/L尿液，则可有肉眼血尿。机体某些代谢产物及药物可使尿呈红色如卟啉尿；酚红、刚果红、氨基比林、柔红霉素等均可使尿呈红色；新生儿尿中排出较多尿酸盐时也可使尿布红染；红色尿也见于血红蛋白尿及肌红蛋白尿；某些食物、蔬菜中的色素也可使尿呈红色。

一、病因

血尿更多见于内科情况，可来自肾小球、肾间质、肾血管或尿路。

1. 肾小球性血尿　是肾小球基底膜组织结构破裂的结果。

（1）急性肾小球肾炎：

1）急性链球菌感染后肾小球肾炎（PSGN－poststreptococcal glomerulonephritis）：患者有高血压、水肿，C_3补体下降、C_4正常或稍降。ASO（antistreptolysin－O）上升或anti－DNAase B滴度上升，说明近期曾有链球菌感染，预后好，镜下血尿可持续1～2年。

2）紫癜肾炎（Henoch－Schonlein purpura）：约2%病例最终导致肾损害。

3）急进性肾小球肾炎：是罕见的小儿肾内科急症，早期诊断并用甲泼尼龙可防止进展到终末期肾病。

（2）慢性肾小球肾炎：

1）IgA肾病：是肾小球肾炎的最常见病因，常以肉眼血尿并发于呼吸道或胃肠道疾患。也可表现为无症状镜下血尿，蛋白尿；急性肾炎症状似PSGN或肾病综合征。除血尿、蛋白尿及红细胞管形外，其他化验检查包括肾功及C_3多正常。确切诊断靠肾活体检查。需长期随诊，约25%病例呈慢性进行性肾损害，其他75%病例病情稳定或有改进。

2）系统性红斑狼疮肾炎：偶有以肾炎为首发症状的。

（3）肾小球基底膜缺陷：

1）遗传性肾炎（Alport syndrome）：表现为镜下或肉眼血尿，有显著家族史。本病为进行性肾功能减退，男重于女，50%伴神经性高频区耳聋，15%有眼部异常。

2）良性家族性血尿（benign familial hematuria）：又称薄基底膜病（thin basement membrane disease)，显性遗传，阳性家族史占 40%。临床表现主要为持续性镜下血尿，可伴间歇性肉眼血尿发作，上呼吸道感染和剧烈运动后血尿可加重。部分病人有轻度蛋白尿，肾功能、血生化检查多属正常。无耳聋、眼疾。组织学检查光镜下基本正常，电镜则示弥漫性基底膜变薄。虽然镜下血尿可持续多年但此病为非进行性病变，随年龄增长而好转故不需治疗。

2. 间质性血尿　可分为感染性、代谢性、药物性、中毒性、解剖性及肿瘤性。

(1) 感染性：常见肾盂肾炎，除发热外，有腰腹痛、尿频、脓尿并常伴镜下血尿。血尿是因肾实质的炎症所致，随炎症的治愈而消失。

(2) 代谢性：一些遗传性代谢失调也可引发肾钙沉着症，它是弥漫性肾的钙含量增高，但未形成结石。肾钙沉着症及特发性高钙尿症可表现为镜下或及肉眼血尿。

(3) 药物及中毒性：非甾体类抗炎药常导致间质性肾炎及肾中毒。

(4) 解剖性：一些先天畸形可伴发镜下或及肉眼血尿。肾囊性病变如单纯性肾囊肿、多囊肾常因轻或中度外伤后出现血尿而就诊。

(5) 肿瘤性：小儿肾母细胞瘤多以腹部肿物就诊，少见血尿，易用腹部超声检出。

3. 血管性血尿如镰状细胞肾病、左肾静脉压迫综合征及外伤等，小儿腹部钝伤后，易有尿路创伤。

4. 尿路疾病又可分为感染或炎症性，高钙尿症或结石，外伤，及解剖异常。后者如尿路梗阻时可并发血尿。

二、诊断

病史、体检，及简单的化验检查可诊断很多小儿常见的血尿原因。根据检查情况，再做进一步的化验或（及）影像检查。如小儿有腹部外伤及肉眼血尿应做 CT 检查；而尿道口有血迹时，在置入导尿管前应做逆行尿道造影。

如小儿有发热、排尿不适，腹痛、呕吐可能有尿路感染，需做尿培养。

突发严重腰腹痛伴肉眼血尿可能有尿路结石，需做腹部 X 线平片及查尿钙排出量。如平片阴性时，仍怀疑结石，则做肾及膀胱超声或及腹部、盆腔螺旋 CT 检查。

肉眼肾小球性血尿并蛋白尿提示肾小球肾炎。

家长对小儿有肉眼血尿时，常担心小儿有大量失血。实际上 1L 尿内有 1～2ml 血，就可使尿呈红色。除非合并外伤或罕见的肾囊性疾病，肉眼血尿常不引起血球密度下降。

对镜下血尿来说，如在 2～3 周内连续 3 次尿检查中有 2 次红细胞为 5～10 个/HPF（高倍视野）才定为血尿。因为运动可引起良性镜下血尿，故随访中、不要在运动后取尿标本。如有持续血尿，需随访有无蛋白尿或（及）高血压出现。

（杨保锋）

第二节　非特异性尿路感染

小儿尿路感染，是指细菌侵入尿路所引起的炎症，是小儿泌尿系疾病中最多见的，占该系疾病的 8.5%，它包括无症状的菌尿直至急性肾盂肾炎。常并发于泌尿系畸形，但也常发生于尿路正常的健康儿。小儿尿路感染的危险决定于不同宿主的防御机制与细菌毒性间复杂的相互作用，和及时的临床诊断及抗生素治疗的干涉。尿路感染对小儿肾脏的损害远重于成人，因此，需了解细菌入侵机制、肾脏损害及侵害肾脏的危险因素。近年研究认识到分辨尿路感染远近期合并症的重要性，如高血压、感染复发及进行性肾功能损害。

一、发病情况

尿路感染在门诊病人中的就诊次数仅次于上呼吸道感染。根据1982年全国20省市105所医院儿科住院病人泌尿系疾病调查，尿路感染占8.5%，居第4位。在10岁以内、约1%男孩及3%女孩最少有一次有症状的尿路感染。新生儿菌尿的发生率达1.0%～1.4%。男孩发病最高峰是生后第1个月，一般都有发热。婴儿期尿路感染女孩较男孩少见，但多见多次复发。虽然在健康新生儿尿道口周围菌落多，一般在第1年内迅速下降，5岁以后则罕见。学龄前及学龄儿菌尿发生率，男为0.02%～0.04%，女为0.7%～1.9%。

二、临床表现

尿路感染的发展依赖于宿主的易感性及入侵细菌的毒性。绝大多数是上行感染始于尿道口周围尿路致病菌的集结。1岁以内婴儿尿路感染因无特异性临床表现，只显有病容、发热、烦躁、喂养不佳、呕吐及腹泻等，故诊断可能困难。儿童有尿路感染时表现在尿路本身的体征不多，其他症状如间歇性排尿不适、排尿困难、尿痛、耻骨上区疼痛或尿失禁也都很不明确。因此，对于没有局限性体征或只有含糊尿路症状的小儿都应疑有尿路感染。

当有解剖异常时尿路感染被分类为复杂性，虽然尿路感染时梗阻（后尿道瓣膜、输尿管肾盂连接部梗阻、输尿管膀胱连接部梗阻或输尿管膨出）不常见，但如有感染则肾损害的潜在危险更大。小儿有尿路感染时，半数可检出有膀胱输尿管反流，因为膀胱输尿管反流提供细菌到达肾脏。膀胱输尿管反流虽然不引起尿路感染或炎症，但高度膀胱输尿管反流更常并发严重肾瘢痕。多次肾盂肾炎发作与肾瘢痕形成密切相关。

三、诊断

1. 尿液检查

（1）标本采集：冲洗外阴，留中段尿送检，小婴儿可用消毒塑料袋固定在外阴部留尿。导尿有带入细菌的危险。耻骨上膀胱穿刺取尿、化验检查结果比较可靠，但它是有创性的检查。

（2）尿常规及尿培养：清洁中段尿沉渣中白细胞数每个高倍视野多于5个，应疑有尿路感染。如有成堆白细胞则对诊断的意义更大。有些病儿可有血尿或终末血尿。膀胱在正常情况下是无菌的，但尿排出时经过外阴可有杂菌污染。因此不能只根据有无细菌生长作为诊断依据，须做菌落计数。如菌落计数10万/ml以上，可诊为尿路感染。菌落计数1万～10万/ml为可疑，如少于1万/ml为污染。

菌尿辅助检查：细菌可将尿内硝酸盐转化为亚硝酸盐，即用试纸泡入含有磺氨酸及α－萘基胺中，当上述试纸放入有细菌的尿时，因与亚硝酸盐接触呈红偶氮色。

2. 影像检查　小儿有尿路感染需做肾、膀胱超声及排尿性膀胱尿道造影检查（VCUG）。男孩VCUG可检出有无尿道异常如后尿道瓣膜，女孩为了少受放射线可做核素膀胱造影。即刻的肾核素扫描可显示炎症，但最好在炎症后1个月再做肾核素扫描，以检出肾瘢痕。

在大龄女孩，尤以有反复尿路感染者，做 VCUG 可检出显著粪便存留、膀胱成小梁、尿道有纺锤顶（spinning - top）样变形，及输尿管旁憩室并发尿排出障碍。诊断及治疗排尿功能不良及大便存留是处理小儿尿路感染的重要步骤。小儿有尿路感染作放射线检查期间须用小剂量抗生素作预防，如发现有膀胱输尿管反流或显著排尿障碍．应持续用预防性抗生素，直至危险因素消失。

尿路感染的小儿约半数以上尿路解剖正常、无肾积水或膀胱输尿管反流。尿路感染后，约 40% 小儿肾核素扫描可检出肾瘢痕，其他感染不严重的仅检出 10%。膀胱输尿管反流小儿有无肾瘢痕显得特别重要，因为这是由相对毒性低的尿路致病菌所致，造成肾实质的直接感染及炎症性损害。

小儿有发热的尿路感染时喜用 DMSA（technetium dimercaptosuccinic acid）来估价急性肾盂肾炎及肾皮质瘢痕。急性期放射线示踪剂减少区，常是可逆性肾缺血，急性期恢复后可显示紧密相连的肾实质瘢痕。约 2/3 发热的尿路感染小儿作肾核素扫描时可检出有肾实质感染，这些患儿中 40% 可发生肾瘢痕。小儿急性肾盂肾炎期即刻给合适的抗生素，绝大多数肾可恢复，不留瘢痕。

90% DMSA 检出的瘢痕可经静脉肾盂造影（IVP）检出。IVP 价格较低，解剖影像更清晰，而 DMSA 肾扫描不受肠气影响，也不必注意过敏反应。曾有尿路感染的 3600 多例小儿，经长期随诊，发现任何 1 个单独的影像学检查（肾超声检查，用造影剂或核素作肾及膀胱检查）可漏去约一半的进行性肾瘢痕的检出，而 3 个检查都正常的小儿，没有 1 个发生进行性肾瘢痕。3 个影像检查中如有 2 个异常，发生进行性肾损害的危险增大 17 倍。3 个最重要的问题是肾瘢痕、膀胱输尿管反流及反复尿路感染。

四、肾瘢痕形成的预防

1. 抗生素治疗　早期抗生素治疗是限制肾炎症及瘢痕的最有效方法。Smellie 等注意到在近期复诊的 52 例小儿有双侧反流及肾瘢痕并伴有症状的尿路感染中，96% 被延误诊断及治疗。得到即刻诊断及治疗的患儿发生肾瘢痕者远较延误者低。感染 72 小时后才用抗生素治疗，就不能避免肾损害。

2. 细菌疫苗　近 10 年由于在分子水平上积累了细菌毒性因素及尿路感染致病机制的知识，研制出可以预防尿路解剖正常小儿因大肠杆菌所引起肾盂肾炎的有效疫苗，但并不能预防所有类型的感染。

五、治疗

治疗小儿尿路感染应从正确收集尿液作细菌定量培养开始。在急性感染期，未得到药物敏感试验结果前，常需先用抗生素治疗。在初次感染疑有急性肾盂肾炎时，用磺胺药、呋喃妥因或萘啶酸常可有效。但开始就迅速用强力有效抗生素可防止或减少肾瘢痕的范围。口服抗生素可能有效，但对危重婴幼儿尤其有呕吐时，在得到尿、血培养结果前，应经胃肠道外给药，如应用氨基糖苷（aminoglycoside）类药物加氨苄西林或先锋霉素。

1. 无并发症的尿路感染　无并发症的感染即没有尿路器质性病变也没有排尿功能障碍。这些病儿给予 10 天有效抗生素常可奏效。小儿复发率可达 80%，故有人主张治疗复发感染，应继续给数月的预防性药物治疗，这样可减少复发率。

2. 有合并症尿路感染　有合并症的感染即原有尿路器质性病变或排尿功能障碍。这类小儿发生肾瘢痕的可能性很大，故应矫治排尿功能障碍及尿路器质性病变。这些小儿常需给抗菌药物预防。最有争议的问题是，小儿有尿路感染并有反流时手术治疗还是保守治疗。由于有一定比例的小儿尿反流可自消，为期 2 年者约 25%；小儿虽有尿反流如无感染可不产生肾瘢痕。故轻、中度反流（Ⅰ、Ⅱ、Ⅲ度反流）采用保守治疗。近年来由于抗反流手术成功率高达 96% ~98%，并缩短了住院时间，故也有人主张Ⅲ度者可用手术矫治，尤以经膀胱镜检出反流自消迟缓者。绝大多数人同意严重反流需手术矫治。在婴、幼儿有任何程度的反流而不能维持无菌，也需考虑手术治疗。

3. 预防性抗生素的应用理想的预防性药物应该是血清内药物浓度低，而尿内药物浓度高，价廉，患儿易耐受，对胃肠道无或仅有轻微刺激。

（1）呋喃妥因：是一有效尿路感染预防剂，在血清内药物浓度低，尿内浓度高，对肠道正常菌属影响小。小儿治疗剂量为每天 6 ~10mg/（kg·d），分为 3 ~4 次服用。预防量每晚服 2 ~3mg/kg，可有效地维持无菌尿液。当肾功能降低到正常的 50% 以下时，呋喃妥因的效力可能下降。

呋喃妥因的药物反应多发生在成人，可引起急性过敏性肺炎、神经病变及肝损害，长期应用该药偶可并发肺纤维化。因本药系氧化剂可引起溶血，小儿有葡萄糖 -6 - 磷酸脱氢酶缺乏时忌用。肾衰竭者及 1 个月以下婴儿禁服。

（2）头孢氨苄（先锋霉素Ⅳ，cephalexin）：在成人全量为 250 ~500mg，每日 4 次，很多患者产生粪肠菌（fecal enterobacteriaceal）的抗药性。小儿每日治疗剂量为 25 ~50mg/（kg·d），分为 3 ~4 次服用。如用小量（成人全日量的 1/4 ~1/8，每日 250 ~125mg）则不产生抗药性。因此应用 1/4 量，每日 1 次，是有效的预防剂量。

（3）复方磺胺甲噁唑：小儿每日治疗剂量为 50mg/（kg·d），分为 2 次服用。25mg/kg，每日 1 次，是有效预防剂量，因系含磺胺类药，故不宜用于小婴儿。磺胺类药在白蛋白上与胆红素竞争结合位置引起新生儿高胆红素血症及脑核黄疸（kemicterus）。

（4）氨苄西林糖浆：小儿治疗剂量为 50 ~150mg/（kg·d），分为 3 ~4 次/d。预防剂量为治疗剂量的 1/2 ~1/3。

对反复多次感染或肾实质已有不同程度损害者，疗程可延长至 1 ~2 年。为防止产生耐药菌株，可采用轮替用药，即每种药用 2 ~3 周后轮换。

（杨保锋）

第三节　遗尿症

遗尿症（enuresis）指小儿已达膀胱能控制排尿年龄，仍有不自主排尿。可分为夜间入睡后遗尿及白天遗尿。多数小儿 3 岁后夜间不遗尿，Fergusson 等（1986）统计一组小儿夜间遗尿症与年龄的关系：2 岁时为 92.5%，3 岁：43.2%，4 岁：20.2%，5 岁：15.7%，6 岁：13.1%，7 岁：10.3%，8 岁：7.4%。男女发病数约为 2 ~3：1，昼夜均遗尿多见于女孩，可能合并感染。多数夜间遗尿小儿床褥从未干过，称原发性遗尿；约 25% 小儿夜间已不遗尿，至儿童期又复发夜间遗尿，平均持续 2.5 年，称为继发性遗尿，他们中有很多小儿可追溯到精神压力因素。

一、诊断

绝大多数遗尿症小儿无器质性病变，须仔细询问病史，进行体检、尿常规、尿培养检查。如体检正常，无明显神经病变，尿常规阴性就不必做进一步检查。

病史应包括排尿情况、年龄、排尿训练及遗尿情况。体检包括神经系统检查，注意腰骶椎部有无呈簇状毛发或脂肪瘤，以排除有无脊椎裂畸形；检查肛门括约肌张力，确定下肢感觉、运动及反射功能，以除外神经病变；注意下肢畸形及步态，以便检出隐性神经病变。

根据上述情况将小儿分为两组：一组仅有夜间遗尿而无其他不适，不须做进一步检查；另一组有尿路感染或神经性病变，须做全面尿路检查。有些病例无尿路感染但有不同的排尿功能障碍，这些病儿中多无尿路解剖异常，但有尿流动力学的紊乱如无抑制性膀胱活动，可用无创性超声检查了解肾、输尿管及排尿前后膀胱情况，有无剩余尿。如超声检查正常，可用药物做试验治疗。

二、治疗

治疗包括药物及改变生活习惯，如傍晚限制液体入量，夜间唤醒小儿排尿等。

1. 行为疗法　改变小儿遗尿的不良习惯需要小儿、家长和医生的共同努力。建立合理的生活制度，如每日入量的分配，上下午各占40%，晚间占20%。傍晚后不要让小儿过于兴奋如追跑、打闹；树立遗尿症是可以治愈的信心。有的家长打骂责备儿童，试图用惩罚恐吓的手段达到杜绝遗尿的目的，这只会起到相反作用。让小儿入睡前排尿，夜间唤醒小儿起床排尿1~2次；如果发现小儿在睡梦中，多次翻转扭身，表明有排尿预兆，应及时唤醒小儿起床排尿。进行膀胱训练，逐渐延长排尿间隔，以扩大膀胱容量。

2. 药物治疗

（1）自主性药物：抗胆碱药可增加功能性膀胱容量。这类药物可减少膀胱的无抑制收缩，故可能对尿流动力学紊乱所致的遗尿症有效。可用颠茄及溴丙胺太林，入睡前口服，如白天也有尿频、尿急，可日服3次。症状改善后维持1~2个月，然后逐渐减少次数至停药。

（2）遗尿酊（imipramine）：又称氯脂醒，是治疗遗尿症最常用的药，约50%遗尿症可经遗尿酊治愈，15%~20%患儿有进步，但停药后60%病儿可复发。遗尿酊对膀胱体有弱的抗胆碱能作用及抗平滑肌收缩作用，仿交感神经作用于膀胱出口；它的抗镇静作用是减少睡眠时REM（rapid eye movement 快眼动相）；刺激ADH分泌。但上述作用并不能合理解释遗尿酊如何让小儿不遗尿。遗尿酊的用法是每日1次，常用于睡前，如尿床早则宜于下午给药。剂量：5~8岁用25mg，年龄更大时用50mg或0.9~1.5mg/（kg·d）。过量用药可引起致命性心跳不整、低血压、呼吸窘迫及惊厥，故药物需放在小儿拿不到的地方以免误服。

（杨保锋）

第四节　输尿管肾盂连接处梗阻及肾集合系统异常

一、输尿管肾盂连接处梗阻

肾盂输尿管连接部是小儿上尿路最常发生梗阻的部位。其原因以输尿管上端狭窄为最多见，也可因异位血管压迫、肾盂输尿管连接处的瓣膜、高位输尿管开口以及输尿管起始部扭曲、粘连所造成。有些病例无明显解剖上的梗阻，但电子显微镜检查可见该部位的胶原纤维增多。

（一）发病率

先天性输尿管肾盂连接处梗阻可见于各年龄组，约25%见于1岁以内，北京儿童医院（1956—1993）收治497例中106例（21%）诊断时年龄在1岁以内。由于目前广泛开展产前超声检查，故可于宫内被检出。事实上，胎儿肾集合系统扩张中的绝大多数（可高达80%）是源于输尿管肾盂连接处梗阻。极少数病例在青少年或成人期才获诊断。上述497例中，年龄在10～14岁组仅52例（10%）。本症多见于男性及左侧。497例中男421例，女76例，男女之比为5 ：1。双侧病变约占10%。

（二）临床表现

本症的主要症状有

1. 肿物　绝大多数病儿患侧腹部可触及肿物，肿物表面光滑、有紧张囊性感，少数质地柔软，偶可有波动感，透光阳性。巨大肿物常超越中线，少数病例在病史中肿物有大小的变化。

2. 腹痛　多在脐部周围，疼痛时可有恶心、呕吐，故可误诊为急腹症或肠蛔虫症。

3. 血尿　多见于局部的轻微损伤后或并发结石而引起血尿。

4. 尿路感染的患儿可有高热及脓尿。

5. 尿毒症　晚期的双侧肾积水或孤立肾积水，由于肾功能严重受损，则可以急性或慢性肾功能不全就诊。

6. 高血压　无论在小儿或成人均可有高血压，可能因扩张的集合系统，引起肾内血管受压，供血减少，产生肾素之故。

7. 肾破裂　肾积水受到直接暴力或跌倒与硬物相撞而导致肾破裂。上述497例中有6例（1.4%），如急腹症表现，腹腔内有大量尿液。

（三）诊断

如产前超声检出有肾积水，应于出生后1～3周复查。因胎儿及新生儿的肾不成熟，肾脏的锥体及髓质在超声检查上是透明的，可误认为肾积水图像。如仍疑有肾积水，可用静脉肾盂造影或（及）肾核素扫描进一步核实。

静脉肾盂造影可见肾盂肾盏扩张，造影剂突然终止于肾盂输尿管连接部，输尿管不显影。延缓照片很重要，如注射造影剂后除摄7分钟、15分钟及30分钟片外，延缓至60分钟、120分钟甚至180分钟，常可检出扩张的肾盂和肾盏。如患侧不显影或未见造影剂突然终止于肾盂输尿管连接处，超声检查就很重要。如超声检查有肾积水而无输尿管扩张，即可诊断为输尿管肾盂连接处梗阻，可免去既往作为常规的有创性经皮肾穿刺造影检查。如超声有输尿管扩张则提示输尿管远端有梗阻（由于反流或狭窄或两者兼有）。反流可作排尿性膀胱尿道造影证实，并可了解下尿路的解剖。如无反流，再作经皮肾穿刺造影或（和）逆行肾盂造影，以确定输尿管上、下端并存的梗阻。国外对于肾积水的影像检查常同时应用静脉肾盂造影、排尿性膀胱尿道造影及肾核素扫描检查，这使多数单纯性输尿管肾盂连接处梗阻的患儿，接受更多放射线照射。也许日后超声及肾核素扫描替代其他有创性检查。

偶有肾盂输尿管连接处间歇性梗阻的患者，在无症状时静脉肾盂造影正常。此时可作静脉肾盂造影或肾核素扫描的同时给呋塞米（1mg/kg 静脉滴注）以了解肾盂排空效果，当然呋塞米的利尿作用可诱发腹痛。此外，诊断困难时尚可作肾盂测压试验（Whitaker 试验）。

（四）治疗

围产期经超声检出的肾积水，如不合并羊水量少，则于出生后 1～3 周作超声复查及作静脉肾盂造影。轻度的肾盂扩张可用超声随诊观察，有时即使是中等度梗阻，Ransley（1990）用非手术观察 5～7 年，肾功能受损程度也不大。当然这些小儿如有腹痛或继发感染、结石也须考虑手术治疗。

对于有症状或有明显肾积水的输尿管肾盂连接处梗阻，应行离断性肾盂输尿管成形术（肾盂输尿管连接处切除再吻合术）。如系双侧病变可一期完成。手术成功率达 90% 以上。严重肾积水，静脉尿路造影 90 分钟仍不显影，而肾核素扫描、患肾功能在 10% 以下，对侧肾正常，必要时可考虑肾切除术。

二、肾集合系统异常

1. 肾盏憩室　本症是指小肾盏有一小管道与其周围的小囊相通。小囊被覆移行上皮，可以多发，位于肾的任何部位，但更多见于上极。经肾盂造影诊断，需与其他获得性疾病鉴别，如皮质脓肿、乳头坏死及结核。CT 也许有助诊断。肾盏憩室可全无症状，由于引流不畅可并发结石，可致疼痛、感染及血尿。

本症很少需手术，必要时可分离肾盏颈部，将囊肿切开呈碟形手术（Williams 等 1996）。

2. 巨肾盏　本症是指没有梗阻情况下的肾盏扩张、变形。多见于男性，在小儿常表现为尿路感染，在成人病例中 10%～20% 并发巨输尿管。组织学检查肾皮质正常，但髓质发育低下，这与肾乳头畸形及肾小管浓缩能力有缺陷相关。

没有解剖和功能性梗阻才能诊断巨肾盏，它的病因可能是胎儿早期肾实质发育过程中一过性梗阻。由于是非梗阻性解剖畸形，故预后良好。

3. 漏斗肾盂间狭窄　由肾盂与漏斗间狭窄导致先天性肾盏积水是罕见的。临床上本症须与肾脏的恶性病变以及可矫治的肾积水相鉴别，除非合并有显著的肾实质发育异常，病程罕有进行性者。

（杨保锋）

第五节　重肾、双输尿管、输尿管口异位、输尿管膨出及其他输尿管病变

一、重肾、双输尿管

重肾指肾分为上下两部，在肾的表面上可见一浅沟。两部各有一肾盂，并各通入一输尿管，即重复输尿管。完全性双输尿管是因从午非管发生两个输尿管芽，是泌尿生殖系最常见畸形之一，约每 500 人中有 1 例，其中 1/3～1/4 是双侧性，多见于女性。不完全性双输尿管即分叉型输尿管是因输尿管芽分支造成。

约10%～15%重肾双输尿管合并其他泌尿系畸形，如输尿管口异位、输尿管膨出。下肾部的输尿管开口于膀胱内正常位置，而上肾部的输尿管则开口于其下方（Weigert－Meyer法则）。虽然双输尿管都可有反流，但更多发生于下肾部，如有梗阻性病变时，几乎无例外都影响上肾部。重肾双输尿管如无合并症，可终身不被发现，也不需要治疗。如并发感染而无形态及功能上的改变，则用药物治疗。如重肾之上半肾或下半肾因严重病变，丧失功能，则做半肾切除。

二、输尿管膨出

本症是指膀胱内黏膜下输尿管的囊性扩张，大小差别很大，直径从1～2cm到几乎占据全膀胱；膨出的外层是膀胱黏膜，内层为输尿管黏膜，两者之间为菲薄的输尿管肌层。其形成原因尚不清楚，有说是源于输尿管芽管腔延迟开放；按其位置可分为单纯性输尿管膨出，膨出完全位于膀胱腔内，输尿管口较正常略有偏移；如输尿管膨出部分位于膀胱颈或尿道，则称异位输尿管膨出。单纯性输尿管膨出多并发于单一输尿管，膨出较小，多见于成人，又称成人型，对上尿路影响较小。异位输尿管膨出多较大，常合并重肾双输尿管畸形，下肾部的输尿管穿越膀胱肌层，开口于膀胱三角区。带有膨出的上输尿管经黏膜下层，开口于膀胱颈或后尿道，引起尿路梗阻。故上肾部多发育不全、发育不良及积水性萎缩并有肾盂肾炎等改变。Campbell（1951）在尸解时发现每4000小儿有1例输尿管膨出。另一组报告则高达每500尸解中有1例。输尿管膨出多见于女性及左侧，女：男＝4：1，女性中95%并发重复畸形，而男性中66%来自单一系统。双侧占10%～15%。输尿管膨出的开口可能狭窄、正常或偶然是大的。异位输尿管膨出占60%～80%，而80%输尿管膨出并发于重肾的上肾部。很罕见的是输尿管膨出可并发于盲端输尿管，也可并发于融合肾及异位肾。

（一）临床表现

异位输尿管膨出是初生女婴下尿路梗阻中最多见的原因，在男婴则仅次于后尿道瓣膜症。小儿多于生后前数月内就有尿路感染，女孩的输尿管膨出可间歇地从尿道脱出，不常见尿潴留，但当异位输尿管膨出经膀胱颈脱出时，可有尿潴留。女孩因大的异位于尿道的输尿管膨出使外括约肌松弛及降低其有效率，故可有些尿失禁。

（二）诊断

异位输尿管膨出，常并发相应肾部发育不良，无功能或功能很差，放射线所见是它对同侧或对侧肾、输尿管影像的情况。大的异位输尿管膨出不但引起下肾部输尿管梗阻，也同样影响对侧。更常见输尿管膨出歪曲了同侧下输尿管口，使下肾部的黏膜下输尿管段变短而发生反流。

静脉尿路造影所见同于输尿管口异位，但上肾部更扩张、积水或不显影，膀胱颈部有圆形光滑的充盈缺损。有时局部膨出壁过薄凹入似呈分叶状，但与膀胱横纹肌肉瘤的多发不规则充盈缺损不同。

用稀释的造影剂做排尿性膀胱尿道造影，可观察有无反流，排尿时输尿管膨出是否被压缩，及其后有无逼尿肌支持，呈膀胱憩室样。

单纯性输尿管膨出，可因膨出内并发结石而有血尿。静脉尿路造影因肾功能良好，可见膀胱内有圆形充药的输尿管膨出及菲薄的膨出壁。

（三）治疗

输尿管膨出的治疗常需个别化。对于小的单纯性输尿管膨出，如无症状，也不引起尿路梗阻，就不需要治疗。绝大多数输尿管膨出，其上半肾因受回压积水、感染，功能不良，则须做患侧上半肾切除。如术后仍有症状再处理输尿管膨出。如与输尿管膨出相对应的肾功能良好，则经膀胱镜在膨出中间基底部做相当于3F粗导管电灼引流，术后须复查有无膀胱输尿管反流及上尿路情况。必要时做膨出切除、输尿管膀胱再吻合术。并有双输尿管的，可做输尿管肾盂吻合术或上输尿管与下输尿管的端侧吻合术。

三、其他输尿管病变

（一）腔静脉后输尿管

腔静脉后输尿管是胚胎期腔静脉发生反常所致。输尿管不在腔静脉的外侧，而是从下腔静脉的后面绕过，再回到正常的径路。因输尿管与腔静脉相交叉而发生尿路通过障碍，故其上侧发生肾、输尿管积水。

绝大多数腔静脉后输尿管由腹侧静脉的残留及背侧静脉消失所构成，偶见腹侧及背侧的静脉都不消失，则输尿管穿过双下腔静脉之间下行。

腔静脉后输尿管都发生于右侧，但也有报告左侧腔静脉后输尿管并发于内脏转位者。

当右肾及右上1/3段输尿管积水应考虑腔静脉后输尿管，肾盂造影可见右输尿管向正中移位。如经膀胱镜做右输尿管插管照片，可见右输尿管向正中越过腰椎第3、4节，形成S形畸形。若能同时做下腔静脉造影，则可显示右输尿管与下腔静脉的关系。

治疗：根据肾受损程度做输尿管切断、复位，再吻合。很少有因并发严重积水、感染需做肾切除者。

（二）输尿管膀胱交界处梗阻

本症多系输尿管远端狭窄，导致患侧肾、输尿管积水，多见于男性。

临床表现亦为梗阻、感染，如腹部肿物、腹痛以及脓尿等。

静脉尿路造影并辅以肾穿刺造影可显示梗阻部位，其近端肾、输尿管积水。MRI也可清晰显示梗阻部位。

治疗：根据肾损害情况做狭窄段输尿管切除，裁剪过分扩张的输尿管，做防反流的输尿管膀胱再吻合术。

（三）巨输尿管症

巨输尿管症（megaloureter）是指输尿管全部或节段性扩张，有或无肾盏扩张，但膀胱及其出口正常。Johnston（1968）及McLaughlin（1971）将巨输尿管症分为下述三类：

1. 原发性巨输尿管症　原发性巨输尿管症（primary megaloureter）的特点是没有机械性梗阻，输尿管远段扩张而输尿管无伸长，无屈曲。病因学说不一，如神经源性扩张，Swenson（1948）发现巨输尿管与巨结肠有共同的病变，即输尿管膀胱连接处副交感神经丛的节细胞减少，因此输尿管缺乏蠕动而有扩张；也有输尿管下段肌肉结构不良以及肾和上尿路发育不良等说法。本症多见于男性，约2.5～4倍于女性。主侧常见，两侧性占14%～24%。可合并其他尿路畸形，如患侧并发肾盂输尿管连接处梗阻，肾发育不良以及隐睾等。本症多并发感染及结石。

症状多以感染、血尿及疼痛为主。如系单肾或两侧病变则有尿毒症。静脉肾盂造影显示输尿管特有的扩张，膀胱镜见输尿管口正常，易于插入导管，逆行肾盂造影，延缓照片可见排空延缓。排尿性膀胱尿道造影可检查有无排尿功能异常。本症也有合并神经性膀胱疾患者。

对于没有感染的乳幼儿轻症可保守观察，而自1960年以来应用裁剪输尿管远段后做防反流的输尿管膀胱吻合术，显著地提高了手术效果；对于合并肾盂输尿管连接处梗阻的病例，二期做成形术。有泌尿系感染的患儿，用药物控制感染是治疗的重要措施。

2. 反流性巨输尿管症反流性巨输尿管症（refluxing megaloureter） 由于高度膀胱输尿管反流，故输尿管易扩张、伸长和屈曲。本症通常是进行性发展，故原则上应早期做防反流的输尿管膀胱再吻合术。

3. 机械梗阻性巨输尿管症 机械梗阻性巨输尿管症（mechanicaUy obstructed megaloureter）与原发性巨输尿管不易区别，因后者并发感染，可形成远端狭窄段。诊断用点滴静脉肾盂造影及逆行输尿管造影（此时输尿管多难于插入导管）。治疗原则上用防反流的输尿管膀胱再吻合术。

磁共振水成像（MRI）及计算机X线体层扫描（CT）可有效协助弄清楚复杂的尿路解剖异常及肾实质情况。MRI在实验上曾用以测定肾血流及显示上尿路梗阻，但MRI及CT价格昂贵，不应作为常规检查。

（四）巨大输尿管积水

本症是指输尿管极度扩大、伸长、迂曲，其直径较正常输尿管大10倍以上，常合并其他尿路畸形，如重肾双输尿管，输尿管远端狭窄或闭锁，附加肾畸形等。与巨大输尿管相连引流的肾常有轻度积水、或为发育异常的小肾。膀胱功能及容量正常。

输尿管全长呈不同程度的扩张、伸长和迂曲，最宽直径达8～10cm的病例表现为中下腹横宽索形囊性肿物。局限性囊性扩张的输尿管则表现为中下腹膜后囊肿。如并发感染则可有发热，脓尿。治疗：切除巨大输尿管及相应的肾部。

（杨保锋）

第六节 输尿管开口异位

输尿管开口异位于正常输尿管开口之外，约80%病例合并重复畸形，类型很多，以一侧重肾伴上肾部输尿管开口异位多见，女性为主，常开口于膀胱颈远端的尿道，前庭和阴道等处。表现为尿滴沥，感染。另外也有发育异常的小肾脏。

一、临床表现

尿滴沥，女性表现为正常排尿之外持续滴尿，湿裤。

尿路感染；因异位输尿管开口常狭小，引流不畅，造成反复尿路感染。男性还会出现复发性附睾炎，精囊炎等。

二、辅助检查

1. 局部检查 女性外阴及股内侧潮红，尿疹及糜烂，仔细耐心，在外阴部寻找，可见尿液自外阴，阴道口间断溢出。

2. 逆行输尿管造影　若能找到异位开口，从开口插入导管逆行造影，显示相应扩张的输尿管及发育不良的肾脏，以利做肾切除。

3. 静脉尿路造影　由于异位开口伴随的重肾，小肾发育差，往往显影不良。膀胱显影差表示双侧单一输尿管均异位开口。

4. 超声检查　能探及到发育不良的重肾或异位的小肾，或膀胱后扩张的输尿管。

三、治疗

手术治疗方式需根据患肾功能而定。

1. 肾切除　适用于单一输尿管异位开口伴肾无功能的病例。

2. 重肾，输尿管切除术　并发一侧重肾，上半肾积水无功能，作重肾，输尿管切除。

3. 膀胱输尿管再植术　患肾有相当功能，或患肾为孤立肾，作抗反流的输尿管再植术。

4. 上输尿管与下肾盂或下输尿管吻合术后易引起积水，感染，应慎用。

5. 输尿管再植及膀胱颈重建　双侧单一输尿管均异位开口作输尿管膀胱再植的同时作扩大膀胱及膀胱颈重建术。因常有尿失禁，可考虑尿流改道。

（杨保锋）

第七节　包茎

包茎是指包皮狭窄不能上翻显露阴茎头。包皮与阴茎头之间有生理性粘连，在婴儿期属正常现象，随着年龄的增长，阴茎的发育，粘连逐渐分离吸收，包皮可自行向上退缩。17岁以后仅有不足1%的包茎。包皮过长是指包皮覆盖阴茎头，但能上翻显露阴茎头在小儿也是正常现象。嵌顿性包茎指包皮被翻至阴茎头上部后，包皮环紧扼于冠状沟处，导致静脉和淋巴回流障碍，引起阴茎头水肿，使包皮不能复原。

一、诊断

（一）临床表现

（1）包皮口狭小，可引起不同程度的排尿困难，排尿时包皮膨起。

（2）包皮下积聚包皮垢，呈白色小块，可引起阴茎头包皮炎，急性炎症时包皮口红肿，有脓性分泌物。

（3）嵌顿包茎疼痛剧烈，包皮水肿，时间过长嵌顿包皮可发生坏死。

（二）检查

（1）观察包皮口大小，将包皮试行上翻，便可作出判断。检查后应将包皮推下以免嵌顿。

（2）嵌顿包茎时，水肿的包皮翻在阴茎头冠状沟处，其上缘可见狭窄环，阴茎头水肿呈暗紫色。

二、治疗原则

1. 包茎

（1）对于5岁以下无排尿困难，无感染的包茎不必处理。

（2）有症状者可先试行反复手法护大包皮口。大多数小儿经此治疗，随年龄增长可治愈。

（3）包皮环切术适用于：①包皮口有纤维性狭窄环；②反复发作阴茎头包皮炎；③5岁以后包皮口重度狭窄者。

（4）阴茎头包皮炎急性期应用抗生素，局部以3%硼酸液浸泡。

（5）消退后可试行手法分离包皮，无效时行包皮环切。

（6）嵌顿包茎在阴茎头冠状沟处涂液体石蜡，紧握阴茎头并逐渐加压，用两拇指压挤阴茎头，两手的食指和中指将包皮退下来。有时可用粗针头多处穿刺包皮，挤出水液，有助于复位。如复位失败，急做包皮背侧切开术。

2. 包皮过长要经常上翻清洗，保持局部清洁，无须手术。如家长要求手术，则可进行。

（杨保锋）

第八节　膀胱外翻、泄殖腔外翻与尿道上裂及尿道下裂

一、膀胱外翻

（一）概述

约每1万~5万名出生儿中有1例膀胱外翻，男性较女性多两倍。它包括腹壁、脐、耻骨、膀胱及生殖器畸形，如不治疗，约50%于10岁左右死亡，2/3病例于20岁前死亡，死于肾积水及尿路感染。本症多伴发其他畸形如肛门、直肠畸形、脊柱裂、马蹄形肾、腹股沟斜疝。

临床上分为完全性与不完全性膀胱外翻，以前者较为多见。完全性膀胱外翻由于下腹壁、膀胱前壁及尿道背壁缺如，故从腹壁上可见外翻的膀胱黏膜及喷尿的输尿管口。脐位置低，常于外翻膀胱黏膜上缘形成瘢痕。腹下部、会阴和大腿内侧皮肤受尿浸渍而潮红。因骨盆发育异常、耻骨联合分离，两侧股骨外旋，患儿有摇摆步态。不完全性膀胱外翻，腹壁缺损较小，膀胱黏膜突出不多，耻骨在中线正常联合。

这种小儿不分男女，多伴尿道上裂和外生殖器畸形。在男性，阴茎短而扁阔向上翘，尿道背壁缺如，形成一浅沟，膀胱括约肌不全。阴囊小，有时对裂，约40%病例合并隐睾。女性除有尿道上裂外，伴有阴蒂对裂，小阴唇远离，露出阴道，多有阴道口狭窄。

诊断须注意伴发畸形，做静脉尿路造影了解上尿路情况。

（二）治疗

由于膀胱黏膜长期暴露有水肿及慢性炎症，导致膀胱壁纤维化，故宜于生后72小时内，作单纯性膀胱内翻缝合，1~2岁时修复尿道上裂及矫正阴茎上翘，3~5岁时再修复膀胱颈及做抗反流输尿管膀胱再吻合。手术成功率包括控制排尿，可望达70%以上。如小儿就诊较晚，已是生后第2年或更迟，手术可分期或一期完成，包括髂骨截骨术，膀胱内翻缝合，Leadbetter膀胱颈缩紧、尿道延长，输尿管口上移的防反流输尿管膀胱再吻合术及尿道上裂成形术。近年手术成功率达50%以上，如手术后仍不能控制排尿或反复尿路感染、肾积水

则仍须作尿路改流术。

如能于生后72小时以内，将膀胱内翻缝合，修复腹壁最好，以后易于有合适的膀胱容量及控制排尿；如耻骨联合分离过宽，再加髂骨截骨术，则第一期手术宜推迟7~10天。Lapor及Jeffs（1983）报告22例经功能性修复后，19例（88%）能控制排尿。Grady等于1989－1997年共做新生儿及小婴儿膀胱外翻与尿道上裂一期修复18例，日后再做输尿管膀胱再吻合，提高了控尿效果。

术后须随诊上尿路情况，有无反流、梗阻及尿排空情况。

如膀胱小，或手术时小儿年龄大，术后仍不能控制排尿，须考虑膀胱扩大术或可控性尿路改流术。

膀胱外翻的其他类型尚有假性膀胱外翻（pseudoexstrophy），即有膀胱外翻的骨、肌肉缺陷，但尿路是正常的；膀胱上裂（superior vesical fissure），有典型膀胱外翻的骨、肌肉缺陷，但仅在脐下有少量的膀胱壁外翻，外生殖器正常，无尿失禁；重复外翻，即有一外翻的膀胱由一小管道与其内正常膀胱相连。

二、泄殖腔外翻

约200 000出生儿中有一例泄殖腔外翻（cloacal extrophy，vesico－intestinal fissure）。患儿常早产。在外胞组织中，中间是肠黏膜，两侧是膀胱黏膜，其上缘相连如马蹄形，并有各自的输尿管，外翻的肠管似盲肠。本症最常合并脊柱裂及双腔静脉。

三、尿道上裂

（一）概述

尿道上裂是尿道背壁部分或全部缺失，常与膀胱外翻并发。尿道上裂作为单独畸形时，约每95 000出生婴儿中有1例，男比女多4倍。

男性尿道上裂分为阴茎头型、阴茎体型及完全型三种。阴茎体短、宽，上翘，阴茎头扁平。自尿道口至阴茎头有一浅沟，被覆黏膜，包皮悬垂于阴茎的腹侧。完全性尿道上裂尿道口位于膀胱颈呈漏斗状，有尿失禁，并伴有某种程度的膀胱外翻和耻骨联合分离。

女性尿道上裂分为阴蒂型、耻骨联合下型和完全型三种。临床上表现为阴蒂对裂、阴唇广阔分开、耻骨分离和尿失禁。

（二）治疗

对没有尿失禁的男性尿道上裂，应从耻骨支上松解上翘的阴茎脚以矫正阴茎上翘及延长阴茎体，一期完成尿道成型。对有尿失禁的女性尿道上裂是重建尿道控制排尿。可用Leadbetter术式作膀胱颈紧缩，延长尿道。由于90%的小儿于术后都发生膀胱输尿管反流，故于缩紧膀胱颈的同时作防反流的输尿管膀胱再吻合术。

四、尿道下裂

尿道下裂绝大多数发生于男性，女性罕见。病因为尿道发育过程中，各种原因使尿道沟融合不全，从而造成尿道开口于正常尿道口的近端。形成临床上各种类型的尿道下裂。根据尿道口的位置可分为阴茎头型，阴茎体型，阴茎阴囊型和会阴型。此外，尚有单纯阴茎下弯而无尿道下裂者。

（一）诊断

1. 临床表现尿道下裂系先天性外生殖器畸形，一望即知。

（1）尿道开口异常。

（2）阴茎下弯。

（3）背侧帽状包皮和包皮系带缺如。

（4）阴茎阴囊型和会阴型尿道下裂，阴茎弯曲较严重，故不能站立排尿，合并尿道口狭窄者，有排尿困难。

2. 辅助检查

（1）外生殖器检查。

（2）重度尿道下裂合并隐睾的患儿应于两性畸形鉴别。

（3）对重度尿道下裂应做排尿性膀胱尿道造影除外前列腺囊。

（二）治疗原则

尿道下裂的治疗应达到以下三个标准：①正位尿道口。②阴茎下弯充分矫正。③阴茎外观接近正常，可站立排尿，使成年后能有正常的性生活。手术年龄一般在1岁以后。手术方法很多，可根据尿道下裂病变程度，术者的经验条件而定。按有无阴茎下弯手术方法分为：

1. 无或轻度下弯

（1）阴茎头型可采用前移阴茎头成型（MAGPI）。

（2）冠状沟阴茎体前型尿道口基底翻转皮瓣法（Mathieu）。

（3）阴茎体型 onlay island flap 法（加盖岛状包皮瓣）及 Duckett 带蒂岛状包皮瓣法均常用。

近几年欧美及国内流行 snodrass 法，即局部尿道板纵切卷管尿道成型术，提高了一期手术的成功率。笔者也将此技术应用于手术失败取材困难的长段尿道瘘的修补，亦取得满意疗效。

2. 合并阴茎下弯的病例多选择 Duckett 带蒂岛状包皮瓣法，重度尿道下裂应用 Duckett + Dupaly 法。

3. 重度尿道下裂　现代分期手术治疗重度尿道下裂，包括一期阴茎矫直利用包皮或口腔粘膜重建尿道板，二期尿道成形。

（杨保锋）

第九节　隐睾症

隐睾症是指睾丸未能按正常发育过程从腹膜后下降到阴囊底部，停留在腹腔，腹股沟区，阴囊入口或其他部位。是常见的先天性泌尿生殖系统畸形。隐睾症包括：睾丸下降不全；睾丸异位；睾丸缺如。

一、诊断

1. 临床表现　患儿多无自觉症状，主要表现为阴囊发育不良，阴囊空虚，睾丸缺如。

2. 辅助检查

（1）查体

1）因寒冷刺激，紧张姿势可使提睾肌收缩造成睾丸未降的假象，故要求保暖，取立位，卧位，下蹲等不同体位检查，明确睾丸位置及大小。

2）睾丸回缩是由于提睾肌过度收缩所致，睾丸在一定时间内停留于阴囊上方或，股沟，体检时睾丸可推入阴囊，并停留片刻，一般不需治疗。待至青春期可自行降入阴囊。

3）睾丸异位是睾丸下降经腹股沟管后，离开正常径路，停留于股内侧，会阴部或阴茎根部等异常部位。需手术治疗。

（2）B 超，CT，或 MRI 对未触及型进行定位，但结果不确切。

（3）腹腔镜检查用于未触及型隐睾的检查，诊断准确率达 95% 以上。

（4）激素试验：绒毛膜促性素（HCG）试验，主要用于双侧不能扪及型。先测定血浆睾酮基础值，肌注 HCG 后复查睾酮，如浓度上升，提示存在功能性睾丸，再做定位性检查。

二、治疗原则

1. 激素治疗　出生后 10 月仍为隐睾者，应开始激素治疗，目的是促进睾丸发育及下降。

（1）HCC 疗法剂量每次 1000 ~ 500U，每周肌注两次，共 10 次，总量 1000 015 000U。

（2）LHRH 疗法促黄体生成激素释放激素（LHRH），或称促性腺激素释放激素（Gn-RH），采用鼻黏膜喷雾给药。

2. 手术治疗

（1）睾丸固定术手术应在 1 岁以后，2 岁以前进行。

（2）位置高的睾丸下降不全可用分期睾丸固定术；睾丸自家移植；保留引带和输精管血运，切断精索的 Fowler - stephens 手术。

（杨保锋）

第十节　阴囊急症

小儿阴囊急症主要包括睾丸附件扭转，睾丸扭转和附睾炎。发病率以睾丸附件扭转最高。

一、睾丸附件扭转

睾丸附件是副中肾管或中肾管发育过程中的残留结构，直径 0.1 ~ 0.5cm。多位于睾丸上极，附睾头，附睾体或精索远端近睾丸处。

（一）诊断

1. 临床表现　患侧阴囊疼痛，逐渐局部红肿。早期阴囊红肿不著时，睾丸上可触及痛性小结透过阴囊皮肤可见该处有蓝色斑点即“蓝斑征”，此为睾丸附件扭转所特有。

2. 辅助检查

（1）多谱勒超声检查患侧睾丸血供正常。

（2）超声测量患侧睾丸无明显肿胀。

（二）治疗原则

睾丸附件是胚胎残留组织，无生理功能，扭转坏死后无明显不良后果，可不手术。如病史在10小时以内并且与睾丸扭转不能鉴别时可手术探查，以明确诊断，同时切除扭转的附件。

二、睾丸扭转

睾丸扭转发病率很低。因睾丸的缺血耐受力差，发生扭转后易坏死应引起重视。睾丸扭转分为两种类型。鞘膜外型也称精索扭转，多见于新生儿。精索内型多见于青少年。下降不全的睾丸发生扭转的机会较正常位置的睾丸高20～40倍。

（一）诊断

1. 临床表现

（1）突然患侧阴囊疼痛，逐渐加重。

（2）局部肿胀，触痛明显，精索亦可肿胀有触痛。患侧提睾反射减弱。

（3）下降不全的睾丸扭转表现为患侧阴囊内无睾丸，腹股沟肿物似嵌顿疝但不能还纳入腹腔。

2. 辅助检查

（1）多谱勒超声检查患侧睾丸肿大，动脉灌注消失；

（2）核素扫描血管期示踪剂减低，实质期减低或消失。

（二）治疗原则

手术探查：复位扭转的睾丸并做固定术。5小时以内复位睾丸获救率达80%，10小时以上获救率仅约20%，48小时以上获救率极低。

三、急性附睾炎

急性附睾炎较少发生于学龄前，随着年龄增长，发病率逐渐上升。患有尿道狭窄或前列腺囊的患儿易有尿道精道反流，发病率较高。

（一）诊断

1. 临床表现　患侧阴囊肿痛，可有发热或尿路刺激症状。早期局部肿胀不严重时，可触及附睾肿大及触痛。

2. 辅助检查　多谱勒超声检查或核素扫描显示患侧睾丸血供增加。

（二）治疗原则

（1）抗生素治疗。

（2）如与睾丸扭转不能鉴别，病史较短特别是10小时以内应手术探查。

（杨保锋）

第十一节　青少年精索静脉曲张

精索静脉曲张（varicocele）是指精索的蔓状静脉扩张和迂曲。青少年精索静脉曲张是很常见的，其发病率可高达19% ~26%，因不育就诊的男性中40%有精索静脉曲张。临床上被检出的年龄是10~15岁，一旦出现，不会自行消失。如青少年期没有精索静脉曲张，成年后一般也不会出现精索静脉曲张。开始于青少年期的阴囊内静脉扩张，随时间推移，对睾丸有进行性损害，因为它的严重程度和发展速度不同，不育不是必然结果。实际上，有精索静脉曲张的成人中约85%是有生育力的，但如果等待成人后因不育再去处理精索静脉曲张，病人似乎仍然不育。

一、诊断

青少年精索静脉曲张多无症状，常因体检被检出。临床上分为三度：

（1）1度：触诊不明显，病人屏气增加腹压（Valsalva法）时，才能摸到曲张静脉。

（2）2度：触诊即可摸到曲张静脉，但外观正常。

（3）3度：曲张静脉如成团蚯蚓，视诊及触诊均显而易见。

精索静脉曲张在平卧时可完全消失，如不消失应考虑为症状性或继发性病变。

精液检查虽然对不育的判断很重要，但难从青少年病人得到精液，并且成人的正常值不一定适用于青少年。

二、治疗

（1）1度青少年精索静脉曲张，睾丸体积正常不需治疗。

（2）2度者如睾丸体积正常，可随诊观察睾丸变化。

（3）3度者以治疗为好。因为精索静脉曲张病人多可生育，但待至成人不育时再处理精索静脉曲张，往往无效，所以需权衡治疗的利弊来处理。

精索静脉曲张的治疗方法有精索内静脉栓塞术和精索血管结扎术。

精索内静脉栓塞术须在放射线下进行，费时，至少有15%栓塞不全。

经腹腔镜做精索内静脉结扎须用气管内插管麻醉，膀胱内留置导尿管并可有腹腔并发症，故Barthold及Kass（2002，2001）都认为Palomo（1949）经腹膜后高位同时结扎睾丸动静脉效果最好。Kass已做Palomo术250例以上，术后仅1%病人仍有精索静脉曲张。虽然睾丸动脉已被结扎，因有侧支循环故未见睾丸萎缩，相反睾丸增长速度并不亚于保留睾丸动脉的术式。术后潜在的问题是鞘膜积液，但鞘膜积液没有症状，也不威胁将来的不育，或许保留一支淋巴管能防止发生鞘膜积液。

（杨保锋）

第十二节　梨状腹综合征

梨状腹综合征（prune belly syndrome，PBS）又称Eagle - Barrett三联征及间质发育异常综合征，主要包括三个病理畸形，腹壁肌肉缺陷或缺如，输尿管、膀胱及尿道的各样畸形主要是显著扩张，及双侧睾丸未降。其他并发畸形有骨骼肌肉系统、肺及心脏方面。发病率为35 000 ~50 000出生儿中有1例，主要见于男孩，仅3% ~5%发生于女孩。

一、诊断及治疗

1. 新生儿期　首先观察除外影响生命的心、肺问题。腹壁薄而松弛，易于检查腹腔内及腹膜后脏器。测血清肌酐水平。用手压膀胱引出逼尿肌反应，观察排尿情况。做超声检查，观察肾脏及膀胱排空情况。如肾功能不良，须做排尿性膀胱尿道造影及DMSA肾扫描了解肾瘢痕情况。

根据病情严重程度可分为三组：

（1）包括死产或产后不久死于羊水少，有肺发育不全。严重肾发育不良者可有尿道闭锁及脐尿管瘘，Potter面容。少数病例如有机会存活，唯一治疗是引流尿路，如膀胱造口，肾盂、输尿管造瘘。

（2）有全尿路扩张：可有生长、发育迟滞及腹膨隆。多是随诊观察，如合并感染或肾功能恶化，除药物外，须考虑尿路重建（裁剪输尿管，抗反流及减低尿滞留），同期修复腹壁及做睾丸固定术。

（3）相对轻症、尿滞留轻、肾实质较好，尿路须重建的范围少，但如有尿路感染，则上尿路可受损。这组病儿须长期随访。须用抗感染药物预防，如新生儿期用阿莫西林，其后可用呋喃妥因。睾丸固定术可延期至须做尿路重建术时或6个月龄时进行。

2. 儿童期　主要是膀胱引流问题，可致肾功能恶化，如小儿排尿力弱并有剩余尿，须做尿流动力学检查。

有些病例用内腔镜做伪瓣膜内切开，可能减少膀胱出口阻力。裁剪输尿管做抗反流输尿管再植，由于输尿管及膀胱条件差，效果常不满意。膀胱排空不全行清洁间歇导尿，因为小儿尿道感觉正常，常不易执行，必要时可考虑可控性尿路改流术。

二、预后

婴儿期如有轻度肾功能受损日后可因反流性肾病、慢性肾盂肾炎导致肾功能不全，可接受肾移植术。多数病儿因膀胱排空不好须做自家清洁间歇导尿。对于腹内睾丸来说，病人虽不育但有恶变问题，在婴儿期做睾丸固定比较容易，或可日后改变不育情况。做睾丸固定术的同时修腹壁。对轻症病例可观察其发展。

也有报道于新生儿期就做腹壁成形、膀胱缩小及睾丸固定术者。新生儿期的高位隐睾做睾丸固定术，较大孩子易于成功。

（杨保锋）

第十三节　两性畸形

性别异常常见的有染色体异常致异常性腺分化如真两性畸形，混合性腺发育不全等，本节主要介绍最常见的女性假两性畸形和真两性畸形。

一、女性假两性畸形

女性假两性畸形又称肾上腺性征异常，是常染色体隐性遗传疾病。由于皮质激素合成过程中一种或几种酶（包括21－羟化酶，11B－羟化酶）的先天性缺陷，引起各种皮质醇的前驱物增加。这些前驱物导致雄激素产生过多使小儿男性化。

(一) 诊断

1. 临床表现

(1) 21-羟化酶的缺乏所致的肾上腺性征异常即女性男化占95%。表现为外表粗壮，嗓音粗。重者有肾功能不全表现，如厌食，呕吐，脱水，如不处理则出现循环障碍。

(2) 11B-羟化酶缺乏可引起水潴留及高血压。

(3) 查体可见患儿肌肉发达，外阴见阴蒂肥大如阴茎，部分令并尿生殖窦残留，未见阴道口。

2. 辅助检查

(1) B超可见子宫及附件。

(2) 染色体46，XX。

(3) X线检查骨骼摄片可见骨龄增大，对尿生殖窦畸形行造影检查。

(4) 内镜检查尿生殖窦畸形可做膀胱镜确定有无阴道，尿道开口。

(5) 内分泌检查尿17-羟，17-酮，17-羟孕酮增高。

(二) 治疗原则

(1) 补充所缺乏的皮质醇，抑制ACTH分泌，制止肾上腺皮质增生，减少雄激素的过量分泌，以解除或缓解男性化征。

(2) 对失盐型可适当加大剂量并纠正电解质失衡。定期监测尿内类固醇值。

(3) 手术做阴蒂短缩术及尿生殖窦切开，阴道成型术。

二、真两性畸形

真两性畸形是人体内有两种性别的性腺，但外生殖器非男非女。可有3种类型：

(1) 双侧型：双侧均为卵睾（睾丸和卵巢在同一性腺内）；

(2) 单侧型：一侧是卵睾，另一侧是睾丸或卵巢；

(3) 片侧型：一侧是卵巢，另一侧是睾丸。

(一) 诊断标准

1. 临床表现　外生殖器可有从男到女的各种表现。3/4的患儿有足够的男性化表现，为尿道下裂合并双侧隐睾，也有单侧隐睾。卵巢通常在正常位置，但睾丸或卵巢可位于睾丸下降途径中任何部位，常并发腹股沟斜疝，卵睾也可下降进入阴唇阴囊皱襞内。查体卵睾触摸表面不光滑，质地不均。

2. 辅助检查

(1) 染色体：46，XX；46，XY或嵌合体；

(2) B超：多数有一个或半个子宫。

排尿性膀胱尿道造影或内镜检查检查有无阴道。

(二) 治疗原则

应在2岁以前定性别。可根据术中性腺探查结果及外生殖器发育定性别。当然，以家长抚养的社会性别及家长的意见为主。

如做男性，切除卵巢部分，保留睾丸，按尿道下裂做尿道成型术。

做女性，切除睾丸部分，保留卵巢，做阴蒂缩短术。有条件做尿生殖窦、阴道成形术。

（杨保锋）

第十四节　小儿泌尿生殖系创伤

创伤是小儿致病及致死的主要原因，比其他疾病联合所致死亡数更多，在小儿多发性创伤中，泌尿系创伤的发生率仅次于神经系统即颅脑创伤，居第2位。约半数泌尿系创伤患儿合并其他脏器创伤。泌尿系创伤可分为开放性（穿透伤）和闭合性（钝性伤）两大类，小儿多为闭合性创伤。在创伤部位中又以肾创伤最多见，尿道创伤次之，输尿管创伤虽很少见，但常因延误诊治，以致失去患肾。在现代社会中造成泌尿生殖系创伤最多见的是车祸。病史对泌尿生殖系创伤的评估虽然重要，由于年龄、小儿常说不清楚，只能从父、母或其他小儿中获得创伤情况。泌尿科医师在病儿情况平稳、不必急于抢救时的首要任务是：①确定有无泌尿生殖系创伤、范围如何，是否急于处理；②恰当处理尿液引流。

创伤小儿须做全身体格检查，注意腹、腰、会阴及外生殖器有无擦伤或钝伤。如腰部有淤血，须注意有无腹膜后血肿。会阴部呈蝴蝶样淤血，表示盆腔或生殖器创伤造成会阴浅筋膜（Colles fascia）内出血。阴囊或大阴唇水肿、血肿，可能因盆腔或外生殖器创伤造成血、尿外渗所致。尿道口或其周围出血，说明有泌尿系创伤。阴道或处女膜出血，可能有阴道或尿道撕裂伤。

腹腔内积血积尿，可致腹部弥漫性膨隆。腹部触诊有无肿物如肾周血肿、盆腔血肿或胀大的膀胱。腹部弥漫性压痛或反跳痛是腹部创伤后腹膜炎的表现。腹部听诊检查有无肠音及血管杂音。最后做肛诊可发现盆腔血肿，或检出尿道、前列腺及膀胱位置是否正常。

泌尿系创伤的影像检查宜从下向上，即用逆行尿道造影证明有无尿道创伤，这在男性骨盆骨折疑有尿道创伤时尤为重要。只有尿道无创伤时，才能插导管入膀胱、做膀胱造影除外膀胱创伤。最后做静脉尿路造影，了解肾及输尿管情况。

病儿有多发创伤时，首先处理中枢神经系创伤，心、血管创伤，肺创伤，以及腹腔内脏创伤。因为泌尿生殖系创伤罕有危及生命者，故泌尿科医师的任务是恰当处理尿液引流，明确泌尿生殖系创伤情况，待小儿病情稳定再处理，或病儿接受腹部探查时如需要，可同期检查及处理泌尿系创伤。

一、肾创伤

肾创伤在小儿腹部钝伤中约占8%～12%，而在小儿泌尿系创伤中最多见，占50%。北京儿童医院1968－2001年的33年中共有住院治疗的肾创伤186例，均为闭合性创伤。小儿肾创伤发病率较成人高的原因有：①小儿肾脏的体积相对较成人大；②10岁前小儿腰部肌肉较薄弱，肾周筋膜发育差，肾周脂肪薄；③11肋及12肋骨化核在25岁前未闭合；④腹壁薄弱。上述各点削弱了小儿肾脏对外力的防卫。此外，因先天异常等导致小儿肾脏增大的概率较成人高，如先天性肾积水、肾肿瘤等。小儿约有10%的肾脏异常是因常规检查腹部创伤时才被发现。

（一）诊断

多数肾创伤仅根据外伤史及血尿即可做出初步诊断，但确切情况尚需影像学检查。

1. 病史　除家长陈述外，最好能询问患儿本人，有时小儿因恐惧责骂而否认创伤史。或因婴幼儿由别人看管，不能详述受伤情况。有时阳性体征不多，但肾创伤可能很严重。

（二）治疗

肾创伤治疗目的是最大限度保存有功能的肾组织。肾脏血运丰富，代偿及修复力强，在出血停止后常可自愈。

闭合性肾创伤治疗方法的选择，除根据临床表现和有无合并伤外，主要参考影像学检查，以确定创伤程度及范围。上述 186 例肾创伤中，保守治疗 150 例（81%），手术 36 例（19%），包括肾缝合 7 例，肾盂输尿管交界处切除再吻合 8 例（肾盂输尿管吻合 5 例，肾下盏输尿管吻合 3 例），肾部分切除 1 例，肾切除 7 例（其中肾母细胞瘤破裂 3 例，肾碎裂伤 1 例，另 1 例因并发肾及肾周严重感染行延期肾切除，肾萎缩 3 例），肾血管修补 2 例，腹膜后血肿清除 3 例等。Javadpour、Morse 等也提出小儿肾创伤病人中的 70% ~80% 可用保守治疗，20% ~30% 须手术，其中 5% ~7% 需做肾切除。绝大部分Ⅰ、Ⅱ、Ⅲ度肾创伤适于保守治疗，需手术治疗者仅约 4%。Ⅳ度肾全层裂伤多可保守治疗，肾碎裂伤手术探查肾切除比例较高，有作者认为在病人没有休克、影像学检查除外肾蒂创伤情况下保守治疗，可以减少住院时间，减少输血量和肾切除率。亦有作者认为肾碎裂伤保守治疗约 50% 发生合并症，包括延期出血、持续性尿外渗及血肿感染。作延期手术时，被迫作肾切除的概率高，晚期尚可并发高血压。上述 186 例中有 1 例肾碎裂伤因并发肺创伤而保守治疗，发生肾内及肾周严重感染，最终做了肾切除术。肾蒂创伤及肾碎裂伤需尽早手术修复，否则明显增加失肾率。

综上所述，轻度肾创伤，宜用保守治疗，包括：绝对卧床休息直至镜下血尿消失，广谱抗生素预防感染，注意腹部情况尤其腰部肿块有无增大，压痛有无加重，循环系统监测和血细胞比容测定，注意肾功能变化。也可用超声监测，必要时输血。离院前须复查静脉尿路造影。

1. 手术适应证

（1）肾蒂血管创伤。

（2）肾盂输尿管交界处断裂。

（3）肾区肿块逐渐增大。

（4）持续严重肉眼血尿。

（5）持续严重尿外渗。

（6）肾组织不能存活，如多次静脉尿路造影或肾核素扫描，一部分肾实质持续不显影者。

2. 手术治疗　肾创伤的手术治疗包括：切开引流、肾缝合、肾部分切除、血管修复、肾自体移植和肾造瘘术，严重肾碎裂伤或肾蒂伤无法修复而对侧肾正常，可行肾切除术。

单纯肾缝合或仅切开引流，可经上腹横切口，腹膜外入路。

重度肾创伤或有腹腔内脏合并伤，宜采用经腹切口，上自胸骨剑突，下至脐下正中直切口。在空肠起始部左侧结扎切断肠系膜下静脉，切开后腹膜显露腹主动脉，易于找到左、右肾动脉。先用动脉钳控制伤侧肾动脉，在良好控制出血情况下，再打开肾周筋膜，探查肾创伤情况，进行相应处理。

肾上极或下极创伤，不能修补时，可做肾部分切除，应注意保留肾包膜以覆盖肾创面。

肾血管创伤，用5-0 Prolene线修复，如手术显露困难，可做肾自体移植术。Cass等证明肾动脉栓塞后，肾功能恢复与肾缺血时间有直接关系。在12小时内肾保存率达80%，至18小时，肾保存率降为57%。Lokes证明，如超过20小时失肾率为100%。Maggio和Stable还证明用非手术治疗肾功能未恢复者，远期高血压发生率分别为57%及50%。上述186例中2例肾静脉破裂修复治愈，肾动脉栓塞5例肾功能均丧失。肾蒂创伤可合并严重肾碎裂伤，如对侧肾正常应做肾切除。

肾裂伤可用合成可吸收缝线或肠线做间断褥式缝合，多处裂伤在止血缝合后，可用带蒂大网膜包裹肾脏。

（三）并发症

肾创伤的早期合并症有继发性出血、尿外渗、脓肿形成及肾衰竭，多并发于严重肾创伤经保守治疗者。

晚期合并症有高血压、结石、肾囊性变、钙化、肾盂肾炎、局限性肾盏扩张、肾动静脉瘘（引起高血压或血尿）、肾萎缩（阶段性或全肾）等。

对晚期合并症的治疗视具体情况而定。有高血压时随访最少1年，如为瘢痕肾引起，以肾切除疗效最好；肾动脉狭窄者，可经皮行腔内动脉扩张术、其他治疗还有血运重建或肾自体移植术。

二、输尿管创伤

小儿输尿管创伤不常见，多同时合并其他内脏创伤，易被漏诊，以致失去救治肾脏的机会，甚至危及生命。如能在伤后3日内得到及时修复，肾功能多能完全恢复。

小儿输尿管细小，为肌肉和黏膜组织构成的管形器官，外有完整的筋膜，即输尿管鞘。输尿管位于腹膜后间隙，有一定的活动范围，前内侧有腹膜、腹腔内容物和脊柱，后外侧有腰肌群，故不易受创伤。

（一）诊断

输尿管创伤的诊断应首选CT扫描。在抢救休克过程中，待一般情况稳定后即做CT检查，可了解肾实质的损害及合并其他腹腔脏器创伤。加用造影剂的增强CT可了解有无尿外渗，有时可通过观察输尿管的显影情况判断输尿管是否断裂。如无CT设备，在急症情况下可做静脉尿路造影，同样可显示肾功能及尿外渗，如输尿管清晰显影可除外输尿管创伤。一般不宜做逆行肾盂造影检查，因患儿病情危重．而膀胱镜须在麻醉下进行，并有导致感染的危险。B型超声检查对泌尿系病变的辨认很有帮助，但对危重患儿不如CT和静脉尿路造影。此外如疑术中损伤输尿管，在术后或其他创伤后出现腹膜后积液。可经静脉注入靛胭脂，若穿刺液有蓝染则说明有尿外渗。

（二）治疗

如能及时检出输尿管创伤，应即行修复手术。对已被延误诊断的患儿，应对症治疗。包括抗感染及支持疗法，改善一般情况。如不能做修复术，应行经皮肾穿刺造瘘，争取日后进一步诊断及治疗。不能仅做肾周尿囊引流，因仅做局限性积尿引流，输尿管断端逐渐闭锁，引流尿液日渐减少、消失，会被误以为自愈，实际上肾功能丧失，肾萎缩。上述钝伤中1例虽于伤后20小时入院，仅处理横膈破裂。伤后5天出现左腰局限性积尿，经引流月余后积尿消失，患肾萎缩；另 1 例在伤后月余肾造瘘，但 1 个月后肾造瘘管脱落，未及时处理、最终导致肾萎缩、感染、功能丧失。

对盆腔手术损伤下段输尿管者，如创伤段长，不能做端端吻合，可游离伤侧膀胱，采用腰肌膀胱悬吊术或利用管状膀胱瓣行输尿管成形术。若上段输尿管缺损过长，则可将肾脏游离、下移，以利吻合。如缺损输尿管过多，不能采用上述各术式时，尚可用一段游离回肠代输尿管。

三、膀胱创伤

小儿膀胱是腹腔器官、大部分被腹膜覆盖，故当腹部创伤时膀胱受伤机会也多，国外有报道称肾创伤患儿中约 3% 并发膀胱创伤。

（一）诊断

1. 临床表现　膀胱创伤可以并发其他内脏创伤，因休克或骨折而被忽略。患儿可有腹胀、弥漫性腹痛、耻骨上疼痛（有或无肿块）、压痛、肌紧张及肠麻痹。膀胱挫伤及小裂伤的主要症状是痛性肉眼或镜下血尿。膀胱破裂口大时常不能排尿，大量血、尿外渗，在腹膜外沿输尿管上行，偶有经腹股沟管、闭孔及坐骨大孔积存于阴囊（大阴唇）、下腹、股部及臀筋膜深面。直肠指诊可触及软、有波动及压痛的肿块。

外渗的血、尿形成尿性腹水，初时尚可耐受，继之腹胀、呼吸窘迫、严重肠麻痹以及腹膜自行透析产生低钠、高钾及氮质血症，最终发生严重脓毒症。临床表现既不能分辨并存的内脏创伤，也不能区分是腹腔内还是腹膜外破裂。更有甚者很多小儿虽有血尿或不能排尿，但无严重的膀胱创伤；反之，有些严重创伤患儿能排出清尿。

2. 影像学检查

（1）X 线平片：可检出骨折、耻骨联合分离或异物。

（2）静脉尿路造影：可检测泌尿系的完整性，发现膀胱移位、充盈缺损及尿外渗。

在严格无菌操作下，用静脉造影剂做排尿性膀胱尿道造影是最重要的检查。膀胱要充盈到最大的耐受容量。摄取排尿前后正位及双侧斜位片。如有腹腔内破裂，则造影剂可逸至横膈下及肠曲间；如为腹膜外破裂，可见膀胱受盆腔血肿的压迫呈倒泪珠样，常可见膀胱前及其周围尿外渗。可并存腹腔内及腹膜外破裂。如系穿透伤，可同时有肠或阴道的创伤。

（二）治疗

小的腹膜外膀胱裂伤可留置导尿管 10 天。几乎所有膀胱破裂均须手术探查。绝大多数腹腔内膀胱破裂位于膀胱底部或后壁；腹膜外破裂则位于膀胱前壁或侧壁。穿透伤时常并发内脏创伤、输尿管下端创伤以及腹膜内外膀胱破裂。由于腹壁下动脉耻骨支破裂（偶也直接来自髂外动脉）以及耻骨上行支后侧的闭孔动脉分支破裂，可有大量膀胱周围出血。

小心探查膀胱腔，包括膀胱顶部，用 3－0 或 2－0 肠线分两层在腹膜外修补膀胱破裂部分。在腹膜外的膀胱顶部，留置蘑菇头引尿管。除腹腔有严重污染外，一般不放腹腔引流。如有输尿管下端创伤，须同期做输尿管膀胱吻合，修复后留置输尿管支架管。膀胱前间隙留置皮片引流 48 小时。

如术后恢复顺利，则于术后第 10 天经膀胱造瘘管注入造影剂。拍摄排尿前后的前、后及斜位 X 线片。没有尿外渗时可夹闭膀胱造瘘管，嘱小儿经尿道排尿，观察 24 小时。小儿无不适可拔除膀胱造瘘管。

（三）并发症

并发症包括脓毒症、延期血尿、膀胱结石及膀胱瘘。延期血尿及膀胱瘘常并发于较长期经尿道留置导尿管的病儿。合并感染应积极治疗，一旦感染控制，须在一段时间内持续应用抗感染药物。

四、阴茎创伤

有些创伤仅见于小儿，例如毛发或线缠绕阴茎时间长可造成阴茎水肿、红斑，如未被发现、再久则毛发或线嵌入尿道、海绵体或损伤神经血管束。治疗为解除异物，处理创面。偶见未经包皮环切的男童因急于向上拉裤子将阴茎嵌入拉链间。治疗为拉开未锁住的拉链，如时间长、不能松解阴茎则须做包皮环切术。

（杨保锋）

第十五节 隐匿性阴茎

一、定义

隐匿性阴茎是指阴茎外观短小，但阴茎海绵体发育正常，临床特征是：阴茎皮肤缺乏、包茎、阴茎海绵体发育正常、海绵体埋藏于耻骨前皮下组织内。

二、病因

隐匿性阴茎的病因目前并不明确，多数学者认为造成隐匿性阴茎的主要原因包括以下几种。①过度肥胖，会阴部脂肪掩埋了阴茎体所致；②包皮与阴茎体不附着造成阴茎呈隐匿的外观；③阴茎海绵体根部与耻骨联合分离或阴茎皮肤过短，使阴茎隐匿在会阴皮下；④阴茎肉膜发育不良，弹性差，限制了阴茎体的伸缩；⑤肉膜肌异常附着阴茎海绵体，使阴茎皮肤束缚在腹壁上，阻碍了阴茎皮肤的正常发育；⑥由于阴茎肉膜与阴茎筋膜间存在脂肪组织层，使肉膜无法像正常那样从阴茎根部就附着于阴茎体上，而是直接附着于阴茎体的前端，甚至阴茎颈部，这样阴茎肉膜与阴茎体和耻骨联合之间呈三角形，从而造成了隐匿阴茎的锥状外型。

三、分型

1. 重度型　阴茎上翘，阴茎海绵体完全隐匿于皮下，腹部皮肤平面仅能扪及皮套。

2. 中度型　阴茎海绵体大部分隐匿于皮下，牵拉阴茎头，阴茎体大部分能外露，但放开后很快回缩。

3. 轻度型　阴茎海绵体部分隐匿于皮下，静息状态下阴茎下垂。

四、诊断

1. 临床表现

（1）隐匿在皮下的是发育正常的阴茎体；包皮口与阴茎根距离短，包皮似一鸟嘴包绕阴茎，与阴茎体不附着，背侧短，腹侧长，内板多，外板少。

（2）用手向后推挤茎根的皮肤见有正常阴茎体显露，松开后阴茎体迅速回缩。

（3）除外其他伴发的阴茎畸形，如尿道下裂或上裂，特发性小阴茎等。

（4）除外肥胖婴幼儿阴茎体部分埋藏于耻骨前脂肪堆中这一情况。

2. 伴发畸形

（1）隐匿性阴茎常合并包茎。

（2）部分隐匿性阴茎伴有阴茎阴囊融合，转位、小阴茎、蹼状阴茎等。

（3）少数病例合并尿路畸形、合并有尿道上裂或尿道下裂。

3. 术前辅助检查　术前泌尿系统 B 超明确是否合并泌尿系统畸形，心脏彩超排除心血管畸形。

4. 鉴别诊断

（1）单纯包茎：表现为包皮过长，包皮口狭窄，但单纯包茎阴茎体外观正常。

（2）瘢痕束缚阴茎（trapped penis）：瘢痕束缚阴茎实质是不恰当的包皮环切术后或阴茎外伤引起的包皮口瘢痕限制了阴茎显露，有包皮环切病史，且能见到明显的阴茎包皮瘢痕。

（3）蹼状阴茎（webbed penis）：蹼状阴茎是阴茎腹侧中线皮肤与阴囊蹼状相连，导致阴茎阴囊未完全分离。又称为阴茎阴囊融合。

（4）小阴茎（micro－penis）或阴茎发育不良等：是在阴茎充分勃起伸直状态下其长度小于同龄组正常阴茎长度平均值的 2.5 个标准差。同时阴茎具备正常的解剖结构，且阴茎体的长度与直径的比例正常。患儿多存在激素分泌的异常，需要内分泌科治疗。

五、治疗

1. 治疗原则　隐匿性阴茎的手术治疗目的是扩大包皮口，暴露阴茎头，纠正阴茎外观，解除束缚阴茎延长的肉膜及 Camper 筋膜及脂肪。

2. 治疗时机　对于不能上翻包皮显露阴茎头的患儿因多数患者存在反复的包皮阴茎头炎、包茎清洁阴茎困难，若不及早施行手术治疗，会影响到阴茎的发育，造成生理和心理上的障碍。对已明确诊断的患儿应尽早进行手术矫正。

3. 非手术治疗　对包皮能够上翻显露阴茎头的患儿，相当部分的小儿隐匿阴茎会随着年龄的增长或肥胖的减轻，症状可获改善甚至痊愈。同时，此类隐匿阴茎的患儿早期不做手术对阴茎体的发育影响并不大。主张该病的手术矫治年龄应尽可能推迟到 12～14 岁以后进行，因为在这个年龄段，身体内雄激素水平逐渐升高，阴茎发育较快，阴茎的外观变化较大，加上会阴部脂肪的重新分布，是患儿隐匿性阴茎自愈的关键年龄。此类患儿也可以适当行 hCG 治疗。

4. 手术治疗　对于包皮口狭窄，包皮不能外翻或合并其他阴茎畸形的隐匿性阴茎患儿应尽早手术治疗，常见手术方式如下。

（1）Devine 术：该术式切除了纤维索带，进行了阴茎根部的固定，同时保护了阴茎背侧神经血管，效果令人满意，目前临床上应用最为广泛。

（2）Shiraki 术：沿包皮口环形切开包皮外板，然后于包皮内外板分别做 2：00、6：00、10：00 及 4：00、8：00、12：00 处纵行切开，三角皮瓣嵌插缝合，使阴茎头外露。此术式仅适用于阴茎皮肤过短所致的隐匿阴茎，否则需同时做阴茎体固定术。该术式充分保留了阴茎皮肤，但该手术切口范围较大，包皮内外板的过度分离后的皮瓣有时会因为缺血发生坏死现象。

（3）Johnston 术：扩张包皮口，分离粘连。在阴茎根部取环状切口，分离至阴茎白膜。在阴茎根部将皮下组织全层缝合固定于阴茎根部和耻骨骨膜上，使阴茎头部分外露。此术式在欧美国家使用较为广泛。由于此术将阴茎根部皮肤呈环状固定，大多手术效果非常可靠。但由于环状切口易使术后阴茎浅静脉和淋巴回流受阻，故阴茎肿胀明显，且持续时间长。

（4）Maizels 术：结合了 Johnston 术和耻骨上局部脂肪切除术，使阴茎显露。此术式适用于肥胖患儿的隐匿性阴茎。

（5）Sugita 术：较 Shiraki 术相比技术设计操作简单。术中仅涉及包皮内板的两侧翼向腹侧转移，转移距离短，皮瓣基底宽大，血供良好，不易坏死，且术中无需切断包皮系带，缝合后，整个切口呈椭圆形，避免了术后再次出现包皮环形狭窄。

5. 术后治疗　术后 6h 可进食，予以抗生素、止血、维生素治疗；术后 4 ~ 5d 换药，拆开伤口暴露并复查尿液分析及血常规；术后 5 ~ 7d 伤口无红肿即可拔出尿管出院。

六、并发症及处理

1. 皮瓣坏死及伤口感染　可能与转移皮瓣有张力或术中损伤了包皮血供，经过抗感染非手术治疗多能愈合。

2. 包皮粘连　有部分患儿出现术后包皮与阴茎头再次粘连，因此在出院后应注意清洁包皮口，保持伤口干洁。

七、术前谈话要点

1. 不接受手术治疗的可能严重后果　阴茎体不能外露，影响患儿的心理。

2. 可供选择的其他治疗方法　对包皮可外翻显露阴茎头的患儿，可予以非手术治疗，观察随访，对需要手术治疗的患儿目前无替代手术治疗的方法。

3. 术中可能出现的常见情况　具体的手术方式根据患儿阴茎体发育情况不同。

八、评估诊治指引

（1）典型隐匿性阴茎，阴茎体长度正常，不伴有其他畸形，由高年资住院医师或主治医师负责，完善相关检查，安排手术。

（2）怀疑阴茎发育不良或合并有等其他畸形，由专科主治医师以上负责，完善相关检查，安排手术。

九、入院标准

（1）明确诊断为隐匿性阴茎，年龄 >1 岁的病例。

（2）无明确上呼吸道、消化道等手术禁忌证。

十、危急值报告

无。

十一、会诊标准

(1) 怀疑隐匿性阴茎的病例。
(2) 需要与小阴茎、阴茎发育不良鉴别的病例。
(3) 合并有其他泌尿生殖器畸形的病例。

十二、入 ICU 标准

术中麻醉不平稳。

十三、出院标准

(1) 伤口愈合良好，尿液引流通畅。
(2) 无需要住院治疗的并发症。
(3) 一般情况良好，体温、饮食及排便正常。

十四、随访指导

(1) 术后 2 周回院专科门诊复查，观察包皮水肿情况，排尿情况，若存在排尿困，难等可试行扩尿道 1 次。

(2) 若伤口愈合良好，排尿顺畅，则 1 个月后复查。

(3) 术后 3 个月、6 个月回院复查阴茎外形、排尿情况。

(4) 出现以下紧急情况需及时返院或到当地医院治疗：①阴茎伤口红肿，裂开；②尿线细，排尿困难。

（杨保锋）

第十六节　睾丸扭转

一、定义

睾丸扭转（torsion of testis）指睾丸（精索）沿其纵轴扭转，使睾丸血液供应受阻而造成睾丸的缺血性病变。分鞘膜囊内扭转和囊外扭转两类。

二、病因

睾丸扭转的病因尚不完全清楚。有报道睾丸在阴囊内附着异常是发生扭转的原因。正常情况下，仅睾丸前部被鞘膜覆盖，其背侧部为裸部，紧贴阴囊肉膜，使睾丸在阴囊内的位置相对固定。当鞘膜同时包裹睾丸、附睾及输精管远端时，睾丸就可以在这一浆膜腔内自由转动；若遇上突然用力或震荡等情况，睾丸与精索就会发生 360°以上扭转。

三、诊断

1. 临床表现　起病比较突然，患病一侧睾丸和阴囊会剧烈疼痛和肿胀。扭转初起时疼痛还局限在阴囊部位，以后会向下腹和会阴部发展。少数病儿有恶心呕吐，呈反射性，多不剧烈。由于精索也随之扭转，精索内的血管被阻断，睾丸缺乏血液供应，如不及时治疗，睾丸会发生缺血性坏死，颜色发黑，逐渐萎缩以至功能丧失。

睾丸扭转在小儿诊断较困难，一般会有不明原因的厌食、躁动不安，病情一般发展较快，往往因为没有确定诊断而延误治疗。患者一般无明显发热或小便异常。

2. 体格检查　体检可见阴囊肿胀、高度紧张且难以触诊。提睾肌反射缺如。由于提睾肌痉挛及精索缩短，早期可见睾丸横转或上升到阴囊上部。

3. 辅助检查

（1）彩超检查：扭转睾丸血流减少或消失。血管音相应减弱或消失。

（2）核素^{99m}Tc扫描及γ照相：静脉注入核素显像剂后，摄片组织像显示睾丸血流减少或无血流分布，提示睾丸扭转。准确率达95%。

4. 鉴别诊断

（1）睾丸炎和附睾炎：睾丸扭转的症状和体征与睾丸炎、附睾炎相似。但是睾丸炎、附睾炎多为流行性腮腺炎、伤寒、流感等感染引起。患者表现为阴囊部位突然性疼痛，附睾迅速肿胀，触痛明显，可伴有发热等，尿检可见细胞或脓性细胞，主要是炎症表现。

（2）睾丸附件扭转：睾丸附件扭转多发生于10～14岁儿童，一般表现为阴囊皮肤轻度红肿，轻度压痛，阴囊钝痛可放射至下腹部。

（3）阴囊血肿：一般有明显的外伤史。

（4）腹股沟嵌顿疝：嵌顿时间较长的腹股沟疝可引起睾丸缺血性梗死，但腹股沟部出现不能复位的疼痛性肿块，可同时伴有胃肠道症状。

四、治疗

合理治疗是尽早进行手术使扭转睾丸复位。诊断不明确时也应尽早进行阴囊探查。一般情况下，如能在扭转6h内手术探查、复位和固定，睾丸获救率在90%以上；在10h内，则为70%；超过10h仅为20%。建议同时行对侧睾丸固定。当然，发病时间不能完全作为睾丸坏死与否的评估指标，睾丸扭转的程度也是一个重要的影响因素。扭转程度高，即使时间不长也可能导致睾丸梗死。

另外，因为睾丸解剖异常经常是对称性的。因此，在一侧睾丸出现扭转时往往需手术探查对侧并行睾丸固定手术。

五、并发症及处理

（1）术后阴囊水肿、血肿。术中应操作轻柔、彻底止血可有效预防。

（2）睾丸迟发性坏死，一般不予特殊处理，予以非手术治疗。

（3）睾丸萎缩。

六、入院标准

（1）阴囊肿胀，怀疑睾丸扭转患儿。

（2）超声检查提示睾丸缺血坏死患儿。

七、危急值报告

超声检查考虑睾丸扭转。

八、会诊标准

（1）阴囊，睾丸肿痛，伴或不伴有腹胀呕吐等。

（2）超声检查提示睾丸缺血坏死患儿。

九、入 ICU 标准

休克、术中麻醉不平稳。

十、术前谈话要点

（1）不接受手术治疗的可能严重后果：睾丸缺血、坏死。

（2）可供选择的其他治疗方法：如果明确诊断，须急诊手术治疗。目前无替代手术治疗的方法。

（3）术中可能出现的常见情况

1）具体的手术方式视术中探查结果决定，术中须根据睾丸缺血程度确定是否切除睾丸。

2）术后睾丸迟发性坏死可能。

3）术中需探查并固定对侧睾丸。

十一、出院标准

（1）生命体征平稳。

（2）手术患者腹部切口愈合良好，肿胀明显消退、无渗出。

（3）出院前复查血常规、尿常规、超敏 C－反应蛋白等结果正常。

（4）无其他需要住院处理的并发症。

十二、随访指导

（1）术后 1 周专科门诊复查伤口及睾丸位置。

（2）术后 1 个月、3 个月及 6 个月专科门诊复查。

（杨保锋）

第十七节　小儿尿石症

一、定义

尿石症，是指由于各种原因引起的患儿泌尿系结石并由此引起的疼痛、感染、血尿等一系列临床症状。

二、病因

结石形成的因素是综合性的，不同部位的结石成分不尽相同。结石形成有些与外界因素有关，有些与患儿内在因素有关。泌尿系局部解剖异常、代谢异常、饮食习惯及地理环境等都被证实与结石存在有关。

三、诊断

1. 临床表现

（1）血尿及疼痛：血尿及疼痛是尿石症最常见的症状，特别是剧烈活动之后。

（2）尿路刺激症状：膀胱结石或其他结石合并感染可能表现为尿频、尿急、尿痛等尿路刺激症状。

（3）排尿中断：多见于尿道结石。

（4）儿童特别是小龄患儿尿石症的表现往往并不像成人那样典型，少数患儿可能仅仅表现为呕吐、发热、尿路感染、生长发育迟缓等非特异性的症状。

2. 辅助检查

（1）尿常规检查：尿常规检查常能见到血尿，伴感染时还可以看到脓尿，有时候可见到晶体尿。感染性尿结石可能尿培养阳性。

（2）泌尿系超声：超声检查是泌尿系结石的首推检查方法，超声除了能发现结石，还能评价肾积水情况及肾实质受损萎缩情况。另外，超声能发现X线阴性结石及泌尿系X线片不能发现的小结石。

（3）X线检查：绝大多数泌尿系结石为X线阳性结石，能够在X线片上很好地显示。但是，小结石，钙化程度不高、纯尿酸结石病不能显影。

（4）IVP及排尿性膀胱造影：造影可以评价结石所致的肾结构和功能改变；也能了解有无引起结石的畸形。若造影片上出现充盈缺损，多提示可能有X线阴性结石存在。但IVP及排尿性膀胱造影一般不推荐用于儿童结石的诊断。

（5）CT：是一种十分有效的诊断方法，能够发现以上检查不能发现的小结石，还有助于鉴别肿瘤、凝血块等。有报道CT平扫在泌尿系的结石诊断上能得到96%的敏感性及97%的特异性。

（6）内镜检查：包括膀胱镜、输尿管镜、肾镜等检查。内镜检查不仅可以检查结石还能同时用于结石的治疗。

四、鉴别诊断

1. 泌尿系感染　结石可合并感染，单纯感染可表现为发热、尿液性状改变，超声等检查多可鉴别。

2. 肿瘤　CT检查可鉴别。

3. 结核　结核抗体检查阳性，病原学检查偶可查见结核杆菌。

五、治疗

1. 非手术治疗　疼痛的治疗应用下列药物，通过不同给药途径可缓解疼痛；双氯芬酸钠（扶他林）、吲哚美辛（消炎痛）、盐酸二氢吗啡酮+硫酸阿托品（盐酸二氢吗啡酮阿托品）、安乃近、喷他佐辛和曲马多。治疗应该从非甾体抗炎药开始，如果疼痛持续，可换用其他药物。如果没有同时给予阿托品，氢化吗啡酮和其他阿片类药物不应该单独使用。双氯芬酸钠会影响肾功能不良患者的肾小球滤过率，但对肾功能正常者不会产生影响。当预计结石有自发排出可能时，50mg 双氯芬酸钠片剂或栓剂在 3～10d 内每天使用 2 次，对减轻输尿管水肿以及减少疼痛复发率有效。应该通过合适的方法来证实结石排出和进行肾功能评估。回收的结石都要经过分析。当疼痛不能被药物缓解时，应该放置支架或经皮肾造瘘以及行取石术来达到引流尿液的目的。

2. 手术治疗　术前评估：有无尿路感染：所有准备取石的患者都必须行菌尿筛选。当菌尿试验阳性，或者尿培养提示细菌生长，或者怀疑细菌感染时，在取石之前应该使用抗生素治疗。有无凝血功能异常：凝血功能障碍对于体外冲击波碎石（ESWL）、经皮肾镜碎石术（PCNL）、输尿管镜（URS）以及开放手术来说都是禁忌证。

非手术治疗效果不佳患儿或临床评估不能自行排出的结石都应该及时给予外科干预。小儿肾结石一般可用 ESWL 治疗，因小儿的代偿能力较强，排石能力较成人强，单纯碎石的指征较成人稍宽。若结石较大而梗阻不严重，应先置双 J 管后碎石；如碎石效果不佳或结石梗阻严重，则可采取微创经皮肾镜取石解决。一般情况下不宜双侧同时碎石或经皮取石。具体采取哪一种治疗方法，需根据患者情况及各单位自身条件等综合考虑后最终确定，有时需要多种方法联合应用以达到最佳治疗效果。

推荐手术方案选择见表 12－1（不包含胱氨酸及尿酸结石）。

表 12－1　小儿尿石症手术方案

结石大小及位置	首选治疗	备选方法	备注
鹿角型结石	PCNL	开放/SWL	可能需要多次多通道；SWL 可能有用
肾盂，＜10mm	SWL	RIRS/PCNL	
肾盂，10～20mm	SWL	PCNL/开放	可能需多次 SWL，PCNL 效果相近
肾盂，＞20mm	PCNL	SWL/开放	可能 SWL 需多次治疗
下位盏，＜10mm	SWL	RIRS/PCNL	解剖学变异对 SWL 的结石清除率影响较大
下位盏，＞10mm	PCNL	SWL	解剖学变异对 SWL 的结石清除率影响较大
上输尿管	SWL	PCNL/URS/开放	
下输尿管	URS	SWL/开放	使用 SWL 可能需要额外干预措施
膀胱结石	内镜	开放	对于大结石开放手术操作简单省时

注：PCNL：经皮肾镜；SWL：震波碎石；RIRS：逆行肾内操作；URS：输尿管镜。

六、入院标准

1. 尿石症拟行取石手术治疗

（1）已明确诊断为尿石症，且家长同意进行手术。

（2）已完成术前准备，经非手术治疗不能排出结石。

2. 确诊或疑似诊断为尿石症病人，出现急性尿路梗阻或伴发严重感染等并发症，按照外科急症入院处理。

七、危急值报告

1. 电解质部分

（1）血钾：新生儿 <2.0mmol/L 或 >7.0mmol/L；儿童 <2.5mmol/L 或 >6.0mmol/L。

（2）血钠：<120mmol/L 或 >160mmol/L。

（3）血镁：<0.7.mmol/L 或 >2.0mmol/L。

（4）血钙（离子钙）：<1.63mmol/L 或 >3.53mmol/L。

（5）pH：<7.2 或 >7.6。

2. 凝血功能检查　PT 新生儿 >30s，1 月龄以上 >30s；INR >6；APTT >70s；FIB < 1.0g/L 或 >10g/L。

3. 肾功能检查　肌酐 >530.4μmol/L；尿素氮 >28.6mmol/L。

八、会诊标准

出现下列情况之一，可请泌尿外科会诊，以进一步明确诊断及治疗。

（1）临床症状：出现肉眼或镜下血尿；伴有或不伴肾绞痛；排尿困难等其他考虑泌尿系结石症状。

（2）体征：发热、肾区叩击痛等。

（3）超声或其他检查考虑泌尿系结石存在。

九、入、出 ICU 标准

1. 入 ICU 标准　出现下列情况之一，可转入 ICU 监护。

（1）手术操作时间长，导致①术中长期气管插管和机械通气后，刚拔除气管插管或拔管困难；②需要面罩式持续正压通气或无创性通气治疗；③需插管以保持气道通畅，但不需要通气治疗，且其他状况尚稳定。

（2）术中失血量超过病人体重 10% 以上，或术中出现低血压，术后动脉血压、心输出量仍不稳定。

（3）急性、慢性肾衰竭。

2. 出 ICU 标准　收入 ICU 的病人经过严密监护和治疗后，病情趋于稳定且转入 ICU 的指征已消除后，可转出 ICU 返回普通病房继续进行专科治疗。标准如下

（1）心率在正常年龄组范围内。

（2）血流动力学稳定。

（3）呼吸频率在正常年龄组范围内，呼吸功能障碍已获纠治，血气分析结果正常。

（4）主要脏器功能稳定。

（5）吸氧下无发绀、血氧饱和度 >90% 或 P/F >300；PCO_2 <50mmHg 或 pH >7.35；不需机械通气、不需给氧。

（6）专科指征：尿液充沛，肾功能正常。

十、术前谈话要点

1. 不接受手术治疗的可能严重后果

（1）泌尿系结石不能自行排出，引起泌尿系梗阻，并由此导致肾功能受损，最终导致肾衰竭；严重者可导致死亡。

（2）反复泌尿系感染，疼痛、血尿等临床症状控制不佳或反复出现。

2. 可供选择的其他治疗方法　支持治疗，配合排石药物，等待结石自行排出。

3. 术中可能出现的常见情况

（1）尿路结石处理方法多样，常见的手术方式包括开放手术取石、体外震波碎石、钬激光碎石、绿激光碎石、气压弹道碎石、经皮肾镜碎石等，具体的手术方式根据结石的位置、大小，患者的情况，术者的经验、医院的条件的不同而选择不同的术式，有时候需多种方式联合使用。

（2）泌尿系腔内治疗可引起泌尿系感染、腔道损伤、狭窄等情况。

（3）术后结石残留，石街形成，结石复发。

（4）术中、术后水电解质紊乱，急慢性肾衰竭。

（5）术中肾、输尿管、大血管损伤，引起大出血，部分严重患者甚至需行肾切除术。

（6）远期肾瘢痕形成。

十一、并发症及处理

尿石症的手术复杂，并发症较多，常见的并发症包括以下几种。

1. 尿路感染　可以由结石本身引起，也可以由泌尿系侵入操作引起；一旦出现应积极抗感染治疗，对症支持。

2. 尿路梗阻/石街　碎石后小结石堵塞尿路引起，出现后因根据梗阻部位采取对症治疗，保持尿液引流通畅。

3. 尿路狭窄　多由尿路侵入操作损伤引起，视情况给予非手术治疗或扩张等治疗。结石复发：根据结石位置相应处理。

十二、出院标准

（1）一般情况良好，可正常饮食，二便正常。

（2）连续两次尿常规检查结果正常。

（3）手术切口甲级愈合。

（4）出院前复查血常规、血电解质、超敏C－反应蛋白等结果正常。

（5）无其他需要住院处理的并发症。

十三、随访指导

1. 紧急医疗指导　出现以下紧急情况需及时返院或到当地医院治疗。

（1）已诊断为尿石症，但未行手术治疗，出现高热、肾绞痛、排尿困难。

（2）已行碎石或手术取石治疗，出现高热、尿频、尿急、尿痛、排尿困难、肉眼血尿。

2. 一般随访指导

（1）无石率：定期（1 周、1 个月、3 个月、6 个月）复查 X 线片、B 超或者 CT 扫描，并与术前对比，可以确认各种治疗方法的无石率。

（2）远期并发症：不同的治疗方法可能出现的并发症种类不一样，其中，PCNL 的远期并发症主要是肾功能丧失、肾周积液、复发性尿路感染、集合系统狭窄、输尿管狭窄和结石复发等；联合治疗的远期并发症主要是肾功能丧失、复发性尿路感染、残石生长和结石复发等；单纯 ESWL 的远期并发症包括肾功能丧失和结石复发等；开放性手术的远期并发症有漏尿、输尿管梗阻、肾萎缩、结石复发和反复发作的尿路感染等。术后注意定期复查有利于尽早发现并发症的存在。

（3）肾功能：术后 3 个月至半年复查排泄性尿路造影，以了解肾功能的恢复情况。必要时行 ECT 检查。

3. 尿路结石预防性治疗后的随访　尿路结石患者大致可以分为不复杂的和相对复杂的两类。第 1 类包括初发结石而结石已排出的患者以及轻度的复发性结石患者，第 2 类包括病情复杂、结石频繁复发、经治疗后肾脏仍有残留结石、或者有明显的诱发结石复发的危险因素存在的患者。其中，第 1 类患者不需要随访，第 2 类患者应该进行随访。随访的内容主要是进行结石活动的代谢性监测。测定钙的目的主要是鉴别甲状旁腺功能亢进和其他与高钙血症有关的疾病。如果钙的浓度≥2.6mmol/L，通过反复进行血钙测定及检查甲状旁腺激素以后，可以诊断出甲状旁腺功能亢进。推荐 2 次重复收集 24h 尿液标本做检查的做法，这样可以提高尿液成分异常诊断的准确性。此外，其他诸如收集 12h、16h、17h，甚至早上某一时点的尿液标本作分析的做法也能达到满意的诊断目的。空腹晨尿（或早上某一时点的尿标本）pH >5.8 时，则应怀疑伴有完全性或不完全性肾小管性酸中毒。同样，空腹晨尿或早上某一时点尿标本可以作细菌学检查和胱氨酸测定。测定血清钾浓度的目的主要是为诊断肾小管性酸中毒提供更多的依据。

（杨保锋）

第十八节　神经源性膀胱

一、定义

任何神经病变或损害引起膀胱和（或）尿道括约肌功能障碍称之为神经源性膀胱功能障碍（neuropathic bladder dysfunction，NBD）。

二、病因

小儿神经源性膀胱多为先天性，主要是因为先天性脊柱裂或骶椎发育不良所致。少数为获得性，可因脑瘫、脑膜炎、中枢和周围神经系统损伤、神经系统肿瘤和盆腔手术损害神经等所致。

三、诊断

NBD 的临床表现可有排尿症状非常轻，也可以有非常严重的排尿异常和出现肾功能损害。一般与病因、神经损害程度和病变时间有关。

1. 临床症状

（1）排尿异常：可以表现为各种排尿异常表现①尿急、尿频；②尿失禁，以混合性尿失禁和急迫性尿失禁多见，但伴有尿潴留者常表现为充溢性尿失禁，或白天湿裤和（或）夜间尿床，也是大多数 NBD 患儿就诊的原因；③尿潴留表现，主要为排尿困难、费力，尿线无力。

（2）反复泌尿系感染。

（3）排便异常：部分患儿可以表现为不同程度的便秘和大便失禁，其特点为便秘和大便失禁同时存在。

（4）下肢畸形及步态异常：表现为肢体发育不对称或运动障碍。

2. 体征

（1）湿裤及肛门污粪。

（2）耻骨上包块：排空障碍者在腹部检查时可发现因尿潴留形成的耻骨上包块，导尿后包块消失。

（3）腰骶部包块、皮肤异常或手术瘢痕：如脊膜膨出表现为腰骶部囊性包块等。曾经行脊膜膨出修补术者可见手术瘢痕。

（4）骶髓反射、肛门外括约肌张力和会阴部皮肤感觉异常：NBD 的患儿可出现骶反射和肛门外括约肌张力亢进（上运动神经元病变）、减退（部分性下运动神经元病变）或丧失（完全性下运动神经元病变）。

（5）神经病变体征：常见的提示神经病变体征包括脊柱畸形、异常步态、异常腱反射。不对称性鞋磨损提示异常步态。

（6）下肢畸形和功能障碍：出现下肢和足部畸形、高足弓或槌状趾、双下肢不对称、单侧或双侧下肢或足萎缩，出现相应的去神经改变和顽固性溃疡。

3. 辅助检查　凡诊断为或疑有泌尿系感染者均应行血、尿常规检查、尿细菌培养和药物敏感试验等，以便确定是否并发尿路感染和指导抗生素的应用。血液生化检查有助于发现反流性肾病及肾功能损害的程度。

（1）超声检查：可用于有无肾积水、膀胱容量、残余尿量、尿道内口的开闭状态和膀胱壁厚度。因胎儿及新生儿（4～6 月龄）棘突椎板未完全骨化，脊椎裂时亦提供了超声探测窗，所以 B 超能清楚显示胎儿及新生儿脊柱区各结构，是新生儿脊髓拴系早期诊断的首选方法。其超声特征表现为脊髓终端腹侧前血管的搏动消失。

（2）X 线检查：脊柱 X 线片可发现脊柱畸形，如脊柱侧弯和腰骶椎裂等。IVU 可显示双侧肾脏的形态，是否存在上尿路扩张和合并的畸形，并能了解肾功能等。膀胱尿道造影观察膀胱尿道的充盈和排空情况，能清晰显示膀胱输尿管反流及反流程度。严重患儿膀胱形态呈“圣诞树”样改变。

（3）放射性核素扫描：可用于评估肾功能和肾瘢痕及肾盂和输尿管排泄情况等。

（4）CT 和 MRI：脊柱和头颅 MRI 能清晰显示中枢神经病变情况，如脊柱和脊髓损伤程度，以及脊髓发育情况包括脊髓圆锥下移位置和程度，且对合并脊柱畸形也能较好地显示，如圆锥软化灶或空洞、脊膜及脊髓脊膜膨出、椎管内脂肪瘤、脊髓纵裂、终丝或圆锥粘连等。

（5）尿动力学检查：可客观反映神经源性膀胱尿道功能障碍的类型和严重程度，是制定正确治疗方案的基础，能预测上尿路的损害；同时其也是评估术后疗效和长期跟踪随访的主要依据。小儿尿动力学检查内容包括尿流率测定、膀胱测压、尿道压力描记、尿道外括约肌肌电测定以及漏尿点压测定等。

四、治疗

1. 治疗目的　儿童神经源性膀胱治疗根本目的是降低储尿期和排尿期膀胱内压力，保护肾功能。其次是尽可能地使膀胱在低压足够容量条件下具备控尿和有效排空功能，改善排尿症状，提高生活质量。

2. 治疗原则

（1）原发病的治疗：原发神经疾病可治愈或能恢复者，首先针对原发病进行治疗，如脊髓外伤、脊膜膨出和脊髓栓系等患儿，膀胱尿道功能可能随着原发病的治愈而恢复。

（2）依据尿动力学检查对症治疗：若原发病不能治愈，则针对尿动力学分型进行对症治疗，以达到提高生活质量的目的。

（3）注意康复训练：每位患儿都应得到排尿的康复训练，这种训练性治疗常是终身性治疗。除了保护肾功能外，康复训练有助于提高患儿生活质量。

（4）强调治疗个体化：在治疗原发病的同时，结合临床症状，神经系统和影像学检查，综合小儿尿动力学检查结果，对小儿 NBD 进行分类。依据不同类型进行针对性的治疗，并长期进行神经系统评估和尿动力学监测，准确了解患儿膀胱括约肌功能状态，才能有效防止上尿路损害。

3. 非手术治疗方法

（1）药物治疗：①增加膀胱收缩力；②减少膀胱出口阻力的药物；③增加膀胱出口阻力的药物（上述 3 种药物效果并不很确定）；④减少膀胱收缩的药物：许多抗胆碱能药物如奥昔布宁（Oxybutynin）（又叫尿多灵，羟丁宁）、东莨菪碱（654－2）和普鲁本辛等。

（2）康复治疗（行为治疗）：指通过患儿的主观意识活动或功能锻炼来改善储尿、排尿功能，从而达到恢复正常的下尿路功能或减少下尿路功能障碍对机体影响的目的。膀胱训练成功指标即为平衡膀胱，主要的方法包括盆底肌训练、膀胱训练、扳机点排尿、Crede 手法、导尿术、生物反馈治疗、电刺激治疗和功能性磁刺激等。

1）盆底肌训练（Kegel 运动）：主要用以治疗压力性尿失禁，即通过反复主动收缩和松弛包括尿道括约肌在内的泌尿生殖器周围的骨盆横纹肌，收缩盆底肌达到治疗目的。

2）膀胱训练：通过延迟排尿或定时排尿来训练膀胱。前者适用于尿频、尿急、尿失禁或有逼尿肌不稳定，膀胱尿意容量小，但膀胱实际容量正常（如麻醉后膀胱容量正常），无明确的器质性下尿路功能障碍（如膀胱出口梗阻等）。对有严重低顺应性膀胱、器质性膀胱容量减少即有明确的器质性下尿路功能障碍者禁用。后者适应于膀胱感觉功能障碍，膀胱尿意容量巨大，严重的低顺应性膀胱，尤其是伴有膀胱感觉功能受损害患儿。低顺应性膀胱者应根据膀胱测压结果，以逼尿肌压力 $<40cmH_2O$ 时膀胱容量作为排尿量参考值，制定排尿时间，并定期随访膀胱压力变化，调整排尿间隔时间；对有残余尿或有输尿管反流者可在第 1 次排尿间隔数分钟后做第 2 次排尿。

3）Crede 手法：指用手按压下腹部向耻骨后下方挤压膀胱协助排尿。腹压排尿指收缩腹肌并同时憋气，使腹压升高压迫膀胱，促使排尿。Crede 手法和腹压排尿同时进行，效果更好。适用于逼尿肌无反射和无膀胱输尿管反流的 NBD 患儿。

4）自家清洁间歇导尿（clean intermittent catheterization，CIC）成为公认的最科学简便的排空膀胱的方法，前提是患儿尿道控尿机制正常，下尿路无梗阻，可顺利插管。根据膀胱充盈情况按照一定的时间间隔自行进行导尿。

5）生物反馈治疗（biofeedback）：指将患儿不能直接感知的生物信号通过特定的仪器转化成能直接感知的信号，如视觉或听觉信号，以帮助建立相应的反应，从而达到治疗目的。

6）电刺激治疗（electronic stimulation）：按照电刺激方式可分为植入性电极和非植入性电极电刺激。植入性电极一般置于神经根处或皮下，优点是直接作用于靶器官。康复训练多采用非植入性电极，直接刺激外周效应器器官，操作简便。盆底肌和尿道外括约肌电刺激除了产生加强尿控作用外还可以调节阴部神经的传入纤维，抑制逼尿肌收缩，改善膀胱储尿期功能。非植入性电极可分为表面电极和腔内电极（阴道电极）。

7）功能性磁刺激（functlonal magnetic stimulation）：根据法拉第原理利用一定强度时变磁场刺激兴奋组织，使组织内产生感应电流。

（3）不同类型 NBD 非手术治疗的选择

1）逼尿肌过度活动合并括约肌痉挛：可用抗胆碱能药物、CIC、生物反馈治疗、电刺激治疗和康复治疗等。

2）逼尿肌过度活动合并括约肌无收缩：可用抗胆碱能药物、盆底肌电刺激治疗和排尿控制康复训练等。

3）逼尿肌无收缩合并括约肌无收缩：可选择 Crede 手法或腹压排尿、CIC、生物反馈治疗、电刺激治疗和康复治疗等。

4）逼尿肌无收缩合并括约肌痉挛：Crede 手法或腹压排尿、CIC、生物反馈治疗、电刺激治疗和康复治疗。

4. 手术治疗　外科手术治疗主要用于初次就诊原发神经损害未进行修复的患儿和非手术治疗无效的神经源性膀胱病例。其适应证是低顺应性膀胱、高逼尿肌漏尿点压、小容量膀胱以及 DSD，均为上尿路扩张危险因素；压力性尿失禁或因残余尿所致的反复尿路感染等亦需手术治疗。手术的目的是改善膀胱顺应性，增加膀胱容量，降低逼尿肌漏尿点压，消除上尿路扩张危险因素，以及增加或降低膀胱出口阻力，改善下尿路症状。目前常用的手术方式主要有原发性神经病变治疗和膀胱尿道功能障碍的治疗。

五、入院标准

（1）神经源性膀胱拟行根治性手术治疗：①已明确诊断为神经源性膀胱，且家长同意进行手术；②已完成术前准备。

（2）确诊或疑似诊断为神经源性膀胱合并肾衰竭病人，按照外科急症入院处理。

六、危急值报告

1. 血液学检查部分　Hb：新生儿 $<95g/L$，1 月龄以上 $<60g/L$；WBC：$<1.0\times10^9/L$ 或 $>30.0\times10^9/L$；血型为 Rh 阴性及其他稀有血型等。

2. 生化部分

（1）血钾：新生儿 < 2.0mmol/L 或 > 7.0mmol/L；儿童 < 2.5mmol/L 或 > 6.0mmol/L。

（2）血钠：< 120mmol/L 或 > 160mmol/L。

（3）血镁：< 0.7mmol/L 或 > 2.0mmol/L。

（4）血钙（离子钙）：< 1.63mmol/L 或 > 3.53mmol/L。

（5）DH：< 7.2 或 > 7.6。

3. 凝血功能检查　PT：新生儿 > 30s，1 月龄以上 > 30s；INR > 6；APTT > 70s；FIB < 1.0g7L 或 > 10g/L。

4. 其他　每日血肌酐增加 88.4 ~ 176.8μmol/L，尿素氮升高 3.6 ~ 10.7mmol/L。

危急值一经相关检查或检验科室确认后，应立即通报至病人所在科室并登记在专用记录本，病人所在病区工作人员接到危急值报告后，应立即记录报告的危急值内容、复读得到对方确认后记录在专用登记本，及时转告病人的主管医师，及时分析、处理、记录、复查。

七、会诊标准

出现下列情况之一，可请泌尿外科会诊，以进一步明确诊断及治疗。

1. 临床症状　患儿存在排尿异常：尿急、尿频；尿失禁，排尿困难、费力，尿线无力。伴有或不伴排便异常及下肢畸形及步态异常。

2. 体征　骶尾部肿物。

3. 检查　提示神经源性膀胱，膀胱输尿管反流等。

八、入、出 ICU 标准

1. 入 ICU 标准　出现下列情况之一，可转入 ICU 监护。

（1）手术操作时间长，导致①术中长期气管插管和机械通气后，刚拔除气管插管或拔管困难；②需要面罩式持续正压通气或无创性通气治疗；③需插管以保持气道通畅，但不需要通气治疗，且其他状况尚稳定。

（2）术中失血量超过病人体重 10% 以上，或术中出现低血压，术后动脉血压、心输出量仍不稳定。

（3）各种原因导致明显腹胀，影响呼吸，经积极治疗血气分析提示动脉血二氧化碳分压增高并有呼吸性酸中毒。

（4）急性肾衰竭。

2. 出 ICU 标准　收入 ICU 的病人经过严密监护和治疗后，病情趋于稳定且转入 ICU 的指征已消除后，可转出 ICU 返回普通病房继续进行专科治疗。标准如下。

（1）肾功能基本恢复正常。

（2）心率在正常年龄组范围内。

（3）血流动力学稳定。

（4）呼吸频率在正常年龄组范围内，呼吸功能障碍已获纠治，血气分析结果正常。

（5）主要脏器功能稳定。

（6）吸氧下无发绀、血氧饱和度 > 90% 或 P/F > 300；PCO_2 < 50mmHg 或 pH > 7.35；不需机械通气、不需给氧。

九、术前谈话要点

1. 不接受手术治疗的可能严重后果

（1）可能反复发生泌尿系感染，并可因长期的膀胱高压储尿和排尿状态导致膀胱输尿管反流，导致肾积水输尿管扩张，甚至可导致死亡。

（2）病程长可导致患儿肾积水，肾功能减退，瘢痕肾，脓肾等。

2. 可供选择的其他治疗方法　对于部分患儿可行清洁导尿。

十、并发症及处理

神经源性膀胱的手术方式多，并发症复杂，常见的并发症包括以下几种：

1. 伤口感染，伤口愈合不良　主要原因是泌尿系严重感染，导致盆腔、腹腔、伤口污染所致，其主要预防方法是术前必须经过导尿，静脉应用抗生素等。

2. 术后膀胱炎　主要因为细菌和毒素侵蚀以及患儿免疫功能异常有关。

3. 污粪、大小便失禁　主要因神经损伤导致，需长期功能锻炼。

十一、出院标准

（1）一般情况良好，可正常饮食，无发热、排尿顺畅或导尿熟练。

（2）伤口愈合良好，无出血、感染、瘘等。

（3）出院前复查血常规、血电解质、超敏C－反应蛋白，尿常规，尿培养等结果正常。

（4）无其他需要住院处理的并发症。

十二、随访指导

（1）紧急医疗指导：出现以下紧急情况需及时返院或到当地医院治疗。

1）已诊断为神经源性膀胱，但未行手术治疗，出现明显腹胀、尿少，发热（>38℃）等，部分可出现频繁呕吐，病情发展迅速，进而出现呼吸困难，循环衰竭、全身反应极差；应当立即入院治疗。

2）于家中自行导尿过程中出现大量血尿。

（2）终身随访，了解排尿，排便，下肢活动及术后恢复情况。

（杨保锋）

第十三章　女性泌尿外科

第一节　尿道肉阜

尿道肉阜（caruncle of urethra）是女性尿道口出现的肿瘤样组织，又称尿道肉芽肿或血管性息肉。是女性常见的尿道疾病，多发生于20～60岁，据统计约占女性尿道疾病的73%。更年期及绝经期女性反复泌尿系感染、出血等多与本病有关。该病常误诊为尿道膀胱炎、尿道综合征、老年性尿道炎、尿道息肉等，确诊需依据病理检查。

一、病因及发病机制

尿道肉阜的病因尚不十分明确，一般认为可能与以下因素有关。

（1）由于外阴慢性炎症或性交、卫生纸等慢性刺激引起。

（2）尿道黏膜脱垂外翻受到慢性刺激引起。

（3）尿道梗阻或其他原因使患者排尿时过度用力，黏膜下静脉壁变薄，曲张。

（4）雌激素水平降低。

尿道肉阜通常很小，但也可达1～2cm。多见于尿道口后唇约6点处，尿道口其他部位少见，极少数可发生于尿道内。多数基底较宽，带蒂。镜下观察尿道肉阜像是被鳞状或移行上皮覆盖的肉芽组织床，可见大量扩张的毛细血管及纤维。上皮组织的包绕可形成乳头状结构，炎症性浸润很常见。根据其炎性细胞浸润、纤维化及静脉曲张的不同程度，可分为3种类型：即乳头状瘤型、血管瘤型及肉芽肿型。

显微镜下可见尿道肉阜由上皮、血管和肉芽组织组成，可以分为3种病理类型。以上皮增生为主的称乳头状瘤型，以血管增生为主的称血管瘤型，以肉芽增生为主的称肉芽肿型。

二、临床表现

尿道肉阜多见中年以上的女性，不少患者可以完全没有症状。有些则表现为局部烧灼样的疼痛，常因排尿、行走、性交或衣物摩擦等使症状加剧；另一些患者则因局部损伤或感染可有少量出血。少数患者疼痛可以十分剧烈，以致因惧怕排尿而引起尿潴留。主要症状及体征如下。

1. 尿道口疼痛　可出现烧灼样痛，在排尿、活动、衣物摩擦、性交时疼痛加重。有时可引起尿频和排尿困难。

2. 接触性出血　接触、摩擦损伤后易出血，但很少发生大量出血。

3. 体格检查　可见尿道外口后壁有暗红色或鲜红色的脆性肿瘤样组织，表面光滑，触之柔软而疼痛，易出血。一般0.5～1.0cm，带蒂或基底部较宽，有的呈环状围绕尿道口。

三、诊断及鉴别诊断

尿道肉阜根据临床表现即可诊断。如肉阜表面有破溃、感染，体积增大时，易与以下疾病混淆。

1. 尿道息肉　为发生于尿道的一种良性肿瘤。息肉蒂细长，可脱出于尿道口外，呈鲜红色且与尿道深部相连。病理检查呈息肉样改变，表面为移行上皮，内含纤维、血管组织。

2. 尿道黏膜脱垂　表现为尿道口紫红色肿块，呈环形围绕尿道口。肿块质软、表面光滑、不伴有疼痛或触痛、易于出血。肿块中央有腔隙，可顺利插入导尿管。

3. 尿道癌　表现为尿道口处肿块，表面可出现溃疡，且伴血性或脓性分泌物。触之较硬，形态不规则，有触痛。可伴腹股沟淋巴结大或远处转移征象。病理检查可明确诊断。

4. 尿道旁腺炎　为女性尿道口两侧尿道黏膜下小腺体的非特异性感染，可形成尿道旁腺囊肿或脓肿。表现为尿道口肿痛，尿道口一侧或两侧可触及肿块伴压痛，有时可挤出脓性物或石灰质凝块。

5. 尿道外口尖锐湿疣　表现为尿道外口单个或多发红色菜花样肿物，表面凹凸不平，有糜烂和渗液，触之易出血，与尿道肉阜有相似之处。但本病为性传播疾病，多有不洁性交史，同时，阴道、阴唇、肛门等部位也可见到相似病变。确诊还需行病理检查。

四、治疗

尿道肉阜的治疗主要包括药物治疗和手术治疗。药物治疗主要为全身雌激素治疗及局部用药。手术治疗包括手术刀环切术、电灼电切术、激光、微波、冷冻、硬化等，主要针对长期不愈者或肉阜体积较大或经常出血者。

1. 雌激素治疗

（1）口服雌激素治疗：这是药物治疗的主要方法。目前认为尿道肉阜与雌激素缺乏、局部抵抗力降低及慢性刺激、炎症有关。更年期及绝经期女性常见，尤以绝经期2～5年发病率较高，雌激素水平降低时不能维持尿道的连续性。局部使用雌激素治疗，尿道肉阜很快缩小、消失，说明雌激素缺乏可能是尿道肉阜发生的重要因素之一。补充雌激素能促进阴道上皮的细胞增殖，增加细胞外基质的合成，增加上皮厚度，改进阴道皱襞构造，阴道壁弹性增加，改善并提高绝经后女性的生活质量。但该法仅适于病变早期或较小的肉阜，并且用药时间长。用药方法：药物主要为己烯雌酚或戊酸雌二醇。雌激素水平降低时，不能维持尿道黏膜的完整性，尤其使阴道萎缩并向内回缩，同时将尿道口向内牵拉，使尿道黏膜暴露，易受刺激而发生肉阜，故多见于老年女性。年轻患者则由于局部受慢性刺激（如炎症等）造成尿道黏膜外翻，尿道口周围上皮细胞增生，炎症细胞浸润及小静脉曲张等变化。对于年轻患者，雌激素水平正常，发病是因慢性炎症刺激所致。故雌激素治疗对这部分患者效果不佳。口服大剂量己烯雌酚胃肠道反应重，药物吸收慢，且对肝肾有损害，长期应用可能增加乳腺及子宫内膜癌变的机会。因其不良反应大，患者往往不能坚持而中途停药，达不到疗效而复发。

（2）外用雌激素软膏或栓剂：本方法是局部给药，不良反应少，疗程短，疗效高，特别适于绝经后尿道肉阜有症状者、儿童及少女、年老体弱伴有心肺功能失调患者，也适用于手术、电灼、激光、冷冻治疗复发的患者。治疗后复发率低，不良反应较少，疗效优于口服雌激素治疗，患者易于接受。与手术治疗相比，该法具有无痛苦、方便简单、不损害正常黏膜、医疗费用低的特点，反复治疗不会引起局部瘢痕及尿道口狭窄、尿失禁等并发症。疗效与肉阜大小有关，尿道肉阜直径 < 1cm 的病例疗效显著优于直径 > 1cm 的病例。

2. 手术治疗

（1）尿道外口黏膜环切术：这是尿道手术肉阜治疗的经典术式，对单发肉阜，行 2 ~ 11 点大半环形切除。但传统手术切除出血多，特别对于血管丰富的肉阜，止血效果差，术野模糊，手术时间延长，组织损伤重，影响术后恢复，且易复发，创面须缝合且保留导尿管。单纯电切法操作简单，手术中慢速切割，止血彻底，不缝合，保持创面平整，能有效防止复发和预防尿道外口狭窄。然而，由于对肉阜基底黏膜和黏膜下层破坏不够，治疗不彻底，所以该方法不适用于治疗较大肉阜。

（2）经尿道直视下电切术：本方法可以完整地切除肉阜蒂部，但仅适应于有蒂者，且必须注意切割的深度，特别在 6 点位置不应越过黏膜下层，切割的范围勿超过尿道周径的 1/3，以免引起尿道狭窄。该方法疗效确切，手术反应轻、损伤小，治疗彻底，是治疗尿道肉阜的较好方法。

（3）尿道肉阜切除 + 尿道口 - 阴道口延长术：尿道肉阜患者尿道 - 阴道间前庭距离多 < 5mm，容易因阴道分泌物刺激引起尿道炎症，这是女性患者易患尿道肉阜的病理解剖因素，以往单纯行尿道肉阜切除，尿道刺激症状易复发与此有关。故目前认为，尿道 - 阴道间前庭距离 < 5mm 的患者，比较好的手术方法为尿道肉阜切除 + 尿道口 - 阴道口延长术，同时外用雌激素软膏，治疗效果较好。本治疗方法切除阻挡物后增加尿道、阴道间距，以减少阴道分泌物刺激使肉阜复发，并减少尿道感染机会。

（4）激光治疗：本方法是采用激光对软组织的凝固、焦化和气化作用，使其瞬间被汽化一次完成切割、止血，从而达到清除病灶的目的。同时其热量可封闭血管和淋巴管，对残存的根基部分进行炭化凝固，达到修复作用。而且激光治疗不损伤正常尿道组织，高温也有杀菌作用。此方法对药物应用无效、肉阜较大且经常出血并疼痛者及体积较大、位置较深、出血较多的肉阜疗效显著。该法手术迅速，不出血，手术区神经末梢受热凝固，术后无痛，术后反应轻，创面愈合快，不需保留导尿管，减少了继发感染的机会。

（5）液氮冷冻治疗：液氮冷冻治疗具有易操作、无菌、不出血等优点，对尿道肉阜进行冷冻治疗具有以下优势：①操作时能准确对准病变部位，术中及术后不出血；②治疗时对周围组织损伤轻微，恢复快；③治愈后不但病灶消除，而且可以保持原解剖结构不变，无瘢痕形成；④术后不需住院，经济实惠。但有报道称，冷冻治疗治愈率低且治疗次数多。

（6）药物注射治疗：常用注射药物有无水乙醇、5% 鱼肝油酸钠。该方法有以下优点：①治疗方便，确诊后门诊治疗，注射后短时间观察即可回家；②安全有效，局部注射损伤小，药物剂量少，疗程短，见效快；③易于掌握，基层门诊即可治疗，不需特殊设备。

（赵　强）

第二节　尿道脱垂

女性尿道脱垂，又称尿道黏膜外翻（prolapsed urethral mucosa），临床比较罕见，多发生于儿童，绝经期亦可见到。

一、病因及发病机制

该病自 1732 年被 Solinger 描述至今，确切的发病原因、发病机制尚不清。目前普遍认为是由于全身衰弱、尿道发育薄弱、损伤（如产伤）、绝经后雌激素水平降低、尿道周围组织萎缩、松弛以致黏膜翻出。腹压增加可导致该病的发生，如咳嗽、便秘、腹泻、尿路感染及分娩等，其他如膀胱、尿道结石或肿瘤的直接压迫亦可诱发。而幼女多在 5 ~9 岁，骨盆快速增大、盆腔器官发生变化时，加之尿生殖膈薄弱、尿道黏膜与黏膜下粘合的先天性缺损，而导致黏膜脱垂的发生。病理：由于尿道口环形压迫，脱垂黏膜充血水肿，血管栓塞、坏死，可继发感染、溃烂。

二、诊断与鉴别诊断

以临床表现为其主要诊断依据。专科检查见尿道口肿块和局部少量出血，尿道口位于肿块中央即可诊断。脱出的黏膜充血、水肿，有嵌顿者呈紫色肿块，中央可置入导尿管。可伴有感染、糜烂、坏死或附有脓苔，有血性、脓性分泌物及臭味。

对于不同年龄阶段的患者主诉有所不同。儿童的尿道脱垂常无自觉症状，仅少数患儿有尿液问题，患儿常因内裤有血污被家长带来体检而发现，很少发生绞窄、坏死。而老年女性的尿道脱垂因脱垂黏膜静脉栓塞出现绞窄、坏死症状，患者常感严重疼痛、尿频、排尿困难、尿潴留等不适；在栓塞、坏死的患者中，疼痛、尿道出血是主要的症状。

尿道黏膜脱垂根据临床表现即可诊断，但临床需与以下疾病鉴别。

1. 输尿管囊肿脱出　异位输尿管囊肿经膀胱颈部和尿道脱出于尿道口外，成为一大而紫红色的肿块，形似尿道黏膜脱垂。但输尿管囊肿脱出多能自行复位，有时囊肿处可见到输尿管开口。但导尿管不能从囊肿中央插入。

2. 尿道肉阜　同为较易出血的尿道口肿块，相比之下，尿道肉阜体积较小，基底常附着于尿道口后壁。插入导尿管后，可见鲜红色息肉样肿块位于导尿管一侧，而非呈现外翻包绕状。

3. 尿道癌　为易出血的尿道口肿块。尿道触诊时可发现尿道增粗、变硬、肿块亦硬。腹股沟淋巴结及远处淋巴结可扪及增大、变硬的转移征象。活组织检查可明确其性质。

4. 膀胱脱垂　是指膀胱经尿道膨出的病变，多在腹压增加时发生。脱垂的膀胱黏膜充血水肿呈暗红色，酷似尿道黏膜脱垂。但膀胱脱垂肿物一般可还纳，有时还可见到膀胱三角区和输尿管开口。

三、治疗

儿童的尿道脱垂属于自限性疾病，轻度脱垂的患儿可随年龄的增长，到青春期即可自愈。对于需要治疗的病例，治疗方法包括非手术治疗及手术治疗。

1. 非手术治疗　仍被视为一线治疗方法，尤其适用于幼女及不宜接受手术治疗的老年女性。给予抗生素软膏、雌激素软膏外涂患处及热水坐浴，可控制感染、促进尿道口上皮增生，部分病例经上述非手术治疗水肿消退后加以手法复位，其症状可望得到改善，并可为部分病例的进一步手术治疗做准备。非手术治疗费用低、痛苦小、使患者避免了麻醉风险，但易复发。

2. 手术治疗　手术治疗仅局限于尿道脱垂反复复发、经非手术治疗无效及有尿道黏膜缺血坏死的重症患者，临床上有脱垂黏膜环形切除法、尿道黏膜四象限切除法，其中尿道外口环行切除术易发生尿道外口狭窄及感染等并发症，故目前尿道黏膜四象限切除法临床较为常用，术后留置导尿管 2 ~3d。另外，还有电凝术、CO_2 激光治疗等。

（赵　强）

第三节　膀胱阴道瘘

膀胱阴道瘘（vesicovaginal fistula）是指膀胱和阴道之间有异常通道，尿液自阴道流出，不受控制。是尿瘘中最多见的类型，多见于妇科手术损伤、产伤、妇科恶性肿瘤的放疗后，一旦发生，将严重影响患者生活质量（图 13 －1）。

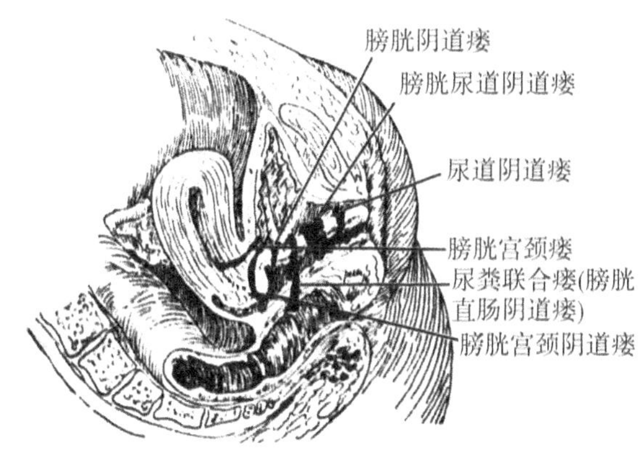

图 13 －1　膀胱阴道瘘

一、病因

1. 产伤　未解除的梗阻性滞产是产科瘘最主要、最直接的发病原因，也是产妇发病及死亡的原因之一。国内资料显示产伤引起的尿瘘占 90% 以上。多因难产处理不当引起，有坏死型和创伤型两类。坏死型尿瘘是因骨盆狭窄或头盆不称，产程延长，致使阴道前壁、膀胱和尿道长时间被胎先露部压迫，造成局部缺血、坏死脱落而形成尿瘘；创伤性尿瘘是因产科助产手术或剖宫产手术时，操作不当直接损伤所致。

2. 妇科手术损伤　近年来，随着产科技术水平的不断提高，分娩损伤所致的膀胱阴道瘘逐渐减少，而妇科手术损伤引起的尿瘘有增加的趋势，有报道 75% 的膀胱阴道瘘与之有关，尤其是全子宫切除术及盆腔淋巴结清扫术。膀胱损伤多发生于锐性分离膀胱宫颈、阴道间隙及切断膀胱子宫颈韧带。主要原因如下。

（1）子宫与膀胱关系密切，或因阴道前壁膨出或子宫脱垂导致膀胱解剖位置发生变化，进而导致膀胱损伤发生。

（2）手术中阴道膀胱间隙层次分离不清，子宫切除术时下推膀胱不够，在切开阴道前穹隆时伤及膀胱和（或）缝合残端时穿透膀胱壁，术后膀胱组织坏死造成膀胱阴道瘘。

（3）有前次手术史，如剖宫产等导致膀胱粘连。

（4）术后阴道残端或膀胱阴道间隙血肿形成、感染导致脓肿、坏死而形成膀胱瘘。

（5）手术过程中，因阴道上叶拉钩上提过深或用力不当，导致膀胱壁受损。术者对子宫周围局部解剖不熟悉、经验不足、手术操作不熟练也会损伤膀胱。

（6）导尿管引流不畅导致膀胱充盈、扩张，膀胱壁变薄，容易发生膀胱损伤。

3. 其他　膀胱结核、生殖器官肿瘤放疗后、晚期生殖道或膀胱癌肿、宫旁或尿道旁注射硬化剂、长期放置子宫托、膀胱结石等，均能导致膀胱阴道瘘的发生，但并不多见。

二、临床表现

1. 漏尿　病因不同，出现漏尿的时间也不同。分娩时压迫及手术时组织剥离过度所致坏死型尿瘘多在产后及手术后 3 ~ 7d 开始漏尿。手术直接损伤所引起的创伤型尿瘘于术后立即出现漏尿。放疗患者于放疗后 1 ~ 3 年出现阴道漏尿。

2. 外阴皮炎　由于尿液长期浸渍刺激，外阴部甚至臀部及股内侧常出现皮炎，范围较大。继发感染后，患者感外阴灼痛，行动不便。

3. 尿路感染　伴有膀胱结石者多有尿路感染，出现尿急、尿频、尿痛症状。

4. 闭经　不少患者长期闭经及月经稀发，其原因尚不清楚，可能与精神创伤有关。

5. 性交困难及不孕　阴道狭窄可致性交障碍，并可因闭经和精神抑郁导致不孕。

三、诊断及鉴别诊断

通过询问病史，不难找出尿瘘发生的原因，仔细行妇科检查以明确瘘孔部位，大小以及周围瘢痕情况。对特殊病例需进行下列辅助检查。

1. 诊断

（1）亚甲蓝试验：用于鉴别膀胱阴道瘘、膀胱宫颈瘘或输尿管阴道瘘，并可协助辨认位置不明的极小瘘孔。将 200ml 稀释亚甲蓝溶液经尿道注入膀胱，若见蓝色液体经阴道壁小孔溢出则为膀胱阴道瘘。

（2）膀胱镜检查：膀胱镜检查能了解膀胱内有无炎症、结石、憩室，瘘孔位置和数目等。

2. 鉴别诊断

（1）输尿管阴道瘘：一侧输尿管阴道瘘因健侧尿液仍可进入膀胱，在漏尿同时仍有自主排尿。亚甲蓝试验可见阴道内流出清亮液体。靛胭脂试验、输尿管镜检查及排泄性尿路造影有助于确诊。

（2）尿道阴道瘘：仅在膀胱充盈时才漏尿。

四、治疗

尿瘘均需手术治疗。结核、癌肿所致尿瘘者应先按病因治疗。产后及妇科手术后 7d 内发生的尿瘘经放置导尿管和（或）输尿管导管后偶有自行愈合可能。年老体弱不能耐受手术者可考虑使用尿收集器非手术治疗。

1. 手术时间的选择　创伤型新鲜清洁尿瘘一经发现应立即手术修补。坏死型尿瘘或瘘孔伴感染者应等待 3 ~ 6 个月，待炎症消除、瘢痕软化、局部血供恢复正常后，再行手术。瘘管修补失败后至少应等待 3 个月后再行手术。月经按时来潮者应在月经干净后 3 ~ 7d 内手术。

2. 手术方式的选择　膀胱阴道瘘的治疗原则是恢复尿路的完整性。治疗方法有经腹膀胱修补术和经阴道修补术。手术方式的选择由许多因素决定，但主要由手术医师的熟练程度决定。由于膀胱损伤位于阴道内，经腹途径修补瘘口属于深部盆腔操作，除非存在复杂或累及输尿管开口，并有输尿管损伤或梗阻的瘘口，其他的膀胱阴道瘘修补多可采用经阴道途径完成（其体位见图 13－2，图 13－3）。其中，经阴道尿瘘修补术常采用俯卧位较理想（图 13－3），对大多数瘘孔均暴露良好，且手术者操作方便，患者也觉舒适可以持久。经阴道修补瘘口的优点是暴露直接，避免剖腹和切开膀胱，具有创伤小、失血少、操作方便、并发症少、恢复快等优点。

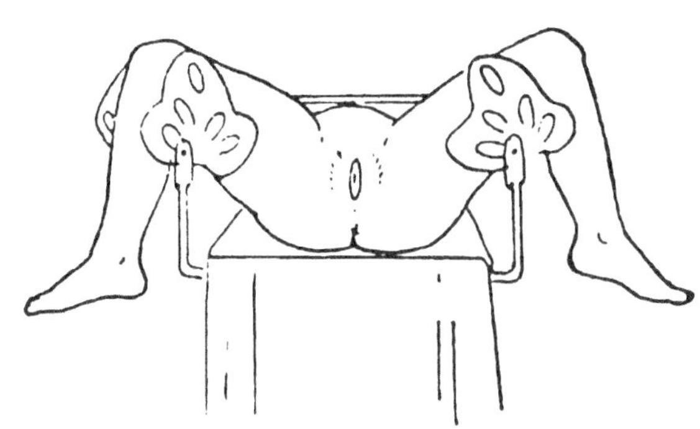

图 13－2　膀胱阴道瘘经阴道修补术膀胱截石位

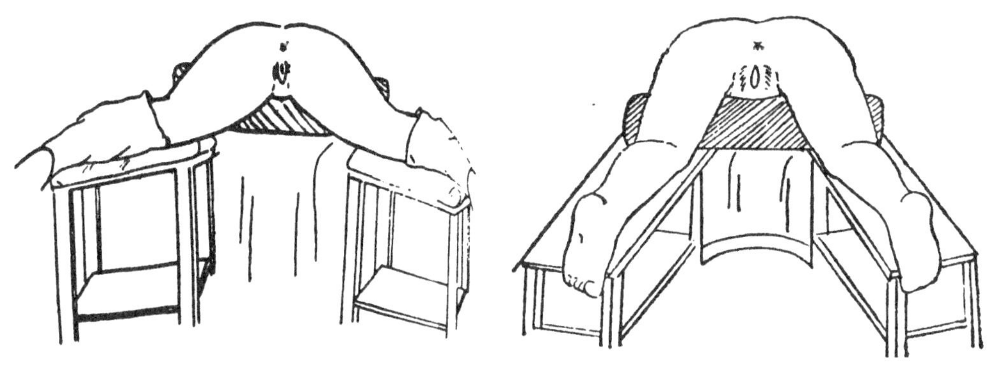

图 13－3　膀胱阴道瘘修补术胸膝卧位

3. 术前准备　目的是为手术创造有利条件，促进伤口愈合。其方法如下。

（1）术前 3～5d 用 1 ∶ 5000 高锰酸钾液坐浴。有外阴湿疹者，在坐浴后局部涂氧化锌油膏，待痊愈后再行手术。

（2）老年妇女或闭经患者术前口服雌激素制剂 15d，促进阴道上皮增生，有利于伤口愈合。

（3）常规进行尿液检查，有尿路感染者应先控制感染，再行手术。

（4）术前数小时开始应用抗生素预防感染。

（5）必要时术前给予地塞米松，促进瘢痕软化。

4. 术中注意事项及修补要点

（1）必须选择适当体位，暴露术野满意，操作耐心细致，分层缝合。

（2）充分游离瘘孔周围组织是修补手术成功与否的关键。经阴道修补手术有两种分离瘘孔的方法。①离心分离法：距瘘孔缘 2 ~ 3mm 做环形切口，向外锐性游离阴道黏膜约 2cm，使膀胱壁松解，此法适合于中、小瘘口。②向心分离法：在距瘘口外 2cm 处做切口，向瘘孔分离至剩余 2 ~4mm，此法适用于复杂尿瘘。离心和向心法联合使用特别适用于巨大膀胱阴道瘘。分离阴道黏膜应充分，以保证膀胱及阴道修补后无张力。如果瘘孔靠近宫颈或耻骨，可分离部分宫颈上皮和骨膜，分离创面时应按解剖层次进行，以免出血。也可向膀胱阴道间隙注入液体，以减少渗血，便于分离间隙。

（3）阴道瘢痕切除：对阴道瘢痕严重，妨碍瘘孔暴露和愈合者，应予以切除，瘘孔边缘不必修剪；对瘢痕较小，不影响瘘孔愈合者，可不切除瘢痕，以免将瘘口扩大，但瘘孔边缘可以修剪，以便形成新鲜创面有利于愈合。

（4）组织缝合：各层组织分层无张力缝合，一般为三层缝合，即膀胱黏膜、膀胱肌层及阴道黏膜。各层尽可能在互相垂直的方向缝合，避免缝合线重叠。缝合阴道黏膜、膀胱黏膜时创缘对齐，避免内翻。缝合材料宜采用刺激少及易吸收者，最好使用人工合成可吸收的无损伤缝线。缝针的间距不能太稀也不能太密，针尖不要穿通黏膜，避免膀胱壁与阴道黏膜之间留有无效腔。第一层修补后需做漏水试验，证实不漏后方可缝合第二层。

辅助手术的选用：对于一些复杂的尿瘘，有时需进行辅助手术方能保证手术的成功。辅助手术有两类：其一是扩大手术视野、便于暴露瘘孔的手术，如会阴侧斜切开术、耻骨联合切除术或耻骨支开窗术等；另一类是自体或异位组织替代、填充、加固缺损的手术。自体带蒂组织有阴道壁、宫颈、大阴唇或小阴唇皮肤、股部皮肤、股薄肌、腹直肌前鞘、腹膜、大网膜、膀胱自体移植等，根据瘘孔的部位和性质酌情选用。

5. 术后处理　术后处理也是手术能否成功的重要环节。

（1）保持导尿管引流通畅，留置尿管 2 ~4 周。

（2）每天饮水 4 ~6L，稀释尿液，防止发生尿路感染。

（3）摄入高营养饮食，有利于瘘口愈合。

（4）应用广谱抗生素预防感染。

（5）外阴部每日擦洗干净。

（6）已服用雌激素者术后继续服用 1 个月。

（赵　强）

第四节　压力性尿失禁

压力性尿失禁（stress urinary incontinence，SUI）是指喷嚏或咳嗽等腹压增高时出现不自主的尿液自尿道外口溢出。症状表现为咳嗽、喷嚏、大笑等腹压增加时不自主漏尿。体征是在增加腹压时，能观察到尿液不自主地从尿道漏出。尿动力学 SUI 是指在充盈性膀胱测压时，在腹压增加而无逼尿肌收缩的情况下不随意漏尿。女性人群中 23% ~45% 有不同程度的尿失禁，7% 有明显的尿失禁症状，其中约 50% 为压力性尿失禁。

一、病因及发病机制

1. 明确的相关因素　年龄、生育、盆底器官脱垂、肥胖、种族和遗传因素。

2. 可能相关的危险因素　雌激素缺乏、子宫切除术、吸烟、体力活动、便秘、肠道功能紊乱、咖啡因摄入及慢性咳嗽等。

该病与膀胱颈及近端尿道下移、尿道黏膜的封闭功能减退、尿道固有括约肌功能下降及支配控尿组织结构的神经系统功能障碍等有关。

二、诊断

1. 病史

(1) 全身情况：一般情况、智力、认知情况及是否发热等。

(2) 症状：大笑、咳嗽、喷嚏或行走等腹压增加时尿液是否溢出；停止加压动作时尿液是否随即终止。

(3) 其他泌尿系症状：疼痛、血尿、排尿困难、尿路刺激症状、下腹部或腰部不适。

(4) 其他病史：既往病史、月经史、生育史、生活习惯、活动能力、并发疾病和使用药物等。

2. 体格检查

(1) 一般状态：生命体征，步态及身体活动能力，精细程度及对事物的认知能力。

(2) 全身体检：神经系统检查包括下肢肌力，会阴部感觉，肛门括约肌张力及病理征等；腹部检查注意有无尿潴留体征。

(3) 妇科检查：有无盆腔脏器脱垂及程度；外阴部有无长期感染所引起的异味、皮疹；双合诊了解子宫水平和大小，盆底肌收缩力等；肛门指检括约肌肌力及有无直肠膨出。

3. 辅助检查方法　如患者合并盆腔脏器脱垂则将脱垂器官复位后再行以下检查。

(1) 压力诱发试验：患者取截石位，观察尿道口，咳嗽或用力增加腹压同时有尿液溢出，腹压消失后尿液溢出也同时消失则为阳性。检查应同时咨询溢尿时或之前是否有尿急或排尿感，若有则可能为合并急迫性尿失禁。

(2) 膀胱颈抬举试验：患者取截石位，先行压力诱发试验，若为阳性，则将中指及示指分别置于阴道内膀胱颈水平尿道两侧的阴道壁上，嘱患者咳嗽或 Valsalva 动作增加腹压，有尿液溢出时将手指向头腹侧抬举膀胱颈，如溢尿停止，则为阳性。

(3) 棉签试验：患者取截石位，消毒后于尿道插入无菌棉签，前端应插过膀胱颈。在无应力状态下和应力状态下，棉签活动的角度 >30°则提示膀胱颈过度活动。

(4) 排尿日志：连续记录 72h 排尿情况，包括每次排尿时间、尿量、饮水时间、饮水量、排尿的伴随症状及尿失禁的时间等。

(5) 其他检查：血、尿常规，尿培养和肝、肾功能等一般实验室检查，残余尿，尿垫试验。

(6) 尿动力学检查：自由尿流率，压力－流率测定，尿道压力描记等侵入性尿动力学检查。

4. 压力性尿失禁的分度

(1) 临床症状分度：分为轻度、中度和重度。

1）轻度：一般活动及夜间无尿失禁，腹压增加时偶发尿失禁，不需携带尿垫。

2）中度：腹压增加及直立活动时，有频繁的尿失禁，需要携带尿垫。

3）重度：直立活动或卧位体位变化时即有尿失禁，严重影响患者的生活及社交活动。

（2）也有学者根据临床症状将压力性尿失禁分为四度。

Ⅰ度：咳嗽、喷嚏等腹压增高时偶有尿失禁。

Ⅱ度：任何屏气或用力时均有尿失禁。

Ⅲ度：行走、直立时出现尿失禁。

Ⅳ度：平卧时也有尿失禁，与体位及活动无关。

（3）1h 尿垫试验：ICS 标准。试验开始前无须排尿，安放好已称重的尿垫或卫生巾，15min 饮水 500ml，散步和爬梯 30min，最后 15min、下蹲起立 10 次，原地跑步 1min，剧烈咳嗽 10 次，弯腰在地板上拾小物体 5 次，洗手 1min。尿垫增重 >1g 为阳性。

5. 压力性尿失禁的分型诊断　分型诊断并非必须，但对于临床表现与体格检查不甚相符，以及经初步治疗后疗效不佳者，建议进行尿失禁分型诊断。

（1）解剖型/尿道固有括约肌缺陷（ISD）型：影像尿动力学可将 SUI 分为解剖型/ISD 型。ALPP≤60cmH_2O，最大尿道闭合压（MUCP）<20~30cmH_2O 提示 ISD 型。

（2）腹压漏尿点压（ALPP）分型：分为Ⅰ、Ⅱ、Ⅲ型。Ⅰ型 SUI：ALPP≥90cmH_2O；Ⅱ型 SUI：ALP 60~90cmH_2O；Ⅲ型 SUI：ALPP≤90cmH_2O。

6. 常见合并疾病诊断　对有可能合并其他疾病的患者应注意进行并发症的诊断。常见的并发症：膀胱过度活动症、盆腔脏器脱垂、排尿困难等。怀疑有膀胱过度活动的患者建议行尿动力学检查，合并有盆腔脏器脱垂的患者应进行妇科检查。排尿困难患者高度推荐剩余尿测定，必要时行有创尿动力学检查。

三、治疗

1. 非手术治疗

（1）盆底肌训练（pelvic floor muscle training，PFMT）：通过自主的、反复的盆底肌肉群的收缩和舒张，增强支持尿道、膀胱、子宫、直肠的盆底肌张力，增加尿道阻力，恢复盆底肌功能，达到预防和治疗尿失禁的目的。盆底肌训练对女性 SUI 的预防和治疗作用已为众多 Meta 分析和 RCTs 所证实，适用于各种类型的 SUI，但必须经过规范的培训才能有效，每次练习盆底肌收缩（提肛运动）10~15 次，每次收缩时保持 2~6s，休息相同时间，连续15~30min，3/d，持续 3 个月以上或更长。应在训练 3 个月后门诊随访进行主、客观治疗效果的评价。PFMT 可采用生物反馈方法，疗效优于单纯医师口头指导患者的 PFMT。有文献报道，PFMT 的短期有效率可达 50%~75%。但 PFMT 存在依从性差、训练技巧不易掌握的缺点。

（2）生物反馈：借助置于阴道或直肠内的电子生物反馈治疗仪，监视盆底肌肉的肌电活动，指导患者进行正确的、自主的盆底肌训练，并形成条件反射。疗效优于或与单纯盆底肌肉训练相当。

（3）电刺激治疗：电流反复刺激盆底神经和肌肉，增加盆底肌的收缩力，反馈抑制交感神经反射，降低膀胱活动度。电刺激疗法无绝对禁忌证。心脏起搏器、妊娠、重度盆腔脏器脱垂、阴道炎和出血为相对禁忌证。

（4）减肥：肥胖是女性 SUI 的独立危险因素，减轻体重有助于预防 SUI 的发生。

（5）改变饮食习惯：改变饮食习惯，如饮酒、咖啡等因素，可能有助于治疗SUI。

（6）阴道重锤训练：阴道内放置重物（20g或40g），为避免重物脱出而加强盆底肌收缩，以训练盆底肌。其疗效尚有争议。不良反应有腹痛、阴道炎、阴道出血等，对重度尿失禁疗效不佳。

2. 药物治疗　主要作用原理在于增加尿道关闭压。目前常用的药物有以下几种。

（1）选择性α_1－肾上腺受体激动药：对SUI有效，尤其同时使用雌激素或盆底肌训练等方法时疗效较好。常用药物：盐酸米多君片。不良反应有高血压、心悸、头痛、肢端发冷，严重者可出现脑卒中。

（2）β肾上腺受体拮抗药：可阻断尿道β受体，增强去甲肾上腺素对α受体的作用。不良反应有直立性低血压及心功能失代偿。

（3）β肾上腺受体激动药：可增加尿道张力。主要机制可能是通过释放神经肌肉接头间的乙酰胆碱加强尿道骨骼肌的收缩能力，还可在储尿期抑制膀胱平滑肌收缩。用法：克仑特罗（Clen－buterol）20mg，2/d，1个月1个疗程。一项RCT显示，克仑特罗治疗SUI效果优于盆底肌肉锻炼。不良反应有房颤、心动过速及头痛。

（4）丙米嗪：抑制肾上腺素能神经末梢的去甲肾上腺素和5－羟色胺再吸收，可增加尿道平滑肌的收缩；并从脊髓水平影响尿道骨骼肌的收缩功能；抑制膀胱平滑肌收缩，并可同时缓解UUI。用法：50～100mg/d。可以缓解SUI症状及增加尿道关闭压。不良反应有口干、视物模糊、便秘、尿潴留、直立性低血压等胆碱能阻断症状。

（5）雌激素：促进尿道黏膜、黏膜下血管丛及结缔组织增生；增强α肾上腺素能受体的数量和敏感性。口服雌激素不能减少尿失禁，且有诱发和加重尿失禁的风险。阴道局部应用雌激素对SUI有益。

3. 手术治疗

（1）手术治疗的适应证：①非手术治疗效果不佳或不能坚持，不能耐受，预期效果不佳的患者；②SUI较重，严重影响生活质量；③盆腔脏器脱垂伴有SUI需行盆底重建者，应同时行抗SUI手术。

（2）阴道无张力尿道中段悬吊带术（POTO）：阴道无张力尿道中段悬吊带术主要分为经耻骨后路径和经闭孔路径两种方式完成。经耻骨后路径阴道无张力尿道中段悬吊带术有自下而上、自上而下路径完成吊带放置。该手术方法已成为一线的治疗SUI术式。抗SUI和治疗脱垂的手术可同时进行，但在吊带拉紧前应完成脱垂修补。对于合并重度脱垂的患者，未提示存在隐匿性尿失禁的患者，目前不建议进行预防性抗尿失禁手术。

1）经耻骨后路径：穿刺方向多为“下→上”，也可以为“上→下”。适应证：a. 尿道高活动性SUI；b. 尿道固有括约肌缺陷型SUI；c. 以SUI为主的混合型尿失禁。7～11年随诊的治愈率为80%～90%，对以SUI为主的混合性尿失禁的治愈率约为80%。如同时进行盆腔器官脱垂的手术修复，尿失禁手术具有相似的效果。

主要并发症：a. 膀胱穿孔：易发生在初学者或以往实施过手术的患者。术中需行膀胱镜检查。如果术中发现膀胱损伤，应退出穿刺器及吊带重新安放，检查无损伤后可留置吊带，并保留导尿管7d；如术后发现，应取出吊带，留置尿管7d，待二次手术。b. 出血：出血及耻骨后血肿并不罕见，多因穿刺过于倾斜或存在粘连。当出现耻骨后间隙出血时，可将膀胱充盈2h，同时下腹部加压，阴道内填塞纱条，严密观察，出血多能自行吸收。最严重的是髂血管损伤。c. 排尿困难：多因悬吊过紧所致。术后保留尿管 24 ~ 72h。术后 5 ~ 10d 仍不能排尿，可局部麻醉下打开阴道切口，将吊带补片下拉。第 10 天后仍不能排尿，通过局部麻醉下的阴道切口，从中线剪断吊带。d. 其他并发症：包括对置入吊带的排斥反应及延迟愈合，吊带侵蚀尿道或阴道，肠穿孔及感染等。

2）经闭孔路径：穿刺方向多为“外→内”，也可以为“内→外”两种方式。经闭孔路径阴道无张力尿道中段悬吊带术治疗效果与经耻骨后路径相似。适应证：a. 尿道高活动性 SUI；b. 以 SUI 为主的混合型尿失禁。治疗 SUI 的近期有效率为 84% ~90%，疗效与 TVT 基本相当。该手术路径的术中并发症明显少于经耻骨后路径手术，少见的并发症主要有吊带阴道侵蚀和闭孔血肿、脓肿形成及下肢疼痛。

（3）阴道单切口微小吊带手术：为近年来在经耻骨后路径及经闭孔路径阴道无张力尿道中段选吊带术基础上，发展的一种更微创、体内放置吊带更少、无皮肤切口的治疗方法。短期随访的治愈率为 50% ~90%，远期效果尚待验证。

（4）耻骨后膀胱颈悬吊（Burch）术：进行 Cooper 韧带悬吊的 Burch 手术为耻骨后膀胱颈悬吊术的代表，曾为治疗 SUI 的“金标准”术式（图 13 －4）。Burch 手术经耻骨后将膀胱颈及近端尿道两侧的阴道壁缝合悬吊于 Cooper 韧带，以上提膀胱颈及近端尿道，从而减少膀胱颈的活动度。术后治愈率为 80%，仍被认为是治疗 SUI 的有效方法之一。有开腹和腹腔镜两种术式。主要优点：①疗效确切：初次手术治愈率在 80% 以上；②损伤膀胱颈及后尿道机会少；③可同期行子宫及阴道脱垂修复手术。缺点主要有排尿困难、逼尿肌过度活动等。

腹腔镜较之开腹手术出血少、损伤小，耐受好，恢复快，但手术操作时间长，技术要求高，费用高。主要的术中和术后短期并发症有膀胱损伤、尿道损伤、肠道损伤、血管损伤、出血及耻骨后间隙脓肿形成。长期并发症有手术失效，新发 ISD、逼尿肌过度活动、排尿困难及膀胱阴道瘘等。

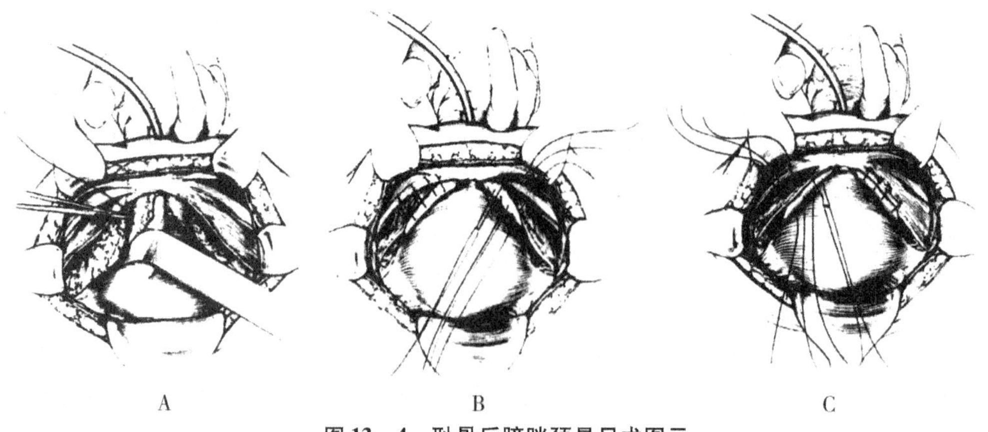

图 13 －4　耻骨后膀胱颈悬吊术图示

A. 将膀胱颈及阴道壁缝合到左侧 Cooper 韧带上；B. 将膀胱颈及阴道壁缝合到右侧 Cooper 韧带上；C. 收紧两侧缝线、打结

（5）膀胱颈旁注射填充剂：将注射剂注射于尿道内口黏膜下，使尿道变窄、拉长以提高尿道阻力，延长功能性尿道长度，增加尿道内口的闭合，达到控尿的目的。注射材料有自

体脂肪或软骨细胞，玻璃酸/聚糖苷、肌源性干细胞等自体材料以及各种胶原、硅油等异体材料。优点是创伤小，严重并发症发生率低。适应于尿道固有括约肌缺陷型 SUI 或不能耐受其他抗尿失禁手术的患者。远期疗效较差，短期并发症有排空障碍、感染、尿潴留和血尿，个别材料可能过敏，严重并发症为尿道阴道瘘。

四、治疗后随访

1. 盆底肌训练的随访

（1）时间：训练后 2～6 个月。

（2）内容和指标：主观自我评价方法推荐使用国际上公认的量表，如 ICI－Q 评估尿失禁次数和量、生活质量评分。客观证据：高度推荐使用排尿日志和尿垫试验；可选尿动力学或盆底肌收缩强度。

（3）疗效判定：完全干燥为治愈，尿失禁减轻为改善，两者合称有效。尿失禁不减轻甚至加重为无效。

2. 手术治疗的随访原则　推荐术后 6 周内至少进行 1 次随访，主要了解近期并发症。6 周以后主要了解远期并发症及手术疗效。

手术治疗疗效评价内容和指标：手术疗效评价如下。

治愈：咳嗽等腹压增高情况下无漏尿。

改善：咳嗽等腹压增高情况下有漏尿，1h 尿垫试验漏尿量较治疗前减少≥50%。

无效：咳嗽等腹压增高情况下有漏尿，1h 尿垫试验漏尿量较治疗前减少＜50%。

（1）主观指标：使用问卷进行自我评价，指标包括尿失禁次数和量、生活质量评分等。

（2）客观指标：排尿日志、尿垫试验及尿动力学检查。

3. 并发症随访　对 SUI 的术后随访中必须观察和记录近期和远期并发症。近期并发症包括排尿困难、尿潴留、尿急、急迫性尿失禁、感染、发热、脏器损伤、死亡等。远期并发症包括吊带侵蚀、尿瘘、疼痛、性功能障碍等。

（赵　强）

第五节　膀胱颈梗阻

女性膀胱颈梗阻（bladder neck obstruction）又称膀胱颈硬化症（或称 Marion 病），亦称女性“前列腺病”或膀胱颈挛缩，是由于膀胱颈功能或器质性病变所致的一系列排尿梗阻性疾病。本病可发生于任何年龄，多在 30 岁以上，以老年者居多，年龄越大发病率越高，且多发生于已婚生育的妇女，在女性排尿异常疾病中占 0.5%～4.6%。若不及时诊治，晚期可致上尿路扩张，肾积水，肾功能损害的严重后果。

一、发病原因

其病因、发病机制复杂，目前尚缺乏统一认识。

1. 先天性　膀胱间叶组织发育障碍所致，其病变主要为括约肌增生肥厚。

2. 后天性　①膀胱颈长期受慢性炎症刺激，妨碍了逼尿肌收缩时颈部的开放机制；②长期慢性炎症致膀胱颈部黏膜下层及肌层的纤维弹性组织增生与挛缩；③激素平衡失调致尿道周围腺体增生，产生与男性前列腺增生相同的症状与后果。

二、病理

女性膀胱颈部梗阻的病理学改变比较复杂，主要表现如下。

（1）平滑肌纤维增生肥大。

（2）膀胱颈部的平滑肌组织大量地被弹性纤维组织代替，并有纤维弹性组织的增生。

（3）膀胱颈部腺体增生，这些腺体从形态学上与男性前列腺十分相似。

（4）膀胱颈部黏膜下炎性浸润与水肿增厚，并且有较大比例的鳞状上皮化生。

另外，膀胱颈部和后尿道存在丰富的 α 受体，长期炎症刺激在一定条件下影响逼尿肌和括约肌协调，加重膀胱颈梗阻。

三、诊断

中年以上女性出现进行性排尿困难，除外神经源性膀胱及其他病变所致的排尿障碍。

1. 临床表现　早期表现为排尿不畅，尿线细，冲力小等症状，之后逐渐表现有尿急、尿频、尿痛，排尿困难和尿道异物感，甚至出现血尿，对输尿管和肾功能造成严重影响，且容易导致顽固性尿路感染。

2. 体检　经阴道触诊膀胱颈部，可感到颈部组织有不同程度的增厚，特别是尿道内留置导尿管时，颈部组织的增厚感更为明显。

中年以上女患者发生不明原因排尿困难，应考虑到膀胱颈硬化可能，应做进一步检查以明确诊断。

3. 辅助检查

（1）尿常规：可见白细胞或脓细胞。

（2）肾功能检查及血液生化检查：由于双侧肾功能明显受损者，出现氮质血症（血非蛋白氮、尿素氮、肌酐等升高），故此检查不能早期揭示肾功能损害情况。酚磺酞（phenolsulfonphthalein，PSP）排泄试验能较早地提示肾盂积水及肾功能状况。对肾已有损害者，还应测血钾、钠、氯及二氧化碳结合力等，以判断有无电解质平衡失调及酸中毒。

（3）膀胱尿道镜检查：将膀胱镜经尿道插入膀胱以直接观察膀胱和尿道内病变，是最主要最直观的检查方法。镜下可见：膀胱内小梁增生，小（憩）室形成，膀胱颈部挛缩或纤维化，膀胱颈部后唇抬高，后尿道慢性炎症改变等，同时此检查可明确有无合并结石或肿瘤等。

（4）排尿期膀胱尿道造影：尿道造影是特殊的影像学检查，是诊断尿道疾病的常用方法。它分为排泄性尿道造影和逆行性尿道造影两种。

可见膀胱颈部活动僵硬，在排尿过程中，颈部开放迟缓或开放不全，颈口狭窄。同时可见膀胱壁凹凸不平，有时还可见憩室形成。

（5）残余尿测定：正常人在排尿的过程中能将膀胱内所有的尿液排尽。如果在排尿结束后膀胱内还有尿液没有排尽，这就是所谓的残余尿。残余尿一般都发生在膀胱排尿有梗阻时或膀胱逼尿肌收缩无力时。在正常饮水的情况下，正常人一般没有残余尿，即使有也不会超过 10ml。残余尿增多说明下尿路有梗阻或膀胱逼尿肌功能障碍，残余尿的量通常与梗阻的程度呈正比。根据残余尿量的多少判断梗阻的程度，选择有效的治疗，同时也可用于观察治疗的效果。

四、鉴别诊断

根据症状、体征和相关的辅助检查，膀胱颈梗阻的诊断即可明确。但临床需与以下疾病鉴别。

1. 尿道狭窄　多有尿道炎和尿道外伤史，经阴道指检不能触及增生肥厚的膀胱颈组织，尿道造影示尿道狭窄，影像尿动力学检查示最大尿流率呈低水平延长，尿流率接近最大时膀胱颈开放尚好。

2. 神经源性膀胱　两者均有排尿困难，尿潴留，肾、输尿管积水，肾功能减退，但神经源性膀胱患者多伴有神经系统病变，常合并有双下肢运动障碍，直肠指检示肛门括约肌松弛，在增加腹压排尿时，尿流能成线，插导尿管或行尿道扩张可顺利通过，尿动力学检查示膀胱逼尿肌无反射，测压曲线呈一水平线。

3. 女性尿道综合征　多见于已婚的中青年女性，有尿频、尿急、尿痛症状，部分患者有排尿困难，于尿道外口处可见黏膜水肿、尿道分泌物、有时还可见尿道肉阜，尿道处女膜融合和处女膜伞等，尿动力学检查示膀胱过度活动，膀胱乏力，远端尿道缩窄和尿道压力增高。

4. 尿道息肉　比较大的尿道息肉，阻塞尿道致排尿困难，两者需鉴别，尿道息肉常于尿道外口看到呈紫红色肿物，将尿道撑开后观察更为明显，取活组织检查可明确诊断，尿道扩张时有阻挡感，膀胱镜检查见膀胱颈部不抬高，颈部组织无增生肥厚。

5. 尿道结石　有排尿困难，常有突然发生排尿困难或尿流梗阻的病史，尿道 X 线平片有不透光阴影，经阴道触诊检查在阴道前壁可以触及结石，尿道扩张时可碰到结石，有阻挡感或与结石摩擦感。

五、治疗

治疗原则：本病治疗多以手术为主，病程短、症状轻的患者可试行 α 受体阻滞药及尿道扩张，但疗效多不满意。

1. 手术适应证　①明显排尿困难并有尿潴留或充盈性尿失禁；②最大尿流率 <10cm/s，排尿时间 >45s；③残余尿 >80ml；④膀胱颈检查见三角区下沉，后唇明显抬高或呈环形狭窄；⑤影像学检查膀胱颈口较窄，上尿路无异常或引起肾积水；⑥继发肾功能不全者。

2. 手术方式　①尿道内口扩张术；②尿道内口切开术；③膀胱颈 Y－V 成形术；④膀胱颈后唇楔形切除术；⑤经尿道膀胱颈电切术：此术式为目前公认首选术式，特点是创伤小，效果可靠。需将环形狭窄环完全离断，使膀胱颈向下交叉使梗阻得以解除，膀胱内压下降。

目前较先进的术式：经尿道等离子体双极电切术（PKRP）。特点：双极自体回路的设计使用生理盐水冲洗，避免了水中毒的发生，工作温度 40～70℃，对组织灼伤较轻，创面凝固层 0.5～1.0mm，止血效果好，减少了尿道并发症、继发出血、术后感染等的发生。

3. 术前准备

（1）术前对患者全身情况必须做全面而细致的检查和估计。除一般体格检查外，应特别注意肾功能和血压，检查眼底、心电图、胸部 X 线透视及肝功能的测定。有肾功能不全者，应引流膀胱，待肾功能好转后手术。

（2）防止感染：导尿可以改善术前患者合并泌尿系感染的情况，但长期留置又可引起感染。为了减少术后伤口感染，术前数日可服抗生素，术前30min可用抗生素溶液冲洗膀胱。常用的抗生素溶液为1 ∶ 2000呋喃西林、1 ∶ 5000高锰酸钾。膀胱洗净后，用冲洗溶液充满。

（3）膀胱镜检查：可直接观察膀胱状况、前列腺肥大的类型和膀胱有无其他并发症（如结石、憩室等），但不需术前常规施行。

六、预防

本病多发生在中老年女性，可能与雌激素水平降低，尿道阴道上皮萎缩、抵抗力降低容易反复遭受感染有关。

（1）长期服用少量长效雌激素，补充体内雌激素含量。

（2）注意个人卫生，特别是经期和产褥期会阴部的清洁卫生。

（3）切除膀胱颈后唇增生的部分其深度切至与三角区平，避免过分电灼，以免术后再次形成瘢痕狭窄。不要过深切断颈部括约肌致尿失禁，手术后应定期尿道扩张直至尿线粗大稳定为止。

（4）另外还需要增强体质，提高自身免疫力；注意劳逸结合，多参加体育锻炼，多进食富含维生素的新鲜蔬果。

（唐晓龙）

第十四章　肾上腺外科

第一节　皮质醇症

一、概述

皮质醇症是由于机体长期处于过量糖皮质激素的作用而产生的一系列典型的临床症候群，是最常见的肾上腺皮质疾病。1912 年 Harvey Cushing 收集文献中的 10 例病例，结合自己观察的 2 例，首次对其临床特点作了系统描述，故也称为库欣综合征（Cushing's syndrome）。通常把由于垂体分泌过量促肾上腺皮质激素（ACTH）而引起的肾上腺皮质增生症称为库欣病（Cushing's disease）。伊森科（ИцеНКО）在 1925 年曾提出此病症在垂体和间脑有病变的观点，故亦称之为“伊森科—库欣综合征”。现在可以肯定这一类病症的直接原因都是皮质醇量过多，故不论其原因如何，均称之为皮质醇增多症（hypercortisolism），简称皮质醇症。

二、病因和分类

皮质醇症分为外源性（医源性）和内源性，其中医源性最常见。内源性又分为 ACTH 依赖性和 ACTH 非依赖性两大类。ACTH 依赖性皮质醇症包括库欣病和异位 ACTH 综合征；ACTH 非依赖性皮质醇症包括肾上腺皮质腺瘤和腺癌及少部分原发性肾上腺皮质增生。内源性皮质醇症中，以库欣病的比例最高，约占 70%；肾上腺皮质肿瘤占 20%；异位 ACTH 综合征占 10% ~20%。

（1）医源性皮质醇症：长期大量使用糖皮质激素治疗某些疾病可出现皮质醇症的临床表现，这在临床上十分常见。这是由外源性激素造成的，停药后可逐渐复原。但长期大量应用糖皮质激素可反馈抑制垂体分泌 ACTH，造成肾上腺皮质萎缩，一旦急骤停药，可导致一系列皮质功能不足的表现，甚至发生危象，故应予注意。长期使用 ACTH 也可出现皮质醇症。

（2）库欣病：专门指垂体性双侧肾上腺皮质增生，主要是由于垂体分泌过多 ACTH 引起双侧肾上腺皮质弥漫性或结节状增生，进而产生大量糖皮质激素所致。这类病例由于垂体分泌 ACTH 已达反常的高水平，血浆皮质醇的增高不足以引起正常的反馈抑制，但口服大剂量地塞米松仍可有抑制作用。其原因：①垂体肿瘤。80% 以上的库欣病患者存在自主或相对自主地分泌 ACTH 的腺瘤或微腺瘤，多见嗜碱细胞瘤，10% ~20% 为嫌色细胞瘤。垂体 ACTH 瘤大多数为良性肿瘤，平均直径 6mm，仅小部分为较大的腺瘤，因此库欣病患者多数在 X 线及 CT 检查中较难发现垂体占位性病变及蝶鞍改变。这类患者在垂体 ACTH 瘤摘除后，90% 左右的患者可获得临床症状及内分泌检查指标的缓解。②垂体 ACTH 细胞增生。垂体无明显肿瘤，而表现为垂体 ACTH 细胞弥漫性、簇状增生或形成多个结节。此类患者比例较小，可能是由于下丘脑或下丘脑外分泌过量促肾上腺皮质激素释放因子（CRF）刺激垂体分泌 ACTH 的细胞增生所致。

（3）异位 ACTH 综合征：是指垂体以外的肿瘤组织分泌大量 ACTH 或 ACTH 类似物质，刺激双侧肾上腺皮质增生，进而分泌过量皮质激素所引起的一系列综合征。能引起异位 ACTH 综合征的肿瘤很多，最常见的是小细胞性肺癌（约占 50%），胰岛细胞瘤和胸腺细胞瘤各占 10% 左右，支气管类癌约占 5%，其他还有甲状腺髓样癌、嗜铬细胞瘤、神经节瘤、神经节旁瘤、神经母细胞瘤、胃肠道恶性肿瘤、鼻咽癌、卵巢或睾丸的恶性肿瘤。异位 ACTH 综合征的肾上腺皮质的病理改变和库欣病相同，但增生程度更明显。这类患者常伴有明显的肌萎缩和低钾血症。病灶分泌 ACTH 类物质是自主的，不受 CRH 的兴奋，口服大剂量地塞米松亦无抑制作用。病灶切除或治愈后，症状可缓解。

（4）肾上腺皮质肿瘤：其中 60% 为良性的肾上腺皮质腺瘤，40% 为恶性腺癌。肿瘤的生长和分泌肾上腺皮质激素是自主性的，不受 ACTH 的控制。由于肿瘤分泌了大量的皮质激素，反馈抑制垂体的分泌功能，使血浆 ACTH 浓度降低，从而使非肿瘤部分的正常肾上腺皮质明显萎缩。此类患者无论是给予 ACTH 兴奋或大剂量地塞米松抑制，皮质醇的分泌量都不会改变。肾上腺皮质肿瘤多为单个良性腺瘤，直径一般 2～4cm，色棕黄，有完整的包膜，瘤细胞形态和排列与肾上腺皮质细胞相似。腺癌则常较大，鱼肉状，有浸润或蔓延到周围脏器，常有淋巴结和远处转移，细胞呈恶性细胞特征。肾上腺腺瘤通常只分泌糖皮质激素；而肾上腺皮质癌除分泌糖皮质激素外，还可以分泌雄激素，甚至醛固酮、雌二醇等；无内分泌功能的肾上腺皮质肿瘤则不导致皮质醇症。

（5）原发性肾上腺皮质增生：包括 ACTH 非依赖性肾上腺大结节性增生（adrenocorticotropln－independent macronodular adrenal hyperplasia，AIMAH）和原发性色素结节性皮质病（primary pigmented nodular adrenocortical disease，PPNAD），两者都比较少见。AIMAH 属增生与腺瘤的中间型，为良性疾病，发病原因不清，可能与异位受体表达或遗传有关。AIMAH 患者肾上腺增生不依赖于 ACTH，血浆 ACTH 可呈较低水平，大剂量地塞米松不被抑制。PPNAD 多单独存在，也可以伴随多发肿瘤综合征，即 Carney 综合征。PPNAD 患者双侧肾上腺外观仅轻度增大，切面多发深褐色或黑褐色色素沉重结节为其特征，结节间肾上腺皮质大多数明显萎缩。

三、临床表现

皮质醇症可发生于任何年龄组，但以青壮年女性最多见。本病均为体内皮质醇过多所致，但不同患者临床轻重不一、表现各异。

（1）向心性肥胖：为皮质醇症的经典表现，包括满月脸、水牛背、悬垂腹和锁骨上窝脂肪垫，而四肢瘦小。向心性肥胖是由于皮质醇过量引起的脂代谢异常和脂肪异常分布所致。

（2）皮肤紫纹、皮肤菲薄：此为蛋白质代谢障碍所致的典型表现。大量皮质醇促进蛋白质分解，抑制蛋白质合成，形成负氮平衡状态。患者因蛋白质过度消耗而表现的皮肤菲薄，毛细血管脆性增加，呈现典型的宽大皮肤紫纹，多见于下腹部、大腿内侧、臀部、腋下等处皮肤。

（3）糖耐量下降或糖尿病：皮质醇症患者半数有糖耐量受损，约 20% 有显性糖尿病。高皮质醇血症加速糖原异生，使肝脏向血液中分泌葡萄糖增多；同时使脂肪细胞和肌肉细胞对胰岛素的敏感性下降，使这些细胞对葡萄糖的摄取和利用减少，结果导致血糖增高、糖尿、糖耐量减低，甚至糖尿病。

（4）高血压、低血钾：大量皮质醇有潴钠排钾作用，且部分皮质醇症患者还伴有盐皮质激素分泌增加。患者常表现为轻中度高血压、低钾血症、高尿钾及轻度碱中毒等。

（5）性功能紊乱：高皮质醇血症不仅直接影响性腺功能，还可抑制下丘脑促性腺激素释放激素的分泌。男性表现为性功能低下、阳痿、睾丸变软等；女性表现为月经不调、闭经、不育等，男性化性征亦常见，如女性长胡须、体毛旺盛、面部痤疮、皮脂腺分泌增加、阴蒂肥大等。

（6）神经精神障碍：患者易出现不同程度的激动、烦躁、失眠、抑郁、妄想、记忆力减退等神经精神的改变，但一般较轻。

（7）骨骼系统：可见骨质疏松，出现腰背痛、脊柱压缩性骨折，后期可因椎体塌陷而成驼背。

（8）其他症状：如肌肉消瘦无力，伤口愈合不良，体重增加，多血质，机体抵抗力下降、易发感染，小儿生长发育迟缓，肾结石发病率增高等。

四、诊断和鉴别诊断

（一）诊断

皮质醇症的诊断首先是结合病史、典型症状和体征进行初步筛选。对可疑者再借助一些实验室和影像学检查进一步明确。主要分为两部分：定性诊断明确是否为皮质醇症；定位诊断明确皮质醇症的病因、病变部位（表14－1）。

表14－1　皮质醇症的诊断方法

诊断步骤	具体方法
定性诊断	24小时尿游离皮质醇（UFC）（重要） 24小时尿17－羟皮质类固醇（17－OHCS） 血浆皮质醇（PF）及节律 小剂量地塞米松抑制实验（重要）
功能定位诊断	胰岛素诱发低血糖试验 血浆ACTH测定 大剂量地塞米松抑制实验（重要） CRH兴奋试验 岩下窦静脉分段取血测ACTH 24h尿17－酮类固醇（17－KS） 甲吡酮（美替拉酮）试验
解剖定位诊断　垂体定位	蝶鞍X线片、CT、MRI（重要）
肾上腺定位	B超、CT（重要）、MRI、^{131}I标记胆固醇肾上腺皮质扫描
异位ACTH肿瘤定位	X线、CT、MRI

（1）24h尿游离皮质醇（UFC）：人体内约1/100的皮质醇分泌量是以游离及未代谢的形式从尿中排泄。24h－UFC可以客观地反映人体24h内肾上腺皮质醇的分泌量，即不受血液中皮质醇结合蛋白（CBG）浓度的影响，也不受血浆皮质醇昼夜节律波动的影响，是皮

质醇症较重要的定性诊断方法。测定 2 次以上 24h - UFC 超过正常上限的 5 倍以上（ > 300μg 或 828nmol/d），即可诊断为皮质醇症。应注意过量饮水、酒精中毒、抑郁症、肥胖、肝硬化、妊娠等可造成一定的假阳性，周期性皮质醇症、严重肾功能不全等可造成一定的假阴性。

（2）24h 尿 17 - 羟皮质类固醇（17 - OHCS）：尿 17 - OHCS 的水平代表着体内皮质醇代谢产物的水平，也反映着体内皮质醇的分泌量。当皮质醇症时，患者体内皮质醇分泌量明显增加，24h 尿 17 - OHCS 的也明显升高（正常值男性 5 ~ 15mg/24h，女性 4 ~ 10mg/24h）。

（3）血浆皮质醇（PF）及节律：皮质醇的分泌有明显的昼夜变化：于清晨 8：00 时达最高峰［（10 ± 2.1）μg/dl］，以后逐渐下降，16：00 时平均值（4.7 ± 1.9）μg/dl，午夜 0 时水平最低。若每 4h 测定 1 次血浆皮质醇浓度并标在坐标上连成一曲线，应呈“V”形。而皮质醇症时其血浆皮质醇浓度可 > 30μg/dl，并失去“V”形曲线的变化规律，常常 16：00时及午夜 0 时 PF 均增高，甚至可接近上午 8 时的最高水平。PF 昼夜节律的消失对早期提示本病有重要意义。但应注意血浆皮质醇受 CBG 浓度的影响，妊娠及服用含雌激素的药物均可使血浆皮质醇总量上升。

（4）小剂量地塞米松抑制实验（LDDST）：地塞米松是一种人工合成的高效糖皮质激素，服用后不干扰血尿皮质醇的测定值，但可抑制下丘脑—垂体—肾上腺轴的功能，正常情况下，可使皮质醇分泌量减少。故地塞米松抑制试验为皮质醇症重要的诊断方法。LDDST 有两种实施方法：①每 6h 口服 1 次地塞米松，0.5mg/次，连服 8 次。服药前 1 日和服药第 2 日留 24h 尿测 UFC 和 17 - OHCS。正常反应为第 2 天 UFC < 20μg/24h 或 17 - OHCS < 4mg/24h，而皮质醇症患者不被抑制。②过夜小剂量地塞米松抑制试验：适用于门诊患者留取 24h 尿困难者，方法为晚上 23：00 ~ 24：00 顿服地塞米松 1.0mg，服药日晨及次晨 8：00 ~ 9：00 测定血浆皮质醇浓度。正常反应，次晨 PF < 1.8μg/dl（50nmol/L）为被抑制，皮质醇症患者不被抑制，若 > 5μg/dl（140nmol/L）可提高诊断皮质醇症的特异性。LDDST 敏感性可达 95% 以上，特异性可达 80%。假阳性见于抑郁、焦虑、强迫症、病态肥胖、嗜酒、糖尿病、雌激素、妊娠等情况。

（5）胰岛素诱发低血糖试验：本试验是利用低血糖这种人为刺激来兴奋下丘脑—垂体—肾上腺轴，是了解该轴功能完整性的重要试验。如果这一轴系的任一环节有问题，则有效的低血糖刺激不能使皮质醇分泌增加。正常注射胰岛素后血糖应明显下降，血糖最低值 < 2.2mmol/L 为有效刺激。皮质醇症患者，不论是何种原因，有效的低血糖刺激并不能使血浆皮质醇水平显著上升。这是因为本病的病因是肾上腺皮质分泌自主性增强或异位 ACTH 分泌过量所致，故本试验也是皮质醇症定性诊断的重要方法之一。本试验有一定危险性，应事先准备好高渗葡萄糖，一旦患者于试验中出现低血糖休克表现，应及时静脉推注高渗葡萄糖，以免发生生命危险。

（6）血浆 ACTH 测定：对于皮质醇症的病因鉴别具有重要意义。血浆 ACTH < 1.1pmol/L（5pg/ml），提示 ACTH 非依赖性皮质醇症（来源于肾上腺）；持续血浆 ACTH > 3.3pmol/L（15pg/ml），提示 ACTH 依赖性皮质醇症；异位 ACTH 综合征患者血浆 ACTH 常 > 100pg/ml。通常采用放射免疫法测定血浆 ACTH 的含量。

（7）大剂量地塞米松抑制试验（HDDST）：方法同 LDDST，只是地塞米松的服用量从每次 0.5mg 增至 2mg 或过夜地塞米松的顿服量由 1mg 增至 8mg。服药第 2d24h UFC 和 17 -

OHCS 或血浆 PF 较服药前 1 日下降 50% 以上为被抑制。库欣病多数被抑制；肾上腺皮质肿瘤患者几乎均不被抑制；异位 ACTH 综合征除支气管类癌外，其余均不被抑制。

（8）CRH 兴奋试验：一般用人工合成的羊 CRH_{1-41} 100μg（或 1μg/kg），静脉注射，测定注射前后 -30min、0min、30min、60min、90min、120min 血 ACTH 和皮质醇的水平。注射后 ACTH 峰值比基础值增加 50% 以上，血皮质醇峰值比基础值增加 25% 以上为兴奋试验有反应。86% 的库欣病有反应，90% 的异位 ACTH 综合征和 100% 的肾上腺肿瘤无反应。此试验主要用于 ACTH 依赖性皮质醇症的病因鉴别。如同时 HDDST 被抑制，诊断库欣病的特异性可到 98%。

（9）岩下窦静脉分段取血测 ACTH：主要用于临床表现、生化和放射结果不一致或不明确的 ACTH 依赖性皮质醇症的病因鉴别。方法为：双侧岩下窦静脉插管后，同时在双侧岩下窦和外周静脉抽取基础血样，以及在静脉注射 CRH（100μg）后 3min、5min、10min 分别取血样用于测定 ACTH 测泌乳素作对照。一方面，血 ACTH 中枢与外周比值超过 2 ∶ 1 或 CRH 兴奋后比值超过 3 ∶ 1 则诊断为库欣病；血 ACTH 中枢与外周无明显差别而又大于正常水平时，则为异位 ACTH 综合征；另一方面，双侧岩下窦静脉血 ACTH 比值 >1.4，则提示垂体 ACTH 微腺瘤的部位在左侧或右侧，以便在经蝶窦探查微腺瘤未果时可做患侧垂体半切除术。本项检查系有创性检查，操作复杂，有一定的危险性，需在 X 线下进行。

（10）24h 尿 17 - 酮类固醇（17 - KS）：尿 17 - KS 反映人体内 C17 为酮基的类固醇激素的含量，即盐皮质激素的水平。库欣病患者尿 17 - KS 水平可正常（正常值男性 6 ~ 18mg/24h，女性 4 ~ 13mg/24h）；而异位 ACTH 综合征和肾上腺皮质腺癌时尿 17 - KS 常显著高于正常水平。本检查对病因鉴别有一定价值。

（11）甲吡酮（美替拉酮）试验：甲吡酮抑制 11β - 羟化酶而使 11 - 脱氧皮质醇转变成皮质醇的过程受阻。正常人用药后血浆皮质醇会降低，皮质醇的前体 11 - 脱氧皮质醇生成增加，其代谢产物 17 - OHCS 从尿中排出增加。血皮质醇的降低使垂体 ACTH 分泌增加，导致 11 - 脱氧皮质醇进一步增加，但皮质醇的坐成仍因 11β - 羟化酶的阻断而无增加。垂体性皮质醇症患者对甲吡酮的反应与正常人相似，且反应更大些。肾上腺肿瘤和异位 ACTH 综合征患者皮质醇的合成也可以被甲吡酮抑制，但由于异位肿瘤已大量分泌 ACTH 或肾上腺肿瘤自主性分泌大量皮质醇，使下丘脑和垂体被反馈抑制，当血皮质醇降低时，不能兴奋垂体 ACTH 分泌，血 ACTH 不会比试验前明显升高，同时 24h 尿 17 - OHCS 也无明显变化。本试验主要用于皮质醇症的病因诊断。

（12）垂体定位（蝶鞍 X 线片、CT、MRI）：蝶鞍侧位 X 线摄片和正侧位体层摄片是皮质醇症患者的常规检查。但由于 80% 以上的垂体 ACTH 瘤为微腺瘤，因此蝶鞍片较难发现垂体异常，只有在大腺瘤时才可能在 X 线片上发现蝶鞍体积增大、鞍底双边及鞍背直立等异常征象。CT 扫描垂体瘤的发现率明显优于一般 X 线检查，需要做蝶鞍部的 CT 冠状位扫描，以 2mm 的薄层切片加造影剂增强及矢状位重建等方法检查，能使垂体微腺瘤的发现率提高到 50% 左右，垂体大腺瘤则基本不会漏诊。对鞍区进行局部薄层 MRI 扫描可使垂体微腺瘤的发现率高达 90% 以上，扰相梯度序列 MRI 更能增加鞍区肿物的发现率。

（13）肾上腺定位（B 超、CT、MRI、^{131}I - 标记胆固醇肾上腺皮质扫描）：肾上腺腺瘤直径一般 >2cm，腺癌体积更大，均在 B 超检出范围，加之 B 超简单易行、价格低廉、无损伤，故常作为首选的初步检查方法，符合率在 80% 左右。CT 对肾上腺的分辨率最高，对肾上腺肿瘤的检出率几乎达100%。对于临床上和实验室检查符合皮质醇症的患者，当CT扫描未见肾上腺肿瘤，同时双侧肾上腺体积增大、变厚则可诊断为肾上腺皮质增生。但CT较难明确肾上腺增生的部位。MRI对肾上腺疾病的敏感性与CT相仿，主要用于肾上腺疾病的分型。^{131}I－标记胆固醇肾上腺皮质扫描对肾上腺肿瘤的诊断率也较高。正常肾上腺显影较淡且对称，部分人不显像；皮质腺瘤或腺癌时则腺瘤侧肾上腺放射性浓集，对侧不显像，但部分腺癌病例两侧都不显像；皮质增生时两侧肾上腺显像对称但浓集。本法也适用于手术后残留肾上腺组织、移植的肾上腺组织的测定和寻找迷走的肾上腺组织。但此法需要几天时间，患者接受核素的时间较长，费用高，故其应用不如CT普遍。以往临床也常用腹膜后充气造影检查显示双侧肾上腺区域的占位性病变，或采用静脉尿路造影通过肾脏是否受压移位反映肾上腺的情况，目前都已较少使用。

（14）异位ACTH肿瘤定位（X线、CT、MRI）：对于垂体影像正常、CRH兴奋试验无反应和HDDST无抑制的ACTH依赖性皮质醇症，需怀疑为异位ACTH综合征患者，应努力需找原发肿瘤的位置。异位分泌ACTH的肿瘤位于胸腔内的比例最高，故应常规进行胸部正侧位X线片、胸部CT或MRI扫描等。必要时还应探查腹腔、盆腔等。但5%～15%的患者经过仔细检查仍不能发现具体的病因，应密切随访。

（二）鉴别诊断

（1）单纯性肥胖及2型糖尿病：可有肥胖、高血压、糖代谢异常、月经紊乱、皮肤白纹等，血尿皮质醇及其代谢产物也可轻度增高，但可被小剂量地塞米松所抑制，皮质醇及ACTH昼夜节律正常。

（2）假性Cushing综合征：酒精性肝脏损害时，不仅各种症状及激素水平类似本病，且对小剂量地塞米松给药无反应或反应减弱，但戒酒即可恢复。

（3）抑郁症：虽然增高的激素及其代谢物不被小剂量地塞米松所抑制，但无库存欣综合征的特征性临床表现。

五、治疗

皮质醇症的诊断一旦确立，应立即进行治疗。病因不同，治疗方案有很大差别，但针对病因的手术为一线治疗。垂体有腺瘤的库欣病首选显微镜下经鼻经蝶窦行垂体瘤切除术，手术失败或存在手术禁忌证者则行垂体放疗或双侧肾上腺次全切除术或药物治疗；病变部位已确定的异位ACTH综合征，需手术切除肿瘤，若无法确定或不能切除时，可按库欣病的原则做肾上腺切除，以减轻症状；肾上腺肿瘤则首选腹腔镜下或开放性肾上腺肿瘤切除术。总之，皮质醇症治疗的目标是：第一切除任何致病肿瘤；第二及早控制高皮质醇血症及其并发症；第三减少永久性内分泌缺陷；第四避免终身依赖药物治疗。

1. 垂体肿瘤切除　适用于由垂体肿瘤所致的双侧肾上腺皮质增生，尤其伴有视神经受压症状的病例更为适宜。由垂体微腺瘤引起的双侧肾上腺皮质增生首选显微镜下经鼻经蝶窦行选择性垂体微腺瘤切除，此法创伤小，不影响垂体功能，而且属病因治疗，故效果好。然而该手术要求的设备条件、经验和技术都比较高，国内能开展此项手术的医院还比较少。目前国内不少医院仍然采取以肾上腺大部分切除或全切加肾上腺组织自体移植为主的治疗方法。垂体手术常常不能彻底切除肿瘤，长期缓解率仅50%～60%，复发率20%，并可影响垂体其他的内分泌功能。如手术切除不彻底或不能切除者，可作垂体放射治疗。如出现垂体功能不足者应补充必要的激素。

2. 肾上腺皮质肿瘤切除　适用于肾上腺皮质腺瘤及肾上腺皮质腺癌。对于体积较小的良性腺瘤可选腹腔镜下肾上腺肿瘤切除术；双侧的腺瘤应尽量保留肾上腺，减少激素长期替代；对于体积较大的腺瘤和腺癌可以谨慎采用腹腔镜手术或开放手术。开放性手术多经患侧第 11 肋间切口进行。如不能明确定位，则需经腹部或背部切口探查双侧肾上腺。肾上腺皮质腺瘤切除术效果较好，但肾上腺皮质腺癌者常不能达到根治的目的。由于肿瘤以外的正常肾上腺呈萎缩状态，故术前、术后均应补充皮质激素。术后尚可肌内注射 ACTH，共 2 周，以促进萎缩的皮质功能恢复。术后激素的维持需达 3 个月以上，然后再逐步减量至停服。

3. 双侧肾上腺切除　适用于双侧肾上腺皮质增生病例，一般作为治疗 ACTH 依赖性皮质醇症的最后手段。其方法有：①双侧肾上腺全切除：优点是控制病情迅速，并可避免复发；缺点是术后要终身补充皮质激素，术后易发生 Nelson 综合征（垂体肿瘤 + 色素沉着）。②一侧肾上腺全切除，另一侧肾上腺次全切除：由于右侧肾上腺紧贴下腔静脉，如有残留或肾上腺增生复发，再次手术十分困难，故一般做右侧肾上腺全切除。左侧残留肾上腺应占全部肾上腺重量的5%左右。残留过多，则复发率高。残留过少或残留肾上腺组织血供损伤，则出现肾上腺皮质功能不全或 Nelson 综合征，故术中应注意勿损伤其血供。由于肾上腺血供是呈梳状通向其边缘，故残留的组织应是边缘的一小片组织。有人采用一侧肾上腺全切除加垂体放疗，但常无效或易复发。

在作肾上腺手术时，应注意以下几点。①切口的选择：可经第 11 肋间切口进行，但部分肾上腺皮质腺瘤患者可能误诊为肾上腺皮质增生，术中需更换体位时，则发生困难。患者肥胖，经腹部探查双侧肾上腺较困难，比较合适的是患者全麻下取俯卧位，经背部八字切口，或经第 11 肋间切口探查。一般先探查右侧，如发现右侧肾上腺增生（常为双侧肾上腺增生）或萎缩（左侧肾上腺常有皮质腺瘤），则需再探查左侧肾上腺。如发现右侧肾上腺皮质腺瘤则可做腺瘤摘除，不需再探查左侧。巨大的肾上腺腺癌可选用胸腹联合切口进行手术。腹腔镜手术可采用经腹腔或经后腹腔进路。②皮质激素的补充：皮质醇症患者体内皮质醇分泌处于高水平，术后皮质醇水平骤降易导致急性肾上腺皮质功能不足而发生危象。其临床表现为休克、心率快、呼吸急促、发绀、恶心、呕吐、腹痛、腹泻、高热、昏迷甚至死亡，故于术前、术中和术后均应补充皮质激素以预防。一旦危象发生，应快速静脉补充皮质激素，纠正水、电解质紊乱以及对症处理。情绪波动、感染以及某些手术并发症可诱发危象发生，并有时会混淆诊断（如气胸、出血等），应予注意避免发生。常规补充的皮质激素量虽已超过正常生理分泌量，但由于术前患者皮质醇分泌处于很高的水平，故部分病例仍有发生危象的可能。由于术后危象大多发生于手术后 2d 之内，故可于手术日及术后 2d 再静脉补充氢化可的松 100 ~ 200mg/d，从而使危象的发生大大减少。如怀疑有危象或有手术并发症，均应加大皮质激素用量。皮质激素的长期维持是醋酸可的松 25 ~ 37.5mg/d（为正常生理需要量）。腺瘤患者一般需维持 3 ~ 6 个月后停药，双侧肾上腺全切除者需终生服药。如患者有其他疾病、感染及拔牙等手术时，应增大激素用量。如有腹泻及不能进食时，应改成肌注用药。患者应随身携带诊断书，随时供医生参考。肾上腺腺瘤及肾上腺大部切除患者在病情稳定后可逐步停药。停药前如需测定体内皮质醇分泌水平，可停服醋酸可的松，改服地塞米松（0.75mg 地塞米松相当于 25mg 醋酸可的松）1 ~ 2 周，再测 24h 尿 UFC、17 - OHCS、17 - KS 的排出量。如已接近正常，则可逐步减量停药。如水平极低，则仍继续改服醋酸可的松维持。有作者报道将切除的肾上腺切成小块，埋植在缝匠肌或肠系膜中治疗手术后肾上腺皮质功能低下，获得一定疗效。经放射性核素标记胆固醇扫描证明移植区确有放射性浓集，尿 17 - OHCS 排出量也有升高，部分病例可停服或减少皮质激素的维持量。由于肾上腺动脉细小，带血管的自体肾上腺移植有一定困难。③Nelson 综合征的处理：肾上腺全切除后，垂体原有的腺瘤或微腺瘤可继续增大，压迫视神经，引起视力障碍。垂体分泌的促黑色素激素引起全身皮肤黏膜色素沉着，甚至呈古铜色。垂体腺瘤摘除术可以挽救视力，垂体局部放疗可以抑制肿瘤的生长。中医中药对缓解色素沉着也有一定疗效。

4. 垂体放射治疗　作为库欣病的二线治疗，常用于垂体肿瘤手术无效或复发，并且不能再次手术者。缓解率在 83% 左右，20% 病例可获持久疗效，但大多数病例疗效差且易复发。垂体放疗前必须确定肾上腺无肿瘤。

5. 药物治疗　药物治疗也是皮质醇症治疗的重要手段，但仅仅是辅助治疗，不良反应大，疗效不肯定。主要用于以下情况：手术前准备；存在手术/放疗禁忌证或不愿手术或其他治疗失败者；不能明确病因的异位 ACTH 综合征；对无法手术切除的肾上腺皮质腺癌做姑息性治疗。常用的药物有两类。

（1）抑制皮质醇生物合成的药：主要有甲吡酮、酮康唑、氨鲁米特、密妥坦、依托咪酯等。通过抑制皮质醇生物合成途经中某一酶的活性，或阻断合成的某一环节而减少体内皮质醇的生成量。①甲吡酮（美替拉酮，metyrapone，SU4885）：是 11β - 羟化酶抑制剂。可抑制 11 - 脱氧皮质醇转化为皮质醇和抑制 11 - 去氧皮质酮转化为皮质酮，从而使皮质醇合成减少。不良反应相对小，主要为头痛、头晕、消化道反应。但作用暂时，只能起缓解症状的作用。一旦皮质醇分泌减少，刺激 ACTH 的分泌作用减弱，可降低其阻断作用。②酮康唑（ketoconazole）：本药对碳链酶和 17 - 羟化酶均有抑制作用，对于严重的高皮质醇症血症需要紧急控制者有效。不良反应主要是肝功能损害。③氨鲁米特（aminoglutethimide）：主要抑制胆固醇合成孕烯醇酮。轻型肾上腺皮质增生症服 0.75 ~ 1.0g/d，严重者 1.5 ~ 2.0g/d，1 ~2 周后皮质醇症的临床症状可获得不同程度的缓解。但需密切随访皮质激素水平，必要时应补充小剂量的糖皮质激素和盐皮质激素，以免发生肾上腺皮质功能不足现象。④密妥坦（mitotane，邻、对二氯苯二氯甲烷）：除有抑制皮质醇合成的作用外，还可直接作用于肾上腺皮质的正常或肿瘤细胞，使束状带和网状带萎缩坏死，即起到药物性肾上腺切除的作用。适用于已转移和无法根治的功能性或无功能性的皮质癌。但有严重的胃肠道和神经系统不良反应，并可导致急性肾上腺皮质功能不足。⑤多靶点药物：可能是一种很有希望的治疗用药。

（2）直接作用于下丘脑—垂体水平，抑制 ACTH 释放的药物主要有赛庚啶、溴隐亭、罗格列酮、奥曲肽、麦卡角林等。①赛庚啶（ cyproheptadine）：是血清素的竞争剂，而血清素可兴奋下丘脑—垂体轴而释放 ACTH，故赛庚啶可抑制垂体分泌 ACTH。适用于双侧肾上腺增生病例的治疗。剂量由 8mg/d 逐渐增加到 24mg/d。在双侧肾上腺全切除或次全切除术后皮质功能不足的情况下，一方面补充皮质激素，一方面服用赛庚啶能减少垂体瘤的发生机会。②奥曲肽（octreotide）：是生长抑素的衍生物。有些类癌细胞膜上存在生长抑素受体，因而可以和奥曲肽结合。放射性核素 ^{111}In 标记的奥曲肽不仅在作为示踪剂时有助于分泌 ACTH 类癌的定位，也可对类癌进行治疗。③麦卡角林（cabergoline）：可使 60% 的库欣病高皮质醇症下降，40% 降至正常，30% 以上可长期控制，可抑制 Nelson 综合征 ACTH 的分泌，是治疗库欣病很有希望的药物。

（唐晓龙）

第二节　原发性醛固酮增多症

一、概述

原发性醛固酮增多症（primary hyperaldosteronism，PHA，简称原醛症）是由于肾上腺皮质球状带分泌过多的醛固酮，引起的以高血压、低血钾、高血钠、低血浆肾素活性、碱中毒、周期性麻痹以及血、尿醛固酮升高为特征的临床综合征。醛固酮的分泌是自主性或部分自主性的，过多醛固酮负反馈抑制肾素的分泌和血浆肾素的活性，故原发性醛固酮增多症也称为低肾素性醛固酮增多症。Conn 于 1954 年首先报道 1 例分泌醛固酮的肾上腺皮质腺瘤，手术切除后获得痊愈，故本病又称 Conn 综合征。上海交通大学医学院附属瑞金医院于 1957 年发现国内首例原醛症，泌尿外科程一雄教授等切除肾上腺腺瘤后获得治愈。原醛症占高血压病因的 0.5% ~16%，平均 10% 左右。原醛症最主要的两种病理类型为单侧肾上腺皮质腺瘤和双侧肾上腺皮质增生。

二、病因和分类

根据病因或病理改变的不同，原发性醛固酮增多症可以分为以下几种亚型。

（1）特发性醛固酮增多症（idopathic hyperaldosteronism，IHA）：以往认为 IHA 占原醛症的 10% ~20%，近年来随着影像学技术和内分泌生化检查等诊断手段的提高，其发现比例显著增加，50% ~60%，成为最常见的临床亚型。病理表现为双侧肾上腺球状带弥漫性或局灶性增生。发病机制尚不明确，多数学者认为其病因不在肾上腺本身，可能与垂体产生的 POMC、醛固酮刺激因子（ASF）、γ - 黑素细胞刺激因子（γ - MSH）等物质刺激肾上腺皮质分泌醛固酮有关。该类型对血管紧张素敏感，临床症状多不典型，并较醛固酮腺瘤为轻。IHA 的患者通常在接受单侧肾上腺切除后血压改善不明显，主要依靠药物治疗。

（2）醛固酮腺瘤（aldosterone producing adenomas，APA）：以往认为此型为原醛症的最常见原因，现研究发现占原醛症的 40% ~50%。病理变化为肾上腺皮质球状带中有合成和分泌醛固酮的良性肿瘤，故亦称之肾上腺皮质腺瘤，以单侧肿瘤多见（90% 左右），左侧略多于右侧，腺瘤同侧及对侧肾上腺组织一般呈轻度萎缩性病理变化。肿瘤圆形或卵圆形，有完整包膜，肿瘤切面呈橘黄色，直径一般较小，仅 0.5 ~2.5cm，直径 >3 ~4cm 者需考虑肾上腺醛固酮腺癌的可能。电镜下瘤细胞呈分泌醛固酮的球状带细胞的特征。大多数 APA 对 ACTH 较敏感，血浆醛固酮水平与 ACTH 昼夜节律平行，其醛固酮的分泌不受肾素及血管紧张素Ⅱ的影响。APA 的临床症状典型，手术切除腺瘤或腺瘤侧肾上腺后，临床症状都得到较好的纠正。

（3）原发性肾上腺皮质增生（primary adrenal hyperplasia，PAH）：较少见，只占原醛症的 1% ~2%。病理上多表现为单侧或一侧肾上腺结节状增生，但在内分泌及临床生化检查结果类似于 APA，其病因可能仍在肾上腺本身，做一侧肾上腺切除或肾上腺次全切除，也和皮质腺瘤一样，可以使代谢异常以及高血压症状恢复正常。

（4）家族性醛固酮增多症（familial hyperchosterolemia，FH）：临床少见，不到原醛症的1%，分Ⅰ型和Ⅱ型两种。Ⅰ型为糖皮质激素可抑制的原发性醛固酮增多症（glucocorticoid - remediable aldosteronism，GRA），是一种常染色体显性遗传病。病理上肾上腺皮质球状带和束状带均有增生，可轻度弥漫性增生到严重的结节性增生。本型病因可能是在皮质类固醇合成过程中某些酶系（11 - β 羟化酶）缺乏，致使皮质醇合成受阻，由此引起 ACTH 负反馈分泌增多，但因去氧皮质酮和醛固酮合成未受影响，故醛固酮合成和分泌增加。GRA 与 APA 类似，醛固酮的分泌受 ACTH 的调节，而非肾素—血管紧张素系统。临床特征包括早发性高血压，同时可能合并有脑出血或主动脉壁夹层形成，并且具有高血压病的显著家族史。最常见的实验室检查结果为低肾素水平，可能缺乏醛固酮增多的其他证据（如 24h 尿醛固酮水平、低钾血症、代谢性碱中毒）。本型常规降压药无效，但糖皮质激素可维持血压和血钾正常。Ⅱ型发病机制尚不清楚，与Ⅰ型不同，糖皮质激素治疗无效，肾上腺切除可治愈或显著缓解高血压症状。

（5）醛固酮癌（aldosterone - producing carcinoma，APC）：指肾上腺皮质能分泌醛固酮的癌肿，占原醛症 1% 以内。肿瘤直径常 >3cm，形态不规则。本型除分泌大量醛固酮外，往往同时分泌大量糖皮质激素和性激素，引起相应的生化改变和临床症状。此型进展快，早期即可发生血行转移，手术、药物和放疗的治疗效果均不理想。术后复发率高，平均生存期半年左右。

（6）异位分泌醛固酮的肿瘤：临床罕见，这是胚胎发育过程中残留在器官上的肾上腺皮质组织发生的恶性肿瘤，它是 6 个亚型中唯一的完全自主分泌醛固酮的病变，对 ACTH、肾素、血管紧张素均不起反应。

三、病理生理

醛固酮主要维持体内正常的血容量及血钾浓度，主要作用点为肾脏远曲小管和集合管的上皮细胞，通过 $Na^+ - K^+$、$Na^+ - H^+$ 交换机制，促进 Na^+ 的重吸收、K^+ 和 H^+ 的排泄。正常生理性的醛固酮分泌主要受肾素—血管紧张素—醛固酮系统的调节（其中血管紧张素Ⅱ的调节最重要），其次是血钾和 ACTH 等。

原醛症的一系列病理生理改变均因肾上腺皮质分泌过量的醛固酮，从而导致高血钠、低血钾、碱中毒等一系列电解质紊乱和酸碱失衡现象以及肾素—血管紧张素被抑制现象。当体内醛固酮分泌过多时，使肾脏远曲小管和集合管 Na^+ 重吸收明显增加，同时伴有水的重吸收增加、尿中 Na^+ 排出减少，从而导致体内水、钠潴留、血容量增加。细胞外 Na^+ 浓度增高，Na^+ 便向细胞内转移，使细胞内水、钠潴留，外周阻力增强，即形成原发性醛固酮增多症典型的高血压临床症状。Na^+ 重吸收增加后，肾小管腔内的电离状态为负性，使 $Na^+ - K^+$、$Na^+ - H^+$ 交换增强，造成大量 K^+ 和 H^+ 排出，从而产生低钾血症、碱中毒。当水钠潴留、血容量增加到一定程度后，Na^+ 在近曲小管的重吸收减少，体内 Na^+ 水平和血容量稳定在一个比原来高的新水平上，出现 Na^+ 代谢的“逃逸现象”。这种逃逸机制目前尚不清，可能在某些初始 Na^+ 重吸收的非重要位点中，存在 Na^+ 重吸收的减少。钠潴留的这种限制可以解释原发性醛固酮增多症患者的特征性临床表现，该类患者具有轻度高血压，较少见恶性高血压，同时无水肿表现。与醛固酮诱导性钠潴留逃逸相反的是，该病不存在钾丢失的逃逸，醛固酮介导的肾脏排钾则是持续的，并导致全身钾不足，低血钾及其相关症状。

四、临床表现

原发性醛固酮增多症患者的临床表现基本上是由体内钠潴留和钾缺乏所引起的，主要临床表现有：

（1）高血压：是原发性醛固酮增多症最主要和最先出现的症状。高血压产生的机制主要是水钠潴留导致血容量增加及血管阻力增强两方面所致。原醛症患者的高血压程度与体内可交换的 Na^+ 量有关，因为 Na^+ 的潴留和血容量的扩张是受盐皮质激素逃逸现象控制的，所以原醛的患者的血压往往是中度或稍重度增高，多位良性高血压，恶性高血压少见。患者对一般的抗高血压药物反应很差。有腺瘤的患者与肾上腺增生的患者相比，高血压通常严重。头痛、头晕、乏力、视物模糊等是高血压常见的症状，多不甚严重，眼底血管改变也很轻，患者一般也不出现水肿表现。但病程长时也可导致心、脑、肾等器官并发症。

（2）低血钾：疾病早期由于细胞内 K^+ 外移，血钾可维持在正常值低限，随着病程发展，血钾逐渐下降。一般认为，血钾正常、高血压是大部分原醛症的早期症状，而低血钾可能是症状加重的表现，也存在血钾正常性原醛症。低血钾可出现一系列典型症状：乏力、倦怠、虚弱、肌无力或典型的周期性瘫痪。四肢受累多见，严重者可发生呼吸及吞咽困难。可累及心脏，出现低钾性心电图改变：出现 U 波，ST 段延长，T 波低平、倒置，可出现期前收缩、阵发性心动过速甚至室颤等心律失常。低钾血症合并代谢性碱中毒可使血中游离钙降低，导致低钙血症，引起肢体麻木、手足抽搐及肌肉痉挛等症状，血镁降低时症状更严重。长期缺钾可引起肾小管上皮空泡样变性，对尿液的浓缩功能减退，出现烦渴、多饮、多尿，特别是夜尿增多。夜尿增多除肾浓缩功能减退外，还与原醛症患者尿排钠的昼夜规律颠倒有关，正常人因体位关系，大多数钠在白天排泄，而原醛症患者大多数钠在夜间排泄。病程晚期，继发肾小球和肾间质退行性病变，肾功能难以恢复，导致慢性肾功能不全，甚至肾衰竭。

五、诊断和鉴别诊断

（一）诊断

原发性醛固酮增多症的诊断确立非常重要，主要分三步：第一，筛选诊断，运用简单易行的检查方法对临床表现可疑的患者进行初筛，初步确立诊断；第二，定性诊断，运用敏感性和特异性均较高的检查方法对初筛患者进一步诊断，明确原醛症为高血压的原因；第三分型定位诊断，运用影像学及一些实验室检查指标明确原醛症的病变部位及原醛症的各类亚型，以选择相应的治疗方法。具体诊断方法较多。

（1）筛选人群：高血压患者有下列情况时需考虑原醛症：①一般降压药疗效不明显或无效。②伴有原因不能解释的自发性低血钾或易触发低血钾。③伴有肌无力或周期性瘫痪。④难治性高血压或高血压 2 级以上。⑤原醛症患者一级亲属患高血压者。⑥儿童、青少年高血压患者。⑦肾功能减退而尿液呈碱性。

（2）血浆醛固酮/肾素浓度比值（aldosterone/renin ratio，ARR）：目前认为是高血压患者中筛选原醛症首选的试验。ARR≥40［血浆醛固酮的单位：ng/dl，肾素活性单位：ng/(ml·h)］提示醛固酮分泌为肾上腺自主性，结合血浆醛固酮浓度 >20ng/dl，则 ARR 对诊断原醛的敏感性和特异性均达 90% 左右。ARR 对于筛选血钾正常的原醛症更有效。注意检查时需标化试验条件：直立体位，纠正低血钾，血浆醛固酮 >15ng/dl，肾素活性 >0.2ng/(ml·h)，排除药物影响。比如，需要停用螺内酯、β受体阻滞剂、钙通道阻滞剂、血管紧张素酶转换酶抑制剂、血管紧张素受体阻滞剂等干扰 ARR 测定的药物。

（3）血钾、血钠、血醛固酮、血浆肾素活性：典型原发性醛固酮增多症患者一般表现为持续性低血钾，≤3.5mmol/L；血钠正常或轻度升高，>140mmol/L；血醛固酮明显升高，>15ng/dl（554pmol/L）；血浆肾素活性降低，<1ng/（ml·h）（站立位4h后测定）。这些指标异常可以为原醛症提供线索和佐证，但应注意这些指标并非原醛症所特有的，其值正常者亦不能排除原醛症。另外，这些指标的正常值标准在各医疗单位可能有所差别。

（4）24h 尿钾、尿钠、尿醛固酮：原醛症患者尿钾排出增加，尿钠排出减少，尿醛固酮升高。测定这些指标的 24h 值，异常者有利于原醛症的诊断，但同血钾、血钠等指标类似，不能仅据此确诊原醛症。

（5）醛固酮抑制试验（盐负荷试验）：此试验的敏感性和特异性均高，是原发性醛固酮增多症重要的确诊检查方法之一。原理：正常人、原发性高血压患者钠负荷和容量增加时会使血浆肾素活性下降、醛固酮分泌减少，而原发性醛固酮增多症的过量醛固酮分泌则不被钠盐负荷或肾素—血管紧张素系统的阻断等因素抑制。该试验可采用口服氯化钠，测定 24h 尿醛固酮排出量或静脉注射氯化钠，测定血浆醛固酮浓度，也可以用氟氢可的松产生潴钠作用。具体方法：试验前留取 24h 尿醛固酮、钾、钠及皮质醇，同时抽血测醛固酮、钾、钠、皮质醇和肾素活性，试验开始后患者每日增加氯化钠 6～9g（口服或静脉注射），共 3～5d。最后 1d 同样检测上述指标。如为原发性醛固酮增多症患者，则血醛固酮 >20ng/dl（554pmol/L），尿醛固酮 >12～14μg/24h（33.3～38.8nmol/24h）。试验前需了解患者的血容量和低钾程度，并停用一些影响肾素—血管紧张素—醛固酮系统的药物，如螺内酯、雌激素、β受体阻滞剂、钙通道阻滞剂、血管紧张素酶转换酶抑制剂、血管紧张素受体阻滞剂等。该试验禁用于未控制的严重高血压、肾功能不全、充血性心力衰竭、心律失常、严重低血钾等。

（6）醛固酮刺激试验（肾素活性刺激试验）：原理同醛固酮抑制试验相同。给予低钠饮食或呋塞米 40mg/d，共 3～5d，造成低钠和血容量不足，测定其肾素活性，正常人肾素活性增加值在 2.0ng/（ml·h）以上，原醛者低于此值。此试验敏感性和特异性不如盐负荷试验，只有在严重高血压不宜行盐负荷试验时，方考虑使用。

总之，一位高血压患者如有醛固酮分泌增多，自发性低血钾和尿钾排除增多并存，站立位血浆肾素活性低，高醛固酮分泌不被钠负荷试验所抑制，而糖皮质激素正常者，即可确诊为原发性醛固酮增多症。接下来的就是要明确原醛症的病变分类，以便选择不同的治疗方法，主要是 IHA 和 APA 之间的鉴别。

（7）肾上腺 CT：CT 扫描能提供肾上腺疾病最准确的解剖学信息，是原醛症定位诊断的首选影像学检查方法。上腹部 CT 薄层扫描（0.2～0.3cm）可检出直径 >0.5cm 的肾上腺肿物，螺旋 CT 甚至可检测出直径 0.2～0.3cm 的肾上腺肿块。APA 直径多 <1～2cm，低密度或等密度，强化不明显；IHA 表现为双侧肾上腺增生肥厚或呈结节样改变；直径 >3cm 的不规则肾上腺肿块，边缘模糊不光滑，形态呈浸润状时，需考虑肾上腺皮质癌的可能。CT 测量肾上腺各肢的厚度可用来鉴别 APA 和 IHA，厚度 >0.5cm，应考虑 IHA。但不能单独依靠 CT 进行定位，CT 不能区分结节样增生的 IHA，小的 APA 可能漏诊。

（8）其他影像学检查：超声检查简单易行、价格低廉，但较为粗略，常作为定位诊断的初步手段；MRI 检查空间分辨率低于 CT，价格较贵，还可能出现运动伪像，仅用于 CT 造影剂过敏者；肾上腺核素碘化胆固醇扫描，目前已经基本被 CT 所取代，仅在其他检查结果不明时才采用。

（9）肾上腺静脉取样测定血浆醛固酮浓度：肾上腺静脉取样测定血浆醛固酮浓度是分侧定位原发性醛固酮增多症的“金标准”，敏感性和特异性分别为 95% 和 100%。CT 扫描结合肾上腺静脉取样测定血浆醛固酮浓度是目前公认的最准确的定位诊断方法。对于有醛固酮腺瘤的患者，患侧肾上腺的醛固酮水平高，而对侧的醛固酮则被抑制，低于正常。相反，在特发性醛固酮增多症患者，双侧醛固酮分泌都增多，当然有些病例也并不对称。试验结果的分析要注意插管的位置是否正确，并同时测皮质醇浓度来校正混血误差。虽然此法分侧诊断原醛症的敏感性和特异性均很高，但其为有创检查，存在一定的并发症和插管失败率，费用也很高，不应作为常规检查，仅推荐用于原醛症的确诊、拟行手术者。若 CT 等已明确诊断为单侧孤立的肾上腺腺瘤，可不再行此检测。

（10）体位刺激试验：患者仰卧一夜后，上午 8：00 时卧位抽血测血浆醛固酮、皮质醇、肾素活性及血管紧张素Ⅱ的浓度，然后站立活动 2 ~ 4h 后再测上述指标。正常人和原发性高血压患者站立位刺激肾素分泌，继而血浆醛固酮浓度急剧升高（增高值 >30%）。醛固酮腺瘤的分泌不受肾素及血管紧张素Ⅱ的影响，而对 ACTH 敏感，血浆醛固酮水平与 ACTH 昼夜节律平行，醛固酮腺瘤患者进行体位刺激试验时可见醛固酮分泌减少，这反映了 ACTH 日间分泌水平降低的特点。如果血浆皮质醇在站立位时升高，便可鉴别出可能因应激性 ACTH 增高而出现的假阴性反应。特发性醛固酮增多症由于直立位血管紧张素Ⅱ合成增加及球状带对血管紧张素Ⅱ的敏感性增加，醛固酮含量增加（增高值 <30%）。

（11）血浆 18 - 羟皮质酮（18 - OHB）：18 - OHB 是醛固酮合成的前体物质，血浆正常值为 11.5 ~ 55.0ng/dl。禁食 8 ~ 12h，次晨 8：00 采血测血浆 18 - OHB，醛固酮瘤患者 > 100ng/dl，特发性醛固酮增多症患者 <100ng/dl。此法是无创性分型诊断的较好的方法。

（二）鉴别诊断

临床上其他一些疾病也可表现为高血压、低血钾等，需要与原发性醛固酮增多症相鉴别。

（1）继发性醛固酮增多症：是由于肾上腺以外的因素导致肾素分泌过多，继而激活肾素—血管紧张素—醛固酮系统，导致醛固酮分泌过量。肾素和醛固酮的量均增高是与原醛症的主要鉴别点。常见于肾素瘤、恶性高血压、肾动脉狭窄等。

（2）原发性高血压：10% ~ 20% 的原发性高血压患者的肾素是被抑制的，与原醛症较难鉴别，但原发性高血压患者一般无自发性低血钾。

（3）Liddle 综合征：由于肾小管上皮细胞膜上钠通道蛋白异常，使钠通道常处于激活状态，除醛固酮和肾素水平降低外，其他症状与原醛症几乎相同。

（4）库欣综合征：由于肾上腺分泌过多的糖皮质激素而导致的一系列临床综合征，也可表现为高血压和低血钾。但该类患者同时还有其他库欣综合征的典型表现，如向心性肥胖、皮肤紫纹等。

六、治疗

（一）手术治疗

（1）手术适应证：①醛固酮腺瘤。②原发性肾上腺皮质增生。③分泌醛固酮的肾上腺皮质癌或异位肿瘤，条件允许，也应尽量手术。④不能耐受长期药物治疗的特发性醛固酮增多症患者。

（2）手术方式：醛固酮腺瘤行肿瘤切除术或肿瘤侧肾上腺次全切或全切术，术后患者临床症状可迅速缓解，生化和内分泌指标渐趋正常，远期疗效较佳；原发性肾上腺皮质增生行增生严重侧（一般为右侧）肾上腺切除或肾上腺次全切除术；分泌醛固酮的肾上腺皮质癌或异位肿瘤须行肿瘤根治性切除术，必要时将癌肿周围区域淋巴结同时清扫；特发性醛固酮增多症患者表现为双侧肾上腺皮质增生，对于不能耐受药物治疗者可选择切除一侧分泌功能旺盛的肾上腺，另一侧做次全切或不切除，但效果往往不甚理想。

手术切除方式分开放手术和腹腔镜手术。经典的开放手术目前仍具有不可替代的作用，特别是对多发腺瘤、醛固酮癌、异位肿瘤等应首选开放手术，经第 11 肋间腰背切口为常用的手术切口。1993 年，上海交通大学医学院附属瑞金医院泌尿外科陈其智、张祖豹等在国内率先成功开展了腹腔镜肾上腺切除术，目前腹腔镜手术已成为肾上腺切除术的首选，对于单发或单侧醛固酮腺瘤更是腹腔镜肾上腺手术的最佳适应证。腹腔镜肾上腺手术具有损伤小、出血少、并发症少、患者恢复快、住院时间短等优点。腹腔镜手术入路主要分为分经腹腔和腹膜后两种方式，腹膜后入路对腹腔脏器影响小、手术创伤小、更符合泌尿外科手术习惯，其应用日益广泛。2005 年以来，上海交通大学医学院附属瑞金医院泌尿外科沈周俊教授对腹腔镜肾上腺切除术的手术效果、手术技巧、手术并发症、中转开放手术的因素、“肾上腺微小病变”的腹腔镜手术技巧等进行了一系列的深入分析研究，这些结果发表在著名的 Journal of Endourology、British Journal of Urology 等杂志上，得到国内外同道的一致好评。2010 年 7 月，沈周俊在国内率先成功开展了达芬奇机器人辅助腹腔镜肾上腺切除术，标志着肾上腺微创外科手术进入了新的发展阶段。

（3）围术期处理：术前要对原醛症患者作充分准备，详细了解患者的心、肝、肺、肾、脑等主要器官的功能，充分估计手术的危险性，及时调整全身状况。纠正高血压、低血钾和其他代谢异常。肾功能正常者首选螺内酯做术前准备来控制血压，剂量 100 ~ 400mg，每天 2 ~ 4 次，用药时间 1 ~ 2 周。血压控制不理想者，再加用其他降压药物，如依那普利、卡托普利等血管紧张素转换酶抑制剂和硝苯地平等钙离子通道阻滞剂。低血钾严重者应口服或静脉补钾，每天 4 ~ 6g，1 ~ 2 周后血钾可逐步恢复正常。病程较长的醛固酮瘤患者同侧及对侧肾上腺组织一般呈轻度萎缩性病理变化，因此术前应补充一定量的糖皮质激素，但应注意防止糖皮质激素补充不足造成肾上腺危象。

术后第 1d 即可停钾盐、螺内酯和降压药物。静脉补液应有适量生理盐水。术后最初几周应行钠盐丰富的饮食，以免对侧肾上腺长期被抑制、醛固酮分泌不足导致高血钾。罕见情况，需要补充糖皮质激素。

（二）药物治疗

无论是否进行手术治疗，药物治疗对于所有原发性醛固酮增多症患者降低血压和纠正代谢异常都是必要的。

（1）药物治疗适应证：①术前准备。②特发性醛固酮增多症。③有手术禁忌证或拒绝手术的醛固酮腺瘤。④糖皮质激素可抑制的原发性醛固酮增多症。⑤不能手术的肾上腺皮质癌或作为术后辅助治疗。⑥肾上腺全切术后激素替代治疗。

（2）利尿剂：①螺内酯（安体舒通）：是原发性醛固酮增多症药物治疗的关键，也是IHA最主要的治疗手段。螺内酯是醛固酮受体拮抗剂，通过拮抗醛固酮的作用起到排钠、潴钾和降压作用，而并不抑制醛固酮的合成和分泌。初始剂量20～40mg/d，逐渐增量，最大<400mg/d，2～4次/d，2～6周后可使血压和血钾恢复正常。作为术前准备，可降低手术的危险率。血压控制不佳时，联用其他降压药物，如氢氯噻嗪。主要不良反应是因其与孕激素受体、雄激素受体结合有关，常见的有痛性男性乳房发育、勃起功能障碍、性欲减退，女性月经不调、恶心、厌食等，对于有肾功能不全的患者应用大剂量螺内酯可导致肾前性氮质血症和高血钾，需慎用或不用。不良反应发生率为剂量依赖性，通常在每天应用超过100mg时产生。应用螺内酯时应每月检测血电解质、肌酐、尿素氮直到螺内酯剂量稳定为止。②阿米洛利：保钾排钠利尿剂，通过阻断集合管上皮细胞的钠通道，抑制钠的重吸收、有效降低血压、纠正低血钾，还能避免螺内酯引起的男性乳房发育及其他不良反应，常用于不能耐受螺内酯不良反应者。初始剂量为每天10～40mg，分次口服，能较好地控制血压和血钾。对特发性醛固酮增多症需要长期服药的患者，阿米洛利联合螺内酯作为标准治疗，即可以增强螺内酯的作用，同时又减少其使用剂量和不良反应。③依普利酮：为高选择性醛固酮受体阻滞剂，是一种新型的抗高血压药，与性激素相关的副作用比螺内酯少，可用于不能耐受螺内酯的患者。

（3）钙通道阻滞剂：醛固酮合成过程中的一些环节需要有钙离子参与方能完成，二氢吡啶钙通道阻滞剂（如硝苯地平）通过阻滞钙离子通道降低血浆醛固酮水平。硝苯地平还可以抑制血管平滑肌收缩，降低血管阻力，起到降压作用。一般硝苯地平和保钾利尿剂合用，血钾和血压可以很快恢复正常，但应用此类药物，需十分注意其安全性。

（4）血管紧张素转化酶抑制剂（ACEI）：能够有效降低IHA醛固酮的分泌和缓解高血压症状。常用的药物有依那普利、卡托普利等。对ACEI有效的患者对血管紧张素Ⅱ受体拮抗剂也有作用。ACEI常和其他抗肾素制剂合用治疗对利尿剂无效的高血压患者。

（5）糖皮质激素：除用于部分患者术前准备和肾上腺全切术后替代治疗外，主要用于糖皮质激素可抑制的原发性醛固酮增多症。初始剂量，地塞米松0.125～0.25mg/d，或泼尼松2.5～5.0mg/d，睡前服，以维持正常血压、血钾和ACTH水平的最小剂量为佳。血压控制不满意者加用依普利酮。

（唐晓龙）

第三节　肾上腺性征异常症

一、概述

肾上腺性征异常症又称为肾上腺性征异常综合征（adrenogenital syndrome），系肾上腺皮质增生或肿瘤分泌过量性激素（主要是雄激素），致性征和代谢异常。临床上分为先天性和后天性两大类：前者系先天性肾上腺皮质增生症（congenital adrenal hyperplasia，CAH）所致，占肾上腺性征异常症的大多数；后者多见于肾上腺皮质腺瘤或癌，以恶性者居多。国外，1865 年 De Crecchio 首先描述此病；国内，1956 年吴阶平首先报道 2 例。CAH 主要是激素替代治疗，辅以手术矫正两性畸形；肾上腺皮质腺瘤或癌主要是尽早手术切除肿瘤。

二、病因和分类

（1）先天性肾上腺皮质增生症（CAH）：是一组常染色体隐性遗传的先天性疾病，与多种合成皮质激素的酶缺陷有关，其性染色体和性腺正常或基本正常，多发病于胎儿或婴儿期。正常肾上腺皮质激素由胆固醇合成，需要多种酶的参与，并受下丘脑—垂体—肾上腺轴的反馈机制调节。CAH 因先天性基因缺失或突变，引起肾上腺皮质激素合成过程中某些酶的缺陷，任何一种酶的缺陷均造成相应的某些皮质激素合成减少或缺失，负反馈刺激下丘脑（CRH）和垂体（ACTH）大量分泌，刺激肾上腺皮质增生，同时造成该酶的前体底物集聚。在雄激素合成途径不受阻碍的情况下，雄激素合成与分泌增加，诱发性分化异常和不同程度的肾上腺皮质功能减退。主要有 5 种酶缺陷，最常见的是 21 – 羟化酶缺陷，占 CAH 的 90% ~95%；其次是 11β – 羟化酶缺陷，占 3% ~5%；其他 3 种少见的类型为 3β 类固醇脱氢酶缺陷、17α – 羟化酶缺陷和 20，22 – 碳链裂解酶缺陷。

（2）男性化肾上腺肿瘤：是指肾上腺皮质分泌雄激素的肿瘤，其中恶性的腺癌多于良性的腺瘤。这些肿瘤组织自主性地分泌大量脱氢表雄酮和雄雌二酮，并在外周组织转化为睾酮，从而引起男性化表现，但单纯分泌睾酮的肿瘤罕见。这些患者垂体 ACTH 分泌处于抑制状态。女性的发病率是男性的 2 倍，各年龄均可发病，但未见胎儿和新生儿发病的报道。良性腺瘤可有完整的包膜，切面黄褐色。如肿瘤较大，生长迅速，切面有出血、坏死及斑片状散在钙化则有肾上腺皮质癌可能。晚期肿瘤能够沿主动脉淋巴结转移，并可侵犯邻近组织和远处转移至肺、肝、脑及骨等器官。

（3）女性化肾上腺肿瘤：是指能够分泌过量的雌激素使患者女性化的功能性肾上腺皮质肿瘤，绝大多数为恶性肿瘤。多发生于 25 ~50 岁的男性，儿童少见，成年女性更罕见。女性化肾上腺肿瘤或癌的外观和组织学特性与男性化肾上腺肿瘤相似。肿瘤主要经肝、肺和局部淋巴结转移。

三、临床表现

1. 先天性肾上腺皮质增生症（CAH）　各型 CAH 的临床表现既有类似，又因所缺陷酶的种类和程度的差异而不同，男性化和高血压等为主要表现。

（1）21 – 羟化酶缺陷：以糖皮质激素、醛固酮合成下降，雄激素分泌增加，肾上腺髓质发育和功能受损为特点。典型表现是出生前后女性假两性畸形、男性性早熟或失盐危象。根据酶缺陷的程度由重到轻可分为 3 种类型：①典型失盐型（男性化伴醛固酮分泌不足）：此型为 21 – 羟化酶完全缺陷所致，占典型 CAH 的 75% 左右，以水电解质紊乱为突出表现，伴有男性化。出生后早期即出现低钠血症、高血钾、脱水、代谢性酸中毒等相关症状，常伴有急性肾上腺皮质功能不足，并且最终可因失钠、脱水及高血钾等导致循环衰竭，死亡率高。其他表现如厌食、恶心、呕吐、肤色灰暗及消瘦也较常见。此型外生殖器畸形较其他类型严重。出生时外生殖器官性别不明，表现为男性化，如大阴唇融合，阴蒂肥大如阴茎，呈尿道下裂外观，阴道与尿道共同开口于尿生殖窦。青春期女性第二性征不明显、喉结粗大、声音低沉、多毛、闭经等。②典型单纯男性化型（有男性化而无失钠）：占典型 CAH 的 25%，醛固酮分泌基本能够维持钠盐的平衡，而表现为出生前后女性假两性畸形和男性性早熟，儿童早期身材高大，但因骨骺提前融合，最后身高低于同龄人；女性青春期无第二性征，原发性闭经。③非典型：此型酶缺陷较轻，可无明显男性化和电解质紊乱表现。女性可在青春期后出现多毛、月经稀少或闭经、男人型脱发、多囊卵巢、不育等；失盐不明显的男性，主要表现为性早熟、少精、不育等。但本型多数可无症状。

（2）11β－羟化酶缺陷：该酶缺陷使 11－去氧皮质酮和 11－去氧皮质醇增多，而醛固酮和皮质醇合成受阻，在 ACTH 作用下造成肾上腺分泌过量雄激素，引起女性男性化、男性性早熟和慢性肾上腺皮质功能不全。多数患者有轻度高血压，高血压与血清中 11－去氧皮质酮升高有关，应用糖皮质激素后血压下降，而停用糖皮质激素后血压又会升高，少数患者有重度高血压和低钾血症。

（3）3β－类固醇脱氢酶缺陷：该酶缺陷使孕烯醇酮、17－羟孕烯醇酮、去氧表雄酮大量堆积，皮质醇、醛固酮和睾酮合成均受阻。此型罕见，临床表现为失盐症状和慢性肾上腺皮质功能不全；女性轻度男性化；男性出生时男性化不完全，有尿道下裂、隐睾甚至男性假两性畸形。

（4）17α－羟化酶缺陷：该酶缺陷使雄激素、雌激素和糖皮质激素合成均受阻。患者两性分化均差，男性表现为假两性畸形；女性表现为青春期发育受阻，原发性闭经、性腺功能减退、性幼稚、无腋毛、无阴毛；同时可伴有肾上腺皮质功能不足、高血压、低血钾、碱中毒等。

（5）20，22－碳链裂解酶缺陷：此型最少见，此酶缺乏使皮质醇、醛固酮和性激素都不能合成，造成大量胆固醇堆积。因皮质激素缺乏，患儿表现为肾上腺皮质功能不全、严重失盐症状、易发感染。同时，由于雄激素和雌激素合成障碍，不论男女，出生时均表现为女性外生殖器。用糖皮质激素治疗后能改善症状，此亦为重要诊断依据之一。

2. 男性化肾上腺肿瘤　男女患儿均表现为生长迅速、肌肉发达、骨龄和骨骺提前融合。青春期前的女孩可见阴毛和腋毛丛生、阴蒂肥大、色素沉着、皮肤痤疮；而青春期前的男孩可见阴茎、阴毛和腋毛如成人状，前列腺增大，但睾丸体积不大。成年女性常见停经，颜面、躯干及四肢多毛，阴毛呈男性分布，阴蒂肥大，皮肤痤疮，声音低沉，乳房、卵巢和子宫萎缩等。成年男性患者难以发现，多在 B 超检查或雄激素测定中偶然发现。

3. 女性化肾上腺肿瘤　本病多发生于 25～50 岁的男性。男性乳房女性化为最常见的表现，一般双侧多见，伴有乳房压痛，乳晕区色素沉着，甚至有溢乳现象。1/2 的患者性欲或性功能减退，1/4 的患者有肥胖、骨骼肌萎缩、阴毛分布呈女性特征，部分肾上腺皮质癌患者有库欣综合征的表现。此类肿瘤通常很大，50% 以上的患者在腹部可扪及肿瘤包块。儿童患者除乳房女性化外，生长及骨质成熟加速。

四、诊断和鉴别诊断

（一）诊断

对于两性性征异常的患者，应明确是否存在肾上腺疾病；如属肾上腺疾病应明确是增生还是肿瘤；如系肿瘤，应准确定位，并判断肿瘤的良、恶性。肾上腺性征异常综合征的诊断需结合完整的病史（包括家族史）、典型的临床症状（如男性化、失盐等）、仔细的全身体格检查（特别注意外生殖器）及下列一些辅助检查综合考虑。

1. 性染色体检查　对可疑新生儿做染色体检查以明确患儿的染色体性别。遗传学研究表明，通常 CAH 患者性染色体和性腺是正常或基本正常的。即女性 CAH 的细胞核染色质阳性，染色体为 XX；男性 CAH 的细胞核染色质阴性，染色体为 XY。

2. 实验室检查　通过一系列内分泌指标的检查对明确诊断有重要意义。

（1）21 - 羟化酶缺陷型 CAH：血浆 17 - 羟孕酮（17 - OHP）的检查最为重要，基础血浆 17 - OHP > 300nmol/L（正常值 3 ~ 6nmol/L），特别是 > 600nmol/L 可临床诊断典型 CAH。妊娠 15 ~ 19 周，羊膜腔穿刺测定羊水 17 - OHP，用于产前诊断；新生儿出生 48 ~ 72h，足底血测 17 - OHP 可用于新生儿筛查。血浆孕酮、ACTH、睾酮升高，血浆皮质醇降低，24h 尿 17 - 酮类固醇（17 - KS）、孕三醇等升高可提供辅助诊断依据。典型失盐型还可见血浆醛固酮降低、肾素活性增高、低血钠、高血钾、酸中毒。非典型者血浆 17 - OHP 多数可正常，可进行 ACTH 兴奋试验鉴别，即静脉注射 ACTH 后测血浆 17 - OHP 的水平，非典型者血浆 17 - OHP 升高的幅度小于典型者。

（2）11β - 羟化酶缺陷型 CAH：主要是血浆 11 - 去氧皮质酮（DOC）和 11 - 脱氧皮质醇显著升高。血浆雄激素、ACTH、17 - KS、肾素活性和 24h 尿 17 - OHCS、17 - KS 等也升高。

（3）3β - 类固醇脱氢酶缺陷型 CAH：主要是血清 17 - 羟孕烯醇酮和脱氢表雄酮（DHEA）显著升高。另外孕烯醇酮、ACTH、血浆肾素活性等也升高。

（4）17α - 羟化酶缺陷型 CAH：血清孕酮、DOC、皮质酮、18 - 羟皮质酮、醛固酮和 ACTH 等升高。尿 17 - KS、17 - OHP、17 - OHCS 降低。

（5）20，22 - 碳链裂解酶缺陷型 CAH：各种类固醇水平均降低，ACTH 和血浆肾素活性升高。

（6）男性化肾上腺肿瘤：血清雄激素水平为必查指标，90% 表现有多毛的女性睾酮或双氢睾酮的水平升高。几乎所有病例尿 17 - KS 明显升高，主要是 DHEA 升高。此外，尿中孕烯醇酮和 17 - 羟孕酮及其衍生物的水平也增高。并且男性化肾上腺肿瘤患者的血浆雄激素或尿 17 - KS 不能被地塞米松所抑制，呈现 ACTH 非依赖性的自主性分泌现象。

（7）女性化肾上腺肿瘤：血、尿中雌激素水平升高，以雌酮、雌二醇、雌三醇升高为主，且对地塞米松抑制试验和 ACTH 兴奋试验均无阳性反应。尿 17 - KS 增加。由于肿瘤分泌大量雌激素反馈抑制垂体分泌促性腺激素，因而血中 FSH 和 LH 浓度明显降低，且对 FSH 和 LH 刺激无反应。

3. 影像学检查　内生殖器官和肾上腺 B 超、CT 或 MRI 为重要检查手段，可以明确内生殖器官的类别、部位、发育情况，有无多囊卵巢、异位睾丸，肾上腺肿瘤或增生情况。影像学检查对肾上腺肿瘤有很高的诊断价值，一般腺瘤形态多为圆形、有包膜、边缘规则，而腺癌边缘多不规则。B 超、CT 或 MRI 检查对肿瘤有无局部转移、邻近器官受累情况及手术难易的评估有重要意义。其他影像学检查，如 X 线片可评价骨龄；生殖道造影可评价尿道生殖窦发育程度；静脉尿路造影可显示是否合并尿路畸形及肾上腺体积大的肿瘤对肾脏的挤压、下移及肾上盏变形改变。

（二）鉴别诊断

主要是区别是肾上腺增生、肿瘤引起的性征异常还是肾上腺外（如性腺）疾病引起的性征异常。

（1）CAH：主要是与各种非肾上腺因素的性征异常疾病相鉴别。如女孩肾上腺男性化应与体质性多毛或单纯阴毛出现的性早熟相鉴别。男孩出现青春期提前时需要与睾丸非精原细胞瘤型生殖细胞瘤和间质细胞瘤区别。成人肾上腺性征异常症还应与特发性多毛、库欣综合征、Stein－Leventhal 综合征、合并肢端肥大症的肾上腺男性化病、卵巢雄性细胞瘤等相鉴别。

（2）男性化肾上腺肿瘤：主要是与各种性腺起源的雄激素过多引起的男性化相鉴别。常见的有 CAH、多囊卵巢综合征、卵巢肿瘤、儿童睾丸间质细胞瘤、特发性性早熟等。

（3）女性化肾上腺肿瘤：主要是与各种性腺起源的雌激素过多引起的女性化相鉴别。常见的有睾丸肿瘤、Klinefelter 征、特发性性早熟和乳房早发育、药物引起的乳房发育，如长期服用利舍平、甲丙氨酯（眠尔通）和地西泮以及含雌激素药物或避孕药等都可以导致男性化乳房发育。

五、治疗

（一）CAH

激素替代是 CAH 的主要治疗手段，辅以手术矫正两性畸形，重塑患者的社会生理性别。

（1）激素替代治疗：激素替代是通过补充缺乏的皮质激素以抑制 ACTH 的分泌和肾上腺皮质增生，减少肾上腺性激素的分泌并避免医源性皮质激素过量，达到抑制男性化、促进正常生长、促进性腺发育和保护潜在生育能力的目的。

21－羟化酶缺陷的典型失盐型、3β－类固醇脱氢酶缺陷和 20，22－碳链裂解酶缺陷的患者需补充糖皮质激素和盐皮质激素；21－羟化酶缺陷的单纯男性化型和非典型、11β－羟化酶缺陷和 17α－羟化酶缺陷的患者一般只需补充糖皮质激素；17α－羟化酶缺陷的患者在青春期时需补充性激素。

激素具体选择如下：①糖皮质激素：婴幼儿、青少年首选氢化可的松，10～15mg/（m^2·d），因其为短效，抑制生长不良反应小，也可以醋酸可的松 20～30mg/（m^2·d）替代；性腺发育完成的青少年和成年者，首选长效制剂如泼尼松 5～7.5mg/d 或地塞米松 0.25～0.5mg/d。②盐皮质激素：主要使用氟氢可的松 0.05～0.15mg/d。糖皮质激素合用盐皮质激素可以减少前者的使用量和不良反应。氢化可的松联合氟氢可的松常常是最为有效的治疗方案。部分严重的婴儿尚需补充氯化钠 1～2g/d。③性激素：主要是对性激素合成不足的患儿（如 17α－羟化酶缺陷型 CAH），若出生时为女性生殖器，到青春期时需补充一定量的女性激素，以促进女性性征的发育，并尽可能恢复生育能力。

（2）两性畸形的外科治疗：对于生殖器官有异常者，在药物治疗成功的基础上，通过外科手术进一步提高治疗效果。两性畸形外科治疗的原则是：生育潜能和性功能的保护、最简单的医学干预、恰如其分的性别外观、稳定的性别特征、社会心理健康。①重赋社会性别：社会性别的确定需综合考虑基因性别、外生殖器的解剖状态、性腺和生殖通道的潜在功能以及当前的社会性别，其中以基因性别和外生殖器解剖状态为主要决定因素。通常临床上大多选择为女性。②去除内生殖器：性别确定后，与性别相矛盾的生殖器应切除，如输卵管、子宫或输精管可在手术中切除，手术时间多取在2～3岁。③切除性腺：首先考虑第二性征的形式，对与青春期第二性征相矛盾的性腺应切除。真两性畸形中，一侧为睾丸，一侧为卵巢，需切除有矛盾的性腺。对有卵睾结构者，若作为女孩抚养，其卵睾组织需保留；若作为男孩抚养，卵睾组织应切除。④外生殖器重建：目的在于恢复正常的解剖和性别外观、保存正常的性功能、矫正或预防泌尿系畸形或并发症。一般多重建女性外生殖器，因为女性外生殖器重建相对容易。只有在阴茎发育到足以保持男性功能时才考虑男性重建手术。

（二）男性化肾上腺肿瘤

首选手术治疗，通过手术切除腺体肿瘤可以达到治愈的目的。手术切除范围包括肿瘤、肾上腺及周围组织，如有孤立转移灶也一并切除。由于男性化肾上腺肿瘤的对侧肾上腺多无萎缩，肿瘤切除后无需补充激素或仅需短期补充皮质激素。对于恶性肿瘤有明显转移无法手术切除或存在手术禁忌证时可采用放疗或化疗，以改善症状、延长生存期。常用的化疗药物有密妥坦、氨鲁米特、酮康唑、氟尿嘧啶等。①密妥坦：作用于肾上腺皮质的正常或肿瘤细胞，改变肾上腺线粒体功能，使束状带和网状带萎缩坏死，即起到药物性肾上腺切除的作用，一般使用剂量为10～20g/d。②氨鲁米特：抑制胆固醇合成孕烯醇酮，初试剂量0.25g/d、分2次口服，逐渐增加至0.5g/d、分4次口服。③酮康唑：为抗真菌药物，同时可有抑制皮质类固醇合成的作用，1.2g/d。

（三）女性化肾上腺肿瘤

治疗原则是尽早手术，切除范围包括肿瘤、同侧肾上腺及肾上腺周围脂肪、结缔组织和淋巴组织。因为对侧肾上腺可能存在萎缩，故手术前后应适当补充糖皮质激素。经手术治疗后女性化症状消退，性欲恢复，睾丸体积增大，尿中雌激素、17－KS、17－OH水平下降。若术后症状持续存在，类固醇水平不降或下降后又升高，提示肿瘤有转移或复发。肿瘤多向肝、肺和局部淋巴结等处转移。对于肿瘤不能切除或切除后复发者可行放射治疗或密妥坦等药物治疗，以减轻症状。

（唐晓龙）

第四节　儿茶酚胺增多症

一、概述

儿茶酚胺增多症（hypercatecholaminemia）是体内嗜铬细胞分泌过多的儿茶酚胺（肾上腺素、去甲肾上腺、多巴胺）从而引起以高血压和代谢紊乱为主要特征的临床综合征，主要包括肾上腺嗜铬细胞瘤（pheochromocytoma，PHEO）、副神经节瘤（paraganglioma，PGL，即肾上腺外嗜铬细胞瘤）和肾上腺髓质增生（adrenal medulla hyperplasia）等。虽然儿茶酚胺增多症仅占高血压患者的0.1%～0.6%，但其检出却是十分必要的，因为严重的高血压危象可以致命；手术切除肿瘤或增生的病灶可以治愈；约10%的肾上腺嗜铬细胞瘤为恶性，副神经节瘤恶性率更高，为15%～35%；确诊嗜铬细胞瘤后可以为寻找其他内分泌肿瘤提供线索。手术切除是嗜铬细胞瘤最有效的治疗方法，肾上腺髓质增生也常采用手术治疗，妥善的围术期处理是降低手术风险和保证手术成功的关键。

二、病因

嗜铬细胞瘤是第一种在肾上腺发现的肿瘤，1926 年 Roux 首次成功地切除了嗜铬细胞瘤；肾上腺髓质增生是一种临床少见的疾病，1977 年吴阶平首先提出肾上腺髓质增生是一种独立疾病，通常双侧发病。到目前为止，嗜铬细胞瘤和肾上腺髓质增生的病因都不明确，但有几种特殊情况可能与其发病原因有关：

（1）多发性内分泌肿瘤（multiple endocrine neoplasia，MEN）：多发性内分泌肿瘤是一种累及多种内分泌器官的伴有常染色体显性遗传的遗传性肿瘤综合征，临床表现多样，两个或两个以上的内分泌腺体同时或先后发生功能性肿瘤，引起相应激素过剩的临床症候群。分为 MEN－1、MEN－2a、MEN－2b、MEN－1 和 MEN－2 混合型等 4 型。其中，MEN－2a 型：又称 Sipple 综合征，包括嗜铬细胞瘤或肾上腺髓质增生症并甲状腺髓样癌、原发性甲状旁腺功能亢进症。MEN－2b 型：除有 MEN－2a 型的肿瘤外，还可发生多发性皮肤或黏膜神经瘤。

（2）家族性嗜铬细胞瘤（familial pheochromocytoma）：家族性嗜铬细胞瘤系常染色体显性遗传疾病，有高度外显率。家族性嗜铬细胞瘤的发病率占嗜铬细胞瘤的 6%～10%，多为双侧多发或两个以上内分泌腺体受累，发病年龄较早，常见于儿童；双侧性嗜铬细胞瘤中约 50% 为家族性，同一家族的发病成员其发病年龄和肿瘤部位往往相同。家族性嗜铬细胞瘤患者存在各种各样的基因缺陷，如 SDHD、SDHB 或 SDHC 基因突变，具有这类基因缺陷的胚胎，一部分外胚层的神经嵴细胞可迁移至身体的其他部位，衍化成特殊的细胞群即 APUD（amine precusor uptake and decarboxylation）细胞系统，肿瘤可分泌多肽激素，形成以嗜铬细胞瘤为主的各型内分泌肿瘤综合征，常与 MEN－2a 型和（或）MEN－2b 型和（或）神经外胚层发育异常同时存在。另外家族性嗜铬细胞瘤还可以与神经纤维瘤病（von recklinghausen）、视网膜血管瘤、脑脊髓血管网状细胞瘤（lindau）等并发。

（3）多内分泌功能性嗜铬细胞瘤：有报道嗜铬细胞瘤能分泌两种以上的内分泌激素。以前对嗜铬细胞瘤并发高血钙原因有过多种猜测，直到 1981 年 Fairhust 从瘤组织中分离出类甲状旁腺活性激素，1985 年 Shanberg 在 10 例患者中证实嗜铬细胞是自主分泌异位性甲状旁腺素的肿瘤，而并非是儿茶酚胺增高后刺激甲状旁腺素分泌增加所致，因而提出“多内分泌功能性嗜铬细胞瘤”这种新的概念。虽然此类患者的甲状旁腺素增高但其甲状旁腺往往是正常的，既无增殖现象，亦无肿瘤。嗜铬细胞瘤还可分泌 ACTH，70% 为小形 ACTH，是人类标准的 ACTH，若分泌过量即可形成典型的库欣综合征，它与肺癌及其他肿瘤所分泌的大形 ACTH 有所不同。此外嗜铬细胞瘤还可分泌 α－MSH、血管活性肠肽（VIP）、前列腺素、P 物质、神经肽 Y、生长抑素等物质而引起相应的特征表现，其临床意义有待进一步明确。

（4）特殊部位的嗜铬细胞瘤：嗜铬细胞瘤可遍布盆腔以上的身体各部。若生长在特殊部位，则其病因及临床表现更为复杂。如肾门部的嗜铬细胞瘤通过直接压迫和内分泌作用可造成肾动脉狭窄；肾实质内的嗜铬细胞瘤可造成肾素分泌增高；胰腺后方的嗜铬细胞瘤可引起血管内浸润、肾血管性高血压；膀胱内嗜铬细胞瘤可导致排尿性高血压、晕厥等。

（5）神经外胚层发育异常：神经外胚层发育异常（neuroectodermal dysplasia）是一组伴

有皮肤损害的中枢神经系统疾病，有明显的家族性。因为嗜铬细胞来源于神经外胚层的神经嵴，故神经外胚层发育异常可伴有嗜铬细胞瘤。常见的有：①多发性神经纤维瘤病。NF 基因突变所致，5% ~23% 的嗜铬细胞瘤可并发本病。②Von Hippel - Lindlau 病（VHL 病）。VHL 基因突变所致，是一种伴有囊性小脑或血管细胞瘤视网膜畸形的视网膜血管瘤。③结节性硬化症。以多发性皮脂腺瘤样面痣和智力减退为特征，可同时伴有多发性神经纤维瘤病、癫痫发作，也常见血管畸形和囊肿。④Sturge - Weber 综合征：又称三叉神经多发性血管瘤，以沿三叉神经走向部位的面部血管瘤为其特点，并伴有脑及脑膜血管畸形，可并发嗜铬细胞瘤。

三、病理和病理生理

嗜铬细胞瘤主要来源于肾上腺髓质，多为单侧，双侧者占 10% 左右，但遗传性者多为双侧、多发。10% ~15% 的嗜铬细胞瘤来源于肾上腺外，包括源于交感神经（腹部、盆腔、胸部）和副交感神经（头颈部）者，也称为副神经节瘤，主要位于腹部和盆腔，常见的部位有腹主动脉旁、肾门附近、下腔静脉旁、膀胱、胸腔纵隔、头颈部等。

嗜铬细胞瘤病理上可分为良性、恶性和混合性三类。良性居多，良性嗜铬细胞瘤一般呈圆形或卵圆形，直径大小不一，多 3 ~5cm，表面光滑，血供丰富，有完整包膜，其包膜发出的纤维索伸入瘤组织内将瘤组织分割成分叶状，而瘤组织外的正常髓质可无变化或被挤压而萎缩。肿瘤体积大小并不与功能强弱呈正比。恶性者直径多 >5cm，重量多 >80g，肿瘤质地较硬，向周围浸润生长，表面血管怒张，包膜不完整，形态不规则，瘤体剖面可有退行性囊性变或形成血肿，有粗肿瘤结节或多个结节，邻近肿大或发硬的淋巴结内有嗜铬细胞或组织。肿瘤组织的细胞很不规则，有的由正常的髓质细胞所组成，有的则由瘤细胞组成。瘤细胞呈不规则的多面形，较大，胞质丰富，并含有嗜铬性颗粒，细胞核大而圆，内含空泡，细胞内的颗粒及空泡内含有大量升压物质。仅根据病理组织学特征本身不能鉴别肿瘤的良恶性，在良性和恶性肿瘤细胞中都可以看到重的嗜铬性颗粒、奇特的核分裂像、血管内浸润性生长、瘤细胞形成的肿瘤假包膜等肿瘤组织浸润现象。瘤细胞形态异常可能是内分泌功能行为的一种表现，不能作为良、恶性肿瘤鉴别诊断的最终依据。恶性嗜铬细胞瘤的诊断只能是在没有嗜铬组织的区域出现嗜铬细胞（转移灶）时才能成立，如淋巴结、肝脏、肺及骨等处。

肾上腺髓质增生和肾上腺嗜铬细胞瘤在细胞学上无差异，但有组织学差异，肾上腺髓质增生是肾上腺髓质弥漫性或结节状增生的改变，没有包膜；在肾上腺尾部和两翼都有髓质存在（正常情况下不存在）；肾上腺髓/皮质之比发生根本变化，肾上腺髓质的绝对重量增加 2 倍以上，且多为双侧病变。

儿茶酚胺增多症主要分泌去甲肾上腺素和肾上腺素，极少数分泌多巴胺。儿茶酚胺、交感神经系统及 α 受体、β 受体下调和敏感性降低等多种因素参与维持其血流动力学变化。嗜铬细胞瘤还可以分泌其他 35 种以上激素或多肽如血管活性肠肽、P 物质、神经肽 Y、ACTH、阿片肽、生长激素释放因子、生长抑素、心房钠尿肽、甲状旁腺素相关肽等而引起不同的病理生理和临床表现。

四、临床表现

儿茶酚胺增多症患者的临床表现某种程度上取决于肿瘤或增生组织分泌产物的种类和量，其临床表现千变万化，犹如多种不同的疾病，故被称为“伟大模仿者”，但多数患者表现为肿瘤或增生组织分泌过多儿茶酚胺为基础的症状和体征。严重患者可表现为高血压危象、恶性高血压、急腹症或心血管并发症，此时常需紧急药物处理和（或）手术治疗；相反，大约10%的“功能隐匿性嗜铬细胞瘤”可无儿茶酚胺增多症的典型症状和体征。嗜铬细胞瘤的临床表现与其肿瘤大小并不成正比，小的肿瘤儿茶酚胺含量虽少，但它们通常结合儿茶酚胺不紧密，可直接释放儿茶酚胺进入血液循环，造成其症状有时可能较严重；大的肿瘤儿茶酚胺含量高，但是结合儿茶酚胺比较紧密，并且大部分在肿瘤内直接生成代谢产物，因此只有相对少量的血管活性肽及大量无活性的代谢产物分泌，故其临床症状有时反而较轻。

高血压是本病最常见的典型特征，发生率80% ~90%，可伴有典型的头痛、心悸、多汗“三联征”。高血压本身作为一种体征，也有多种表现，主要有以下三种形式。①持续性高血压：发生率50%左右，患者表现为波动较小的持续性高血压，此类高血压用常用的降压药效果不佳，而钙通道拮抗剂、硝普钠、α 受体阻滞剂有效，此类型多见于儿童和MEN－2型患者。②阵发性高血压：系本病特征性表现，发生率45%左右，患者平时血压正常、无症状，高血压突然发作时可达（200 ~300）/（130 ~180）mmHg，同时伴有其他症状和体征。阵发性高血压有发作渐频、间隔渐短的趋势，最终可成为持续性高血压。这一类高血压通常比较容易引起嗜铬细胞瘤的怀疑，阵发性高血压女性通常比男性更多。③持续性高血压阵发性发作：平时血压即高于正常，在某些诱因或无诱因情况下可出现血压阵发性急剧增高，甚至出现高血压危象。另外有患者表现为高血压与低血压交替，大约5%的嗜铬细胞瘤患者血压可正常，10% ~50%的患者可出现直立性低血压。

高血压发作的频率差别较大，从1年几次到1天几次，每次发作持续时间从几分钟到几小时。75%的患者每周发生1次或以上，80%的患者发作时间不超过1h。通常发作迅速，症状逐渐消失。随着初次发作以后，患者的发作频率增加，虽然发作严重程度可有或者可无改变。高血压发生可以无明显诱因刺激，但许多因素可以诱发高血压危象，包括挤压肿瘤、体育锻炼、某一特定姿势、直接的外伤、穿紧衣服、用力大小便或呕吐、膀胱膨胀、性交、大笑、打喷嚏、咳嗽、干呕、Valsalva动作、用力呼吸等引起腹内压增高；精神刺激、麻醉诱导期；富含酪胺的食物、啤酒、白酒、成熟干酪；可能诱发高血压危象的药物有：酪胺、组胺、肾上腺素、去甲肾上腺素、尼古丁、胰高血糖素、三环类抗抑郁药、四乙胺、醋甲胆碱、琥珀酰胆碱、吩噻嗪类、ACTH、β 受体阻滞剂（如普萘洛尔等）。

与儿茶酚胺分泌过度和高血压有关的症状和体征多种多样但又缺乏特异性，包括：严重头痛、全身多汗、心悸、心动过速、苍白、面红；焦虑、紧张、恐惧震颤、头昏、晕厥、脑出血、脑栓塞症状；胸痛、腹痛、腰痛、腹股沟区疼痛；恶心、呕吐、食欲减退、便秘、腹泻；虚弱、乏力、疲劳。与并发症有关的表现有：充血性心力衰竭、心肌病变、心肌梗死、脑血管意外、缺血性小肠结肠炎、氮质血症、低钾血症、高血糖、脂代谢紊乱、壁间动脉瘤、脑病、休克。其他并存疾病或综合征有关的表现有：胆石症、甲状腺髓质癌，以及分泌5－羟色胺、降钙素、前列腺素或ACTH样物质产生的效应，甲状旁腺功能亢进症、黏膜皮肤神经瘤、角膜神经增粗、消化道神经节神经瘤病、神经纤维瘤及其并发症、库欣综合征、VHL 病、性征异常、Addition 病、肢端肥大症。其他还有转移或侵犯邻近组织而产生的临床表现。总之患者个体差异很大。肾上腺髓质增生症患者最主要的临床表现是高血压，多无代谢表现。

妊娠期嗜铬细胞瘤是嗜铬细胞瘤中较严重的一种，确诊前母婴的死亡率超过 40%，即使确诊后并采取一定的措施，其死亡率仍较高，严重危及母婴的生命安全。妊娠期嗜铬细胞瘤的症状通常与子痫、先兆子痫、毒血症相似，头痛、多汗、视觉障碍、心悸和高血压（阵发性或者持续性）都常见。妊娠期嗜铬细胞瘤在分娩以前得到确诊的只有 1/3，大部分情况下是在产后或分娩时突然发生高血压或晕厥，潜在的嗜铬细胞瘤才被注意到。即使患者曾经有过顺利地生产，但是如果患者有不稳定的高血压或直立性高血压、充血性心力衰竭或心律失常等，应考虑嗜铬细胞瘤的诊断。

儿童嗜铬细胞瘤较少见，约占总的嗜铬细胞瘤的 10%，其表现与成人相比有某种改变：头痛、恶心、呕吐、体重减轻和视觉困难较成人常见；烦渴、多尿，以及惊厥在成人中少见，而在儿童中发病率可达 25%；11% 的儿童患者可有水肿、发红、发绀的手部表现；儿童嗜铬细胞瘤的患者中，90% 有持续性的高血压，阵发性高血压 $<10\%$；相比成人，儿童的家族性嗜铬细胞瘤、双侧嗜铬细胞瘤、多发性嗜铬细胞瘤、肾上腺外嗜铬细胞瘤、恶性嗜铬细胞瘤发病率较高。与成人发病率在性别上相反，小儿嗜铬细胞瘤男性多于女性，男女之比为 2∶1。男性儿童的发病按年龄随机分布，9～12 岁年龄组为该病的好发年龄，女孩则 62% 的患者发生于月经初潮时期。

五、诊断和鉴别诊断

（一）诊断

儿茶酚胺增多症的诊断首先是根据临床表现做出初步诊断，然后运用生化检查做出定性诊断，运用解剖影像学和功能影像学做出定位诊断，以明确病变的部位、大小、对邻近脏器的影响以及有无远处转移等（图 14－1）。

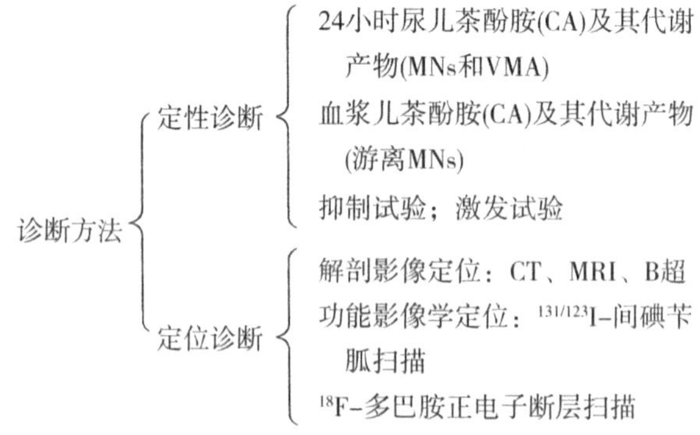

图 14－1　儿茶酚胺增多症的主要诊断方法

（1）24h 尿儿茶酚胺（CA）及其代谢产物（MNs 和 VMA）：CA 包括 NE、E 和 DA；MNs 包括甲基福林（MN）和甲基去甲福林（NMN），分别为 E 和 NE 的中间代谢产物；香草基扁桃酸（VMA）为 CA 的最终代谢产物。测定 24h 尿 CA 和 VMA 为传统的定性诊断方法，目前仍然是主要的生化检查手段，常用于初步筛检，98% 的儿茶酚胺增多症患者 24h 尿 CA 增高，但症状不发作时尿内 CA 可正常，并且有许多食物或者药物可以影响尿中儿茶酚胺及其代谢物的水平，故检查结果阴性不能排除诊断。对于结果阴性而临床高度可疑者需重复多次和（或）高血压发作时或发作后留尿测定。MNs 化学结构稳定，受食物或药物影响较小，特异性可达 97%，敏感性稍低，为 69%，适于低危人群的筛检。

（2）血浆儿茶酚胺（CA）及其代谢产物（游离 MNs）：血浆 CA 亦为传统的定性诊断方法。但血浆 CA 不稳定，NE 在血液中的半衰期仅 2min，并且血浆 CA 受应激、活动、失血、吸烟及多种药物的影响较大，所以血浆 CA 测定不如 24h 尿 CA 测定价值高。血浆游离 MNs 受血循环中 CAs 和精神因素的影响较小。测定血浆 MN、NIVIN 诊断嗜铬细胞瘤的敏感性为 97% ~99%，特异性为 82% ~96%，假阴性率仅 1% ~2%，为较好的生化检测指标，适于高危人群的筛检，目前应用尚不普及，建议推广。孙福康等研究发现患者血浆 NMN 在不同时间点有明显变化，而 MN 相对稳定，提示 MN 是诊断肾上腺嗜铬细胞瘤更为稳定的监测指标。

（3）抑制试验：目前常用可乐定或喷托铵（安血定）进行抑制试验来鉴别假阳性。可乐定可兴奋中枢 α_2 受体，抑制交感神经末梢释放 NE 和肾脏分泌肾素，故能降压。口服可乐定 0.3mg，服药前和后 1h、2h、3h 各抽血测定血浆 CA，或服药前、后各留取 24h 尿测定 CA 及其代谢产物。服药后血浆或尿 CA 降至正常范围（<500pg/ml）或下降 50% 以上者是抑制阳性，提示为神经源性的血压升高或非儿茶酚胺增多症性高血压，抑制阴性提示儿茶酚胺增多症。当血浆 CA 浓度轻度升高难以区分原发性高血压和儿茶酚胺增多症时，可进行可乐定抑制试验。喷托铵为神经节阻滞剂，也有降压作用，同样可用于抑制试验。

（4）激发试验：随着现代检查方法的进展，胰高血糖素、纳洛酮、甲氧氯普胺（灭吐灵）等激发试验目前已较少实用。对于阵发性高血压发作间期较长、高血压发作不易观察以及血浆 CA 在 400 ~2000pg/ml 者，也可尝试进行激发试验。

（5）CT：CT 平扫 + 增强扫描为首选的影像学定位诊断检查，可发现肾上腺 0.5cm 和肾上腺外 1.0cm 以上的肿瘤，其定位诊断的准确性达 90% 以上，CT 在检测肾上腺外嗜铬细胞瘤方面已经取代了动、静脉造影和超声显像等。肿瘤内密度不均和显著强化为其特点，能充分反映肿瘤形态及与周围组织的解剖关系。但 CT 较难鉴别嗜铬细胞瘤与其他肾上腺肿瘤，也无法预测肿瘤的良、恶性。若 CT 检查显示肾上腺体积增大但无肿瘤征象，可间接支持肾上腺髓质增生的诊断。

（6）MRI：在识别病变的准确度上与 CT 不分伯仲，而且无电离辐射、无造影剂过敏之虞，冠状位和矢状位成像可以获得绝佳的肿瘤与周围脉管系统之间解剖关系以及静脉引流途径的信息。适用于儿童、孕妇和肾上腺外嗜铬细胞瘤的诊断。嗜铬细胞瘤血供丰富，在 T_1WI 低信号、T_2WI 高信号，反向序列信号无衰减为其特点。

（7）B 超：敏感性低，不推荐用于定位，但因其简单、无创、价廉，可作为初筛检查，特别是可疑颈部嗜铬细胞瘤及婴幼儿、孕妇等。

（8）$^{131/123}$I - 间碘苄胍扫描（$^{131/123}$I - MIBG）：^{131}I - MIBG 和 ^{131}I - MIBG 扫描是诊断儿茶酚胺增多症的一种安全、灵敏、特异和无创的技术，是目前肿瘤术前定位及术后随访的重要方法。MIBG 为去甲肾上腺素类似物，能被嗜铬细胞儿茶酚胺囊泡摄取，肾上腺髓质发生肿瘤或增生时，摄取的 MIBG 增多，行 γ 照相时能显影。$^{131/123}$I－MIBG 对儿茶酚胺增多症既能做出定性诊断，又能做出解剖和功能的定位诊断。一次性注药可做全身检查，对家族性、小病变、多发性、肾上腺外、复发或转移性肿瘤有较大的诊断价值，其中对于发现肾上腺外嗜铬细胞瘤的敏感性高于 CT 检查，对骨转移能比 X 线更早发现，对恶性嗜铬细胞瘤和肾上腺髓质增生还有治疗作用。应用$^{131/123}$I－MIBG 对肾上腺髓质扫描，对嗜铬细胞瘤和肾上腺髓质增生可在形态上显示比较明确的区别。对于 CT 和ⅣIRI 检查阴性或不能明确诊断而临床怀疑者，$^{131/123}$I－MIBG 是有效的替代手段。

（9）^{18}F－多巴胺正电子断层扫描：^{18}F－多巴胺正电子断层扫描（PET）是诊断嗜铬细胞瘤的新方法，优于 MIBG，其敏感性和特异性可达到 100%，其显像对肿瘤转移及复发的诊断较为有利。常用于症状提示嗜铬细胞瘤，对生化试验阳性，但常规影像学检查不能定位的肿瘤。

（二）鉴别诊断

儿茶酚胺增多症的鉴别诊断范围极其广泛，主要包括：原发性高血压、各种原因的继发性高血压、焦虑紧张、癫痫发作、甲状腺功能亢进、阵发性心动过速、冠状动脉灌注不足综合征、血管舒张性头痛、急性高血压性脑病、交感神经系统的肿瘤、糖尿病、肾上腺皮质肿瘤、多发性神经炎、多发性神经根炎、甲状腺髓样癌、甲状旁腺功能亢进等。

区分嗜铬细胞瘤的良、恶性对于早期诊断、治疗及判断预后具有重要意义。但目前根据临床表现、生化指标、影像学检查及组织病理学结果并不能完全区分肿瘤的良、恶性。沈周俊研究认为，下列指标符合越多恶性的可能性越大：①肿瘤直径 >5cm，重量 >80g。②影像学检查示肿瘤内部结构紊乱，密度不均匀，可有液化坏死，呈囊实混合性结构，肾上腺结构消失，血管周围淋巴结增大。③异位或多发性嗜铬细胞瘤。④复发性嗜铬细胞瘤的恶性率增高。⑤进行性消瘦、血沉快、多脏器受累表现。⑥术中见肿瘤质地较硬，向周围浸润生长，表面血管怒张，包膜不完整，形态不规则；瘤体剖面有囊性变，有粗肿瘤结节或多个结节。⑦术中取邻近淋巴结，特别是肿大或发硬的淋巴结做病理检查，如发现其内有嗜铬细胞或组织。⑧镜下肿瘤细胞小、缺乏胞质玻璃样小球。⑨免疫组织化学缺乏神经肽类的表达和（或）S－100 阳性的支持细胞。⑩术前有高血压者在术后仍表现为持续性的血压升高，考虑恶性的可能性较大。

六、治疗

手术切除是治疗嗜铬细胞瘤最有效的方法。单侧散发的嗜铬细胞瘤常将单侧肾上腺切除；双侧、家族性或具有遗传背景者常实施保留肾上腺的肿瘤切除，以避免皮质激素终身替代；肾上腺外嗜铬细胞瘤需切除异位的肿瘤；恶性嗜铬细胞瘤需行肿瘤根治性切除，并辅以^{131}I－MIBG 放射性核素治疗和放化疗；双侧肾上腺髓质增生常采用肾上腺次全切除术（一侧全切，另一侧 2/3～4/5 切除）。积极的围术期准备、恰当的术式选择、精细的术中操作以及术后的相应处理是确保手术成功的关键。

1. 术前准备　嗜铬细胞瘤切除较其他肾上腺病变的手术危险性为大，充分的术前准备对于儿茶酚胺增多症特别是嗜铬细胞瘤患者具有极其重要的意义，以往未常规使用 α 受体阻滞剂等进行术前准备时，手术死亡率高达 50%，充分的药物准备可使手术死亡率降至 1%～5%。首先要充分认识儿茶酚胺增多症低血容量性高血压的特点。长期高浓度的儿茶酚胺使血管收缩、血压增高、血容量减少，术中切除肿瘤后其表现更为突出，同时高浓度儿茶酚胺对心肌的损害也十分严重，可引起心律失常、心力衰竭，使手术危险性增大。故术前进行有效降压、扩容及营养心肌治疗非常重要，也极为必需。术前准备的目标在于阻断过量CA的作用，维持正常血压、心率和心律；改善心脏和其他脏器功能；纠正有效血容量不足；防止手术、麻醉诱发CA的大量释放所致的血压剧烈波动，减少急性心衰、肺水肿等严重并发症的发生。

（1）控制血压：①α受体阻滞剂：最常用的是长效非选择性α受体阻滞剂，如酚苄明，初始剂量5～10mg，2次/d，每2～3d递增10～20mg，直到血压稳定，并有轻度的直立性低血压。通常，剂量需要达到每日30～60mg。有研究认为选择性α_1受体阻滞剂如哌唑嗪（2～5mg，2～3次/d）、特拉唑嗪（2～5mg/d）、多沙唑嗪（2～16mg/d）具有更好的效果；比如，上海交通大学医学院附属瑞金医院泌尿外科即在术前常规应用选择性α_1受体阻滞剂甲磺酸多沙唑嗪控释片（商品名：可多华），最大剂量为12mg/d，最小剂量为4mg/d，同时在术中补充血容量，使术前准备时间明显缩短，中位时间为11d，且术中血压更稳定。②钙离子通道阻滞剂：钙离子通道阻滞剂能够阻断NE介导的钙离子内流入血管平滑肌细胞内，达到控制血压和心律失常的目的，它还能防止CA相关的冠状动脉痉挛，有利于改善心功能。其疗效与α受体阻滞剂相当，但不会引起直立性低血压。对于单用α受体阻滞剂血压控制不满意或α受体阻滞剂严重不良反应患者不能耐受或血压仅间歇升高时，可换用或联合使用钙通道阻滞剂，如硝苯地平、维拉帕米等。

（2）纠正心律失常：对于CA或α受体阻滞剂所导致的心动过速或室上性心律失常多使用β受体阻滞剂，如阿替洛尔、美托洛尔、埃莫洛尔等。β受体阻滞剂用于手术和麻醉前的准备还可以减少α受体阻滞剂的使用量。但应用β受体阻滞剂必须在α受体阻滞剂使用2～3d以后，因单用β受体阻滞剂可阻断肾上腺素兴奋β_2受体扩张血管的作用而可能诱发高血压危象、心肌梗死、肺水肿等致命的并发症。

（3）扩容疗法：儿茶酚胺增多症患者多数存在血容量绝对不足，加之术前使用α受体阻滞使血管床扩张，血管容积相对增加，这可造成腺瘤切除或肾上腺切除后，回心血量及有效心排血量锐减，患者可发生严重的低血容量性休克，故术前应补充液体使血容量恢复至正常生理状态，再根据患者术中的中心静脉压、即时动脉血压及心电监测结果指导术中补血补液。

术前准备时间一般10～14d，发作频繁者需4～6周。沈周俊、张荣明等研究认为术前准备应达到以下标准：①血压控制在140/90mmHg以下，心率<80次/min，直立性低血压不低于80/45mmHg，阵发性高血压发作次数减少或不发作。②心电图ST段与T波的改变恢复到正常，极少发生室性期前收缩。③低血容量得到有效纠正，即术前血细胞比容下降≥5%并伴有体重增加。④轻度鼻塞，四肢末端发凉感消失或有温暖感，甲床红润等表明微循环灌注良好。

2. 手术方式　合适的手术方式取决于患者的病情、体形，肿瘤的大小、部位及与周围血管的关系，以及手术医生的经验和习惯等。

（1）腹腔镜手术：对于直径<6cm、无局部浸润或远处转移的嗜铬细胞瘤常首选腹腔镜手术。与开放手术相比，腹腔镜嗜铬细胞瘤切除术具有术中CA释放少、血压波动幅度小、创伤小、术后恢复快、住院时间短等优点。单纯肿瘤大小并非绝对限制，这与术者的经验有

关，国外有报道直径 12cm 的肾上腺肿瘤经腹膜腔安全切除者。分为经腹腔和腹膜后两种途径，两者无显著差异，但腹膜后途径恢复更快、应用较多。

（2）开放手术：对于巨大、怀疑恶性、肾上腺外嗜铬细胞瘤，仍首选开放手术，更有利于充分暴露肿瘤和周围脏器，探查肿瘤的其他好发部位。开放手术切口选择如下：经肋间切口（10 或 11 肋间）方便、简单，组织创伤小、术后并发症少、恢复快、对胸腔及腹腔的干扰少并且更适合泌尿外科手术习惯，适用于肿瘤局限于肾上腺者；腹部正中切口的手术视野显露好，可以探查全腹腔发现转移病灶，在恶性嗜铬细胞瘤手术中应用较多；上腹部 L 形切口是在腹部切口的基础上向右或向左水平延长至腋中线，从而使肾上极、肾上腺、肝门、门静脉下方、腔静脉内上方、脾脏等都能得到充分暴露，应用也较多；肿瘤巨大、位置较高、广泛转移或有下腔静脉癌栓者可选用胸腹联合切口或胸膜外胸腹联合切口。

手术选择全身麻醉，手术医师和麻醉医师需密切配合。术中持续监护极其重要，包括心电图、血压（包括监测动脉压的动脉置管）、尿量和中心静脉压的监测等。术中要彻底切除肿瘤，避免肿瘤种植播散，在接触肿瘤时应尽量减少对肿瘤组织的挤压，先结扎肿瘤内侧血管组织，以减少肿瘤内激素进入血循环。肿瘤切除后若血压下降不明显或下降后又很快回升，则应警惕有肿瘤残余或转移瘤的存在，此时对于肿瘤好发部位应仔细探查并密切监测血压。在处理右侧肾上腺肿瘤时应特别注意防止损伤下腔静脉。

3. 手术技巧　无论选择什么样的手术方式，其手术原则都相同：对肾上腺进行精细分离以获得对肾上腺组织的最轻微操作，这种无接触操作技术确保了肿瘤完整切除并且防止儿茶酚胺释放。肿瘤一般为中等大小，即使是良性肿瘤也往往与附近正常的肾上腺组织紧贴，因此手术时常将同侧肾上腺与肿瘤一并切除。当肿瘤与周围组织紧密粘连，无法包膜外剥离时，可切开包膜，迅速将肿瘤自包膜内剜出。此法可避免损伤周围器官，创面出血也较易控制。手术时避免挤压肿瘤，及时注入 α 受体阻滞剂和补充血液。手术时应注意多发肿瘤的可能，肿瘤切除后如血压不降更应详细检查双侧肾上腺和其附件组织，以及主动脉旁交感神经系统等处。

4. 术后处理　术后密切监测血压、中心静脉压、尿量、心电图等，及时发现并处理可能的心血管和代谢相关并发症。给予吸氧，及时调整输液速度和输液量，防止低血压和低血糖的发生。当出现低血压时，增加补液量的同时适当给予多巴胺或去甲肾上腺素等升压药物治疗。术后必要时适当补充皮质激素以减轻毛细血管脆性，防止组织水肿，同时弥补肾上腺切除后体内激素分泌不足。

5. 其他治疗　对于肿瘤不能切除、存在手术禁忌证、多发转移、恶性嗜铬细胞瘤术后以及术后肿瘤残留或复发等情况，可选用大剂量 ^{131}I－MIBG 放射性核素治疗，环磷酰胺、长春新碱、氮烯唑胺等联合化疗，外放射治疗和甲基酪氨酸等。但这些方法长期疗效欠佳，易复发或转移。

七、预后和随访

儿茶酚胺增多症的预后取决于患者的年龄、肿瘤的良恶性、有无家族史及治疗的早晚等。总体上良性者 5 年生存率达 95% 以上，而在心血管系统未出现不可逆性损伤之前，手术切除则可以完全治愈，但仍存在 6.5% ~17% 的复发率，复发可能出现在手术后很长时间，家族性、肾上腺外及右侧者更易复发。恶性嗜铬细胞瘤不可治愈，5 年生存率约 50%，肝、肺转移较骨转移者预后差，其中50%死于1～3年，但约50%可存活20年以上。

组织病理检查难于鉴别肿瘤的良恶性，有些病理为恶性特征，但临床表现良性过程；有些病理表现为良性肿瘤，但随访过程中出现转移等恶变表现。加之肿瘤易复发、多发，因此术后随诊非常重要。术后第1年内每3个月随访1次，以后每年1次，至少连续10年，高危患者则需终生随访。包括临床症状（如高血压）、生化指标（血浆游离MNs、24h尿CA、MNs等）、CT扫描等。

（丁智勇）

第五节　肾上腺非功能性肿瘤

一、肾上腺皮质非功能性肿瘤

肾上腺皮质非功能性肿瘤是指不产生大量糖皮质激素、盐皮质激素以及性激素的肾上腺皮质肿瘤，临床上不表现肾上腺皮质功能亢进的症状和体征，常因肿瘤本身引起的症状而就诊。

（一）非功能性肾上腺皮质腺瘤

是指临床和生化检查无内分泌功能亢进表现的肾上腺皮质腺瘤。多为单侧发病，也有双侧同时发生者，为良性肿瘤。非功能性肾上腺腺瘤占肾上腺无功能性肿瘤的25%～30%，女性略多于男性，年龄多在30岁以上。

1. 临床表现　非功能性肾上腺皮质腺瘤为良性肿瘤，生长缓慢，病程较长，一般无临床症状。少数患者因瘤体大，出现局部压迫症状（如腰部酸痛等），也有极少数出现高血压。体格检查一般没有阳性体征。

2. 诊断　患者一般无明显临床表现，而且各项生化检查指标（如醛固酮、糖皮质激素和性激素）均在正常范围内，因此影像学检查具有重要意义。非功能性肾上腺皮质腺瘤常常在体检中由B超检查首先发现，表现为类圆形的低回声声像，体积较小者肿瘤内部回声均匀，较大者内部回声可不均。CT多发现单侧肾上腺区类圆形边缘光滑的等密度或者低密度病灶，肿瘤内偶见钙化灶，增强检查时肿瘤多呈轻至中度均匀强化。MRI检查，在T_1和T_2加权像上，多数肿瘤信号呈均质，与肝脏实质信号类似，增强检查时腺瘤有轻度强化，并迅速廓清。

3. 鉴别诊断　①功能性肾上腺腺瘤：在影像学上，功能性和非功能性肿瘤之间很难做出鉴别，但结合实验室检查以及临床表现，使两者之间的鉴别变得相对简单。②非功能性嗜铬细胞瘤：亦称功能隐匿性嗜铬细胞瘤，由于该类肿瘤血供丰富，CT检查增强后其强化程度较皮质腺瘤为高。③转移性肾上腺瘤：为恶性，多来自肺癌、乳腺癌及淋巴瘤，常为双侧受累。多伴有原发灶的临床表现。

4. 治疗和预后　手术治疗为首选治疗方案。对于直径<3.0cm的肿瘤，可以先随诊，每3～6个月复查一次B超。如果肿瘤直径>3.0cm，特别是生长较快者，必须考虑手术切除肿瘤。后腹腔镜下肾上腺肿瘤切除术是近来手术治疗非功能性肾上腺皮脂腺瘤的最好选择。术后一般恢复良好，可以长期存活。

（二）非功能性肾上腺皮质癌

原发性肾上腺皮质癌，是一种极其少见的恶性肿瘤，其中非功能性和功能性肾上腺皮质癌约各占50%。非功能性肾上腺皮质癌特异性临床表现较少，肿瘤早期确诊率不高，多数患者在初次就诊时，肿瘤已出现局部浸润或者远处转移，且进展迅速，预后极差。随着影像学的发展和人们健康观念的进步，肾上腺皮质癌常在健康体检或其他疾病就诊时发现。

1. 临床表现　无功能性肾上腺皮质癌，起病多缓慢，症状表现各异。

（1）全身表现：约一半的患者出现间歇性发热，与肿瘤内坏死组织吸收有关，亦常有消瘦乏力表现。

（2）疼痛：约70%的患者出现腰腹部或者腰背部疼痛，多数由于肿瘤侵犯包膜或者使肾脏移位、扭转引起。

（3）腹部包块：约1/3的患者可触及腹部包块。

（4）转移症状：肺部转移可见咯血、呼吸困难等；肾脏转移可见血尿；胃肠道转移可见消化道出血，出现呕血或者便血；骨转移时出现骨骼疼痛，或者转移灶处肢体疼痛；转移至眼、脑时出现视物模糊或者头痛等。

2. 诊断　主要是依靠实验室检查和影像学检查。

所有肾上腺皮质肿瘤都要进行肾上腺功能测定，以明确是功能性还是非功能性肿瘤。肾上腺皮质功能检查包括血浆皮质醇、17－OHCS、17－KS、CA、VMA以及血浆醛固酮、肾素活性、电解质、性激素（雄性激素、孕烯雌酮）及糖耐量试验、小剂量地塞米松抑制试验等。非功能性肾上腺皮质癌实验室检查一般表现正常或轻度异常，如肿瘤过大、消耗过多，可发生低蛋白血症。

通过影像学检查可以确定肾上腺是否发生异常、是否有肿瘤，若发现肿瘤，还可以帮助肿瘤得到定位和定性。

（1）B超检查：可见肾上腺区低回声区，瘤体内部存在液化坏死时，回声不均匀。

（2）CT检查：非功能性肾上腺皮质癌多表现为肾上腺较大肿块，直径一般>5.0cm，呈类圆形、分叶状或者形状不规则，由于肿瘤体积较大，内部常有液化坏死，使CT表现出密度不均；增强扫描可见肿瘤实质强化明显，而内部低密度区无强化；CT扫描可见邻近器官（如下腔静脉、胰腺等）受压移位表现，还可发现下腔静脉内是否有瘤栓存在；CT检查对肺、骨骼、肝脏及淋巴结转移的判断也具有非常重要的意义。

（3）MRI检查：相对于CT检查，更易于发现肾上腺皮质癌，冠状位和矢状位扫描有助于明确来自肾上腺的肿块。MRI能清楚地显示肿瘤与周围组织的关系，能敏感地发现腹膜后、纵隔、脊柱及肝脏等部位的转移。

（4）核医学检查：核素扫描可见肾上腺皮质癌呈不均匀放射性浓集表现。

3. 鉴别诊断

（1）肾上腺皮质腺瘤：一般腺瘤直径<5.0cm，边缘光滑，轮廓规整，CT和MRI信号显示均匀，强化不明显，无浸润转移灶出现。肾上腺皮质癌则表现出体积较大，边缘及肿瘤轮廓不规整，特别是CT和MRI均呈现不均匀信号且能被显著增强，常伴有浸润转移。

（2）神经母细胞瘤：在影像学上可能与肾上腺皮质癌表现极为相似，所以此时CT引导下细针穿刺取活检，对两者的鉴别有重要意义。

（3）肾上腺皮质转移瘤：转移瘤一般为恶性，双侧受累常见，而原发性肾上腺皮质癌多见于一侧肾上腺。原发灶最常见于肺癌、乳腺癌等，原发灶的症状有助于与原发性肾上腺皮质癌相鉴别。

4. 治疗

（1）手术治疗：为非功能性肾上腺皮质癌最有效的治疗方法。手术需完整切除瘤体及周围脂肪组织和可疑受侵犯的区域。非功能性肾上腺皮质癌不主张行腹腔镜手术。肾上腺皮质癌术后易复发，一般情况下对于局部复发的病灶可再次行手术切除。

（2）米托坦（双氯苯二氯乙烷）治疗：适用于无法手术、术后肿瘤残留或者有转移病灶的患者。晚期患者口服该药物，有利于延长患者的生存期。使用该药物，宜从小剂量开始，即开始时每日500mg，分4次服用，若无不良反应，以后每3日增加500mg，最大用量12g/d。服药期间需要注意恶心、呕吐、嗜睡、视力模糊等不良反应Ⅰ期，适时减量或者停药。

（3）化学治疗：目前临床上对非功能性肾上腺皮质癌进行化疗多与米托坦联合应用。常用的药物包括环磷酰胺、氟尿嘧啶、多柔比星、顺铂、依托泊苷等。但疗效不能肯定。

（4）其他治疗：射频消融治疗适用于无法手术的非功能性肾上腺皮质癌或转移灶。介入治疗通过栓塞肿瘤血供，能明显缩小肿瘤体积，为手术提供条件，并缓解原发灶引起的局部症状，有利于提高晚期肿瘤患者的生存质量。

5. 预后　决定非功能性肾上腺皮质癌预后的主要因素包括肿瘤的分期、病理情况等。肾上腺皮质癌总体预后不良，这与不易早期诊断，发现时肿瘤多已为晚期且较早发生转移有关，根据病理和临床表现，肾上腺皮质癌分为4期，Ⅰ期：肿瘤直径<5.0cm，未侵犯包膜；Ⅱ期：肿瘤直径>5.0cm，未侵犯包膜；Ⅲ期：肿瘤侵犯包膜及周围组织；Ⅳ期：出现远处转移。一般情况，Ⅰ～Ⅱ期肿瘤预后明显好于Ⅲ～Ⅳ期肿瘤。5年生存率如下：Ⅰ期患者为30%～45%；Ⅱ期患者12.5%～57%；Ⅲ期患者为5%～18%；Ⅳ期为0。

二、肾上腺髓质非功能性肿瘤

肾上腺髓质非功能性肿瘤是指发生于肾上腺髓质的不分泌或者分泌少量儿茶酚胺的肿瘤，临床上不表现出以高血压为主的儿茶酚胺血症的一系列症状。

（一）非功能性嗜铬细胞瘤（nonfunctional pheochromocytoma）

高血压是绝大多数嗜铬细胞瘤的突出临床表现，主要是由病变部位产生过量儿茶酚胺造成的，主要表现为3种形式：持续性高血压、阵发性高血压、持续性高血压阵发性加剧。大约10%的患者确实存在嗜铬细胞瘤，但多次检查儿茶酚胺及其代谢产物表现均为正常，并且多无儿茶酚胺血症的临床表现。这些患者往往是在体检时或因其他疾病检查时偶然发现或者因为肿瘤体积大而产生局部压迫症状或者腹部包块等就诊时发现，从而行手术治疗，被术后病理证实为嗜铬细胞瘤。发生在肾上腺的这类嗜铬细胞瘤称为非功能性嗜铬细胞瘤。

内分泌检查对非功能性嗜铬细胞瘤的作用有限，术前主要依靠影像学进行诊断，特别是借助CT检查。非功能性嗜铬细胞瘤在影像学上的表现与功能性嗜铬细胞瘤相似。CT检查多表现为一侧肾上腺类圆形肿块，直径常<2cm或>5cm（功能性嗜铬细胞瘤直径多为2～5cm），少数为双侧。密度均匀或者不均，增强扫描可见肿块实质区域明显强化。^{131}I－MIBG或^{123}I－MIBG检查提示病变肾上腺区高浓集病变，具有非常高的特异性。

临床上需要与肾上腺转移瘤、非功能性肾上腺皮质腺瘤或腺癌、神经母细胞瘤等其他肾上腺非功能性肿瘤相鉴别。影像学检查，如 CT、MRI 等对肾上腺非功能性肿瘤之间的鉴别有一定的意义。

首选治疗方案为手术治疗。对于瘤体较大、性质不明的肾上腺肿瘤，即使是非功能性的，术前也应该按嗜铬细胞瘤常规作药物准备，以减少手术的危险性，术中更应严密监测血压、心率等生命体征变化。

（二）神经母细胞瘤（neuroblastoma）

起源于神经嵴，可以发生于任何部位的交感神经轴。最常见的是后腹膜神经母细胞瘤，其中 45% 来源于肾上腺，预后极差。神经母细胞瘤是儿童最常见的恶性肿瘤之一，发病率排在第 3 位，仅次于白血病和脑部肿瘤。绝大部分发生在 2 岁以下儿童。神经母细胞瘤常常发生局部浸润和远处转移，主要的转移途径是经血液循环和淋巴系统，儿童最常见的转移部位是颅骨和长骨、区域淋巴结、肝脏和肺。发生在婴幼儿的神经母细胞瘤预后相对较好，远处转移往往仅限于肝脏和皮下脂肪。

1. 分期　Evans 儿童癌症医学中心将神经母细胞瘤分为Ⅰ～Ⅳ及Ⅳ－S 共 5 期（表 14－2），此分期方法在临床上广为应用。

表 14－2　神经母细胞瘤的分期

分期	分期依据
Ⅰ	肿瘤局限在原发部位
Ⅱ	肿瘤呈现局部浸润蔓延，但不超过腹中线，伴或者不伴同侧区域淋巴结受累
Ⅲ	肿瘤蔓延超过腹中线，伴有区域淋巴结受累
Ⅳ	远处转移，累及骨骼、远处淋巴结
Ⅳ－S	Ⅰ～Ⅱ期肿瘤发生远处转移，并至少累及肝脏、皮肤、骨髓之一；X 线片骨骼呈阴性表现

2. 临床表现

（1）腹部肿块：为神经母细胞瘤最主要的临床表现，肿块呈结节状，且较固定，多无疼痛，肿块增大迅速，从一侧开始生长，很容易发展到超过腹中线。患儿及其家属发现时 70% 的肿瘤已经发生转移。

（2）全身表现：全身情况迅速恶化，出现贫血、低热、消瘦等表现。多有恶心、呕吐、食欲下降、腹泻等消化道症状，但一般没有腹痛，主要是由于肿瘤分泌血管活性肠多肽造成的。可有低血钾表现。婴幼儿生长发育亦可受到影响，出现发育停滞。

（3）神经系统症状：部分患儿可出现神经系统症状，包括视性眼挛缩、眼球震颤、Horner 综合征、小脑共济失调、轻截瘫等。

（4）远处转移症状：转移到颅骨，可以引起眼眶和颅骨隆起，眼球被推向前突出；肝脏受累，肝实质被破坏，常常引发肝细胞性黄疸；长骨发生转移，会出现局部疼痛或者病理性骨折。

3. 诊断　结合病史、临床表现、实验室检查和辅助检查综合考虑。

（1）实验室检查：①大约 70% 的神经母细胞瘤，血液中儿茶酚胺类物质及其代谢产物的水平会升高，儿茶酚胺的前体物质也会升高，如儿茶酚丙氨酸、多巴胺，这些前体物质在其他肿瘤中包括嗜铬细胞瘤是没有的。因此，如果怀疑该疾病，尿液中 VMA 和 HVA 水平须做常规检测。研究发现，上述指标的水平与肿瘤恶性程度呈正相关，因此这些物质可以判断预后以及治疗效果。②胱硫醚不存在正常人尿中，但可在高达半数的神经母细胞瘤患者尿中观察到，如能排除先天性胱硫醚尿症和原发性肝癌，则可作为有价值的神经母细胞瘤的肿瘤标志物。③尿常规及肾功能检查是正常的，这对神经母细胞瘤与肾脏来源肿瘤的鉴别有较重要的意义。④贫血是该肿瘤实验室检查中的常见表现。必要时可行骨髓穿刺，常常发现肿瘤细胞，对神经母细胞瘤的诊断也有一定帮助。

（2）影像学检查：①B 超检查是首选的诊断和随访手段，有助于区分囊性和实性改变。②CT 检查可以判断肿瘤大小、血管情况、局部蔓延以及远处转移情况，CT 扫描时可发现肿瘤组织内有散在钙化。③静脉肾盂造影，发现肾脏集合系统受压移位，而非扭曲变形，有助于与肾母细胞瘤鉴别。④MRI，在神经母细胞瘤影像学诊断中也越来越受到重视，可以对肿瘤进行代谢的检测。⑤放射性核素，大部分神经母细胞瘤可以摄取^{131}I－MIBG，这个实验可以用于该肿瘤的分期；放射性核素骨扫描比 X 线检查骨转移更敏感。⑥X 线，胸片、骨骼放射片需要常规检查，以排除远处转移。

4. 鉴别诊断

（1）肾母细胞瘤（Wilms 瘤）：与神经母细胞瘤共同的一个特点就是常见于儿童。Wilms 瘤患者，在行静脉肾盂造影时常常发现肾盂肾盏的变形，这是肾脏来源肿瘤的一个重要表现。神经母细胞瘤少见肾盂肾盏变形，主要表现为肿瘤取代肾脏位置，将肾脏推向下方。

（2）肾积水、肾脏囊性病变和肾上腺血肿：很容易与神经母细胞瘤混淆。CT 检查对于这些疾病的鉴别很有意义。另外，神经母细胞瘤可以分泌大量的儿茶酚胺类物质，而其他疾病这种表现较为少见。

5. 治疗　临床分期有助于临床医生决定治疗方案。对于Ⅰ～Ⅱ期和部分Ⅲ期肿瘤，手术切除是首选治疗方案，经常可以根治性切除。神经母细胞瘤是对放疗最敏感的肿瘤之一，手术切除之后行放射治疗，对高危肿瘤是较好的选择。Ⅲ期高危肿瘤及Ⅳ期肿瘤需要考虑施行以化疗为主的综合治疗方案，化疗后再行手术治疗和放疗，敏感的化疗药物包括顺铂、环磷酰胺、多柔比星和依托泊苷等。也有证据表明，在综合治疗后行骨髓移植可以延长患者带瘤生存时间，改善预后，当然这主要适用于高危肿瘤。

6. 预后　总体来说，神经母细胞瘤预后极差。Ⅰ～Ⅱ期患者的生存率约为 80%，所有患者中能达到长期存活的仅达 15%。婴幼儿患者在所有患者中预后最好，2 年生存率可达 60%，如果肿瘤局限在原发部位，治愈率在 80% 左右。患者年龄 >1 岁、有远处转移、MYCN 癌基因异常扩增者预后较差。

（三）节细胞神经瘤（ganglioneuroma）

是一种极少见的良性肿瘤，起源于神经嵴细胞，由交感神经纤维和成熟的神经节细胞组成，可发生于胸、腹部交感神经，较少发生于肾上腺髓质，是极为罕见的肾上腺非功能性肿瘤。可见于任何年龄段的人群，但以 20 岁以上成年人为主，女性略多。临床表现取决于肿瘤的部位和大小。肿瘤生长缓慢，体积较小时可无特殊的临床表现。肿瘤长到很大，压迫周围邻近器官时，才表现出相应的症状。如压迫脊髓可导致神经源性膀胱，压迫泌尿系统可导致肾输尿管移位和梗阻。节细胞神经瘤可分泌儿茶酚胺，尿中 VMA 和 HVA 有时可能轻度升高。CT 检查可见肾上腺区肿块呈卵圆形或分叶状，较小的肿瘤密度均匀，而大肿瘤由于有囊性变或者陈旧性出血灶而出现类圆形或者不规则的低密度区。增强时肿瘤呈均一或不规则强化，内部低密度区无强化。MRI 表现为肾上腺区不均质信号肿块。治疗方法为手术切除，有时因肿瘤巨大也可做姑息性切除。此病复发概率很低。预后良好，多数患者可长期存活。

三、肾上腺转移癌

肾上腺转移癌实际比原发性肾上腺皮质癌更为常见。在包含 500 例肿瘤患者的尸检研究中，Willis 发现 9% 有肾上腺转移，其中 40% ~60% 患有黑色素瘤、乳腺癌、肺癌和肾细胞癌的患者，都发现有肾上腺转移。恶性肿瘤转移到肾上腺的方式主要为血性转移，其中肺癌血性转移最多。文献报道肾上腺转移癌多位双侧，而临床统计多数为单侧转移，左侧比右侧多见。肾上腺转移癌既能发生于皮质，也能发生于髓质，其中以髓质转移较为常见。

1. 临床表现　肾上腺转移癌一般无明显肾上腺皮质和髓质功能表现，发病初期无特异临床表现。晚期除了原发病灶的症状外，仅表现为腰腹部肿块、胀痛不适，其症状主要取决于肿块的大小。总的来说，肾上腺转移癌的临床表现只是弥漫性转移疾病的一部分表现。

2. 诊断和鉴别诊断　肾上腺转移癌的诊断主要依靠影像学和经皮细针穿刺活检。肾上腺的影像学检查特别是 CT 及 MRI 的普及，可以早期发现肾上腺病变。但是影像学检查较难区分肾上腺转移癌和肾上腺原发癌，需行经皮细针穿刺活检，若肾上腺肿瘤和身体其他部位肿瘤穿刺病理检查结果一致，方可诊断为肾上腺转移癌。肾上腺转移癌也主要是与肾上腺原发癌及肾上腺良性肿瘤相鉴别。肾上腺原发肿瘤可能会伴有肾上腺皮质或髓质功能亢进的表现，通过实验室检查、影像学检查、核素扫描及经皮细针穿刺活检有助于鉴别。

3. 治疗　肾上腺转移癌的治疗主要包括手术、化疗和放疗。多数研究认为，对于能够耐受手术的患者，积极治疗原发病灶和手术切除肾上腺转移癌为首选的治疗，术后可辅以化疗和放疗。一般肾上腺转移癌瘤体较大，血管丰富，术中出血量多，操作困难，不太适于腹腔镜手术，而多采取开放性手术切除。对于肿瘤无法切除或不能耐受手术的患者可行化疗、放疗或选择性动脉栓塞治疗，可缓解症状，延长患者的生存期。

四、肾上腺髓样脂肪瘤

肾上腺髓样脂肪瘤（adrenal myelolipoma）属肾上腺无功能性良性肿瘤，因肿瘤内含有骨髓造血成分和脂肪成分而得名。通常在尸检或影像学检查时偶然发现，多无特异临床表现。肿瘤一般为单侧，直径 <5cm，圆形，边界清楚，无包膜，质地中等。手术切除预后良好。

1. 临床表现　肾上腺髓样脂肪瘤多见于肥胖者，瘤体较小时一般无特异临床症状和体征。如果肿瘤过大，可能会形成腹部包块，引起腰腹部胀痛不适等。极少数患者可伴有高血压或血尿。

2. 诊断和鉴别诊断　主要依靠影像学检查来进行诊断。B 超、CT、MRI 可提示肾上腺区域富含脂肪的低密度不均的包块，很少发生钙化，边界清楚，无浸润倾向，增强扫描无明显变化。此外，也常检测激素的水平，因为肾上腺髓样脂肪瘤可能与功能性肾上腺腺瘤同时存在。肾上腺髓样脂肪瘤主要应与肾上腺皮脂腺癌、肾上腺血管平滑肌脂肪瘤和畸胎瘤等相鉴别。影像学检查，特别是 CT 增强扫描对鉴别有重要意义。

3. 治疗　肾上腺髓样脂肪瘤未见有恶性的报道，故对于直径 <3cm 的无症状的肿瘤可以先暂时观察。肿瘤体积较大出现压迫症状或与肾上腺癌病灶坏死不能区别时可行手术治

疗，首选腹腔镜手术方式，预后良好。

（丁智勇）

第六节 肾上腺囊肿

一、概述

肾上腺囊肿是一种临床少见的疾病，多在影像检查、手术或尸检时偶然发现。1670 年，Greiseleus 首先报道，国外文献报道其发病率为 0.06% 左右，占同期肾上腺占位性病变的 3% ~5%。近年来随着 B 超和 CT 应用的普及，临床发现率有所增加。肾上腺囊肿好发于成年人，女性为多，男女之比 1 ∶ 3。单侧病变为主，右侧较左侧稍多，双侧者占 8% ~15%。大多数患者无临床症状，主要靠影像学诊断，对于有手术指征者首选后腹腔镜下肾上腺囊肿切除术。

二、分类

1966 年，Foster 分析了 220 例肾上腺囊肿的标本，其中手术标本 120 例，尸解标本 100 例，按病因不同将其分为 4 类，目前仍较常采用。①内皮性囊肿：约占 45%，包括淋巴囊肿和血管、淋巴管扩张性囊肿。②上皮性囊肿：约占 9%，内壁为柱状上皮，由皮脂腺上皮细胞变性或胚胎残留错构瘤组织形成，包括真性腺样囊肿，胚胎性囊肿以及囊性腺瘤。③假性囊肿：约占 39%，由外伤、传染病、良性或恶性的肾上腺肿瘤致肾上腺出血而形成，常为单囊性囊肿，直径 1 ~10cm。组织学上有纤维组织形成的囊壁而无内皮或上皮细胞覆盖，且囊壁有钙化斑，囊液常为淡黄、黄绿、棕色、血色，有时见胶冻样凝块。④寄生虫性囊肿：约占 7%，常为包虫囊肿，囊壁厚多有钙化，囊内有子囊、孙囊。目前，内皮性囊肿和寄生虫性囊肿比例下降。恶性囊肿很少见，但对于囊壁厚薄不均或有原发恶性肿瘤患者需警惕囊肿恶变的可能。在 B 超或 CT 引导下经皮穿刺抽吸检查可以鉴别囊肿的良、恶性。如囊液澄清则为良性囊肿，囊液血性或混有杂质时应进行生化或病理组织学检查明确是否为恶性。

三、临床表现

肾上腺囊肿的临床表现主要取决于囊肿的大小、性质及与周围组织的关系。绝大多数患者无明确临床症状，仅在体检或因其他脏器疾病检查或手术时意外发现。少数较大的囊肿可出现一些非特异性的症状，如腰部疼痛和（或）上腹饱胀不适，主要是由于囊肿体积较大推移压迫周围脏器或并发出血、感染所致。个别患者可出现高血压，手术切除囊肿或抽液后，血压可降至正常范围。

四、诊断和鉴别诊断

（一）诊断

由于肾上腺囊肿的病史、症状、体征以及血液学及内分泌检查很少有明显的异常发现，因此诊断主要依靠影像学检查，其中 B 超、CT 和 MRI 是诊断肾上腺囊肿的主要方法，而联合检查可提高确诊率。

（1）B 超：能分辨 1cm 以上的囊肿，亦能辨出是囊性或实性。肾上腺囊肿 B 超多表现为肾上腺区边缘光滑的圆形无回声区，壁薄，后壁回声可增强。囊内或囊壁有钙化时，可表现为细小回声或囊壁强回声。囊内有出血或感染时，可见无回声区内有细点状物漂动或强光点。由于肾上腺出血后血肿形成及机化均需一定过程，故不同时期 B 超检查结果可不同，在一系列 B 超监测中，如囊性区变化很大且内壁不规则，可确立出血性肾上腺囊肿的诊断。

（2）CT：在确定囊肿来源以及判定囊肿与周围组织关系方面优于 B 超。本病典型 CT 表现为肾上腺区边界清楚的圆形或类圆形肿块，直径多在 1～10cm，囊壁薄，内壁边缘光滑规整，部分囊壁可见钙化灶，内容物密度低，CT 值近于水（5～20Hu），注射造影剂后不增强或仅周边轻度增强。囊肿内有出血、感染时密度增高（CT 值 >20Hu）。囊肿较大者可使肾上腺内外支受压移位，并将肾脏、肝脏、胰、脾及下腔静脉等向四周推挤，但与周围脏器分界清楚。薄层三维重建对全面了解囊肿与邻近结构的关系有重要意义。

（3）MRI：肾上腺囊肿的 MRI 主要表现为 T_1 加权像呈低信号、T_2 加权像呈高信号的圆形肿物，随囊内容物的不同囊肿信号亦可发生改变，比如囊肿内出血时，T_1、T_2 加权像均呈高信号，有时可见液—液面。因 MRI 三维空间多层切面，对囊肿较大而来源不清时，定位意义较大。

（二）鉴别诊断

本病需与肝、肾、脾、胰腺等邻近脏器的囊肿相鉴别。肾上腺囊肿因内部出血、感染密度增高时需与肾上腺肿瘤相鉴别。肾上腺肿瘤内出血或坏死液化而形成的囊性为主的病灶，是假性囊肿的一种，它的基础病变是良性或恶性肿瘤，最常见的是嗜铬细胞瘤。肾上腺单纯囊肿与肿瘤囊性变的治疗原则不同，因此术前确诊有重要意义。

五、治疗

肾上腺囊肿治疗方案的选择主要取决于囊肿的大小、性质、临床症状及有无并发症等。

（1）随访观察：对于直径 <3cm、临床无症状、无内分泌功能、CT 检查提示低密度包块且增强后无强化的囊肿可以暂时不做治疗，定期 B 超复查、严密观察随访。

（2）穿刺抽液：有人主张对于直径 3～5cm、无症状的囊肿可在 B 超或 CT 引导下行穿刺抽液术，若抽出囊液为澄清，可在抽液后囊腔内注入无水乙醇或四环素硬化剂。但因肾上腺位置高且深，穿刺易引起血气胸、出血、感染等并发症。另有资料显示，大的囊肿穿刺抽液后复发率较高（32%），远期效果不佳。对于术前无法排除肾上腺肿瘤特别是嗜铬细胞瘤囊性变可能者，穿刺抽液为禁忌证，故选择穿刺抽液治疗时需慎重。对于此类的患者也可随访或进行手术治疗。

（3）手术治疗：对于有临床症状、直径 >5cm、壁厚 >5mm、密度较高伴钙化的囊肿，特别是术前不能完全排除恶性病变可能者，多主张积极手术治疗。对于术前明确诊断为单纯性囊肿的患者，多行单纯囊肿切除术或囊肿切除加肾上腺部分切除。对于出现症状较重、内分泌功能异常、怀疑恶性可能和（或）肿瘤直径 >5cm 者，应予以患侧肾上腺切除术。由于高密度肾上腺囊肿难以和肾上腺肿瘤鉴别，因此对于 CT 值 >20Hu 的囊肿也常采用肾上腺切除术。

手术方法分为开放手术和腹腔镜手术。腹腔镜囊肿切除术或肾上腺切除术因其创伤小、出血少、术后康复快、住院时间短，是一种安全有效的治疗方式，逐渐成为本病首选的外科治疗手段。腹腔镜手术又分为经腹腔和经腹膜后两种途径。经腹腔途径对腹腔脏器有一定干扰；而经腹膜后途径可以保留腹膜的完整性，不干扰腹腔脏器，分离组织较少，并且更符合泌尿外科医生的手术习惯及解剖特点从而减少并发症的发生，故后腹腔镜途径逐渐成为腹腔镜的主流。

（丁智勇）

第十五章　肾移植

第一节　肾移植简史

1905 年法国医生 Carrel，在大量研究的基础上，成功地建立了血管吻合方法，为后来器官移植的外科技术奠定了基础。由于肾脏病是致死的主要原因之一，而肾脏移植在技术上又比较容易完成，迫使临床上积极开展异体肾移植尝试。1902 年奥地利 Ullmann 首先施行了狗肾移植和狗一羊肾移植。1906 年法国 Jabulay 尝试了人肾移植，在两名慢性肾功能衰竭患者的臂部移植了来自不治之症患者的健康肾脏，但仅有短暂功能。1909 年 Unger 进行了猴肾移植到人的尝试，但无尿液生成。在第一次世界大战后，肾移植实验研究工作进入低潮。

1936 年，前苏联 Voronoy 为 1 例汞中毒所致之急性肾功能衰竭患者施行了尸肾移植。供者是一名头部损伤患者，供肾热缺血时间长达 6 小时，且血型不合。虽经换血，但未获成功。至 1949 年他共施行了 6 例，均无功能，但他强调了应用尸体器官的益处。

1947 年波士顿医师 Hufnagel 和 Hume 等为一名因流产感染和出血所致之急性肾功能衰竭妇女施行了同种肾移植。供肾移植至前臂。虽然仅维持了 2～3 天的功能，但却使患者渡过了急性肾功能衰竭期。1950 年 Lawler 将因肝病死亡患者的肾脏移植给一位血型相同的 44 岁妇女，有尿液生成，53 天后移植肾能排出靛胭紫，提示仍有功能，但在 10 个月后手术探查时发现，移植肾缩小、变色，已被排斥。1951 年 Dubost 和 Servelle 应用死刑犯的肾脏，各自施行了一例肾移植，分别在术后 17 天和 19 天死亡。1953 年 Hamburger 首次应用了活体亲属肾，术后肾功能维持了 22 天，因排斥反应而失败。1953 年 Hume 报道了 9 例同种肾移植，其中 1 例移植在大腿的尸体肾，存活了 5 个月。在这一阶段，虽然施行了一定量的肾移植，但均因无免疫抑制措施而未能获得成功。

1954 年，美国 Murray 等首次成功地为一对同卵双生兄弟间施行了肾移植，获得长期有功能存活，由此而获得了 1990 年诺贝尔生物医学奖，开创了器官移植的新纪元。

20 世纪 50 年代末 60 年代初，由于免疫抑制治疗、组织配型和血液透析用于同种肾移植，使成功率大为提高。1959 年 Murray 和 Hamburger，分别对双生子间或同胞手足间的肾移植受者应用全身照射，作为术后免疫抑制治疗，获得成功。20 世纪 60 年代初，硫唑嘌呤及皮质类固醇的应用，使非亲属供肾移植的存活时间明显延长。1963 年 Starzl 提出了联合应用硫唑嘌呤及皮质类固醇的标准免疫抑制方案，成为传统的免疫抑制方法。自 20 世纪 60 年代后期到 70 年代，由于 HLA 配型的进一步提高、脑死亡概念的确立、器官保存技术的进步以及国家和地区间的进一步协作，使肾移植稳定于较好水平，一年肾存活率约 50%。1978 年 Calne 首先应用了钙调磷酸酶抑制剂环孢素（cyclosporlne A，CsA）作为免疫抑制维持治疗。20 世纪 80 年代全面推广后，显著提高了移植肾的存活率。尸体供肾的一年肾存活率由原来的 50% 左右提高到

80%左右。CsA微乳剂的应用，更提高了CsA的生物利用度，减少了个体差异。

20世纪90年代以后强有力的免疫抑制剂不断出现。尸体供肾的一年肾存活率提高到90%以上。吗替麦考酚酯（mycophenotate mofetil，MMF，Cellcept）的广泛应用证实，不仅早期急性排斥反应率明显降低，长期应用可以减少晚期排斥的发生，减少CNI和皮质类固醇的应用，防止或治疗慢性移植肾功能异常，保持良好的肾功能。他克莫司（tacrolimus，FK506，Tac）防止急性排斥反应的功效显著，与MMF联合应用更提高了治疗效果。抗CD25单抗巴利昔单抗（basiliximab）、达利珠单抗（daclizumab）的问世，提高了诱导治疗效果和安全性。据Symphony试验的二年结果，在应用daclizumab诱导治疗基础上，MMF联合应用低剂量Tac方案效果最佳。其他的免疫抑制剂也不断研发，如西罗莫司、Rituximab、Alemtuzumab，共刺激通路阻断剂和Caspase-3抑制剂等，将进一步推动器官移植的发展。

同种肾移植数量呈逐年增加趋势。根据美国器官资源共享中心（UNOS）报告：截至2005年底，全世界522个中心共施行了肾脏移植685 844例，2005年施行了32 892例。据2007年公布的数据，最长存活时间的记录是：活体亲属供肾44年，超过40年的有15例，活体无血缘关系供肾35年，尸体供肾37年。不用免疫抑制剂存活超过43年的有2例，ABO血型不合肾移植最长存活23年。

我国的肾移植起步较早，1960年，吴阶平实施了国内首例尸体肾移植，因当时无有效的免疫抑制剂，移植肾存活近1个月后失功能。1972年，广州中山医院和北京友谊医院密切合作成功地施行了我国第一例亲属肾移植，存活1年后因重症肝炎死亡。20世纪70年代中后期，国内各主要中心均成功地开展了同种肾移植。近年来，尸体供者愈来愈少，活体亲属肾移植数量明显增加。据中华医学会统计显示，2004年全国仅报道162例亲属肾移植，2005、2006、2007年分别施行270例、346例和1662例，2008年1~5月共施行831例。不少中心已常规采用腹腔镜摘取供肾，并取得良好效果。

华中科技大学同济医院器官移植研究所于1977年开始实施肾移植，是国内较早开展肾移植的单位之一。截至2009年，共实施肾移植3271例，其中活体肾移植接近500例，尸体肾移植2782例（图15-1）。目前肾移植的手术成功率为99%，术后1年人肾存活率分别为97%和95%，3年人肾存活率分别为90%和85%，5年人肾存活率分别为87%和82%。

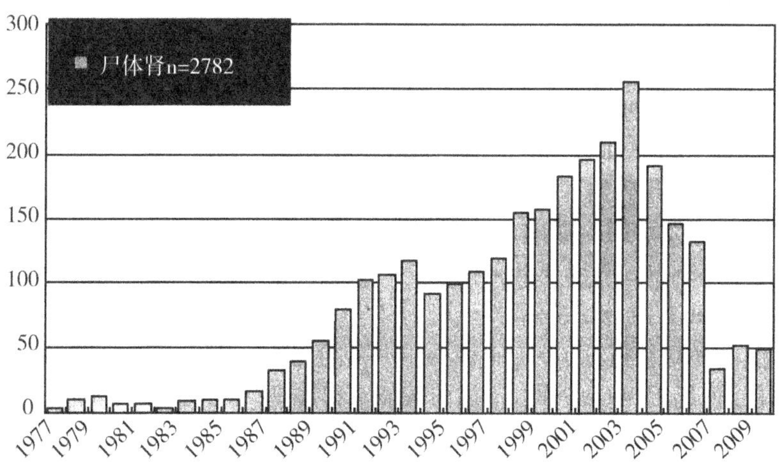

图15-1 同济医院器官移植研究所历年肾移植例数

由于组织配型与肾脏保存方法的不断改进、强有力免疫抑制剂的问世、对移植免疫学认知的进展以及临床经验的不断积累，同种肾移植近期效果明显提高，超急性排斥反应已罕见，急性排斥反应大为减少，移植物近期丢失这一早年影响移植效果的主要问题已基本解决。但当前仍面临着长期存活提高不同步和供器官短缺等 主要问题。

（乔良伟）

第二节　尸体肾移植

一、尸体供者的选择

我国肾移植的供肾大部分来源于无心跳的尸体供者。现今器官紧缺，捐赠肾脏已成为肾移植供肾主要来源。捐出器官的脑死亡者或无呼吸、心跳者称尸体供者。尸体器官捐献可以分为有心跳死亡（脑死亡）器官捐献和无心跳死亡器官捐献。有心跳死亡（脑死亡）器官捐献起源于欧美，为器官移植发展史上主要器官移植来源；无心跳死亡器官捐献作为次要器官来源，主要是欧、美国家中的不接受脑死亡概念，但又愿意捐献器官的个例，或脑死亡器官捐献法定程序还未完成就心跳停止的少数案例，初步报道移植后效果不错。

在欧美国家，脑死亡供者为每年 43.7～55.2/百万人口，可利用率为 37%～59%，无心跳尸体供者为每年 123/百万人口。在排除高血压、糖尿病及供体年龄大于 60 岁情况下，采用脑死亡供者的肾移植，术后 5 年人/肾生存率为 77%/55%，DGF 发生率 35%；采用无心跳供者肾移植，术后人/肾存活率为 75%/54%，DGF 发生率 60%。由于器官供应短缺，老年（65 岁以上）尸体供肾现占 9%，比过去增加 5 倍。高龄供者的最大危险性为慢性移植肾功能衰竭，而且老年器官对缺血再灌注损伤敏感，冷缺血每增加 6 小时，DGF 发生率增加 3%，急性和慢性排斥率也增加。

世界卫生组织明文规定禁止器官买卖。到目前为止，除伊朗允许国家有组织管理下的器官交易外（称为“伊朗模式”），其他所有国家器官买卖均为非法。

2005 年 7 月在美国召开的第 11 届国际肝移植会议上，我国官方代表发言人首次公开阐述从死刑者获取尸体器官移植的立场。并强调供者以这种形式“回报社会”的文化背景及实施细则中的“知情同意”、“自愿无偿”和“非交易”等国际化原则。此种做法已被称之为除“欧美模式”、“伊朗模式”之外的第三模式，即“中国模式”。

目前，中国已成为位居美国之后的第二移植大国，每年器官移植超过 10 000 例。然而，在器官捐献模式上却基本停留在原始起步阶段，这种落后的器官捐献模式与目前大规模的移植医疗活动极不相称，这种状态必须尽快彻底改变。2000 年以来，部分移植中心已逐渐开展或扩大亲属活体肾移植项目。

2000 年 7 月，上海第二军医大学长征医院利用脑死亡供体器官成功地进行了 2 例肾移植。2003 年第三期《中华医学杂志》正式刊出《我国脑死亡判定标准（成人）征求意见稿》如下。2003 年 11 月，我国首例儿童脑死亡无偿、自愿、公开器官捐献成功实施。

脑死亡诊断标准在各个国家不尽相同，更重要的是对待器官捐献许可的态度也不尽相同。有些国家，法律认可假定同意的概念，允许从一些生前无明确拒绝捐献器官的死者身上摘取器官。然而，许多国家认为假定同意是一种权力的滥用，或是对个人权利的限制。因此，它们要求必须得到死者生前同意或其家属在其死后同意才能摘取死者器官。在我国，脑死亡概念尚未能得到实行，而且我国器官捐献立法仍处空白。

三、尸体供体的评估

（一）医学评估

一旦有心跳尸体供者不可逆脑死亡的诊断确立，应立即进行常规临床评估，以确定有无潜在器官摘取禁忌的医学状况（表 15－1），特别是有无败血症和恶性肿瘤。对尸体供者的评估包括：既往史、体格检查、实验室检查。对供者评估的主要目的是：①排除供者有严重疾病而可能传播到受者；②排除供肾有严重解剖异常或功能损害者。供者若有动脉硬化性病变，会导致手术吻合血管时间延长，高血压或酸中毒都是影响肾功能的危险因素，决定是否使用这类肾脏需要有丰富的实践经验。获取尸肾后即刻行肾活检非常重要，其检测结果有助于判断供肾情况，应作为常规。

表 15－1　器官摘取的绝对禁忌证和相对禁忌证

绝对禁忌证	相对禁忌证
系统性红斑性狼疮和血管病变涉及肾脏者	较长低血压
先天性获得性代谢性疾病	早期糖尿病和 IgA 肾病
	年龄 >70 岁或 <3 岁
镰状细胞性贫血和相关血红蛋白病	肾病历史
中枢神经系统外恶性肿瘤	难治性或未治疗高血压（高血压史 >5 年）
全身性病毒、细菌、真菌感染	严重蛋白尿
	临终前血 Cr（>2.3mg/dl）CCr≤60ml/min
HIV 携带者	临终前尿量 >0.5ml/（kg·h）
糖尿病伴蛋白尿（>250mg/24h）	临终前使用过大剂量血管收缩药
	播散性血管内凝血
	乙型和丙型肝炎
	肝肾综合征的肾脏
	先天性马蹄肾或肾血管畸形

（二）肿瘤

供者体内恶性肿瘤除了原发无转移脑瘤外禁忌使用，脑肿瘤中宜选用低、中危险性肿瘤供者。脑肿瘤分类见表 15－2。曾报道脑瘤因脑积水做脑室心房引流或广泛开颅术可引起转移，绒毛膜上皮癌也可转移至受者，故对分娩时死于脑出血供者应常规测血绒毛膜促性腺激素，阳性者禁用。小肾癌肾脏植入受者体内，可转移扩散致死亡。术前供者未查出恶性肿瘤的供肾，术后肿瘤扩散，肾癌转移 63%，黑色素瘤 77%，绒毛膜上皮癌 93%，肺癌 41%，结肠癌 19%，前列腺癌 29%。

表 15-2 脑肿瘤分类

低度危险性	中度危险性	高度危险性
良性脑膜瘤	星形细胞瘤二级	退行性星形细胞瘤三级
垂体瘤	脑神经胶质瘤	多形性成胶质细胞瘤
听神经瘤		成神经管细胞瘤
颅咽管瘤		退行性少突神经胶质瘤
星形细胞瘤一级		松果体胚细胞瘤
表皮样囊肿		脊索瘤
低度少突神经胶质瘤		恶性室管膜细胞瘤
松果体瘤		颅内肉瘤
室管膜细胞瘤		原发淋巴瘤
分化良好畸胎瘤		
乳头状瘤		
成血管细胞瘤		

为减少癌肿传播的风险，应注意以下几点：①详细询问病史，特别要注意任何可疑的新生物，肝和肾脏超声、胸片及人类绒毛膜促性腺激素的测定。②供肾摘取后，任何可疑的小肿瘤，剜除并进行病理检查。③在摘取尸肾时发现其他位置恶性肿瘤，禁止使用。

（三）感染

人免疫缺陷病毒（HIV）感染供者禁用。儿童供者有水痘病毒感染者也禁用，因可能发展成脑炎。CMV 和 EB 病毒阳性供者，术后须采取预防措施。携带 HBV 或 HCV 的供者，可将病毒传播至受者，接受 HBV 阳性供者肾脏，10 年后将威胁受者生命，曾注射过 HBV 疫苗的受者，感染几率减少，但不排除新基因型病毒感染的可能。供-受者 HCV 均为阳性者，术后 5 年人/肾生存率与阴性者一样，传播率为 2.4%，新感染率为 0.5%。现主张 HBV 和 HCV 供、受者均阳性可行肾移植术；供者 HBV 阳性、受者阴性则禁用。

从供者来源感染的细菌或真菌，在血管吻合口处可形成动脉瘤破裂大出血。供者梅毒、细菌性脑膜炎或细菌性心内膜炎的供者可见肾移植成功报道。

最近，有人建议，如果供者仅显示较轻的菌血症，例如肠杆菌属菌血症（除沙门菌和绿色链球菌外），或提示用抗生素有高治愈率，可被接受为供者。金黄色葡萄球菌、铜绿假单胞菌或者耐青霉素的链球菌的菌血症至少治疗 2 周，停用抗生素 1 周血培养阴性，确保痊愈才作供者。相反，如果难根治的败血症应被排除为供者。

（四）中毒

因中毒而死者并不一定是捐献的绝对禁忌证。CO、氰化物、甲醇或者抗凝的灭鼠剂中毒者的供肾已被成功移植到受者。

（五）肾疾病

糖尿病史和少量蛋白尿经常各自被考虑为捐肾的禁忌证。然而，肝肾综合征、早期糖尿病性肾病或 IgA 肾病的供肾移植已经获得成功。

（六）供体年龄

儿童供肾给成人，术后可出现高灌注损伤，术后 3 年血 CCr 和蛋白尿与成年供肾一样。5 岁以下儿童供肾给成人，肾存活率低，易发生肾血管栓塞、肾功能不足。若供肾长度小于 6cm、供肾儿童体重少于 15kg，建议行双肾同时移植。老年供肾者年龄 <55 岁更合适，60 岁以上多有肾小球硬化、肾小管退化、间质纤维化及 CCr 减少（1/3 无变化）。可通过眼底血管硬化程度评估肾脏质量，间接了解肾实质硬化程度。老年者肌肉较少，测 CCr 采用（Cockroft - Gault）公式：$\frac{140-\text{年龄}\times\text{体重（kg）}}{72\times\text{血 Cr（mg/dL）}}$）（ml/min），女性值 为男性值的85%，结果不准确，建议用 Bardcsksy 公式：$\frac{1}{2}\left(\frac{100}{\text{血 Cr}}\right)+$（188 - 年龄）更好，与标准碘肽酸盐（iothalamate）法相比，测定误差为 ±16ml/min。CCr50ml/min 以下的老年供肾禁用，特别是伴有动脉硬化性高血压或糖尿病患者。供肾偏小者，可在手术室内决定是否可用，若肉眼观察肾表面无瘢痕，无其他异常，灌注肾脏通畅无阻力，估计肾小球硬化少于 20% 者可用，如无法肯定者则应通过肾活检评估。边缘（临界）供肾，建议双侧肾同时移植（供者 CCr40 ~90ml/min），如果肌酐清除依赖于双侧肾脏，术后应用钙调神经蛋白抑制剂如 CsA 和 FK506 时，毒性将减少，部分肾单位的功能性损伤可恢复，数年内 CCr 提高，肾功能稳定。若双肾肾单位的减少是肾原发病造成的，双肾移植不可避免地将逐渐发展成慢性移植肾肾病。

（七）女性供肾

过去认为女性肾脏比男性细小，肾单位较少，作为供肾术后肾功能不一定有满意的效果。但最近文献报道，女性肾单位和男性一样，但是，男、女间免疫力存在一定差异，术后对移植肾功能有一定影响，但总的效果仍满意。

（八）肾单位和质量

供肾肾单位和质量欠佳时，相关危险因素如下（表 15 - 3），如果把这类供肾分配给老年或体重轻受者或双供肾同时移植给受者，可取得满意效果。

表 15 - 3　供肾危险因素

供者	性别/大小不一致（肾单位质量数目）	保存	大于 24 小时
	年龄（>60 岁）	受者	血管疾病
	原有疾病		吻合时间
	血管收缩剂的应用		高血压
			酸中毒

最近，对将 2 个边缘供肾移植到一个受者的随访调查指出，由于麻醉时间延长和扩大切口，外科手术并发症的发生率升高 2 倍。Alfrey 等（1997 年）报道 52 例被其他中心拒绝接受的尸体“边缘肾”进行肾移植的结果，其中 15 例接受双肾移植，37 例接受单肾移植。当供者 CCr >90ml/min，单肾移植 DGF 占 45%，而双肾移植占 9%。供肾年龄超过 59 岁，术后 12 周单肾比双肾移植呈明显更高的血清肌酐水平。然而，单肾和双肾受者 1 年人/肾存活率分别为 96%/81% 和 93%/87%。目前，多数学者认为 CCr40 ~90ml/min 时边缘肾供者的

双肾移植效果更佳。

二、尸体供肾的切取

（一）术前处理

脑死亡尸体（有心跳）供肾切取前，维持好收缩期血压>90mmHg，尿量>1.5ml/（kg·h），避免使用强血管收缩药物，多巴胺<15μg/（kg·min），静脉输注甘露醇1g/kg或呋塞米1mg/kg，维持好尿量。相反，脑死亡供者常出现尿崩症，须皮下注射垂体后叶加压素（抗利尿激素）5~10U，补液。静脉注射肝素25 000U，防止肾内血管床凝血。

（二）尸体供肾整块切取

尸体供肾采取整块切取、缩短供肾的热缺血时间、避免肾血管损伤、是保证供肾质量和移植效果的重要环节。短时间内应使供肾由热缺血变为冷缺血状态。如果心跳停止后采用分侧取肾的方法，则手术时间较长，容易损伤肾血管，特别是当肾由多支血管供应时，严重肾血管损伤，且无法修复时，取出的肾脏无法使用。整块取肾法操作简便，在处理多支肾动脉时有明显的优势，而且容易寻找肾动脉，插管准确，灌洗及时，缩短修整肾时间。

肾动脉一般为单支血管，在第1、2腰椎之间，平肠系膜上动脉开口处下方发出。肾动脉常存在解剖学变异，且变异的发生较肾静脉普遍。

与动脉相比，肾静脉系统存在许多交通支，肾静脉无节段性。肾静脉可由2支肾内静脉合成者53.8%，或由3支合成者28.8%。双侧肾静脉汇入下腔静脉。左侧肾静脉比右侧长，左肾静脉在腹主动脉前经过，末端与肠系膜上动脉起始部相邻。右肾静脉无属支，相反，左肾静脉通常收集左肾上腺下静脉、左膈下静脉、左性腺静脉和左侧第2腰静脉。肾静脉的解剖变异比动脉少，如果有，则多在右侧，左肾静脉几乎总是单支。

1. 两步尸肾整块切取术　此法先整块切取肾脏，再行灌注保存。

第一步：显露腹腔后区。

（1）采用腹部正中大十字切口进入腹腔（图15-2），将肠管拨向上方或提离腹腔，紧张升结肠、回盲部及小肠系膜；切开升结肠外侧腹膜，将切口延长至回盲部，向内上至肠系膜根部，剪断肠系膜下动脉。向上做钝性、锐性分离，分离平面尽可能远离后方的肾血管。将十二指肠和胰腺拨向上方。

（2）用左手示指和中指在腹腔动脉和肠系膜上动脉的两侧做钝性分离，清楚显露这两条动脉，在距离腹主动脉前壁约2cm处将其剪断。继续向上做钝性分离，直至膈下（图15-3）。

（3）用手保护右肾，剪断肝肾韧带，于肾周筋膜外整块游离右肾及肾周脂肪。

（4）当术者剪开升结肠外侧腹膜的同时，第一助手将乙状结肠提起以紧张其系膜，并将系膜剪开，上至结肠脾曲，下至直肠上方（图15-4），然后用左手保护左肾，剪断脾肾韧带，于肾周筋膜外将左肾游离。

此时，腹腔视野内仅有已游离并包裹在脂肪囊内的双肾以及脊柱前方的大血管。

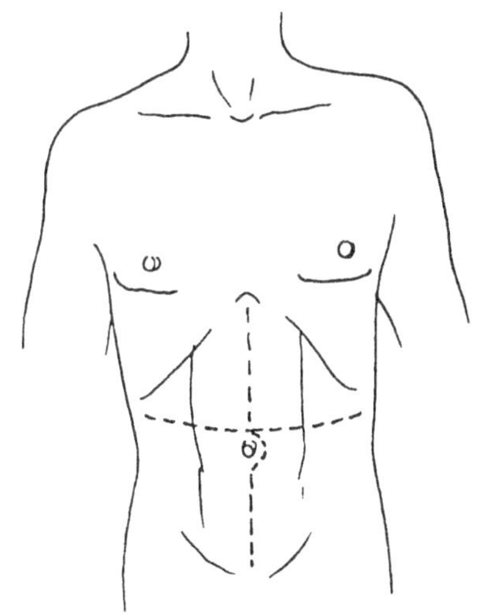
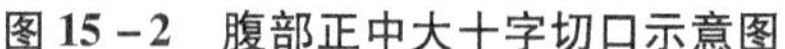

图 15－2　腹部正中大十字切口示意图

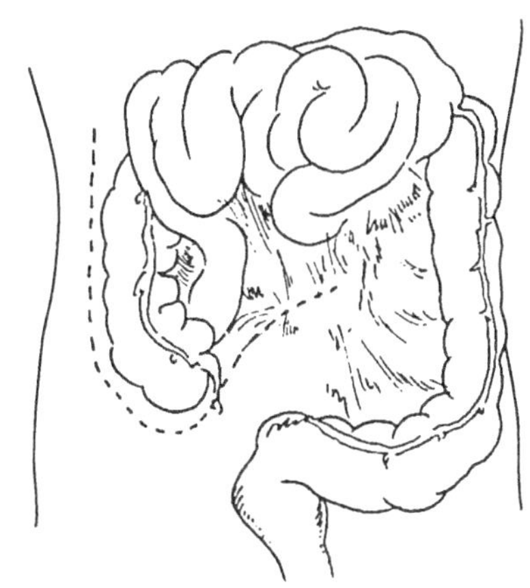

图 15－3　显露腹腔动脉和肠系膜上动脉

第二步：分离大血管后方及腰大肌表面，整块切取（图 15－5）。

（1）术者于膈肌处切断腹主动脉，随即用大弯钳钳住并提起腹主动脉远端，第一助手将双肾托起。

（2）术者用刀将下腔静脉切断，紧贴脊柱向下锐性分离腹主动脉后壁，至髂血管分叉处。

（3）沿腰大肌处表面向下做钝性分离，至髂血管处，在该水平横断包裹在腹膜后疏松组织中的血管和输尿管，将整块切取的组织放入盛有无菌冰屑的无菌盆内。剪开腹主动脉后壁，两侧肾动脉开口多位于腹腔动脉和肠系膜上动脉开口的外下方。分别插入硅胶灌洗管，用 2～4℃ 器官保存液灌洗，灌注液高度不超过 1.2m。通常，灌注液量为 200～500ml，肾表面即转为苍白色，表示灌洗已充分，可放入盛有器官保存液的塑料袋中，封口后置于装有冰屑的容器内。

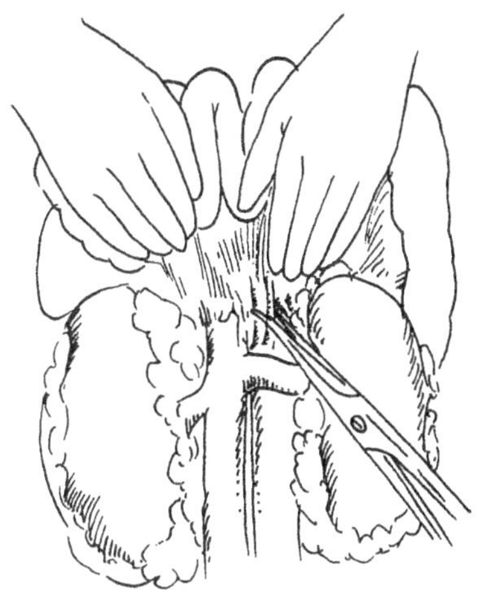

图 15－4　助手将乙状结肠提起以紧张其系膜，清楚显露双肾

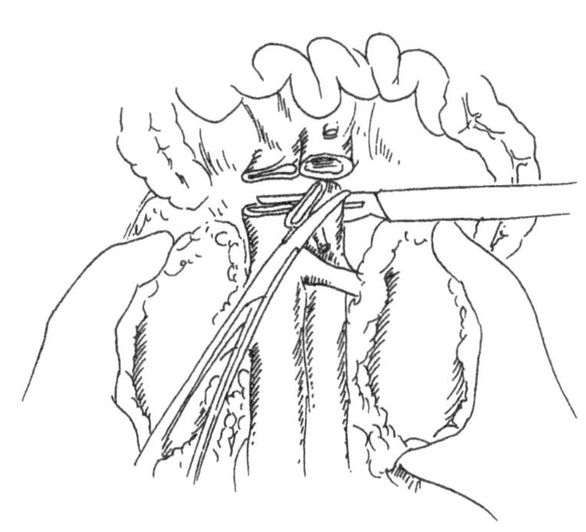

图 15－5　整块切取两侧肾脏

这种取肾方法的优点是：①术中无须寻找和游离输尿管，有效地保存了输尿管的血运和长度，有效地避免肾移植术后因输尿管血运受损而引起的尿漏；②手术时间短，平均 4 分半钟可完成尸肾整块切取；③操作方法较为简便实用，易于掌握。④肾血管损伤率低，供肾可利用率达 98.6% 。供肾于植入后的急性肾小管坏死发生率低。

2. 尸体供肾分侧摘取法　此法先后分别切下左、右肾，从肾动脉分别灌注肾脏。

打开腹腔后，将肠管推向右，于左结肠脾曲及降结肠外侧沟剪开后腹膜。游离左肾及输尿管。于髂血管平面离断输尿管，肾静脉靠近腔静脉切断，肾动脉带腹主动脉片离断，离体肾放置于 2 ~ 4℃ 器官保存液内，助手可立即开始灌注。

再将肠管推向左，在结肠肝曲及升结肠外侧沟剪开后腹膜。游离右肾，切断输尿管，方法同左侧。右肾静脉切取要带一段下腔静脉，肾动脉带腹主动脉片段，离体肾立即灌注。

3. 原位灌注整块切取法　本法先在原位游离肾动、静脉，并立即插管进行冷灌注，而后再切取肾脏。主要步骤如下：

腹部十字切口，打开腹腔后，将小肠向上推开，将乙状结肠及其系膜向左推开，显露下段腹主动脉。

于髂总动脉分叉处上方 2 ~ 3cm 的腹主动脉前壁切一小口，将预制的灌洗管经此口插入约 11cm（此处有标记），于切口上方套线结扎，防止灌洗液外溢。以 20 ~ 30ml 生理盐水充盈气囊，以保证灌洗液进入腹主动脉后不致向上流失。剪开下腔静脉，逆行向上插入一直径约 1cm 的多孔导管约 5cm 深，以便灌洗液排出体外（图 15 – 6）。

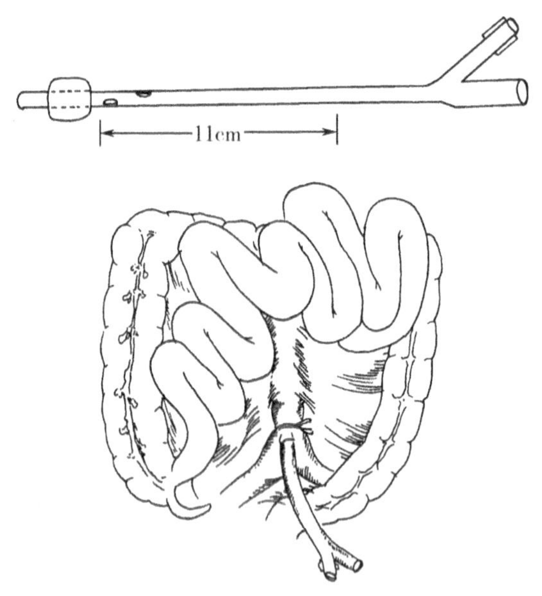

图 15 – 6　导尿管的侧孔剪切及腹主动脉插管示意

灌洗管示意图，18 ~ 20 号气囊导尿管，将囊前端的孔洞封闭，气囊后方另开两口，在距此口尾端 15cm 处以丝线结扎做标记，以便掌握插管深度。导尿管接灌洗液，后者应高于心脏平面 1m。

将升结肠向内牵引，沿升结肠旁沟自右向左切开后腹膜，右上方切断肝结肠韧带，左侧至小肠根部（图 15 – 7）。

将升结肠、回盲部和小肠向上牵引，切断 Treitz 韧带。打开肾周脂肪囊的凸缘检查双肾灌洗情况，待双肾灌洗好后，将升结肠、横结肠、小肠、胃、胰向上掀起，距腹主动脉前壁约 2cm 处将腹腔干及肠系膜上动脉离断，将所有肠管翻出腹腔外。此时位于腹膜后的双肾、输尿管即可完全显露。

从后腹壁游离双肾（包括肾周脂肪，其中可能含有肾脏的异位血管）。于腹腔干动脉上方约 2cm 处将腹主动脉及下腔静脉离断，紧贴脊柱向下锐性分离腹主动脉后壁，至髂血管分叉处。腰大肌处表面向下做钝性分离，至髂血管处，在该水平横断包裹在腹膜后疏松组织中的血管和输尿管。将双肾装入有灌洗液的塑料袋内，再放入有碎冰的保存器内保存。

4. 尸体供肾的肝肾联合切取法

(1) 建立供体原位低温灌注：手术开始先做腹部大“十”字切口进入腹腔，切口上至剑突，下至耻骨联合，左右达双侧腋后线。推开肠管，在骶骨前切开后腹膜，分离、显露腹主动脉下段并结扎远心端，在结扎线上方剪开腹主动脉，插入改装并剪有 3～4 个侧孔的 22 号 Foley's 导尿管，插入深度为气囊至腹腔动脉开口平面以上（约为 20cm），气囊内迅速注入 30ml 盐水以阻断胸主动脉，结扎固定导尿管开始灌注器官保存液，灌注压力约 100cmH_2O。要求灌注液必须成线快速灌注。切开下腔静脉起始部后置入大号硅胶管引流灌洗液。

将横结肠提起，距肠系膜根部 2cm 左右分离出肠系膜上静脉，结扎肠系膜上静脉远端后，切开近端并插入带有防脱圈的 18 号硅胶管，插入深度 3cm，注意不要插入过深，以丝线结扎固定。随即将硅胶管连接 HCA 灌注液，进行重力灌注。腹主动脉及肠系膜上静脉共灌注器官保存液 3000ml（图 15－8）。

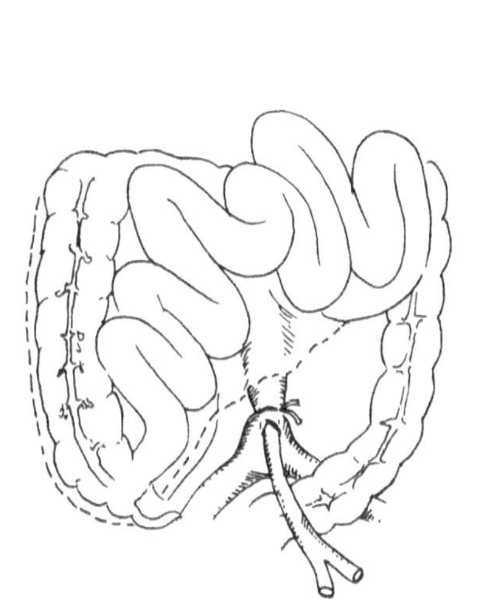

图 15－7　沿升结肠旁沟自右向左切开后腹膜

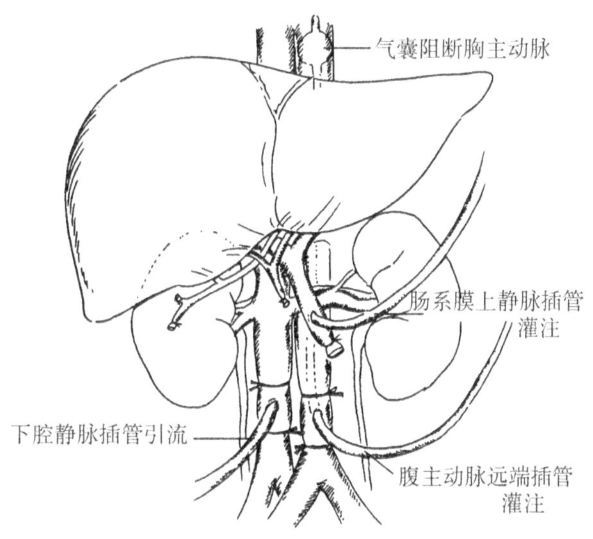

图 15－8　腹主动脉及下腔静脉插管灌注图

进行低温灌洗的同时，剪开肝镰状韧带迅速探查肝脏。供肝如无肝硬化、损伤、脂肪肝或其他异常，且适用于移植时，则向肝表面铺上碎冰屑。打开双侧肾周脂肪囊，于双侧肾周铺碎冰屑，检查确认双肾灌注良好。如肾的一极灌注不良，须注意是否存在由腹主动脉插管结扎线的远端发出的副肾动脉。

分别于腹主动脉远端及肠系膜上静脉插管灌注，下腔静脉远端插管引流出灌注液。放置纱布以保护胆囊周围，剪开胆囊底部，挤尽胆囊内的胆汁，插管后以0～4℃器官保存液约500ml持续冲洗胆道。肠系膜静脉和腹主动脉插管灌注器官保存液完成后再分别灌注UW液1000ml。

（2）整块切取供肝及双侧肾脏：切断肝圆韧带、镰状韧带、冠状韧带、左右三角韧带，向左右剪开膈肌至膈肌脚。用手指触摸肝胃韧带，检查有无肝左动脉或副肝左动脉，如出现应保留，不存在则切断肝胃韧带。紧贴十二指肠上缘分离，打开十二指肠外侧腹膜，将十二指肠及胰头翻起，贴近十二指肠将十二指肠与胰头用剪刀断开。于肠系膜上静脉结扎线的远端离断肠系膜上静脉和肠系膜上动脉。提起升结肠、回盲部及小肠系膜，切开升结肠外侧腹膜，将切口延长至回盲部，向内上至肠系膜根部，剪断肠系膜下动脉、胃结肠韧带、降结肠系膜及乙状结肠系膜，将所有肠管翻出腹腔外。至此，腹腔内只剩下已灌注好的肝、双肾、腹主动脉及下腔静脉。

于脂肪囊外侧游离双侧肾及输尿管。近心房处离断肝脏上下方腔静脉及胸主动脉，提起胸主动脉断口远端，于主动脉后方用剪刀贴近脊柱将胸、腹主动脉、下腔静脉、髂总及髂内外动静脉、肝及双肾输尿管整块切取下来。将肝及双肾置于0～4℃UW保存液内，并自胆囊插管再次用UW液100毫升冲洗胆道。

（3）分离肝肾：沿腹主动脉后壁纵向剖开，确认腹腔干、肠系膜上动脉及双侧肾动脉开口后，在肠系膜上动脉开口下缘横断腹主动脉，在肾静脉开口上缘横断下腔静脉，分离肝及双肾。将原腹主动脉及下腔静脉插管远端的腹主动－髂总动脉－髂内外动脉及下腔静脉－髂总静脉－髂内外静脉切取备肝移植使用。

随着肝移植的发展，目前该方法已为国内大多数移植中心采用，其优点是：①操作简便，易于掌握。供体器官原位灌注，灌注充分，热缺血时间短。移植后DGF的发生率低。②肝肾整块切取，供体器官的血管损伤概率低。③由于切取过程中不分离输尿管，保护了输尿管的血运，移植后尿漏的发生率低。

肝肾整块联合切取时做好以下几点有利于保证供肝供肾质量。①腹主动脉的灌注必须快，改装后的气囊尿管的气囊阻断胸主动脉要确实。②采用在下腔静脉近髂血管处插管引流，避免下腔静脉、肾、肝静脉压力过高，保证灌注液顺利进行灌注，有利于器官迅速降温及防止器官灌注不良的出现，同时手术野非常干净。但下腔静脉插管不能超过肾动脉平面以上，以免压迫右肾动脉及影响双肾静脉的回流。③整块切取完供肝供肾后，采用切开腹主动脉后壁，于肠系膜上动脉开口与双肾动脉开口之间离断腹主动脉，不易损伤供体肝肾血管。④在完成插管并对腹主动脉及门静脉的灌注后，应及时在肝及双肾的周围铺上碎冰，有利于保证器官快速降温，迅速缩短器官的热缺血时间。

四、肾移植术

首次移植一般取右侧切口。采用Alexander L型切口，平脐水平沿腹直肌外侧缘切开皮肤，至髂前上棘水平横向内侧止于正中耻骨联合上两横指。纵向部分显露腹外斜肌腱膜，平腹直肌鞘外侧缘切开，剪开腹横筋膜见腹膜；横向切口部分则切开腹外斜肌和腹直肌筋膜，牵开腹直肌纤维，切断结扎腹壁下动静脉。钝性分离腹膜牵向内侧，显出腹膜后区髂血管，充分游离圆韧带（女性）或精索（男性），不必切断，以防男性术后睾丸缺血或鞘膜积液。

剪开髂外动脉鞘筋膜，显出髂内外动脉连接区，如果髂内动脉软，无明显硬化，可用作吻合，则向下游离，逐条结扎切断分支血管。在髂总血管分支处用小儿 Satinsky 钳或“哈巴狗”钳阻断髂内动脉，在已游离的髂内动脉远端横断血管，血管腔内注入肝素生理盐水，便可供吻合用。分离髂内动脉需花费一些时间，其后侧方为髂内静脉及分支，避免损伤出血。如果受者髂内动脉严重硬化，不能使用，或供肾多条动脉，修肾时保存部分主动脉壁呈袖口状，供与受者髂外动脉做端侧吻合。吻合时在髂外动脉近、远端分别用“哈巴狗”钳或用鞋带套管阻断血管，吻合时纵行切开动脉壁，长度约为供肾动脉口径的二倍。然后游离髂外静脉，向上至髂内静脉连接处，向下至腹股沟韧带水平，遇小分支必须结扎。个别过度肥胖受者，髂外静脉过深，估计吻合时难于显露，可结扎横断髂内静脉，这样髂外静脉便表浅，便于吻合。遇髂外静脉炎症纤维化，无法吻合时，可考虑做肾静脉与肠系膜上静脉吻合。

肾血管吻合前，从冷冻盒内取出肾，右侧切口用左侧供肾，若用右侧供肾，肾上、下极需倒置，血管吻合后肾盂输尿管在前方，万一术后肾盂输尿管坏死，容易处理。认清动、静脉排列位置和理想的吻合位置后，将肾置入塑料袋内并加入碎冰，袋下端剪一小口，引出肾静脉，上、下端切勿倒置。先做肾静脉和髂外静脉端侧吻合，髂外静脉用 Satinsky 钳做血管侧壁部分阻断，纵行切开管壁，用6－0号尼龙线褥式缝合吻合口两端，然后将吻合口前后壁连续缝合。接着，用6－0尼龙线吻合动脉，肾动脉和髂内动脉端－端吻合时，后者剪成斜口，以防狭窄，先褥式缝合两端，然后连续或间断缝合，有人认为一侧间断另一侧连续缝合则更好。首先将褥式缝合一端打结，另一端待一侧缝合完成后打结，这样两侧血管壁显露清楚，保证血管壁能全层缝合，且对合良好又可避免镊夹血管壁造成损伤。缝合时每一针先从供者血管壁由外至内方向，后从受者血管壁内至外缝合，便可避免受者血管壁硬化分离，保证吻合口满意对合（图15－9）。肾动脉与髂外动脉端侧吻合也可用同样方法，每一针都必须穿透血管内膜，均匀紧密对合，闭合吻合口前用肝素生理盐水灌入腔内，排除血块和空气。

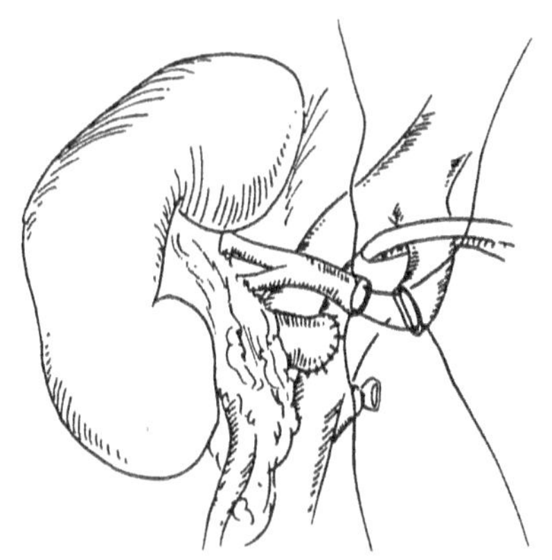

图15－9　肾动脉与髂内动脉端，端吻合

如遇双支肾动脉，髂外动脉有硬化，管腔不够大，可将双支肾动脉与髂内动脉分支端－端吻合（图15－10），或修肾时双支动脉开口处带盘状主动脉壁，供肾双支动脉与髂外动脉端侧吻合（图15－11），肾静脉与下腔静脉端侧吻合。

血管吻合完毕，用“哈巴狗”钳阻断吻合口远端肾动、静脉，去除原先血管阻断钳，观察吻合口有无漏血，偶尔需缝合1、2针止血，吻合口连续缝合者，补针缝合止血时应避免缝针穿透或损伤原有缝线，以免造成即时或延迟缝线断离，引起吻合口裂开大出血。仅渗血置棉片覆盖3～5分钟可止血。开放全部阻断钳，肾供血良好，肾实质即可变为粉红色和触之有搏动感。若肾颜色欠佳，肾动脉或其分支搏动差，可能是供肾动脉内膜分离，取尸肾时用力过度撕裂所致，应马上阻断肾动、静脉血管，沿吻合口切开，用灌注液灌注肾脏（肾静脉用粗针穿刺引流灌注液），重新修剪后再吻合。如果肾静脉阻塞，肾动脉搏动良好，肾胀大，应阻断肾动、静脉，用细针穿刺肾动脉，灌注液灌注肾脏，解开静脉吻合口一小部分，灌注肝素生理盐水，加大静脉吻合口，重新吻合。血管吻合口开放后，立刻见肾脏严重供血不足，另一种可能情况是受者血管壁缺陷所致，拆开动脉吻合口后，可见动脉硬化，菲薄浅黄色内膜漂浮阻塞吻合口，钳夹血管壁或缝线拉紧撕脱内膜会产生这种现象。清除游离漂浮的内膜，残留固定的内膜缘用9－0尼龙线固定，重新做血管吻合，可获成功。

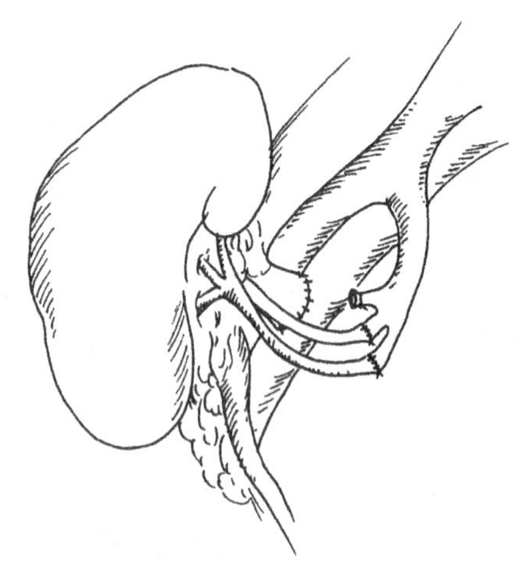

图15－10　肾动脉分支分别与髂内动脉的分支行端－端吻合

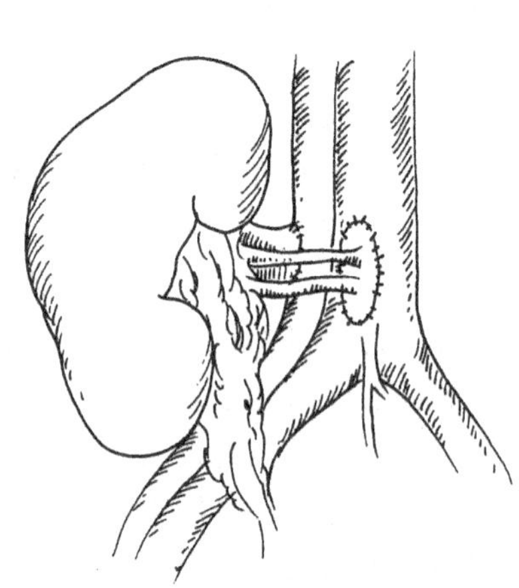

图15－11　带腹主动脉瓣的肾双支动脉与髂外脉端侧吻合

此外，受者动脉硬化表现多种方式，除菲薄内膜外，还可表现硬化斑块，如局限于吻合口时可切除以便扩大血管腔，如动脉壁外膜和肌层仍有一定厚度，可做吻合，若动脉壁仅存薄的外膜或少许肌层，术后易形成动脉瘤。切除硬化斑块时，残留断端应平滑，否则术后易血栓形成。还有另一种情况是肾动脉端侧吻合时，动脉内膜呈鱼肉状，极脆，虽然可完成吻合，血管吻合口开放后，肾脏供血良好，当放入髂窝时，肾脏严重缺血呈紫色，上提肾脏又恢复正常供血，反复多次操作情况均如此，髂外动脉壁外膜下可见瘀斑，提示血管阻断钳损伤血管内膜，形成急性夹层动脉瘤，拆开一侧吻合口缝线，可见内膜鼓起阻塞吻合口。证实此现象后，阻断血管并拆除动、静脉吻合口，供肾重新灌注备用，髂外动脉损伤段可通过原切开口置入人造血管内支架恢复血流，如果损伤血管段内置管失败，给予切除，并采用人造血管替代缝合。必须牢记阻断髂外动脉勿用 Satinsky 钳，采用鞋带套管阻断可避免血管损伤。估计供肾仍可使用时，另选择合适位置行植肾术。若当成超急排斥或原发肾无功能，截除植入肾脏会感到可惜。

输尿管植入。通常将输尿管植入膀胱。经尿道插入 Foley's 导尿管，经导尿管向膀胱内注入生理盐水200ml。于切口下方游离侧腹膜，显露同侧膀胱前壁肌层，见膀胱黏膜突起，通过血管钳向近端黏膜下潜行2cm后出膀胱外，形成黏膜下隧道。往输尿管腔内插入硅胶支架管并缝合固定，通过精索（男）或圆韧带（女）下方引入膀胱黏膜下隧道，剪除多余输尿管，断口纵行剪开0.3cm成斜口供吻合，用尖刀刺开原先分离好突起的膀胱黏膜，支架管在膀胱前壁另开一孔引出（支架管膀胱内部分剪一侧孔），部分受者术后因停留导尿管出现明显膀胱激惹症状，比如烦躁，可拔除导尿管。然后用5－0羊肠线间断做输尿管膀胱黏膜吻合，用3－0肠线间断缝合浆肌层覆盖吻合口，固定支架管。此法简单，并发症仅0.15%～0.2%。遇输尿管过短，或因血运不良需切除一段，可采用输尿管与受者输尿管做端侧连续缝合。

最后彻底止血，切口内置引流管引流，逐层缝合切口。

（乔良伟）

第三节 亲属活体肾移植

一、概述

亲属肾移植（relative living donor transplantation，RLT）是指供受体具有密切血缘关系之间的肾移植，包括父母与子女之间，兄弟姐妹之间的肾移植。血缘关系较远或无血缘关系如姻亲之间的肾移植失去了亲属肾移植配型好的意义，只能称作活体肾移植。有密切血缘关系的亲属之间因有较高的几率出现较好的组织相容性，兄弟姐妹之间甚至可以出现完全相同的HLA配型。而良好的组织相容性可以降低肾移植术后排斥反应的发生率和强度，减少免疫抑制药的用量，从而减少术后并发症的发生，节省患者的经费，并提高肾移植的效果，尤其是长期效果更优于其他肾移植。同时也能补充尸体肾源的不足，应该得到大力提倡。

在日本，亲属肾移植所占比重最大，可达其肾移植总量的65%以上，而在美国这样肾源较多的国家也超过了50%。由于尸体供肾来源日益紧缺，近几年我国亲属肾移植的数量急速增长。尤其是近几年，我中心亲属肾移植占当年肾移植总数的比例已经超过50%。

二、适应证

亲属肾移植的适应证并无特殊，可见第四节（尸体肾移植），只是尽量避免高龄或身体状况较差、高PRA的受体，以减少手术的风险。

三、禁忌证

同尸体肾移植，见第四节。

四、供体选择

（一）HLA的遗传特点

人类白细胞抗原（HLA）作为主要组织相容性抗原，是受体产生各种排斥反应的物质基础，要减少排斥反应的发生率，必须有较好的HLA相符。根据遗传学规律，父母各遗传一半的染色体给子女，所以子女应有一半的基因与父母相同。而同父母的同胞之间则 25% 几率完全相同，50% 的几率有一半相同，还有 25% 则完全不同。

除 HLA 外，还有许多次要组织相容性抗原系统，内皮细胞抗原等，虽然抗原性较弱，但存在较多的不相容时也能诱发排斥反应，这就是在同种异体移植中尽管 HLA 全配但还不能杜绝排斥反应的原因。因此，只有在有密切血缘关系的人群中才有较大的几率遇到主要及次要抗原系统均较为接近的供受体。

（二）亲属肾移植供体的选择

中华医学会器官移植学分会和中华医学会泌尿外科学分会肾移植学组于 2008 年 1 月在海南博鳌联合召开了主题为“关注活体供肾移植”的专题研讨会，全国 17 家肾移植中心的 20 位专家学者出席了会议。与会专家就下列问题达成了共识，该共识也成为各移植中心进行供体筛选的标准。

1. 法规和伦理　严格遵照国务院颁布并于 2007 年 5 月 1 日实施的《人体器官移植条例》，即活体器官移植限于配偶、直系血亲或者三代以内旁系血亲，或有证据证明与活体器官捐献人存在因帮扶等形成亲情关系的人员（2010 年 4 月，卫生部修改了该条例，规定亲属肾移植的供受体关系仅限于父母、子女以及兄弟姐妹）。同时，器官捐赠者必须年满 18 周岁，具有完全民事行为能力。

根据卫生部颁布的《人体器官移植技术临床应用管理暂行规定》，肾移植准入或指定医疗机构必须成立“人体器官移植技术临床应用和伦理委员会”。在移植前举行人体器官移植技术临床应用和伦理听证会，确认符合法律、法规、医学伦理学和医学原则，了解捐赠人真实意愿，确认无买卖或者变相买卖人体器官。医疗机构应保证为捐赠人因医学和（或）自身因素而停止捐赠的原因保密。从 2010 年 4 月开始，所有亲属肾移植术均必须报各省卫生厅审批通过后方可实施手术。

2. 知情同意　医疗机构在摘取捐赠者的器官前，应当充分如实告知如下内容：①活体供肾移植并非惟一的选择，还可以等待接受尸体肾移植或其他替代治疗，如透析治疗；②供者接受肾脏摘取手术可能造成的医疗风险，甚至死亡，以及可能对其就业、保险以及家庭和社会适应性带来的影响；③受者接受捐赠的肾脏移植后也有可能出现的各种不良事件（如移植肾排斥反应、严重感染、移植肾无功能，甚至死亡）。告知途径应该是书面资料和多次正式面对面交流。捐献者和接受者及相关人员必须能够理解被告知的所有内容，并且签署《知情同意书》，捐赠者需填写《自愿捐献书》和《手术同意书》等相关文件。捐赠者有权在捐赠供肾术前的任何时间终止捐赠意愿。

3. 医疗机构的责任和义务　从事活体供肾移植的医疗机构和医护人员必须遵守相关的法律法规，充分认识国内外活体供肾移植的状况和可能出现的严重不良事件，并履行充分的告知义务。据报道，供者术后近期并发症发生率为 4% ~7%，主要有出血、切口感染、脾损伤、肾上腺损伤、肾血管损伤、气胸、肺部感染、深静脉栓塞和股动脉栓塞等。远期严重不良事件有肾功能减退、高血压和蛋白尿等，严重者甚至出现肾功能衰竭。美国的研究统计显示，活体供者术后近期的死亡率为 0.02% ~0.03%，其中最常见的死亡原因是肺栓塞、肝炎和心血管意外（心肌梗死和心律失常）。医疗机构和医护人员对可能出现的不良事件应有相应的预防和处理措施。医疗机构必须建立随访系统，活体供肾移植术后应对供、受者进行长期随访，并有责任要求供者长期随访，并给予方便。

4. 活体供者医学评估的主要内容和程序　活体供肾者评估的首要目的就是确保捐赠者的医疗安全性和社会适应性。供者评估应依据熟悉的、公认的、以临床证据为基础的合理程序进行。筛查的重点应放在尽早筛查出不适合捐赠的供者，达到利益最大化和风险最小化。

（1）ABO 血型相同或相容是候选供者的首要条件，不相容者不能捐赠：血型相同或相容确认后，再进行相关内科疾病的筛查、肾脏功能检查、肾脏解剖结构检查、肾血管影像学检查以及供受者淋巴细胞毒交叉配合试验和组织相容性抗原分型等。一旦发现禁忌证，即不符合捐赠条件时，则终止其他检查，以合理降低医疗评估费用。

（2）供者肾脏功能的评估：肾功能的精确评估对于确保留给捐赠者的肾脏功能正常，以及受者移植的安全性至关重要。推荐使用核素扫描测定 GFR。目前公认，小于 40 岁的供肾候选者的双肾 GRF 下限应不低于 1. 33ml/s（80ml/min），40 岁以后 GRF 平均每年下降 0. 015ml/s（0. 9ml/min）。因此，随着供者年龄的增加，供肾候选者的双肾 GRF 值也可能相应下降，如 60 岁时的双肾 GFR 可以为 1. 13ml/s（68ml/min）。

（3）体重指数（body mass index，BMI）：BMI 超过 35 是绝对禁忌证，超过 30 是肾脏捐赠的相对禁忌证。BMI 超过 30 的捐赠者需进行仔细的术前评估，以排除心血管、呼吸和肾脏疾病。应忠告捐献者：围手术期的风险较大，远期发生肾脏疾病的可能性大，并建议捐赠前减肥，在达到理想体重后再考虑捐赠。

（4）高血压：严重高血压不适合捐赠。轻度高血压，且血压易控制，年龄超过 50 岁，双肾 GFR 大于 1. 33ml/s（80ml/min）者可考虑作为候选供者。轻度高血压，但合并有微量白蛋白尿或有其他终末期器官损伤者，则不适合作为候选供者。

（5）糖尿病：糖尿病或糖耐量异常者不能作为候选供者。

（6）蛋白尿：推荐使用 24 小时尿蛋白定量检测，尿中蛋白含量异常不能作为候选供者。

（7）镜下血尿：反复或多次镜下血尿，又不能排除泌尿系统肿瘤、感染和慢性肾病等疾病者，不应作为候选供者。

（8）肾结石：肾结石病史不是捐赠的绝对禁忌证。既往有肾结石病史者，在确认无高钙血症、高尿酸血症或代谢性酸中毒，排除胱氨酸尿症或高草酸尿症、泌尿系感染和肾脏钙质沉着，并且得到供、受者的双方同意后，方可捐赠。如同意接受捐赠，推荐使用既往曾排出结石的一侧肾脏作为活体供肾，捐肾后应对供、受者进行长期随访。

（9）遗传性肾脏疾病：患有常染色体显性成人多囊肾（ADPKD），常染色体隐性遗传性肾脏疾病、先天家族遗传性出血性肾炎、先天性肾病综合征、膀胱－输尿管反流、小脑视网膜血管母细胞瘤病、家族性肾上腺脑白质营养不良等疾病者不适合作为活体供肾者。

（10）恶性肿瘤：有恶性疾病既往史的患者通常被排除在外但在满足下列条件时可以作为供者，如已经治愈的特殊类型，并确认无转移，如结肠癌（Dukes A 期，治愈超过 5 年）、宫颈原位癌及低度恶性非黑色素瘤皮肤癌可以考虑作为供者。同意接受癌症患者捐献肾脏前必须进行包括供、受者在内的讨论，告知不能完全排除癌症转移的可能性。

（11）肾血管平滑肌脂肪瘤：双肾血管平滑肌脂肪瘤者不适合作为供肾者。对于单侧肾脏血管平滑肌脂肪瘤者，若肿瘤直径在 4cm 以上，瘤体可完整切除者，必要时可考虑作为供肾；若瘤体直径在 1cm 以下，可考虑作为供肾，移植后均应采用 B 型超声波随访。

（12）传染性疾病：供者传染病情况的医疗评估是非常重要的一个方面。患急性传染病者和患有确认可通过器官移植传播的传染病者不能捐赠器官。有肺结核病史并经全程正规治疗，不合并肾脏结核的志愿者仍然可以考虑捐献肾脏。活动的结核分枝杆菌感染和泌尿系结核是供肾的禁忌证。

（三）活体供肾切取原则

1. 活体供肾切取基本原则　①必须最大限度地降低供者死亡率；②最大限度地减少手术并发症；③保护供肾的解剖完整和功能。

2. 手术方式的选择原则　供肾切取方式有开放手术（open donor nephrectomy）、腹腔镜手术（laparoscopicdonor nephrectomy）和手辅助腹腔镜手术（hand assisted laparoscopic donor nephrectomy）。在减少术中及术后并发症和保证供、受者安全的前提下，应选用本移植中心和术者熟练的供肾切取手术方式。

3. 供肾的选择　供肾选择建议如下：①将肾小球滤过率（GFR）相对较好的肾脏留给供者；②选用供肾血管容易暴露，且为单支的一侧肾脏；③未婚年轻妇女右肾在今后妊娠时可能发生肾积水，优先选择右肾；④首选解剖上利于切取和移植的肾脏。

五、手术时机

亲属活体肾移植作为择期手术，术前有充分的时间准备。在术前检查时，受体出现的各种问题应逐一校正，使受体更加耐受手术，减少手术并发症，才能提高移植的成功率。除临床检验不正常的现象要纠正外，还要注意以下几点：

（一）充分透析及透析时间

血透患者每周 2 或 3 次，每次 4～5 小时。而腹膜透析则应每周 6 天，每天 8000ml。或根据血肌酐水平调整，保持透析前肌酐不高于 700Umol/L。有足够的时间充分透析才能有效清除体内的毒素，改善尿毒症对身体器官所造成的损害，一般状况好转，食欲增加，血压正常或使用降压药可维持正常。这样的患者对手术才有较好的耐受性。有些引起尿毒症的原因只有在患者的原肾萎缩后才会逐渐消除，如抗基底膜抗体，抗原抗体复合物等，这些因素消除后手术移植肾才能减少相同疾病的复发。在亲属肾移植尤其是配型很好的情况下，排斥反应较少，而原发肾病复发却比尸体肾移植常见。

（二）改善身体状况

包括加强营养，纠正贫血。在尿毒症未进入透析阶段，我们一般是限制患者的蛋白入量，透析后患者多已养成这种习惯，过度地限制所需的营养及水分，造成患者的营养不良及身体一般情况下降、贫血等。在导入透析后应该鼓励患者适当增加饮食，尤其是优质蛋白的摄入如鸡蛋、牛奶等。蔬菜水果等维生素丰富的食物也不能过多地限制。贫血纠正除加强营养外，对有较重的贫血可输新鲜红细胞或使用促红细胞生长素（epogen，EPO）。

（三）控制感染

肾移植术后抗排斥治疗是以降低受体免疫能力为基础的，大剂量免疫抑制剂的使用可以诱发感染，有时甚至是致命性的。术前轻微感染在移植术后就有可能扩散，因此术前只要有感染迹象就应控制。术前发现有结核的患者应在结核病完全控制或使用抗结核药物 1 年以上，或怀疑结核者也应使用药物半年以后方可施行肾移植术。

（四）消化道溃疡

现行的移植术前诱导方案及急性排斥反应治疗时均需使用大剂量的皮类固醇激素，而其副作用之一就是消化道出血。凡有消化道溃疡、出血性胃炎者应治愈，治疗效果不佳时可先行胃大部切除。

（五）下尿道梗阻

先天性尿道畸形，后天性尿道炎症所致的尿道狭窄或前列腺肥大引起排尿不畅会造成膀胱潴留，极易造成感染且不易控制或影响输尿管膀胱吻合口愈合，甚至造成膀胱破裂而发生尿漏，长时间的尿潴留甚至会影响肾功能，故移植术前应使用药物或手术治愈。

（六）病肾切除

如果病肾不切除会影响肾移植手术或影响肾移植的效果时可考虑做病肾切除，如慢性肾盂肾炎感染者长期不能控制；巨大的先天性多囊肾到达髂窝致使移植肾无法植入，或囊腔内经常性地出血感染者；因病肾原因无法控制的高血压；因抗基底抗体阳性所致的尿毒症患者且抗体长期阳性。再次肾移植时初次移植肾未切除所致的长期淋巴毒抗体较高时也可切除初次移植肾。

（七）血浆置换

血浆置换有两种方法，即连续二次滤过法和离心法，二次滤过是血液通过孔径较大的一级滤膜分离出血浆成分，血浆再次通过滤过孔较小的二级膜分离出白蛋白和球蛋白，将含白蛋白的血浆连同血液的有形成分输回身体内，而含球蛋白的血浆被丢弃。离心法则是采用离心将血浆和血细胞分开，全部的血浆均被抛弃。术前血浆置换可以减少血中的各种抗体，减少术后移植肾的超急性排斥反应的发生率，对再次肾移植和群体反应抗体（PRA）阳性的患者较为适用。血浆置换一般每周 1 或 2 次，每次置换出 2 ~ 3L 血浆，连续进行 2 ~ 3 周。每次血浆置换时需补充白蛋白 80 ~ 120g。

六、术前准备

（一）供体术前检查

原则上从简单到复杂，从无损伤到损伤检查。

1. 血型鉴定　为有意提供肾脏的血缘亲属做血型鉴定，选择血型与受体相同或相容者。

2. 淋巴毒试验和 HLA 定型　选择淋巴毒试验阴性及 HLA 相配最佳者。

3. 常规术前检查　包括肝功能、肾功能、血常规、尿常规、血清电解质、凝血功能检查、心电图、胸部 X 线片、腹部平片及尿路造影。

4. 供体特殊检查　各型肝炎病毒抗原或抗体、巨细胞病毒抗体、HIV 病毒抗体等，以及内生肌酐清除率、肾脏彩超、放射性核素或肾脏 ECT、静脉肾盂造影，包括双侧肾脏动静脉 CT 成像。

（二）供体术前准备

1. 心理学准备　作为一个健康的人，要经受一次较大的手术并切除一个健康的肾脏，尽管供肾出于自愿，但临近手术时难免会出现畏惧心理，包括对手术本身的恐惧和切除一侧肾脏后对将来健康状况所造成的影响。因此，术前应对供体做详细的解释工作，树立对手术的必胜信心，消除恐惧心理。

2. 常规术前准备　包括：①备皮；②备血 600～800ml；③术前 12 小时禁食，4 小时禁水；④留置导尿管；⑤术前常规使用镇静药物；⑥术中必备药物：呋塞米 20mg，肝素 100mg，鱼精蛋白 50mg；⑦作为移植肾的供体，术前没有必要做免疫学处理。

3. 受体术前检查　肝功能，肾功能，血常规，尿常规，尿培养，乙型及丙型肝炎，巨细胞病毒，心电图，胸片，钡餐或胃镜，心脏彩超等。年龄较大的男性患者还应做前列腺检查。

4. 受体术前准备　血透患者术前 24 小时充分透析 1 次，腹膜透析者术前晚排尽透析液后封管。

术前一般准备与供体相同，术中备药：甲泼尼龙 500mg，环磷酰胺 200mg，肝素 100mg，鱼精蛋白 50mg，有中心推荐术前使用 IL－2 单克隆抗体进行诱导治疗。

七、开放供肾切取术

（一）亲属活体供肾的切取

手术人员分为两组，第一组为切取组，第二组为灌注组。

1. 切口　活体肾切取术与普通肾切除相同。供体取侧卧位，做 11 肋间或经 12 肋切口。逐层切开腹侧壁肌肉及肋间肌层至腹膜外，可见腹膜反折，在反折处将腹膜向腹侧推开，下方即为肾脂肪囊，内包裹着肾脏。

2. 肾脏游离　在直视下剪开肾脂肪囊侧壁至肾脏的表面。左侧肾上腺静脉流至肾静脉，此外经常还与肾表面有血管交通支，因此肾上极游离时应紧贴肾脏表面进行才可以减少肾上腺血管的损伤。有出血时应逐一结扎。

3. 输尿管游离　将游离的肾脏推向上方，在肾下极的内侧组织中寻找输尿管，为乳白色纵向行走的索条状，表面有很多血管网，仔细观察时还能见到其蠕动。将其轻轻提起保留好足够的输尿管系膜，向上游离至脂肪囊内的肾门附近，再向下分离出 8～12cm，下方可以剪断，膀胱端结扎。

4. 肾动脉游离　肾脏的血管走向是静脉在前，分开脂肪囊后肾门内侧即可见静脉，将其与周围组织分离，直至与下腔静脉的交汇处。由于右肾静脉很短，如果取右肾时则应分出交汇处的一部分下腔静脉。左肾静脉途中分有肾上腺静脉和精索或卵巢静脉，均可切断结扎，右肾静脉中途无分支。

肾动脉位于静脉后上方的致密结缔组织中，未游离时无法见到。挑起肾静脉，在其后上方的组织中触摸动脉搏动，找出动脉走向，为防止动脉游离过程中出现血管痉挛，还可在动脉周围的结缔组织中注射少量利多卡因做浸润麻醉。从结缔组织分离出全段肾动脉，再将除血管以外的肾脏与供体相连的组织完全切断并结扎止血。将肾脏完全游离。

5. 肾灌注准备　灌注组人员在肾脏血管游离前开始准备。在直径大于 20cm 的碗中加入冷却器官保存液 500ml，液中放入塑料密封的无菌冰块保温。将经冷保温的器官保存液悬挂在离台面 80cm 的高处，插入输血器，末端接直径为 0.5cm 的硅胶管并排净空气备用。

6. 肾切除及冷灌注　各项工作准备完毕后，即可准备切肾。预先供体静脉注射肝素 50mg，呋塞米 20mg，待 2 分钟使供体全身血液处于抗凝，肾脏处于泌尿状态，自起始部先钳夹肾动脉，再阻断静脉入口处，如是右肾，则用心耳钳夹住部分下腔静脉，紧贴血管钳切断动静脉，移至肾灌注碗中，找出肾动脉，插入硅胶管开始做冷灌注。灌注过程中注意观察肾脏的表面色泽变化，一般将肾灌成苍白，均匀，停止灌洗后质地柔软即可。如果灌洗过程中肾脏褪色较慢，还可轻轻按压肾脏表面的不均匀部分，也有助于供肾内残血的排出。肾脏灌注量一般为300～500ml，灌注完毕时如果肾表面不够均匀，有少量红色花斑，只要静脉流出液比较清晰也可，不可因肾表面有些花斑而过分增加灌注量。

供肾切下后，供体立即静脉注射鱼精蛋白50mg以中和体内的肝素，防止伤口内渗血，肾动脉残端至少双重结扎，而静脉残端尤其是右肾静脉应用无损伤线缝合。

（二）供肾植入

亲属活体肾切取时未切除过多的组织，肾周血管也已结扎止血，故供肾大多不需修整。肾脏的植入方法与尸体肾相同。

1. 注意事项

（1）经12肋切口后方切开时注意横膈分离，此处极易损伤胸膜造成气胸。

（2）保证输尿管上有较多的系膜，才能使输尿管有较好的血供。输尿管长度应不短于8cm。

（3）在静脉完全游离后才能分离肾动脉，以免动脉游离时损伤静脉。

（4）肾脏及动静脉游离过程中应尽量减少肾脏的频繁翻动，分离动脉时动作应轻柔，以免造成肾动脉的持续痉挛致使移植肾功能延迟恢复。

（5）游离肾血管时应先做好肾脏灌洗准备，灌洗液的温度应保持在0～4℃，灌洗高度为80cm。防止因不得已的原因要快速切除肾时能及时得到灌洗，尽量缩短缺血时间。

（6）肾脏切除后动静脉残端应双重结扎或用无损伤线缝扎。动静脉残端出血是供体手术的最可怕的并发症。

2. 术中特殊情况处理　供肾切除分离血管过程中如血管破裂出血量较大时，无法钳夹止血，否则会造成肾脏缺血，应尽快切取肾脏并冷灌注。供肾血管过短时可再次分离肾残端血管在体外吻合来延长。

八、后腹腔镜取肾与开放取肾的比较

开放手术术式简单，外科医生较熟悉，安全可靠，热缺血时间很短，供肾质量较好。由于经腹途径术后供者并发症相对较多，现大多采用经腰部切口。但开放手术通常切口较长，术后切口疼痛，恢复时间相对较长而加重供者的心理负担。传统的腹腔镜活体取肾术虽切口小、痛苦轻、恢复快，但大多有供肾热缺血时间偏长，供肾输尿管并发症发生率较高，腹腔镜操作时间长，长时间的气腹持续的高压影响肾脏的血流量等不良因素而影响供肾质量。而手助腹腔镜取肾术可以减少热缺血时间。但是在移植肾的并发症、成本效用及功能方面，二者没有明显差异。同济医院移植中心目前仍以经腰部开放取肾手术为主，仅进行了3例腹腔镜取肾手术。

九、术后处理

1. 供体的观察与处理

（1）生命体征：每小时查心率、呼吸、血压1次，8小时后改为每2小时1次。

（2）观察伤口渗出及引流情况，血性引流突然增多时应考虑立即实施二次手术。

（3）每小时记录一次尿量，并计算24小时总尿量：正常人静脉使用呋塞米后尿量较多，应同普通外科手术一样注意水电解质平衡，补足液体量。

（4）肾功能检查：术后第1天、第7天查血清尿素氮、血肌酐等指标。

2. 受体的一般处理　同尸体肾移植。

3. 受体免疫抑制剂的应用　亲属肾移植后免疫抑制剂应结合配型结果来合理使用，较好的配型结果可减少免疫抑制药的用量，这样又可以减少长期大剂量的免疫抑制剂导致的副作用，这也是亲属肾移植长期效果优于尸体肾的因素之一。常用的免疫抑制剂的方案为环孢霉素A+霉酚酸酯+激素或他克莫司+霉酚酸酯+激素。

（1）同卵孪生之间的亲属肾移植不需要使用免疫抑制治疗。

（2）两条单倍体相同的同胞间的亲属肾移植术后3个月内免疫抑制药的用量为尸体肾移植剂量的2/3，3个月后减为1/2。如CsA的起始量为5mg/（kg·d），3个月后则为3.5～4mg/（kg·d）。

（3）仅一半的HLA相同的移植初始剂量同尸体肾移植，3个月后减为2/3的剂量，即CsA 4～5mg/（kg·d）。

（4）HLA完全不同的亲属肾移植免疫抑制剂剂量应完全同尸体肾移植。

以上环孢霉素A剂量只能作为参考，有条件能够行环孢霉素A血浓度测定时应以血浓度为准。

4. 排斥反应的诊断与治疗　亲属肾移植后排斥反应的发生率可能低于尸体肾移植者，排斥反应的强度也较轻，诊断上并无特殊。而排斥反应的治疗可使用减量的皮质激素，一般首先每天使用甲泼尼龙300～500mg静脉滴注，连续2～3天，超过90%的排斥反应可以逆转，无好转时使用抗胸腺细胞球蛋白，剂量为2.5～5mg/（kg·d），连续使用7～10天，急性排斥反应多能逆转。

5. 供体并发症

（1）血管残端出血是供体最严重的并发症，多是为了肾移植的方便，将供肾的血管尽量保留得较长，相应的供体残端血管太短，致使可供结扎的组织太少或因结扎不紧而滑脱。尤以右肾切除更易发生，危险性极大。因此，血管残端应予以缝扎，更短的残端可使用无损伤线直接缝合。术后伤口内应放置较粗的引流管，严密观察出血情况，如引流量超过100ml/h，就应立即探查。

（2）局部积血：供体术中使用肝素抗凝，肾切除后应记住以鱼精蛋白中和，否则会因广泛渗血而积流在伤口内。量少时可观察，量多或有感染时必须二次手术进行清除。

（3）若术者对局部解剖结构不熟悉，可能损伤脾脏、肾上腺、下腔静脉等，损伤横膈膜时，可能出现气胸或者肺部感染。

（4）此外一旦形成深静脉血栓并脱落，会造成肺动脉栓塞，这也是供体死亡主要原因之一。

（5）切口感染或切口疝形成：同一般肾切除手术。

6. 受体并发症　同尸体肾移植。

十、亲属肾移植术后随访

亲属肾移植后应该有严格的随访制度，供受者均应有良好的依从性。受体的随访与尸体肾移植相同，术后3个月内每周复查血尿常规，肝肾功能，环孢霉素A或他克莫司的血药浓度。3个月后每2周复查1次，每3个月做一次移植肾脏彩超，6月后才能每月复查一次。而供体应该每隔6个月复查一次血尿常规，肝肾功能及保留肾的超声。目前所有肾移植资料及术后供受体随访数据均上报中国肾移植科学登记系统（http：//www. csrkt. org）。同时各移植中心应建立患者档案，将每次检查结果记录在案，定期与患者取得通讯联系，制定患者的随访、检查日期，掌握并指导各种用药及生活、工作情况。应指导供体在出院后多饮水，注意保护好保留肾脏。

包括亲属肾移植在内的长期移植效果，目前我国与发达国家还有较大距离，其中的一个重要原因是很多患者甚至有些非移植的医务人员对移植认识不足，他们认为移植是一种一劳永逸的治疗方法，或是出于害怕免疫移植治疗带来的毒副作用，对医生的治疗方案采取敷衍态度，不按时用药或减药甚至私自停药。对于这些情况在移植术前就应该进行教育，使其对用药及定期检查的必要性有充分的认识。

另一原因是移植患者因为经费、通讯和交通的原因。如果是经费所致实在不能负担，应尽早告知，在专科医生的指导下逐渐减药并调整其他药物的使用。出院后的患者出现病情变化时应尽快与其移植医生联系，病情危重时可立即在附近医院就诊，再与专科医生联系，指导下一步治疗。

十一、亲属肾移植的效果

医疗条件较好的国家，亲属肾移植的1年人肾存活率为95%，10年存活率也在80%以上。目前，同济医院器官移植中心亲属肾移植的1年人肾存活率已超过95%。随着亲属肾移植经验不断积累和免疫抑制剂的改进，其远期效果将会逐年提高。

（乔良伟）

第四节　移植免疫学概论

一、移植免疫学的创立

用健康的器官取代功能衰竭的器官，就像给旧机器更换报废的零件一样，以此延长人的寿命，改善患者的生存质量，是人类由来已久的梦想。在东西方的文明史上，很早就有关于移植的传说。中国神医扁鹊的换心术；希腊神话中的狮羊蛇合体，也许就是异体器官移植甚至异种器官移植的美好愿景以文学形式的表达。除了类似的神话和传说之外，近代有翔实可信记载的医学实践中也可以见到早期不同形式的组织和器官移植的尝试，例如：1902年奥地利外科医生Emmerich Ullmann，首次技术上成功地完成了狗肾移植，1936年乌克兰外科医生Voronov进行了最早的人类同种肾移植。然而，除了自体移植外，所有早期的器官移植手术全部以失败告终，但是这些探索性的工作在器官移植外科学的发展道路上留下了深深的足迹。

人们开始认识到在手术外，还有一个重要的因素决定了移植器官的存活。对器官移植排斥现象进行较系统研究的是一些肿瘤生物学家，他们的重要贡献之一即是建立了一系列小鼠的永生化肿瘤细胞进行移植研究。20世纪40年代初期，英国动物学家Medawar用家兔进行的一系列皮肤移植实验研究证明了器官移植排斥的本质是受体的免疫系统对供体组织器官的免疫应答。这一发现，指明了器官移植中排斥反应的免疫学本质，开创了移植免疫学这一免疫学分支。移植免疫学其他重要突破是以 Snell、Dausset、Gorer、Benacerraf 等科学家研究成果如：发现小鼠 H-2 系统及其与组织移植的关系，决定移植排斥强度，阐明了 MHC 与免疫应答的关系，用新生期与供体抗原接触的实验成功诱导了移植耐受现象，发现第一个人类 HLA 抗原等重大贡献为移植免疫学的实践奠定了基础。以上这些科学家共享了 1960 年和 1980 年的诺贝尔生理学和医学奖。

二、移植免疫的特点

移植免疫反应是针对移植物抗原产生的免疫应答，同时涉及体液免疫与细胞免疫，并与天然免疫有很强的相关性。在超急性排斥反应中，引起移植物失去功能的主要原因是体液免疫，而在急性排斥反应中，则以细胞免疫为主。由于器官移植本身的特点，手术创面导致损伤组织释放的危险信号分子，如 HMGB1 等，均可活化 APC 等同时参与天然免疫与获得性免疫的细胞，加速免疫排斥反应进程。除受者免疫细胞外，供者的免疫细胞也参与移植免疫应答，供者的 APC 可以通过直接识别机制，激活受者体内同种反应性 T 细胞，引起强烈的排斥反应。根据免疫排斥反应的对象不同，同种排斥反应包括宿主抗移植物反应（host versus graft reaction，HVGR）和移植物抗宿主反应（graft versus host reaction，GVHR）。根据移植物与宿主的组织相容程度，以及受者的免疫状态，移植排斥反应主要表现为三种不同的类型。

1. 超急性排斥反应（hyperacute rejection）　反应一般在移植后 24 小时发生。目前认为，此种排斥反应主要由于 ABO 血型抗体或抗 Ⅰ 类主要组织相容性抗原的抗体引起的。这种抗体可结合到移植肾的血管内皮细胞上，通过激活补体直接破坏靶细胞，或通过补体活化过程中产生的多种补体裂解片段，导致血小板聚集，中性粒细胞浸润并使凝血系统激活，最终导致严重的局部缺血及移植物坏死。超急性排斥一旦发生，将导致移植失败。因此，通过移植前 ABO 及 HLA 配型来选择合适的供体，以预防超急性排斥反应的发生。

2. 急性排斥反应（acute rejection）　是排斥反应中最常见的一种类型，一般于移植后数天到几个月内发生，进展迅速。细胞免疫应答是移植急性排斥的主要原因，CD_4^+ T（TH1）细胞和 CD_8^+ Tc 细胞是主要的效应细胞。即使进行移植前 HLA 配型及免疫抑制药物的应用，仍有 30% ~50% 的移植受者会发生急性排斥反应。大多数急性排斥反应可通过应用有效的免疫抑制剂而得到缓解。

3. 慢性排斥反应（chronic rejection）　一般在器官移植后数月至数年发生，主要病理特征是移植器官的血管内皮细胞增生，使动脉腔狭窄，并逐渐纤维化。慢性免疫性炎症反应是导致上述组织病理变化的主要原因。目前对慢性排斥反应尚无理想的治疗措施。

三、移植免疫学发展的基础

移植免疫学并不是一个独立的学科，外科学及免疫学的进步，为移植免疫学提供了坚实的基础。五十多年来，随着外科理念、麻醉和手术技术、现代医学诊疗设备和免疫抑制剂的进步，器官移植技术越来越成熟，急性排斥反应治疗效果不断提高，移植物有功能存活率也相应提高。然而移植物排斥反应，移植物抗宿主反应，免疫抑制剂所带来的副作用和经济负担仍然是影响移植物存活的巨大障碍。20 世纪 60 年代初期研究组织相容性复合物（major histocompatibility complex，MHC）及其所编码的人类白细胞抗原（human leukocyte antigecn，HLA）是免疫学和器官移植学互相印证、互相促进的最好的例证之一。正是因为移植医学的需要，人类白细胞抗原的发现引起了人们的高度重视，而对人类白细胞抗原和组织相容性复合物深入研究的成果，在自体识别、细胞间相互作用、信息传递、信号转导、疾病机制、亲缘鉴定、研究人种起源和变迁等等方面的重要作用早已远远超出器官移植的范围。另一个很有意思的例证是关于胚胎期自身耐受和抗体生成的克隆选择的理论，即著名的 Burnet 学说，也是因为有移植医学的实证支持才能够得到广泛承认，而这一学说又反过来奠定了移植免疫耐受的理论基础。可以说移植免疫学是免疫学不可缺少的组成部分。移植医学既需要免疫学的支持，同时也是促进免疫学迅速发展的一个强大动力。

四、近代移植免疫发展简史

20 世纪 50 年代前，所有的非同系器官移植的动物实验和临床实践最终均以失败而告终。1945 年，美国动物学家 Owen 发现异卵双生的胎盘血管融合，血液交流而呈自然的联体共生。这两头小牛在出生和成年后，如互相进行皮肤移植，不发生排斥。这一发现为 Medawar 研究人工诱导免疫耐受的诱导提供了线索，他在 AlL 系小鼠的胚胎或新生期，注射大量的 CBA 系小鼠的脾淋巴细胞，经过这类方式处理的 A 系小鼠，可以不排斥移植的 CBA 系小鼠皮肤，而未处理的 A 系小鼠，则会正常排斥 CBA 系小鼠皮肤。这一实验证实免疫耐受可以后天获得，并指出这种获得性耐受可能是免疫系统成熟过程中因接触抗原而导致的特异性的免疫细胞克隆清除。Medawar 与 Burent 于 1957 年提出免疫细胞的克隆选择学说，确立了近代免疫学“自我－非自我识别”的经典理论基础。美国外科医生 Joseph Murray 在 1954 年以同卵双胞胎作为供体和受体完成了世界上第一例成功的人类肾移植手术，移植的肾脏在受者体内正常工作了 8 年，并且该患者和他所住医院的护士结婚生子，成为两个孩子的父亲，直至受者因其他原因死亡。Murray 因此荣膺 1990 年诺贝尔生理学和医学奖。而他之所以只能用同卵双胞胎来完成这一手术，正是由于此前的医疗实践已经证明了非同卵双胞胎的同种异体器官移植手术的不可行性，只有同卵双胞胎之间移植，供体器官才可能被受体接受。当时为了确认这对双胞胎在遗传上的同源性，Murray 医生甚至请求波士顿的警方协助检查并记录了这对双胞胎兄弟的指纹。当然，形成免疫耐受是一个复杂过程，研究表明，克隆清除这一耐受机制在中枢免疫器官及外周免疫器官均具有重要的作用，同时，外周免疫器官还可通过克隆无能或免疫偏离等方式形成免疫耐受。

早在 19 世纪末期，医学界已经知道机体里存在防御系统，能够抵抗感染性疾病。因此人们可以推测，可能正是由于机体能够对外来者进行抵抗，才造成了移植物的损害。而同卵双胞胎供受体相容的现象也进一步提示了个体之间遗传学的差异是造成排斥现象的原因。但当时对免疫系统的生理和排异反应的机制认识还十分粗浅，只能笼统地把这种对非同系异体器官或组织的排斥现象归咎于“生物力”（biological force）的作用。甚至连现代血管外科学之父，器官移植手术技术的奠基人，诺贝尔奖获得者 Alexis Carrel 也曾经断言：由于这种生物力的作用，非同系之间的移植是不可能成功的。但是这神奇的生物力到底是怎样起作用的呢？直到 20 世纪 40 年代，英国牛津大学的免疫学家 PeterMedawar 开始以皮肤移植为模型，进行移植免疫的现代研究，才描述了异体抗原激活免疫系统引起针对此抗原的特异性的免疫炎症反应的机制。而且他还进一步发现了新生期与供体抗原接触可以诱导针对该抗原的免疫耐受。这些重大发现不仅揭示了同种排斥的机制，同时也是 Burnet 克隆选择学说的最重要的实证，他也因此与 Burnet 分享了 1960 年的诺贝尔生理学医学奖。在 Murray 成功进行了肾移植之后大约两年，美国医生 Donnall Thomas 开展了第一例临床骨髓移植，恶性肿瘤患者在放疗之后得到供者的骨髓，供髓存活后，患者因供体免疫细胞对新宿主的致死性攻击而死亡，对这种反应的研究也由此得到了重视，并将其称为移植物抗宿主反应。Thomas 因对骨髓移植的开创性工作而和 Munay 同获 1990 年的诺贝尔生理学医学奖。此后法国人 Jean Dausset 于 1958 年发现了人类白细胞抗原 HLA。他揭示了人类同种移植物引起免疫系统激活的具体物质基础，这是很多组织都具有的一组细胞表面糖蛋白，并且建立了检测 HLA 系统的血清学方法。编码这些抗原的基因也随后被确定，即组织相容性复合物，1960 年西班牙裔美国科学家 Baruj Benacerraf 等研究了位于 MHC Ⅰ 区基因编码的一组抗原，这些抗原能够控制宿主对于人工抗原的反应强度，命名为免疫应答（immune responses，Ir）抗原。而在他们之前 George Snell 等在 1948 年就已经发现了小鼠组织相容性抗原（histocompatibilityantigen－2，H－2）系统。以上三位免疫学家共享了 1980 年的诺贝尔生理学和医学奖。这些成果直接导致组织配型技术的发展，使得器官移植包括骨髓移植效果明显改善。至此，现代移植免疫学的理论框架已基本形成。

五、抗排斥疗法的探索和免疫抑制剂的发展过程

Murray 医生的移植手术在技术上获得了完全的成功，使同卵双胞胎的受体存活长达八年之久，直到死于其他不相关的疾病时，移植肾依然功能良好，这显然增强了人们对器官移植研究的信心。克服同种异体排斥反应，是最迫切的需要，而麦达瓦尔等在理论上的突破为此奠定了基础。此间重要的事件有，1955 年美国医生休谟在肾移植中使用了类固醇激素，使同种移植有了新的进展。20 世纪 60 年代初美国医生 Robert S. Schwartz 和英国医生 Roy Calne 先后在狗的肾移植中使用了 6－巯基嘌呤，虽然后来在临床应用中发现副作用而停止使用。但是自 1962 年以来 6－巯基嘌呤的衍生物硫唑嘌呤使肾移植的成功率大幅度提高，并作为常规免疫抑制剂沿用至今。除此之外，从 20 世纪 50 年代到 80 年代，放疗、其他化学药物（如烷化剂环磷酰胺）、抗淋巴细胞血清、抗淋巴细胞球蛋白、抗 T 淋巴细胞单克隆抗体、脾脏切除、淋巴引流、血浆过滤、淋巴细胞清除、术前输血等多种物理、化学、生物和手术方法，被先后试用，各自取得了不同程度的效果。从此之后非同卵双胞胎、非双胞胎同胞、亲属以及尸体供体的各种器官和组织移植相继成功。此间最为重要的进展是 1978 年环孢素 A（ciclosporin A，CsA）作为第一个以钙调蛋白为靶点的免疫抑制剂应用于临床，它明显改善了器官移植的疗效以及可移植的组织和器官的种类。环孢素 A 是 20 多年来推动器官移植发展的最重要的第二代免疫抑制药物，此后一系列新型免疫抑制剂层出不穷。

六、移植免疫的研究现状和展望

（一）现状和存在的问题

器官移植发展至今，已取得长足的进步。以肾移植为例，手术成功率已达 98% 以上，1 年有功能存活率高达 90%，5 年有功能存活率达 70%，10 年后仍有 50% 左右的供肾多有功能，最长生存时间近 40 年。有些受者甚至停用免疫抑制剂，达到了事实耐受（operational tolerance）状况。某些受者不仅完全恢复了正常的生活、工作、婚育等能力，甚至可以从事

非常剧烈的体力劳动和体育运动，比如世界上最最激烈的对抗性运动项目之一，2008 年欧洲杯足球赛场上，在四分之一决赛中进球的克罗地亚国家队前锋、欧洲顶级足球联赛的职业球员克拉尼奇就是两次肾移植手术的受者，因此被球迷们昵称为“肾斗士”。实体大器官移植受者能达到这样的生存质量，可以说是器官移植界的骄傲。然而从免疫学的角度来看，仍然有影响移植物存活的障碍亟待解决。迄今为止几乎所有移植受者都必须终生使用免疫抑制剂。而常规使用的免疫抑制剂都不是抗原特异性的，在抑制排斥反应的同时不可避免地会损伤患者的免疫防卫和免疫监视能力，致使患者抗感染能力下降，恶性病变的危险增加。此外，抗代谢类免疫抑制剂对造血系统的损伤，糖皮质激素诱发消化道溃疡、出血和穿孔，代谢紊乱引起血压、血糖、血脂升高，骨质疏松等不良反应。这些众所周知的不良反应给移植受者带来终生的痛苦和经济负担，原有的病情也可能因免疫抑制剂的副作用而变得更加复杂甚至恶化。患者为此付出的财政代价也十分惊人，往往无法承受器官移植的经济负担。其次慢性排斥反应的机制复杂还不十分清楚，限制了移植物长期有功能存活。各种在手术上完全成功的器官移植都有一个基本固定的器官存活期限，十年以上有功能存活的器官移植也不容乐观。多年以来与急性排斥反应治疗的突飞猛进相比较，慢性排斥反应的疗效改善十分缓慢。因为慢性排斥反应可由多种免疫、非免疫因素、原发和继发病理改变长期作用而引起，其发病原因、病理机制、病程转归都十分错综复杂，也很难制作标准化的动物模型，因此目前仍无公认的学说及行之有效的治疗方案。只有彻底克服慢性排斥反应的篱障，才是移植的真正成功。所以借助现代免疫理论的进步、免疫学和分子生物学等高端技术的突破，诱导供体抗原特异性的免疫耐受，减少甚至脱离术后终生非特异性免疫抑制治疗，达到移植物长期存活，是移植免疫研究的终极目的。此外，从供体器官的角度上，移植免疫也是可以有所作为的，比如通过改变供体的抗原性，使排斥反应减少或消除，甚至用于异种移植，解决同种供体匮缺的难题。

（二）免疫抑制剂的新趋势

免疫抑制剂应用的最终目的是受体耐受移植物，并对感染和肿瘤有免疫反应。理想的免疫抑制剂应具有很好的选择性和特异性，即诱导受体对移植器官的特异性免疫耐受，而不是全面免疫的免疫抑制。为达到这一理想目标，促使了新型免疫抑制剂的不断开发和应用，以及免疫抑制剂临床应用的不断发展和演变。目前已经接近临床应用的品种有：

1. FTY720　这一从虫草属真菌提取，进行化学变构的鞘氨醇类药物在免疫抑制机制方面有所创新，它通过增加 T 细胞归巢而减少外周血效应性 T 细胞的数量，FTY－720 作为第一个 slP 受体调节剂，与环孢素 A 合用，可减少后者的用量。现有研究资料表明该药是一种用于治疗复发－缓解型多发性硬化症的有效药物，其在推荐剂量下的安全特性已获得认可。2010 年 6 月 19 日美国 FDA 顾问专家组同意批准其为用于治疗多发性硬化症的新型口服药。

2. APC 0576　APC 0576 是一种人工合成的新型免疫抑制剂，可抑制内皮细胞 NF－KB 依赖性的基因激活和趋化因子合成。灵长类肾移植模型显示单独使用 AIPC 0576 能够预防急性排斥反应的发生。动物实验也显示了抗 GVHR 作用。

3. 抗 CD86 和 CD28 抗体　动物实验显示阻断 CD86 和 CD28 共刺激通路，可以防止同种移植急性排斥反应并诱导免疫耐受。但是动物实验后的健康受试者试验阶段曾出现过严重的毒副作用，尚无临床的实证支持。

4. 人源化抗免疫细胞单克隆抗体　自单克隆抗体技术应用以来，取代了抗淋巴细胞血清和多克隆抗淋巴细胞免疫球蛋白，但是鼠单克隆抗体有一定的局限性，比如鼠单克隆抗体对于人类具有免疫原性，宿主易产生抗抗体并引起过敏反应。而且鼠源性单克隆抗体与人补体成分结合能力低，CDC 作用相应较弱，与免疫细胞表面 Fc 受体亲和力弱，介导的 ADCC 作用也较弱；鼠源抗体在人血循环中的半衰期短；通过基因技术使单克隆抗体人源化，可以避免上述不足，比较成熟的有抗 CD25、抗 CD3 等。

（三）免疫学理论和免疫学技术方面的进步以及在器官移植领域的应用前景

除了改进和丰富非特异性免疫抑制剂之外，最充满挑战，而又步履维艰的就是抗原特异性的免疫调节，最终目的是诱导供体抗原特异性的免疫耐受。20 世纪免疫学家致力于增强抗原特异性免疫反应，疫苗、菌苗的计划免疫使人类摆脱了大多数传染病的死亡威胁，甚至有史以来第一次人为地、有目的地彻底消灭了一种病毒，即天花病毒，使其在地球上完全绝迹。而 21 世纪免疫学家尚待完成的艰巨任务，就是降低抗原特异性免疫反应，解决自身免疫病、非特异性炎症性疾病的防治和异体器官移植排斥反应，经过数十年的努力，移植免疫基础和临床工作者继续艰难探索。尤其近年来免疫学和分子生物学新理念新技术的应用给实现这一目标带来了新的希望。免疫学新理念、新技术以及与移植免疫的关系和可能的应用，在如下的研究中正在深入进行。

1. 调节性 T 淋巴细胞（Treg 细胞）　其在免疫耐受、器官移植研究中的作用近年来受到了重视，所有的 Treg 亚群，包括 $CD_4^+CD_{25}^+FOXP_3^+$ 天然 Treg 细胞，$CD_8^+CD_{25}^+CD28T$ 细胞，IL-10 依赖性的 Trl 细胞，以及产生 TGF-β 的 Th3 细胞，供体抗原导入和免疫调节剂联合应用可诱导受者产生调节性 T 细胞。由于酶联免疫斑点技术（enzyme-linked immunospot，ELISPOT），细胞内细胞因子（intracellular cytokine ICC）测定，MHC 多聚体（MHC Multimer）抗原反应性 T 细胞检测等技术的引入，获取抗原特异性 T 细胞克隆方法进一步成熟，加之体外细胞扩增技术的进步，调节性 T 细胞有可能在体外大量培养，然后回输受体，即所谓量身定做（tailored）的调节性 T 细胞治疗。

2. 树突状细胞（dentritic cell，DC）　在移植免疫领域里获得性免疫向来是研究的重点，从 20 世纪 90 年代以来，多种天然免疫模式识别受体（pattern reco'gnition receptors，PRR）的发现，特别是对于表达于单核巨噬细胞系统的 Toll Like Receptor（TLR）及其配体结构和功能的深入研究，天然免疫细胞，特别是树突状细胞（DC）也受到了重视，DC 不仅仅是专职的抗原提呈细胞，同时它也能够调节 T 细胞的功能，影响 T 细胞的分化。致耐受树突状细胞（ToL DC）可以诱导 T 细胞免疫耐受，近年来在移植免疫耐受诱导及自身免疫病治疗等方面展示出独特的应用价值。DC 在炎症过程的调节方面也很重要，抑制失控的炎症过程也是治疗慢性排斥反应的主要靶点。

3. 转基因技术　RNA 干扰（RNAi）理论是 20 世纪 90 年代在植物和线虫中发现的一种有趣的现象，即双链 RNA 可以特异性地干扰同源区域正常 mRNA 的表达，使该基因沉默。2006 年，安德鲁·法厄与克雷格·梅洛（Craig C. Mello）由于在 RNAi 机制研究中的贡献获得诺贝尔生理学及医学奖。这种方法高效简便，能够起到类似于基因敲除的效应，用于抑制 MHC 基因，减少抗原强度或干扰 Fac 基因表达，减少细胞凋亡造成的移植物损伤。用 RNAi 干扰 DC 细胞中的信号基因的表达可以诱导调节性 DC 细胞的生成，和供体抗原同时导入就可能使淋巴细胞对该抗原产生特异性耐受，特异性地沉默 DC 的某些基因表达，是诱导致耐受性 DC 产生的新方法。RNA 干扰理论在抑制免疫中的应用尚刚刚起步，前景是值得期待的。近年来由于信息技术，生物芯片海量矩阵分析使系统生物学取得了飞速进步，各种“组学”在移植免疫学中也得到了广泛的应用。比如 HLA 分型基因芯片在临床造血干细胞移植、器官移植配型方面的应用。在排斥和耐受机制研究中，以生物芯片方法海量分析蛋白质和 mRNA 表达也是必不可少的手段。生物体是一个复杂的网络，任何一个刺激都会牵动网络的许多环节。而生物芯片技术可以同时分析数以万计的核糖核酸或蛋白质的表达，从整个基因组或蛋白组水平上对某一刺激或疾病进行检测，可以深入探索导致移植免疫反应和慢性排斥中的非特异性炎症反应的过程，为治疗提供新的靶点。

4. 物理、化学方法，免疫学方法，生物工程方法　尽可能减弱供体器官的抗原性，也是减少供体特异性免疫反应的一种可能途径，但到目前为止，切实可行的应用并不多。在组织或细胞移植中，曾经使用的低温或高温处理，以及使用免疫抑制剂预处理等试图减弱供体抗原的方法目前只能作为辅助诱导移植耐受的手段。在异种移植中使用基因改造技术，比如敲除或干扰供体的 α1，3 半乳糖基转移酶基因，可以减少引起超急性排斥反应的 αGal 糖蛋白的表达，用干细胞胚胎分化技术制备移植用的器官，目前还是一个遥远的目标，而且面临着伦理问题。不过以无抗原性的生物支架，以干细胞技术构建比较简单的组织或器官已经有个案报告，如 2008 年已有报道的在胶原纤维的气管支架上生长干细胞分化的上皮细胞完成气管移植。

随着上述基础免疫、基础生物学、信息科学和技术的突飞猛进，我们期待，在可以预见的将来解决移植耐受、慢性排斥防治、异体供器官等难题。

（乔良伟）

第五节　移植免疫生物学基础

移植排斥反应是移植抗原诱导的免疫应答，移植免疫反应的生物学基础与普通免疫反应是相同的。免疫系统（immune system）是机体防御外界病原体及其毒素的侵害、清除体内损伤衰老的细胞、防止及清除恶变的细胞，从而保护自身功能正常。免疫系统的功能可归纳为：免疫防御、免疫稳定和免疫监视。植入受体内的异体器官或组织，由于带有不同于受体本身的异体抗原，可以被受体的免疫系统识别，在不采用免疫抑制措施的情况下，将会引发宿主体内一系列的免疫反应，最终导致移植物被排斥。免疫排斥反应是一个十分复杂的过程，但它的本质是表达供体抗原的组织与细胞与受体免疫系统相互作用的结果。

一、免疫系统的组成和功能

免疫系统主要由淋巴器官、散在于其他器官和系统内的淋巴组织、游离的免疫细胞和免疫分子等组成。淋巴器官包括中枢淋巴器官（primary lymphoid organs）和外周淋巴器官，或称为初级淋巴器官（primary lymphoid organs）和次级淋巴器官（secondary lymphoid organ）。中枢淋巴器官是干细胞分化、增殖和发育成熟，成为执行免疫功能的效应细胞的场所，主要包括骨髓和胸腺。

（一）骨髓（bone marrow）

骨髓位于骨髓腔中，占体重的 4%～6%，是人体最大的造血器官及免疫器官。骨髓分为红骨髓（redbone marrow）和黄骨髓（yellow bone marrow）。造血组织主要由网状结缔组织和造血细胞组成。网状细胞和网状纤维构成造血组织的网架，网孔中充满不同发育阶段的各种血细胞，以及少量造血干细胞、巨噬细胞、脂肪细胞和间充质细胞等。血窦壁周围和血窦腔内的单核细胞和巨噬细胞，有吞噬清除血流中的异物、细菌和衰老死亡血细胞的功能。血液的所有细胞成分都来源于造血干细胞，其中髓系细胞（红细胞系、粒系胞系、单核细胞系与巨核细胞 - 血小板系）是完全在骨髓内分化生成的；淋巴系细胞（T 细胞与 B 细胞）的发育前期是在骨髓内完成的；另外 B 细胞分化为浆细胞后，也回到骨髓，并在这里大量产生抗体。

（二）胸腺（thymus）

是 T 细胞分化发育的场所，并能分泌胸腺素等多种细胞因子，具有重要的免疫调节功能。胸腺是免疫耐受形成的重要场所。上皮网状细胞表面具有大量的 MHC 分子。处于发育阶段、未成熟的自身反应性的 T 和 B 反应细胞克隆因接触抗原而被清除，从而造成免疫耐受。实验证明，大量未成熟自身反应性 T 细胞在胸腺内因接触相应的自身抗原后，发生程序性死亡而被清除，这是维持自身耐受最有效的机制。在胸腺内这一中枢淋巴器官发生的克隆删除（central deletion）也是移植免疫耐受最重要的机制之一。通常认为供体的抗原提呈细胞，即树突状细胞，可以迁徙到受体的胸腺，而引发克隆删除。近年的研究表明，供体的 T 细胞也参与克隆删除引起的免疫机制。另外，也有应用表达有供体 MHC 的受体 T 细胞诱导移植耐受的报道，进一步证明了 T 细胞在中枢免疫耐受机制中的作用。

（三）脾脏（spleen）

是人体最大的一个淋巴器官，由红髓和白髓两部分组成，主要结构是脾索与脾窦。脾索是由富含血细胞的索状淋巴组织构成，其细胞成分主要是 B 细胞，还有大量浆细胞、巨噬细胞和血细胞。白髓由动脉周围淋巴鞘、淋巴小结和边缘区构成，新鲜时呈白色，是对血液内抗原进行免疫识别与免疫应答的主要场所。边缘区位于白髓与红髓交界处，是血液进入脾内淋巴组织的通道，淋巴细胞较白髓稀疏，较红髓密集。边缘区以 T 细胞和 B 细胞为主，并有较多的巨噬细胞。边缘区是脾内淋巴细胞和巨噬细胞首先接触抗原和引起免疫应答的重要部位。

（四）淋巴系统（lymphatic system）

由淋巴管（lymphatic vessels）和淋巴结（lymph nodes）组成。淋巴管遍布全身，它的功能主要包括三方面：引流细胞外组织液回流至血液循环；从肠道运输非水溶性的营养物质至血液循环；将外周组织当中的可溶性抗原和抗原提呈细胞运送至淋巴结。淋巴结的功能主要是滤过淋巴液和进行免疫应答。

（五）黏膜相关淋巴组织

在人体各种腔道黏膜，主要是肠道和呼吸道黏膜上皮细胞下，存在无包膜的淋巴组织，被称为黏膜相关淋巴组织（mucosa - assoclated lymphatic tissue，MALT）。其中胃肠道黏膜相关淋巴组织（GALT）包括阑尾、肠集合淋巴结和大量的弥散淋巴组织；支气管黏膜相关淋巴组织（BALT）包括咽部的扁桃体和弥散的淋巴组织。这些淋巴组织内有 B 细胞、T 细胞、巨噬细胞等。这些免疫细胞在接受外来抗原刺激后，能迅速地进行非特异性和特异性免疫应答，B 细胞活化并分化为浆细胞，产生 IgA 型抗体。散在的 T 细胞，主要是 CD4 阳性 T 细胞，也可以被活化，分化成为 Th1 或 Th2 淋巴细胞。

这些淋巴组织构成呼吸道和消化道入口处环状的免疫防御结构，被称为ldyer环。MALT淋巴细胞可以参与淋巴细胞再循环，某一部位黏膜下淋巴细胞受抗原刺激而活化以后，很快就会在全身其他黏膜淋巴组织发现具有针对相关特定抗原淋巴细胞，黏膜的这种共同免疫防御机制被称为“黏膜共同免疫机制”。在乳腺、泪腺、涎腺以及泌尿生殖道等黏膜处也存在弥散的黏膜相关淋巴组织。

二、免疫细胞的分类及功能

免疫细胞是由淋巴细胞（lymphocyte）、抗原提呈细胞（antigen presentmg cell）和吞噬细胞（phagocyticcells）等构成执行免疫功能的细胞群。淋巴细胞分为T、B淋巴细胞和自然杀伤细胞，是构成免疫系统的核心成分。抗原提呈细胞是一类捕捉、加工、处理抗原并将抗原提呈给特异性淋巴细胞的免疫细胞，包括树突状细胞、巨噬细胞、B细胞、内皮细胞等。吞噬细胞是一类具有吞噬杀伤功能的细胞，主要由中性粒细胞和单核巨噬细胞组成。引发排斥反应的供体抗原也称为移植抗原或组织兼容性抗原。表达于供体细胞表面的移植抗原，被供体的T细胞和B细胞表面的受体识别，从而活化T、B淋巴细胞，通过释放各种炎症因子和抗体，或直接作用于供体细胞，而使移植物被破坏，是移植排斥反应的基本过程。

（一）淋巴细胞的分类

通常根据其表面标志和功能分为不同的细胞类和亚群。

众所周知，移植排斥反应主要由Th1细胞介导，CD4阳性T细胞当中有一类具有免疫调节与抑制功能的亚群，被定义为调节（抑制）性T细胞（regulatory T cell，Treg）。当前，外周免疫调节（regulation）机制被认为是除免疫删除（deletion）之外最重要的免疫耐受机制之一。在正常人体，这类细胞起着维持自身耐受和避免免疫反应过度损伤机体的重要作用，在移植受体则具有调节和抑制移植排斥反应的功能。有学者认为，对于移植病人，最终移植物的转归和命运取决于调节性T细胞和效应性T细胞（effector T cell）之间的平衡。如果调节性T细胞占优势，则进入耐受状态，反之，发生排斥反应。这类细胞主要是CD25阳性Foxp3阳性的CD4 T细胞。目前有研究者试图分离CD4 Treg并进行体外扩增，然后回输给移植病人用于预防和治疗移植排斥反应。CD25 + Foxp3 + 的CD4调节性T细胞的分化受TGF－β的控制，但如果在分化过程当中同时受到TGF－β和IL－6的影响，则不能分化成Treg，而是向Th17的方向分化。另一类重要的淋巴细胞是CD_8^+细胞毒性T细胞（cytotoxic T cell，CTL）。这类细胞可以特异性地识别、结合和杀伤靶细胞。CTL杀伤靶细胞具有MHC－I限制性，即只能杀伤表达相同MHC－I类分子的靶细胞，因而，主要用来消灭自身受到感染的细胞。其杀伤靶细胞的机制主要依赖穿孔素、颗粒酶系统和Fas/FasL介导的细胞凋亡等机制。近来也有报道发现，CD_8^+T细胞也有类似于CD_4^+T细胞的调节性T细胞，也具有细胞因子分泌功能。有研究者发现PD1阳性的CD8细胞具有免疫抑制作用。在T－bet缺陷老鼠，CD_8^+T细胞在发生移植排斥反应时分泌大量的IL－17，而且这类细胞导致移植受体对阻断T细胞活化通路的治疗无效，无法进入耐受状态。T淋巴细胞在遇到以前曾经通过感染或疫苗接种所接触到的外来抗原，如细菌或病毒时，会在很短的时间内发生强烈的免疫反应。介导这种增强的二次免疫应答的是记忆性T细胞（memory T cell）。记忆性淋巴细胞又被分成两个亚类，即中枢记忆细胞（central memory T cell，TCM）和效应性记忆细胞（effector memory T cell，TEM）。前者被认为是具有记忆功能的干细胞，转录因子STAT5磷酸化程度高，能够自我更新，表达 L－selectin 和趋化因子受体 CCR7，分泌 IL－2、IFN－γ 和 IL－4；而后者表达与 CD_8^+ T 细胞毒作用相关的分子，不表达 L－selectin 和趋化因子受体 CCR7，但分泌细胞因子 IFN－γ 和 IL－4。

1. T 淋巴细胞　T 细胞是胸腺依赖性淋巴细胞，在胸腺内经过有序的分化过程，才能发育为成熟的 T 细胞。

T 淋巴细胞受体（TCR）受抗体刺激后，在磷脂依赖性蛋白激酶和钙调素依赖性蛋白激酶的协同作用下，将刺激信号传递至细胞内，使 T 细胞活化、增殖。其过程分为黏附、识别和共刺激三阶段。近年的研究表明：对 T 细胞活化双信号模式更进一步修正和完善，对共刺激过程更为重视。TCR 与抗原的识别决定了免疫反应的特异性，而共刺激信号可决定免疫反应的程度和转归。目前器官移植术后广泛应用的主要免疫抑制剂如 CsA，FK506 等均属于钙调磷酸酶抑制剂，故它们能有效地阻断信号的传递使 T 细胞不能活化，能有效地预防治疗排斥反应。

（1）T 细胞第一激活信号：主要来自 TCR 与 MHC 分子。此外，CD4 和 CD8 分子作为共受体，可分别与 MHC－Ⅰ类、Ⅱ类分子结合，增强 T 细胞和 APC 的黏附作用，参与第一激活信号的启动和转录。TCR 与抗原肽－MHC 分子复合物特异性结合，引起 TCR 交联并启动抗原识别信号，导致 CD3 和共受体（CD4 或 CD8）分子胞质段尾部相聚，激活与胞质段尾部相连的酪氨酸激酶，促使含酪氨酸激酶的蛋白激酶磷酸化，启动激酶活化的级联反应，最终通过激活转录因子而启动细胞因子及其受体等基因转录和产物合成。近年来的研究表明这种通过 TCR 提供的信号途径并不能有效地促进细胞进入分裂周期、增殖和产生细胞因子。T 细胞的活化还需要提供共刺激信号。

（2）T 细胞第二激活信号：又称为协同刺激信号。由 APC 和 T 细胞表面黏附分子的相互作用提供的。其中最重要的是 T 细胞表面 CD28 分子与 APC 表面相应配体 B7－1（CD80）和 B7－2（CD86）结合。由 CD28－B7 分子启动的第二信号可增强细胞因子基因的表达，如 IL－2 及其 IL－2R 和其他细胞因子的表达，如果 TCR 特异性识别结合抗原肽的过程中缺乏协同刺激信号，则 T 细胞处于不应答无能状态。

（3）T 细胞第三激活信号：当 T 细胞受到第二信号刺激后表达了 IL－2 和 IL－2R 及其他细胞因子，这些细胞因子与受体结合后提供进一步的信号，即信号 3。T 细胞受到信号 3 的刺激后，可致活化的 T 细胞进一步分裂，从而导致克隆扩增。

2. B 淋巴细胞（B lymphocyte）　B 细胞是体内唯一可产生抗体的细胞。表面标志位为膜免疫球蛋白，其功能是作为特异性抗原受体，来识别不同的抗原分子，B 细胞激活，分化为浆细胞产生抗体发挥体液免疫功能。针对异体抗原的抗体是引起超急性排斥反应的主要因素。抗体可以通过其细胞毒性作用，或通过补体的结合裂解靶细胞，从而导致靶器官的损伤。抗体在慢性排斥反应中的确切作用尚不十分明了，但在发生慢性反应的移植物组织内检出补体分解产物 C4d 间接证实抗体参与了慢性排斥反应的过程。

3. 抗原提呈细胞（antigen presenting cell，APC）　主要包括单核－巨噬细胞、树突状细胞、内皮细胞和 B 细胞这类具有抗原处理和提呈功能的细胞。这类细胞具有很强的吞噬功能和抗原处理能力，并表达较高水平的 MHCIⅠ和Ⅱ类分子，T 细胞共刺激分子和细胞黏附分子，能有效地将抗原提呈给 T 细胞，引起 T 细胞的增殖和活化并引发移植排斥反应。抗原提呈细胞对外源性和内源性抗原加工、处理和提呈的方式有所不同。外来抗原经吞噬或吞饮作用，被抗原提呈细胞摄入细胞内形成吞噬体，再与溶酶体融合形成吞噬溶酶体。抗原在吞噬溶酶体被蛋白水解酶降解为小分子多肽，其中一些短肽具有免疫原性，称为抗原肽。MHC－Ⅱ类分子在内质网中合成，然后进入高尔基体，由分泌小泡携带与吞噬溶酶体融合，抗原肽即与小泡内 MHC－Ⅱ类分子结合形成 MHCⅡ类分子－抗原肽复合物。该复合物再被转运并表达于抗原提呈细胞表面，进而被相应 CD4 T 细胞所识别。内源性抗原则是指细胞自身合成的抗原，如肿瘤抗原等。内源性抗原在细胞内生成后，被胞质中的蛋白酶体降解成小分子多肽。这些小分子多肽再与热休克蛋白结合，由抗原肽转运体（TAP）转运到内质网中，通过加工修饰成为具有免疫原性的抗原肽。抗原肽与 MHCI 类分子结合，形成 MHC－抗原肽复合物，由高尔基体及分泌小泡将其运送到 APC 表面，被 CD8 T 细胞所识别。

4. 树突状细胞（dentritic cell，DC）　被认为是抗原提呈功能最强，也是近年来研究最多的抗原提呈细胞。树突状细胞因其形状而得名，分布十分广泛，在皮肤中被称为 Langerhans 细胞，树突状细胞最初来源于骨髓的造血干细胞，经过不同的阶段分化成为成熟的树突状细胞。toll 样受体（TLRs）在树突状细胞成熟过程中发挥重要作用，TLRs 可以识别很多病原体所拥有的结构或其裂解产物。不成熟的树突状细胞一旦遭遇可以提呈的抗原，便通过吞噬和消化功能将其蛋白质变成肽段，同时合成和表达 MHC 分子，并上调具有共刺激分子如 CD80（B7.1），CD86（B7.2），CD40 以及趋化因子受体 CCR7 的表达，从而转变成为成熟的树突状细胞并迁徙至淋巴结、脾脏等部位，与 T 细胞接触并活化。另外树突状细胞也能分泌很多的细胞因子，比如 INF－γ 和 IL－12 等，可促进 T 细胞的分化。成熟的树突状细胞可能来源于血液中的单核细胞，而这些单核细胞来源于骨髓的造血干细胞。人们利用成熟树突状细胞的强大抗原提呈功能，制成肿瘤疫苗来治疗各种恶性肿瘤，而不成熟的树突状细胞因其缺乏共刺激分子，具有诱导免疫耐受的特性，被认为具有应用于临床诱导移植耐受的前景。

（二）免疫细胞的效应功能

如上所述，同种器官移植后的排斥反应是直接针对移植器官外来抗原以细胞免疫为主体液免疫为辅的免疫应答反应。受者的免疫系统经过识别、活化、增殖分化发挥免疫效应的结果是导致移植物被排斥。对特定抗原产生反应的 T 细胞数量极少，且初始 T 细胞本身没有产生细胞因子和杀伤细胞的功能。机体的免疫应答需要大量反应性 T 细胞的克隆增殖及分化，这一过程主要通过细胞因子的作用来实现。细胞因子是一类由活化的免疫细胞（单核/巨噬细胞、T 细胞、B 细胞、NK 细胞等）或间质细胞（血管内皮细胞、表皮细胞、纤维母细胞等）所合成、分泌，具有调节细胞生长、分化成熟、调节免疫应答、参与炎症反应、促进创伤愈合和参与肿瘤消长等功能的小分子多肽类活性分子。研究发现，一些细胞因子不仅可以促进 T 细胞的分化增殖，同时在 T 细胞发挥免疫效应功能上起着关键的作用，表15－4 列举了一些主要的细胞因子，它们的来源及主要效应。

表 15－4　与移植排斥有关的细胞因子

细胞因子	生物学作用
IL－1αβ	增强 B 细胞和 T 细胞的活性，诱导发热，诱导急性期反应物，诱导成纤维细胞增殖
IL－2	诱导 T 细胞、B 细胞和 NK 细胞生长和分化
IL－4	T 细胞和 B 细胞的生长因子

续 表

细胞因子	生物学作用
IL－5	嗜曙红细胞的生长和分化，B细胞的增殖
IL－6	B细胞的分化
IL－8	中性粒细胞的趋化
IL－9	T细胞的刺激
IL－10	抑制抗原递呈和γ－干扰素的产生
IL－12	促进γ－干扰素的产生
IL－13	抑制IL－1、TNF、IL－6、IL－8的产生，促进γ－干扰素生成
TNF－αβ（肿瘤坏死因子）	刺激成纤维细胞、巨噬细胞、中性粒细胞
IFN－γ	活化巨噬细胞，诱导HLAI类和Ⅱ类分子
TGF－β	抑制B细胞和T细胞的增殖，抑制巨噬细胞的活化，刺激成纤维生长因子的生成
RANTES（上调活化，正常T细胞表达和分泌）	单核细胞和T淋巴细胞的活化诱导物和激活剂
MIP－1αβ（巨噬细胞炎性蛋白）	单核细胞和T淋巴细胞的活化诱导物和激活剂

活化T细胞所释放的细胞因子具以下三种重要的功能：

1. CTL的分化及功能　除了极少数的情况外，CTL均为MHC－Ⅰ分子限制性CD_8^+T细胞，CD_8^+T细胞极少产生细胞因子，其增殖与存活主要依赖CD_4^+T细胞所产生的细胞因子。IL－2可能是CTL最重要的生长因子。

活化的CTL以细胞－细胞接触的方式与靶细胞接触，并通过两种不同的机制促进靶细胞的凋亡。第一种机制是通过穿孔素和颗粒酶的作用，穿孔素和补体成分相似，诱导靶细胞膜的穿孔，促进靶细胞溶解。起初认为穿孔素和颗粒酶是导致靶细胞凋亡的唯一方式，目前认为FasL的表达对CTL诱导靶细胞凋亡至关重要。Fas（CD95）为肿瘤坏死因子（TNF）受体家族成员，当其活化后，可介导细胞发生程序性细胞死亡。很多细胞表面均有Fas表达，活化的CTL表达Fas配体。

2. 辅助B细胞的活化　B细胞的活化需要T细胞的辅助，辅助性T细胞所释放的细胞因子在B细胞活化和成熟及增殖中起着重要的作用。

3. 巨噬细胞活化　巨噬细胞的活化是多种免疫应答的重要过程之一，尤其是在迟发型超敏反应及相关的细胞免疫应答中。静息的巨噬细胞必须经过活化才能发挥它们的致炎症和细胞毒效应，T细胞分泌的IFN－γ在其中起到重要的作用，其可增强巨噬细胞的吞噬作用，并可刺激巨噬细胞分泌致炎症因子TNF和IL－1，促进组织蛋白酶和活性氧自由基的产生及分泌，从而介导巨噬细胞发挥细胞毒效应，IFN－γ还可上调巨噬细胞MHC的表达。

（乔良伟）

第六节　同种异体移植物的免疫应答反应

当器官（或组织）从一个个体移植到另一个个体，由于同种的不同个体间遗传学上的不相同，会发生一系列的细胞和分子反应，可导致移植物的排斥反应。这种“同种基因”

间涉及许多种相互影响的机制的免疫应答，主要是针对移植物中的外来抗原，最终演化为区别自我与非自我。这些抗原中最重要的外来抗原是 HLA 抗原。在器官移植中，对非自身的 HLA 的识别形式可能有很多种，尽管这些识别形式上不同，但是移植排斥级联反应的本质上是相同的，即对抗外来抗原的侵入。同种器官移植后的排斥反应是直接针对移植器官外来抗原，以细胞免疫为主体液免疫为辅的免疫应答。受者的免疫系统经过识别、活化、增殖分化发挥免疫效应的结果是导致移植物被排斥。

一、细胞免疫应答

在同种异体移植术后发生的急性排斥反应中，有大量的 T 淋巴细胞浸润。也有研究证实，清除受者的 T 细胞，或是抑制其功能，移植物可长期存活，这更加清楚地表明 T 细胞在此反应中起主要作用。器官移植术后，通过对移植物抗原特异性识别，受者 CD_4^+ T 细胞被激活。活化的 Th 细胞，即分泌释放多种细胞因子如 IL－2、IFN－γ 等，可直接引起迟发型超敏反应，同时可活化 CD_8^+ T 直接发挥细胞毒效应。

二、体液免疫应答

由于输血、妊娠、移植等病史的不同，可产生抗 HLA 抗体、ABO 血型抗体、抗 MICA 抗体等。根据受者抗体是否针对供者的抗原，将其分为两大类，即供者特异性抗体（DSA）和非供者特异性抗体（NDSA）。DSA 依据抗原的不同可分为 HLA 和非 HLA 抗体，非 HLA 抗体主要有抗 MICA 抗体、抗内皮细胞抗体、抗波形蛋白抗体等，它们在供者体内可以和供者抗原进行特异性结合形成抗原抗体复合物。DSA 主要包括 IgG 和 IgM 两类，其中 IgG 抗体是引起体液排斥的关键分子，参与了器官排斥的整个过程，包括超急性体液排斥反应、急性体液排斥反应、慢性体液排斥反应和无临床症状适应状态。随着 PRA（panel reactive antibody）检测的广泛应用和 C4d 检测得到临床的广泛重视，抗体介导体液排斥的作用逐渐明确，对其机制的阐述也更明了。抗体尤其是供者特异性抗体参与了移植排斥的各个阶段，并且是发生难治性排斥反应的主要原因。如何降低抗体的水平，抑制甚至阻断抗体的产生，阻断补体的活化是预防和治疗体液性排斥反应的主要原则，也是未来抗体液排斥药物开发的主要方向。术前通过 DSA 的检测可以避免超急性排斥反应的发生，术后通过监测患者体内 DSA 的变化可以了解机体的致敏状态，判断预后，也是临床调整免疫抑制方案的重要依据。

三、细胞凋亡在排斥反应中的作用

细胞凋亡是生物界的一种普遍现象。研究证明：细胞凋亡既是一正常生理过程，参与生物体的各个阶段，包括生长、发育、衰老等，同时它也在很多疾病发生机制中起重要作用。细胞凋亡是主动、程序化与耗能过程，是机体对衰老、病变或过时细胞的主动清除，它涉及一系列“自杀性”酶的序贯活化和参与，最终由吞噬细胞将其吞噬并毫无痕迹地清除。凋亡细胞形态学上最显著特征是磷脂酰丝氨酸（phosphtidylserine，PS）外翻、细胞膜皱缩以及核固缩、断片化等。凋亡细胞碎片不直接释放到周围组织间隙，而是形成带有完整胞膜的凋亡小体，并且很快被吞噬和消化以免其内容物被释放到周围环境而造成损害。细胞凋亡后由健康细胞补充，无需启动以纤维增生和瘢痕形成为主的修复反应。相反，细胞坏死是生命过程的偶然事件，一般发生在组织器官血供突然中断（栓塞）、感染或外伤等情况下。坏死是一非程序化被动过程，表现为细胞能量代谢突然终止、细胞肿胀、胞膜破裂、内容物释放到周围环境，其结果往往导致局部炎症反应，进而激活特异性免疫反应。坏死细胞缺损区域往往由体内修复系统修复，但是这种修复的性质是“抢救性”的，主要表现为成纤维细胞增生和纤维瘢痕形成，目的是尽快填补坏死区域，以保护周围健存的组织细胞。细胞凋亡的生理性、主动性和程序性提示了对其过程的可控性。人们希望通过系统揭示细胞凋亡分子机制，找到一些干预措施控制细胞凋亡或拯救凋亡细胞，达到治疗疾病的目的，这已成为近几年细胞凋亡研究领域的主要热点。

四、器官移植术后受者免疫低反应现象

近年来，随着器官移植水平的整体提高，移植物长期存活的患者逐年增多，在长期随访工作中发现少部分肾移植患者服用极小剂量免疫抑制剂就可维持正常肾功能。针对这一现象，有学者提出“almosttolerance”（几乎耐受），或“allograft acceptance”（同种移植适应）的概念，这个概念接近但又不等同于免疫耐受。这些患者的免疫系统接触移植抗原后，随着时间的延长，免疫反应强度慢慢减弱，受者免疫系统和移植物抗原逐步相互适应不产生免疫应答反应，故可表现为服用极少量的免疫抑制剂，仍可维持正常的移植物功能，无排斥反应发生。对产生这一特殊的临床现象的确切机制尚不明确，这是一个极具有希望和挑战性的研究课题，有望在移植领域内取得新的突破。

（乔良伟）

第七节 移植抗原

人类白细胞抗原（human leukocyte antigen，HLA）作为人体组织细胞的遗传学标志在移植免疫应答过程中发挥重要作用，是导致移植物排斥的主要移植抗原。人类白细胞抗原复合体是目前已知的人类最复杂的基因复合体系统，该复合体不仅具有多个基因座位，而且每个基因座位都有众多的等位基因（alleles），每种等位基因编码相应表型（phenotype）的 HLA 分子。HLA 等位基因在单个染色体上的组合称为单型或单体型（haplotype），如这种组合从Ⅰ、Ⅱ类基因扩展到Ⅲ类基因时，常称之为扩展单体型（extended haplotype）。由两个单体型组成某一个体的 HLA 基因型（genotype），即该个体内两条染色体上的 HLA 基因组合格局，单体型和基因型只有通过分析家系内各成员的等位基因或表型才能确定。了解个体的单体型和基因型对同种器官移植和法医上的亲子鉴定具有重要意义。

移植抗原包括主要组织相容性抗原（major histocompatibility antigen，MHC 抗原），次要组织相容性抗原（mlnor histocompatibility antigen），血型抗原及其他内皮细胞抗原；其中，MHC 抗原是引起移植排斥反应最主要的抗原。

一、主要组织相容性抗原（MHC 抗原）

MHC 抗原在人类也被称为人类白细胞抗原（HLA）。HLA 基因定位在 6 号染色体的短臂，6P21，31 和 6P21，33，目前有两类 MHC 分子被确认，即 MHC Ⅰ类抗原与 MHC Ⅱ类抗原。MHC 抗原分子是由一个具有高度多态性的重链（α 链）和一个被称为 β2 微球蛋白的轻链组成，β2 微球蛋白编码基因位于，15 号染色体。HLA 基因结构在多样性、多态性和转录

调节等方面显示高度异质性。

（一）HLA 特异性及其命名

20 世纪 60 年代初 HLA 分型研究取得了突破性进展，继 Dausset 发现 Mac 抗原之后，1962 年 VanRood 发现了 4a4b 系统，1963 年 Payne 和 Bodmer 报告了 LA 系统，检出 LA2（HLA-A2）、LA3（HLA-A3）抗原。与此同时，Terasaki 和 Dausset 等开始研究 HLA 与移植肾存活的关系。并在 Amos 等人的倡导下，于 1964 年在美国召开了第一次国际性的组织相容性试验专题讨论会（Histocompatibility TestingWorkshop），讨论会主要负责国际间 HLA 研究领域的学术交流、国际间的 HLA 抗血清交换、HLA 分型技术示范以及 HLA 配型与各种器官或组织移植的相关性研究等。

1. HLA 抗原遗传规律特征

（1）HLA 单倍型遗传：HLA 复合基因区域在人类 6P21、3 位置上，是一组紧密连锁的基因群，同一条染色体上不同位点的等位基因在遗传过程中，组合成单倍型由亲代传给子代。人类是二倍体动物，每一细胞均有两条同源单倍型，分别来自亲代，故子女的单倍型一条来自父亲，另一条来自母亲。在同胞兄妹之间单倍型遗传可出现以下三种情况：①两条单倍型相同的几率为 25%；②两条完全不同的几率为 25%；③1 条单倍型相同的几率为 50%。

若父亲的两个单倍型为 a、b，而母亲的单倍型为 c、d，按分离律自由组合律遗传给子代的单倍型必然是一条来自父亲，另一条来自母亲。如是便有 ac、ad、bc、bd 四种组合方式，如果出现第五种组合方式则必然与前四种组合方式中的某一种完全相同。即子代各同胞兄妹中有 1/4（25%）的机会其单倍型完全相同（如 ac 与 ad 两个子代中有 a 相同）。每一子女自父母各接受一个单倍型，形成 4 种可能的基因型。双生子的单倍型则是完全一致的。他们之间相互做组织器官移植是会完全成功的。

（2）高度多态性：多态性（polymorphism）是指随机婚配的群体中 HLA 分子的表现型多异、复杂。HLA 基因是共显性、复等位基因，其共显性即每个基因的编码产物表达在细胞膜上，而且每个位点都是多态性位点。多态性位点是指该位点存在两个或两个以上的等位基因，加之 HLA 复合体的位点很多，由这些位点的等位基因组合成单倍体更多，而由单倍体构成基因型和表现型的数目远远超过世界总人口数，故不难理解，在无亲属关系的随机人群中，几乎找不到一个单倍型完全相同的个体，除同卵双生子外。HLA 遗传多态性的生物学意义在于维持种群的优势发展，保证高质量的人口素质，同时也提示在临床上必须寻求其他办法来克服找不到合适供体的困难。

（3）连锁不平衡：在一个随机婚配的群体中，HLA 各等位基因均有各自的基因频率，即各基因在群体中出现的频率不同故两个等位基因连锁组成单倍型的频率可以由各基因频率按照遗传规律计算取得预期值。当实际检测的单倍型频率与预期频率不符时（无论高于或低于预期频率）称为连锁不平衡（linkage disequilibrium）。例如白种人中，A1 的基因频率为 0.12，B8 的基因频率为 0.17，如果 A、B 位点上的基因随机组合，A1 和 B8 基因组成的单倍型预期频率为 $0.12 \times 0.17 = 0.02$，但实际观察值为 0.09，这说明 A1 和 B8 基因不是随机组合，而是存连锁不平衡。

连锁不平衡表示连锁的基因不是随机组合的，而是某些基因总较经常地在一起出现，连锁不平衡常常用于观察 HLA 与疾病易感性的关系。如已有报道，在白种人中，自身免疫性慢性活动性肝炎（autoimmune chronic active hepatitis，AI-CAH）患者的 A1-B8-DR3 单倍型达100%连锁不平衡，即所有病人具有同样连锁分子，即 A1 - B8 - DR3 阳性。关于造成HLA 基因连锁不平衡的原因，目前尚不清楚，推测可能与自然选择有关。提示某些单倍型对某些疾病具有易感性，而另一些等位基因的联合，则有利于人类生存。

2. HLA 抗原及等位基因命名　由于 HLA 系统的高度多态性，为了便于统一 HLA 系统的国际命名，于1968 年第三届国际组织相容性试验专题研讨会后，在 WHO 和国际免疫学联合会的指导下，成立了由遗传学、免疫学和组织配型专家组成的命名委员会，对 HLA 特异性进行统一命名。该委员会的具体职责是：①命名新的 HLA 区域基因；②命名新的等位基因；③命名表达水平有变化的等位基因；④命名血清学特异性；⑤资助出版命名报告及管理等位基因核苷酸序列数据库。

HLA 抗原命名必须遵循以下命名原则：①HLA 代表染色体上一段区域或一个系统；②基因座位的符号以英文大写字母 A、B、C、D 等表示；③每一个座位上的抗原特异性符号以阿拉伯数字 1、2、3 等表示，HLA - A 和 B 座位上的特异性编号不重叠，如 HLA - A 座位上有 1、2、3、9、10 等，而 HLA - B 座位上则只有 5、7、8、12、13 等，其他座位上的特异性编号均从 1 开始；④国际组织相容性试验专题研讨会承认的特异性，在特异性编号后面加小写字母 w 给予临时命名，并向 WHO 命名委员会申请，得到正式认可后去掉 w；⑤HLA - C 座位上的 Cw1 ~ Cw10 抗原特异性已得到公认，但为了与补体分子区别，仍保留字母 w，因此以 Cw 命名 HLA - C 座位的抗原特异性。截至 2006 年 7 月，HLA 区域发现的等位基因数总和已达到 2524 个，能用血清学或细胞学检出的 HLA 特异性总数已达到 164 种。HLA 抗原的交叉反应，HLA 系统的交叉反应是造成 HLA 血清学分型错综复杂的主要原因，严重影响分型结果的准确性，同时也是交叉反应组配型的理论基础。所谓交叉反应是指某一针对公共抗原决定簇的抗体可以与许多其他 HLA 分子发生反应，HLA 交叉反应主要发生在同一座位上的不同抗原之间。免疫学家将能够与同一种抗体发生免疫学反应、共享一个或多个抗原决定簇的一组抗原称为交叉反应组抗原（crossreactive antigens group，CREGs）。随着 HLA 分子氨基酸序列的阐明，发现 CREGs 内各个抗原分子不仅具有独特的私有表位，还存在结构相同或相似的公共表位。同一 CREGs 内的 HLA 不同分子之间，存在强弱程度不同的交叉反应，其原因是这些分子的公共表位氨基酸序列（残基）存在差异。抗 CREGs 抗体的实质就是抗公共表位的抗体，即一个致敏受者的 HLA 特异性抗体的表位是针对某个或几个具体的氨基酸残基。在含有交叉反应抗体的血清中，往往有一个效价高、针对免疫抗原的主要抗体，同时存在效价较弱、针对 HLA 公共表位的交叉反应抗体，这类抗体在血清被稀释后可以消除其交叉反应。而对一些效价较弱的抗体血清被浓缩后，本来无法检出的交叉反应抗体则可以被检测出来。

（二）HLA 生物学功能

HLA 的生物学功能与其分子结构密切相关。已知 HLA 分子具有高度多态性，其多态性是由其抗原肽结合凹槽中的氨基酸残基所决定的，HLA 分子的抗原肽结合凹槽中存在一些大小不等的穴区，能够结合抗原肽中的某些氨基酸，HLA 分子根据其抗原肽结合凹槽中穴区的大小、形状和电荷等决定所结合的氨基酸序列。由于每个 HLA 分子可能存在多个抗原肽结合凹槽及穴区，每个穴区可特异性识别和结合特定的多肽链上关键位置的氨基酸，因此，一个 HLA 分子可与多种不同的抗原肽氨基酸残基结合。

HLA 作为代表个体特异性的主要组织相容性抗原，在器官移植排斥反应中起关键作用，多年来一直受到免疫学家和移植医师的广泛关注。HLA 的生物学功能主要是参与抗原的识别、加工和提呈，其他作用均由其抗原提呈功能衍生而来，如：对免疫应答的遗传控制、免疫细胞间相互作用的限制性、免疫调节、免疫细胞分化及中枢性自身耐受的建立等。HLA－Ⅰ类和Ⅱ类分子都是跨膜糖蛋白，具有抗原提呈功能，与 T 细胞的激活和分化增殖密切相关，参与和调控特异性免疫应答，是参与抗原加工、处理和提呈的关键分子。T 细胞通常只识别 APC 提呈的抗原肽－HLA 分子复合物，这一识别是通过 T 细胞和 APC 之间的“TCR－肽－HLA”三分子复合结构而完成。抗原的加工和提呈严格受控于 HLA 系统，主要表现在：①HLA 分子及 HLA 相关蛋白参与抗原的酶解和抗原多肽的转运；②HLA 分子与抗原肽结合并转运至细胞膜表面；③HLA 分子对抗原肽结合和提呈具有明显的选择性；④HLA 限定 T 细胞受体对抗原的识别。而 HLA－Ⅲ类基因以及新近确认的多种免疫功能相关基因（如血清补体成分相关基因、抗原加工提呈相关基因、非经典 HLA－Ⅰ类基因和炎症相关基因等），则不具备提呈特异性抗原肽、激活 T 细胞的功能。T 细胞通过 TCRα－β 链分别以各自的 CDR1 和 CDR2 结构识别 HLA 分子，主要以其 CD3 识别位于 HLA 分子抗原肽结合凹槽中的抗原多肽。TCR 的 CDR 通常位于高变区，代表 TCR 和配体（抗原肽－HLA 分子）相结合的关键部位。同时，辅助性 T 淋巴细胞（Th）表面的 CD4 分子作为共受体与 HLA－Ⅱ类分子非多态性的 α2/β2 结构域结合，细胞毒 T 淋巴细胞（CTL）表面的 CD8 分子作为共受体则与 HLA－Ⅰ类分子的 α3 结构域结合。因此，HLA－Ⅱ类分子参与 CD_4^+ Th 细胞的抗原识别，而 HLA－Ⅰ类分子参与 CD_8^+ TCL 细胞识别抗原。与 HLA 分子结合的抗原多肽主要有两种来源：外源性抗原和内源性抗原。外源性抗原由 APC 以胞吞方式摄入胞浆中的内体和溶酶体，抗原在内体和溶酶体酸性环境中被蛋白酶分解成多肽片段。其中大部分抗原被降解后丧失了免疫原性，只有小部分抗原肽保留免疫原性。与此同时，HLA 分子在内质网腔中合成，其中 HLA－Ⅱ类分子形成了一个抗原结合凹槽，使经过加工处理后具有免疫原性的外源性抗原肽能够与 HLA－Ⅱ类分子结合形成复合物。最后，抗原肽－HLA－Ⅱ类分子复合物从溶酶体移至 APC 表面，供 CD_4^+ Th 细胞的 TCR 识别。内源性抗原大多为细胞内产生的非己蛋白质成分，可以是细胞 DNA 被病毒整合后出现的病毒蛋白，也可以是基因突变后新产生的肿瘤抗原或衰老凋亡和修饰变性了的自身组织抗原结构。内质网腔内 HLA－Ⅰ类分子重链（α 链）合成后，和 β2 微球蛋白结合并靠向 TAP 分子，接纳进入内质网腔的抗原肽，并形成抗原肽－HLA－Ⅰ类分子复合物，经高尔基体转运至细胞表面，供 CD_8^+ T 细胞上的 TCR 识别。最近认为，CD_8^+ T 细胞也可加工和处理外源性抗原的处理和提呈给 T 细胞，称为交叉提呈（cross presentation）。

二、次要组织相容性抗原（mHA）

不具备 MHC 抗原分子结构，但可以引起细胞介导的移植排斥反应的移植抗原为次要组织相容性抗原，通常这些抗原具有较弱的刺激移植排斥反应的作用，但在有些情况下，多个次要组织兼容性抗原不同也可以引起快速和强烈的排斥反应。

不同个体之间具有氨基酸序列差异的蛋白质有数百种至数千种，但两个 MHC 相同个体间次要组织兼容性抗原的数量大概只有数十种。究其原因可能是由于单纯氨基酸序列的差异不足以形成次要组织兼容性抗原。这种差异必须足以产生可以被 MHC 分子提呈的短肽，而这一 MHC－肽复合物必须对 T 细胞具有免疫原性，才能起到次要组织兼容性抗原的作用。

三、血型抗原

血型抗原是一组表达在细胞及一些其他细胞表面的糖蛋白的糖基。被普遍认识的三种主要血型抗原分别为 A、B 和 O 抗原。每一种抗原都是构成于同一个糖类的骨架之上。O 型个体只表达一个未经修饰的骨架，A 型则多表达一个外在的糖基，B 型多表达了另外一种糖基。控制不同血型抗原类型的基因，编码了对底物起到不同修饰作用的糖化酶。血型抗原不会发生 T 细胞免疫反应，只存在 B 细胞介导的抗原抗体反应，同血型器官移植是移植免疫的普遍原则。有时，这一原则也有例外。不是所有的器官移植都受血型抗体介导的排斥反应所影响，特别是肝脏移植，有时就跨越血型屏障来实施；其次，A 型抗原有两个亚型 A1 和 A2，O 型或 B 型的个体可能不会形成对 A2 决定基的抗体，有时可能跨越这一血型屏障进行移植；另外，在移植前通过血浆置换去除受体体内血型抗体的方法偶尔被采用来进行跨血型间的移植。

（乔良伟）

第八节　免疫排斥反应的发生机制、临床表现和诊断方法

器官移植术后的排斥反应是导致移植物失功能的主要原因，根据排斥反应的发病机制、病理变化以及临床表现各异，大致可分为两大类四种型，但这四型有一定的相互联系和重叠的可能。第一类常见于实体器官移植，即俗称宿主抗移植物反应（HVGR），第二类见于骨髓移植和细胞移植，称移植物抗宿主反应（GVHR）。详细内容见其他相关章节。

（乔良伟）

第九节　免疫耐受

自 19 世纪 70 年代以来，移植物的长期存活率并没有显著提高，现在的免疫抑制方案对临床的急性排斥和慢性排斥反应的作用也是有限的。而且，抗移植排斥的免疫抑制药物具有广泛的免疫抑制作用，增加感染、恶性肿瘤和代谢失调甚至威胁到受体的生命的副作用发生等。因此，在不使用广谱免疫抑制药物的情况下获得稳定持久并且特异的免疫无反应状态一直是移植免疫研究的终极目标，也是临床移植的实际需要。

一、耐受的发现与定义

1945 年，美国动物学家 Owen 发现异卵双生的胎盘血管融合，血液交流而呈自然的联体共生。这两头小牛在出生和成年后，如互相进行皮肤移植，不发生排斥。这一发现为 Medawar 研究人工诱导免疫耐受的诱导提供了线索，他在 A 系小鼠的胚胎或新生期，注射大量的 CBA 系小鼠的脾淋巴细胞，经过这类方式处理的 A 系小鼠，可以不排斥移植的 CBA 系小鼠皮肤，而未处理的 A 系小鼠，则会正常排斥 CBA 系小鼠皮肤。这一实验证实免疫耐受可以后天获得，并指出这种获得性耐受可能是免疫系统成熟过程中因接触抗原而导致的特异性的免疫细胞克隆清除。Meciawar 与 Burnet 于 1957 年提出免疫细胞的克隆选择学说，确立了近代免疫学“自我一非自我识别”的经典理论基础。

免疫耐受传统上的定义是一种抗原特异性的无反应状态，也就是说终止免疫抑制治疗情况下供体特异性的持续无反应状态，但这种无反应状态并不影响受者对相关抗原的免疫应答效应。因此，耐受是指对供体移植物耐受，而对来自第三者的移植物仍然保持排斥能力。虽然移植耐受的精确机制并没有被彻底阐明，但是现在已经知道移植耐受是一个多因素的过程，多种细胞参与其中，这些细胞参与耐受状态的诱导和维持。免疫耐受通常分为 B 细胞耐受和 T 细胞耐受。

二、中枢耐受

不成熟 T 细胞在胸腺发育过程中被清除所导致的耐受称作中枢耐受，而成熟 T 淋巴细胞在外周遇到自身抗原或外来抗原刺激后所形成的耐受称作外周免疫耐受。中枢耐受是指在淋巴细胞的发育过程中，通过在胸腺中克隆清除的方式而建立的一种耐受状态，是清除自身反应性细胞和建立自身耐受的主要机制。中枢耐受的建立需要清除大量在胸腺中尚未发育成熟、具有潜在自身反应性的 T 细胞，这个清除过程被称为阴性选择。T 细胞受体（TCR）对自身抗原的亲和力在阳性选择中起主导作用，具有对自身 MHC 分子低亲和力 TCR 的 T 细胞允许发育成熟，这些 T 细胞对自身抗原表现为耐受，这一过程被称为阳性选择。经过胸腺内阳性和阴性选择，建立了自身 MHC 限制性、自身耐受的 T 细胞库。由于 TCR 基因的大量无意义重排，绝大部分（ >90% ）的胸腺细胞在胸腺皮质区死亡，只有表达功能性 TCR 的胸腺细胞存活，并进入发育的下一阶段，进而表达 CD4 和 CD8 等辅助分子。然后 $CD_4^+CD_8^+$ 的胸腺细胞（胸腺内的双阳性胸腺细胞）获得与表达自身 MHC 分子并结合了自身抗原肽的抗原提呈细胞（APC）相互作用的能力，这种 MHC－肽复合体被 TCR 识别。TCR 传导的信号是胸腺细胞发育选择的重要组分。双阳性胸腺细胞对强 TCR 信号高度敏感，强烈的 TCR 刺激信号能够引起胸腺细胞凋亡。因此，具有潜在自身反应性的双阳性胸腺细胞，由于表达对自身 MHC－抗原肽复合物具有高亲和力的 TCR，通过程序性细胞死亡或者凋亡被清除（即阴性选择），只有那些表达与 MHC－自身抗原肽复合物具有低亲和力或者中等亲和力 TCR 的双阳性胸腺细胞免于程序性细胞死亡，进入进一步的分化与成熟过程（阳性选择），这些细胞占双阳性胸腺细胞 1% ～2% 的比例。胸腺内骨髓来源的 APC（例如，树突状细胞和巨噬细胞）和胸腺上皮细胞对胸腺内的选择过程非常重要。有人提出，骨髓来源的 APC 是介导阴性选择的主要细胞类型，而胸腺上皮细胞对阳性选择至关重要。然而，这种区分有时候是矛盾的。经过阳性选择后，双阳性胸腺细胞进一步分化为 CD4 或 CD8 单阳性细胞；随后，CD4 或 CD8 单阳性细胞迁移到胸腺的髓质区，然后作为成熟的 T 细胞迁移到外周淋巴组织。表达在胸腺 APC 上的 MHC Ⅰ类和Ⅱ类分子对 CD_4^+ 和 CD_8^+ T 细胞的成熟具有不同影响。CD_4^+ T 细胞的成熟需要胸腺 APC 上表达 MHC Ⅱ类分子，而 CD_8^+ T 细胞的成熟需要胸腺 APC 上表达 MHC Ⅰ类分子。这种对 MHC Ⅰ类分子和 MHC Ⅱ类分子的严格要求，在 MHC Ⅰ类或Ⅱ类分子基因敲除小鼠模型中得到证明。MHC Ⅰ类或Ⅱ类分子缺陷的小鼠分别表现为 CD_8^+ 和 CD_4^+ T 细胞在胸腺内发育受损。参与双阳性胸腺细胞阴性选择和阳性选择的确切生物化学信号仍然是一个谜。目前只知道在凋亡之前双阳性胸腺细胞 CD4 和 CD8 分子的表达明显下调，而 CD5、CD69 和 IL－2R 的表达上调。体外条件下，强烈的 TCR 刺激信号能够启动双阳性胸腺细胞内一系列变化，包括蛋白酪氨酸激酶的活化、磷脂酰肌醇的水解、细胞内钙离子浓度的持续升高、蛋白激酶 C 的活化和各种转录因子的诱导。很明显，胸腺细胞的凋亡需要转录活化和新蛋白的合成。虽然已知细胞内凋亡和抗凋亡蛋白的表达与 T 细胞的凋亡直接相关，例如 bcl - 2、bcl - x1、p53、nur77 和 caspase 等，但是这些分子的活化和调节及相关的下游事件仍然不清楚。有关中枢耐受的几个关键问题仍有待进一步研究。尽管具有潜在自身反应性的 T 细胞克隆在胸腺发育过程中被大量清除，但并不是所有的自身反应性 T 细胞都被清除，通常会有一些自身反应性的 T 细胞逃逸到外周。通过免疫清除和骨髓重建策略建立的移植耐受动物中，其外周 T 细胞在体外实验中也具有抗供体的 CTL 反应。因此，这就需要一些外周机制来控制这些逃逸的具有细胞破坏潜能的 T 细胞克隆。

三、外周耐受

外周耐受是指不在胸腺选择条件下建立的一种耐受状态。外周耐受的建立常常涉及诱导成熟外周 T 细胞在抗原反应过程中质的变化。与外周耐受的诱导和维持有关的机制很难简单地分类。尽管最近在 T 细胞活化的分子和生化机制方面取得了长足进展，但是有关外周移植耐受的精确机制仍然不清楚。实际上，外周耐受并不是一个单一的过程，可能存在多种机制，这些机制的协同作用在外周耐受中至关重要。也有人认为，外周耐受的诱导和维持需要一系列不同但相互关联的机制。虽然在一个特定的模型中某一特殊机制可能起主要作用，但是，根据采用的实验体系和治疗方案的不同，不同的机制在耐受的整个诱导过程中可能发挥不同的作用。在许多情况下，成熟 T 细胞过度免疫活化后而凋亡，可导致或至少有利于抗原特异性耐受状态的形成。由凋亡引起的 T 细胞耐受是耐受形成的一个重要阶段，这已经在 MHC Ⅰ类分子 Kb 转基因小鼠与 Kb 特异性 TCR 转基因小鼠杂交小鼠中得到证实。这种双转基因的小鼠肝脏表达非常低的 Kb 抗原，T 细胞特异性地对 Kb 抗原产生耐受，能够永久地接受 Kb 阳性的皮肤移植。在这种情况下，对 Kb 抗原耐受的 T 细胞 TCR 显著下调，但没有明显的 T 细胞清除；然而，那些对 Kb 抗原耐受的 T 细胞在体外实验中仍然对 Kb 抗原的刺激表现为明显的增殖反应。如果诱导这些转基因小鼠肝脏中高表达 Kb 抗原，将导致抗原特异性 T 细胞的彻底清除和完全耐受（包括体内和体外）。因此，对初次抗原攻击无反应性的 T 细胞在受到后续的高剂量抗原攻击或者更强的抗原刺激时，仍保持对清除信号的易感性。一般认为，如果治疗手段中不涉及系统的清除外周 T 淋巴细胞，T 细胞的 AICD 对于建立外周移植物耐受是必需的。有证据证实，在特定的环境下，活化的同种异基因反应 T 细胞的凋亡对诱导、维持和调节外周同种异基因移植耐受起重要作用。某些组织和器官，例如角膜、睾丸、胰腺，某种程度上还包括肝脏，保持一种免疫豁免状态（即它们不被 MHC 不匹配的受体排斥）。有人认为，Fas L 的表达能够激发侵入该组织的淋巴细胞凋亡，从而赋予这种免疫豁免状态。在小鼠眼角膜移植模型中也有类似的发现，浸润的宿主来源淋巴细胞的凋亡是移植物长期存活的主要机制。基因修饰表达 Fas L 的同源成肌细胞与胰岛细胞共同移植时能够保护同种异基因的胰岛细胞免于排斥；与表达 Fas L 的 Sertoli 细胞共移植，同种异基因的胰岛细胞也可以免于排斥。而且，在供体骨髓诱导的皮肤移植耐受模型中，骨髓细胞上表达功能性的 Fas L 是细胞凋亡所必需的，通过凋亡清除自身反应性 T 细胞，建立移植耐受。

四、克隆无能

T 细胞克隆无能指的是一种非清除的状态，通常是可逆转的 T 细胞不反应状态。在缺失

CD28 共刺激信号的条件下，通过 TCR 交联或者用其他的 TCR 配体很容易在体外诱导克隆无能。以这种方式诱导产生的无能 T 细胞，在适宜的刺激条件下，受到抗原的再次刺激时产生 IL－2 的能力受到明显抑制。因此，不能产生和利用 IL－2 体外增殖的细胞，包括 Th1、Th0 和 CD8 克隆，不能进入细胞周期，并成为增殖无能细胞。这种无能状态可以通过在培养系统中提供外源性的 IL－2 得到逆转，尽管这种逆转不是即刻的，而且需要多个细胞分裂周期才能完全恢复功能。在体内，正常的 CD_4^+ T 细胞也能够被诱导成为抗原特异性的无能 T 细胞。已经证实，体内注射耐受剂量的细菌超抗原、Mls－1a 和抗原肽，在不引起 T 细胞清除的情况下，能够诱导出持续的无能 T 细胞。在许多情况下，体内的无能 CD_4^+ T 细胞对外源性的 IL－2 刺激具有抵抗性，这与无能 T 细胞克隆在体外实验中的行为明显不同。这种不同可能与这些 T 细胞克隆组成性表达高亲和力的 IL－2 受体有关。在体内被诱导无能的 CD_4^+ T 细胞对其他细胞因子的增殖反应也被阻断，包括 IL－12 依赖的反应。在体内无能化的 CD_4^+ T 细胞和在体外无能化的 Th1 克隆，其 CD40L（CD154）的表达也明显缺陷。CD40L 表达在活化的 CD_4^+ T 细胞上，能够为 T 细胞的活化传导关键的共刺激信号。CD40L 在无能 T 细胞上的表达缺陷可能有助于体内抗原特异性耐受的发展。在某些模型中，T 细胞无能已经被证明是同种异基因移植耐受的必需成分；然而，其可逆转的本质（至少在 T 细胞无能的某些形式）提示，T 细胞无能不可能是维持同种异基因移植外周耐受的强有力机制。

五、免疫偏离

抗原活化的 CD_4^+ T 细胞至少能够分化为数种不同的表型：Th1、Th2、Th17 和 Tregs 等表型。Th1 细胞产生 IL－2、IFN－γ 和 TNF－β，参与移植排斥反应；Th2 细胞分泌 IL－4、IL－5、IL－6 和 IL－10，参与 B 细胞产生抗体的过程；Th17 细胞产生大量 IL－17，进而诱导广泛的组织炎症反应。Th1 表型的分化需要由活化的单核巨噬细胞和树突状细胞产生的 IL－12 参与，而 Th2 表型的分化主要是 IL－4 依赖的，Th17 的分化需要 TGF－β 和 IL－6 的参与。除了分泌的细胞因子谱和效应功能不同，Th1、Th2 和 Th17 细胞表达的趋化因子和归巢受体也不同。其中，Th1 细胞表达 CXCR3，而 Th2 细胞选择性表达 CCR3 和 CCR4 趋化因子受体，因此，它们对不同的趋化因子产生反应。而且，Th1 细胞表达选择素 P 和 E 的功能性配体，主要在 Th1 型反应主导的炎症部位聚集，例如被致敏的皮肤和炎症关节部位。Th2 细胞不表达选择素 P 和 E 的配体，主要在 Th2 型反应主导的过敏性炎症部位聚集。根据 Th1 和 Th2 分化模式及相互调节的特征，可以推测由 Th1 向 Th2 型免疫状态的漂移，对于某些由 Th1 型介导的免疫病理过程可能是有益的。在 T 细胞依赖的自身免疫模型中，由 Th1 向 Th2 型反应的漂移对改善免疫病理是明显有益的。在没有任何抗排斥治疗的情况下，移植排斥反应通常是与 Th1 型模式有关，在使用免疫抑制疗法的情况下，IL－4 缺陷的宿主能够永久地接受移植物移入。Th1 和 Th2 型免疫偏离对同种异基因免疫和自身免疫的不同影响可以由以下事实来解释，同种异基因移植免疫和自身免疫反应至少在以下两个方面表现截然不同。其一，宿主对 MHC 不匹配同种异基因移植物的免疫反应是由直接识别外来供体的 MHC 抗原（即直接抗原递呈）所诱导，而自身免疫以自身抗原与自身 MHC 分子组成复合体的间接递呈为特征。其二，MHC 不相容的同种异基因移植排斥反应比典型的自身免疫反应活化更多的 T 细胞克隆。也就是说能够识别移植抗原的 T 细胞库容量相当大。这些因素有可能解释为什么 Th1 向 Th2 型免疫漂移可以减轻 T 细胞依赖的自身免疫，而不能减弱对 MHC 不匹配同种移植物的排斥反应，因为 T 细胞依赖的自身免疫主要是由少数的 T 细胞克隆引起的，而对 MHC 不匹配同种移植物的反应是多克隆 T 细胞依赖的反应。实际上，只有供体和受体的次要组织相容性抗原不匹配或者排斥反应依赖于抗原的间接递呈条件下，Th1 向 Th2 型免疫漂移才能够诱导移植免疫耐受。这表明在某些特定条件下，Th2 型细胞在调节同种异基因移植耐受过程中具有明确作用。

在同种异基因移植的外周耐受模型中，通过被动转输抑制性 T 细胞等手段能够诱导供体特异性的移植物耐受。在耐受模型中，发挥免疫抑制作用的 T 细胞常常出现在抗原刺激部位。最近，在许多移植模型中相继报道了同种异基因移植物耐受的“可传递性”（infectious allograft tolerance）和“连锁免疫抑制”（linked immunosuppression）。例如，采用非清除性的抗 CD4 和抗 CD8 单克隆抗体作为治疗手段，该方法很容易诱导小鼠对多个次要组织相容性抗原不匹配的皮肤移植物耐受，这种耐受状态能够通过细胞转输的方式传递给其他正常未经处理过的受体，使这些受体在不进行耐受性治疗的情况下也能够对供体皮肤移植物耐受。这种可传递的耐受主要依赖于 CD_4^+ T 细胞，而且大部分表达 Foxp3，耐受 T 细胞的一个重要特征是它们能够将抗原特异性的效应 T 细胞募集到调节性 T 细胞库。这说明免疫系统具有产生调节性 T 细胞的潜力，这一点在 MHC 完全不匹配的同种异基因心脏移植模型中得到证实。在同种异基因心脏移植模型中，抗 CD4 和抗 CD8 单克隆抗体诱导的耐受状态能够转输到其他受体，而且耐受状态在此受体中相当稳定。显然，这种类型的耐受是一个具有自身延续性的过程。有趣的是，这些调节性的 CD_4^+ T 细胞也能够将耐受状态传递给来自和耐受动物的杂交 F1 代动物的移植物，这种现象叫做“连锁免疫抑制”。显然，同种异基因移植物耐受传递性很强，能够自我维持，而且能够通过 CD_4^+ T 细胞传递、抑制 CD_4^+ 和 CD_8^+ T 效应细胞的产生。还有，天然 CD_4^+ T 效应细胞识别同种异基因抗原后也变为耐受，获得了抑制进一步产生效应 T 细胞的能力。

最近，已经获得能够分泌不同于 Th1、Th2、Th3 细胞因子模式的 CD_4^+ T 细胞克隆。这些 CD_4^+ T 细胞克隆能够产生 TGF－β 和不同浓度的 IL－10，但不产生 IL－4，因此被命名为调节性 T 细胞（Treg）。在某些自身免疫性疾病模型中，Tr 细胞和 Th3 细胞能够有效地防止自身免疫的发生。体内产生调节性 T 细胞所需的细胞因子以及它们发挥免疫抑制作用的精确机制仍然了解很少。

六、获得临床耐受的策略

虽然对于如何获得真正的移植耐受还缺乏清晰的思路，但大多数移植学者认为建立经典的同种异基因免疫耐受是一个主动的、逐步的和高度调节的过程。排斥和耐受是一个动态平衡的概念，大多数耐受策略是寻找依靠其他来源的抗原，例如造血干细胞；或者通过促进克隆清除、克隆无能的治疗方法来诱导耐受，例如共刺激分子阻断。

通过多个阶段，获得稳定的外周移植免疫耐受，不同的阶段有不同的机制参与其中。在获得供体特异性耐受的移植物受体中，最终获得耐受的过程可分为以下三个相关的时期。

（一）耐受的诱导阶段

在这个阶段需要使用免疫抑制药物处理宿主，有多种方案可以诱导移植物长期存活，包括：

（1）注射靶向细胞表面分子的单克隆抗体，如抗 CD4、CD8、CD25、LFA－1 或 TCR 的单克隆抗体；

（2）阻断 T 细胞活化的共刺激分子通路；

（3）使用免疫抑制药物，如类固醇激素、雷帕霉素、环孢素等。

尽管单独或联合应用免疫抑制剂能够明显延长移植物的存活，但不同药物对获得真正的移植物耐受的影响明显不同。为了达到耐受状态，诱导效应细胞凋亡以减少反应 T 细胞的库容；某些效应性 Th1 细胞克隆的减少，使同种免疫反应通过调节方式得到控制，这似乎是诱导耐受的前提。因此，在耐受诱导阶段，细胞的清除过程有助于后续获得真正的移植耐受。通过注射细胞清除制剂或者促进 AICD 使 T 细胞凋亡，可能是诱导耐受治疗方案中一个关键成分；保持 T 细胞活化过程中 CTLAs－4 给予的抑制性信号，在诱导治疗耐受中也是必需的。诱导治疗也会促进免疫调节细胞的发育或者 T 细胞再活化过程中质的变化（例如向 Th2 方向的免疫偏离）。免疫活化过程中，调节性 T 细胞的产生是一个主动过程，虽然持续的免疫抑制能够延长移植物的存活，但是广谱的持续性免疫抑制有可能会妨碍同种移植耐受的发生发展，因为这些方式通常阻断调节性 T 细胞的形成。

（二）免疫忽视阶段

随着治疗的终止，同种移植排斥被暂时抑制，宿主对移植物的反应进入免疫忽视阶段。耐受诱导的这个阶段通常不稳定，虽然抗供体的细胞病变反应被控制，但是强有力的耐受状态并没有稳固地建立；此时应用大剂量的外源性 T 细胞生长因子（如 IL－2）、用第二个供体特异性的移植物或者供体来源的 APC 再次刺激宿主，均能够引发出排斥反应。例如，在胰岛同种移植耐受模型中，在耐受诱导的早期阶段全身注射 IL－2 能够完全消除通过阻断共刺激诱导的耐受状态；但是，当耐受状态完全建立后，IL－2 对胰岛的同种移植耐受则没有影响。这种免疫忽视阶段的可逆性表明，T 细胞无能可能参与其中。因此，稳定无能状态、阻止旁路免疫活化或者组织来源的 T 细胞生长因子的活化（如 IL－7 和 IL－15），对于确保调节过程的发展是重要的，这也是最终走向稳定耐受的重要环节。

（三）耐受状态的维持阶段

这一阶段通常认为是达到真正的同种移植耐受，此时宿主虽然很容易排斥来自第三者供体的移植物，但是供体组织的刺激不再能够引发移植物排斥反应。维持稳定的同种移植耐受状态常常需要主动的免疫调节过程。某些模型中，在这一阶段将耐受宿主来源的 T 细胞过继转输给其他受者，可以使未经处理过的受体获得对同种移植物的耐受。因此，在外周同种移植耐受的维持阶段，免疫调节发挥重要的作用；同种抗原在移植受体中的持续存在是维持外周同种移植耐受的前提条件。如果将初始同种移植物从耐受性宿主的移出，受体对该移植物的耐受状态常常会消失，受体会重新获得排斥供体同种移植物的能力。与此类似，建立稳定的混合造血嵌合体，能够导致永久性的供体特异性同种移植物耐受；当供体骨髓来源的细胞被清除时，受体的耐受状态消失。因此，维持耐受状态的调节性 T 细胞可能需要同种移植抗原的持续存在。

（四）临床诱导免疫耐受的一般方案

1. 造血细胞诱导免疫耐受　有多种利用造血细胞作为诱导耐受抗原的方法，这些方法的区别在于抗原的作用不同，这些抗原或者促进活化的 T 细胞凋亡，或者影响胸腺或中枢淋巴库的发育（嵌合体）。这些方法均涉及造血细胞的输注，它们经常被混淆，但辅助治疗的作用和概念显著不同。通常，在缺乏足够的黏附分子、细胞因子或共刺激信号时，T细胞活化会导致T细胞凋亡。理论上，这可用来选择性清除同种异体反应性T细胞而不影响其他特异性T细胞；这也与将移植物作为致耐受抗原的观点有关。这是一种外周（非胸腺依赖）的机制。这样，利用造血细胞，可以通过刺激、清除特异性效应细胞反应，使移植物免受免疫攻击。用造血细胞作为一种替代抗原来诱导免疫耐受与骨髓移植不同。目的是使植入细胞永久性地成为宿主中枢淋巴器官的一部分，进而形成稳定的嵌合体来诱导对移植物的耐受。造血细胞移植和建立嵌合体主要是通过中枢耐受来诱导耐受。理想地看，完全的嵌合体提供了同种异体移植物耐受的最佳条件，来自肾脏供体骨髓的成功替换，确保了受体对植入肾脏的耐受，这种耐受一般来说非常稳定持久。然而，利用骨髓移植的手段来诱导耐受也有其局限性，超过了标准免疫抑制方案，使得这一理想只能在少数案例中获得成功。为了取得与骨髓移植相同的效果，降低发病率，研究人员发展了混合嵌合体。在混合嵌合体中，受体骨髓被大量保留，但通过修饰达到受体和供体的造血成分共存。通过避免供体骨髓排斥，转输的造血细胞最终定居在受体胸腺和骨髓，以利于中枢机制清除供体反应性T、B淋巴细胞。这种方法的优势在于毒性低、保留了受体免疫力、降低了移植物抗宿主病的风险。但是，该方法依赖于早期严格的处理，包括T淋巴细胞清除、瞬时维持免疫抑制、胸腺或全淋巴组织照射，以防止骨髓排斥。但混合嵌合体一旦形成，将对T淋巴细胞库的发育产生持续影响，似乎比外周通过诱导T细胞凋亡而形成的耐受要稳定持久得多。目前，对混合嵌合体已进行了广泛研究，在实验动物中证明这是取得持久耐受的一种手段。应用混合嵌合体技术最初获得临床肾脏移植成功的案例由Strober报道，他采用了全淋巴组织照射处理；该方法最近在已成功进行骨髓替换的多发性骨髓瘤患者中进行肾脏移植也取得成功。需要指出的是，后类病例中骨髓供体与受体的HLA配型是完全一致的。在供受体HLA配型部分匹配的患者中的临床前期研究正在进行当中，并取得了乐观的初步结果。混合嵌合体看来是获得耐受的一种有希望的方法，但操作却相当复杂。小动物模型的耐受依赖于大嵌合体持续存在，与之不同，在HLA不匹配的灵长目动物中，短暂的嵌合体已足够诱导某些患者产生耐受。因此，临床耐受机制在某些方面不同于实验动物。

利用造血细胞成分预防排斥最直接的方法包括使用随机或供体特异性血液转输。业已清楚，受体血液转输在某种程度上能提高同种移植物的存活。与之相似，供体骨髓转输也能造成混合淋巴细胞无反应性、提高同种异体移植物的存活，伴有持续进行的免疫抑制。尽管这些方法还没有产生临床耐受，但在试验动物研究中，其优异的作用已得到确认。

有意思的是，在环孢素时代，供体血液转输（DST）的临床效果重复性差。这可能是由于钙通道抑制剂的效果掩盖了DST的作用，但也可能反映了环孢素对AICD的抑制作用。人们在没有钙通道抑制剂的治疗方案中，重新对利用非供体抗原的方法感兴趣。

供体抗原转输和来自移植器官本身的抗原与微嵌合体——居住于造血岛外的痕迹量供体细胞（小于1%循环细胞）相关。严格地说，每个移植受体都是一个嵌合体，但微嵌合体被认为是许多试验研究中的特定环境。从临床角度来看，目前只有一项研究表明微嵌合体与耐受有关。总的来说，微嵌合体似乎是移植受体的一个特征，而不是能预示免疫耐受的一个机制。

2. 淋巴细胞清除　所有的耐受策略都有一个共同目的，就是控制同种异体特异性T细胞前体的频率或者说库容量。1% ~10% 的外周 T 细胞能识别同种异体抗原，远远高于识别任何已知微量抗原的 T 细胞的频率。用单克隆和多克隆抗体清除淋巴细胞，是减少同种异体反应 T 细胞前体频率的策略，是为了通过外周机制减轻移植组织损伤的风险；这些抗体已被用于急性排斥反应的预防性和拯救性治疗。除了非特异性外，多克隆抗体清除是非均一性的，例如，效应记忆性细胞相对具有抵抗清除抗体的能力。另外，清除后剩余的 T 细胞经历稳态增殖，这已被视作诱导耐受发展的障碍。因此，单独使用强有力的清除策略不是诱导耐受的可靠手段，而常被认为是其他综合方法的一个组成部分。然而，在许多患者中，外周淋巴细胞的清除的确有助于维持免疫抑制，达到"趋于"或"几乎"耐受状态。

3. 共刺激通路的阻断　大量的实验证据表明，共刺激阻断有利于耐受的诱导。共刺激阻断基于以下原理：特异性免疫反应需要双信号以获得最佳的活化，在缺乏适当的共刺激信号时，抗原刺激将诱导活化 T 细胞的凋亡或无能。这样，用抗原刺激同时阻断共刺激分子，能清除抗原特异性的 T 细胞。在临床前期模型中，在与外周抗原接触（移植物自身抗原或转输造血细胞）的过程中，共刺激阻断有利于促耐受机制的形成。此外，共刺激通路的阻断也常被用作促使嵌合体形成的手段。

尽管已鉴定并测试了许多共刺激分子，但目前临床上仅 CD28 分子被作为治疗靶点。CD28 是研究得最广泛的共刺激分子受体，抑制 CD28 能介导经典的共刺激阻断效应。有两种阻断 CD28 的融合蛋白阿巴西普（abatacept）和白纳西普（belatacept），它们能结合到 CD28 的配体 B7 分子（CD80 和 CD86）上。尽管这两种药物的前景很好，但都还没有在临床耐受方案中测试，只是作为免疫抑制方案中的成员。最近公布的一项随机临床研究中，Belatacept 作为一种免疫抑制药物用于肾脏移植并获得了良好效果。尽管该研究的目的是比较 Belatacept 和环孢素预防排斥的效果，而非诱导耐受，但这项早期研究提示，共刺激通路的阻断可能在未来的耐受策略中起重要作用。

4. 胸腺操纵　胸腺通过阳性和阴性选择在塑造 T 细胞库方面起重要作用。胸腺移植已在 DiGeorge 综合征患儿中实施，并成功恢复了免疫力、塑造了 T 细胞库。在大鼠中，T 细胞在含有同种异体抗原（供体胰岛细胞、骨髓细胞）的胸腺微环境中发育成熟后可获得选择性免疫无反应性。其他研究表明，在胸腺中注射供体抗原后也发现同样现象。在实验动物中有多种不同的方法进行胸腺移植来诱导耐受：例如，非血管化的同种异基因组织、复合型器官（胸腺肾脏）或作为血管化的胸腺叶移植。甚至在实验动物中，成年胸腺也能诱导移植耐受。这些依赖胸腺来诱导耐受的策略仍然处在临床前阶段，但 DiGeorge 综合征患儿的临床实践展现了希望的曙光。

七、移植耐受展望

器官移植已取得令人瞩目的巨大成就，除了外科技术的日臻提高外，免疫学技术的突破和更为安全有效的免疫抑制剂的不断推出、应用发挥了重要作用。进入 21 世纪后，免疫抑制剂将从单一的免疫抑制逐步朝"免疫修饰"、"免疫调节"、"免疫移植耐受"的方向发展，既高效，又安全；既能防治急性排斥反应，又能防治慢性排斥反应以及减轻缺血再灌注损伤；并可减少免疫抑制剂的长期不良反应，促进移植器官的长期存活。当越来越多的药物加入到免疫抑制剂行列的时候，对它们的疗效配伍性进行仔细分析无疑有助于设计更好的免疫抑制方案，进而促进建立真正的同种移植物耐受状态。目前已有许多免疫学检测方法用于临床监测移植后的免疫反应，如抗体效价测定，细胞因子谱分析，混合淋巴细胞反应，蛋白质组，流式技术等。检测抗原特异性 T 细胞反应（混合淋巴细胞反应、有限稀释）、同种异体反应、T 细胞前体频率的实验等，这些方法尽管可以检测免疫抑制过程，但不能预测耐受的进展，对指导停服免疫抑制药物也无帮助。特异性免疫耐受有关的方法仍限于实验研究。所以借助现代免疫理论的进步、免疫学和分子生物学等高端技术的突破，诱导供体抗原特异性的免疫耐受，减少甚至脱离术后终身非特异性免疫抑制治疗，达到移植物长期存活，是移植免疫研究的终极目的。此外，从供体器官的角度上，移植免疫也是可以有所作为的，比如通过改变供体的抗原性，如嵌合体、细胞清除、共刺激阻断等方法使排斥反应减少或消除，甚至用于异种移植，解决同种供体匮缺的难题。随着上述基础免疫、基础生物学、信息科学和技术的突飞猛进，我们期待，在可以预见的将来解决移植耐受、慢排防治、异体供器官等等难题。

（乔良伟）

第十六章　输尿管疾病

第一节　输尿管结石

输尿管结石是泌尿系统结石中的常见疾病，发病年龄多为20～40岁，男性略高于女性。其发病率占上尿路结石的65%。其中90%以上是继发性结石，即结石在肾内形成后降入输尿管。原发于输尿管的结石较少见，通常合并输尿管梗阻、憩室等其他病变。所以输尿管结石的病因与肾结石基本相同。从形态上看，由于输尿管的塑形作用，结石进入输尿管后常形成圆柱形或枣核形，亦可由于较多结石排入，形成结石串俗称“石街”。

解剖学上输尿管的三个狭窄部将其分为上、中、下三段：①肾盂输尿管连接部；②输尿管与髂血管交叉处；③输尿管的膀胱壁内段，此三处狭窄部常为结石停留的部位。除此之外，输尿管与男性输精管或女性子宫阔韧带底部交叉处以及输尿管与膀胱外侧缘交界处管径较狭窄，也容易造成结石停留或嵌顿。过去的观点认为，下段输尿管结石的发病率最高，上段次之，中段最少。但最新的临床研究发现，结石最易停留或嵌顿的部位是输尿管的上段，占全部输尿管结石的58%，其中又以第3腰椎水平最多见；而下段输尿管结石仅占33%。在肾盂及肾盂输尿管连接部起搏细胞的影响下，输尿管有节奏的蠕动，推动尿流注入膀胱。因此，在结石下端无梗阻的情况下，直径<0.4cm的结石有90%可自行降至膀胱随尿液排出，其他情况则多需要进行医疗干预。

一、临床表现

输尿管结石是临床泌尿外科的常见疾病，发病年龄多在20～40岁，男性略多于女性。其症状如下。

1. 疼痛　上中段结石引起的输尿管疼痛为一侧腰痛和镜下血尿，疼痛性质为绞痛，向下腹部、睾丸或阴唇部放射，当结石停留在某一部位无移动时，常引起输尿管完全或不完全梗阻，尿液排除障碍，引起肾积水，出现腰部胀痛，压痛和肾区叩击痛。当结石随输尿管蠕动或尿流的影响而发生移动时，表现为典型的输尿管绞痛。上段输尿管结石一般表现为腰区或胁腹部突发锐利的绞痛，并可向下腹部、睾丸或阴唇部放射。中段输尿管结石常表现为中、下腹的剧烈疼痛。下段输尿管结石引起的疼痛通常位于下腹部，并向同侧腹股沟区放射。当结石位于输尿管膀胱连接处时，可表现为耻骨上区的绞痛，伴有尿频、尿急、尿痛等膀胱刺激征。在男性疼痛还可放射至阴茎头。

2. 血尿　90%的患者可出现镜下血尿。输尿管结石急性绞痛发作时，可出现肉眼血尿。输尿管完全梗阻时也可无血尿。

3. 感染症状　输尿管结石引起梗阻可导致继发性感染，引起尿频、尿急、尿痛，甚至畏寒、发热。

4. 恶心、呕吐　输尿管与胃肠有共同的神经支配，输尿管结石引起的疼痛常引起恶心、呕吐等剧烈的胃肠道症状。

5. 无尿　比较少见，一般发生于双侧输尿管结石或孤立肾的输尿管结石完全梗阻时，也可见于一侧输尿管结石梗阻，反射性对侧肾分泌功能减退。

6. 排石　部分患者以排尿时发现结石就诊。排石的表现不一，从肉眼可见的结石颗粒到浑浊的尿液，常与治疗的方式与结石的成分有关。

7. 其他　肾移植术后输尿管结石的患者，由于移植物在手术过程中神经、组织受到损伤，发生结石后一般无明显的症状，多在移植术后随访过程中超声探查时发现。妊娠后子宫增大，压迫输尿管，导致尿液排出受阻可并发结石，其中以妊娠中、晚期合并泌尿系结石多见。临床表现主要有腰腹部疼痛，恶心呕吐、膀胱刺激征、肉眼血尿和发热等，与非妊娠期相似，多以急腹症就诊。

体征：输尿管结石绞痛的患者，痛苦面容，卧位，辗转反复变换体位。输尿管上段结石可表现为肾区和胁腹部压痛和叩击痛，输尿管走行区可有深压痛；若伴有尿外渗时，可有腹膜刺激征。输尿管结石梗阻引起不同程度的肾积水，可触到腹部包块。

二、诊断

完整的输尿管结石的诊断应包括①结石自身的诊断，包括结石的部位、数目、大小、形态、成分等；②并发症的诊断，包括感染、梗阻及肾损害的程度等；③病因学的评价。通过对病史、症状和体检后发现，具有泌尿系统结石或排石病史，出现肉眼或镜下血尿，或运动后输尿管绞痛的患者，应进行一下检查确诊。

三、实验室及影像学检查

1. 尿液检查　尿常规检查可发现镜下血尿，运动后血尿具有一定的意义，若伴有感染时可出现脓尿。肾绞痛时可有结晶尿。尿培养及药敏试验可确定感染的病原菌并指导合理应用抗生素。

2. 血常规　白细胞计数常升高，当白细胞总数 $>13.0\times10^9/L$ 时常提示继发感染。血电解质、尿素氮、肌酐水平是评价肾功能的重要指标，可反映输尿管梗阻导致肾积水引起肾功能损害的程度，指导治疗方案的指定。

3. B 超　超声波检查是一种简便无创的检查方法，是目前最常用的输尿管结石的筛查手段。超声波检查可以了解结石以上尿路的扩张程度，间接了解肾皮质、肾实质和集合系统的情况。超声波检查能同时观察膀胱和前列腺，寻找结石形成的诱因及并发症。

4. 尿路平片（KUB 平片）　尿路平片可以发现 90% 非 X 线透光结石，能够大致地确定结石的位置、形态、大小和数目，并且通过结石影的明暗初步提示结石的化学性质。因此，可以作为结石检查的常规方法。在尿路平片上，不同成分的结石显影程度依次为：草酸钙、磷酸钙和磷酸铵镁、胱氨酸、含尿酸盐结石。单纯性尿酸结石和黄嘌呤结石能够透过 X 线，胱氨酸结石的密度低，后者在尿路平片上的显影比较淡。最近还有研究者采用双重 X 线吸光度法（dual X－ray absorptiometry）检测结石矿物质含量（stone mineral content，SMC）和密度（stone mineral density SMD）。并在依据两者数值评估结石脆性的基础，为碎石方法的选择提供重要依据。他们认为当结石 SMC > 1. 27gm 时，应采用 PCNL 或 URSL 等方法，而不宜选择 ESWL。

5. 静脉尿路造影（IVU）　静脉尿路造影应该在尿路平片的基础上进行，其价值在于了解尿路的解剖，发现有无尿路的发育异常，如输尿管狭窄、输尿管瓣膜、输管膨出等。确定结石在尿路的位置，发现尿路平片上不能显示的 X 线透光结石，鉴别 KUB 平片上可疑的钙化灶。此外，还可以初步了解分侧肾的功能，确定肾积水程度。在一侧肾功能严重受损或使用普通剂量造影剂而肾不显影的情况下，采用加大造影剂剂量或延迟拍片的方法往往可以达到肾显影的目的。在肾绞痛发作时，由于急性尿路梗阻往往会导致肾排泄功能减退，尿路不显影或显影不良，进而轻易诊断为无肾功能。因此建议在肾绞痛发生 2 周后，梗阻导致的肾功能减退逐渐恢复时，再行 IVU 检查。

IVU 的禁忌证主要包括：①碘剂过敏、总肾功能严重受损、妊娠早期（3 个月或以内）、全身状况衰竭者为 IVU 绝对禁忌证；②肝功能不全、心脏功能不全，活动性肺结核、甲状腺功能亢进症、有哮喘史及其他药物过敏史者慎用；③总肾功能中度受损者、糖尿病、多发性骨髓瘤的患者肾功能不全时避免使用。如必须使用，应充分水化减少肾功能损害。

6. CT 扫描　随着 CT 技术的发展，越来越多的复杂的泌尿系统结石需要做 CT 扫描以明确诊断。CT 扫描不受结石成分、肾功能和呼吸运动的影响，而且螺旋 CT 还能够同时对所获取的图像进行三维重建，获得矢状或冠状位成像，因此，能够检查出其他常规影像学检查中容易遗漏的微小结石（如 0.5mm 的微结石）。关于 CT 扫描的厚度，有研究者认为，采用 3mm 厚度扫描可能更易发现常规 5mm 扫描容易遗漏的微小的无伴随症状的结石，因而推荐这一标准。而通过 CT 扫描后重建得到的冠状位图像能更好地显示结石的大小，为结石的治疗提供更为充分的依据，但这也将增加患者的费用。CT 诊断结石的敏感性比尿路平片及静脉尿路造影高，尤其适用于急性肾绞痛患者的确诊，可以作为 B 超、X 线检查的重要补充。CT 片下，输尿管结石表现为结石高密度影及其周围水肿的输尿管壁形成的“框边”现象。近期研究发现，双侧行肾 CT 值相差 5.0HU 以上，CT 值较低一侧常伴随输尿管结石导致的梗阻。另外，结石的成分及脆性可以通过不同的 CT 值（HU 单位）改变进行初步的评估，从而对治疗方法的选择提供参考。对于碘过敏或存在其他 IVU 禁忌证的患者，增强 CT 能够显示肾积水的程度和肾实质的厚度，从而反映肾功能的改变情况。有的研究认为，增强 CT 扫描在评价总肾和分肾功能上，甚至可以替代放射性肾脏扫描。

7. 逆行（RP）或经皮肾穿刺造影　属于有创性的检查方法，不作为常规检查手段，仅在静脉尿路造影不显影或显影不良以及怀疑是 X 线透光结石、需要做进一步的鉴别诊断时应用。逆行性尿路造影的适应证包括：①碘过敏无法施行 IVU；②IVU 检查显影效果不佳，影响结石诊断；③怀疑结石远端梗阻；④经输尿管导管注入空气作为对比剂，通过提高影像反差显示 X 线透光结石。

8. 磁共振水成像（MRU）　磁共振对尿路结石的诊断效果极差，因而一般不用于结石的检查。但是，磁共振水成像（MRU）能够了解上尿路梗阻的情况，而且不需要造影剂即可获得与静脉尿路造影同样的效果，不受肾功能改变的影响。因此，对于不适合做静脉尿路造影的患者（如碘造影剂过敏、严重肾功能损害、儿童和妊娠妇女等）可考虑采用。

放射性核素显像，放射性核素检查不能直接显示泌尿系结石，但是，它可以显示泌尿系统的形态，提供肾血流灌注、肾功能及尿路梗阻情况等信息，因此对手术方案的选择以及手术疗效的评价具有一定价值。此外，肾动态显影还可以用于评估体外冲击波碎石对肾功能的影响情况。

9. 膀胱镜、输尿管镜检查 输尿管结石一般不需要进行膀胱镜检查，其适应证主要有：①需要行 IVU 或输尿管插管摄双曝光片；②需要了解碎石后结石是否排入膀胱。

四、鉴别诊断

尿路结石和腹膜后和腹腔内病理状态引起的症状相似，应该与急腹症进行全面的鉴别诊断，包括急性阑尾炎、异位或未被认识的妊娠、卵巢囊肿蒂扭转、憩室病、肠梗阻、有或无梗阻的胆囊结石、消化道溃疡病、急性肾动脉栓塞和腹主动脉瘤等。体检时应该检查有无腹膜刺激征。

五、治疗

目前治疗输尿管结石的主要方法有非手术治疗（药物治疗和溶石治疗）、体外冲击波碎石（ESWL）、输尿管镜（URSL）、经皮肾镜碎石术（PCNL）、开放及腹腔镜手术。大部分输尿管结石通过微创治疗，如体外冲击波碎石和（或）输尿管镜、经皮肾镜碎石术治疗均可取得满意的疗效。输尿管结石位于输尿管憩室内、狭窄段输尿管近端的结石以及需要同时手术处理先天畸形等结石病因导致微创治疗失败的患者往往需要开放或腹腔镜手术取石。

对于结石体积较小（一般认为直径 <0.6cm）可通过水化疗法，口服药物排石。较大的结石，除纯尿酸结石外，其他成分的结石，包括含尿酸铵或尿酸钠的结石，溶石治疗效果不佳，多不主张通过口服溶石药物溶石。对于 X 线下显示低密度影的结石，可以利用输尿管导管或双 J 管协助定位试行 ESWL。尿酸结石在行逆行输尿管插管进行诊断及引流治疗时，如导管成功到达结石上方，可在严密观察下行碱性药物局部灌注溶石，此方法较口服药物溶石速度更快。

关于 ESWL 和输尿管镜碎石两者在治疗输尿管结石上哪种更优的争论一直存在。相对于输尿管碎石术而言，ESWL 再次治疗的可能性较大，但其拥有微创、无须麻醉、不需住院、价格低廉等优点，即使加上各种辅助治疗措施，ESWL 仍然属于微创的治疗方法。另一方面，越来越多的学者认为，输尿管镜是一种在麻醉下进行的能够“一步到位”的治疗方法。有多篇文献报道了输尿管镜和 ESWL 之间的对照研究，对于直径 <1cm 的上段输尿管结石，意见较一致，推荐 ESWL 作为一线治疗方案；而争论焦点主要集中在中、下段输尿管结石的治疗上。对于泌尿外科医生而言，对患者具体选择何种诊疗方法最合适，取决于经验及所拥有的设备等。

1. 保守治疗 临床上多数尿路结石需要通过微创的治疗方法将结石粉碎并排出体外，少数比较小的尿路结石可以选择药物排石。

（1）排石治疗的适应证：①结石直径≤0.6cm；②结石表面光滑；③结石以下尿路无梗阻；④结石未引起尿路完全梗阻，停留于局部少于 2 周；⑤特殊成分的结石，对尿酸结石和胱氨酸结石推荐采用排石疗法；⑥经皮肾镜、输尿管镜碎石及 SWL 术后的协助治疗。

（2）一般治疗方法

1）饮水：每日饮水 2000 ~ 3000ml，昼夜均匀。

2）适当运动。

（3）常用药物

1）α 受体阻滞药：α 受体阻滞药可松弛输尿管平滑肌而起排石和解痉作用能够促进结

石排出，缩短排石时间。临床上多选择高选择性的α1A受体阻滞药坦索罗辛（哈乐）。

2）碱性枸橼酸盐：包括枸橼酸钾、枸橼酸钠、枸橼酸钾钠、枸橼酸氢钾钠和枸橼酸钾镁等，推荐用于尿酸结石和胱氨酸结石的溶石治疗，尿酸结石维持尿液pH在6.5～6.8，胱氨酸结石维持尿液pH在7.0以上。枸橼酸氢钾钠对三聚氰胺所致结石的排石效果确定，建议尿液pH维持在6.9左右。可以用于所有含钙结石。

3）钙离子通道拮抗药：硝苯地平阻断钙离子通道，也能使输尿管平滑肌松弛，对促进排石有一定作用。

4）别嘌醇：用于尿酸结石和高尿酸尿症草酸钙结石者。

（4）中医中药：中医药治疗遵循“祛邪不伤正，扶正不留邪，祛石在先、扶正善后、标本兼顾”的原则。常见四个证型：湿热下注，气滞血瘀，肾气亏虚，肾阴亏虚。治则以清热利湿通淋为主，根据兼证的不同，辅以理气、活血化瘀等药物。临床使用应随症加减，灵活运用。

1）中成药：尿石通具有清热利湿，通淋排石的功效，尤其对输尿管下段结石效果较好。五淋化石丸有通淋利湿、排石镇痛的作用，对SWL及URS术后碎石排出有一定疗效。

以腰腹痛为主者，宜选用五淋化石丹，尿石通等；以膀胱刺激征为主者，可选用尿石通，八正合剂等。

2）汤剂：常用的经典方有八正散、石苇散等，肾气亏虚者加金匮肾气丸，肾阴亏虚加六味地黄丸。

（5）注意事项：治疗时间以4周为宜，如症状加剧或4周后无效则应改用其他疗法。

2. 体外碎石　体外冲击波碎石术（ESWL）可使大多数输尿管结石行原位碎石治疗即可获得满意疗效，并发症发生率较低。但由于输尿管结石在尿路管腔内往往处于相对嵌顿的状态，其周围缺少一个有利于结石粉碎的液体环境，与同等大小的肾结石相比，粉碎的难度较大。因此，许多学者对ESWL治疗输尿管结石的冲击波能量和次数等治疗参数进行了有益的研究和探讨。以往的观点认为冲击波能量次数越高治疗效果越好。但最近，有研究表明，当结石大小处于1～2cm时，低频率冲击波（SR 60～80/min）较高频率（FR100～120/min）效果更好。这样一来，相同时间下冲击波对输尿管及周围组织的损伤总次数减少，因而出现并发症的概率随之降低。

ESWL疗效与结石的大小、结石被组织包裹程度及结石成分有关，大而致密的结石再次治疗率比较高。大多数输尿管结石原位碎石治疗即可获得满意的疗效。有些输尿管结石需放置输尿管支架管通过结石或留置于结石的下方进行原位碎石；也可以将输尿管结石逆行推入肾盂后再行ESWL治疗。但ESWL的总治疗次数应限制在3次以内。对直径<1cm的上段输尿管结石首选ESWL，>1cm的结石可选择ESWL、输尿管镜（URSL）和经皮肾镜碎石术（PCNL）；对中、下段输尿管结石可选用ESWL和URSL。当结石嵌顿后刺激输尿管壁，引起炎症反应，导致纤维组织增生，常可引起结石下端输尿管的梗阻，影响ESWL术后结石排出。因此对于结石过大或纤维组织包裹严重，需联合应用ESWL和其他微创治疗方式（如输尿管支架或输尿管镜、经皮肾镜碎石术）。

随着计算机技术和医学统计学以及循证医学的发展，研究者在计算机软件对输尿管结石ESWL术预后的评估方面进行了有益的探索。Gomha等将结石部位、结石长度、宽度、术后是否留置双“J”管等数据纳入了人工神经网络（artificial neural network，ANN）和logistic

回归模型（logistlc regression model，LR）系统，对比两者在输尿管结石 ESWL 术后无结石生存情况方面的预测能力。结果显示，两者在 ESWL 有效患者的评估中均具有较高价值，两者无明显差别。但对于 ESWL 碎石失败的输尿管结石患者 ANN 的评估效果更好。

3. 经输尿管镜微创治疗　20 世纪 80 年代输尿管镜应用于临床以来，输尿管结石的治疗发生了根本性的变化。新型小口径硬性、半硬性和软性输尿管镜的应用，与新型碎石设备如超声碎石、液电碎石、气压弹道碎石和激光碎石的广泛结合，以及输尿管镜直视下套石篮取石等方法的应用，极大地提高了输尿管结石微创治疗的成功率。

（1）适应证：输尿管镜取石术的适应证包括，①输尿管中、下段结石；②ESWL 失败后的输尿管上段结石；③ESWL 术后产生的“石街”；④结石并发可疑的尿路上皮肿瘤；⑤X 线透光的输尿管结石停留时间超过 2 周的嵌顿性结石。

（2）禁忌证：输尿管镜取石术的禁忌证包括：①不能控制的全身出血性疾病；②严重的心肺功能不全，手术耐受差；③未控制的泌尿道感染；④腔内手术后仍无法解决的严重尿道狭窄；⑤严重髋关节畸形，摆放截石位困难。

（3）操作方法

1）输尿管镜的选择：输尿管镜下取石或碎石方法的选择，应根据结石的部位、大小、成分、合并感染情况、可供使用的仪器设备、泌尿外科医生的技术水平和临床经验以及患者本身的情况和意愿等综合考虑。目前使用的输尿管镜有硬性、半硬性和软性 3 类。硬性和半硬性输尿管镜适用于输尿管中、下段输尿管结石的碎石取石，而输尿管软镜则多适用于肾、输尿管中、上段结石特别是上段的碎石及取石。

2）手术步骤：患者取截石位，先用输尿管镜行膀胱检查，然后在安全导丝的引导下，置入输尿管镜。输尿管口是否需要扩张，取决于输尿管镜的直径和输尿管腔的大小。输尿管硬镜或半硬性输尿管镜均可以在荧光屏监视下逆行插入上尿路。输尿管软镜需要借助一个 10～13F 的输尿管镜镜鞘或通过接头导入一根安全导丝，在其引导下插入输尿管。在入镜过程中，利用注射器或液体灌注泵调节灌洗液体的压力和流量，保持手术视野清晰。经输尿管镜发现结石后，利用碎石设备（激光、气压弹道、超声、液电等）将结石粉碎成 0.3cm 以下的碎片。对于小结石以及直径 <0.5cm 的碎片也可用套石篮或取石钳取出。目前较常用的设备有激光、气压弹道等，超声、液电碎石的使用已逐渐减少。钬激光为高能脉冲式激光，激光器工作介质是包含在钇铝石榴石（YAG）晶体中的钬，其激光波长 2100nm，脉冲持续时间为 0.25ms，瞬间功率可达 10kW，具有以下特点：a. 功率强大，可粉碎各种成分的结石，包括坚硬的胱氨酸结石；b. 钬激光的组织穿透深度仅为 0.4mm，很少发生输尿管穿孔，较其他设备安全；c. 钬激光经软光纤传输，与输尿管软、硬镜配合可减少输尿管创伤；d. 具有切割、汽化及凝血等功能，对肉芽组织、息肉和输尿管狭窄的处理方便，出血少，推荐使用。但在无该设备的条件下，气压弹道等碎石设备也具有同样的治疗效果。最近还有研究人员在体外低温环境中对移植肾进行输尿管镜检及碎石，从很大程度上降低了对移植肾的损伤。

3）术后留置双“J”管：输尿管镜下碎石术后是否放置双“J”管，目前尚存在争议。有研究者认为，放置双“J”管会增加术后并发症，而且并不能通过引流而降低泌尿系统感染的发病率。但下列情况下，建议留置双“J”管：a. 较大的嵌顿性结石（>1cm）；b. 输尿管黏膜明显水肿或有出血；c. 术中发生输尿管损伤或穿孔；d. 伴有输尿管息肉形成；

e. 术前诊断输尿管狭窄，有（无）同时行输尿管狭窄内切开术；f. 较大结石碎石后碎块负荷明显，需待术后排石；g. 碎石不完全或碎石失败，术后需行 ESWL 治疗；h. 伴有明显的上尿路感染，一般放置双“J”管 1～2 周。如同时行输尿管狭窄内切开术，则需放置 4～6 周。如果留置时间少于 1 周，还可放置输尿管导管，一方面降低患者费用，另一方面有利于观察管腔是否通畅。

留置双“J”管常见的并发症及其防治主要有以下几点：a. 血尿：留置双“J”管可因异物刺激，致输尿管、膀胱黏膜充血、水肿，导致血尿。就诊者多数为肉眼血尿。经卧床、增加饮水量、口服抗生素 2～3 天后，大部分患者血尿可减轻，少数患者可延迟至拔管后，无须特殊处理。b. 尿道刺激症状：患者常可出现不同程度的尿频、尿急、尿痛等尿路刺激征，还可能同时伴有下尿路感染。这可能与双“J”管膀胱端激惹膀胱三角区或后尿道有关，口服解痉药物后，少部分患者症状能暂时缓解，但大多患者只能待拔管后完全解除症状。c. 尿路感染：输尿管腔内碎石术可导致输尿管损伤，留置双“J”管后肾盂输尿管蠕动减弱，易引起膀胱尿液输尿管反流，引起逆行性上尿路感染。术后可给予抗感染处理。感染严重者在明确为置管导致的前提下可提前拔管。d. 膀胱输尿管反流：留置双“J”管后，膀胱输尿管抗反流机制消失，膀胱内尿液随着膀胱收缩产生与输尿管的压力差而发生反流，因此，建议置管后应持续导尿约 7d，使膀胱处于空虚的低压状态，防止术后因反流导致上尿路感染或尿瘘等并发症。e. 双“J”管阻塞引流不畅：如术中出血较多，血凝块易阻塞管腔，导致引流不畅，引起尿路感染。患者常表现为发热、腰痛等症状，一旦怀疑双“J”管阻塞应及时予以更换。f. 双“J”管移位：双“J”管放置正确到位，很少发生移动。双“J”管上移者，多由于管末端圆环未放入膀胱，可在预定拔管日期经输尿管镜拔管；管下移者，多由于上端圆环未放入肾盂，还可见到由于身材矮小的女性患者双“J”管长度不匹配而脱出尿道的病例。可拔管后重新置管，并酌情留置导尿管。g. 管周及管腔结石生成：由于双“J”管制作工艺差别很大，部分产品的质量欠佳，表面光洁度不够，使尿液中的盐溶质易于沉积。此外，随着置管时间的延长，输尿管蠕动功能受到的影响逐渐增大。因此，医生应于出院前反复、详细告知患者拔管时间，有条件的地方可做好随访工作，普通双“J”管时间一般不宜超过 6 周，如需长期留置可在内镜下更换或选用质量高的可长期留置型号的双“J”管。术后适当给予抗感染、碱化尿液药物，嘱患者多饮水，预防结石生成。一旦结石产生，较轻者应果断拔管给予抗感染治疗；严重者可出现结石大量附着，双“J”管无法拔除。此时可沿双“J”管两端来回行 ESWL 粉碎附着结石后，膀胱镜下将其拔出。对于形成单发的较大结石可采用输尿管镜碎石术后拔管，还可考虑开放手术取管，但绝不可暴力强行拔管，以免造成输尿管黏膜撕脱等更严重的损伤。

4）输尿管镜碎石术失败的原因及对策：与中、下段结石相比，输尿管镜碎石术治疗输尿管上段结石的清除率最低。手术失败的主要原因为：输尿管结石或较大碎石块易随水流返回肾盂，落入肾下盏内，输尿管上段结石返回率可高达 16.1%。一般认为直径 >0.5cm 的结石碎块为碎石不彻底，术后需进一步治疗。对此应注意。

a. 术前、术中预防为主：术前常规 KUB 定位片，确定结石位置。手术开始后头高臀低位，在保持视野清楚的前提下尽量减慢冲水速度及压力。对于中、下段较大结石（直径≥1cm）可以采用较大功率和“钻孔法”碎石以提高效率，即从结石中间钻洞，贯穿洞孔，然后向四周蚕食，分次将结石击碎。然而对于上段结石或体积较小（直径 <1cm）、表面光滑、

质地硬、活动度大的结石宜采用小功率（<1.0J/8~10Hz，功率过大可能产生较大碎石块，不利于结石的粉碎，而且易于结石移位）、细光纤、“虫噬法”碎石，即用光纤抵住结石的侧面，从边缘开始，先产生一个小腔隙，再逐渐扩大碎石范围，使多数结石碎块<0.1cm。必要时用“三爪钳”或套石篮将结石固定防止结石移位。结石松动后较大碎块易冲回肾内，此时用光纤压在结石表面，从结石近端向远端逐渐击碎。

b. 如果手术时看不到结石或发现结石已被冲回肾内，这时输尿管硬镜应置人肾盂内或换用输尿管软镜以寻找结石，找到后再采用“虫噬法”碎石。如肾积水严重或结石进入肾盏，可用注射器抽水，抬高肾，部分结石可能重新回到视野。

5）肾和上段输尿管具有一定的活动性，受积水肾和扩张输尿管的影响，结石上、下段输尿管容易扭曲、成角，肾积水越重，角度越大，输尿管镜进镜受阻。具体情况如下。

a. 输尿管开口角度过大，若导管能进入输尿管口，这时导管尖一般顶在壁内段的内侧壁，不要贸然入镜，可借助灌注泵的压力冲开输尿管口，缓慢将镜体转为中立位，常可在视野外侧方找到管腔，将导管撤后重新置入，再沿导管进镜；无法将导管插入输尿管口时，可用电钩切开输尿管口游离缘，再试行入镜。

b. 输尿管开口、壁内段狭窄且导丝能通过的病例，先用镜体扩张，不成功时再用金属橄榄头扩张器进行扩张，扩张后入镜若感觉镜体较紧，管壁随用力方向同向运动，不要强行进镜，可在膀胱镜下电切输尿管开口前壁0.5~1.0cm扩大开口，或先留置输尿管导管1周后再行处理。

c. 结石远端输尿管狭窄，在导丝引导下保持视野在输尿管腔内，适当增加注水压力，用输尿管硬镜扩张狭窄处，切忌暴力以防损伤输尿管壁。如狭窄较重，可用钬激光纵向切开输尿管壁至通过输尿管镜。

d. 结石远端息肉或被息肉包裹，导致肾积水、肾功能较差，术后结石排净率相对较低。可绕过较小息肉碎石，如息肉阻挡影响碎石，需用钬激光先对息肉进行汽化凝固。

e. 输尿管扭曲，选用7F细输尿管和“泥鳅”导丝，试插导丝通过后扭曲可被纠正；如导丝不能通过，换用软输尿管镜，调整好角度再试插导丝，一旦导丝通过，注意不可轻易拔除导丝。若无法碎石，可单纯留置双“J”管，这样既可改善肾积水，又能扩张狭窄和纠正扭曲，术后带双“J”管ESWL或1个月后再行输尿管镜检。中、上段纡曲成角的病例，可等待该处输尿管节段蠕动时或呼气末寻找管腔，并将体位转为头低位，使输尿管拉直便于镜体进入，必要时由助手用手托起肾区；若重度肾积水造成输尿管纡曲角度过大，导管与导丝均不能置入，可行肾穿刺造瘘或转为开放手术。

4. 经皮肾镜治疗　绝大部分输尿管结石能够通过SWL或输尿管镜取石术治疗，但这两种方式的成功率均极大程度上取决于结石远端输尿管的通畅与否，输尿管狭窄、扭曲均影响治疗效果。考虑到顺行经皮肾途径下，输尿管镜仅能到达第4腰椎至第5腰椎水平，因此输尿管中、下段结石不考虑行PNL治疗。在新版《尿石症诊断治疗指南》中，除尿酸结石首选溶石治疗以外，其他成分的输尿管上段结石在治疗选择上，依次考虑原位或上推后SWL、输尿管（硬镜或软镜）取石术、PNL。

（1）输尿管结石PNL治疗的适应证：①输尿管上段第4腰椎横突水平以上的结石。②SWL无效或输尿管镜逆行失败的输尿管上段结石，包括尿流改道患者。③结石长径在1.0cm以上。息肉包裹、梗阻较重。④合并肾结石、肾盂输尿管连接部梗阻等需要顺行经皮穿刺肾造瘘（PCN）一并处理者。

（2）禁忌证：①未纠正的全身出血性疾病。②严重心脏疾病或肺功能不全，无法耐受手术者。③未控制的糖尿病或高血压。④结石近端输尿管扭曲严重者。⑤服用抗凝血药物者，需要停药2周，复查凝血功能正常者才能安排手术。输尿管结石PNL治疗操作方法基本同于肾结石PNL治疗方法，由于输尿管细长，内镜的选择一般为输尿管镜，因此输尿管上段结石PNL治疗多选择微造瘘PNL（MPNL）。

（3）手术步骤：逆行插入输尿管导管至结石处，防止碎石过程中结石下移，同时也可以逆行造影或注水协助X线或B超定位穿刺。一般选择中上肾盏的背组盏穿刺，穿中目标肾盏后，引入导丝，扩张后建立经皮肾通道，放入内镜寻找到肾盂输尿管连接部，将操作鞘推入输尿管上段。随后入镜至结石所在的部位，使用碎石器击碎、取出结石后，留置双“J”管以及肾造瘘管引流。

输尿管上段结石引起上尿路梗阻，输尿管上段以及集合系统扩张积水，利于经皮肾穿刺，PNL治疗成功率高，有报道显示PNL治疗输尿管上段结石，结石清除率为90%～100%，尤其是>1cm长径的嵌顿性输尿管上段结石，PNL治疗的成功率明显高于SWL，或URL。

5. 腹腔镜手术治疗

（1）适应证和禁忌证：①直径>1.0cm的结石，经体外冲击波碎石术（ESWL）无效或输尿管镜取石失败的输尿管上段结石，尤其是单个结石。输尿管严重纡曲，不宜行输尿管镜碎石。②结石嵌顿致输尿管严重梗阻、输尿管黏膜水肿、结石周围息肉包裹或合并上尿路感染等。③有腹部或腰部手术史，腹腔或后腹腔严重粘连或有其他腹腔镜手术者不易行腹腔镜手术治疗。

术前准备：术前常规行KUB定位，IVU和肾图等了解患肾功能，留置尿管。

（2）手术方法：

1）经后腹腔途径腹腔镜输尿管切开取石术。

a. 麻醉和体位：采用气管内插管全身麻醉，健侧卧位。

b. Trocar位置和后腹腔的建立：在腋中线第12肋下1横指切开皮肤1.5～2cm，钝性分离肌肉，用钳尖刺破腰背筋膜进入后腹腔腔隙，用手指将腹膜向前推开后，置入水囊，注水500ml扩张后腹腔腔隙，水囊扩张5min后取出。再次经切口伸入手指，探查扩张后的间隙，并在手指引导下，分别在锁骨中线髂前上棘水平、肋腰点分别插入10mm、5mm Trocar，术中如需要可在锁骨中线肋弓下增加1个5mm Trocaro切口内插入10mm Trocar。

c. 分离输尿管：检查后腹腔，如扩张不满意，可继续将腹膜从前腹壁下游离，肾旁脂肪较多者可先切除取出体外。沿腰方肌外缘切开与其相连的圆锥外侧筋膜，进入肾筋膜后层与腰方肌、腰大肌之间的间隙，在此层而将行输尿管随肾筋膜一起游离翻向腹侧。在腰大肌前方切开肾筋膜后层，找到输尿管。腹腔镜下常可发现输尿管结石所在部位增粗，用钳夹时质地较硬可以证实是结石。

d. 切开输尿管、取出结石：术者左手用无创抓钳固定结石及输尿管，用电钩或胆管切开刀切开结石上2/3输尿管壁，见到结石后可用电钩剜出结石或用取石钳取出结石。结石可经下腹壁10mm Trocar取出，如较大，可先置入拾物袋，待手术结束时，再经下腹壁Trocar处切口取出。

e. 放置输尿管内支架管、缝合输尿管壁：检查输尿管切口处有无炎性肉芽组织，并将其切除送检。然后置入双“J”管于输尿管作内支架，用3－0无创可吸收线间断缝合输尿管切口。生理盐水冲洗手术野，并将气腹压降到5mmHg，检查无出血，经10mm Trocar放置腹膜后引流管。

2）经腹腔途径腹腔镜输尿管切开取石术患者取60°侧卧位，在脐水平腹直肌外缘切开皮肤，长约3cm，钝性分离进入腹腔后，插入10mm Trocar。注入CO_2建立气腹，压力为12mmHg。电视监视下，分别于锁骨中线髂前上棘水平、锁骨中线肋弓下插入5mm、10mm Trocar。必要时可在腋中线肋弓下插入5mm Trocar，供助手协助暴露。

沿Toldt线切开侧腹膜，将结肠翻向内侧。切开肾筋膜，从腰大肌前方找到输尿管和结石后，按前法进行操作。

手术前也可留置输尿管导管，以便术中容易寻找输尿管，但要注意插管时不要将结石推入肾盂。术后保证输尿管支架管引流通畅。或者用缝线连续缝合关闭侧腹膜切口。

（3）术后处理：术后24h引流物少于10ml，可拔除腹腔或腹膜后引流管。术后第2天拔除尿管，术后1周左右患者可以出院。双“J”管可在术后1个月后拔除。

6. 妊娠合并输尿管结石的治疗　妊娠期输尿管结石是指从妊娠开始到分娩结束期间妊娠妇女发生的输尿管结石。输尿管结石的发生率约为肾结石的2倍，占上尿路结石的2/3，74%为磷酸钙结石，26%为草酸钙结石；24%～30%病例孕前有尿结石病史。腰部或腹部疼痛是妊娠症状性尿结石最常见的症状之一，发生率为85%～100%。妊娠输尿管结石大多发生在妊娠中、晚期（妊娠14～34周），结石位输尿管中、上段占58%，输尿管下段占42%，妊娠期输尿管结石的主要临床症状包括腰痛、镜下血尿、尿路感染和发热等。

选择诊断输尿管结石的方法必须同时考虑对孕妇及胎儿的安全性，大多数研究证实，超声检查仍是诊断输尿管结石第一线的检查方法，对妊娠期输尿管结石的诊断准确率为24%～80%。普通超声诊断妊娠输尿管结石准确率偏低的原因主要是由于超声难于准确鉴别输尿管生理性与病理性梗阻的区别，与普通超声相比，彩色多普勒超声通过对肾血流的检测，可提高生理性与病理性输尿管梗阻鉴别的准确性；此外，运用改变阻力指数经阴道超声对提高输尿管下段结石诊断准确率、在中晚期妊娠应用限制性静脉尿路造影诊断输尿管结石准确率可达100%，磁共振尿路成像技术在鉴别诊断生理性与病理性输尿管梗阻方面有较高的准确性。

大多数症状性妊娠输尿管结石通过解痉、镇痛、抗感染治疗可得到缓解，70%～80%妊娠期输尿管结石可自行排出，需要进行外科干预治疗的病例为10%；外科干预治疗的指征是：较难控制的肾绞痛、持续发热和因疼痛造成子宫收缩诱发先兆流产等；由于外科干预对妊娠期妇女与胎儿存在的潜在危害性尚不十分清楚，大多数专家认为，妊娠期输尿管结石的治疗以非手术治疗较妥，间苯三酚具有高选择性缓解痉挛段平滑肌作用，可较为安全的应用于妊娠期输尿管结石所致肾绞痛的治疗。输尿管镜取石技术可作为妊娠症状性输尿管结石备选治疗方案，据当前文献报道，较少发生产科与泌尿科并发症。原因是妊娠期输尿管存在生理性扩张，在进行输尿管镜操作时，一般不需要行输尿管被动扩张。多中心研究认为，输尿管镜技术可适用于妊娠任何时期、任何部位的输尿管结石治疗，单次取石成功率可达91%，总的结石清除率为89%，输尿管损伤、尿路感染、流产等病例报道较少见。术后留置输尿管导管至少72h，有利于缓解输尿管结石梗阻所至疼痛、发热等症状。

对于病情较复杂的妊娠输尿管结石，采取输尿管置管引流或经皮穿刺肾造瘘引流是比较稳妥的治疗方法。但是，放置输尿管双“J”管引流需要反复更换导管，可能导致尿路继发性感染或结石形成。因此，当梗阻因素解除、感染控制后应尽早拔除双“J”管。SWL、PNL 和开放手术等技术较少在妊娠合并输尿管结石处理中使用。

7. “石街”的微创治疗　“石街”为大量碎石在输尿管与男性尿道内堆积没有及时排出，堆积形成“石街”，阻碍尿液排出，以输尿管“石街”为多见。输尿管“石街”形成的原因有：①一次粉碎结石过多；②结石未能粉碎为很小的碎片；③两次碎石间隔时间太短；④输尿管有炎症、息肉、狭窄和结石等梗阻；⑤碎石后患者过早大量活动；⑥ESWL 引起肾功能损害，排出碎石块的动力减弱；⑦ESWL 术后综合治疗关注不够。如果“石街”形成 3 周后不及时处理，功能恢复将会受到影响；如果“石街”完全堵塞输尿管，6 周后肾功能将会完全丧失。

在对较大的肾结石进行 ESWL 之前常规放置双“J”管，“石街”的发生率明显降低。对于有感染迹象的患者，给予抗生素治疗，并尽早予以充分引流。通过经皮肾穿刺造瘘术置肾造瘘管通常能使结石碎片排出。对于输尿管远端的“石街”可以用输尿管镜碎石以便将其最前端的结石击碎。总之，URSL 治疗为主，联合 ESWL、PCNL 是治疗复杂性输尿管“石街”的好方法。

8. 双侧输尿管结石的治疗原则　双侧上尿路同时存在结石占泌尿系结石患者的 15%，传统的治疗方法一般是对两侧结石进行分期手术治疗，随着体外碎石、腔内碎石设备的更新与泌尿外科微创技术的进步，对于部分一般状况较好、结石清除相对容易的上尿路结石患者，可以同期微创手术治疗双侧上尿路结石。

双侧上尿路结石的治疗原则为：①双侧输尿管结石，如果总肾功能正常或处于肾功能不全代偿期，血肌酐值 $<178.0\mu mol/L$，先处理梗阻严重一侧的结石；如果总肾功能较差，处于氮质血症或尿毒症期，先治疗肾功能较好一侧的结石，条件允许，可同时行对侧经皮肾穿刺造瘘，或同时处理双侧结石。②双侧输尿管结石的客观情况相似，先处理主观症状较重或技术上容易处理的一侧结石。③一侧输尿管结石，另一侧肾结石，先处理输尿管结石，处理过程中建议参考总肾功能、分肾功能与患者一般情况。④双侧肾结石，一般先治疗容易处理且安全的一侧，如果肾功能处于氮质血症或尿毒症期，梗阻严重，建议先行经皮肾穿刺造瘘，待肾功能与患者一般情况改善后再处理结石。⑤孤立肾上尿路结石或双侧上尿路结石致急性梗阻性无尿，只要患者情况许可，应及时外科处理，如不能耐受手术，应积极试行输尿管逆行插管或经皮肾穿刺造瘘术，待患者一般情况好转后再选择适当治疗方法。⑥对于肾功能处于尿毒症期，并有水、电解质和酸碱平衡紊乱的患者，建议先行血液透析，尽快纠正其内环境的紊乱，并同时行输尿管逆行插管或经皮肾刺造瘘术，引流肾，待病情稳定后再处理结石。

9. 腔镜碎石术后并发症及处理　腔镜碎石术并发症的发生率与所用的设备、术者的技术水平和患者本身的条件等因素有关。

（1）近期并发症及其处理

1）血尿：一般不严重，为输尿管黏膜挫伤造成，可自愈。

2）胁腹疼痛：多由术中灌注压力过高造成，仅需对症处理或不需处理。

3）发热：术后发热 >38℃ 者，原因有：a. 术前尿路感染或肾积脓；b. 结石体积大、结石返回肾盂内等因素增加了手术时间，视野不清加大了冲水压力。体外研究表明压力 > 35mmHg 会引起持续的肾盂静脉、淋巴管反流，当存在感染或冲洗温度较高时，更低的压力即可造成反流。处理方法：a. 针对术前尿培养、药敏结果应用抗生素，控制尿路感染。如术前怀疑肾积脓，先行肾造瘘术，二期处理输尿管结石以避免发生脓毒症。b. 术中如发现梗阻近端尿液浑浊，应回抽尿液，查看有无脓尿并送细菌培养和抗酸染色检查，呋喃西林或生理盐水冲洗，必要时加用抗生素。尽量缩短手术时间，减小冲水压力。

4）黏膜下损伤：放置双“J”支架管引流 1 ~ 2 周。

5）假道：放置双“J”支架管引流 4 ~ 6 周。

6）穿孔：为主要的急性并发症之一，小的穿孔可放置双“J”管引流 2 ~ 4 周，如穿孔严重，应进行输尿管端端吻合术等进行输尿管修复。

7）输尿管黏膜撕脱：为最严重的急性并发症之一，应积极手术重建（如自体肾移植、输尿管膀胱吻合术或回肠代输尿管术等）。

8）尿漏：一般 1 周左右能自行停止，如漏尿量大、时间长，多有输尿管支架阻塞，应注意保持通畅。如支架管拔除后出现持续腹痛或腰痛，多为尿漏所致，应尽快施行输尿管插管引流。

（2）远期并发症及其处理：输尿管狭窄为主要的远期并发症之一，其发生率为 0.6% ~ 1%，输尿管黏膜损伤、假道形成或者穿孔、输尿管结石嵌顿伴息肉形成、多次 ESWL 致输尿管黏膜破坏等是输尿管狭窄的主要危险因素。远期并发症及其处理如下。

1）输尿管狭窄：输尿管狭窄（激光）切开或狭窄段切除端端吻合术。

2）输尿管闭塞：如术后发生输尿管狭窄，视具体情况可采用输尿管镜扩张或输尿管镜内切开、输尿管气囊扩张术，必要时输尿管狭窄段切除端端吻合术。下段闭塞，应行输尿管膀胱再植术。

3）输尿管反流：轻度者随访每 3 ~ 6 个月行 B 超检查，了解是否存在肾积水和（或）输尿管扩张；重度者宜行输尿管膀胱再植术。

（李万全）

第二节　输尿管炎

一、急性输尿管炎

急性输尿管炎（acute ureteritis）多伴发于急性下尿路感染或急性肾盂肾炎累及输尿管。病理改变表现为黏膜下大量酸性粒细胞浸润。临床主要表现为两侧腹肋部酸胀，可有血尿，并可引起输尿管狭窄。

（一）病因

病原菌多为杆菌，也有厌氧菌感染的报道。有国外文献报道厌氧菌感染可引起输尿管的急性化脓性炎症并且可导致输尿管的急性坏死，若炎症破坏输尿管壁，则可引起输尿管周围积脓和尿外渗。临床上单纯的输尿管急性炎症比较罕见，在免疫缺陷人群如接受器官移植患者、AIDS 患者等，有文献报 BK 病毒复活引起的输尿管炎和 CMV 病毒感染引起的输尿管炎，且症状多无特异性。嗜酸性输尿管炎多发于有过敏体质或过敏遗传背景人群。

(二) 临床表现及诊断

临床上很少做出单纯急性输尿管炎的诊断，因其多伴发于急性肾盂肾炎和膀胱炎，其临床表现多为肾盂肾炎或膀胱炎的症状，可出现腰部酸胀、尿频、尿急，及发热、无力等局部症状和全身症状。影像学资料对诊断有帮助，尤其炎症累及输尿管周围组织或穿孔引起尿外渗时。病毒感染性输尿管炎的诊断上要依赖血清免疫学检查，并结合患者的特殊既往史，由于发病罕见，因此常不能早期诊断。

(三) 治疗

急性输尿管炎的治疗主要是针对病因的治疗。如有输尿管梗阻则应及时采取措施引流肾盂积水，在有输尿管坏死穿孔的情况下，采取手术探查和外科治疗是有必要的。据文献报道，嗜酸性输尿管炎，糖皮质激素治疗效果比较好。

二、慢性输尿管炎

慢性输尿管炎（chronic ureieritis）分为原发性和继发性两大类。继发性输尿管炎多为梗阻的结果。临床上相对比较常见。这类输尿管炎多继发于输尿管结石，放疗，输尿管肿瘤，腹腔炎症等，且多针对原发病的治疗，不作为本节重点介绍内容。原发性输尿管炎，是一种原因不十分清楚的节段性非特异性输尿管炎症，文献仅见 20 余例报道，且以女性下尿路易感人群为多见。

(一) 病因与病理

原发性输尿管炎的病因目前尚不清楚，可能与既往的下尿路感染有关。有报道患有慢性前列腺炎和膀胱炎的病例，均可导致该病的发生。也有研究证实尿路上皮下层解剖学上的连续性可以阻止细菌从膀胱黏膜到肾黏膜下层的通路这一作用。有作者认为其病因可能与机体的免疫功能有关。资料显示，男女发病比例为 1 ∶ 1，发病机会均等。

原发性非特异性输尿管炎多发于输尿管中、下段，上段比较少见。Mininberg 将肉眼观察病变分为 3 型。

(1) 带蒂或无蒂的炎症组织突入输尿管腔内。

(2) 管腔内出现结节状肿块。

(3) 管壁出现弥漫性浸润，其长度为 2. 5 ~ 13cm。光镜下观察输尿管壁呈深浅不一的炎性细胞浸润，以淋巴细胞、成纤维细胞为主，毛细血管丰富，黏膜常充血或溃疡；病变早期即可在黏膜下层，平滑肌层和输尿管周围出现钙化。此外，还可有黏膜上皮增生或非典型增生，Brunn 巢形成，平滑肌、血管、纤维组织增生。依增生特点有几个特殊类型：①囊性输尿管炎；②滤泡性输尿管炎；③肉芽肿性输尿管炎；④腺性输尿管炎。

(二) 诊断

非特异性输尿管炎临床无特异性表现。可表现为腰肋部疼痛、尿频、血尿等。因此，临床极易误诊。临床上有腰肋部疼痛、尿频、血尿等，在排除结核、结石及肿瘤后，可结合影像学资料和输尿管镜检考虑本病的可能性。输尿管镜下取组织活检或通过手术探查和病理切片可确诊。

(三) 治疗

非特异性输尿管炎的治疗目前多主张手术治疗。如有条件，建议在输尿管切片或冷冻切片活检鉴别基础上决定手术方式。病变比较局限的，多主张节段性切除。切除后可行输尿管断端吻合，输尿管膀胱吻合，膀胱肌瓣代输尿管吻合术等。狭窄较长者，可考虑用阑尾，小肠行替代治疗；若病变累及全长，炎症轻者，可考虑长期留置双“J”管，定期更换，辅以抗感染激素治疗，必要时可考虑终身肾造瘘，梗阻重者，可考虑自体肾移植，但应慎重。

（李万全）

第三节　输尿管狭窄

一、病因

引起输尿管狭窄的常见原因包括缺血、手术或非手术创伤，输尿管周围纤维化以及先天性畸形等。

对输尿管狭窄进行恰当的病情评估和治疗对保护肾功能以及排除恶性肿瘤有着十分重要的意义。尽管输尿管移行细胞癌的典型 X 线表现为输尿管管腔内的充盈缺损或典型的酒杯征，但上述表现亦见于良性狭窄。此外，诸如宫颈癌、前列腺癌、卵巢癌、乳腺癌和结肠癌的远处转移也可出现输尿管的狭窄。虽然我们并不清楚输尿管狭窄在人群中的发病率，但是，输尿管结石以及对结石的相关处理是导致输尿管狭窄的危险因素。罗伯特及其研究小组对 21 位诊断为嵌顿性输尿管结石的患者进行评估发现，结石嵌顿时间 >2 个月的患者发生狭窄的概率为 24%。任何经输尿管的内镜操作都有可能造成输尿管狭窄的发生。随着输尿管腔镜技术的进步，体积更小、顺应性更强且视野更清晰的设备不断涌现，这类腔内操作引起的损伤不断下降，并且长期并发症的发生率已降至 1% 以下。其他造成输尿管良性狭窄的原因包括放射损伤、腹主动脉瘤、感染（如结核及血吸虫病）、子宫内膜异位症、创伤，包括经腹和经会阴手术。原因不明的输尿管狭窄患者应当进行 CT 检查以排除输尿管内恶性肿瘤或输尿管外部病变的压迫。

二、诊断方法和介入操作适应证

静脉肾盂造影和逆行造影能确定输尿管狭窄的位置和长度。此外，对病因尚未确定的患者可经输尿管镜进行组织活检。腔内超声是一种备选方法，它能够帮助描绘狭窄的特征并指导治疗，但通常并不选用。肾图能够了解分肾功能及评价功能性梗阻时肾单位的情况。在治疗前对肾功能进行评估是非常重要的，因为腔内泌尿外科操作要获得理论上的成功率至少需要同侧肾 25% 的肾单位功能良好。输尿管狭窄的诊断一旦成立，介入性操作的适应证，包括排除恶性疾病、挽救肾功能、反复发作的肾盂肾炎与功能性梗阻有关的疼痛。

1. 输尿管支架　输尿管支架对治疗绝大多数输尿管狭窄疗效确切，尤其是对腔内狭窄。总之，可以选择腔内输尿管狭窄进行内镜下治疗，而对于输尿管的腔外压迫选择经皮引流及手术治疗的方式更为妥当。不宜实施完全修复的患者或预后较差的患者，可以考虑长期应用支架或周期性改变支架的位置。必须对长期留置支架的患者进行监测，尤其是输尿管外压性狭窄的患者，因为不能达到长期通畅引流的目的。也可在输尿管中放置两根支架以保持尿路通畅，避免单个支架不能提供足够通畅引流的情况。

2. 逆行球囊扩张　逆行性扩张治疗输尿管狭窄已经成为历史。这一技术疗效不确切且通常需要定期反复扩张。20 世纪 80 年代初期，血管造影和血管球囊技术被引入到泌尿外科领域，球囊扩张联合临时腔内支架技术成为了一种被认可的治疗方式。对于任何一个输尿管狭窄的患者，介入治疗的适应证包括严重的功能性梗阻。禁忌证为活动性感染或狭窄长度 > 2cm，因为在这种情况下单独使用扩张治疗的成功率极低。

如果使用经尿道途径容易通过狭窄部位，可以考虑逆行途径。通常，在电视监视下先行逆行肾盂造影以明确狭窄的部位和长度。再将一根软头导丝通过狭窄处到达肾盂。如果先置入一根顶端开口的导管到达狭窄部位，在导管引导下可以比较容易地放置亲水的软头导丝。将顶端开口的导管沿导丝放过狭窄部位，有利于进一步放置气囊导管。比较困难的情况下放置导丝的技术已有详细描述。

此时，撤出导管，用一高压 4cm 长、5 ~ 8mm 宽的球囊代替，在电视监视下，将球囊在合适的位置穿过狭窄处导管置于狭窄处，然后开始扩张球囊。球囊的中部应该位于狭窄部分，在球囊扩张的过程中狭窄逐渐消失。扩张 10min 以后，排空气囊并将其退出。导丝原位不动用来引导支架，支架放置 2 ~ 4 周。随访的影像学检查包括静脉肾盂造影，超声或肾图。一般在支架取出 1 个月后进行，每 6 ~ 12 个月重复 1 次。偶尔单独应用监视器控制不能达到狭窄处，此时，可在输尿管镜直视辅助下放置导丝，此后就能按照上述的方法继续进行。此外，可将排空的球囊放入输尿管镜中，在直视下行球囊扩张。

3. 顺行球囊扩张　有些时候，不可能通过逆行方式穿过狭窄部分。对于这些病例，可在监视器控制下通过顺行方式放置，联合应用或不联合应用直接顺行输尿管显像。建立经皮肾造瘘引流，对于合并感染和肾功能减退的患者，单用该手术能够治疗感染，同时使肾功能恢复到基线水平。手术完成以后，经皮穿刺的孔道可以作为监视器或输尿管内镜的引导途径。下面的过程类似于逆行途径。在监视器的引导下，应用顺行对比剂确定狭窄的部位和长度。通过顺行途径进行造影，可以确定狭窄的位置和长度。并通过此途径放入带有扩张球囊的软头导丝使其通过狭窄处，然后扩张球囊，直到狭窄段消失。在导丝引导下退出球囊并放入临时支架，同时保留肾造瘘管。在 24 ~ 28h 内进行肾造口摄片以确保临时支架是否位于合适的部位，这时就可以拔除肾造瘘管。当然，也可通过临时或永久性的支架维持经皮肾造瘘通路，以便进行间断引流。

4. 内镜输尿管切开术　从输尿管狭窄治疗的角度讲，腔内输尿管切开术是球囊扩张这一微创治疗方式的延伸。对于球囊扩张，如果球囊通过顺行或逆行的方式顺利进入并穿过狭窄段，那就意味着操作成功。我们推荐逆行途径，因为较之顺行途径，其创伤较小。该操作可在输尿管镜监视下进行，也可通过电视引导采用热导丝切断球囊导管。通常我们推荐核素肾图随访 3 年以上，以发现晚期手术失败的病例。

（1）逆行性输尿管镜途径：首先，我们在电视监视下开始操作。如果软质导丝或亲水性的导丝能够通过狭窄段，这一途径就可行。如果单用电视监控不能让导丝通过狭窄段，可在直视下将球囊放在半硬性或可弯折的输尿管镜的前端，将球囊送入狭窄段。随后，退出输尿管镜。但为了安全起见，导丝仍要留在原位，不要退出。然后再插入输尿管镜，从导丝的侧方到达狭窄部位。

内镜输尿管镜切开位置的选择要考虑到所涉及输尿管位置的功能。总的来说，下端输尿管狭窄处切开选择前正中位，注意保护髂血管。相反，上段的输尿管狭窄选择从侧方或后侧方切开，同样要远离大血管。

输尿管切开术可以采用冷刀、电切刀，或使用钬激光。不管采用何种切开方式，都是切开从输尿管腔内到输尿管周围脂肪组织的全层。近端到远端，内镜下输尿管切开术必须包括2～3mm的正常输尿管组织。对于某些病例，必须在球囊扩张辅助下到达并穿过输尿管狭窄段。在内镜切开后，可能仍需要球囊扩张来扩大切口。在内镜切开术完成之后，留在输尿管内的导丝则用来引导放置支架。总的来说，应当考虑采用管腔较粗的支架，因为这类支架能提高某些病例的治疗效果。与之类似，Wolf及其同事发现在腔内输尿管切开术后向输尿管内注射曲安西龙对患者有益。肾上腺皮质激素和其他的生物反应调节剂在未来治疗输尿管狭窄方面会起到一定作用。

（2）烧灼导丝球囊切开：这一技术主要用于处理肾盂输尿管交界处狭窄所导致的梗阻。手术过程需要在电视监视下安全地将导丝穿过狭窄区域。这一手术可以通过顺行或逆行的方式进行，利用造影剂对球囊进行标记。在近侧输尿管处的狭窄应当从后侧方切开，而远侧的狭窄则应从前正中处切开。X线透视引导的cautery wire球囊应当远离大血管，比如在髂骨水平的输尿管。对于任何形式的内镜下操作，成功地应用这一技术主要取决于所涉及狭窄段的长度和血供。

（3）顺行途径：如果在输尿管镜下采用逆行的方式不能成功到达狭窄部位，就应当采用顺行途径。任何合并感染和肾功能受损的情况下首先应行肾切开导管引流术。经皮途径能够扩大切口，从而允许输尿管镜在输尿管镜套筒内顺利通过。然后，操作的过程就可参照逆行手术的过程。出于安全考虑，在操作过程中，必须在输尿管旁边放置一根导丝，一端通过狭窄段，远端在膀胱内卷曲。

（4）联合顺行/逆行途径：极罕见的情况下，输尿管狭窄伴完全闭塞，导丝则无法通过，更不必说后续的球囊扩张或输尿管镜下输尿管内切开术。

我们已经看到对此类病例采用顺行逆行联合入路的报道。梗阻部位可通过同时顺行联合逆行肾盂造影方法加以确定。输尿管镜可以同时经顺行和逆行方法进入，而输尿管狭窄的远、近端可以经X线透视检查定位。然后在X线透视直视控制下，用一根导丝从输尿管的一端，穿通到达另一端管腔。对于完全闭塞的输尿管段，用导丝的坚硬头经逆行途径穿过半硬式输尿管镜，一般较容易完成。假设无法置入半硬式输尿管镜，输尿管软镜甚至末端开放式的输尿管导管可从上下两个方向起到稳定导丝的作用。在此过程中“循光切开”技术是有帮助的。在内镜和透视引导下尽可能将输尿管远、近端对齐并将一端的输尿管镜光源关闭。借对侧输尿管镜的光线辅助切开恢复输尿管的连续性。用导丝尖端、微小电凝电极或钬激光将狭窄段重置套管。一旦用导丝穿通操作完成，随后将支架送人并留置8～10周。关于治疗输尿管狭窄的其他泌尿外科腔内入路，成功率与狭窄段长度成反相关。尽管成功率不确定，但尿流的再通，哪怕是依赖于支架长期放置，都能够提高特定的高危患者的生活质量。

5. 开放手术修复　在进行任何外科修复前，非常有必要对输尿管狭窄的性质、定位和长度进行详细评估。术前的专科检查，包括静脉肾盂造影（或顺行肾盂造影）和逆行肾盂造影（如有适应证）。其他的检查应个体化，如核素肾图评估肾功能，输尿管镜、输尿管冲刷术除外肿瘤等。然后再根据这些资料，为患者安排合适的外科治疗方法。

6. 开放的输尿管吻合术　输尿管吻合术适用于上段或中段输尿管由于狭窄形成或近期外伤造成的短缺损。另一方面，下段输尿管狭窄经常最佳的处理是伴或不伴下段输尿管再建术或膀胱瓣输尿管吻合术的输尿管—膀胱吻合术。在移植病例，供者的输尿管狭窄可以通过输尿管吻合术吻合到正常的受者输尿管。由于吻合口处张力常导致狭窄形成，所以只有短缺损才可以行输尿管端端吻合术。而是否有足够的输尿管移动度供输尿管断端无张力吻合，经常在手术时才能决定。

外科切开方式的选择取决于输尿管狭窄的水平。侧方切开适用于上段输尿管。Gibson 切开或低位中线切开适用于中段和下段输尿管。如果患者的医源性输尿管损伤来自先前的经 Psannenstiel 切口的外科手术，输尿管的重建可能需用相同的切口。在这种情况下，经 Psannenstiel 切口的输尿管毗邻解剖可能会很困难，需要将切口的侧部向头侧延长成曲棍球棒形状。除经腹腔手术输尿管损伤外常采用经腹膜外途径。

手术切开后，向中间牵拉腹膜即形成腹膜后间隙。因为输尿管横跨髂血管而很容易被辨认。在输尿管周围放置烟卷式引流或血管吊带可更易于无创操作，应尽量减少对输尿管的直接钳夹操作。并应小心保护输尿管外膜．因其外膜与血供密切相关。在输尿管的解剖和分离过程中，保持其足够的移动度，避免切除病变输尿管后产生张力。在火器伤中，应切除失活组织及其邻近看似正常的输尿管，避免因冲击波效应所导致的晚期缺血和狭窄形成。当输尿管的两端充分修剪至健康区域时，将其移动，正确定位，并将 5 ~6mm 修剪成刮铲形，两侧输尿管段分别在 180°方向进行修剪，如一端输尿管明显扩张，可将其斜行横断而不做刮铲形修剪以便与不扩张的输尿管段周径相匹配。将一根细的可吸收线穿过一侧输尿管端角部和另一侧尖部，缝线的两末端在输尿管腔外打结。将角部和尖部以同样的方法缝合并靠拢。将这两根缝线连续缝合相互系紧或以间断的方法缝合。在吻合完成之前放置双“J”输尿管支架管。从膀胱向输尿管切开处灌注亚甲蓝并观察其反流来验证放置在膀胱的远端支架管是否合适。腹膜后脂肪或网膜组织用于覆盖吻合口处。放置引流，留置气囊导尿管 1 ~2d，如持续 24 ~48h 引流量都非常少，则可拔除引流。如果在腹膜后途径下手术操作不能完整实施，确定外科引流液的性质就尤为重要，可通过检验引流液的肌酐水平来确定。如果无尿外渗存在，可将引流管拔除。双“J”输尿管支架管通常在术后 4 ~6 周通过内镜方法拔除。

无张力、密闭的输尿管吻合术成功率很高，超过 90%。如果怀疑有尿漏，应首先行腹部 X 线片检查证实双“J”管的位置。因为有可能使尿漏加重，所以也应该检查吻合口近端的引流情况。由于直接引流可能使输尿管瘘口易于闭合，因此如果放置了负压引流管，则不应使用负压吸引。排泄或膀胱痉挛所致的反流也可能延长尿外渗时间，而 Foley 导管引流和抗胆碱药物却能解决此类问题。吻合口长期的尿外渗也许需要行肾造瘘术使近端尿路处于无尿状态以期吻合口尽快闭合。

7. 腹腔镜输尿管吻合术　腹腔镜手术可以治疗输尿管狭窄疾病。Nezhat 其同事首次报道了腹腔镜治疗子宫内膜异位症引起的输尿管梗阻。该病例在切除梗阻的输尿管部位后行输尿管部分切除吻合术并在吻合口放置了支架。他们撰写了一篇涉及 8 例腹腔镜输尿管吻合术患者的回顾性综述，在各自进行 2 ~6 个月不等的随访后，其中 7 位患者的吻合处仍旧通畅。然而，在世界范围内，此项手术的经验还相当有限。不过，如果拥有腹腔镜治疗的经验，对绝大多数输尿管梗阻长度较短的患者来说，这一术式的确是一项微创的治疗技术。

8. 开放的输尿管膀胱吻合术　成年人远端输尿管损伤或梗阻的长度若在 3 ~4cm，仅行输尿管膀胱吻合术就能解决问题，而不必考虑下段输尿管再建术（psoas hitch）或膀胱瓣输尿管成形术（Boari 成形术）。可以使用低位正中切口、Psannenstiel 切口、Gibsonl 切口，通常腹膜外途径更为合适。输尿管在其穿过髂血管处容易识别，在梗阻水平横断输尿管并将远侧切除。输尿管近端要游离足够的长度，假设不存在张力，则直接行输尿管膀胱吻合术。否则还应该考虑采用下段输尿管再建术或膀胱瓣输尿管成形术。如果术后的反流在可接受的范围内，可行直接非隧道式吻合术。如果反流量较大，可在隧道式吻合的同时加行抗反流吻合。输尿管膀胱吻合术后可采用双“J”管支架和外科引流。

关于成人输尿管膀胱吻合术中反流性和抗反流性吻合问题已进行了探究，现已明确抗反流与否在对肾功能的保护以及狭窄复发两方面没有显著性差异。然而非反流性吻合术是否减少成人肾盂肾炎的风险还不确定。

9. 腹腔镜输尿管膀胱吻合术　已有关于成功应用腹腔镜进行输尿管膀胱吻合术的报道。在治疗远端输尿管狭窄时，腹腔镜输尿管膀胱吻合术常采用经腹膜手术联合腹腔内的缝合技术。输尿管支架通常在开放性手术后放置。关于此项手术的经验仅限于文献当中。不过据报道术后的治疗效果良好，相对开放手术优势明显，术后发病率与其他腹腔镜泌尿外科手术无异。

10. 开放的下段输尿管再建术　下段输尿管再建术是桥接输尿管第三段缺失的有效治疗方法。然而向近端延伸到肾盂边缘的输尿管缺损通常不仅需要下段输尿管再建术。该手术适应证包括远端输尿管狭窄、损伤、输尿管膀胱吻合术失败术后 opsoas hitch 也可与其他操作联用，如在更为复杂的尿路重建中与经输尿管输尿管吻合术联用。一般来说，我们把顺应性差且挛缩膀胱视为手术禁忌。除之前提到的术前影像学和内镜评估外，尿动力学检查能提供术前逼尿肌容积和顺应性的信息。如果预先存在膀胱出口梗阻或神经性功能障碍，应在术前治疗。

为了显露远侧输尿管，通常采用下腹正中切口或 Psannenstiel 切口，尽可能行腹膜外途径。在这样的方案中，能暴露腹膜后间隙，能游离膀胱的腹膜粘连、离断输精管和圆韧带后游离膀胱。牵拉后能显露同侧膀胱顶部到髂血管近端。分离对侧的膀胱上动脉能使膀胱更多地游离。同侧输尿管能在其与髂血管交叉处辨识，只游离病变部位表面组织。前方的膀胱切开术通常用垂直或斜行的方式，这样就可以使膀胱移位，更接近同侧输尿管。输尿管植入膀胱同侧上外腔内，行黏膜隧道无张力吻合术或无黏膜隧道无张力吻合术。同侧膀胱顶部用几根可吸收线缝合到腰小肌肌腱或腰大肌肌腱。在缝合时小心避免损伤生殖股神经和邻近的股神经。另外，腰大肌固定可在输尿管膀胱吻合术之前进行。在用可吸收线缝合切开的膀胱后常放置双“J”管。

与单纯输尿管膀胱吻合术相比，下端输尿管再建术能多提供 5cm 的长度。与 Boari flap 相比，下端输尿管再建术操作简单且发生血管损伤和排尿困难的风险降低。在成人和儿童行下段输尿管再建术的输尿管膀胱吻合术的成功率 >85%。并发症罕见，包括尿瘘、输尿管梗阻、小肠损伤、髂血管损伤和尿脓毒症。

11. 腹腔镜下段输尿管再建术　已有在腹腔镜下成功行下段输尿管再建术的报道。术前常规放置输尿管支架，手术通常经腹腔内途径完成。总的说来，文献中这样的手术临床经验相当有限。迄今为止基于短期和中期的随访，有经验的外科医生治疗后临床效果是满意的，与开放手术相同。

12. 开放的膀胱瓣输尿管成形术　当病变输尿管部分太长或输尿管活动性受限不能行无张力的输尿管吻合术时，膀胱瓣输尿管成形术可能是另一种有效的方式。1894 年 Boari 第一次报道在犬科类动物中使用了该技术。膀胱瓣能重建桥接 10～15cm 的输尿管缺损，螺旋膀胱皮瓣在某些情况下能到达肾盂，尤其是右侧。与下段输尿管再建术一样，需术前评价膀胱功能，另外还有输尿管评估。如存在膀胱出口梗阻和神经源性功能障碍，应在术前进行治疗。若膀胱容积偏小，可能膀胱瓣成形困难或不够行膀胱瓣成形术，就要术前考虑另一种治疗方法。

在膀胱瓣成形过程中，虽然正中切口优先而且能较容易地到达上输尿管，但是也可以行Psannenstiel 切口。离断膀胱粘连和脐韧带游离膀胱。对侧膀胱的蒂离断和结扎，能使膀胱获得向同侧更大的移动度，包括膀胱上动脉的同侧的膀胱蒂能保留。受影响的输尿管仔细游离，认真保护其血供，然后切除病变的节段。辨识同侧膀胱上动脉及其分支后，后外侧膀胱瓣来自于这根血管。膀胱瓣斜行和膀胱前壁交叉，瓣的基底宽度至少 >4cm 且瓣尖端宽度至少 >3cm。如果准备行无反流吻合术，瓣的长度必须等于估计的输尿管缺损加上 3 ~ 4cm。而且瓣长度和基底宽度的比例 >3 ∶ 1，能减少瓣缺血。

建立膀胱瓣后，用几根可吸收线将瓣的远端固定在腰小肌肌腱或腰大肌肌腱上。输尿管通过后面瓣内小开口放置入内，行远段输尿管末端铲状裁剪后无张力黏膜对黏膜反流吻合。另外还可以行无反流隧道吻合术。然后瓣前面用可吸收线缝合和形成管道。此外，输尿管外膜可缝合在瓣的远端然后皮瓣基底缝合在腰大肌上。

报道膀胱瓣输尿管成形术治疗的患者数量少，但是如果瓣血供保护得好，结果仍然是好的。很显然，最常见的并发症是由于缺血或吻合口张力过大而导致的狭窄复发。假性憩室也有报道，但非常少。

13. 腹腔镜膀胱瓣输尿管成形术　临床实践中已出现一些通过腹腔镜完成 Boa 成形术的案例。Kavoussi 及同事曾报道 3 例经腹腔入路远端输尿管狭窄成形术的成功案例。应用与开放手术相同的方法制作膀胱成形片，并在无张力、无尿液的条件下，通过支架完成其与输尿管的吻合。手术时间为 120 ~ 300min，失血量介于 400 ~ 600ml。其中 2 个患者在术后 3d 内出院，另 1 患者因艰难梭菌性结肠炎住院 13d。术后 6 个月随访中，影像学提示吻合口畅通。这篇文章并未提到输尿管远端狭窄的长度。但根据其中 1 位作者的经验，腹腔镜 Boari 成形术可顺利完成 8 ~ 12cm 输尿管缺失的成形，效果可与开放手术媲美。

14. 肾下移　肾移动最早于 1964 年报道，该术式可为上段输尿管缺失提供足够的吻合长度，也可以减少输尿管修补后的张力。可经腹通过肋缘下、中线或旁正中切口以显露肾和合适的输尿管水平。打开筋膜，完全游离肾，以肾蒂为轴，向下内方旋转肾。然后用数针可吸收线将肾下极固定在腹膜后的肌肉上。应用这种方法，可增加近 8cm 的额外长度。肾血管，特别是肾静脉，限制了肾移动的范围。为解决这个问题，可以切断肾静脉，将其与下腔静脉在更低的位置吻合，但临床应用很少。

15. 导管辅助的输尿管切开术　Davis 导管辅助的输尿管切开术在本章前面已有叙述。由于更加有效的外科方法的发展，这种术式仅作为历史加以描述。导管辅助的输尿管切开术常用于狭窄段太长而不能行传统输尿管输尿管吻合或输尿管新膀胱吻合的患者，狭窄段的长度可在 10 ~ 12cm。作为这种术式的创新，同时进行少量口腔黏膜移植有较好的效果。

16. 经输尿管输尿管吻合术　Higgins 在 1934 年最早描述了经输尿管输尿管吻合术。在处理输尿管狭窄时，这种方式可以用于输尿管长度不足以与膀胱进行吻合的病例。唯一的绝对禁忌证是供侧输尿管长度不足，不能在没有张力的情况下连接对侧的受侧输尿管。另外，任何可能影响到供侧和受侧输尿管的疾病都属于相对禁忌证。绝对禁忌证还包括导致受侧或供侧输尿管长度不足的疾病。

相对禁忌证包括肾结石、后腹膜纤维化、尿路恶性肿瘤、慢性肾盂肾炎、腹－盆腔放疗等病史。受侧输尿管反流如果存在应该确定病因并同时治疗。因此，手术之前除了以前介绍的各种影像学及内镜检查外还应行静脉肾盂造影，以全面评价两个输尿管。

在进行经输尿管输尿管吻合术时，经腹膜正中切口多作为到达两侧输尿管的入路。游离结肠后，再游离病变输尿管，要保留供血的输尿管外膜，要分离到梗阻的近端水平。游离对侧结肠。受侧输尿管只有需要吻合的部分要暴露，一般选取病变输尿管切断处近侧5cm。在乙状结肠系膜下近肠系膜上动脉处打出一条通道，以防止输尿管与其缠绕。接下来供体输尿管从这个通道被拉到对侧。受侧输尿管的游离应尽量最小化，这样可以尽量保留它血供的完整。受侧输尿管前内侧切开，同供侧输尿管修整成铲形的断端吻合，吻合可以用间断或连续可吸收线缝合，做到无张力，无渗漏。应该从供侧肾盂通过吻合口放置双“J”管到达膀胱，如果受侧输尿管直径够大，应该在受侧输尿管全长放置第2个双“J”管。

17. 开腹回肠代输尿管术　对于输尿管缺陷长度较长或缺失的外科处理，尤其是对于近端输尿管的处理是非常有挑战性的。应用带有尿路上皮的组织重建尿路是最好的方法，因为尿路上皮不但没有吸收作用，而且还有抗癌和抗感染的作用。其他组织也是输尿管修补的候选材料，用于当其他方法不能重建输尿管缺陷或膀胱不适于重建时，回肠被证实是一种满意的选择。另一方面，阑尾和输卵管已被证实并不适合做输尿管替代物。

Shoemaker在1909年报道了第1例应用回肠代输尿管的女性泌尿系统结核患者。随后回肠代输尿管术对生理和代谢的影响在犬模型上被研究。一段自主蠕动回肠直接吻合在膀胱上后，反流和盆腔压力增高大多只在排尿时存在。膀胱内压的逆向传输由植入回肠的长度决定。回肠代输尿管术的一般禁忌证包括基础肾功能不全，血清肌酐＞2mg/dl，膀胱功能障碍或输出梗阻，炎性肠病或放射性小肠炎。

在外科手术之前，经常要做全肠道的机械和抗生素肠道准备。开腹选取正中长切口，同侧结肠游离，病变输尿管贴近正常的部分切断。如果整个上段输尿管都有病变，近侧吻合口可选在肾盂水平。输尿管病变的长度测量后，选取适当的远端回肠。选取的回肠节段应至少距回盲瓣15cm，在移植前要确保血供正常。肠系膜通常要比普通的回肠膀胱术分离得多以得到更好的游离度。有时会更适合用结肠来代替输尿管植入，手术原则两者类似。如果有瘢痕肾盂或肾内肾盂，则要行回肠肾盂吻合术。在这种情况下，切除肾下极实质的一部分对防止吻合口狭窄有帮助，同典型的输尿管肾盏吻合相似。小肠切断后，远端做标记以便分清肠道方向，然后剩余肠道做吻合以重建肠道的连续性。在结肠系膜上开一个窗，通过它将做移植的肠道移到旁边。在做右侧输尿管重建时，盲肠和升结肠也可作为移植的肠道，这样可以避免在肠系膜上开窗。肠道的蠕动方向要确保是顺行的，吻合口选在肾盂水平或下极肾盏以及膀胱。双侧输尿管替换需要选取在腹膜后行走、从一侧肾到对侧肾再到膀胱的一段肠道，或选取两段独立的肠道。

回肠代输尿管术的围术期并发症包括：早期尿外渗，尿囊肿形成，以及由于水肿、黏液栓子或肠襻打结引起的梗阻。回肠襻缺血坏死有可能发生，如果患者有急腹症表现时应当考虑到这种可能性。如果术前肾功能正常，很少发生明显的电解质紊乱和肾功能不全。患者出现日益加重的代谢紊乱伴有回肠襻的不断扩张，应进行有关膀胱尿道功能不全的检查。

18. 腹腔镜回肠代输尿管术　全世界做腹腔镜回肠代输尿管术的经验很少，但是这个术式看起来被寄予很大的希望。Gill 及其同事报道了 1 例成功的腹腔镜回肠代输尿管术，他们使用了经腹腔途径，打 3 个孔的方式。整个手术过程，包括缝合、打结，都是用体内腹腔镜技术完成。虽然整个手术历时 8h，但是同大多数其他腹腔镜手术方式一样，术后并发症率很低，住院时间也比较短。

19. 自体移植 1963 年，Hardy 为 1 名近端输尿管损伤患者做了第一例自体移植。从那开始，临床自体肾移植被用于解决多种问题，包括严重的输尿管狭窄或缺损。总体上，当对侧肾缺失或功能较差时，或其他方法修复替代输尿管不可行时，考虑应用自体移植。与在供者身上取肾进行活体异体肾移植一样，摘取肾时要尽量留取较长的血管。肾血管与髂血管吻合，重建肾的灌注。近端正常的输尿管同膀胱吻合。有时要选择同侧肾盂与膀胱直接吻合。

在治疗输尿管缺损的病例时腹腔镜技术也被成功应用于自体肾移植中。腹腔镜下肾切除步骤同其他任何典型的腹腔镜下供体肾切除一样，之后取出移植肾，在手术台上准备，再经标准开放技术的 Gibson 切口行同侧髂窝自体移植。腹腔镜自体肾移植被证明可以减少镇痛药的使用并能缩短恢复期，因为取肾不需要开腹手术那么大的上腹部或侧腹部切口。腹腔镜自体肾移植下肾切除多采用经腹腔途径入路，但是 Gill 及其同事也成功采用了经后腹膜途径的方式。

（丁智勇）

第四节 输尿管结核

输尿管结核（tuberculosis of ureter）多继发于肾结核，并且与肾结核合并存在，一般较容易明确诊断。最常见的受累部位是膀胱输尿管连接部，本病很少累及肾盂输尿管连接部，发生于输尿管中间 1/3 者更为少见。少数情况下累及整个输尿管。单纯输尿管结核罕见，且起病隐匿，早期诊断困难。

一、病理

输尿管感染结核菌后，输尿管黏膜、黏膜固有层及肌层首先被侵犯。结核结节在黏膜上形成表浅、潜行的溃疡。溃疡基底部为肉芽组织，纤维化反应最明显，使输尿管管壁增粗、变硬，逐渐变为条索状，最终输尿管完全闭锁。

二、诊断与鉴别诊断

1. 诊断 继发性输尿管结核的诊断主要在诊断肾结核的同时获得诊断，而单纯性输尿管结核的早期诊断关键是要重视泌尿系结核这一常见病。除对有持续性、进行性加重的尿路刺激征患者要高度警惕外，对症状轻微、尿常规有持续异常者（常规抗生素治疗无效的尿液中白细胞增多）也要考虑到泌尿系结核的可能。单纯性输尿管结核一般没有明显的尿路刺激征，但细心询问病史常有轻微的尿频、尿急、尿痛、血尿等症状合并或单独存在。

尿常规检查是一重要的诊断线索，如尿中有持续性红细胞和白细胞增多，酸性尿，普通抗感染治疗无效者，要考虑输尿管结核的可能，应留晨尿找抗酸杆菌、尿结核分枝杆菌 PCR 检查和结核菌培养等，不能漏诊。

X 线检查是泌尿系结核的重要诊断措施。单纯性输尿管结核早期 X 线检查因缺乏特异性影像学变化而不易被诊断，静脉肾盂造影常仅表现为病变段输尿管无造影剂滞留，呈“激惹”现象。有报道，诊断性抗结核治疗前后静脉肾盂造影的改变是诊断输尿管结核的最佳方法，而且治疗2周后是复查静脉肾盂造影合适的时机。

膀胱镜检查和逆行肾盂造影对诊断早期输尿管结核有帮助。由于并发膀胱慢性炎症导致膀胱黏膜充血水肿、糜烂出血等造成观察和插管困难．诊断价值不大。

2. 鉴别诊断

（1）泌尿系慢性非特异性感染：肾输尿管结核患者的尿常规检查和慢性下尿路非特异性感染时都可有红细胞和白细胞增多，常都合并有尿频、尿急，临床上容易混淆。但是，慢性下尿路感染一般不伴有全身症状，且不会有酸性尿，尿沉渣抗酸染色阴性；而泌尿系结核可有腰部酸胀、盗汗等全身症状，影像学检查能提供重要帮助。

（2）输尿管结石：输尿管结石常引起明显的腹部疼痛，可放射至腹股沟和股内侧，患者可有呕吐，不难鉴别。静脉肾盂造影或CT平扫可见输尿管扩张，并可见输尿管里有高密度影。

三、治疗

早期获得诊断的输尿管结核患者，如病变范围不大，病变轻微，可考虑置双“J”管后行抗结核治疗，有可能免于手术。

大部分输尿管结核需要手术治疗，切除病变段输尿管：①对于输尿管缺损在10cm以上者，可行膀胱悬吊或膀胱壁瓣成形术；②输尿管缺损>10cm时，可采用回肠代输尿管术。

手术时要充分切除病变的输尿管，保证吻合口的血供和无张力。适当延长输尿管支架管的留置时间是防止术后尿漏和再狭窄的重要措施。术后常规抗结核治疗6个月，并定期随访。

（丁智勇）

第五节　输尿管内异物

近年来随着上尿路手术及器械操作的不断增多，输尿管异物的发生也在不断增多。

一、进入途径

1. 手术　上尿路手术时有时会将折断的缝合针遗留在输尿管内；盆腔手术结扎缝线可穿通输尿管腔形成异物；手术置入猪尾管术后膀胱端向上逆缩至输尿管内。

2. 输尿管器械操作　断裂的输尿管探条或导管，输尿管取石钳的金属端，输尿管取石篮的探条端和输尿管切开电极、输尿管导管、支架管、线状探子等由于操作不当或材料质地脆弱，难免将尖端折断而脱落到肾或输尿管内。

3. 外伤　子弹、弹片直接进入输尿管，多见于战时或特殊情况；也可能异物，如碎片由肾流向输尿管；也有的是由机体的远处移来，但在这种情况下，应同时有其他组织和结构的创伤，并常具有更大的严重性。

4. 逆行途径　少数异物是由尿道口放入的，通过膀胱而进入输尿管，甚至到达肾盂，曾报道有牙签和草叶经尿道外口被放入而达输尿管，也曾报道在女性有动物毛发、针、体温计和稻草茎见之于输尿管内，这种情况称为“异物的逆行移动”，并认为只是在输尿管口有病变情况下才能发生，如管口闭锁不全有尿液反流等，在正常输尿管时不能发生的。

二、临床表现

一般多无明显症状。也有部分患者是因异物造成尿路梗阻而发生肾区或输尿管部位疼痛，继而发生血尿、感染症状。盆腔手术遗留结扎线一般多在术后 1 周内患者出现明显腹痛或盆腔感染、甚至伤口漏尿后才被怀疑并经手术得到证实。在做输尿管器械操作时，发生部件断裂和失落患者体内一般是会立即发现的。断裂的输尿管探条、导管或端部或猪尾管被遗留在输尿管内，常不引起症状或只引起很少症状。不像膀胱内异物，感染常可不引起明显症状。也有部分输尿管异物患者较长时间无症状。

三、诊断

进行输尿管器械检查，如当时器械损坏折断遗留在输尿管内，一般均能被立即发现而取出。有时经过数月后才能发现。也有少数病例是异物造成尿路梗阻而发生肾区或输尿管部位疼痛。有很多输尿管异物患者长期无症状。X 线不透光的异物，如金属或木制材料可在 X 线片上显示出来。X 线透光的异物需要进行静脉尿路造影确定诊断，也可行逆行造影或磁共振水成像检查，以术前明确诊断。造影应取前后位、斜位或侧位 X 线摄片，可显示异物形状、部位、有无梗阻及肾功能损害情况。诊断困难者需要经输尿管镜仔细检查。

四、治疗

经输尿管镜直视下用异物钳将异物取出是理想的治疗方法。部分处于输尿管内和部分处于膀胱内的异物，如断裂的输尿管探条或导管等可经膀胱镜检查行钳取摘除。玻璃管、体温表等异物，因表面光滑质地脆弱，用膀胱镜摘除较为困难或异物较大、易碎、表面不光滑，镜取有困难时，则需手术切开输尿管取出。儿童因为不能采用较大号膀胱镜摘除异物，而只能采用切开膀胱摘取异物。有不少输尿管异物的患者常能自行将异物排出体外或排至膀胱内。因而一般都常先等待观察一段时间。如患者确实不能自行排出异物或将异物排至膀胱内，则再行耻骨上切开膀胱摘除异物。如异物能自行排至膀胱，则可按膀胱内异物处理。

（李万全）

第十七章　超声对泌尿系统疾病的诊断

第一节　肝脏检查方法和正常声像图

一、肝脏超声检查方法

肝脏超声扫查是目前首选的肝脏影像检查法，是腹部最常用的诊断技术之一，也适用于肝脏的毗邻器官、胆系、胰腺和右肾等。肝脏扫查时，要注意其与周围脏器的关系和图像改变。

为保证清晰显示，患者于检查当日应禁早餐。当日如同时胃肠钡餐透视检查，则应先行超声检查。若腹内积便或积气较多，宜于前夜服用泻药以促使排出粪便和消化道内积气，仍需空腹候检并禁吸烟。

（一）操作手法

操作手法为在仪器设备调节到最合适状态后，如何具体显示病灶及图像特征等重要内容。它包括：①体位；②探头部位；③声束扫查切面及系统性扫切；④熟悉声路“死角”及易漏区、复杂区；⑤辅助显示。

1. 体位

（1）平卧位：为最常用的体位，它适合于显示左、右各叶大部区域，但对右后叶、右后上段、右膈顶区等处显示不满意。

（2）左侧卧位：是一个必要的补充体位。用以详细观察右叶最外区、后区、右肝－肾区、右膈顶部、肝右静脉长支等重要部位。寻找门静脉主干、右支、右前支及其小分支，右后支及其小分支等。因体位变动后肝脏与肋骨间位置改变，可显出肋骨所盖的浅部。

（3）右侧卧位：在显示左外叶（尤其在胃充气时）特别有用。

（4）坐位或半卧位：在显示肝左、右膈顶部小病灶，以及移开被肋骨所遮盖的肝脏浅表部使之显示时可能有较大帮助。

2. 探头部位　可分为右肋下、剑突下、左肋下、右肋间四处。

（1）右肋下位主要显示左内叶、尾状叶、右前叶、右后叶及第一、第二肝门。

（2）剑突下位主要显示左内叶、尾状叶、左外叶的内侧部及第二肝门。

（3）左肋下位主要显示左外上段、左外下段及左叶的外侧角及左下角。

（4）右肋间位主要显示肝脏右前、右后叶各段及膈顶区。

3. 声束扫查切面　可分为纵切、横切及斜切三种。

（1）纵切：各种探头部位均可作纵切。凸阵或扇扫探头亦可作肋间纵切，但线阵探头作肋间纵切不满意，声像图常为肋骨遮盖形成多处暗条。纵切面尚可分为矢状切及冠状切两类：凡与腹壁接近垂直的纵切面名矢状切，与腹壁接近平行的纵切面名冠状切。

（2）横切：各种探头部位均可作横切。用线阵作肋间横切时亦受肋骨遮盖所限制，而凸阵、扇扫探头不受所限。

（3）斜切：肋间斜切多指声束切面平行于肋间的各组斜切面，各类探头可同样获得。肋下斜切多指与肋缘平行的各组切面，即右肋间斜切与右肋下斜切两者声束切面接近垂直。

4. 系统性扫切探头　沿皮肤表面作规律性顺序滑移，或者其皮肤接触面不变，而依靠侧动探头角度改变体内声束切面的角度。系统性扫切可在一个有限空间内观察许多连续的顺序切面，既能获得该区内组织结构的空间连续概念，又可顺序搜索该区以显示较小占位病变。

（1）连续顺序纵行或横行扫切：适用于肋下、剑突下区，可显示一立方形体内的空间信息。

（2）连续顺序侧角扫切：适用于肋间、肋下及剑突下区，可显示一立体锥体内的空间信息。

（3）声束交叉定位：在获得某区内占位声像图后，应取另一探头位置，与前一声束切面相垂直的另一切面进行搜索、显示。凡在2个不同的声束切面（特别2个接近垂直的声束切面）中均可显示肝内占位者，可确定其为真实的肝内占位性病变。

5. 扫查区“死角”、易漏区、复杂区

（1）扫查区“死角”：通常指肝脏为肺或骨骼所掩盖的区域。大致有如下几处：①肝右前上段及右后上段的膈顶部；②左外叶外侧角区；③沿肝脏表面的肋骨下区。

（2）易漏区：系指检查过程中特别容易疏忽的部位。常见于右叶下角、右后上段的外侧区、尾状叶等处。

（3）复杂区：系指解剖结构比较复杂的部位。主要为第一肝门区、第二肝门区等处。

6. 辅助显示　为解决上述检查中的难题，可使用一些辅助显示方法。

（1）改变体位：肝脏因重力作用产生移位，使原在“死角”区内的病灶得以显示。

（2）呼吸动作：使肝脏与肋骨、肋间产生相对运动，使原在“死角”区内的病灶得以显示。

（3）呼气后屏气：使膈顶区肺泡内空气反射尽量退出肝的膈部，则大大增加膈顶区病灶的显出率。

（4）吸气后屏气：使肝脏向足端位移，特别适合于显示为肋缘所盖的肝表面及下角部病灶。此外，由于肝脏在肋缘下面积的增加，便于声束的肋下斜切切面，可用最大倾角向头端扫切，增加其显示范围。

（5）尽量侧角扫查：肋间切面亦应用上述原则寻找，有时在侧角甚大时方可显示病灶的存在。

（二）纵切扫查

由剑突下区起，直至整个右侧胸壁进行矢状切扫查，将探头长轴朝向被检者矢状面进行。剑突下区扫查可对肝左叶作大致全面探测，适用于观察肝脏表面、边缘，左叶大小和尾状叶状态。由肝左叶外段最边缘处从左向右移动。首先可见肝左静脉走行于门静脉外侧上、下两支之间。稍右移，嘱被检者做深呼吸，取对肝表面之垂直矢状扫查，获左外段最大图像，由此测定左叶大小。通过腹主动脉和下腔静脉两幅纵切图像进行常规观察。腹主动脉层扫查在最大吸气状态下，头足径为左叶上下径，腹背径为前后（厚）径。尾状叶位下腔静脉稍左方大致同一水平，其大小、厚薄的个体差异较大。再稍右移，便可见与门静脉左支脐部末端相接、伸向腹侧下方脐孔的高回声带，为肝圆韧带，甚或可观察到其中的线状管腔结构。

由左乳头线依次向右作纵切矢状扫查，于正中线左 3cm 至正中线右 6cm 区内可显示肝脏形态的轮廓。以右肋缘下，由内（左）向外（右）矢状切扫查，可依次显示胆总管、门静脉主干，胆囊窝和下腔静脉，以及胆囊与右肾。

经右侧胸壁冠状切扫查适用于对肝右叶的评价和测量右叶大小，腋中线肝右叶冠状切的最大长度即为肝右叶横径。

肝脏矢状切扫查由内及外可得腹主动脉、下腔静脉矢状切面图，肝 - 胆囊矢状切面图和肝 - 肾矢状切面图，此均属重要的必查断层图像。

本扫查的缺点是右前胸和侧胸壁扫查时，消瘦患者受肋骨声影影响其图像常欠完整。

（三）右肋间扫查

右肋间扫查是探测肝脏中必需的途径。通常，被检者取稍偏左侧卧位，探头置于第 7 ~ 9 肋间，由上而下，由前胸壁至侧胸壁，依次侧角扫查。在肋间扫查测得的肝脏前后缘间的垂直距离为肝右叶前后径。

经右肋间扫查，肝右叶门静脉分支也可沿其长轴获得显示，因而方便右叶四个分段的鉴别。即清晰可辨分布于前上、前下（由第 7 肋间查定前段支）和后上、后下（由第 8、9 肋间查定后段支）四段的门静脉支，又可查定划区右前右后两段的肝右静脉及其长支。

本扫查法可显示右肋缘下扫查时的盲区，即由腋前线扫查以门静脉前支为中心观察并可显示肝右静脉和部分下腔静脉，以及部分胆囊声像。在肝右叶严重萎缩的肝硬化、Chilaiditi 综合征、进餐后、肥胖或肝肿瘤等右肋缘下扫查容易出现肝右叶盲区的检例，本途径甚为有用。

（四）右肋缘下扫查

右肋缘下扫查能显示为右肺下部所遮盖的肝脏部分。线阵探头扫查辅以凸阵探头或扇扫探头，常可窥察整个肝脏全貌。探头先置右季肋下区透过肝显示右肾，并由外（右下）方沿肋缘向内（左上）方逐步滑动扫查，直至胸骨下端处。重点显示第一及第二肝门。此际，常须患者从左侧卧位逐渐放平以配合扫查并嘱采取腹式（膈）深呼吸，以使肝脏下移而暴露更好。如作胸式深呼吸，则吸足气而鼓胸缩腹却适得其反，肝脏上升反而不易扫查。

于右肋缘下中部，可显示出门静脉左支横（水平）段、向腹壁垂直的脐部和其右侧的胆囊。由脐部向左右追踪，可见门静脉之肝左内叶及左外叶分支。脐部右侧（胆囊侧）常可显示肝圆韧带的高回声带。扫查面稍向头端倾斜，便可显示肝右前叶上段（S_8）。门静脉右前段支呈椭圆形。更稍上倾探头，显示右前下段支。探头扫查面再向头端倾斜，可见肝中静脉与肝右静脉之间的门静脉右前上支横切面图像。

探头扫查面倾向足端，即显示门静脉右后段支。背侧稍浅层为右后上段支（S_7），深层为右后下段支（S_6）。

于右肋缘下中段稍上，与门静脉不同断层水平扫查，可显示肝静脉。同时显示肝右静脉和肝中静脉较属常见，可作为肝右叶分段的标志。在此图面上，肝右静脉与肝中静脉之间，门静脉右支呈圆形横切面。结合门静脉右叶前、后段分支，可予区分肝脏右叶的四段。此扫查图形中，在深吸气后屏息状态下肝静脉径增大而较易显示。

更向右上方侧动探头角度，可显示膈肌下肝穹隆区。再稍内移，即见门静脉左支、胆囊以及其间的肝左叶内段。

（五）剑突下斜 - 横切面扫查

剑突下斜 - 横切扫查适用于对肝左叶的观察。被检者取仰卧位，上消化道积气过多、肝萎缩或肥胖者可取半坐位。探头横置或左端稍向上斜置于剑突下正中略左，侧动探头以变换扫查面，即可显现门静脉左支脐部及其分支左叶外段两支并行的腹、背支。扫查面更倾向头端，可于腹、背两支之间探测到向左前方走行之肝左静脉。

将探头稍向右移，可显示出门静脉左支横段和脐部。由脐部向右分出几条左内支。门静脉左支横段背侧为包绕下腔静脉的肝尾状叶。脐部向背侧有一线状光带，此为静脉导管韧带可作为尾状叶与左外叶的分界。扫查面倾向头端，可观察到走行于肝左内叶和右前叶之间的肝中静脉。肝左外叶与内叶界线处可见高回声的肝圆韧带。将扫查面倾向足端，则可显示胆囊及胆囊窝。位于门静脉左支横段腹侧，胆囊窝、肝中静脉与肝圆韧带之间的区域即为左内叶（S_4）。

二、正常肝脏声像图及正常测值

（一）正常肝脏形态、轮廓、大小、表面、边缘状态

正常肝脏呈楔状，右叶厚而大，向左渐小而薄。其大小、形态因体型、身长与胖瘦而异，肝右叶厚径与体表面积和胸厚径显著相关。矮胖体型者，肝左右径宽，下缘位置较高，左叶外缘常达左锁骨中线外，即多呈横宽的水平肝型。瘦长体型者，肝左右径窄，前后径较薄而上下径较长，下缘常及肋缘下或呈垂直肝型。正常型肝脏断层的轮廓规则而光滑。由实时显像仪探测肝脏大小，实际上只能取得大致的指标。以平行于腹主动脉的剑突下区矢状扫查最大吸气时头 - 足端长度测值为左叶长径（U），以同时之前 - 后（腹 - 背侧）测值为厚径（LD）。肝右叶厚度与胸廓前后径有关，右叶长径（m）系右侧胸壁腋中线最大长度。通常情况下，平稳呼吸时在右锁中线肋缘下探测不到肝脏，当深呼吸时长度可达肋缘下 1cm 左右。肝脏各径的生理参考值见表 17 - 1。

表 17 - 1　超声肝脏各径线正常测值（cm）

切面		例数	平均值
右肋下肝最大斜径	男	65	12.33 ± 1.29
	女	65	12.20 ± 1.08
右叶厚	男	63	9.39
	女	65	8.72
右叶长（右锁骨中线）	男	33	11.28
	女	33	10.67
右叶长（腹主动脉前）	男	63	7.28
	女	65	7.31
左叶厚	男	63	5.82

续 表

切面		例数	平均值
	女	65	5.17
左右叶最大横径	男	63	18.72
	女	65	17.21

在吸气时，剑下纵切扫查观察正常肝脏左叶表面呈均匀平滑的线状中回声。正常肝脏边缘的主要观测目标左叶下缘或右叶下缘均尖锐，唯左叶近圆韧带处可显略肿。右肝缘一般为薄边或微呈钝角，其与腹壁形成之角度通常不大，前面和下面的充实度亦不显示膨满，更无突出。

（二）肝实质

正常肝脏实质回声强度常低于膈肌回声，稍低于或基本等同于胰腺实质回声，而高于肾脏皮质回声强度。在仪器条件相同情况下，肥胖者肝实质回声水平可相对提升，同时远区出现衰减现象。必须注意，正常肝脏声像也有高或弱回声的部分。出现弱回声的区域有：①右肋缘下扫查的胆囊颈部后方；②肝门区（出现率较低）；③门静脉脐部以及壁回声较强的门静脉某段的后方。相反，出现高回声可能误认为异常者有：①肝圆韧带，在右肋缘下扫查图上门静脉脐部与胆囊之间，紧靠脐部；②肝镰状韧带，在剑突下（上腹部）横切扫查图上。

（三）肝内血管

1. 肝动脉　肝固有动脉内径（0.33±0.12）cm，峰值流速<50cm/s；肝动脉右前支及左矢状段支二维图上较难显示管径，在超声彩色血流成像指示下用脉冲多普勒法可测得峰值流速分别在46~57cm/s及47~55cm/s间；RI分别在0.56~0.59及0.57~0.60间；PI分别在0.89~0.97及0.91~0.99间。通常认为肝动脉占肝脏血流总量25%。峰值流速20cm/s左右及低RI波形。可能因回声能量甚低而不在CDFI中显示。但移植肝的肝动脉血供重要，肝动脉阻塞可导致灾难性的肝管坏死。但在移植肝的肝动脉吻合口远端在多普勒血流曲线上常表现为湍流等形态，与正常动脉内血流不同。

2. 门静脉　门静脉主干内径（1.17±0.13）cm（0.9~1.7cm）；右干（0.9±0.12）cm；右前支（0.66±0.19）cm；右后支（0.64±0.14）cm；左支横段（9.38±0.19）cm。门静脉主干内血流方向一般向肝性，但流速并非恒定。吸气时流速增大，呼气时减少，在每一心动周期中亦具规律性变化。流速值15~26cm/s间（图17-1）。

3. 肝静脉　肝左静脉较细，内径0.5cm左右；肝中静脉及肝右静脉内径均在1cm左右。使用超声彩色血流成像时，LHV、MHV在横切图中极易显示；RHV常需变换体位及侧动探头角度，使“声束-流向”夹角θ减小后显示。

正常肝静脉内血流呈搏动性，在脉冲多普勒曲线上呈W形。第1个向下的谷为“S”，与右室收缩期的右心房充盈相关；继之，为第1个向上的峰“V”，为三尖瓣开放以前、右房的过度充盈所致；第2个谷为“D”，与V峰相接。D谷为右室舒张期三尖瓣开放时右房内血流因右室负压增加而回流，同时增加了体循环系统的静脉血向右房的回流；D谷之后为第2峰A，为右房收缩（右室舒张后期）时，血流双向流动（既向右室亦向上、下腔静脉）的结果。在向下腔静脉内流动的逆向血流传导至肝静脉内，产生一个A峰（图17-2）。

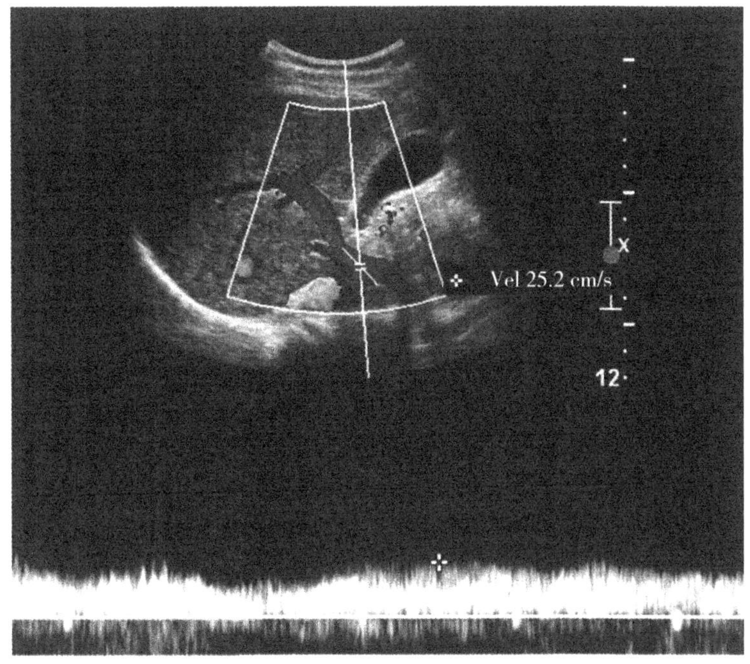

图 17－1　脉冲多普勒检测门静脉

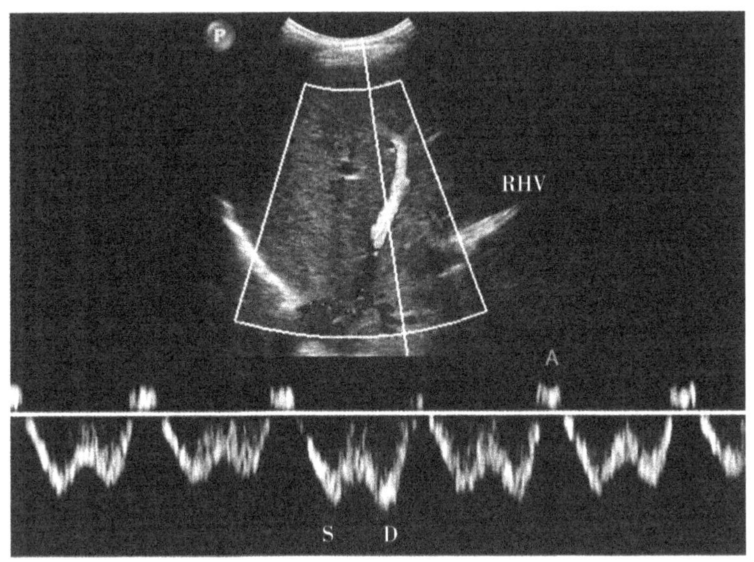

图 17－2　脉冲多普勒检测肝静脉

（刘继章）

第二节　原发性肝癌

原发性肝癌（primary hepatic carcinoma，PHC）是指发生于肝脏的上皮性恶性肿瘤。原发性肝癌发病具有明显的地域性，多发于南部非洲和亚洲，欧美、北非和中东少见。世界范围内，原发性肝癌居男性恶性肿瘤的第 6 位，居女性的第 11 位。我国是原发性肝癌的高发区，全世界每年20万~30万人死于原发性肝癌，我国约占其中的40%。高分辨率超声已能发现<1cm的小肝癌。目前，国内外学者一致公认，超声是普查初筛原发性肝癌的首选方法。

原发性肝癌分为来源于肝细胞的肝细胞癌（hepatocelluar carcinoma，HCC），来源于胆管上皮的胆管细胞癌（cholangiocarcmoma，CCC），以及来源于二者的混合型肝癌（combined hepatocellular and cholangiocarcinoma，cHCC－CCC）。

HCC占原发性肝癌的76%~97%，其病因与乙肝病毒感染、丙肝病毒感染、肝硬化等因素有关。肝细胞肝癌患者多数合并肝硬化。大体上，癌肿一般质软，常有出血坏死，偶尔发生瘀胆而呈绿色。光镜下，癌细胞呈不同程度的分化，常有脂肪变。高分化者癌细胞间有丰富的血窦样腔隙，低分化者主要以实性生长类型为主，其间很少血窦样腔隙，仅见裂隙状血管。肿瘤易侵犯门静脉沿门静脉在肝内转移，晚期可向肝外转移。1979年，我国肝癌病理协作组分为4个类型：弥漫型、块状型、结节型和小癌型。

胆管细胞癌发病率远远低于肝细胞肝癌，发病率占原发性肝癌的2.5%~24%。与肝细胞肝癌不同，胆管细胞癌无地区高发特征，很少合并肝硬化。其病因与华支睾吸虫感染、胆管结石、孤立性单房性囊肿等相关。大体上，肿瘤常为灰白、实性、硬韧的结节，结节中常见坏死和瘢痕。光镜下大多数为分化不同程度的腺癌，肿瘤常有丰富的间质反应。癌细胞常侵及汇管区、汇管区血管或神经周围，早期常循淋巴引流途径形成肝内转移或转移至局部淋巴结。晚期可经血行转移至全身各器官。大体上分为结节型、巨块型和弥漫型3类。

混合型肝癌是特指含有肝细胞癌和胆管细胞癌两种类型的肿瘤。其发病率低，占原发性肝癌的2%~7.6%。与肝炎病毒感染有关。大体形态可分为肝细胞癌为主型、胆管细胞为主型和分离型，肝细胞癌为主型最多见。

原发性肝癌早期临床症状不明显，常在中晚期出现症状，主要包括肝区疼痛，腹胀、乏力、消瘦、发热、进行性肝肿大或上腹部包块等。原发性肝癌平均存活期仅为7个月，预后不良，常因肝功能衰竭、肿瘤破裂、胃肠道出血或恶液质死亡。

一、超声表现

（一）二维灰阶超声

1. 巨块型肝细胞肝癌　肿块直径>5cm。呈圆形、椭圆形或分叶状，一般与肝实质分界清楚，周边常有低回声带，肿瘤内部多呈不均匀的混合回声或高回声，有“结中结”表现。癌肿局部向外浸润时，周围的低回声带变得模糊甚至中断不清：胆管细胞癌肿块形态多不规则或呈椭球形，无晕环征，多呈高回声，边界不清晰，其远端胆管可呈不同程度的扩张。

2. 结节型　肿块直径3~5cm，一个或多个圆形或椭圆形，边界较清晰，边缘多有低回声晕，有时可见侧方声影。肿块以呈不均匀高回声或低回声多见，可见“镶嵌”样结构。胆管细胞癌多为类圆形或不规则形，可呈高回声、等回声或低回声，边界不清晰，偶可见低回声晕环，其远端胆管多扩张。

3. 弥漫型　肝细胞肝癌者肝脏体积增大，形态失常，边缘呈结节状，肝内正常纹理结构紊乱。肿块弥漫分布于整个肝脏，大小不一，分布不均匀，有的呈不规则斑块状分布。肿瘤结节边界不清，周缘无声晕，内部回声强弱不等，以不均匀低回声多见。肝内门静脉管壁显示不清及残缺，常可见管腔内充填实性癌栓。胆管细胞癌肿块大小不等、形态不一，自低回声至高回声不等，常伴有肝内胆管扩张。

4. 小癌型　癌结节 <3cm。瘤结节多呈圆形或椭圆形，70%瘤结节为低回声，也可为等回声、高回声及混合同声，内部回声一般有随着肿瘤体积增大，而由低回声到等同声、高回声、混合回声的变化。瘤结节边界清楚，轮廓线较光整，周边多有低回声的声晕，声晕较完整，宽度可达 1 ~3cm。有时小肝癌可呈"镶嵌"样回声。多数小肝癌后方回声轻度增强及可见侧方声影。

（二）多普勒超声

肝细胞肝癌的生长进程不同，肿瘤的血液供应特点不一。高分化型肝细胞肝癌具有低肝动脉和低门静脉双重血供，肿瘤血供经肝静脉流出，CDFI 可见瘤内或其边缘低弱的搏动性及稳态血流信号，血流频谱显示为低速的肝动脉及门静脉，有时可见肝静脉血流频谱。低分化肝细胞肝癌主要以肝动脉供血，经门静脉流出，CDFI 可见瘤内或其边缘较丰富的搏动性及稳态血流信号，血流频谱多为高速高阻的动脉血流，峰值血流速度可达 70 ~ 90cm/s，RI >0.5 ~0.7，有时可见流出的门静脉血流。

肿瘤较大时，周边可见半环绕血流信号或受压移位的肝静脉、门静脉血流。当肿瘤侵犯血管发生动静脉瘘时，引起较大的压力阶差，而产生高速低阻的血流信号。肝固有动脉内径增宽，血流易于显示，血流速度增加。门静脉、肝静脉或下腔静脉内常可见的癌栓，癌栓内多可见动脉血流频谱，据此可与血栓相鉴别。

胆管细胞癌多为低血供，CDFI 难以显示其内的血流信号，少数在癌肿周边或内部可见动脉血流信号。癌肿常侵犯门静脉时，导致该处的管腔闭塞，管壁界限不清晰，CDFI 难以探及受侵门静脉的血流信号。

混合型肝癌主要取决于肝细胞和胆管细胞的比例，如以肝细胞癌为主型，则可在瘤体内探及高速低阻的动脉血流频谱，如以胆管细胞癌为主型，瘤体内则血供很少，难以探及彩色血流信号。

（三）超声造影

原发性肝癌绝大部分由肝动脉供血，经肘静脉注射造影剂后，病灶中肝动脉相呈现明显均匀高增强信号，门脉相开始快速消退，延迟相已完全消退呈低增强，超声造影时相变化呈现"快进快出"的增强特点。较大的肿块中心有出血、坏死时，动脉相则呈不均匀高增强，即坏死液化区域无血供，造影后显示为无灌注；某些原发性肝癌超声造影无典型的"快进快出"的增强特点，而表现为门脉相和延迟相病灶的消退减慢或无明显消退，有研究表明不典型的增强表现与肿瘤的分化程度有关。

胆管细胞癌病灶中肝动脉相呈现周边不均匀高增强信号，门脉相开始快速消退，延迟相已完全消退呈低增强，表现为"少进快退"，部分表现为造影剂充盈缺损。

（四）周围组织继发超声表现

1. 肝内转移征象　表现为原发病灶周围肝组织内见散在的实性团块回声，即卫星结节，结节呈圆形或椭圆形，大小 0.5 ~1.5cm，边界清晰，有声晕，内部回声多为低回声。门静脉、肝静脉及下腔静脉癌栓形成，以门静脉内癌栓最常见。超声可见静脉腔内出现实性均匀中、低回声团块，可部分或完全堵塞管腔，静脉管壁大多正常，也可受侵而连续中断。肝癌有时会侵蚀门静脉管壁而形成假性静脉瘤（图 17 -3）。

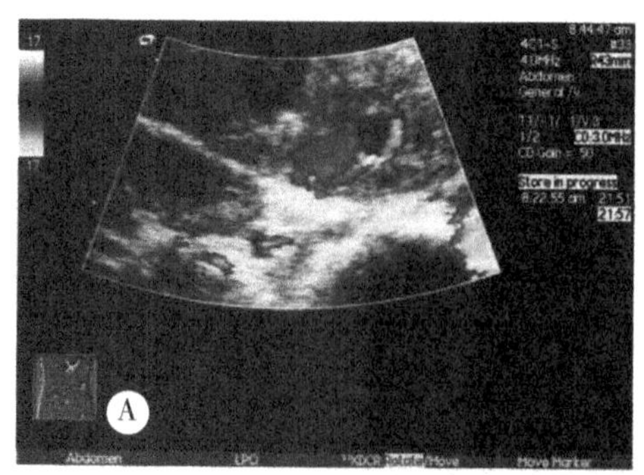
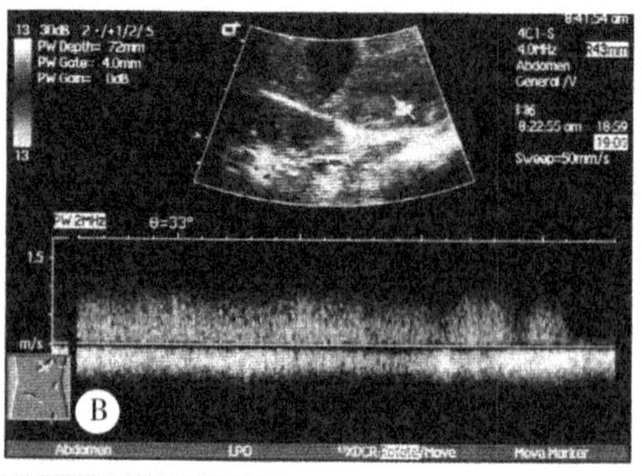
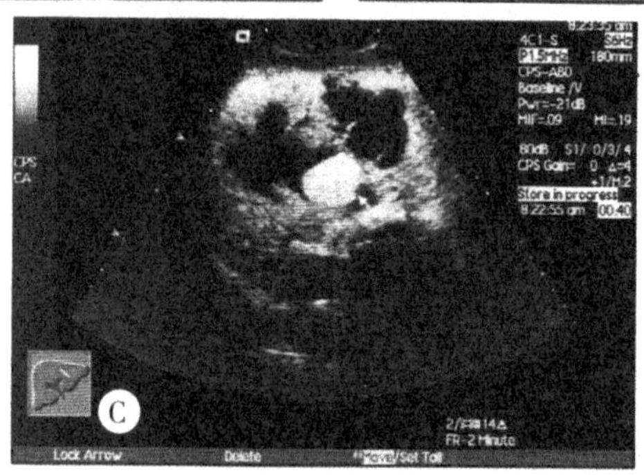

图 17－3 显示门静脉壁受侵袭形成假性静脉瘤

A. 彩色多普勒；B. 频谱多普勒；C. 超声造影

2. 肝内挤压征象　表现为肿瘤邻近肝包膜时，可挤压肝包膜向外膨隆，形成“驼峰”征。邻近肝静脉、门静脉或肝段下腔静脉时，可挤压静脉管腔造成狭窄，走行弯曲。挤压肝内胆管造成狭窄时，可见远端肝内胆管扩张。

二、诊断要点

（1）肝内可见单个或多个低回声或高回声的实性团块。

（2）团块内或周边可见点状或条状血流信号，频谱多普勒显示为动脉血流频谱。

（3）超声造影显示有“快进快出”的增强特征。

（4）有时可见门静脉或下腔静脉癌栓形成。

三、鉴别诊断

1. 肝血管瘤　声像图表现为圆形或类圆形的高回声光团，边界清晰，内部回声呈筛网状或蜂窝状，无声晕，无血管挤压征象，常无肝硬化病史。CDFI 其内难以显示彩色血流信号，部分可见低速连续的静脉血流频谱，超声造影呈“慢进慢出”的增强特征。

2. 肝硬化增生结节　多为低回声病灶，也可为高回声，边界不清，结节周围无声晕。CDFI 显示结节内无明显的血流信号。超声造影增生结节多呈 3 期等增强表现。部分增生结节有晚期消退现象，考虑有发生不典型增生可能，必要时可在超声引导下穿刺活检进行鉴别诊断。

3. 局灶性结节性增生（FNH）　较小的病灶与原发性肝癌难以鉴别，CDFI 可显示自结节中心向外的放射状分布的动脉血流。超声造影呈现“快进慢出”的增强特征。

4. 肝腺瘤样增生　形态呈类圆形，无包膜，周边无低回声声晕。其与微小肝癌和肝硬化增生结节难以鉴别，超声造影有一定鉴别诊断价值。

5. 肝炎性假瘤　病灶可呈圆形、类圆形或哑铃形，边界清晰，多呈欠均匀的低回声，边缘无低回声声晕，后方回声一般无明显衰减。纤维结缔组织增生并钙化时，病变为高回声并可见强回声钙化。CDFI 一般探及不到血流信号，少部分可见动脉及门静脉血流。在超声定性诊断困难时，应积极进行超声引导下穿刺活检。

6. 肝脓肿　早期为低回声，脓腔内有结缔组织增生时，可出现不规则强回声，肿块的边界一般较模糊。脓肿较大时，可见其内的液性暗区。CDFI 显示早期病灶周边可见较丰富的血流信号，内部无明显彩色血流信号。动态观察或经抗炎治疗病灶常可缩小或发生变化。

四、临床评估

超声早期肝癌检出率远远高于 AFP 检查，超声与 AFP 相结合能大大提高小肝癌的检出率。对于小于 3cm 的早期肝癌，超声的检出率和准确性略低于 CT 平扫，MRI 检查与 CT 无明显差异。超声结合 CDFI 及频谱多普勒对原发性肝癌的检出率高达 95%，高于 CT 和 MRI。增强 CT 与超声造影对于早期原发性肝癌的检出率和准确性无显著差别，但各具不同的优势。超声或超声造影引导下经皮穿刺活检对于鉴别诊断肝内病灶具有重要的价值。

（刘继章）

第三节　转移性肝肿瘤

全身各组织器官的恶性肿瘤均可转移至肝脏，胃肠道肿瘤多经门静脉转移至肝；其他脏器肿瘤多经体循环至肝，亦有经淋巴系统或直接侵犯者。

一、病理

显微镜下病理改变与原发脏器中的病理相同。肿瘤在肝脏内迅速生长。

二、临床表现

病史：①原发脏器的肿瘤症状，如胃癌可具长期慢性溃疡病史及黑粪史，卵巢癌具内分泌紊乱等，或有原发脏器恶性肿瘤的手术史；②肝肿大；③肝区疼痛；④肝区扪及结节；⑤消瘦明显；⑥食欲缺乏；⑦体重下降；⑧明显黄疸等。

转移性肝癌（metastatic hepatic carcinoma）早期可无任何症状和体征。发展至较大、较多时，可扪及肝肿大及明显结节，可出现上腹不适或疼痛，消瘦，消化不良等症状。

实验室检查常出现原发灶的生化指标异常，如 CA199，CEA，CA125 等，除生殖腺恶性肿瘤转移外，AFP 多阴性。

三、超声检查

（一）二维声像图

依原发灶不同，其在肝内转移灶的声像图可有相异的特征。

（1）乳腺癌：肝内出现单个或多个结节。呈牛眼征或声晕样（图 17－4）。

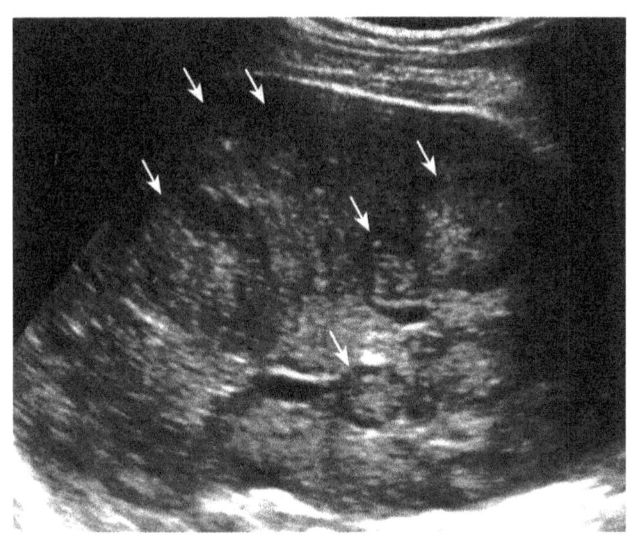

图 17－4　乳癌肝转移瘤二维声像图箭头所示肝内散在大小不等的转移结节，有暗环（箭头所示）

（2）胃癌：可具两种不同表现。或为边缘清晰的高回声结节；或为囊实性肿瘤，系具分泌功能的腺癌转移。

（3）胰腺癌：可为 0.5cm 以下的均匀低回声小结节，无后壁回声增强；亦可为囊实性肿瘤，腺癌分泌物积聚成液区。

（4）结肠癌：边界清晰的高回声结节在声像图上无特异性；但亦可呈现钙化型强回声结节，其后方具清晰声影，较有特异性。

（5）肺癌：腺癌呈高回声结节或分隔型囊实性肿瘤；燕麦细胞癌多为牛眼样图形。

（6）肾癌：肾腺癌多为高回声结节，亦有报道在少数病例中出现钙化者；肾盂癌多为低回声结节。

（7）胆囊癌：多为低回声结节，边缘常不规则。

（8）十二指肠肉瘤：可呈现低回声结节、高回声环状分层结节或中心无回声区的放射状分布声像图。

（9）卵巢癌：可出现高回声结节、分隔型囊实性结节或在甚少病例中出现钙化型结节。

（10）恶性淋巴瘤：弱回声结节，包膜十分清晰，可伴中心花蕊状增高回声小点。

（11）黑色素肉瘤：低回声结节，包膜十分清晰，中心部分具较多的点状高回声；亦可为较大的实质性高回声结节，其中心为小型无回声区。

（二）彩色多普勒

彩色多普勒常能测及转移性肝癌病灶内的彩色血流，但其血供常较原发性肝癌为少，常表现为短线状或点状彩色血流，脉冲多普勒可检测到动脉血流，其 RI 及 PI 均与原发性肝癌相似，无统计学上差别。部分病例仅在转移性结节周围呈现血管围绕或结节内部无血流。

（三）超声造影

注射造影剂后，转移性肝癌的病灶常在动。脉期呈快速环状增强或整体增强，峰值时常呈环状高回声或高回声改变；但转移性肝癌消退较快，常在动脉晚期或门脉早期即呈低回声改变，出现的时间明显比原发性肝癌为早。同时，在造影增强期间，尤其在门脉期，通过连续扫查显示肝内低回声病灶可提高肝内其他转移灶的检出（图 17－5）。

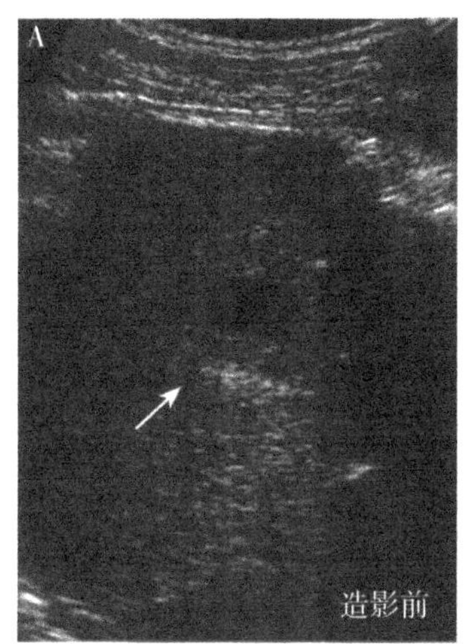

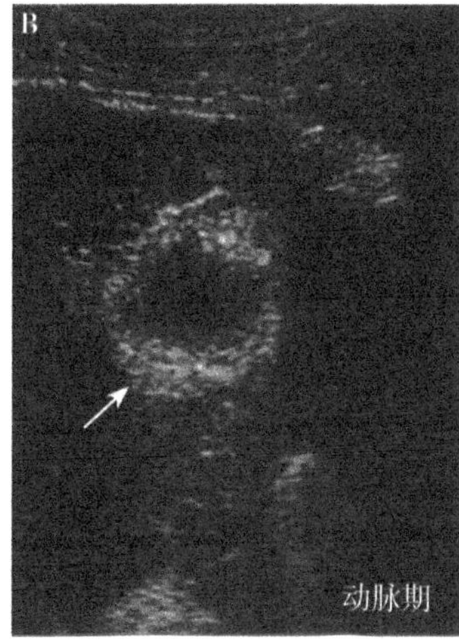

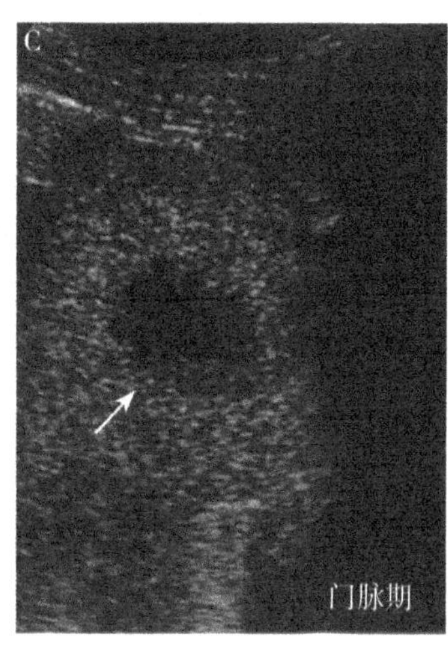

图 17－5　转移性肝癌超声造影表现

A. 造影前：肝右叶见低回声不均质团块（箭头所示），边界不清，形态不规则，其中心回声更低；B. 动脉期：静脉注射超声造影剂后，肝右叶病灶在动脉期呈快速环状增强（箭头所示），回声强度明显高于周围肝实质，中心见不规则无增强区；C. 门脉期：肝右叶病灶原环状增强区域快速减退呈低回声（箭头所示），中央始终为不规则未增强区

（刘继章）

第四节　肝血管瘤

肝血管瘤（hepatic hemangioma）是肝脏最常见的良性肿瘤约占肝脏良性肿瘤的 41.6% ～70%，其发病率为 0.32% ～2%，可发生于任何年龄，女性多于男性。好发于肝右叶，以单发为多，但多发者亦可达 10% 以上。

一、病理

小者直径小于 5mm，大者可达 10cm 以上。肝血管瘤大多属海绵状血管瘤。切面为圆形或楔形，呈蜂窝状，由多数细小血管所组成，亦可由较少的粗大血管所组成，可在局部管腔内产生血栓，血栓可进一步纤维化完全堵塞管腔甚至钙化等。新鲜的海绵状血管瘤标本具弹性，可受压变形并在去压后恢复。

二、临床表现

多数肝血管瘤病例无任何症状，常在体检时偶然发现。亦有部分病例主诉肝区或右上腹部疼痛。肝血管瘤体积较大者可压迫胃肠道发生食欲不振、消化不良，饭后饱胀、嗳气、恶心、呕吐等症状。极少数肝包膜下血管瘤可破裂出血而发生急腹症。

小型肝血管瘤常无任何体征。中型或较大血管瘤可出现肝脏肿大，少数大型肝血管瘤可在上腹部扪及巨大肿块，一般质地中等或较软，在瘤体表面加压有弹性感，亦有少数病例腹部听诊可闻及血管杂音。

实验室检查少数病例具血小板减少，低纤维蛋白原血症。增强 CT 和 MRI 有帮助诊断。

三、超声检查

（一）二维超声图像

肝血管瘤在声像图上一般表现：

（1）肝内出现边界十分清晰的占位病变（图 17-6）。

（2）外形可为圆形、椭圆形或不规则形。

（3）常具边缘裂开征或血管进入、血管穿通征（图 17-7）。

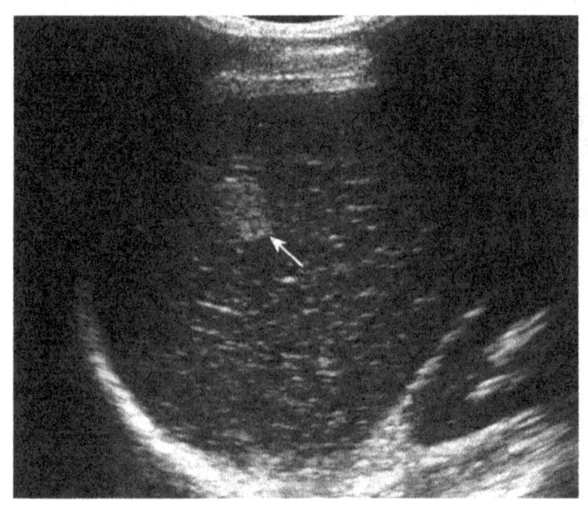

图 17-6　肝血管瘤二维声像图

显示肝右时高回声实质肿块，边界清晰，内分布均匀（箭头所示）

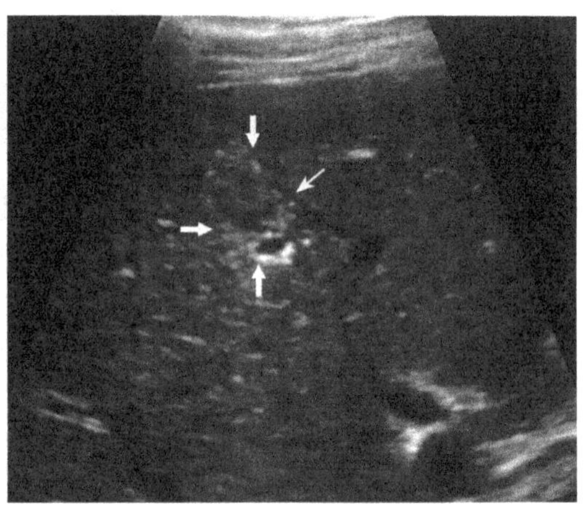

图 17-7　肝血管瘤（血管穿通征）声像图

肝内见稍高回声实质团块，内回声分布欠均匀（粗箭头所示），其边缘见无回声管道样结构穿过（细箭头所示）

（二）小型（<3cm）肝血管瘤的二维声像图表现

1. 高回声型　多见。文献报道在 25 个手术证实的血管瘤分析中，0.3～3cm 直径 15 个。其中高回声占 93.33%（14/15）。高回声型小血管瘤内部为均匀光亮区，间以芝麻点状大小的无回声区。2cm 以上者常可显示边缘裂开征。

2. 低回声型　较少见。低回声型占位 6.67%（1/15）。表现为周围甚厚的边缘（<2mm），似浮雕状。内部为圆形、椭圆形、管状的较粗血管壁，而管腔内则为血液。低回声型常可见较粗的血管进入或者血管穿通征。

（三）中型及大型（>10cm）肝血管瘤的二维声像图规律

1. 分型

（1）高回声型：较少，占 1/6～1/5。声像图表现与小型的高回声型一致，但易见血管进入及穿通征，内部有较多的小的无回声区。

（2）低回声型：较多，占1/3左右。其边缘更厚，内部管道更清晰。

（3）混合型：为上述高、低回声型的各种组合。占50%左右。

2. 加压后形变　生长在肋缘下方肝脏内的中、大型肝血管瘤，在固定超声探头时于周围加压，可见其中肿瘤的浅部向深部渐被压扁，如同海绵受压一样；去压后较快地呈弹性回复。在肋缘遮盖部的肝脏，可行深吸气后摒气使肿瘤移位至肋缘下方后再作加压试验。但生长在高处的肝血管瘤，如肝脏的膈顶部、肝脏的中、上部，均无法做此试验。

（四）肿瘤生长速度

肝血管瘤的生长速度一般极为缓慢。用超声随访测量，肿瘤尺寸可数年不变。或者生长极慢，每年的径线增长不超过2～3mm。然而，亦有少数病例发现肝血管瘤后，在数月至1年内其直径增长较快（在5～10mm内），并出现新病灶，可持续1～2年，以后又趋稳定。其真实原因不明。是否与该段期间中某些激素或血液生化成分改变有关，尚待深入研究。

（五）彩色多普勒

（1）中、小型肝血管瘤的外周常无血管围绕。

（2）多数肝血管瘤结节内部彩色多普勒无彩色血流显示；约17%左右可出现结节内彩点状、短线状或树枝状。但脉冲多普勒中RI＜0.50，PI＜0.90。

（六）超声造影

周围静脉注射超声造影剂后，显示肝血管瘤在动脉期呈周边部环状增强，并逐渐呈结节样向中央延伸，在门脉期或延迟期病灶全部填充呈高回声或等回声均匀团块。如肝血管瘤较大，则病灶可不完全填充，则病灶中央呈不规则形的无回声区。这些表现在超声造影表现中具有特征性。

四、鉴别诊断

1. 小肝癌　大多数为内部低回声，其包膜细薄；而低回声型小血管瘤则具厚壁，并常见边缘裂开征与血管进入等。

2. 原发性肝癌　大型血管瘤如具管腔内血栓者，回声紊乱，分布不均，但具加压后形变。肝癌亦可回声紊乱，但无加压后形变，且常伴声晕、子结节，门静脉或肝静脉内癌栓等特征。

3. 肝血管平滑肌脂肪瘤　发病率甚低，具细薄包膜，内部呈高回声为主，内部回声较均匀，后方可有轻度衰减现象。彩色多普勒可测及低阻性动脉血流。（图17－8）。

4. 肝血管肉瘤　为肝血管瘤的恶变。发病率极低。二维声像图上难与血管瘤作鉴别。应根据临床表现、肿瘤迅速生长并出现恶病质等综合判断（图17－9）。

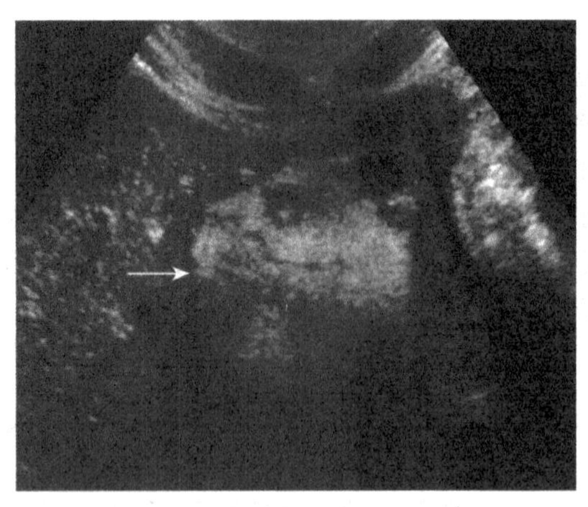

图 17-8　肝血管平滑肌脂肪瘤二维声像图
肝左叶见稍高回声实质团块（箭头所示），内部回声分布不均匀

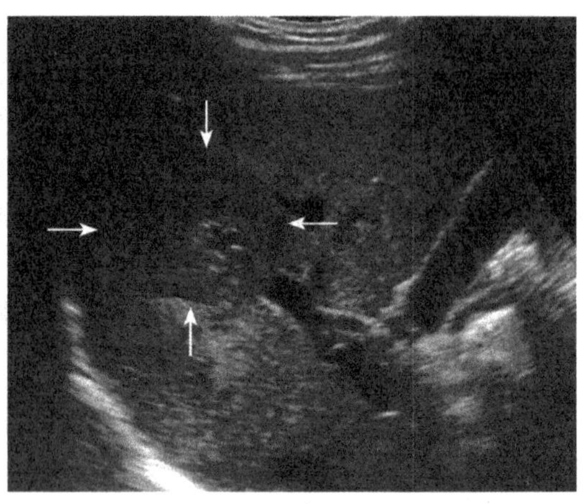

图 17-9　肝血管平滑肌肉瘤二维声像图
肝左叶见 **60mm×51mm** 稍高回声实质团块，内部回声不均匀

五、临床价值

（1）对拟行手术切除病例，可精确测定肝血管瘤的大小、部位及肝内重要结构间的关系，做术前充分准备。

（2）在肝血管瘤的鉴别诊断中，常规超声对其诊断有较高的准确性，尤其对高回声型肝血管瘤更为明显，但对低回声型肝血管瘤的诊断，常规超声符合率较低，而超声造影对诊断肝血管瘤具有决定性作用。

（刘继章）

第五节　肝脓肿

肝脓肿（liver abscess）一般有典型症状，临床易于确诊。但少数慢性肝内感染仅有轻微症状，肝内炎症及脓肿进行缓慢，不易确诊。由于肝脓肿主要的病理结果是组织的坏死、液化，超声极易从体外测出。较其他各类医学影像技术均更方便、有效。

一、病理

肝脓肿可分阿米巴肝脓肿及细菌性肝脓肿两大类。其病源及病理变化如下。

1. 阿米巴肝脓肿　阿米巴原虫多经门静脉进入肝脏。于门静脉小支内发生栓塞、溶组织等作用。局部肝组织坏死形成脓肿。脓肿周围结缔组织增生，脓肿内部为坏死的肝细胞、红白细胞、脂肪、脓细胞、脓栓及夏科-雷登晶体。脓肿邻近的肝组织可呈现炎症反应。

2. 细菌性肝脓肿　一般在败血症后细菌经肝动脉进入肝脏。通常为多发小型的脓肿，少数情况可为较大脓腔。大体病理变化与阿米巴脓肿相似，但脓腔内无夏科-雷登晶体。

小型肝脓肿用药后可自愈，亦可逐渐发展、扩大。由数个小脓肿融合成一个大脓肿。慢性肝脓肿壁可纤维化，甚或钙化。

二、临床表现

1. 症状　发热、右上腹痛为主要症状。热度可高到39°～40°，常伴盗汗。疼痛多为持续性钝痛。呼吸时加重。有时病员主诉右上腹痛伴明显触痛。阿米巴肝脓肿常有痢疾史。

2. 体征　肝脏肿大，有明显压痛。肝区叩击痛明显。有时可发现胸、背部局部肿胀，肿胀部位亦有压痛。严重者可有黄疸。

3. 实验室检查　白细胞常超过20 000/mm^3，中性右达85%～90%。细菌性肝脓肿血培养可能阳性；阿米巴性肝脓肿在粪中可能找到溶组织阿米巴原虫。

三、超声检查

（一）二维声像图

（1）肝内出现一个或多个占位病变，典型者壁厚，且整个脓肿壁的厚度不均。一般外壁比较圆整，而内壁常极不平整，如虫蚀样（图17－10）。少数脓肿壁较薄，内壁亦可平整。

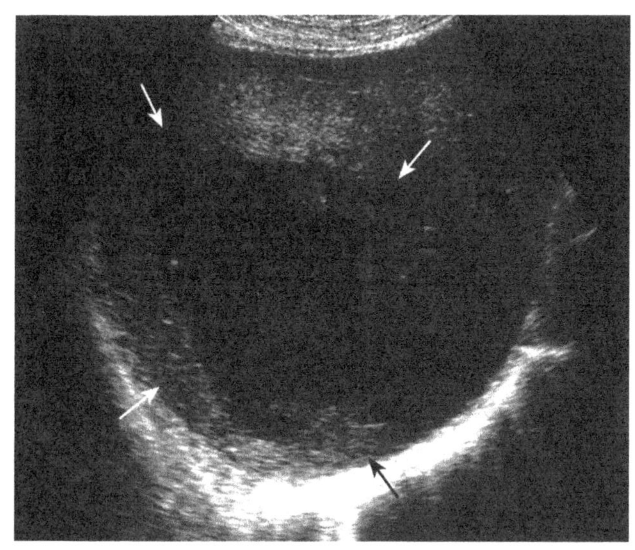

图17－10　肝脓肿二维声像图

肝右叶巨大低回声脓肿，内壁不平整（箭头所示）

（2）肝脓肿后壁一样具回声增强效应，与肝囊肿相似。

（3）肝脓肿侧壁一般显示清晰，无回声失落现象。

（4）肝脓肿后方回声亦见增强，但强度比囊肿稍弱。

（5）内部回声可为：

1）低回声，分布均匀，改变体位或压放后可见其中低回声旋动。

2）粗回声，分层分布，最下方为斑片状；稍浅为粗点状，再上为细粒状；最上可为清液。

3）清液状，其底部呈长条带或大片斑片状回声。

4）澄清液体。

（6）周围炎症反应，在大多数肝脓肿外壁之外，具有环状由亮渐暗的分布。

（7）慢性脓肿囊壁钙化时，可显示其上方的半圈亮弧形反射。此反射下方为清晰声影。内部回声为声影所掩盖，不能显示。

（8）极少数情况下脓肿内部伴产气杆菌。则有气体后方的彗星尾征（comet tail sign）出现。

（二）彩色多普勒

在完全液化的肝脓肿，彩色多普勒未能显示彩色血流；但在液化不完全或者肝脓肿早期或痊愈期时，常可在实质部分显示彩色血流，脉冲测及动脉曲线，但 RI 多小于0.6。

（三）超声造影

超声造影常显示肝脓肿内部未见增强，但脓肿壁可有轻度增强，并与肝实质同步减退。但在未完全液化的肝脓肿，超声造影常呈蜂窝状的增强。

四、鉴别诊断

1. 原发性肝癌　内部低回声或不均回声的肝脓肿需与肝癌作鉴别。一般以厚壁、周围炎症反应为脓肿的图像特征。在一些慢性肝脓肿或周围炎症反应消退情况下，更难与肝癌进行鉴别。超声引导穿刺活检或引流有助于诊断。或者用药物试验治疗并以超声随访占位性病灶的大小改变，肝脓肿可在几天或十数天内出现较明显的变小。

2. 肝囊肿　已完全液化具稀薄脓液的肝脓肿应与肝囊肿鉴别。其主要观察点为侧壁情况。肝脓肿壁层一般较厚，亦可较薄。但因脓肿壁经过炎症后形成，内具较多、较乱的纤维组织，具甚多散射界面。因而，脓肿具清晰的侧壁，但囊肿则无。其次，可观察其内壁是否毛糙不平。肝脓肿内壁常可显示高低不平，不像肝囊肿的内壁光滑。

五、临床价值

超声显像能清晰地显示脓肿的形态、大小、数目、内容物是否稠厚以及增厚的腔壁等，尤其对定位诊断有重要价值。但是肝脓肿在不同时期可表现不同，尤其在早期或无症状时，常规超声检查有一定困难。超声造影对其诊断有肯定作用。同时，超声引导对病灶穿刺抽脓、作细菌培养和涂片检验，还可抽吸引流和注射抗生素进行介入性治疗。

（刘继章）

第六节　脂肪肝

脂肪肝（fatty liver）主要为正常的脂质代谢途径紊乱，肝细胞中的中性脂肪、脂质沉着堆积过多，超过生理含量引起的可逆性改变。肝脏大小正常或出现不同程度肿大，肝区回声可显示出不同程度异常。

一、弥漫性脂肪肝

（一）病理

正常肝脂肪含量约5%，肝内脂肪的含量增加至40%～50%，或全肝脏1/3肝小叶脂肪沉积，称脂肪肝，其中主要为中性脂肪，其余为卵磷脂和少量胆固醇。长期营养不良、慢性感染或中毒、肥胖病、内分泌失常、糖尿病、酒精中毒性肝病或高脂肪、高胆固醇饮食均可引起脂肪肝。脂肪在肝内浸润过量，形成脂肪滴散布在肝组织和肝细胞内。大小不等的脂肪颗粒，使肝细胞肿大，内出现类脂空泡，严重者肝细胞呈类似脂肪组织的脂细胞。脂肪充盈肝细胞内可减弱其功能，易受亲肝毒物所损害，形成肝硬化。脂肪肝内的脂肪滴可相互融合成大脂肪泡或脂肪囊肿，囊肿破裂，多伴局部炎性反应至坏死，纤维化。脂肪沉积多为弥漫性，在小叶中心或小叶的周边，也可呈不均匀的局灶性脂肪沉积。肝脏外观肿大，呈黄色，或土黄色，肝内血管受压。早期脂肪肝为可逆性，合理治疗后可恢复正常。

（二）临床表现

近年来脂肪肝的发病年龄趋向广泛，从年轻肥胖者至老年，患者体重多超过年龄与身高的标准，特别在肥胖儿童。临床上多无自觉症状，部分可表现为轻度食欲缺乏，腹胀，维生素缺乏，易疲劳等一般症状。

重度脂肪肝时，肝肿大，肝包膜膨胀，韧带牵拉或脂肪囊肿破裂，炎性反应可致肝区痛及至发热。有饮酒史或肝炎期内体重明显增加。化验检查胆固醇、谷丙转氨酶、血糖等增高。

（三）超声检查

（1）肝大小可正常，或轻度～中度增大，边缘钝，呼吸时上下移动幅度小。严重脂肪肝与相邻的胆、右肾分界含糊，因肝内沉积的脂肪似一“脂肪带”。

（2）肝脏左右叶呈弥漫性、密集的细小点状回声分布，回声强度比脾、肾回声为高，称明亮肝（bright liver）。肝区回声分布欠均匀，常表现为肝脏前部区域回声增高，而肝脏远区回声逐渐降低呈衰减样，整个肝区透声性降低，似有一层“薄雾”样视觉效果（图 17－11A）。

（3）典型的脂肪肝时，其肝内血管明显减少，纹理不清，肝静脉门静脉分支回声减弱，门脉内有点状回声。

（4）腹部皮下脂肪层增厚，有时增厚的脂肪层延续至肝脏的周围，呈厚 0.5～2cm 相对低回声层中间有网状高回声条索，似肝周“脂肪垫”。

弥漫性脂肪肝在灰阶超声上可分为：①轻度：肝实质回声密集增强；②中度：肝内血管显示不清，膈肌回声显示中断；③重度：肝脏后部分回声明显衰减，肝内血管及膈肌回声无法显示。

二、非均匀性脂肪肝

肝细胞内脂肪堆积，局限于肝的一叶，数叶呈不规则分布。脂肪沉着区与非沉着部分复杂交错。通常右前叶胆囊与门静脉右支间，或右后叶或左内叶为多（图 17－11B）。其发病原因可能与局部门静脉血流紊乱，干扰肝内脂质代谢有关。

（一）超声检查

局灶性脂肪肝在灰阶超声上呈高或稍高回声区，边缘尚清楚但不规则，类似血管瘤的表现。有时高回声区可占据肝的一段或一叶。但该高回声区不具有立体感且周围血管走向正常，彩色多普勒显示该处肝内血管走向未中断，超声造影表现为该高回声区与肝实质同步增强同步减退。

弥漫性非均匀性脂肪肝占据肝实质的大部分，呈稍高回声，边缘不整，其间夹杂的正常肝组织呈岛屿状相对低回声区，易误为“病灶”。

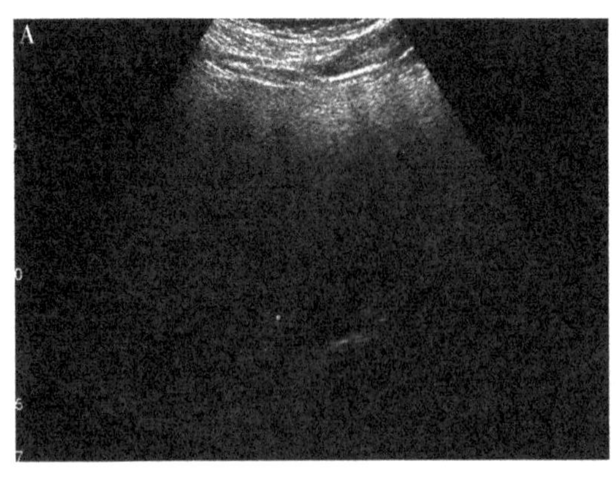

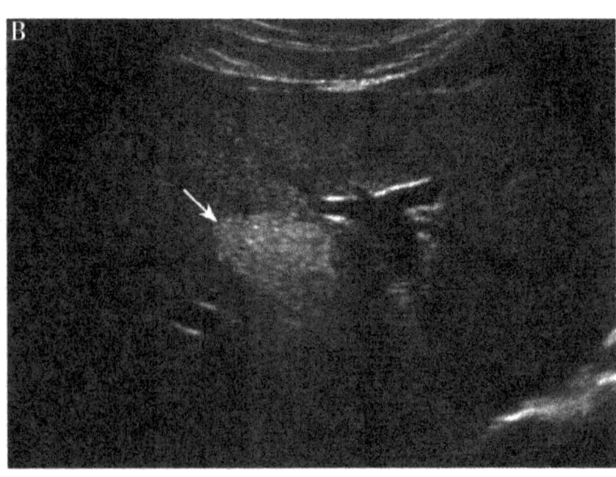

图 17－11　脂肪肝二维声像图

A. 弥漫性脂肪肝：肝区呈弥漫性、密集的细小点状回声，比脾、肾回声增高，称明亮肝或肝区回声分布不均匀，前段增高，远区衰减，整个肝区透声性差；B. 局灶性脂肪肝：肝左叶内出现的局限性的高回声区（箭头所示）

（二）鉴别诊断

1. 肝硬化　常表现为肝内回声增粗增强分布不均匀，部分呈现结节状回声改变。

2. 弥漫型肝癌　常见肝内回声不均匀，增粗增强，并可在门静脉内出现实质样回声团块，这对于鉴别脂肪肝有很大帮助。

3. 肝血管瘤　需与局灶性脂肪肝鉴别。肝血管瘤常呈高回声，边界清晰，彩色多普勒未见彩色血流。超声造影能明确诊断。

（三）临床意义

超声诊断脂肪肝的敏感性和特异性取决于其病变的严重程度。文献显示超声诊断的敏感性约为 60%～100%，特异性约为 77%～95%。特异性不高主要与部分脂肪肝患者合并肝硬化有关。同时，超声检查可作为脂肪肝疗效随访的有效手段。

（刘继章）

第七节　肝硬化、门静脉高压

一、肝硬化

肝硬化（cirrhosis）是由多种进展性肝病引起的终末期不可逆病变。其发病率逐年增高，已成为全球致死率较高的疾病之一。发病高峰在 35～48 岁，男女比例约为 8 ∶ 1。以肝组织弥漫性纤维化、再生结节和假小叶形成为特征的慢性病变。其特点为弥漫性肝细胞变性、坏死和再生，纤维组织增生，使肝脏正常结构呈结节样变，缩小，质地变硬。病因和病理分类有多种，一般根据其形态学或病因学进行分类。在西方国家，最常见的原因是酒精性肝硬化，表现为肝内弥漫性小结节。在我国，多为肝炎后肝硬化。临床通常分为结节性肝硬化和胆汁性肝硬化。酒精性肝硬化通常表现为肝内弥漫性小结节性肝硬化（结节大小相仿，直径<3mm）。丙肝后肝硬化多表现为肝内散在分布的大结节（结节大小不一，直径>3mm）。其他诸如自身免疫性肝炎、胆源性肝硬化、Wilson病、慢性肝淤血、寄生虫病等引起的多为大小结节混合性肝硬化。

（一）病理

结节性肝硬化以肝细胞损害为主，包括坏死后大结节性（直径>3mm）肝硬化和门静脉性肝硬化，以及酒精中毒、营养不良性小结节性（<3mm）肝硬化，或大结节与小结节混杂存在的混合型肝硬化。门静脉性肝硬化与慢性中毒、营养不良、肠道感染、寄生虫肝病、消化吸收障碍等多种病因有关。慢性病毒性肝炎在非血吸虫病流行区是形成坏死后肝硬化的主要原因。绝大多数肝炎发病后2~3个月内痊愈，少数病例发展成门静脉性肝硬化、坏死后肝硬化或胆汁性肝硬化。

其病理改变有：早期肝脏轻度增大，进展期肝逐渐缩小变形，半数肝硬化肝脏中度缩小，体积增大者与脂肪含量增加有关，随着病变发展肝脏体积逐渐缩小，肝越缩小质地越硬。坏死后肝硬化，肝脏轮廓变形较显著，表面有大小不等的结节，由宽窄不等的结缔组织束收缩形成塌陷区，有时肝的大部分特别左叶可萎缩。门静脉性肝硬化的肝脏有细小、弥漫性和不均匀的结节组成，周围肝小叶的结缔组织束较狭窄、整齐，肝切面结节大者直径1cm，小者不足1mm。肝硬化结节多呈圆形，不整齐，肝脏呈棕黄或带有绿色，结节间有白色结缔组织。显微镜下可见结缔组织增生，肝小叶破坏，紊乱的肝小梁和闭塞或扩大的肝静脉窦构成结节（假小叶）。假小叶及肝实质纤维化的形成直接压迫门静脉，并可压瘪门静脉、肝静脉的小支，或使血管移位，纤维组织收缩，血管扭曲、闭塞，造成肝内循环障碍，导致门静脉回流受阻，肝供血转而依靠肝动脉扩张代偿，肝动脉分支与门静脉小支吻合，高压的肝动脉血流进入门静脉造成门静脉高压。门静脉亦可与肝静脉小支间形成分流。失代偿期由于门静脉高压及肝功能不全，导致血浆胶体渗透压降低，继发性醛固酮和抗利尿激素分泌增多，继而形成腹水。

（二）临床表现

肝硬化患者临床表现各异，大约有60%的患者表现为肝病症状。常表现为多系统受累。肝功能受损和门静脉高压为其主要临床表现。代偿期临床症状较轻，缺乏特异性。体检可发现肝脏轻度肿大，肝区触痛。实验室检查肝功能正常或轻度异常。失代偿期表现为肝功能减退，出现一系列全身症状如乏力、体重减轻、低热等；消化系统症状如厌食、腹胀、腹泻等；血液系统障碍，表现为低白蛋白血症、水肿、腹水、贫血、出血倾向；排泄解毒功能减退；内分泌失调可出现肝掌、蜘蛛痣、水钠潴留；胆汁分泌和排泄功能障碍可表现为黄疸。终末期可表现为多种并发症，例如门静脉高压多表现为侧支循环形成（食管胃底静脉曲张、腹部静脉曲张、痔静脉扩张），脾大（脾亢）。在由肝炎病毒感染的患者中，原发性肝癌的发生率会大大增加。其他并发症包括：食管胃底静脉曲张破裂出血、自发性细菌性腹膜炎、肝性脑病、水电解质和酸碱平衡紊乱、肝肾综合征、肝肺综合征、门静脉血栓形成等。门脉高压可致脾大、腹水、腹壁静脉曲张或呕血。X线食管吞钡或内镜检查发现食管静脉曲张。

（三）超声检查

早期肝硬化：肝大小变化不明显，典型酒精性肝硬化者肝脏可中度增大，肝包膜尚光滑，肝实质密集或较密中小点状，肝内回声普遍增高，透声性差，血管走行基本正常，无特征性的声像图改变。

典型肝硬化：对有一定的图像特征声像图表现，超声能提示肝硬化的明确诊断，但不能区别门静脉性、坏死后性肝硬化。胆汁性肝硬化需结合肝胆系统病史提示。

1. 肝脏大小位置　结节性肝硬化的肝脏常缩小，肝右叶上、下径变短，肋间扫查示肝脏厚度变薄，以肝左叶缩小最为明显和常见，检查时需深吸气方能显示肝左叶全貌，致使肝左右叶最大横径变小。缩小的肝脏向右季肋部上移，肝上界较正常位置抬高一个肋间，肝左叶被牵拉至右侧软骨处，结肠肝曲上移至肋弓以内，致使右锁骨中线与右肋下斜径不易测及，应取右前斜位腋中线，肋间内检查可显示肝右叶的情况。需要指出，有些肝硬化因肝动脉血流增加，或血吸虫、酒精性肝硬化的肝左叶可代偿性增大。

2. 肝包膜、边角和形态　肝包膜增厚，回声增高，厚薄不均，肝表面凸凹不平，呈锯齿状，小结节状，或粗结节状，在出现腹水时更为清晰。肝边缘角变钝或不规则。肝横切面失去正常的楔形形态，矢状切面上不呈三角形，而似椭圆形。

3. 肝实质　弥漫性增高，呈密集、较密大小不一的点状，如散在的粟粒大，小米粒大至高粱米大的粗颗粒样及不规则的高回声、斑片条索（图 17－12），透声性差，因肝脏纤维化使声能被反射、吸收、散射而逐渐减少，衰减增加，肝区远方回声降低。

4. 肝内外血管　肝硬化后期由于纤维结缔组织收缩牵拉，肝内外血管粗细不均匀，或纹理紊乱，亦可致血管扭曲、闭塞而不显示。肝内肝静脉主干及分支变细，肝静脉平均直径 0.56cm（正常 0.77cm）。门静脉：肝内 1 级分支的管腔略增粗，门静脉主干内径明显增宽对估价肝硬化程度有较大意义，左支矢状部多增粗常因肝缩小牵拉右移。肝内纤维化越重，门静脉回流受阻越显著，门静脉主干、右干及左支矢状部血流可明显增加。肝动脉：肝硬化门静脉高压时由于肝内静脉的扭曲、闭塞、循环障碍，肝动脉可代偿性增宽，肝动脉与门静脉吻合支交通形成，肝动脉血流量增加，因此肝左叶或尾状叶可代偿性增大。肝固有动脉较正常易显示，常在门静脉主干、右干的前面及门静脉左支后面与其平行，亦可在门静脉胆管之间出现，或环绕门静脉主干而行。肝内、外动脉均增宽，其直径达 4～10mm，而与其并行的胆管直径正常。增宽的肝动脉不对称性分布，可从肝总动脉发自腹腔动脉的分叉起点沿其分布的走行追踪探测确定。增宽的肝动脉管壁回声较高，有搏动性，用脉冲多普勒检测到其收缩期高速血流可与门静脉及胆道进行相鉴别。

5. 脾大、腹水　脾大极为常见，肿大程度与肝硬化严重程度相一致。并伴腹水、侧支循环形成。腹水表现为，在缩小的肝脏周围，被肝硬化无回声区所包绕，并衬托出肝表面高低不平的硬化结节。大量腹水时可在脾周围或腹腔内出现大面积无回声区（图 17－13），最大径可达 10cm 左右，并可见肠管似海藻样在腹水中飘荡。

胆囊：肝硬化时，胆囊可随肝缩小、向右上后移位至腋前线，或游离在肝下缘漂荡在腹水中。胆囊壁增厚，或呈双层，其间为低回声，此征象并非为急性胆囊炎，可能因肝纤维化血管萎缩，胆囊静脉回流受阻，胆囊静脉压增高，引起胆囊壁水肿，或与肝功能障碍血浆蛋白降低有关。文献报告肝硬化时，胆石症的发生率较无肝硬化者为多。

胆汁性肝硬化、肝脏缩小不明显，肝区回声增高，可伴肝内或肝外胆道扩张，或原发病的表现。

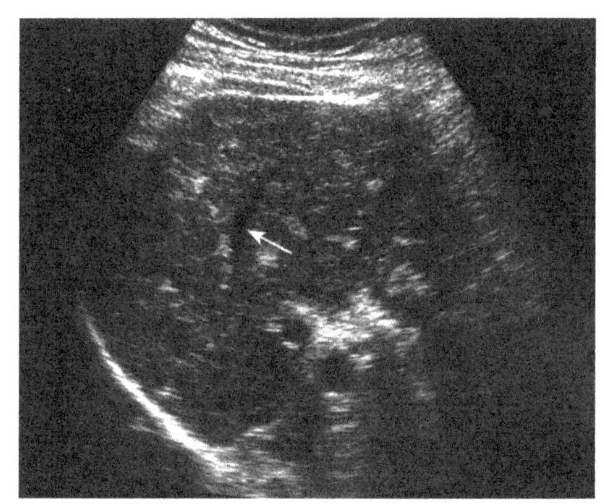

图 17－12 肝硬化二维声像图

肝内实质回声增强增粗，分布不均匀，见散在分布的稍高回声结节，边界不清（硬化结节）。肝静脉变细（箭头所示）

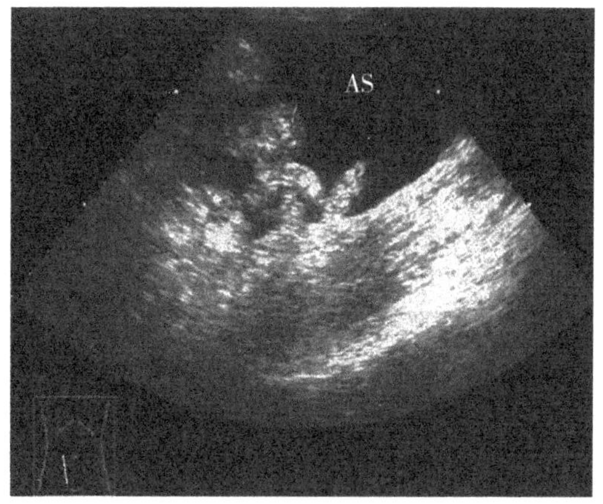

图 17－13 下腹部二维声像图

显示下腹部腹腔内大片无回声区，为腹水（**AS**）

二、门静脉高压

肝硬化门静脉高压（portal hypertension）患者常因脾大、腹水就诊，或因食管静脉曲张破裂消化道大出血而急诊抢救，远期门体分流性脑病、肝性脑病的发生使患者遭受长期难以摆脱的折磨。由于肝炎、酒精中毒、寄生虫病的流行等，对肝硬化门静脉高压的病因不易控制，加之病程进展隐蔽缓慢，尽管对本病的诊断、治疗不断改进提高，目前还不能彻底有效的防治该病。

（一）病理

门静脉为独立的血液循环，回流胃、肠、脾、胆等消化道的静脉血，正常肝血流第一肝门供血，门静脉系统占肝血流入量75%，肝动脉占25%。三支肝静脉由第二肝门进入下腔静脉为肝血流出道，流入量与流出量呈生理性动态平衡。肝内阻塞性病变时肝静脉由于纤维结缔组织收缩牵拉，肝静脉粗细不均匀，血管扭曲，紊乱或不清，主干变细，严重者可闭塞，从而是肝静脉流出受阻。

门静脉主干、右干及左矢状部内径增宽，肝硬化纤维性变越重，血流受阻越显著，血管内径越宽门静脉压力越大，血管扩张回流受阻，进而门静脉侧支循环建立和开放。而肝血供不足，部分肝动脉代偿性增宽使血流量增加，增宽的肝动脉不对称性分布或形成肝内动静脉短路，加重门静脉高压且出现脾肿大和腹水。

（二）超声检查

1. 检查方法　空腹，饮水充盈胃，以排除气体扩大声窗，以肝、脾为声束进路。仔细观察及反复调整体位，减低声束与血管走行方向间的夹角，以获取最佳图像。

（1）彩色血流：异常彩色血流的部位、形态、沿彩色血流追踪血管的行径。血流朝向探头的肝动脉呈鲜红，门静脉红、暗红色；血流背离探头呈蓝色；动－静脉瘘呈红蓝混合的花色血流。

（2）多普勒血流曲线：测量用同步心电图做时相标志，连续观察 30 ~ 50 个心动周期。测量肝动脉（HA）血流的收缩期最大速度（Vmax,）、舒张期末期最低速度（Vmin）、时间平均速度（V）、血流时间速度积分及血流速度频谱开始与同步心电图 Q 波的时间差（△t），计算肝动脉的阻力指数（RI）与搏动指数（PI）。门静脉（PV）、脾静脉（SPV）、肠系膜上、下静脉（SMV）、侧支血管等为连续性低速血流曲线。肝静脉近第二肝门处血流呈三相峰，收缩期 S 峰，舒张期 D 峰，舒张末期反向 A 峰（正常 S > D）；或 S 与 D 峰之间有反向的第四峰。血流速度高低与呼吸心跳有关，低速血流（ < 5mm/s）需降低滤波阈值才能显示。

2. 门静脉高压的声像图表现

（1）门静脉：PV 主干明显增粗，左、右支亦增粗。血流呈红色，血流曲线为连续性血流，通常峰值速度 < 20cm/s。少数上腹部气体多者，PV 血流曲线显示不佳。有文献报告门静脉扩张（ > 13mm）是门静脉高压的特征，其门静脉主干平均为 19mm，左支 17.4mm，右支 17.7mm，脾门部静脉 13mm，均较正常明显增宽。

（2）肝固有动脉：肝固有动脉较正常易显示。在门静脉主干、右支的前面及门静脉左支后面与其平行，亦可在门静脉与胆管之间出现或环绕门静脉主干而行，肝动脉肝内分支与门静脉走行一致。肝动脉管壁回声较高，有搏动性，其血流呈橘红或橘黄色，内径平均为（0.64 ± 0.26）cm，最高流速 92.2cm/s。

（3）肝静脉血流：呈蓝色，在肝实质内为低速血流。部分肝静脉管腔变细，在肝实质内壁管可显示不清，仅见粗细不均，迂曲的蓝色血流。多普勒血流曲线呈 S < D 峰，出现第四峰或 S、D 峰相连呈驼峰。

（4）脐静脉重新开放：是肝内型门静脉高压的重要依据。重新开放的脐静脉位于肝左内、外叶之间的肝圆韧带内，横切面显示脐静脉呈圆形的无回声区，周围被肝圆韧带的高回声包绕。长轴切面肝圆韧带呈无回声管腔，一端与门静脉左支囊部、矢状部相通，另一端至肝下缘延续至腹壁，长 6 ~ 7cm 呈暗红色血流。脐静脉血流显示连续低速血流曲线，重新开放的脐静脉血流的多少与门静脉高压的严重性呈正相关。部分脐静脉重新开放与腹水同时存在。依据脐静脉重新开放程度的声像图分为三度：轻度，脐静脉近门静脉左支囊部肝圆韧带有细小的无回声管腔，内径 0.4cm 以下，彩色显示暗红色，血流曲线为低速静脉血流，此型轻度脐静脉开放，易忽略；中度，脐静脉呈管状由门静脉左支囊部开始至肝边缘，部分与腹壁静脉曲张相连，内径 0.4 ~ 0.7cm；重度，扩张的脐静脉内径 > 0.8cm 呈粗管状，同时伴有显著的腹壁静脉曲张。

（5）肝内静脉不规则扩张：在门静脉左支矢状部或右前叶支周围，肝组织中的静脉扩张，呈红、蓝色的“窦道样”或不规则形的“湖泊样”血池，伴连续性低速度血流曲线与门静脉相同。可能来自回流受阻的门静脉分支不规则的局部扩张。

（6）门静脉内离肝血流：正常门静脉呈单一暗红色，门静脉高压时探头方向不变，门静脉主干或左支矢状部内同时显示红、蓝双色血流。多普勒亦呈相应的正、负双性低速血流曲线。

（7）腹壁静脉曲张：超声束沿腹壁、胸壁表浅与粗细不均的曲张静脉血管长轴切面，显示串珠样无回声区内径 0.3 ~ 0.5cm，彩超呈红色或蓝色伴低速血流曲线。一端与肝内开放的脐静脉延续，另端与腹壁深层小动脉形成花色 A－V 瘘，呈高速度连续血流，与“风暴吼叫”样声谱。

（8）门静脉周围静脉扩张与门静脉血栓海绵样变性：胃左、胃十二指肠、肠系膜上、下静脉扩张，肝门横切面呈“蜂窝样”低回声，长轴呈“蚯蚓状”红、蓝相间彩色血流，连续性低速血流曲线略大于正常的门静脉速度。门静脉腔内透声极差，边缘不清，有多个高低不等血栓的高回声，或充满絮状斑片回声，彩色多普勒显示其不规则的红、蓝色点线状血流，为门静脉血栓海绵样变性。

（9）食管胃底静脉曲张：胃冠状静脉在十二指肠第一段后方上缘注入门静脉，并与食管下端静脉丛吻合，其血流由奇静脉入上腔静脉。正常胃冠状静脉用高频彩超，空腹胃内充满水在胃小弯侧可见蓝色的静脉血流。门静脉高压时胃冠状静脉扩张其直径 7～18mm，平均 12mm。文献报告从剑突下肝左叶后方食管末端，可探测到增粗曲张的食道下段静脉（图 17－14）。

（10）脾及其血流：脾大，脾门区脾静脉增粗（图 17－15）。脾门区脾静脉增粗＞1cm。

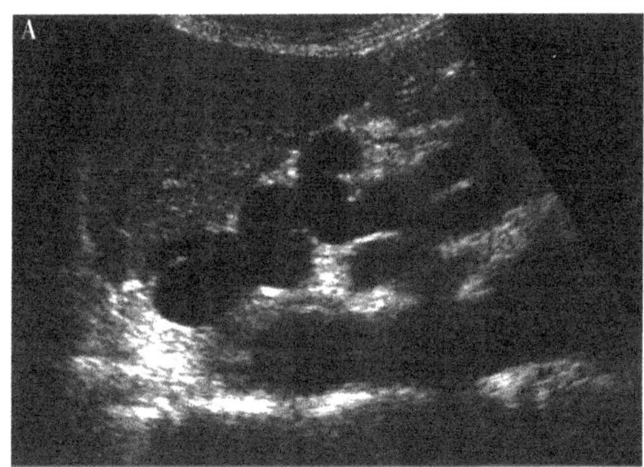

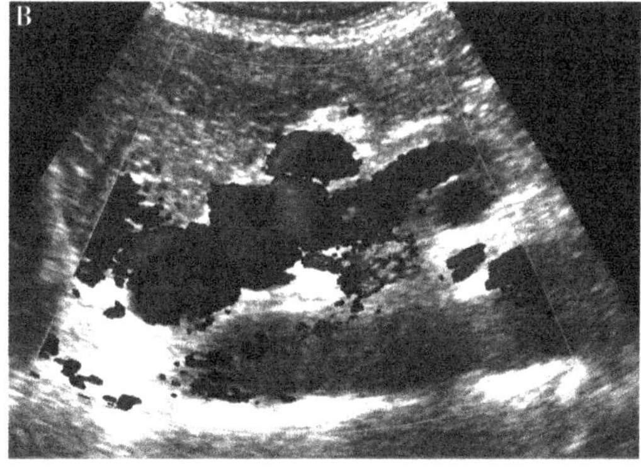

图 17－14　肝硬化门脉高压侧支循环

A. 二维声像图：胃底静脉曲张呈扭曲的无回声管道结构；B. 彩色多普勒示胃底静脉曲张为彩色血流所填充

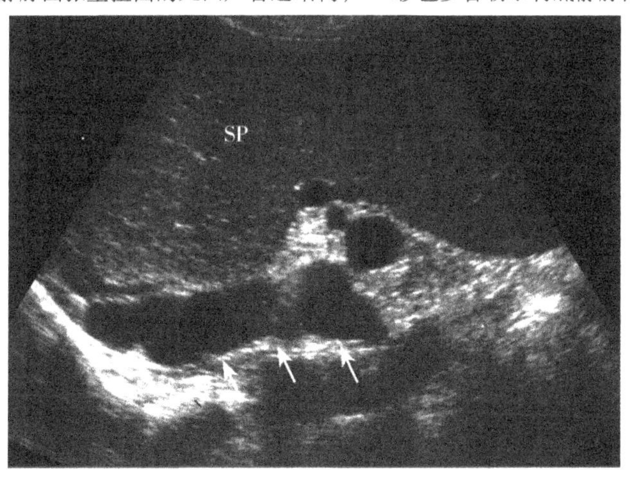

图 17－15　门静脉高压脾肿大二维声像图

SP：肿大的脾脏伴脾静脉曲张，内径大于 15mm（箭头所示）

（刘继章）

第八节　胆道系统超声扫查技术

一、患者的准备

（1）为了保证胆囊、胆道内有足够的胆汁充盈，并减少胃肠内容物和气体的干扰，在超声检查前，须禁止使用影响胆囊收缩的药物，并须禁食8h以上。通常在检查前一天晚餐后开始禁食，次日上午空腹进行检查。

（2）腹胀严重者，可在检查前1～2d服用消导理气中药或者口服消胀药物，如口服二甲基硅油片，每天1～2g，每日3次，对消除肠道气体有明显作用，然后再行超声检查。若有肠内容物干扰时，可在灌肠后施行超声检查。

（3）在超声检查前两天，避免行胃肠钡剂和胆道X线造影检查，若患者急需胃肠钡剂和胆道造影检查，应安排在超声检查以后进行，因钡剂或造影剂可能干扰超声检查。胆囊、胆管和胃肠道内如有钡剂的残存，会影响胆囊的超声显示，且可能引起误诊。

（4）观察胆囊收缩功能和胆管通畅程度，应准备好脂餐试验。其方法：患者空腹时实行超声检查胆囊部位、大小并记录，然后嘱患者高脂肪、高蛋白饮食（油煎鸡蛋2个），食后30min，1h、2h各检查1次，分别测量胆囊的大小并记录供对照。若患者不能高脂肪、高蛋白饮食，可口服50%硫酸镁30ml代替。

二、判定标准

（1）胆囊收缩功能良好：餐后2h内胆囊排空或缩小>2/3，属正常。

（2）胆囊收缩功能较差：餐后2h内胆囊收缩<1/2者，属可疑。

（3）胆囊收缩功能差：餐后2h内胆囊收缩<1/3者，属不正常。

（4）胆囊无收缩功能：餐后2h，胆囊大小同空腹，若空腹胆囊<正常大小，多提示有重度病变而失去功能，若胆囊增大，则表示胆囊以下有梗阻。不伴黄疸者，梗阻部位在胆囊颈或胆囊管。

（5）小儿或不合作者，可给予催眠药后在睡眠状态下行超声检查。

三、检查体位

1. 仰卧位　为常规检查体位，检查时，患者平静呼吸，腹部放松，两手平放或置于头部，暴露上腹部，做超声各种方法扫查，亦可进行肋间斜断面扫查。

2. 左侧卧位　患者向左侧卧45°左右，使肝和胆囊向左下移位，可提高胆囊和肝外胆管中下段病变的超声显示率，同时可减少胃肠气体干扰，有利于胆囊颈部结石及结石移动的观察。

3. 半坐位　常用于特别肥胖的患者或高位胆囊，主要是观察胆囊结石移动情况。

四、超声扫查技术

1. 右肋缘下纵断面　探头置于右肋缘下，与肋弓基本呈垂直，让患者适当深吸气时，左右侧动探头，可以显示较完整的胆囊长轴断面。以此断面为基准，做胆囊的纵断面和横断面扫查，可显示胆囊内部结构及其周围组织关系（图 17－16）。

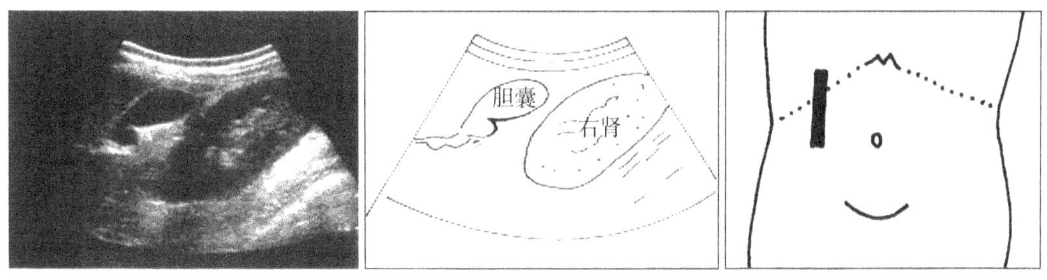

图 17－16　右肋缘下纵断面扫查

2. 右肋缘下斜断面　探头置于右肋缘下，并与右肋缘平行或呈一定角度，此断面可显示门静脉的左、右、矢状部。根据前述胆管走行的特点，可显示伴行的肝左管和肝右管（图 17－17）。

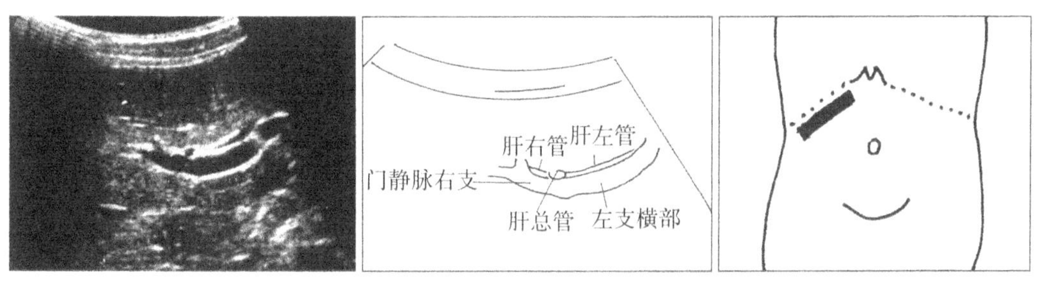

图 17－17　右肋缘下斜断面扫查

3. 右肋间隙斜断面　探头置于第 6～9 肋间扫查，可显示右前叶和肝后叶内胆管及肝总管的纵断面，同时可清晰显示胆囊结构，特别是对肥胖患者非常有效（图 17－18）。

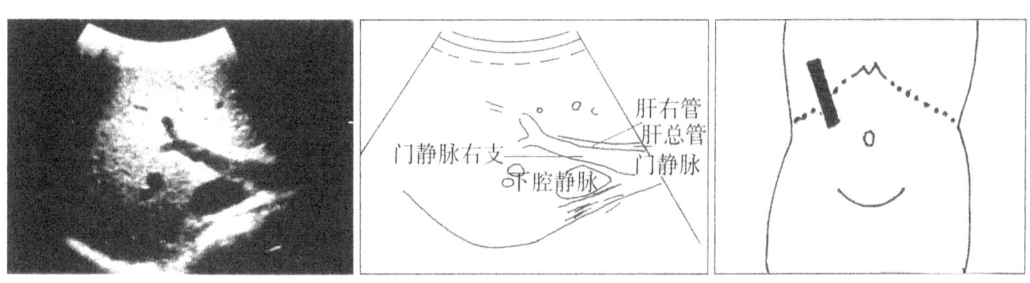

图 17－18　右肋间隙斜断面扫查

4. 剑突下横断面　探头置于剑突下稍偏右，声束指向膈顶，嘱患者深呼吸，可显示门静脉左支构成的“工”字形或肝左管（图 17－19）。

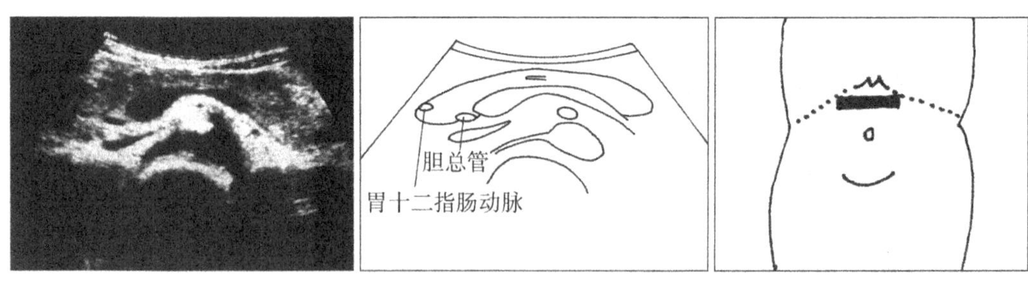

图 17－19　剑突下横断面扫查

（刘继章）

第九节　正常胆道系统声像图

一、正常胆囊声像图

正常胆囊的纵断面呈梨形、长茄形或椭圆形，胆囊轮廓清晰，囊壁线明亮，曲线光滑整齐，胆囊腔内呈无回声暗区。后壁回声增强，显示典型的囊性结构。

正常胆囊超声测值：正常胆囊长径一般不超过 7cm，前后径不超过 4cm，胆囊壁厚度一般不超过 3mm（图 17－20）。

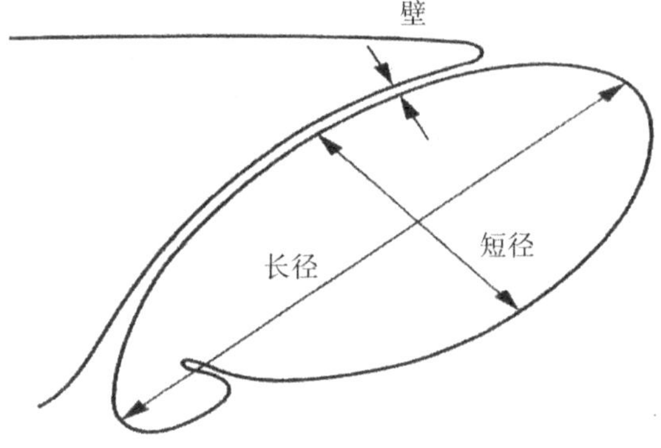

图 17－20　正常胆囊测量

二、正常胆管声像图

胆总管的探查，一般采用肋下斜切面、剑突下纵切面、肋间斜切面及上腹部横切面等扫查方法。胆总管的探查，常以胆囊、门静脉主干或胰头等组织，作为声像图的解剖标志。

超声检查不易发现胆囊管与肝总管的汇合口，因此不再严格区分肝总管与胆总管，统称为肝外胆管。

超声显像将肝外胆管分为上下两段，上段相当于肝总管和胆总管的十二指肠上段。自肝门发出后与门静脉伴行，超声检查中易显示，其图像表现为位于门静脉前壁的管道，与门静脉平行形成双管结构，其直径小于或等于门静脉的 1/3，内径小于 5mm，其间可见肝动脉左支的圆形横切面。

肝外胆管下段与下腔静脉伴行并向胰头背外侧延伸，由于胃肠气体强回声干扰，超声检查时，不易显示，可采用饮水法或口服超声显像剂，或者口服二甲基硅油片等充盈胃腔、十二指肠等方法，可提高显示率。

正常肝外胆管超声测值：

（1）正常成人肝外胆管内径为 4 ~7mm，超过 8mm，可提示轻度扩张，若大于 9mm，有临床诊断意义（图 17 -21）。

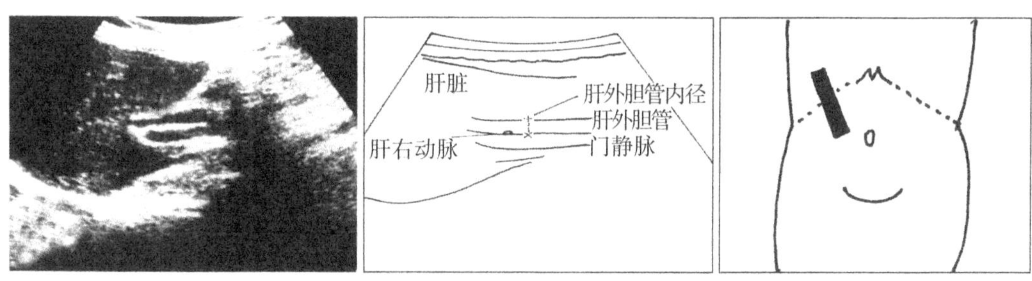

图 17 -21　正常肝外胆管内径测量

（2）12 岁以下小儿肝外胆管内径为 2 ~3mm，一般不超过 4mm。

（刘继章）

第十节　胆石症

胆石症（cholelithiasis）是指因胆道系统结石所形成的一系列临床病理改变。任何人群均可发生。我国一组 8 585 人的流行病调查中，胆囊结石的发病率为 24. 3%，肝外胆管结石的发病率为 46. 5%，肝内胆管结石的发病率为 29. 0%。胆囊结石和肝外胆管结石发病高峰年龄是 51 ~60 岁，肝内胆管结石发病高峰年龄为 31 ~40 岁。肝内胆管结石在胆系结石中病死率最高，为 4. 2%。

胆石的成因较复杂，胆汁成分的改变、寄生虫感染、细菌感染、代谢障碍、溶血性贫血等原因均可形成胆石。胆石的形成过程分为 3 个阶段：胆汁饱和或过饱和；起始核心的形成，逐渐形成结石。

一、胆囊结石

胆囊结石（cholecystolithiasis）是最常见的胆囊疾病，好发于中年肥胖女性。胆囊结石中以胆固醇结石和混合性结石多见。由于结石对胆囊壁的刺激，易合并胆囊炎，最终导致胆囊缩小，胆囊壁增厚。胆囊结石合并胆囊癌发生率较高。

根据胆石成分的不同，可将胆石分为以下几种类型：①胆固醇结石。②胆色素结石。③混合性结石：主要由胆固醇、胆色素、钙盐、蛋白、金属离子等成分构成。④其他结石：碳酸钙结石、瓷瓶胆囊为少见结石，胆囊壁胆固醇沉着症也被部分学者归为胆结石。

胆囊结石常引起急性和慢性胆囊炎，其临床表现不同。急性结石性胆囊炎表现为有季肋部疼痛，向右肩部放射。早期发热和中性粒细胞升高不明显，恶心多，呕吐少。后期 Murphy 症阳性，右上腹有明显的腹紧张、压痛、反跳痛，呼吸受限。慢性结石性胆囊炎主要表现为右上腹不适、隐痛、饱胀感、嗳气，食用油脂较多的食物后，以上症状会加剧。

（一）超声表现

1. 典型声像图　胆囊腔内出现强回声团块，团块后方伴有声影，团块可随体位变化在囊腔内移动（图 17 - 22）。

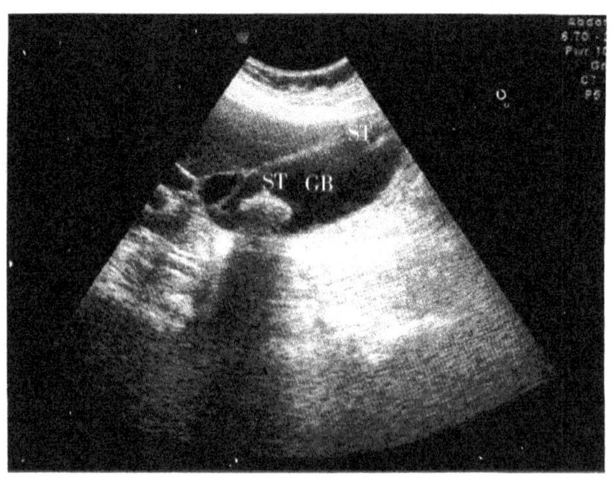

图 17 - 22　典型胆囊结石

2. 非典型声像图　充满型胆结石表现为“WES”（wall - echo - shadow）征：W 为胆囊壁高回声，E 为结石强回声，S 为声影。在胆囊壁高回声和结石强回声间可见一线状低回声，可能为残存的胆汁。泥沙状胆结石表现为胆囊腔内出现黏稠的细小回声光带，随体位移动而在胆囊壁上移动，其形态常常因移动而发生变化，常可见弱声影，有时声影不明显（图 17 - 23）。直径小于 3mm 的松软的结石，其后方往往不伴有声影，可根据体位改变是否移动进行诊断。当结石嵌于胆囊颈部或哈氏囊时，往往引起胆囊积液（图 17 - 24），压迫肝总管引起肝总管部分或完全梗阻时，进而产生胆汁性肝硬化时，称为 Mirizzi 综合征。胆囊壁罗 - 阿窦内结石时，壁内可见单个或多个强回声，后方伴“彗星尾”征。

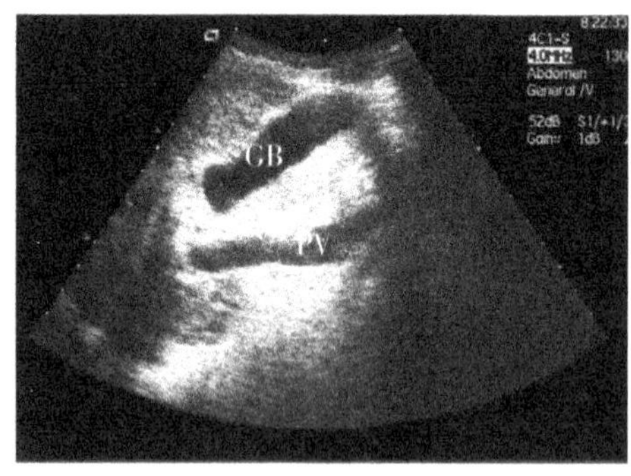

图 17 - 23　泥沙状胆结石

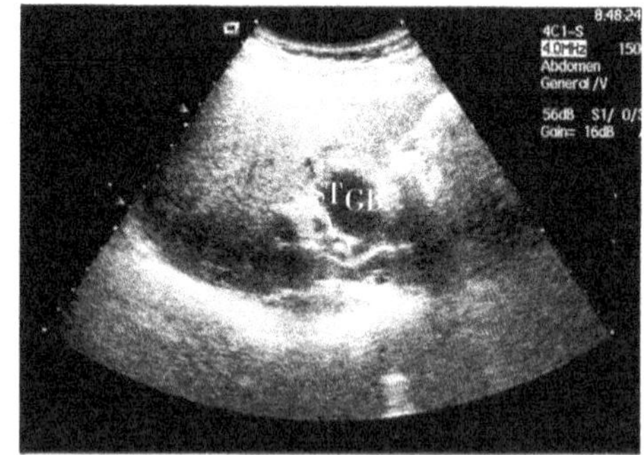

图 17 - 24　胆囊颈部结石嵌顿

（二）诊断要点

胆囊腔内强回声团块，可随体位改变移动，后方伴有声影。

（三）鉴别诊断

1. 十二指肠气体　胆囊体部与十二指肠紧邻，十二指肠气体回声常常被初学者误诊为胆囊结石，可多切面进行扫查之后观察回声是否在胆囊腔内，如还不能鉴别，可保持强回声团块的切面，仔细观察团块形态是否发生变化，十二指肠蠕动时会造成肠腔气体大小的变化。必要时可嘱咐患者饮水200ml，团块中如可见液性回声通过，则为十二指肠气体。

2. 胆囊内胆泥、组织碎屑、脓性团块、息肉等　长期禁食患者，胆汁瘀滞，可形成胆泥，胆泥为均匀稍低回声，形态可随体位变化，有时胆泥可合并结石。急性化脓性胆囊炎时，胆囊内坏死组织碎屑、脓性分泌物等可形成团块状回声，但其透声性较结石好。胆囊内隆起样病变与结石不同的是不随体位移动并与胆囊壁相连。

（四）临床评估

目前，超声是公认的诊断胆结石的首选方法。超声对胆囊结石诊断敏感性达97%～100%与MRI相近（97.7%），特异性达93.6%～100%，准确性90.8%～93%。超声在确定结石数目和大小方面优于CT，对含钙结石的敏感性方面低于CT。对于过度肥胖或肠气干扰严重的患者，可进行多切面、多体位、多重复检查。

二、胆管结石

胆管结石（calculus of bileduct）较为常见，根据来源分为原发性结石和继发性结石，根据部位分为肝外胆管结石和肝内胆管结石可引起胆管壁炎症，出现充血、水肿、增生和纤维化，导致胆管壁增厚。结石嵌顿可造成胆管完全性梗阻。

肝内胆管结石患者疼痛不明显，而常表现为周期性发热寒战，黄疸往往不明显。胆总管结石常出现胆管阻塞三联症，即右上腹疼痛、发热寒战、黄疸，如发生急性阻塞性化脓性胆管炎时，还可出现休克和精神异常症状。

（一）超声表现

1. 肝外胆管结石　胆管腔内见伴有声影的强回声团块，部分可呈中等同声或低回声，边界清晰，与胆管壁之间可见分界（图17－25）。胆管近端可见不同程度的扩张，胆管壁稍增厚。有时改变体位可见强回声团块移动。

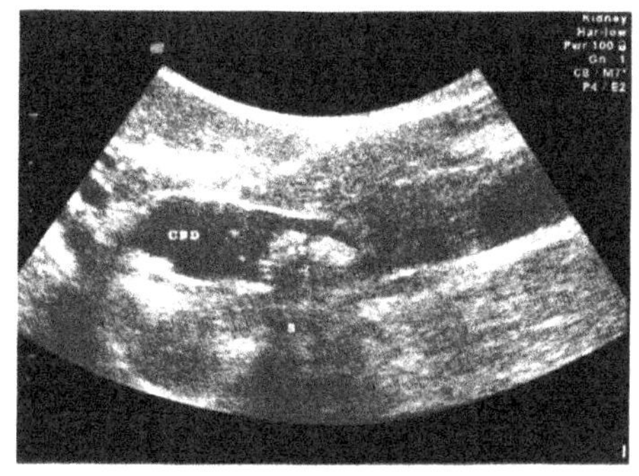

图17－25　肝外胆管结石

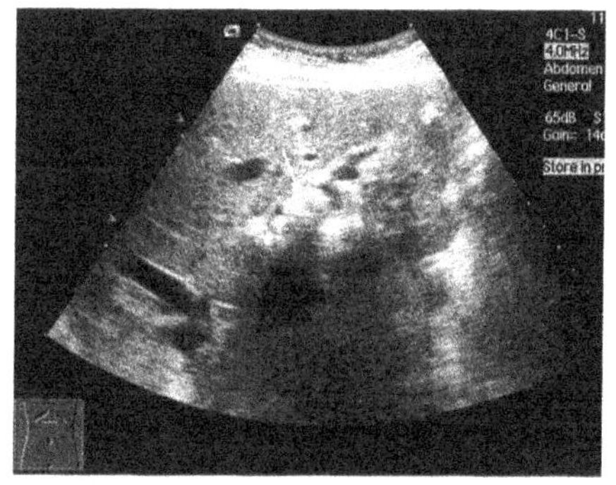

图17－26　肝内胆管结石

2. 肝内胆管结石　肝内可见与门静脉伴行的，沿胆管分布的斑片状或条索状强回声，后方伴声影，结石常造成局限性胆汁瘀积，使结石近端的胆管局限性扩张（图 17－26），与门静脉呈平行管征。

（二）诊断要点

肝外胆管内强回声团块，后方伴声影，近端胆管扩张。肝内沿胆管分布的斑片状或条索状强回声，后方伴声影，近端胆管扩张。

（三）鉴别诊断

1. 胆道积气　胆肠吻合术后，胆道积气，常可见沿胆管分布的条索状强回声，仔细观察该强回声，可随呼吸出现闪烁运动，后方伴“彗星尾”征，无胆管扩张。

2. 正常肝圆韧带　肝左叶内强回声结构，后方伴声影，转动探头，显示为起自矢状部向前方延伸至肝包膜处的带状强回声结构。

3. 肝内钙化灶　为肝内强回声光点，不伴有胆管扩张。

（四）临床评估

超声是胆管结石首先的检查方法，但肝外胆管结石诊断较胆囊结石困难，且检出率较肝内胆管结石低。原因是胃肠气体干扰及胆汁对比条件差等。临床上对高度怀疑胆管结石而又未能显示结石的患者，采用脂餐法、饮水法或胸膝位法，可提高肝外胆管结石检出率。

（刘继章）

第十一节　急性胆囊炎

急性胆囊炎（acute choleCvstitis）是指细菌感染胆囊而发生急性炎症改变的疾病。多由胆囊结石梗阻引起，也可为非结石性急性胆囊炎。

临床表现主要有右上腹疼痛，持续性加重，向右肩和右腰背部放射，伴有恶心、呕吐。结石性急性胆囊炎主要表现为胆绞痛，非结石性胆囊炎主要以右上腹持续性疼痛为主。单纯性胆囊炎症状较轻，疼痛局限于胆囊区。化脓性胆囊炎呈剧痛，有尖锐刺痛感，疼痛范围大，病变常累及胆囊周围组织甚至累及腹膜，引起腹膜炎。疼痛阵发性加剧时，患者常有吸气性抑制。随着疼痛的加剧，轻者表现为畏寒、发热，重者表现为寒战、高热。多数患者出现 Murphy 征阳性，即右肋下胆囊区深压痛与触压时深呼吸受限。

一、超声表现

1. 急性单纯性胆囊炎　胆囊轻度增大，胆囊壁轻度增厚，胆囊腔饱满，有时可见细小的炎性渗出光点。无特异性声像图改变，应密切结合临床表现进行诊断。

2. 急性化脓性胆囊炎　胆囊肿大，胆囊壁弥漫性增厚，厚度多大于 5mm，多呈向心型，部分呈偏心型，胆囊壁水肿常呈“双壁”征，部分病例壁回声可增厚减弱。胆囊壁各层界限模糊，浆膜层和黏膜层回声增强。囊腔内常可见细点状、斑块状低回声团块，为炎性渗出物、坏死组织和淤积的胆汁混合而成（图 17－27）。大部分患者胆囊腔内可见到结石强回声，尤其在胆囊颈部常可见嵌顿的结石。胆囊“莫非”征阳性。

3. 急性坏疽性胆囊炎　在急性化脓性胆囊炎特征基础上，胆囊壁明显增厚，且厚薄不均，回声杂乱，强弱不等并呈多层低回声带（图 17－28）。气性坏疽时，并可见胆囊腔内气体强回声。

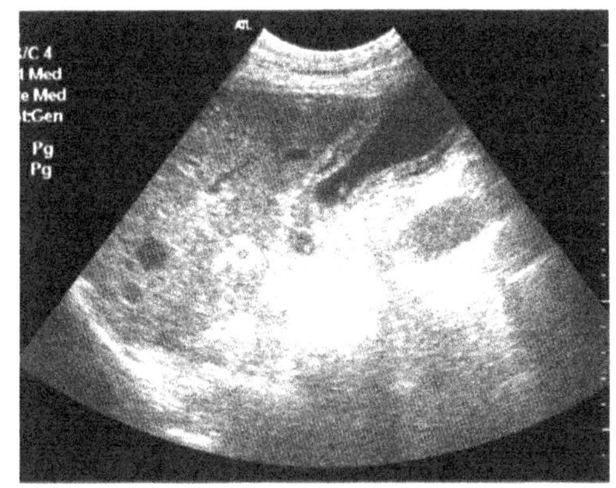

图 17－27　急性化脓性胆囊炎

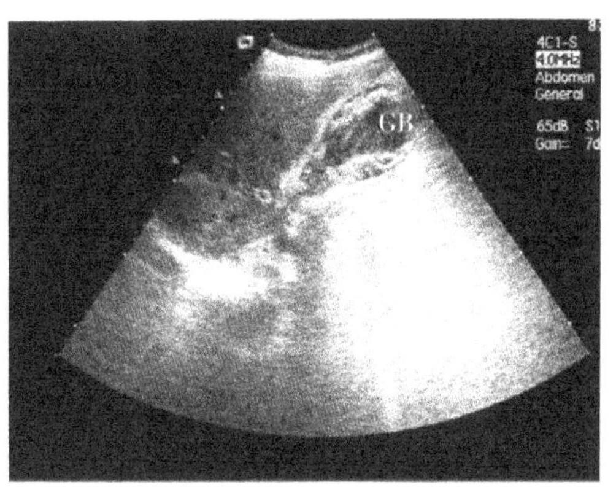

图 17－28　急性坏疽性胆囊炎

4. 常见并发症　胆囊穿孔是急性胆囊炎常见的并发症，常并发于急性坏疽性胆囊炎。穿孔部位的胆囊壁连续性中断。穿孔部位和程度不同可形成不同的超声表现。如穿孔部位发生在胆囊床部位，常常形成胆囊周围脓肿，胆囊周围出现边界不清的无回声暗区，暗区内可见大量的细小光点漂浮（图 17－29），如穿孔部位位于胆囊底部时，多形成局限性腹膜炎，表现为局限性包裹性无回声暗区，暗区内可见不均匀的光点或强弱不等回声。严重时形成弥漫性腹膜炎，表现为腹膜增厚，回声强弱不等，分布不均匀，腹腔可见范围不一的积液。胆囊出血也是常见并发症之一，表现为胆囊腔内见细小低回声光点，或凝聚成后方无声影、可随体位改变移动的团块。

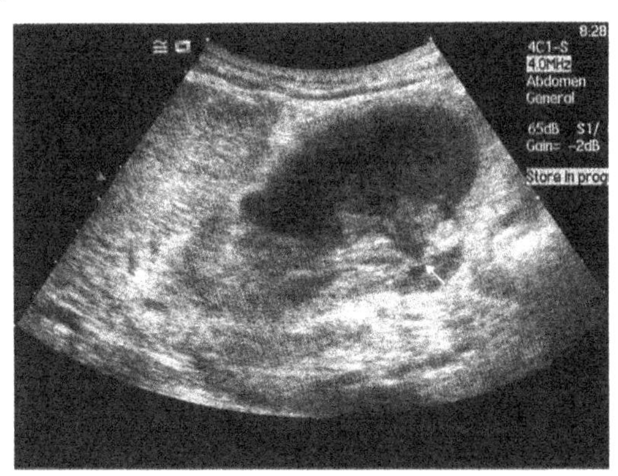

图 17－29　胆囊穿孔

二、诊断要点

胆囊肿大，胆囊“莫非”征阳性，胆囊壁弥漫性增厚，呈“双壁”征，囊腔内强回声结石，或细点状回声，胆囊周围无回声区。

三、鉴别诊断

1. 胆囊增大　如因胆管梗阻引起的胆囊体积增大，胆囊壁薄而光滑，压痛不明显，常可发现造成胆管梗阻的原因。

2. 胆囊壁增厚　餐后、急性肝炎、肝硬化、右心衰竭、腹水等均可引起胆囊壁增厚，呈双边，应结合临床进行鉴别，慢性胆囊炎和胆囊腺肌症的胆囊壁增厚，胆囊不肿大，胆囊“莫非”征阴性。

四、临床评估

超声能根据胆囊腔的大小、壁的变化、囊腔内的回声和胆囊周围回声的变化，不仅能迅速对急性胆囊炎进行诊断，而且可以对其引起的并发症进行诊断，是临床急诊急性胆囊炎首选的影像学诊断方法。

（刘继章）

第十二节　急性化脓性胆管炎

急性化脓性胆管炎（acute suppurative cholangitis）是指在胆管发生的化脓性胆管炎症。该病发病急，病势凶险。国内报道该病死亡率为4.5%～43.5%，国外报道死亡率为20%～87.5%。

临床上主要包括急性胆道系统感染、急性中毒性休克和急性中毒性中枢神经系统损害等方面的症状。主要表现为Revnold五联症，即腹痛、畏寒发热、黄疸、休克、意识障碍等。

一、超声表现

肝外胆管明显扩张，管壁增厚，回声增强。管腔内可见细密点状或絮状回声，并可见低回声或中等不定形物。胆管内常可见结石或胆道蛔虫回声。胆囊明显增大，肝内胆管扩张。产气杆菌感染时，胆管内可见气体强回声。

二、诊断要点

胆管扩张，壁增厚模糊，管腔内可见细密点状回声、临床有急性胆道感染症状。

三、鉴别诊断

1. 硬化性胆管炎　表现以胆管壁明显增厚，回声增强，管腔多狭窄为特征。

2. 胆管结石急性梗阻　两种疾病均可见胆管扩张，并常有结石同声。但急性梗阻性化脓性胆管炎临床感染症状明显，而胆管结石急性梗阻虽发病急骤，但无急性感染症状。

四、临床评估

超声检查能对大部分急性梗阻性化脓性胆管炎迅速、准确进行诊断。能将其与其他急腹症进行鉴别，是一种有效的诊断急性梗阻性化脓性胆管炎的影像学方法。

（刘继章）

第十三节　胆囊癌

胆囊癌（carcinoma of gallbladder）是指发生于胆囊上皮的恶性肿瘤。胆囊癌比较少见，仅占恶性肿瘤的0.3%～6%。我国对全国3 922例胆囊癌患者临床流行病调查结果显示，胆囊癌发病率占胆道疾病的0.4%～3.8%，合并胆囊结石的占49.7%，男女比为1∶1.98，发病高峰年龄为60～70岁。胆囊癌的病因不明，与胆结石、瓷器胆囊、胰胆管异常连接和慢性特异性肠道炎症等有关。60%发生于胆囊底，30%发生于胆囊体，10%发生于胆囊颈。

胆囊癌无特殊的临床表现，临床表现酷似胆囊炎，还可表现为黄疸。消化道主要表现为上腹部胀气不适、食欲不振、恶心呕吐，进行性消瘦。触诊时在右上腹胆囊区可触及肿块，肿块质地坚硬、结节状、表面不光滑。晚期可出现腹水。

一、超声表现

胆囊癌的二维灰阶声像图可分为4种类型：

1. 隆起型　好发于胆囊颈部，可单发或多发。超声可见向腔内突出的中等回声或低回声团块，呈乳头状、蕈伞状或结节状，基底较宽，表面不平整，胆囊壁回声中断。病灶体积一般较小，大小1～2.5cm。常合并多发结石时，应仔细扫查，以免漏诊。

2. 厚壁型　胆囊壁呈弥漫性或局限性增厚，病灶多呈低回声，以颈部和底部多见，黏膜线不平整，回声中断。需与慢性萎缩性胆囊炎和胆囊腺肌症相鉴别。

3. 混合型　该型较多见。胆囊壁呈局限性或弥漫性增厚，伴向囊腔内突出结节状或蕈伞状低回声或中等回声团块。

4. 实块型　胆囊体积增大，胆汁液区基本消失，代之以实性低回声的肿块，边缘不规则，内部回声不均匀、杂乱，其内常可见结石强回声或不均匀的斑点状强回声。该型常侵犯肝脏及胆囊周围组织，而使肿块与受侵犯的组织界限不清（图17－30）。

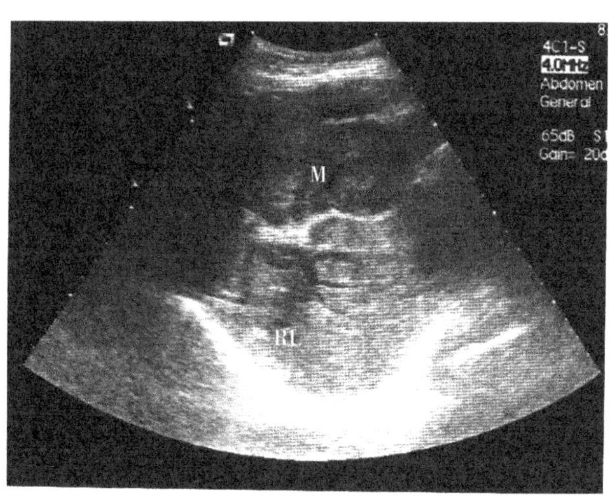

图17－30　实块型胆囊癌

彩色多普勒超声显示病变基底和内部有较丰富的血流信号；频谱多普勒显示为动脉血

流，多呈高速高阻型。有研究显示超声造影病变区动脉相呈高增强，消退早于肝实质。

二、诊断要点

胆囊内实性团块回声或胆囊壁局限性或弥漫性增厚，表面不平整，胆囊壁回声中断，病变内部有动脉血流信号。

三、鉴别诊断

1. 胆囊腔内血凝块、黏稠脓液　胆汁声像图呈实性改变时，与胆囊癌鉴别困难；但仔细观察胆囊轮廓光整，外壁光滑连续，CDFI 内无血流信号。

2. 慢性胆囊炎、胆囊腺肌症　胆囊腺肌症表现为胆囊壁增厚，壁内可见小囊状结构，壁内强光点伴“彗星尾”征；慢性胆囊炎囊壁连续无中断。CDFI 显示内部均无明显血流信号。厚壁型胆囊癌壁呈不规则局限性或弥漫性增厚，壁内一般无小囊状回声。

四、临床评估

超声能实时显示胆囊癌的部位、范围及其向周围组织侵犯情况，是临床公认的诊断胆囊癌的首选检查方法。胆囊癌是胆道系统常见的恶性肿瘤，恶性程度较高，预后较差，早期诊治极为重要。因此对于年龄 50 岁以上，胆囊内大于 10mm 的隆起性病变，并伴有结石和局部胆囊壁增厚的患者，应严密超声监测，对早期诊断有重要价值。胆囊癌进行 X 线胆囊造影时，多不显影。CT 能较清晰地显示胆囊癌组织的图像，能为判断胆囊癌的浸润及扩散情况提供有价值的信息。MRI 诊断胆囊癌的敏感性和特异性不优于超声。

（刘继章）

第十八章　膀胱疾病

第一节　细菌性膀胱炎

一、急性细菌性膀胱炎

1. 病因　膀胱炎的高发人群包括4种，学龄期少女、育龄妇女、男性前列腺增生者、老年人。膀胱炎由多种因素引起：①膀胱内在因素，如膀胱内有结石、异物、肿瘤和留置导尿管等，破坏了膀胱黏膜防御能力，有利于细菌的侵犯；②膀胱颈部以下的尿路梗阻，引起排尿障碍，失去了尿液冲洗作用，残余尿则成为细菌生长的良好培养基；③神经系统损害，如神经系统疾病或盆腔广泛手术（子宫或直肠切除术）后，损伤支配膀胱的神经，造成排尿困难而引起感染。

膀胱感染的途径以上行性最常见，发病率女性高于男性，因女性尿道短，尿道外口解剖异常，常被邻近阴道和肛门的内容物所污染，即粪便－会阴－尿路感染途径。性交时摩擦损伤尿道，尿道远段1/3处的细菌被挤入膀胱；也可能因性激素变化，引起阴道和尿道黏膜防御机制障碍而导致膀胱炎。另外阴道内使用杀精子药会改变阴道内环境，致使病菌易于生长繁殖，成为尿路感染的病原菌。

男性前列腺精囊炎，女性尿道旁腺炎亦可引起膀胱炎。尿道内应用器械检查或治疗时，细菌可随之进入膀胱。最近青少年男性膀胱炎发病率有增高趋势，主要危险因素是包皮过长，性伴侣患有阴道炎症，以及男性同性恋者。下行性感染是指膀胱炎继发于肾感染。膀胱感染亦可由邻近器官感染经淋巴传播或直接蔓延所引起，但临床较少见。

膀胱炎致病菌由革兰阴性杆菌引起者最多见，占70%以上。在革兰阴性杆菌中，以大肠埃希菌为主，占80%；其他还有副大肠埃希菌（指哈夫尼亚菌、枸橼酸杆菌、亚利桑那沙门菌以及无定型变形杆菌）、克雷伯菌、产气肠杆菌、铜绿假单胞菌、变形杆菌、肺炎杆菌等。革兰阳性菌引起的感染较少见，占20%。其中包括葡萄球菌（金黄色葡萄球菌、表皮葡萄球菌）、链球菌、粪链球菌等。其他少见的病原菌有沙雷菌、类杆菌、产碱杆菌、Banitratum、Mina－Herella、酵母菌、白色念珠菌、新型隐球菌等。

2. 病理　在急性膀胱炎早期，膀胱黏膜充血水肿，白细胞浸润，可有斑片状出血，以膀胱三角区和尿道内口处最明显。后期的膀胱黏膜脆性增加，易出血，表面呈颗粒状，局部有浅表溃疡，内含渗出物，但一般不累及肌层，经抗生素治疗后可不留痕迹。

镜下所见，除黏膜水肿外，还有黏膜脱落，毛细血管明显扩张，白细胞浸润可延伸至肌层。

3. 临床症状　急性膀胱炎可突然发生或缓慢发生，排尿时尿道有烧灼痛、疼痛多出现在排尿终末，痛感在会阴部或耻骨上区，亦可向股部、腰骶部放射。若同时有尿潴留则为持续性胀痛或尿频，往往伴尿急（多与尿痛同时存在），尿频严重时类似尿失禁。

少数极度尿频和尿痛患者伴有膀胱尿道的痉挛，患者极为痛苦，但并无全身感染的表现。如体温升高则表示肾或其他器官亦有炎症。尿浑浊、尿液中有脓细胞，有时出现血尿，常在排尿终末时明显。耻骨上膀胱区有轻度压痛。

女性患者急性膀胱炎发生在新婚后，称之为“蜜月膀胱炎”。急性膀胱炎的病程较短，如及时治疗，症状多在 1 周消失。

4. 诊断　急性膀胱炎的诊断，除根据病史及体征外，需做中段尿液检查，尿液中常有大量脓细胞和红细胞。将尿液涂片行革兰染色检查，初步明确细菌的性质，同时行细菌培养、菌落计数和抗生素敏感试验，为治疗提供更准确的依据。急性膀胱炎的患者血液中白细胞计数可升高。

急性膀胱炎时忌行膀胱镜检查。

5. 鉴别诊断

（1）急性膀胱炎需与急性肾盂肾炎区别：后者除有膀胱刺激症状外，还有寒战、高热等全身症状和肾区叩痛。少数女患者急性膀胱炎时伴有膀胱输尿管反流，因感染上行致急性肾盂肾炎，但在成年人比较少见。

（2）急性膀胱炎需与结核性膀胱炎进行鉴别 ：结核性膀胱炎发展缓慢，呈慢性膀胱炎症状，对抗生素治疗的反应不佳，尿液中可找到抗酸杆菌，结核菌素试验阳性，尿 pH 提示酸性尿者，均应考虑膀胱结核。尿路造影显示患侧肾有结核所致改变。

（3）急性膀胱炎与间质性膀胱炎的区别：后者尿液清晰，极少部分患者有少量脓细胞，无细菌，膀胱充盈时有剧痛，胆碱能抑制药、解痉药、肌松药治疗后症状缓解，尿培养阴性。耻骨上膀胱区可触及饱满而有压痛的膀胱。

（4）嗜酸性膀胱炎：临床表现与一般膀胱炎相似，区别在于前者尿中有嗜酸粒细胞，并大量浸润膀胱黏膜。

（5）急性膀胱炎与腺性膀胱炎的鉴别诊断：腺性膀胱炎常经久不愈，好发于女性经抗感染治疗后镜下血尿及尿频常无改善，主要依靠膀胱镜检查和活体组织检查。

6. 治疗　急性膀胱炎，需卧床休息，多饮水（每日 2000mL 左右），避免刺激性食物（如辛辣食物及酒类），热水坐浴可改善会阴部血液循环，减轻症状。用碳酸氢钠或枸橼酸钾等碱性药物，可降低尿液酸度，缓解膀胱痉挛。

黄酮哌酯盐（泌尿灵）100mg，口服，3/d，可解除痉挛，减轻排尿刺激症状。

根据尿液细菌培养结果，选用敏感抗生素。喹诺酮类为广谱抗生素，对多种革兰阴性、阳性菌均有效，耐药菌株少，是目前治疗单纯性膀胱炎的首选药物。单纯性急性膀胱炎国外提倡单次剂量或 3 日疗程，目前采用最多的治疗方案是 3 日短程疗法，避免不必要的长期服药而产生不良反应，但要加强预防复发的措施。若症状不消失，尿脓细胞继续存在，培养仍为阳性应考虑细菌耐药或有感染的诱因，要及时调整更换合适的抗生素，延长应用时间以期早日达到彻底治愈。急性膀胱炎亦可应用中成药银花泌炎灵片，每次 4 片，3/d，口服，配合喹诺酮类抗生素则疗效更理想。

急性膀胱炎经及时而适当治疗后，都能迅速治愈。

预防和预后：要注意个人卫生，使致病细菌不能潜伏在外阴部。由于性生活后引起女性膀胱炎，建议性交后和次日早晨用力排尿；若同时服磺胺药物或呋喃妥因，也有预防作用。

二、慢性细菌性膀胱炎

慢性膀胱炎是以革兰阴性杆菌（如大肠埃希菌）为主的非特异感染引起的膀胱壁慢性炎症性疾病。女性多见，各年龄均可发病，尤其多见于中者年人。

1. 病因 常见病因有尿道狭窄、膀胱颈梗阻、尿道膀胱结石、异物、肿瘤及生殖系感染等，在女性可由尿道口梗阻、前庭大腺脓肿、处女膜伞、尿道口处女膜融合等引起。也有因为急性膀胱炎未彻底治疗或多次发生再感染而转变为慢性膀胱炎。

慢性膀胱炎常为继发感染，多并发于其他病变，在机体抵抗力减低时可急性发作。

2. 病理 慢性膀胱炎的病理变化与急性膀胱炎大致相似，但黏膜充血较轻，出血和渗出较少，化脓性变化较广泛，黏膜苍白变薄，有的呈颗粒状或束状，表面不平，有小结节和小梁形成。黏膜溃疡较浅，边缘不规则，基底呈肉芽肿状，可有假膜样渗出物覆盖，或有尿盐附着。少数病例因膀胱壁纤维化致膀胱容量缩小。

3. 临床症状 慢性膀胱炎的症状大致与急性膀胱炎类似，但程度较轻，通常无明显体征，或出现非特异性体征。肉眼血尿少见。特点为持续性、反复性的膀胱刺激征，尿液浑浊，病程较长。

4. 诊断 慢性膀胱炎作为一个独立的疾病是很少见的，常继发于泌尿生殖系的其他病变，对慢性膀胱炎的诊断，需详细进行全面的泌尿生殖系统检查，以明确有无慢性肾感染。男性患者需除外包皮炎、前列腺精囊炎，女性患者应排除尿道炎、尿道憩室、膀胱膨出等，还应做妇科检查，排除阴道炎、宫颈炎和尿道口处女膜伞或处女膜融合等情况。尿液浑浊，尿液分析可发现有意义的菌尿症，尿培养一般为阳性，但脓尿少见。

膀胱镜检查表现为膀胱黏膜失去其正常的浅橘黄色光泽，变成暗红色。较严重的水肿呈高低不平外观。更严重时黏膜僵硬，失去弹性。慢性膀胱炎症引起的溃疡底部较浅，表面有脓性分泌物覆盖，溃疡周围有明显充血。

慢性膀胱炎须与以下几种疾病进行鉴别。

（1）结核性膀胱炎，对抗生素治疗的反应不佳，尿液中可找到抗酸杆菌，尿路造影显示患侧肾有结核所致改变。

（2）间质性膀胱炎，患者尿液清晰，极少部分患者有少量脓细胞，无细菌，膀胱充盈时有剧痛，耻骨上膀胱区可触及饱满而有压痛的膀胱。

（3）嗜酸性膀胱炎的临床表现与一般膀胱炎相似，区别在于前者尿中有嗜酸性粒细胞，并大量浸润膀胱黏膜。慢性膀胱炎与腺性膀胱炎的鉴别诊断，主要依靠膀胱镜检查和活体组织检查。

5. 治疗

（1）对症处理。

（2）消除原发病变，如尿路梗阻、结石、异物、肿瘤及生殖系感染等。

（3）选择有效、敏感的抗生素进行治疗。

（4）保持排尿通畅，增加营养，提高机体免疫力。

（5）对久治不愈或反复发作的慢性膀胱炎，在感染控制后则需要做详细全面的泌尿系检查。对神经系统疾病引起的尿潴留和膀胱炎，根据其功能障碍类型，进行治疗。针对妇科疾病，如阴道炎、宫颈炎和尿道口处女膜伞或处女膜融合等进行有效治疗。

（6）根据细菌培养结果选择敏感抗生素加入生理盐水行膀胱内间歇冲洗，每次冲洗500mL，每6h一次，连续冲洗，7～9d为1个疗程。亦可连续冲洗2～3个疗程，疗效满意。方法是：膀胱内置入F16号三腔气囊尿管，尿管的出水管道连接无菌尿袋，进水管道连输液器接头，滴速为每分钟30滴。

（7）中药治疗：①银花泌炎灵片（吉林华康制药），4片，口服，3/d。②三金片3片，口服，3/d。该病的基本预防措施同急性膀胱炎。预防和治疗原发病甚为重要。如能清除原发病灶，解除梗阻，并对症治疗，多数病例能获得痊愈，但病程较长。

（李万全）

第二节 间质性膀胱炎

间质性膀胱炎（interstitial cystitis，IC）是指无明确原因的一种膀胱壁慢性非细菌性炎症状态，表现为以尿频、尿急、夜尿增多等刺激症状及膀胱或盆腔疼痛为主的临床症状，尿细菌培养常为阴性。

间质性膀胱炎被认为是一种不明原因的综合病症，诊断上相当困难，常不能完全治愈。间质性膀胱炎可能是由不同原因所产生的一个共同结果。

间质性膀胱炎主要发生于女性，一般为良性进程，但部分患者可严重影响生活质量。其发病率呈逐年上升趋势，且病因复杂，发病机制不十分清楚，是困扰泌尿外科医生的一种常见病。

一、流行病学

IC可发生于任何年龄，儿童少见，女性多于男性。IC发病率逐年上升，调查表明，IC发病率远高于既往估计。一部分IC被误诊为尿路感染、非细菌性前列腺炎及前列腺增生等疾病。2009年Curhan等统计，美国约有90万IC患者，较前估计高50%，妇女：60/10万，男女比例为1：9。日本IC发病率较低，为1.2/10万，女性4.5/10万，男女比例为1：5.8，其发病高峰多在30～50岁。

二、发病原因及发病机制

IC发病机制不清楚，根据目前的研究进展，主要有以下几种学说。

1. 隐匿性感染　虽然还没有从患者中检测出明确的病原体，但有证据表明IC患者尿中微生物（包括细菌、病毒、真菌）明显高于正常对照组。目前大多数人认为感染可能不是IC发病的主要原因，但它可能通过间接机制引起自身免疫反应，导致损伤。有人认为非细菌性感染是IC的原因之一，但缺乏有力的病原学依据。可能是与其他致病因素共同作用的结果。

2. 肥大细胞浸润　肥大细胞的活化与聚集是IC主要的病理生理改变。肥大细胞多聚集于神经周围，在急性应激状态下，肥大细胞活化并脱颗粒，释放多种血管活性物质，如组胺、细胞因子、前列腺素、胰蛋白酶等，可引起严重的炎症反应。有20%～65%的患者膀胱中有肥大细胞的活化。细菌性膀胱炎的肥大细胞主要位于黏膜下层，而IC的肥大细胞位于膀胱黏膜下层及逼尿肌中，且功能活跃，肥大细胞释放组胺，引起血管扩张、充血，炎细胞渗出、趋化刺激C类神经纤维，引起神经肽的释放。

3. 黏膜上皮通透性改变 黏膜上皮通透性改变被认为是IC炎症及疼痛症状的原因。Niku等发现IC患者膀胱黏膜上葡聚糖（GAG）层明显减少，导致膀胱黏膜通透性增高，化学物质渗透至黏膜下层，导致接触性损伤及炎症，刺激疼痛神经，导致疼痛症状。

4. 自身免疫性疾病 IC是一种自身免疫性疾病的理由有①多见于女性；②患者同时患其他自身免疫性疾病的比例较高；③患者中对药物过敏的病例占26%～70%；④许多患者组织学检查伴有结缔组织的病变；⑤应用免疫抑制药治疗有一定疗效。

5. 膀胱黏膜屏障破坏 移行上皮细胞上的氨基多糖层（glycosaminoglycans，GAG）具有保护层的作用，能够阻止尿液及其中有害成分损害黏膜下的神经和肌肉。膀胱黏膜屏障损害后上皮细胞功能紊乱，渗透性改变，结果尿中潜在的毒性物质进入膀胱肌肉中，使感觉神经除极，引起尿频、尿急等临床症状。这种潜在的毒性物质中主要是钾离子，钾离子并不损伤或渗透正常尿路上皮，但对膀胱肌层有毒性作用。

6. 尿液异常 尿液内的一些小分子量的阳性离子与肝素结合，损伤尿路上皮及其平滑肌细胞，对膀胱造成损害，如抗增殖因子（APF）。

7. 其他 缺氧、精神紧张等，一些医生认为，部分患者儿童时期排尿障碍是其成年后发生IC的原因。

8. 神经源性炎症反应 应激状态如寒冷、创伤、毒素、药物作用下，交感神经兴奋，释放血管活性物质，引起局部炎症和痛觉过敏；血管活性物质也可进一步活化肥大细胞，使血管扩张、膀胱黏膜损害引起炎症反应。

三、病理

间质性膀胱炎病理检查的作用只在于排除其他疾病，包括原位癌、结核、嗜酸性膀胱炎等，而对于诊断间质性膀胱炎，病理检查并不能提供多少支持。

IC患者膀胱的病理变化可以分为两个时期。早期在膀胱镜下少量充水后可见黏膜外观正常或仅有部分充血，但是经过再次注水扩张后可见广泛膀胱黏膜下点状出血或片状出血。在组织学上无明显改变，黏膜与肌层内亦无明显肥大细胞增多。到后期黏膜与肌肉内可见多种炎性细胞浸润，如浆细胞、嗜酸性粒细胞、单核细胞、淋巴细胞与肥大细胞。有研究发现肥大细胞在黏膜与肌层内有所不同，前者较大，其内组胺成分增多，且具有迁移能力。

电镜下可见典型血管内皮细胞受损伴有基膜及弹性组织的新生，并可以看到嗜酸性粒细胞及肥大细胞脱颗粒现象。炎性细胞可以浸润膀胱全层及肌肉神经组织，肌束及肌内胶原组织增多，严重的纤维化可以致膀胱容量缩小。

过去将膀胱点状出血或Hunner溃疡视为IC特异性的病理改变，但后来发现点状出血可见于膀胱灌注化疗药后，也见于膀胱其他病变及一些正常的妇女，一般根据膀胱镜下表现将IC分为溃疡型及非溃疡型，但须注意10%的IC镜检下无异常。

四、临床表现

IC多发生于30～50岁的中年女性，<30岁者25%，18岁以下罕见，亦可累及儿童。间质性膀胱炎的特点是发病较急，进展较快，但在出现典型症状后病情通常会维持一段时间，即使不经积极治疗，50%的患者症状会逐渐缓解，但不久又复发。其症状可分为膀胱刺

激症状和疼痛症状两个症状群，主要表现为严重的尿频、尿急、尿痛等膀胱刺激症状和耻骨上区疼痛，也可有尿道疼痛、会阴和阴道疼痛，60%患者有性交痛。疼痛十分剧烈，与膀胱充盈有关，排尿后症状可缓解。不典型的患者症状可表现为下腹坠胀或压迫感，月经前或排卵期症状加重。体格检查通常无异常发现，部分患者有耻骨上区压痛，阴道指诊膀胱有触痛。

患者膀胱刺激症状和疼痛症状两个症状群可同时具备，亦可只以一种为主。症状与其他的膀胱炎症相似但更顽固、持续时间更长。

五、诊断

1. 关于IC的诊断标准　IC临床少见，易误诊，需要排除很多症状相似的疾病，因而诊断比较困难。而不同的医生诊断的标准也可能不同，结果导致诊断上的混乱。基于此原因，美国NIADDK（national institute of arthritis diabetes digestiveand kidney diseases）于1987年制定了IC的诊断标准，并于1988年进行了修订。

NIADDK的关于IC的诊断标准如下。

必需条件：①膀胱区或下腹部、耻骨上疼痛伴尿频；②麻醉下水扩张后见黏膜下点状出血或Hunner溃疡。全身麻醉或持续硬膜外阻滞下膀胱注水至80～100cmH_2O压力，保持1～2min，共两次后行膀胱镜检，应发现弥漫性黏膜下点状出血，范围超过三个象限，每个象限超过10个，且不在膀胱镜经过的部位。

应排除的情况如下。

（1）清醒状态下膀胱容量>350mL。

（2）以30～100mL/min注水至150mL时无尿意。

（3）膀胱灌注时有周期性不自主收缩。

（4）症状不超过9个月。

（5）无夜尿增多。

（6）抗生素、抗微生物药、抗胆碱能或解痉药治疗有效。

（7）清醒时每天排尿少于8次。

（8）3个月内有前列腺炎或细菌性膀胱炎。

（9）膀胱或下尿路结石；或有活动性生殖器疱疹。

（10）子宫、阴道、尿道肿瘤。

（11）尿道憩室。

（12）环磷酰胺或其他化学性膀胱炎。

（13）结核性膀胱炎。

（14）放射性膀胱炎。

（15）良性、恶性膀胱肿瘤。

（16）阴道炎。

（17）年龄<18岁。

该诊断标准过于严格，造成临床上60%的患者不能满足NIADDK的诊断标准。Hanno等对1组IC患者分析后发现，269例患者中只有32%～42%符合NIADDK的诊断标准。而Schuster则认为儿童IC患者并非罕见。

2. 常用的膀胱镜检查　膀胱镜检查是诊断该病的重要方法。膀胱在注水充盈时有疼痛，少数患者甚至比较剧烈。故需在局部麻醉下进行，镜检可见膀胱壁溃疡数量多少各异，血管点状扩张或呈放射状排列，黏膜亦有小的表浅溃疡，尤其是膀胱前壁和顶部，或见到瘢痕、裂隙或渗血或瘀斑；膀胱扩张后更明显。膀胱容量减少。活检可见黏膜及肌层中肥大细胞数目明显增多为其特殊的病理表现。

3. 综合病史、体检及辅助检查进行诊断　临床上诊断需依靠病史、体检、排尿日记、尿液分析、尿培养、尿动力学、膀胱镜检查及病理组织学检查综合评估。

4. 黏膜屏障破坏是间质性膀胱炎发病机制　Parsons 提出了一种筛选和诊断 IC 的方法 - 钾离子敏感试验（PST），方法是分别用无菌溶液和 0.4mmol/L 钾溶液行膀胱灌注，并记录尿路刺激症状的程度。正常人由于有完整的 GAG 层保护不会出现症状，IC 患者因为 GAG 层缺陷，钾离子透过移行上皮，到达深层组织，产生刺激症状和毒性反应。PST 阳性率为 75%，操作简单且几乎无损伤，有较大应用价值，但仍有 25% 的患者不能检出，且假阳性率较高，因而其应用价值存在许多争议。急性膀胱炎和放射性膀胱炎患者其膀胱上皮的通透性均增加，可产生阳性反应。

5. 盆腔疼痛、尿急与尿频症状评分系统（PUF）　Parsons 设计了盆腔疼痛与尿急、尿频症状评分系统（PUF），PUF 10 ~ 14 者 PST 阳性率为 74%，PUF ≥ 20 者 PST 阳性率达 91%，因此 PUF 也可作为 IC 筛选的有效工具。

6. 具备以下三点者 IC 筛选诊断可能性较大

（1）有慢性膀胱刺激症状，如尿频、尿痛、尿急、夜尿增多。

（2）无菌尿、尿细胞学检查阴性。

（3）膀胱镜检查特征性改变。

7. X 线检查　膀胱造影可显示膀胱容量减少，有时发现膀胱输尿管反流。静脉肾盂造影（IVU）显示上尿路功能及形态均正常。

8. B 超　可提示膀胱容量减少，肾积水等改变。

近年有人提出：凡长期患有尿路感染症状、久治不愈的中老年女性，除外菌尿及尿细胞学改变后，均应考虑到 IC 之可能，应及时行膀胱镜检查。

六、治疗

间质性膀胱炎的治疗方法较多，但目前尚无完全治愈该病的方法。治疗的目的是缓解其症状，治愈非常困难，应向患者说明治疗的目的只是缓解症状，改善生活质量，很难达到完全缓解和根治。每一种治疗方法并非适用于所有的患者，几种方法联合应用可取得较好的效果。

1. 一般性治疗

（1）改变饮食习惯，如避免刺激性食物和饮料，对食物过敏的患者尤为重要。但并非所有的患者都有食物过敏史，且过于严格的饮食控制可能导致营养不良。因此饮食调节的治疗方案应该个体化。

（2）减轻心理压力。

（3）加强身体锻炼。

（4）膀胱训练：多饮水，每日至少 1 500 ~ 2 000mL，排尿前要憋尿 5 ~ 10min，在服用解痉药生效后逐渐增加膀胱容量。

2. 膀胱水囊扩张　在硬膜外阻滞或全身麻醉下进行，有效率为 20% ~30%，症状缓解可达数周至数月。其原理可能为损伤膀胱黏膜神经末梢。Glemain 等观察到延长扩张时间达 3h，疗效更好。可作为一线治疗，对膀胱容量 <200mL 者效果不佳，逼尿肌高敏状态无效。

治疗中注意注水过程中要逐渐加量，缓慢进行，防止膀胱破裂。

3. 口服药物治疗

（1）三环抗抑郁药物：抗抑郁药物对于膀胱放松，减少膀胱的紧张有帮助，因此患者可以得到在情绪上及膀胱发炎反应上的缓解。阿米，替林（amitriptyline）是一种三环类抗抑郁药，用于治疗间质性膀胱炎，作用机制：①阻断突触前神经末梢对去甲肾上腺素及 5 - 羟色胺的再摄取，并阻滞其受体，可达到镇痛目的；②阻滞 Hi 受体有镇静抗感染作用；③对抗胆碱与兴奋 β 受体，可以降低膀胱逼尿肌张力。初始剂量为 25mg，睡前服，3 周内逐渐增加到 75mg（每晚一次），最大可至 100mg。

（2）阿片受体拮抗药：盐酸纳美芬是一种新的阿片受体拮抗药，可以抑制肥大细胞脱颗粒释放组胺、5 - 羟色胺、白三烯和细胞素等。初始剂量从 0.5mg，2/d 逐渐增加到 60mg，2/d。初期每周增加 2mg，到 3 个月后可每周增加 10mg。服药初期都有不良反应，失眠最常见，少数患者有消化道症状如恶心、腹胀等，可以自行消失。

（3）钙通道阻滞药：钙通道阻滞药可以松弛膀胱逼尿肌及血管平滑肌，改善膀胱壁血供。硝苯地平开始剂量为 10mg，3/d；若能耐受，可缓慢增加到 20mg，3/d。血压正常者服用缓释剂型，血压不易下降与波动，疗程为 3 个月，疗效约 1 个月或以后出现。

（4）其他药物：如糖皮质激素类药物、抗癫痫药物、抗胆碱药物、麻醉药、解痉药、镇静药等。一般联合使用，以增加疗效。

4. 膀胱药物灌注　膀胱内灌注的优点有直接作用于膀胱的药物浓度较高；不易经由膀胱吸收，全身不良反应少；且不经由肝、肠胃、肾的吸收或排泄，因而药物交互作用少。缺点是有导尿的并发症，如疼痛、感染等。常用药物如下。

（1）硝酸银：是最早使用的膀胱灌注药物，有效率为 50% ~79%；以其杀菌、收敛、腐蚀作用治疗 IC，禁用于有输尿管反流者与近期内膀胱活检者。浓度 1/2000、1/1000、1/100、2/100 ，1% 以上需用麻醉，每次量 50 ~80mL，停留 2 ~10min，间隔 6 ~8 周。

（2）卡介苗（BCG）：BCG 造成明显黏膜剥落，作用机制仍尚未完全清楚，可能是经由强化免疫系统达成。BCG 目前尚未经 FDA 核准用于治疗 IC，但已进入临床试验。已有双盲及对照试验指出 6 个月时有 60% 缓解率（对照组只有 27%），而且有反应的患者到 2 年时仍有 89% 维持缓解。

（3）二甲基亚砜与肝素：二甲基亚砜（DMSO）具有抗感染、镇痛、抑菌作用，可迅速穿透细胞膜。肝素可增强 GAG 层的保护作用，同时有抑制细胞增殖和抗感染、抗黏附作用。ATP 是膀胱损伤性神经递质，由膀胱扩张后上皮细胞伸张时激活释放来传递膀胱感觉，在间质性膀胱炎时，ATP 释放增加，这个过程可以被二甲基亚砜与肝素阻断。故可以解释二甲基亚砜与肝素对间质性膀胱炎超敏症状的治疗作用。

以 50% 二甲基亚砜 50mL 加生理盐水 50mL，每 2 周灌注一次，每次 15min，疗程在 8 周以上。1 组研究资料显示，经过治疗 2 个月后间歇 1 个月，试验组 93% 表现客观好转，53% 主观好转，相应地仅用盐水灌注的结果为 35% 与 18%。停止治疗复发率为 35% ~40%，再继续治疗有效，应在尿路感染被控制及行膀胱活检间隔一段时间后进行，除了呼吸有大蒜味外没有其他不良反应。

肝素25 000U加入生理盐水10mL膀胱灌注，每周3次每次保留1h。许多患者治疗4～6个月后才出现疗效，没有出现不良反应，特别是没有出现凝血障碍。现在主张采用“鸡尾酒疗法”，溶液由50% DMSO 50mL，$NaHCO_3$ 10mL（浓度75mg/mL）、曲安西龙40mg、肝素1万～2万U配制而成。膀膀胱灌注30～50mL溶液，保留30～60min后排空。

5. 外科手术治疗　只有在所有非手术治疗无效时，方可考虑采用外科手术治疗。如果患者已经变成慢性间质性膀胱炎同时其膀胱容量已经缩小至150mL以下，患者的下尿路症状又因为膀胱挛缩而变得十分严重时，可以考虑行膀胱切除术或肠道膀胱扩大整形术。

（1）经尿道电切（TUR）、电凝及激光治疗或膀胱部分切除术：适用于膀胱壁病变局限，特别是Hunner溃疡病变，但是这种病变比较局限的病例很少见。尽管术后症状可以得到改善，但是复发率也高。Peeker对103例溃疡型IC行TUR治疗，92例有效，40%疗效持续超过3年，复发者再次TUR治疗，疗效仍好。Nd：YAG激光的效果相似，缓解率达100%，创伤小，但复发率高，再次治疗仍然有效。

（2）膀胱扩大成形术：不仅扩大了膀胱，而且置换了大部分病变的膀胱壁，膀胱病变部分切除应充分彻底，必须紧靠三角区与膀胱颈，使剩下的边缘仅够与肠管吻合。短期治疗效果较好，但有较高的复发率，最终需膀胱全切术。

（3）骶神经根电极片永久置入：于骶神经根置入神经调节装置，可长期显著改善IC患者的严重症状。

（4）膀胱松解术：优于其他神经切断术，是因为它不损伤膀胱底的感觉或括约肌的功能，可以安全地应用于麻醉下能扩张膀胱到正常适当容量的患者。

（5）膀胱切除加尿流改道：在其他治疗方法失败后可应用膀胱全切及尿流改道术。

（李万全）

第三节　腺性膀胱炎

腺性膀胱炎（cystitis glandularis，CG）是膀胱移行上皮的一种增生和化生性病变，有发展为腺癌的可能。发病率为0.1%～1.9%，大多为乳头状瘤型或滤泡样型。近年其发病率呈增高趋势。

一、病因

目前对腺性膀胱炎的病因、发病机制仍不完全清楚。多数学者认为腺性膀胱炎是膀胱移行上皮在慢性刺激因素长期作用下发生化生（转化为腺上皮）的结果。考虑与下列诸因素有关。

1. 膀胱的慢性炎症　膀胱的慢性细菌感染尤其是革兰阴性杆菌感染与腺性膀胱炎密切相关。临床上腺性膀胱炎好发于女性，与女性下尿路感染的高发病率相一致。长期、频繁的细菌感染可能是慢性膀胱炎发展为腺性膀胱炎的一个重要因素。

2. 人类乳头瘤病毒（HPV）感染　有报道腺性膀胱炎也可能与人类乳头瘤病毒（HPV）感染相关。

3. 下尿路梗阻或功能异常　各种原因引起的下尿路梗阻和功能异常是尿路感染最重要的易感因素，如膀胱颈肥厚、前列腺增生以及神经源性膀胱等，均可引起尿流不畅或易于反流，减弱尿液的冲洗作用，同时残余尿量增加则成为细菌生长的良好培养基。

4. 其他　如膀胱结石、息肉、肿瘤、泌尿系统置管（双“J”管、造瘘管）及异物长期慢性刺激，均可破坏膀胱黏膜的防御能力，有利于细菌感染。

5. 腺性膀胱炎　腺性膀胱炎的发生可能还存在着维生素缺乏、变态反应、毒性代谢产物、激素调节失衡或特殊致癌物等因素的作用，共同导致腺性膀胱炎的发生。

6. 亦有部分学者认为腺性膀胱炎只是一种尿路上皮的正常变异现象。

7. 腺性膀胱炎好发于膀胱三角区及颈部考虑与以下解剖学基础有关。

（1）三角区及膀胱颈部是尿液流体动力的着力点，无黏膜下层，位置固定，缺乏其他部位舒缩的随意性。

（2）该部位常为膀胱炎症及尿道逆行感染的高发区域，常被一些物理及尿液中的化学成分刺激，有促成腺性膀胱炎的因素。

二、病理

研究认为腺性膀胱炎是一种增生与化生同时存在的病变，其过程为上皮增生凹入 Brunn 巢，其内出现裂隙，或形成分支状、环状管腔，中心出现腺性化生形成腺体结构，与此同时存在淋巴细胞和浆细胞的浸润，最后在囊腔内出现与肠黏膜相似的可分泌黏液的柱状或立方上皮，即称为腺性膀胱炎。囊壁被覆的上皮呈移行上皮时称囊性膀胱炎（cystitis cystica，CC），囊性膀胱炎与腺性膀胱炎上皮有差异，前者含细胞外黏蛋白，后者含有细胞内黏蛋白。大多数病例中可见 Brunn 巢、囊性化和腺性组织转化同时存在。囊性与腺性膀胱炎实质上是同一病变的不同发展阶段，可统称为腺性膀胱炎或囊腺性膀胱炎。腺性膀胱炎的发生与发展是一个渐变的慢性过程：从正常膀胱黏膜 – 移行上皮单纯增生 – Brunn 芽 – Brunn 巢 – CC – CG。

腺性膀胱炎组织学类型如下。

1. 经典型（移行上皮型）　以 Brunn 巢为特征。

2. 肠上皮型　膀胱黏膜移行上皮的基底细胞呈慢性增生，并伸展至固有膜形成实心的上皮细胞巢，最后分化为颇似富含杯状细胞的肠黏膜上皮，其下通常没有泌尿上皮细胞。

3. 前列腺上皮型　腺腔较大，内常含有 PSA 阳性的浓缩分泌物，类似于前列腺腺泡，腺上皮与间质之间有胶原样基膜；免疫组化显示，前列腺特异抗原（PSA）和前列腺酸性磷酸酶（PSAP）阳性的细胞，一些女性病例也有同样现象。证明膀胱有前列腺样化生，说明在发育过程中，膀胱原基可能与前列腺有密切关系。

4. 混合型　可为尿路 – 腺上皮混合，或泌尿 – 前列腺上皮混合。此外，可同时出现鳞状上皮化生、数量不等的 Brunn 巢以及不同程度的炎细胞浸润。

三、临床表现

腺性膀胱炎好发于女性，成人和儿童均可发病。临床表现无特征性，主要表现为尿频、尿痛、下腹及会阴痛、排尿困难和偶尔肉眼（或镜下）血尿及排尿不畅。部分患者在抗感染治疗后肉眼血尿和尿白细胞可消失，但镜下血尿及尿频仍持续存在，常反复发作。由于久治不愈，患者生活质量下降，多伴有焦虑、抑郁、失眠等。体征可有耻骨上膀胱区深压痛，常规泌尿系辅助检查，如B超等多无发现，均需行膀胱镜检查及病理学检查。

四、诊断

当发现成年女性出现顽固性的尿频、尿痛和血尿时，应想到腺性膀胱炎的可能。此时应注意询问病史，了解发病原因或诱因；疼痛性质和排尿异常等症状；治疗经过和复发等情况，并选择下列几种检查，进一步明确诊断。

（1）检查女性患者有无尿道外口解剖的异常，有无妇科疾病。

（2）男性患者应行肛门指检，偶可发现膀胱后壁（尿道内口及三角区）质地变硬，同时行前列腺按摩，可获得前列腺液常规检查结果。

（3）尿液检查：做中段尿的镜检、细菌培养和药敏试验。必要时常规做尿沉渣细菌计数以及尿沉渣细菌镜检，可明显提高腺性膀胱炎患者尿路感染的检出率。尿细菌需重复多次。

（4）有无邻近器官感染：男性做EPS常规检查主要是了解是否有前列腺炎，有无特异性病原体的检查，包括沙眼衣原体、溶脲脲原体、淋病耐瑟球菌、真菌、滴虫和病毒。女性应检查宫颈分泌物中是否有上述病原体存在。

（5）膀胱镜检查：膀胱镜检查及黏膜活检对诊断具有决定性意义。

病变多位于膀胱三角区、膀胱颈和输尿管开口周围。肉眼观察可见病灶处膀胱黏膜粗糙不平，增厚、充血水肿，可呈较小的、多发性的及不规则的乳头状（或结节状）凸起，有的则呈多形态性、乳头状、分叶状滤泡样相混合存在，少数形成较大的孤立性肿块。重者可累及整个膀胱壁。腺性膀胱炎在膀胱镜下可表现为：①乳头状瘤型：带蒂的乳头状增生物，表面充血水肿，蒂大小不等；②滤泡样（或绒毛样）水肿型：片状浸润型的滤泡状水肿隆起或绒毛状增生；③慢性炎症型：局部黏膜粗糙、血管纹理增多或模糊不清；④红润型：亦称为肠腺瘤样型。呈鲜红色占位性病变，有时外观疑为血凝块；⑤黏膜无显著改变型：黏膜大致正常。还有报道表现为孤立性息肉样腺性膀胱炎或肿块很大的“假瘤型囊性腺性膀胱炎”。

腺性膀胱炎的乳头状肿物末端透亮，且无血管长入，表面光滑，蒂宽，且不呈浸润性生长，活检不易出血；而肿瘤则相反，乳头状瘤的末端不透亮，并常可见有血管长入。但最终确诊仍依赖活检。

（6）影像学检查：B超和CT检查可显示膀胱内占位性病变或膀胱壁增厚等非特异性征象，与膀胱肿瘤很难区别。但B超作为非侵入性检查可提高腺性膀胱炎的早期诊断率和进行随访。静脉肾盂造影（IVP）可了解膀胱内占位对肾功能的影响。

（7）流式细胞学检查组织中的DNA含量，免疫组织化学检测分子指标（如P53）的表达，可为腺性膀胱炎的病理诊断及临床分型提供参考。

五、鉴别诊断

腺性膀胱炎容易发生误诊或诊断困难，还需与膀胱腺癌、滤泡性膀胱炎、膀胱软斑病、间质性膀胱炎、化学性膀胱炎、嗜酸性膀胱炎等相鉴别。

1. 膀胱腺癌　肠上皮型腺性膀胱炎（特别是旺盛性或弥漫性）易与肠型腺癌相混淆。

鉴别要点：①腺性膀胱炎的间质黏液湖一般是局灶性的，其内一般没有漂浮细胞，腺癌的黏液湖多为广泛性的，常有漂浮的癌细胞；②腺性膀胱炎累及肌层为浅层局灶性和推挤式，而腺癌常浸润深肌层，为分割破坏式；③腺性膀胱炎的细胞异型性常为局灶性，程度亦比较轻，结构异型性不十分明显，腺癌结构和细胞异型性更明显；④腺性膀胱炎缺乏核分裂，腺癌核分裂多，亦可见病理性核分裂象；⑤腺癌可出现印戒样细胞，腺性膀胱炎无此表现；⑥腺性膀胱炎一般没有坏死，腺癌常有坏死；⑦腺性膀胱炎除肠型腺上皮外，还可见到泌尿上皮型腺样结构，腺癌通常没有。

2. 滤泡性膀胱炎　本病易与腺性膀胱炎的滤泡型混淆，特点是常见于慢性尿路感染后，膀胱镜可观察到小的、灰黄色、隆起小结节，常被炎性黏膜包围，但有时在结节间亦可看到正常黏膜，病变常见于膀胱三角区或膀胱底部，缺乏腺性膀胱炎之片状浸润、隆起及绒毛状增生之特征。显微镜检发现在黏膜固有层内有淋巴细胞滤泡组成的结节。

3. Mullerian 源性腺性增生性病变　包括子宫内膜异位症、宫颈内膜异位症和输卵管内膜异位症，常发生在生育期妇女，膀胱壁全层内有形态上呈良性的宫颈内膜腺体广泛浸润。Mullerian 腺异位主要发生在膀胱后壁，病变主要在肌层内，甚至可累及膀胱周围组织，腺性结构有柱状纤毛上皮。而腺性膀胱炎主要位于膀胱三角区和颈部，病变局限在固有层内，一般不累及肌层，腺性细胞巢周围可见泌尿上皮。

4. 腺性膀胱炎与膀胱肿瘤的关系　目前大多数学者仍认为虽然腺性膀胱炎本身是良性病变，但是一种具有恶变潜能的癌前病变，通过检测单克隆抗体 mAhDasl 在腺性膀胱炎及膀胱癌中的表达证实腺性膀胱炎是癌前病变。但多发生于广泛肠上皮转化型、团块状、乳头状瘤样型或红润型等少见类型，而临床上更为常见的慢性炎症型及黏膜无显著改变型却罕见有发生恶变报道，这与腺癌的低发病率是相一致的（仅占膀胱肿瘤的 0.5% ~2%）。因此有学者提出了将腺性膀胱炎根据膀胱镜下表现进行分型（低危型和高危型）的概念。

（1）低危型包括慢性炎症型、小滤泡型和黏膜无显著改变型：膀胱黏膜呈颗粒状凸凹不平、单个或数个小滤泡、小片绒毛样水肿、黏膜充血或血管纹理增粗增多。

（2）高危型包括乳头状瘤样型、大片绒毛样水肿型、实性团块瘤状、红润型（肠腺瘤样型）和广泛肠化生型：低危型基本没有癌变可能，不应视为癌前病变，但若慢性刺激因素持续存在，也可能发展为高危型；而高危型则存在较短时间内恶变的可能，应视为癌前病变。

六、治疗

根据其诱因、伴发疾病、病变部位、病变范围、病理类型，可采取如下原则治疗。

1. 解除诱发因素　解决基础疾病是最基本的治疗手段，否则效果不佳或易复发。

2. 膀胱内病变范围小，症状轻　可以采取膀胱灌注化疗，辅以对症处理。

3. 膀胱病变较广，症状较重者　经尿道电切或电灼是主要的治疗措施，同时术后予以膀胱灌注。灌注药物及方法如下。

（1）塞替派注射液 60mg，溶于生理盐水或注射用水 30 ~60mL 中，将尿排净后经导尿管注入膀胱，变换体位后保留 1 ~2h，每周一次，4 周后改为 1 个月一次；10 次为 1 个疗程。

（2）卡介苗（BCG）灌注：BCG 为膀胱腔内灌注的常用生物制剂，为一种活的生物菌，具有一定的抗原性、致敏性和残余毒性，对表浅、无肌层浸润的膀胱肿瘤和原位癌效果较好。其抗肿瘤的机制仍不十分清楚，目前比较明确的有两点：①BCG 与膀胱黏膜接触后引起膀胱黏膜的炎症反应，从而激发局部的细胞免疫反应，形成有胶原纤维包绕的成纤维细胞、巨噬细胞、淋巴细胞团，干扰肿瘤细胞生长。②BCG 对黏膜上皮细胞及肿瘤细胞具有直接细胞毒作用。

BCG 膀胱灌注适合于高危非肌层浸润性膀胱癌的治疗，可以预防膀胱肿瘤的进展。但 BCG 不能改变低危非肌层浸润性膀胱癌的病程，而且由于 BCG 灌注的不良反应发生率较高，对于低危非肌层浸润膀胱尿路上皮癌不建议行 BCG 灌注治疗。

对于中危非肌层浸润膀胱尿路上皮癌而言，其术后肿瘤复发概率为 45%，而进展概率为 1.8%，因此，中危非肌层浸润膀胱尿路上皮癌膀胱灌注的主要目的是防止肿瘤复发，一般建议采用膀胱灌注化疗，某些情况也可以采用 BCG 灌注治疗。

BCG 膀胱灌注方法：将 BCG 30mg 溶于生理盐水 30 ~ 60mL 中，将尿排净后经尿管注入膀胱，变换体位后保留 1 ~ 2h，每周一次，6 次后改为 1 个月一次，12 次为 1 个疗程。BCG 灌注量问题一直没有标准剂量，有人试验用 120mg 的 1/4 量（30 ~ 40mg）膀胱内灌注治疗中危非肌层浸润型尿路上皮癌时，其疗效与全量疗效相同，但不良反应却下降了 47.3%。因此，有学者认为其每次灌注量 30mg 治疗 312 例患者，疗效理想。灌注过程中要注意无菌技术操作。

BCG 膀胱灌注的主要不良反应为膀胱刺激症状和全身流感样症状，少见的不良反应，包括结核型败血症、前列腺炎、附睾炎、肝炎等。因此，TURBT 术后膀胱有开放创面或有肉眼血尿等情况下，不能进行 BCG 膀胱灌注，以免引起严重不良反应。有免疫缺陷的患者，如先天性或获得性免疫缺陷综合征（AIDS）、器官移植患者或其他免疫力低下的患者，均不宜行 BCG 的治疗，因为不会产生疗效。活动性结核患者也不宜应用 BCG 灌注治疗，以免引起病情恶化。

4. 病史复发，高度怀疑恶变或有恶变的片状增生型并发溃疡患者　可行膀胱部分切除术，术后予以膀胱灌注化疗。

5. 手术切除　经尿道电切加膀胱内灌注化疗药物是治疗腺性膀胱炎的有效方法。膀胱内局部病变的处理要根据患者的临床症状，病变部位、大小、形状以及所引起的并发症等采取不同的方法，其手术方法有如下。

（1）腔内手术：对于乳头状瘤样型、滤泡型、绒毛样水肿型，如果病变范围 <7cm，可行电切、电灼、气化、激光烧灼等处理。切除范围应超过病变部位 1cm，深度达黏膜下层，术后药物膀胱灌注减少复发。

（2）开放性手术：手术指征：①膀胱多发性肿物，病变广泛、严重和弥散，且症状明显，非手术治疗或腔内治疗效果不好，仍多次复发者；②病变累及膀胱颈部，双输尿管开口或同时并发起源于双输尿管下段的肿物，引起明显的排尿困难，双肾积水，双肾功能减退者；③膀胱病变致膀胱容量明显变小，似结核样膀胱挛缩者；④高度怀疑或已有癌变者。可考虑做膀胱部分切除术或全膀胱切除术。

6. 腺性膀胱炎有恶变倾向　不论采取何种方法治疗，都要定期进行膀胱镜检查随访，并有组织活检的组织学诊断。

7. 其他治疗　有报道对腺性膀胱炎患者进行放疗（直线加速器），或行膀胱三角区和膀胱颈部注射药物治疗，确切疗效有待进一步验证。

（孙　刚）

第四节　嗜酸细胞性膀胱炎

嗜酸性膀胱炎（eosinophilic cystitis，EC）属于一种泌尿道的过敏性疾病，是少见的膀胱炎症。其特点是有大量嗜酸性粒细胞浸润膀胱壁。

一、病因

一般认为该病病因属于一种泌尿道过敏性疾病，如食物过敏、寄生虫、药物等所致。一些相关的危险因素有支气管哮喘、遗传性过敏性疾病、环境中的变应原；某些化疗药物亦可致病，如丝裂霉素 C、塞替派、曲尼司特、青霉素等，但停药后症状短期内可消失。常与泌尿道某些疾病伴发（如膀胱癌），前列腺增生及其电切术后，少数可独立发生。

免疫反应在本病的发病中起一定作用，IgE 与多种抗原结合，激活巨噬细胞分泌白介素 -5，吸引嗜酸粒细胞聚集释放损伤酶，最终引起黏膜下水肿、肌肉坏死及表层肌肉的纤维化等损害，其中嗜酸性阳离子可提高膀胱炎症反应并造成逼尿肌纤维化，引起各种症状。Sano 等认为血清和尿中性阳离子蛋白是本病的一种标记物。

本病临床发生率远较实际发生率低，Zeitlhofer 等对 1000 例怀疑膀胱肿瘤患者进行活检，发现嗜酸性膀胱炎 17 例，其发病率为 1.7%。其发病年龄在 6 个月至 87 岁，平均年龄为 42 岁。

二、病理

在肉眼或膀胱镜下 EC 则表现为红斑、水肿、溃疡、天鹅绒样改变，当发生增殖性损害时，可类似乳头状瘤或葡萄状瘤，病损类似胃肠道的嗜酸性肉芽肿。但本病光镜下特点为膀胱黏膜及肌层有大量的嗜酸细胞浸润。病理检查具有特征性改变，为富含嗜酸性粒细胞的炎性细胞浸润、纤维化、平滑肌坏死，有时伴有巨细胞出现。

三、临床表现

EC 起病可为急性或亚急性，通常为慢性，其临床表现多种多样。患者多有血尿、脓尿、排尿刺激征、排尿困难和耻骨上疼痛，少见症状有尿潴留、肾盂积水，有时类似间质性膀胱炎、结核性膀胱炎或膀胱肿瘤的临床症状；也有尿常规正常，仅有膀胱刺激症状，少见症状还有尿潴留，少数并发于膀胱癌者可无症状。

四、诊断

有过敏和哮喘病史，反复发作的慢性膀胱刺激症状的患者应考虑此疾病。外周血检查可以发现嗜酸性粒细胞增多，尿检可有蛋白尿、血尿或脓尿。

EC 患者膀胱镜检查特点：可见膀胱黏膜水肿、溃疡、红斑形成，并可伴有与肿瘤相似的广基息肉。

B 超检查特点：广泛膀胱壁增厚，以黏膜为主，呈堤坝状，基本均匀的等回声。

其病理检查具有特征性改变，为富含嗜酸性粒细胞的炎性细胞浸润、纤维化、平滑肌坏死，有时伴有巨细胞出现。嗜酸细胞性膀胱炎常易误诊断为膀胱肿瘤，单凭肉眼观察难以鉴别，活组织检查是唯一能鉴别的方法。

五、治疗

EC 治疗至今没有标准化，文献报道以非手术治疗为主，多数病例可获病理及症状缓解。

为了控制继发性感染，适当应用抗生素。可在病史中仔细寻找变应原，并进行评价，在消除变应原后进行脱敏疗法。口服或膀胱内灌注皮质醇以及应用抗组胺药也有效果。必要时给予中药协助治疗。经非手术治疗无效的，病变引起严重并发症的，如输尿管梗阻造成严重肾积水或膀胱挛缩者可采用手术治疗。

手术方法：主要是经尿道息肉或肿块电切术，切除息肉深度通常达肌层。若有严重肾积水，输尿管扩张、反流，可行膀胱全切，尿流改道。

EC 为良性病变，治疗效果佳，预后好，但可复发，偶尔亦可发展为恶性病变。

（孙　刚）

第五节　出血性膀胱炎

出血性膀胱炎（hemorrhagic cystitis）是指某，些药物或化学制剂在尿中产生对膀胱的急性或慢性的损伤，导致膀胱广泛的炎症性出血。本病是一种多病因的并发症，常见于肿瘤患者治疗过程中，多因抗肿瘤药物的毒性或过敏反应，盆腔高剂量照射引起的放射损伤所致，另外还见于某些病毒感染，如腺病毒、流感病毒感染等。

一、病因

引起膀胱出血的因素如下。

1. 药物毒性反应　如烷化剂、白消安、塞替派、苯胺、甲苯胺衍生物、环磷酰胺等，可直接刺激膀胱黏膜上皮，引起出血性膀胱炎。这种毒性反应，不但与药物作用时间和浓度呈正相关，而且与给药途径及方法关系密切。环磷酰胺（CTX）和白消安（BUS）联合化疗引起膀胱炎的危险性相对更高。甲喹酮、乌洛托品、避孕栓、苯胺和甲苯胺等长期或过量使用或接触也可以直接或间接地引起出血性膀胱炎。

2. 放射性损伤　盆腔全量放疗时有 20% 的患者膀胱受累。放射线对膀胱的急性损伤首先是膀胱黏膜的炎症改变，引起黏膜糜烂、溃疡或坏死出血。

3. 病毒感染　Ⅱ型腺病毒感染可以引发膀胱刺激症状及肉眼血尿。也见于某些流感病毒感染等。

4. 全身疾病　类风湿关节炎和 Crohn 病可并发系统性淀粉样变，膀胱的继发性淀粉样变可引起明显血尿。

5. 有大量尿潴留时突然大量导尿，引发膀胱出血的报道。

二、临床表现

出血性膀胱炎主要表现如下。

1. 突发性血尿　血尿突然发生，并伴有尿频、尿急、尿痛等膀胱刺激症状，严重者又伴有贫血。膀胱镜检查可见膀胱容积变小，黏膜充血、水肿、溃烂或变薄，血管壁变脆，部分患者可见出血部位。

2. 顽固性血尿　反复发作性血尿，或血尿持续，经久不愈。并常伴有尿频、尿急、尿痛等症状。

有时因反复出血、膀胱内形成血凝块，或阻塞输尿管口，引起急性或慢性尿潴留。膀胱镜检查可见膀胱容积缩小，膀胱挛缩，膀胱壁弹性消失，黏膜充血水肿，溃疡坏死或血管扩张出血。

三、诊断

（1）做出出血性膀胱炎的诊断之前应注意以下 4 点情况。

a. 注意膀胱内出血是否因肾、输尿管和膀胱结石、膀胱肿瘤等常见疾病所致。

b. 当儿童出现膀胱刺激症状而尿培养阴性时，则应考虑到病毒感染或误服对泌尿系统有毒性的药物的影响。

c. 青年人出现血尿则要考虑到工作是否常接触有害的化学品。

d. 老年人出现血尿则要排除泌尿系统肿瘤或前列腺增生症。

（2）当患者出现膀胱、尿道刺激症状并血尿时，医生应考虑进行以下检查。

a. 尿常规检查：可有镜下血尿，甚至肉眼血尿。

b. 膀胱镜检查：膀胱镜检查及活检是确定诊断最可靠的方法，可看到膀胱内有不同程度炎症改变，甚至可以观察到出血部位，两侧输尿管开口排出的尿液是清亮的。

c. 肾功能检查：如肌酐、尿素氮、尿酸等的检查。

d. 结核抗体及尿抗酸杆菌检查。

四、治疗

各种原因引起的出血性膀胱炎治疗方法基本相同，主要是止血，根据血尿的程度可选用下列处理方法。

1. 清除膀胱内血块　这是治疗出血性膀胱炎的第一步，若血块松软，可在病床旁进行，可留置管腔较大的多孔导尿管，用蒸馏水或生理盐水反复冲洗抽吸，冲洗时最好选用 20mL 以上容量注射器，进水时用力推注，才能用水柱打碎血块，而抽吸时要缓慢些，防止急抽吸时血凝块阻塞尿管。若血凝块较坚韧，且大而多，则需以尿道插入电切镜方能清除血凝块。当膀胱内血凝块冲洗干净后，应观察膀胱内出血部位，如有活动性出血点，则可立即行电凝止血，并同时行膀胱内灌注药物止血。

2. 止血药物的应用　药物包括氨基己酸、酚磺乙胺、卡巴克络、维生素 K 等，通过增强血小板黏附功能，或增强毛细血管对损伤的抵抗力，减少毛细血管通透性，使受伤的毛细血管端回缩而止血等发挥作用。增压素 0.4U/min 的速度静脉滴注治疗膀胱大出血，效果较理想。

3. 局部用药

（1）凝血酶：1000～4000U 用蒸馏水或生理盐水 20～30mL 配成溶液，每 2～4h 膀胱内注射一次。多数患者经 2～3 次灌注后，出血即可得到控制。

（2）硝酸银：用蒸馏水配制成0.5%～1%溶液，每10～20min向膀胱内灌注一次，有些患者需多次灌注，疗效可靠，能使70%膀胱出血停止。

（3）去甲肾上腺素：用8mg/100mL去甲肾上腺素冲洗膀胱可止血，冲洗后血压可增高，脉搏加快，但不影响治疗，不损伤黏膜。

4. 冰水膀胱冲洗　用冰水连续冲洗24～48h，可以治疗放射性膀胱炎的出血。据报道，此法成功率为92%。冰水有收缩，蛋白凝固，故可止血。

5. 高压氧治疗　由于高压氧可以提高血管损伤组织的修复能力，促使血尿停止。因此，最近有人采用高压氧治疗因放、化疗引起的出血性膀胱炎。方法是：在高压氧舱中3kPa压力下，吸入100%氧气90min为一次治疗，每周5～6次，共20次。

6. 外部加压器　这是一种可用于骨盆区进行充气压迫止血的器械（目前尚未进入国内市场），适用于血流动力学不稳定的盆腔急性大出血，曾用来治疗难于控制的膀胱大出血。据报道，该疗法的临床治疗效果较好。

7. 手术止血　只限于非手术治疗无效情况下，方可考虑行切开膀胱清除血凝块，电凝或用化学药品烧灼止血。若不能达到目的，则可行双侧髂内动脉结扎。

五、预防

（1）在化疗过程中，注意选用泌尿系统保护药巯乙基磺酸钠（mesna）辅助治疗。推荐方法为开始化疗时给药一次，按80mg/kg计算，化疗后4h和8h各给药一次。

（2）在放疗前或放疗期间应用对膀胱黏膜有保护作用的戊聚糖多硫酸钠（sodium pentosanpoly sulfate），即使在膀胱炎出现以后应用，也可减轻症状和出血。

（3）化疗前详细阅读药物说明书，了解药物毒理，避免使用对膀胱黏膜有刺激的药物。

（4）病因治疗，如前列腺增生、泌尿系结核、泌尿系结石及泌尿系肿瘤的及时诊治等。

（孙　刚）

第六节　膀胱结石

膀胱结石为泌尿系统的常见病、多发病之一。公元前，人们即开始了膀胱结石的治疗，并且采用的手术方法多种多样，但是手术死亡率极高。膀胱结石在性别方面差异也很大，一般好发于男性，男女比例为10∶1。膀胱结石的发病率有明显的地区和年龄差异。总的来说，在经济不发达地区，膀胱结石以婴幼儿为常见，主要由营养不良所致。近来，膀胱结石的总发病率已显著下降，多见于50岁以上的中老年人。

一、病因

膀胱结石分为原发性和继发性两种。原发性膀胱结石多由营养不良所致，现在除了少数发展中国家及我国一些边远地区外，其他地区该病已少见。继发性膀胱结石主要继发于下尿路梗阻、膀胱异物、泌尿系感染、代谢性疾病、肠代膀胱、膀胱外翻－尿道上裂及寄生虫性膀胱结石等。

1. 营养不良　原发性膀胱结石主要发生于贫困饥荒年代，营养缺乏、动物蛋白摄入不足人群。只要改善婴幼儿的营养，使新生儿有足够的母乳或牛乳喂养，婴幼儿膀胱结石是可以减少的。

不少小的肾和输尿管结石以及在过饱和状态下形成的尿盐沉淀，在膀胱排尿无梗阻的情况下，均可随尿排出。但当有下尿路梗阻时，如尿道狭窄、先天性畸形、前列腺增生、膀胱颈部梗阻、肿瘤、膀胱膨出、憩室等，均可使小结石和尿盐结晶，沉淀积聚而形成结石，这也是现今膀胱结石在男性小儿及老年人最常见的重要原因。

2. 膀胱异物　膀胱异物如子弹头、发卡、电线、圆珠笔芯等，均可作为核心，使尿盐沉积于其周围而形成结石。医源性的膀胱异物主要有长期留置的导尿管、被遗忘的输尿管支架管、不被机体吸收的残留缝线、膀胱悬吊物、由子宫内穿至膀胱的 Lippes 环等。膀胱异物可作为结石的核心而使尿盐晶体物质沉积于其周围而形成结石。

3. 尿路感染　继发于下尿路梗阻或膀胱异物的感染，尤其是尿素分解细菌的感染，可使尿 pH 升高，促使磷酸钙、铵和镁盐的沉淀而形成膀胱结石。这种由产生尿素酶的微生物感染所引起、由磷酸镁铵和碳磷灰石组成的结石，又称为感染性结石。

4. 代谢性疾病　结石由人体代谢产物构成，因此与新陈代谢有极密切的关系。不同类型的结石，如胱氨酸、尿酸、黄嘌呤和含钙结石各具有不同特点。

（1）胱氨酸尿症为先天性疾病，常以结石为主要临床表现：胱氨酸尿症的发生率为 1/2 万人（Smith，1994）。胱氨酸结石占全部尿石的 1%。当食物中胱氨酸不足或吸收障碍时，蛋氨酸可作为胱氨酸和半胱氨酸的前身参与代谢，其是人体硫的主要来源。从食物中摄取的含硫氨基酸在肝中代谢形成半胱氨酸和胱氨酸，最后形成尿素和硫酸盐排于尿中。

（2）草酸的代谢及其异常：草酸是形成含钙结石的重要因素，尿石中最多见的成分是草酸钙。草酸在人类是代谢的终末产物，不再进一步分解。尿中草酸的来源主要（85% ~ 90%）为内生的，其中 20% ~40% 来自维生素 C。从食物中直接摄取的只占 1% ~5%。

（3）钙、磷代谢及其异常：尿石种类最多的是草酸钙结石和磷酸钙结石，因此钙磷代谢在尿石形成中占有重要地位，尤其是钙代谢异常有其特殊的意义。Flocks 注意到一些尿石患者不论低钙或高钙饮食其尿钙水平均比正常人高。在国外资料中，结石患者 30% 有高尿钙，作者统计因尿石症住院的患者中有 23.8% 为无特殊原因的高尿钙。

（4）尿酸结石成石的危险因素：尿酸结石成石的危险因素除尿量外尿酸量和尿的 pH 是主要因素。

（5）其他，如甲状旁腺功能亢进症、制动综合征、类肉瘤病、皮质醇症、过量使用维生素 D，口服磺胺类药物；肠大部切除、肠吻合短路及慢性消化道疾病等均可导致膀胱结石。

5. 肠道膀胱扩大术　肠道膀胱扩大术后膀胱结石的发生率高达 36% ~50%，主要原因是肠道分泌黏液所致。

6. 膀胱外翻 - 尿道上裂　膀胱外翻 - 尿道上裂患者在膀胱尿道重建术前因存在解剖及功能方面的异常，易发生膀胱结石。重建术后，手术引流管、尿路感染、尿液滞留等又增加了结石形成的危险因素。

7. 寄生虫　在埃及的血吸虫病流行区，可发生血吸虫病伴发的膀胱结石，其核心为虫卵。

二、病理

膀胱结石如表面光滑且无感染者，在膀胱内存在相当长时间，也不至造成膀胱壁明显的病理改变。一般而言，因结石的机械性刺激，膀胱黏膜往往呈慢性炎症改变。膀胱镜观察时，最早期的改变是局部黏膜血管增多，继而黏膜充血。有继发感染时，充血更明显，且可出现大疱状水肿、出血和溃疡，在膀胱底部和结石表面，黏附有脓苔。如结石造成膀胱颈部梗阻，膀胱内可有小梁和憩室形成，并使膀胱壁增厚和肌层纤维组织增生。长期梗阻后可因反压力作用，使上尿路发生梗阻性病变，导致肾功受损，且可因继发感染而致肾盂肾炎及输尿管炎。长期感染者可产生膀胱周围炎，使膀胱与盆部组织发生粘连，甚至发生穿孔。结石长期慢性刺激，局部上皮组织可发生增生性改变，甚至出现乳头样增生或者鳞状上皮化生，可使膀胱壁发生鳞状上皮癌。

三、临床表现

大多数膀胱结石，由于对膀胱局部的刺激、创伤、梗阻和继发感染，可产生各种症状，但也有少数病例，尤其是下尿路梗阻且已有残余尿者，结石有时虽然较大，却无明显症状，仅在做X线尿路检查时发现。

膀胱结石的主要症状为尿痛、排尿障碍和血尿。疼痛可为下腹部和会阴部钝痛，亦可为明显或剧烈疼痛，常因活动和剧烈运动而诱发或加剧。如疼痛系结石刺激膀胱底部黏膜而引起，常有尿频和尿急。排尿终末时疼痛加剧，且可伴终末血尿。患者常欲卧位以求疼痛缓解。结石嵌于膀胱颈口，出现明显排尿困难，排尿时常呈滴沥状，亦可尿流中断或发生急性尿潴留。出现排尿困难时，患者必须改变体位或摇晃身体，才能继续排尿，此时突然发生剧痛，可放射至阴茎、阴茎头和会阴部。尿流中断后再继续排尿时伴有血尿。

小儿患者，常疼痛难忍，大汗淋漓，大声哭叫，用手牵拉或搓揉阴茎或排尿时伴有血尿，或变换体位以减轻痛苦。疼痛有时可放射至背部和髋部，甚至可放射至足跟和足底。患者因排尿困难当用力排尿时，可使尿粪同时排出，甚至可引起直肠脱垂或疝。

老年男性膀胱结石多继发于前列腺增生症，可同时伴有前列腺增生症的症状；神经性膀胱功能障碍、尿道狭窄等引起的膀胱结石亦伴有相应的症状。

膀胱结石并发感染时，出现膀胱刺激症状、血尿和脓尿。

四、诊断

膀胱结石的诊断，主要是根据病史、体检、B超、X线检查，必要时做膀胱镜检查。虽然不少病例可根据典型症状，如疼痛的特征，排尿时突然尿流中断和终末血尿，做出初步诊断。但这些症状绝非膀胱结石所独有。

体检对膀胱结石的诊断帮助不大，多数病例无明显的阳性体征。结石较大者，经双合诊可扪及结石。婴幼儿直肠指检有时亦可扪及结石。目前此法已被B超及X线等检查取代。

实验室检查可发现尿中有红细胞或脓细胞，伴有肾功能损害时可见血肌酐、尿素氮升高。

腹部X线平片亦是诊断膀胱结石的重要手段，结合B超检查可了解结石大小、位置、形态和数目，还可了解双肾、输尿管有无结石。应注意区分腹部X线平片上的盆部静脉石、输尿管下段结石、淋巴结钙化影、肿瘤钙化影及粪石。必要时行静脉肾盂造影检查以了解上尿路情况，做膀胱尿道造影以了解膀胱及尿道情况。纯尿酸和胱氨酸结石为透X线的阴性结石，用淡的造影剂进行膀胱造影有助于诊断。

膀胱镜检查是诊断膀胱结石最可靠的方法，尤其对于透 X 线的结石。结石在膀胱镜可一目了然，不仅可查清结石的大小、数目及其具体特征，还可明确有无其他病变，如前列腺增生、尿道狭窄、膀胱憩室、炎症改变、异物、癌变、先天性后尿道瓣膜及神经性膀胱功能障碍等。膀胱镜检查后，还可同时进行膀胱结石的气压弹道及钬激光碎石。

五、治疗

膀胱结石的治疗应根据结石体积大小选择合适的治疗方法。一般来说，直径 <0.6cm，表面光滑，无下尿路梗阻的膀胱结石可自行排石或通过口服排石中药排石。但绝大多数的膀胱结石均需行外科治疗，方法包括体外冲击波碎石、内镜手术和开放性手术。手术治疗取出结石后，应做结石成分分析后同时进行病因治疗，并发感染时，应用抗生素控制感染。

1. 中药排石　排石颗粒（市面有售），每次 6 ~ 12g，冲服，2/d，同时服用 654 – 2 10mg，2/d，疗效更好。

2. 体外冲击波碎石　小儿膀胱结石多为原发性结石，可首选体外冲击波碎石术；成人原发性膀胱结石≤2.5 ~ 3cm 者亦可以采用体外冲击波碎石术。

膀胱结石进行体外冲击波碎石时多采用俯卧位或蛙式坐位，对阴囊部位应做好防护措施。由于膀胱空间大，结石易移动，碎石时应注意定位。较大的结石碎石前膀胱需放置气囊尿管，如需再次碎石，间断时间应 >7d。

3. 经尿道钬激光碎石术　目前比较常用，操作简便，碎石效果理想，适合 2cm 以下膀胱结石。钬激光碎石优势在于它能够将结石击破成米粒状大小，随尿排出体外。也能将 >2cm 结石击碎，但较费时。

4. 经尿道气压弹道碎石术　气压弹道碎石于 1990 年首先在瑞士研制成功，至今已发展到第四代，同时兼备超声碎石和气压弹道碎石的超声气压弹道碎石清石一体机。当膀胱结石直径 >2cm 时，可选用经尿道气压弹道碎石术，其碎石速度较钬激光碎石快，尤其是第四代混合动力气压弹道碎石机，可同时碎石及清理结石，碎石后需要用 Ellik 冲洗器冲洗或用取石钳将结石碎片取出，取石过程中注意动作要轻巧，防止损伤尿道及膀胱黏膜。

5. 开放性手术取石　耻骨上膀胱切开取石术不需特殊设备，简单易行，安全可靠，但随着腔镜技术的发展，目前采用开放手术取石已逐渐减少，开放手术取石不应作为膀胱结石的常规治疗方法，仅适用于需要同时处理膀胱内其他病变或结石体积 >4cm 时方可采用。

此外，开放性手术尤其适用于患有尿道狭窄、前列腺增生、膀胱颈挛缩、膀胱憩室内结石及经腔内碎石失败者，但不适用于膀胱内有严重感染、全身情况差，如患有糖尿病或重要器官有严重器质性变者。

（赵素顺）

第十九章　腔镜检查与微创治疗

第一节　输尿管镜技术

一、输尿管镜检及逆行路径的适应证

输尿管镜检作为一种泌尿外科常规的技术被应用于各类疾病的诊断和治疗中。输尿管镜检的主要适应证是尿石症。近年来出现的输尿管软镜管径更小，灵活度更高，更容易通过输尿管到达肾盂，结合钬激光使体内碎石更安全高效。新一代的纤维内镜非常灵活，头部可以向各个方向转动，因此可以到达包括肾下盏在内的肾脏的各个位置并进行碎石治疗。诊断及治疗指征归纳如下：

1. 治疗指征　尿石症；输尿管狭窄内切开；肾盂输尿管连接处逆行内镜治疗；上尿路移行细胞癌组织活检及切除；重置移位的输尿管导管。

2. 诊断指征　尿细胞学阳性而膀胱镜检正常患者评估；尿路移行细胞癌患者的监测；静脉肾盂造影及逆行肾盂造影发现充盈缺损的患者评估；未经确诊的肉眼血尿患者。

输尿管镜也用于诊断和治疗上尿路移行细胞癌、输尿管狭窄、肾盂输尿管连接处梗阻。不明原因的血尿及静脉/逆行肾盂造影发现充盈缺损也可以进一步采取输尿管镜检查。

二、输尿管镜检及逆行路径必需的器材

1. 内镜　第一台输尿管镜检由 Hugh Hampton Young 在 1912 年完成，他将硬性的膀胱镜插入一名尿道瓣膜症患者扩张的输尿管中。最早的输尿管镜出现于 20 世纪 60 年代，被运用于一台输尿管开放取石术中。最初的输尿管镜为全刚性设计，内置柱镜系统，镜鞘外径从 12 ~ 13. 5F 不等。使用这种输尿管镜前常规需要尿道扩张，并在术后留置引流。到 20 世纪 80 年代中期，工艺和设计上有了显著提高，输尿管镜体越来越小，手术所致的损伤也越来越小。硬镜的外径缩小至 8. 5F，并且内置一个工作通道。直到 1989 年第二代半硬性的输尿管镜出现，纤维光导系统取代了原先的柱镜系统。1993 年至今运用的是新一代的输尿管镜，其体型更小巧，镜头能够小范围弯曲。

目前应用的输尿管镜有两种，一种是半硬镜，其镜体可以适度的弯曲；另一种是软镜。典型的半硬性输尿管镜有一个锥形末梢结构，沿镜体至目镜外径逐渐增大。半硬性输尿管镜的优点包括更大的工作通道、更快的水流灌注以及更宽广的视野。半硬性的输尿管镜通常应用于治疗髂血管水平以下的输尿管病变，但有时也可应用于髂血管水平以上的病变，尤其适用于女性患者。半硬性输尿管镜能够弯曲，但要注意的是长期的劳损可能会对镜体造成持续的损伤甚至断裂。尤其对于腰背肌肉发达、尿道长的患者，对于此类患者半硬性的输尿管镜很难到达髂血管水平之上。

输尿管软镜则更为灵活，末端直径为6.75～9F。其最大的优势在于可以到达包括肾下盏在内的整个泌尿系统。表19－1列出了目前应用的各个型号的输尿管软镜。通常输尿管软镜能够在一个方向上弯曲120°～170°，再向另一个方向弯曲170°～270°。然而工作通道中的器械（如激光纤维）会影响输尿管软镜的柔韧性。与半硬性输尿管镜相比，输尿管软镜在置入器械后，如过度弯曲除了使图像质量降低外，更会造成损耗，包括光纤束的损坏、工作通道穿孔、转向功能故障。目前可供使用的双重主动弯曲输尿管镜能够提供双轴弯曲，从而更容易进入各个肾盏，尤其是肾下盏（图19－1）。除了维修费高，输尿管软镜的花费相比半硬性输尿管镜要昂贵得多。因此在作者医院，输尿管软镜几乎完全应用于髂血管水平以上的输尿管结石患者。因为缺少相应的器械，输尿管软镜很难治疗输尿管远端的疾病。

表19－1　常用输尿管软镜的规格

	ACMI DUR 8 Elite	ACMI DUR 8	Storz 11274AA	Storz Flex－X (11278A)	Wolf 7325.172 7.5F	Wolf 7330.072 9.0F	Olympus URF－P3
末端直径（F）	6.75	6.75	7.5	7.5	7.5	9.0	6.9
镜体直径（F）	8.7～10.1	8.7～10.1	8.6	8.4	8.0～9.0	9.0	8.4
工作通道（F）	3.6	3.6	3.6	3.6	3.6	4.0	3.6
工作通道长度（cm）	64	65	70	67.5	70	60	70
视野	80	80		90	95	60	90
头部弯曲度	180/170～130 向下－双向弯曲	80/170	170/120	270/270（双向弯曲）	160/130	160/130	180/180
弯曲部位	单－双重	单重	单重	单－双重	单重	单重	单重

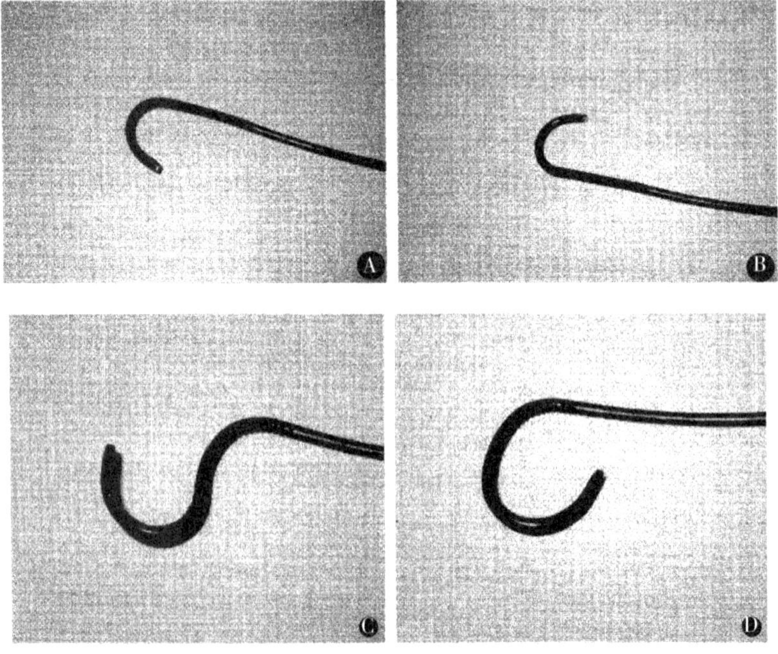

图19－1　一种可以双重弯曲的输尿管软镜

显示的是常用的向上与向下弯曲；C与D显示的是进入肾下盏的第二重主动弯曲

2. 辅助设备 安全和高效的输尿管镜操作，需要一系列的辅助设备。首先必须有能够提供X线透视的C形臂或泌尿外科专用内镜检查床，以便于进行逆行肾盂造影、留置输尿管导管及定位腔内手术器械等。手术室人员必须采取适当防护措施，包括穿着铅衣、甲状腺防护圈及护目镜。同样也必须为麻醉人员提供放射防护。由监视器、光源、照相设备及其他附属设备组成的摄像系统应该置于手术台头端，面对术者位置。

（1）透视设备、手术床：数据处理装置，包括数字采集装置，用于获取动态及静态图像。

（2）图像监视设备：①内镜：膀胱镜（硬性/软性）。软式膀胱镜视角更广，患者痛苦少。②输尿管镜（半硬性）：通常用于髂血管水平以下的输尿管结石。优点：更耐用，工作通道更大适合较大的器械（如激光光纤、套石篮），灌注更大，视野更好。缺点：可能造成尿道、输尿管损伤，应用局限大。③输尿管镜（软镜）：通常用于髂血管水平以上的输尿管及肾脏结石。优点：能够到达尿路任何位置（包括肾下盏），某些型号有双重弯曲功能，更容易进入肾盏。缺点：软镜维修频率高，花费大；工作通道小，水流灌注小；由于光纤束小，成像没有半硬镜清晰。

（3）输尿管导管：SF末端开口，直的或成角。导管被用来支持导丝，辅助导丝前进；成角静脉导管可以帮助导丝通过梗阻及狭窄部位。

（4）导丝：①聚四氟乙烯（PTFE）导丝：PTFE导丝是最常用的导丝，头端较软，保护输尿管不受损伤。②水滑性导丝：导丝表层吸水后，摩擦力降低，使其更加光滑，易于通过梗阻部分。③超硬性导丝：超硬性导丝不容易打折，能更好地导入输尿管扩张器与输尿管镜鞘。④混合性导丝：混合性导丝有水滑行末端与更坚固的PTFE体部混合制成，易于推进。⑤双软头导丝：双软头导丝用于引导软镜，可减少导丝对工作通道的损伤。⑥置换型导丝：置换型导丝比一般导丝长，用于某些特殊操作。

（5）扩张器：①8/10同轴扩张器：逐步增大扩张器外径。好的扩张器能够有效扩张输尿管及管口，辅助输尿管镜置入；在透视下，有助于输尿管导丝置入；也用于输尿管软镜中置入第二根导丝。②气囊扩张器：较同轴扩张器减少了潜在的损伤，能够有效地进一步扩张紧张的输尿管考口、输尿管壁及输尿管狭窄处。

（6）灌注设备：手压灌注（大注射器）；加压包；脚泵。

（7）激光光纤（钬：YAG）：各种型号，200～1000μm。

（8）内镜激光光纤密封设备：输尿管镜常用的光纤为200～400μm。

（9）操作器械：通常用尼龙混合记忆合金制成，坚固的同时又很纤细柔软，不易变形。①套石篮、取石钳：特殊的套石篮中间有工作通道，可以通过激光光纤，可以固定结石的同时进行激光碎石，阻止结石向近端移动。②输尿管镜鞘：型号9～18F，有各种长度，较短的通常用于女性，较长的用于男性。③活检钳：目前所用的活检钳已经足够小，可以在输尿管镜下对肾盂及输尿管进行活检。

（10）腔内碎石设备：①钬：YAG激光。光能够击碎任何成分的结石，并有很高的安全性。②液电碎石、气压弹道碎石、超声碎石。

（11）自保留性输尿管导管（双J管）：有各种不同的型号，其中直径5～7F为标准型号。

术者在操作前应备用一些设备和零部件，术前不用全部打开，因为无法确切知道手术需要哪些辅助设备和遇到哪些困难。应该尽可能减少一次性器械的使用，避免浪费。只有在需要的时候再打开包装。

3. 导丝　各种导丝的顶端、硬度、所用的材质不同。由聚四氟乙烯（PTFE）包裹不锈钢芯，软头导丝是最常使用的导丝。一些不同的导丝有它们的特性。水滑导丝在使用前需要打开封套，用无菌注射用水或生理盐水冲洗，用亲水性材料吸水后可以变得很光滑，便于通过输尿管的梗阻部位。这种亲水导丝的主要缺点也是由其光滑造成的，使它很容易从输尿管中拖出。通过亲水导丝留置输尿管导管是困难的，在留置输尿管支架前，需要通过输尿管导管将其更换为聚四氟乙烯（PTFE）包裹的导丝。混合型导丝具有亲水性的顶端以便于通过阻塞部位，由PTFE包裹镍钛合金制成的杆身增加了硬度和抓持性，通过这种导丝很容易留置输尿管导管。

有时为了便于引导内镜进入，可以将一根导丝插入镜身内。如果用较硬的导丝经软镜的工作通道进行引导，可能会造成工作通道的损坏，增加不必要的维修费用。双软头导丝被设计用来减少这种情况下工作通道和镜子的损坏。而半硬性输尿管的标准操作应该是以先插入导丝而后镜身沿导丝进入为宜。

4. 输尿管扩张设备　对于逆行路径来说，输尿管导管和扩张器是十分重要的，这其中包括5F末端开口的输尿管导管，用于注入造影剂，并可在导丝难以通过的输尿管狭窄段或结石梗阻部位时为其提供支撑。如果需要进行输尿管扩张，其主要部位是输尿管最狭窄的部位与输尿管开口，偶尔也需要扩张邻近开口处的输尿管。用聚乙烯同轴扩张器进行逐步的扩张通常有效，但这种扩张器所产生的剪切力会造成输尿管损伤。而气囊扩张器所产生的张力是放射状的，能够减少输尿管的损伤。气囊扩张器的导管外径为5~7F，气囊直径为4~10mm，能够提供最大220psi（15个大气压）的张力。要在透视下放置气囊，将输尿管需要扩张的部位置于气囊不透X线的两个标记之间。在助手使用螺旋锁扣式注射器或其他灌注装置注入对比剂的同时，术者要把持住导管以防止气囊移位。灌注时必须小心，防止气囊过度膨胀以致气囊破裂，造成输尿管损伤。需要指出的是，并非所有的病例都需要进行输尿管扩张，而只有在进镜遇到困难时才考虑采用。早期生产的输尿管镜需要常规扩张，但是随着更新式和小巧的输尿管镜与腔内碎石装置的出现，尤其在直径为9F或更细的输尿管镜被应用之后，输尿管扩张的必要性已经大大降低了（小于总病例的14%）。

5. 灌洗设备　在操作中必须进行充分的灌洗，以保障视野清晰。输尿管镜或者备有两条独立的通道（一条工作通道用以置入激光光纤等器械，另一条用于灌洗），或者备有一条灌洗与操作共用通道。灌洗压力可以由灌洗液自身的重力、加压袋、各种手控或脚控压力泵提供。已经证实手动灌洗可对肾产生超过100mmHg的压力，如此大的压力可能引起菌血症甚至败血症。肾盂的过度充盈也会影响输尿管镜的弯曲角度，肾盂过度膨胀后，将无法对输尿管镜的末端产生“篮板”效应，使其无法产生二次弯曲。此外，高的灌注压力可以增加患者对灌洗液的吸收。一项研究计算出，在输尿管检查中，患者灌洗的吸收量为每小时135mL。在保持必要地灌注压力以达到视野清晰的前提下，应小心避免灌洗液的过量，甚至外渗的发生。有学者建议使用输尿管镜鞘来减轻灌洗对肾产生的压力。

6. 输尿管镜鞘　输尿管镜鞘最初于20世纪70年代产生，用于辅助输尿管软镜的置入，目前已经被证实可以用于降低输尿管镜检查时肾的灌注压力。目前有很多公司生产输尿管鞘（UAS），其型号从9~18F不等，有椎状的末端用于扩张输尿管口，经导丝引导进入输尿管。

有报道称，与气囊扩张相比，用 UAS 扩张输尿管能够减轻输尿管镜手术后的疼痛。UAS 相当于建立了一个通向肾盂的通道，使灌洗液通过内镜注入后可沿镜鞘流出，这样就降低了对肾的压力。输尿管镜操作时 UAS 的应用能够缩短手术时间，大大降低手术费用。这种手术时间的缩短被认为是得益于通过 UAS，可以很容易地重复置入输尿管软镜将结石碎片通过套石篮从肾脏取出，而不必将结石碎到足以自行排出的程度。整体费用的降低还部分得益于内镜损坏率的降低。由于输尿管镜在插入过程中需要承受轴向压力与潜在的输尿管官腔压力，在使用一段时间后会有或多或少的损伤，在为更多的病例进行检查之前需要进行维修保养。

虽然 UAS 的使用已经被证实能够减少手术时间和花费，但是目前关于结石清除率的研究仅有一项。在 181 例患者中，使用 UAS 辅助输尿管镜的患者的结石清除率要高于单独使用输尿管镜的对照组。

输尿管软镜使用 UAS 的效果要优于输尿管硬镜。De Sio 和他的小组（2004）为 12 例远端输尿管结石的患者以输尿管硬镜联合 UAS 进行治疗，结果发现有 5 例（42%）患者的操作难以完成，直到将 UAS 拔出，并且也没有发现手术时间与结石清除率的差别。因此，UAS 在使用输尿管硬镜治疗远端输尿管结石时没有用处。

UAS 的用途目前还扩展到经皮肾镜碎石中作为肾盂输尿管的通道和经体外冲击波碎石中遇到结石较大而又不适宜手术取石的病例。

总的来说，在输尿管软镜检查中使用 UAS 可以缩短手术时间，降低肾盂压力，并减少对内镜的损害。

7. 腔内碎石设备　钬：YAG 激光由于可以有效击碎各种成分的结石，加上其优秀的安全特性，而被称为“金标准”。在钬：YAG 激光发明之前，其他的一些设备用于碎石治疗。超声碎石设备于 1973 年被首次报道，当时使用的是中空的硬质探头。直到一种软式实心电极的出现前，输尿管软镜不能采用超声碎石。电能首先被传输到陶瓷手柄上，被转化为频率 23 000 ~ 25 000Hz 的声波，通过中空的探头将震动传导到结石上将结石击碎。利用这种中空的设计，还可以将击碎的结石碎片吸引出来。这种探头的缺点在于相对较大而只能用于输尿管半硬镜。软式实心电极虽然可以用于软镜，但由于没有吸引的功能，与前者相比没有优势，这也限制了它的广泛应用。由于硬质探头体积较大，目前，输尿管镜联合超声波碎石已经很少使用。

气压弹道碎石通过一种电动装置或气泵装置产生能量。它利用压缩空气或者电动装置推动探针，脉冲式撞击结石，其原理类似于手持式凿岩机。气压弹道的优点在于设备价格相对低廉，配件可以重复使用，而且因为探针头部不产生热量，对周围组织的损伤小，比较安全。缺点在于在碎石的同时不能取石，探针可能造成结石上移，并且没有软式探针，无法用于输尿管软镜等。为了同时提高取石效果，一种吸引装置被结合到气压弹道上，其整体的结石清除率在术后三个月为 95%。作者发现，增加吸引设备有益于结石碎片的取出和防止碎片移位。遗憾的是，这种吸引装置只能联合硬式探针，故只能应用于输尿管硬镜。

液电碎石技术（EHL）利用电能在电极的绝缘间隙间产生高电压，使液体介质产生空化气泡。空化气泡均匀破裂时可产生二次冲击波，或者非均匀破裂产生高速震荡。这种二次冲击波与高速震荡都可以造成结石碎裂。EHL 的优点在于与激光相比费用较低。液电电极可以更换，如果结石硬度较高，可能需要使用一条以上的电极将其完全击碎。与光纤相比，液电电极更为柔软，插入输尿管软镜的工作通道中不会影响镜身的弯曲能力。EHL 的主要两个缺点在于有些结石难以击碎，探头末端产生的能量在一定距离内都会产生效应，使其安全界限较窄。如果电压峰值过高，会导致输尿管穿孔。有两项研究表明，EHL 腔内碎石引起输尿管穿孔的发生率为 18% ~40% 。

最初被用来碎石的激光设备为长脉冲的红宝石激光，于 1968 年应用于体外研究。因为在碎石的同时有大量热量被传导到周围组织而产生损伤，红宝石激光从未被应用于临床。在此之后，二氧化碳激光与 Nd：YAG 激光被陆续应用于临床。但 CO_2 激光没有供腔内使用的光纤，Nd：YAG 激光会将能量过多的转化为热能，对组织产生损伤。直到 1988 年，经过改进的 Nd：YAG 激光设备才被应用于临床碎石治疗。Nd：YAG 激光被加以一种能量转换装置和特别设计的耦合探头，可产生短脉冲的激光束，在增加和峰值压力的同时减少了热量。这种装置提高了安全性，在动物模型中甚至可以直接照射尿路上皮。但 Nd：YAG 激光的缺点是不能击碎一水草酸钙结石与透钙磷石，探头直径相对较大以及光纤容易折断等。其他三种激光碎石设备随即应用于临床，分别为脉冲燃料激光、紫玉激光与钬：YAG 激光。

钬：YAG 激光的应用是腔内碎石技术最重要的进展之一，目前已被誉为输尿管镜碎石的“金标准”。它的激光发生器由稀有金属钬加 YAG 水晶制成，产生的光束波长为2 100nm，接近电磁波谱中红外线的波长，因此肉眼看不到。在 1993 年引进泌尿外科之前，钬：YAG 激光已成功应用于眼科、耳鼻喉科与整形外科。由于 2100nm 波长的光束可以通过柔软的硅石英纤维传输，钬激光特别适合内镜操作，输尿管硬镜和软镜均可使用。

钬：YAG 激光碎石的光学效应机制与其他几种激光不同。钬：YAG 激光通过它的光热效应使结石汽化。2100nm 波长的钬：YAG 激光产生的能量能够被水大量吸收，在液体介质中的传输范围不超过 0.5 ~1.0nm。这使其安全范围增大，减少了顺尿管损伤的可能。除此之外，钬激光的光纤能够与输尿管的走行方向保持一致，降低了因为照射角度偏移误伤腰肌的可能性。由于钬激光产生的冲击波较小，因此降低了冲击波可能造成的副伤害。体外研究证实，钬激光产生的切割作用能够切割和击碎任何成分的结石，远远优于泌尿科所用的其他激光。临床应用证实，钬激光可同时去除结石周围输尿管黏膜上形成的肉芽组织，远期预防局部结石复发。几个系列研究证实，钬：YAG 激光腔内碎石的结石清除率超过 90% 。钬激光光纤目前能够提供的型号为 200μm、365μm、400μm、500μm 与 1000μm，其中输尿管镜常用的是 200 ~400μm 的光纤。

（宋勇波）

第二节　膀胱镜的应用

一、膀胱镜技术

膀胱镜检查是泌尿外科常用的检查手段，经过近 200 年的发展，目前有硬性镜及软性镜两类。膀胱硬镜检查要求患者必须采用膀胱截石位，对于骨关节病变或畸形者禁做膀胱硬镜检查，软镜则不受此限制，截石位或仰卧位均可进行检查，尤其是对于前列腺增生、膀胱颈部病变患者尤为适用。但是通过尿道球部后调节软镜弯曲角度截石位较平卧位更易使镜体尤为适用。但是通过尿道球部后调节软镜弯曲角度截石位较平卧位更易使镜体滑入后尿道。膀胱硬镜的进镜在上提阴茎后待观察镜鞘及闭孔器滑入尿道球部，稍加力后以弧形动作前推，压低观察镜鞘及闭孔器，使之进入膀胱，拔出闭孔器后可见尿液外流。软镜的进镜须在快速灌水的同时在直视下边调边进，通过尿道球部时调节镜体前弯部位，使软镜滑入后尿道，过后尿道仍需再行调节直至进入膀胱，如强力前推或前弯角度不当均不能进入膀胱腔内。硬镜的进镜以手感为主，操作者的经验占很大比重，初学者会遇到进镜困难而致检查失败，联用电视显像系统后可在直视下观察尿道内假道或尿道狭窄段及尿道受阻部位，调节进镜方向及力度使之滑进膀胱。软镜则在直视下调节推进，由于外径纤细，操作熟练，如无严重的尿道迂曲或狭窄，几乎均能顺利进入膀胱。膀胱硬镜通过摆动、进退、转动等手法进行膀胱腔内观察其镜体内径较粗，遇膀胱腔内混浊或血尿时可发挥其灌洗便捷、视野转清迅速的优势即刻观察，必要时可配用异物钳取出血块，Ellik 灌洗膀胱。软镜则通过旋转镜体，调节前弯头部角度及插镜深浅进行观察，在膀胱尚未充盈、进水量少于 150mL 时不便进行操作。传统膀胱硬镜大量采用的摆动手法则无法应用，使初学者很快适应。同时软镜调节镜体前弯部的角度、力度宜需时间适应，软镜镜体纤细，进水孔道较细。故对检查前严重血尿，乳糜尿患者均采用硬镜检查。膀胱颈口内面的观察，则在膀胱充盈后向膀胱深部插镜，缓慢上弯头部即可观测。硬镜观察此处需 110°或 120°镜，否则即成硬镜观察盲区。膀胱镜下置入双 J 管：膀胱硬镜插双 J 管较软管容易，进镜后，镜体左、右旋转 30°即可找到双侧输尿道口进行插管操作，一次最多可行双侧插管。软镜进镜后则需先下弯头部，再左、右旋镜寻找双侧输尿道口，拔管时硬镜操作架上导管转向器务必调平整后再行拔管，软镜在拔管前亦需伸直镜体，减少尿道阻力，缓慢外拉。软镜进镜痛感小，更受患者欢迎。

二、经皮肾镜技术及输尿管镜下气压弹道或钬激光碎石技术

（一）经皮肾镜下肾结石钬激光碎石术

肾结石既往多行开放手术和 ESWL 治疗，但有创伤大、出血多、残石率高、排石困难等不足，且治疗效果有时还不够理想。近年来，随着微创泌尿外科的发展，经皮肾穿刺碎石取石术（MPCNL）在肾结石特别是复杂性肾结石的治疗中广泛应用，显示了手术风险低、结石清除率高、创伤小等优越性。术前常规应用抗生素，并予以鲁米那镇静。一般采取全身麻醉，复杂性结石者于术侧输尿管内置入导管，患者取俯卧位，垫高腰部，B 超定位结石所在肾盏或肾盂，于第 12 肋下、骶脊肌外侧选定穿刺点，确定穿刺方向，角度和进针深度，B 超监视下沿选择的穿刺路线深度以达到肾包膜为宜，皮肤切口深度应达到深筋膜层，超声引导下将 18G 肾穿刺针穿刺结石所在的积水肾盏或直接穿刺至结石的表面，确认穿刺针进入肾集合系统后，置入导丝，F10 ~ F16 筋膜扩张器依次扩张，留置 F16 的 Peelaway 薄皮鞘，建立经皮取石通道。输尿管镜或肾镜经通道进入肾集合系统，逐个寻找结石并以钬激光粉碎结石利用灌注泵冲洗或钳夹取出碎石。术后留置 F7 输尿管双 J 管和 F14 硅胶肾造瘘管，常规应用抗炎、补液等治疗。如有少量残留石可行体外震波碎石治疗。钬激光是一种新型的医用激光，其波长为 100nm，主要吸收介质为水，能高效率地粉碎各种类型的结石，而对肾盂、肾盏、黏膜等组织的损伤程度较轻，现已逐渐开始应用于临床治疗泌尿系结石。

（二）微创经皮肾穿刺取石术（MPCNL）

随着经皮肾穿刺技术的发展，MPCNL 不仅可以处理各种类型的肾结石，对临床上难以

处理的形成炎性包裹的输尿管上段结石也有独特的优势。麻醉选择硬膜外麻醉，患者先取膀胱截石位，用F5输尿管导管患侧逆行插管，然后改俯卧位，将患肾侧腹部垫高。选择患侧第11肋间或第12肋下一横指与腋后线和肩胛下角线之间的范围做穿刺点，采用C臂X线机辅助定位，用18号肾穿刺针向中盏方向穿刺，穿刺成功后，导入导丝，然后用筋膜扩张器沿导丝从F8扩张至F16，置入F16塑料薄鞘，建立经皮肾取石通道，引入输尿管镜，观察肾内结石和输尿管上段结石，用气压弹道碎石杆击碎结石，用取石钳钳夹及灌注泵的方法将结石取出。并发炎性息肉或狭窄同时处理。怀疑黏膜癌变时可取活检，术后常规留置双J管3~4周，肾造瘘管1周左右拔除。适应证：输尿管上段结石直径>2.5cm，且并发中、重度肾水，估计单纯输尿管镜下碎石困难，ESWL效果欠佳者；输尿管镜取石失败，拒绝手术者；肠代胱与输尿管膀胱再吻并发发输尿管上段结石，寻输尿管开口困难者；输尿管上段结石并发肾结者；开放手术后残留结石下移至输尿管上段的，均适合微创经皮肾穿刺取石术（MPCNL）治疗。

（三）输尿管镜下气压弹道碎石术

气压弹道碎石术的原理是将压缩气体产生的能量驱动碎石机手柄内的子弹体，子弹体脉冲式冲击结石而将结石击碎。其能量转换无电能，很少产生热能，且冲击前后振幅不超过2.0mm，对黏膜只产生轻微而短暂的损伤，如轻度水肿、出血等，但并无长期影响，是一项安全、有效的微创腔内技术。置入输尿管镜至结石部位和防止结石上移是保证碎石成功的关键。首先应保证连续硬膜外麻醉效果满意，使输尿管松弛。找到患侧输尿管口，插入输尿管导管2~3cm引导，加大灌注速度，借助灌注液压及导管引导，直接进镜。若输尿管口小或开口方向不利于插镜，旋转镜体，使镜端斜面向上，导管引导下进镜。进入管腔后一般应减慢灌注速度，以能看清管腔即可，以防止结石上移；导管不能插入过深，以超出镜端1~2cm为宜，以免推动结石上移。本组4例患者结石进入肾盂，导致碎石失败。目前国外有报道在碎石过程中使用镍钛记忆合金制成的装置防止结石上移，效果良好。进镜过程中如遇输尿管严重扭曲、狭窄或并发结石下方输尿管息肉，无法直视下碎石，应中止操作。碎石后常规放置双J管可碱少术后并发症的发生。

（四）输尿管镜下钬激光碎石术

钬激光是目前腔内碎石中最有效且被广泛接受的一种腔内碎石装置。硬脊膜外腔阻滞麻醉，截石位硬质输尿管镜，配电视摄像系统，直视下将输尿管镜置入输尿管并推进到结石部位。经操作通道插入钬激光光纤直抵结石，调整钬激光能量进行碎石。若结石较大或多发结石，可粉碎成大的碎石块用套石篮取出。碎石方法：从结石一侧边缘开始逐步将结石逐层粉碎，先将小部分打通，尽量使结石仍与输尿管管壁粘连，最后再全部粉碎；多发结石，全部粉碎；息肉引起管腔狭窄或与结石粘连紧密时，同时切除；结石移动采用套石篮套住结石后再碎石。碎石过程中采用生理盐水液冲洗。术后常规留置双管4周，术后第1天复查泌尿系平片，根据排石情况，定期复查。

（宋勇波）

第三节　经皮肾镜技术

一、历史与发展

经皮肾镜术是腔内泌尿外科手术中的一个重要组成部分，在治疗上尿路结石方面，与输尿管镜术及体外冲击波碎石术共同成为主要的现代治疗方法，已彻底改变了传统开放手术的外科治疗方式，近年来随着临床实践和经验的积累、技术及器械的改进，其操作方法和治疗范围有很大发展。

经皮肾镜术的历史可追溯到20世纪40年代，Papel 和 Brow 最早利用腔内镜从手术肾造口取出残留结石，1955年 Goodwin 提示经皮肾穿刺造口的方法，开始了经皮肾镜技术的新纪元。1973年之后，法、美、日等发达国家不断生产和改进各种硬性和可曲性肾镜，促进了这一技术的发展。随着技术的发展，经皮肾镜手术应用越来越普遍，而其适应证也在不断扩大中。

经皮穿刺肾造瘘术是经皮肾镜技术的基础。通过经皮肾穿刺途径，我们可以更方便地对上尿路病变做出诊断，包括：①结石；②梗阻；③恶性肿瘤或良性肿瘤；④感染。以上均可以应用经皮穿刺途径进行治疗。

二、经皮肾镜术的解剖基础

肾及其周围组织的解剖关系是成功和安全地实施经皮穿刺到达肾集合系统的前提条件。双侧肾脏在肾外和肾内解剖上的不同直接影响到了穿刺的成功率。

（1）肾与周围组织结构的解剖：肾脏是腹膜后器官，位于第12胸椎和第2或3腰椎的脊椎旁沟内。肾上极较肾下极更靠近体中线，并且与人体额状面有30°夹角（图19－2）。每一个肾的长轴均与邻近的腰大肌的斜轴相平行。由于较大的肝右叶的存在，右侧肾脏较左侧低2～3cm。

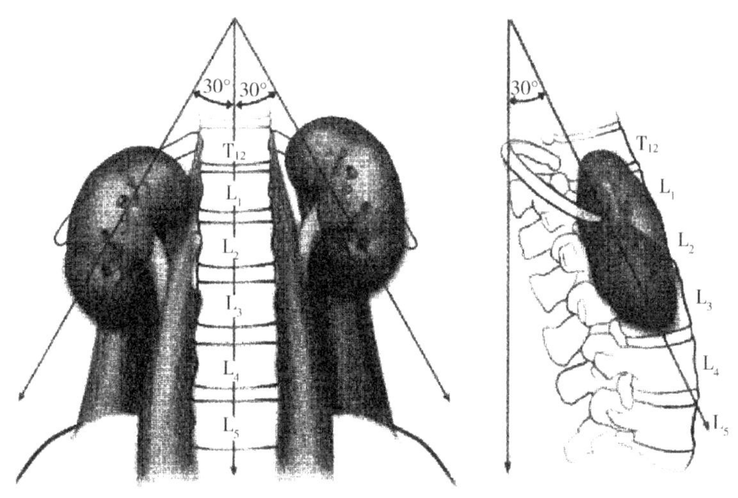

图19－2　肾脏的解剖位置

双肾上极的前内侧被相应的肾上腺所覆盖。右肾上方为肝脏，内侧为十二指肠降段，前面为结肠肝曲。左肾前方为胃，上方为脾，肾下极前方为降结肠。胰尾部紧邻于左肾门的前方。以上这些结构均有可能在经皮穿刺过程中受损伤。由于超过16%患者的部分结肠位于肾后区，因此结肠极易在穿刺过程中受损。在体形瘦弱的女性中尤其如此。肾在后方被肌肉组织支持。肾下2/3与腰方肌和腰大肌关系密切。肾上极与膈肌关系密切，膈肌将肾和胸腔及12肋分隔开。膈肌随呼吸运动上下活动使得肾也伴随呼吸上下活动。当患者处于麻醉状态时，因腹壁肌肉放松，肾可以较正常情况下更加向外突出。但患者处于卧位并且在胸部和上腹部被垫子垫起的情况下，肾会更加向头部移位。

（2）肾内解剖关系：

1）肾脏脉管系统：肾动脉分为2支：前肾动脉和后肾动脉。前肾动脉进一步分为4支前段动脉，分别供应肾前面和上极血供。后肾动脉为后段动脉，供应余下肾后面的血供。后段动脉经过肾窦后在皮髓交界处成为弓形动脉。叶间动脉进一步从弓形动脉上成直角分出，成为肾小球的入球动脉。解剖上的Brodel线即指的是肾前段和后段之间的血管缺乏区。

肾内的静脉分布没有段的结构。与动脉不同的是，肾静脉之间存在大量的交通支，有效地防止了如静脉损伤导致的肾实质充血或缺血性坏死。

2）肾集合系统：肾乳头是将肾实质和肾集合系统区分开的解剖标志。与肾乳头紧密相连的肾盏为肾小盏，个数从5~14个不等（平均8个）。一个肾小盏可以接受一个或多个肾乳头的引流（分别称为单纯肾小盏和复合肾小盏），肾小盏可能直接引流入漏斗或集合成肾大盏再引流入漏斗。漏斗结构为肾盂肾盏的基本组成结构，最后漏斗组合起来引流入肾盏。

肾盏分为三组：上组肾盏、中组肾盏和下组肾盏。Barcellos Sampaio和Mandarim - de - Lacerda（1988）使用聚酯树脂制作并分析了140例人类的肾盂内腔模型，为我们理解肾盂肾盏系统的精细解剖做出了巨大的贡献。他们发现，上组和下组肾大盏经常由复合肾小盏组成，并直接从各个角度接收肾上极或肾下极的引流。中组肾盏经常由成对的向前和向后方引流的肾小盏组成。这些成对的肾小盏可能出现一种或两种组合方式（图19 - 3）。在Brodel型组合中前方的肾小盏较短并靠近中间（与肾额状面成70°），而后方的肾小盏较长并靠近外侧（与肾额状面成20°）。第二种组合为Hodson型组合，在这个组合中后方的肾小盏较短并靠近中间而前方的肾小盏较长并靠近外侧。统计显示69%的右侧肾为Brodel型，79%的左侧肾为Hodson型。Barcellos Sampaio（1988）注意到三组肾盏的引流变异很大。62%的中组肾盏可能与某极肾盏并发汇入肾盂，38%的中组肾盏单独注入肾盂。在18%的肾盂内腔模型中，肾的中间区域被互相交叉并分别汇入上组和下组的肾盏所引流，在11%的模型中，肾的中间区域被互相垂直的肾小盏直接引流入肾盂。解剖发现仅有的共同之处为99%的上组肾盏向一个中线附近的漏斗引流，而肾中部96%由两排（前面和后面）成对的肾小盏引流。

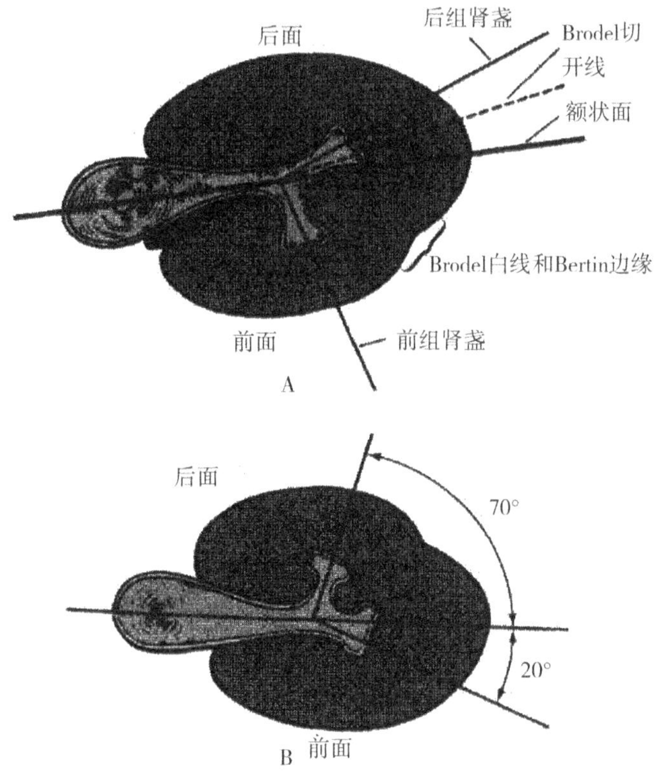

图 19－3　肾小盏的组合方式

A. Brodel 型组合；B. Hodson 型组合

（3）肾内解剖的临床意义：熟悉肾内解剖可以极大地方便对肾脏集合系统进行经皮穿刺并减少并发症。正确找到肾前段和后段的血供可以使泌尿外科医生在经皮穿刺中正确找到 Brodel 线。从肾的后外侧进针经过这个血供缺乏区域可以避免损伤到任何一支大血管。50% 以上的肾中、后段动脉位于肾背面的中部或上部表面可能在穿刺上极肾盏时受损，故后段动脉是在穿刺中最易受损的肾血管。

Hodson 和 Brodel 指出，肾盂解剖对术前在肾盂造影上定位结石或其他病变有着关键性的指导作用。了解肾盂引流方式的多样性对术中穿刺点的正确选择有很大帮助。Sampaio 的肾内模型指出，穿刺肾上极或下极区域时，若其为单个漏斗的引流方式则较成对的肾盏的引流方式穿刺难度要低。由于肾内血管和肾集合系统紧密的解剖关系，如果对漏斗部进行穿刺，损伤血管的概率极大。因此，肾盏的穹窿部进行穿刺为最安全的途径。对目标肾盏的穿刺需要注意三个方面：与第 12 肋的关系、肾盂积水的程度和有无肾旋转异常。

三、经皮肾穿刺的影像辅助技术

1. 超声　经皮超声引导下肾造瘘术可能是对存在肾盂积水的肾集合系统建立通道和进行引流最简单和最直接的方法。这个操作经常被用于建立临时性尿液分流通道，以缓解梗阻性结石、脓性肾病或继发于恶性肿瘤的压迫梗阻。这项操作早已为影像介入科医生所熟悉，并且也被熟悉超声影像的腔内泌尿外科医生越来越多地使用。超声引导下肾穿刺仅有的禁忌证包括对麻醉药物可能的过敏反应和凝血功能异常。超声下穿刺可以最大限度地降低放射线暴露，并且可以得到皮肤至肾之间的组织影像。

肾的各个不同部分在超声下的特点是不同的，并且可以迅速在三维情况下得到体现。超声下肾纤维膜清晰可见，肾实质为均匀的低回声区，肾髓质为一透声区。肾盂积水在超声下表现为一个无回声的腔，周围伴有复合回声。

超声下确定穿刺针位置为超声引导下穿刺积水的关键。目前有多种设计的超声探头，其内有腔，可以容纳穿刺针完成穿刺操作（图 19－4）。因为针头位置很难明确，成功穿刺入集合系统的标志为穿刺针中有尿流出。最近对猪进行的超声引导下肾穿刺造瘘术实验使用了辅助的导向磁场装置。这个装置可以使得穿刺针在任何角度和平面都能进行准确穿刺，而不依赖于超声探头的位置，这就克服了超声引导的局限性。

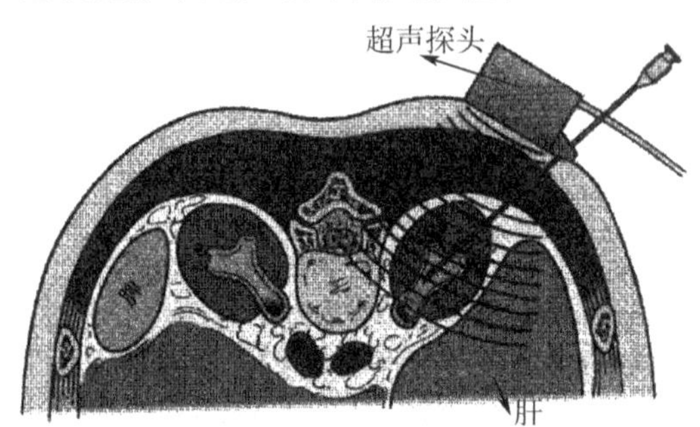

图 19－4　超声确定穿刺位置

大宗病例的回顾性研究表明，超声引导下的经皮肾穿刺造瘘术成功率达到 88%～99%。而其并发症的发生率仅为 4%～8%。超声联合透视引导下对恶性肿瘤继发的输尿管肾盂积水的经皮穿刺成功率为 99%。超声、透视引导下穿刺较单纯透视引导下穿刺，创伤更小并更精确。

超声引导下经皮肾造瘘术的指征主要是对存在梗阻性肾盂积水的肾集合系统进行引流。在经皮穿刺肾造瘘术之前进行超声引导下集合系统的顺行定位穿刺，在儿童中被证实是安全和有效的，并且适用于移植肾和异位于盆腔的肾脏。虽然超声可以探及肠道，但仍要注意对盆腔异位的肾进行穿刺时有损伤内脏器官的危险。鉴于此，预防措施包括患者取头低仰卧位和将手术台向异位肾对侧倾斜。数字减影血管造影辅助的超声可以减少穿刺盆腔肾可能引起的肠道和血管损伤。

扩张的肾盏在超声引导下分辨率很好，但对没有扩张的肾盂肾盏系统中特定肾盏的超声引导下穿刺，则需要特殊技巧。穿刺前使用利尿剂使目标肾盂肾盏短暂扩张可减少并发症发生。超声引导下经皮穿刺肾造瘘术对输尿管逆行插管失败的患者和需要进行肾盂减压的孕妇也同样适用。超声引导下的缺点在于不能够清晰可见放置入穿刺点的导丝，也不能引导其操作。

2. CT 和 MRI　虽然有些操作者建议适用 CT 引导下的经皮穿刺，但我们认为 CT 仅适用于特定条件下穿刺中的辅助使用。CT 或 MRI 辅助的穿刺需要时间较多并且费用较高。对大多数患者来说是不必要的。仅仅对于超声和透视引导下无法操作的患者及对复杂的病例进行术前评估时使用。

术前应用 CT 或 MRI 进行评估可以减小在第 11 肋上缘对肾上极进行穿刺时损伤肺、肠道、脾和肝的可能性。对于存在肾后结肠变异和因为椎管闭合不全而导致重度身体扭曲的患者，PNL 术前需要观察横断面影像以便于安全地进行穿刺。同时，CT 引导下穿刺对回肠膀胱术后的患者、尿酸性肾结石的患者和肾结石并发血管平滑肌脂肪瘤有出血危险的患者是有益的。三维 CT 重建对病态肥胖并发肾旋转不良和大的鹿角状结石的患者是非常有价值的工具。当遇到经皮肾盂肾盏系统穿刺比较困难的时候，新技术激光引导下实时 CT 透视能够使经皮穿刺肾造瘘更有效、安全。这种新的成像形式可以使操作者的双手远离操作台并使操作者双手所受的剂量降低至 0.4mrad/s。当肾盂造瘘管放置错误或脱出时，使用 CT 可以辅助将造瘘管再放置入集合系统。对于 MRI 引导下的经皮穿刺肾造瘘术没有特定的手术指征，目前有人证实对没有扩张的肾集合系统进行 MRI 引导的穿刺是有效且准确的。

3. 不借助影像辅助下的经皮肾穿刺法——“盲穿法”　当逆行造影和静脉造影均无法实行，导致肾盂肾盏系统透视下不可见，或当透视及超声均无法使用等罕见情况下，需要不借助影像辅助进行经皮肾穿刺。当输尿管梗阻并发严重肾功能不全时，需要使用不借助影像辅助下的经皮肾穿刺，尤其当集合系统需要急诊减压时（如肾积水并发肾积脓）更是如此。不借助影像辅助下的经皮肾穿刺依赖于解剖学上的标志并且患者的解剖必须是正常的。

腰切迹上方为背阔肌和第 12 肋，内侧为骶脊肌和腰方肌，外侧为腹横肌和腹外斜肌。腰切迹为盲穿入肾盂肾盏系统的重要解剖结构。用 18 号穿刺针经腰切迹，向头端成 30°在第 12 肋下入针 3 ~4cm 后达到集合系统。或者可以 L1 腰椎旁开 1.0 ~1.5cm 入路穿刺入集合系统。或使用 22 号细针从腰肌外侧、第 12 肋骨下方进行垂直穿刺。通常经腰切迹或垂直腰肌第一次盲穿不会很满意，当尿液流出后，可将造影剂注入上尿路，指导对合适的肾盏进行穿刺。使用细针穿刺可以有效降低动静脉瘘的发生率。如果穿刺不肯定时（如没有尿液流出），为避免造影剂的外渗使解剖关系不清楚则不应该注入造影剂。

本节要点：

（1）对上尿路的经皮肾穿刺造瘘通常需要在透视下进行。

（2）超声引导下的穿刺对逆行输尿管置管失败的患者和需要对梗阻的肾进行减压的妊娠妇女适合。

（3）盲穿法适用于紧急情况下并且需要操作者熟知解剖标志。

四、逆行和逆行辅助下的经皮肾穿刺途径

虽然不常用，但是有些泌尿外科医生可能选择单纯的逆行方法或逆行下辅助的方法来完成对上尿路病变的处理。逆行下的肾造瘘术被证实是安全的，并且比较容易掌握，操作者所受的射线剂量也较低。在一些标准的经皮穿刺肾造瘘术困难的病例中，通过逆行途径可以较轻松地完成。对病态肥胖的患者、分支紧密的鹿角状结石的患者、肾活动度过大、肾旋转异常和异位肾的患者，应用逆行辅助可以使操作更加简便易行。目前，输尿管镜辅助下的经皮穿刺逐渐替代了老式的透视下逆行辅助的经皮穿刺技术。

1. 输尿管镜下辅助经皮肾盂穿刺　患者取俯卧位两腿分开，通过软膀胱镜放入导丝至集合系统。用单向或双向可弯曲的软输尿管镜直视下选择确定的用于穿刺的肾盏。透视引导下的穿刺可以将输尿管尖端作为解剖标志进行穿刺。输尿管镜可以直接看到穿刺针的针尖，证明穿刺位置正确。顺行放入的穿刺导丝可以通过输尿管镜用异物钳或套石篮经尿道拖出，通过导丝的引导，标准的经皮穿刺、通道扩张和经皮操作可以迅速完成。

2. 逆行经皮穿刺技术　逆行经皮穿刺肾造瘘术需要经过尿道在透视辅助下完成。尖锐的导丝从输尿管到达肾盂并从选择好的肾盏中穿出。选择合适的肾盏需要高超的积水并要花费较多时间。

目前，逆行经皮穿刺肾造瘘术可以使用劳森逆行肾造瘘术装置来完成。这项逆行穿刺积水最初在不熟悉更直接和控制更好的逆行经皮穿刺肾造瘘术的医疗中心应用，随着逆行输尿管镜辅助的经皮穿刺积水的提高。逆行经皮穿刺肾造瘘术的适应证也会逐步减少。需要指出的是，这项技术在复杂的肾结石病例中已取得很好的效果。

（1）技术：先行逆行尿路造影，将直径 0. 038 英寸的软头导丝插入肾集合系统。7. 5F 的 Torcon 可弯曲导管经导丝插入肾盂，然后取出导丝。随后，在透视下控制导管的方向，将导管准确地放入后组肾盏中。放入后组的肾盏可以避免损伤周围组织器官（如肝、脾、小肠和肺等）。在透视下引导道光远离脊柱。Torcon 导管可以灵活地从 0 ~ 140°转动并且在任意角度下锁定。

一根有鞘穿刺导丝（鞘 3F，导丝 0. 017 英寸）经过 Torcon 导管放入目标肾盏并用 Luer-Lok 固定装置锁死，然后穿刺导丝在透视监视下穿过肾实质和皮下组织。如果针头遇到了阻碍，则可以将其抽回再次穿刺直至找到一个正确的路径。最后，在皮肤上需要做一个小切口取出穿刺导丝，完成穿过集合系统的过程。

如果怀疑穿刺过程中伤及邻近器官，可以使用 CT 检查穿刺针的穿刺路径。只有当泌尿科医生确定穿刺通路已经向后和向下避开邻近器官后，才可以进行穿刺通路的扩展操作，

用筋膜扩张器沿导丝扩张通道至 10F，然后将 Torcon 导管经穿刺通路穿出，将穿刺导丝用 0. 038 英寸的 Lunderquist – Ring 导丝替换。LR 导丝在尿道附近被固定，这根导丝有两个功能：①安全导丝；②工作导丝。因此不用再放置第 2 根导丝。

（2）经皮途径的技术特点：经皮通道的建立是经皮肾手术的最初和最重要的组成部分。不恰当的穿刺点的选择轻者造成穿刺过程的困难，重者造成严重的并发症。

（3）术前准备：对于所有需要手术的患者都必须保证尿液无菌，这需要在穿刺前 5 ~ 7 日开始针对细菌学的培养结果选用针对性的抗生素。理想目标是达到尿液的无菌状态，但实际上（例如在有留置肾造瘘管或输尿管导管或患有感染性结石的患者）常无法实现。对于既往有菌尿症、感染性结石或留置导管的患者，需要在术前 1 ~ 2d 静脉应用抗生素。对于有留置导尿的患者，尿标本需要直接从导管中留取而不是从尿袋中留取。对于未经治疗的泌尿系感染的患者进行经皮穿刺有可能导致严重败血症和死亡。在需要对肾盂进行紧急引流的情况下，尿液的无菌状态不能满足，这时，需要静脉应用广谱抗生素并且尽量减小操作损伤。甚至对于已经证实尿液无菌的患者，静脉预防性应用抗生素也是应该的。

应用静脉麻醉剂或镇静剂强化配合局部麻醉进行穿刺引流手术就已经足够。但对于需要进行较大范围肾穿刺操作的患者则需要应用脊髓麻醉或全身麻醉。因为患者在操作时需要取卧位，通气差，所以若对患者进行全身麻醉，则需要应用气管插管建立呼吸通路。对于脊髓麻醉的患者，较高的麻醉平面对操作有利，但应该注意不能造成呼吸抑制。

（4）患者体位：正确的体位可以使操作方便，并且避免呼吸障碍、神经损伤（如臂丛神经损伤）、压迫症状（包括筋膜室综合征和横纹肌萎缩）和邻近器官的损伤。麻醉诱导后患者采用截石位（需要膀胱镜辅助操作）、侧卧位（在超声引导下肾造瘘时）、卧位伴或不伴腿架。当集合系统需要应用逆行途径进行造影显示时或需要使用盐水进行扩张时，患者需

要采用截石位或加腿架的卧位来进行输尿管插管。插入输尿管导管后要同时放入尿管以便于固定。

输尿管导管置入操作需要准备一个5F或6F的顶端开口的导管、带水囊的导管、双腔导管或输尿管管鞘，每种导管均有利弊。单纯顶端开口的导管不会造成梗阻，避免了肾盂内压力过大，并且也不容易造成输尿管损伤。但是，这种导管不能阻止结石碎片在操作过程中落入输尿管。与之相比，双腔导管的优势在于可以同时注入两种介质［如造影剂和（或）靛胭脂］，或允许导丝和造影剂和（或）生理盐水注入同时操作。这种导管可以从一腔注入介质再从另一腔内引流，避免了肾盂内压过高和结石碎片掉入输尿管。但是它会明显扩张输尿管造成输尿管水肿或损伤，因此需要留置输尿管支架管。带水囊的导管可以阻止结石碎片的下行，但会造成输尿管的损伤和肾盂内压的过大。输尿管管鞘可以允许结石碎片排出，并且避免肾盂内压过大，还可以通过输尿管管鞘的扩张器芯注入造影剂，但是其显著扩张了输尿管，容易造成输尿管损伤，并且无法提供足够的尿道空间放入尿管引流膀胱，需要在其末端加用临时装置引流膀胱。

对较大的经皮穿刺手术来说，选用俯卧位更好。特殊设计的泡沫头垫使麻醉师可以对口腔和鼻腔进行操作，防止眼部压迫，同时手术中可以观察气道情况。在患者两侧从肩部到髂嵴的身体需要家用垫子以便于通气。对于女性患者，需要在乳房下加用垫子来预防挤压损伤。患者的双臂要呈直角外展，一方面避开射线，另一方面允许麻醉师对患者上肢进行操作。患者的大腿、膝、小腿、踝和双足均需被垫起和固定。可以使用酒精对聚维碘酮消毒后的皮肤进行擦拭以利于外科手术辅料的粘贴。手术野用一种特别设计的无菌内镜用塑料手术贴膜，贴膜在侧面有一个袋，用于收集灌洗液。

对于不能耐受俯卧位的患者，可以采用仰卧下将患侧肾向上倾斜的体位。这个体位使肾穿刺点更加向外侧，理论上更易造成肾大血管和邻近脏器的损伤。但是许多研究者报道，采用这种体位较卧位并没有增加患者的并发症。对超声引导下穿刺的患者，仰卧位避免在俯卧位经常出现的肋骨伪影。在CT引导下，由于能够精确地显示肾与周围的结构关系，使得即使在仰卧位下对肾进行穿刺也是安全的。

（5）穿刺点的选择：选择经皮肾造瘘的通路是非常重要的。建议从后组肾盏建立通路，这样可以避开肾盂周围的主要血管，穿刺通路经过肾皮质能够使穿刺造瘘管保持在比较合适的位置。某些情况下需要对前组肾盏进行穿刺，如存在结石或有肾盏憩室时，但这种穿刺仅仅在后组肾盏不能进行穿刺时应用。另外，经过前组肾盏途径进入肾盂的技术难度更大，因为需要在导丝的引导下向后方进镜。直接对肾盂进行的穿刺由于极易损伤后支肾动脉，所以应该尽量避免。总的来说，穿刺越靠近身体中线越容易损伤肾动脉的大分支。并且靠近中线的穿刺由于周围缺乏肾实质，穿刺引流管难以固定在需要的位置上。

从输尿管导管注入造影剂可以显示集合系统，或可以注入少量空气进行气体肾盂造影检查。使用空气的优势在于其比尿液和造影剂的比重都轻。当患者取俯卧位时可以最先对后组肾盏进行显影。典型的空气在后组肾盏形成的造影图像为“米老鼠双耳”影像。当一个单独的结石存在于肾盂中或当解剖关系不清楚时，使用造影剂可以清楚地对肾内的解剖关系进行显示。但是当透视下可见的多发肾盏结石或完全性鹿角形结石存在时，气体的肾盂显影可以得到满意结果，而且不受残余结石或结石碎片或造影剂外溢的影响。总的来说，前组肾盏更靠近外部而后组肾盏更靠近中线（记忆方法：外侧－前盏，中间－后盏）。

五、经皮肾镜的途径

1. 肋缘下途径　C形臂透视仪位于垂直位可以方便地检查和确定集合系统和目的肾盏。理想的穿刺点要求可以以最短的距离从第12肋下到达肾盏（图19－5）。在90°方向上用C形臂透视仪检查可以确定到达肾盏的体中线平面。然后将C形臂透视仪向操作者旋转30°，这使得C形臂透视仪的轴向与肾的中后平面平行，可以清楚显示需要穿刺的后组肾盏末端。当肾盏被确定以后，其对应的皮肤位置可以用弯钳作标记。

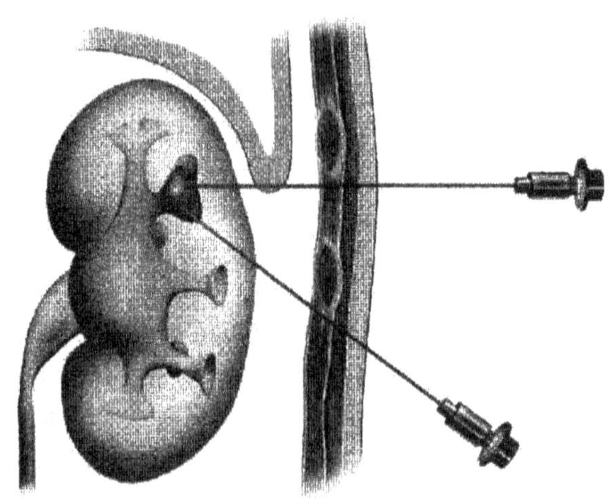

图19－5　肋缘下途径经皮肾镜

随后一个18号的经腰穿刺的血管造影针沿着C形臂透视仪30°所指引的方向进行穿刺。菱形的针头可以锐性穿过肌肉和筋膜结构使剪切伤尽量降低。总的来说，短的穿刺针（如11～15cm）易于控制。较长的穿刺针在患者肥胖和三角穿刺法时应用。三角穿刺法要求穿刺通道较长并且穿刺针有一定灵活性绕过肋骨。当在透视屏上见到牛眼征时，穿刺针的前进方向是适合的。这个特征仅仅在穿刺中心和穿刺针轴一致并与X射线束一致的情况下才出现。当针与C形臂透视仪的射线轴不一致时就会看到穿刺针的针杆。

当合适的穿刺平面确定后，穿刺针在血管钳的指导下刺入1～2cm，以尽量减少操作者所受到的射线损伤。穿刺方向需要符合Brodel无血管面的方向来尽量安全地接近后组肾盏系统。穿过肾实质的穿刺避开了肾门的血管并且可以减少从穿刺通道的尿漏。穿刺针的深度可以通过将C形臂透视仪转回到垂直平面下确定。当C形臂透视仪在垂直情况下时，穿刺针头和预先确定的穿刺肾盏的相对关系可以在透视下确定。例如，当穿刺针太深时就会在透视屏上表现出已经穿过了确定的肾盏，同时需要将C形臂透视仪经常向操作者转回到30°观察牛眼征确定穿刺针方向的正确性。合适的穿刺方向和恰当的穿刺深度是成功穿刺的保证。当穿刺针在透视仪两个方向的透视下均处于目的肾盏时，穿刺完成。

当穿刺针刺入肾盏后，将穿刺针针芯拔出后如果有尿液或气体的流出更加确定穿刺已经成功。之后将一根0.038英寸前端J形的软导丝置入穿刺针，导丝可通过肾盂输尿管结合部或在肾盂中盘绕起来，之后在穿刺针传人皮肤处加做1cm左右切口，然后将穿刺针取出，穿刺通道的建立在导丝的引导下进行扩张。

2. 肋间途径　从第12肋上进行穿刺会大大增加胸水和血胸的危险性。一些对上方伸展进行穿刺而尽量减少并发症的内镜技术被发展出来。肋间穿刺方法有直接经肋间穿刺法、三角穿刺法、间接经下方肾盂的穿刺法和逆行经皮肾造瘘法等（图 19-6）。

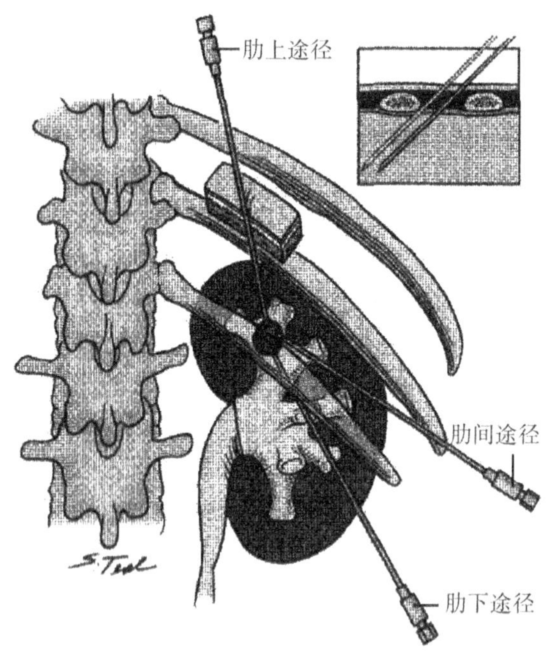

图 19-6　肋间途径经皮肾镜

直接经皮途径对肾上极的肾盏进行经肋下的穿刺是困难的，所以操作者需要熟悉肋间的穿刺途径。许多泌尿科医生偏爱这种对肾上极进行穿刺的方法，指出这种方法对许多鹿角状结石均可达到直接的和理想的效果，但其也会在允许程度内轻度增加并发症的发病率。目前的研究报道与过去的文献相比，认为经肋下的穿刺是安全和有效的，必须注意的是，确保穿刺针鞘保持在集合系统中。

Karlin 和 Smith 介绍了一个减少经肋间穿刺并发症的技术。这个技术要点在于使患者的穿刺肾尽量靠近身体下部。首先将 Amplatz 穿刺管鞘穿刺入中部或下部的肾盏，然后将穿刺管鞘的尾部向患者头部方向运动。这时，透视下可见肾会向患者身体下方运动，之后就可以对肾上极进行第二次穿刺建立一个 Y 形的穿刺通道。这个方法在 25 例病例中成功应用了 21 例没有发生并发症。这个方法的一项改进措施是在最初使用一个带球囊的导管对肾进行轻柔的向下牵引，直至使其低于肋边缘。或者将穿刺针缓慢接近穿刺肾，当肾运动到最低点时再一次刺入。可以使患者吸气末屏气或由麻醉师对患者进行 Valsalva 动作时患者穿刺肾保持在运动最低点。

另一种经常用到的对肾上极穿刺的方法是三角穿刺法。首先 C 形臂透视仪置于患者垂直位，使用逆行肾盂造影对肾盂进行显影，在患者皮肤上对应目的肾盏的投影位置用血管钳做好标记。这个平面即为穿刺针到达目的肾盏的中间面。然后 C 形臂透视仪向操作者旋转 30°，观察后组肾盏情况。当 C 形臂透视仪旋转后，再次在皮肤上标记出目的肾盏的投影。从这一点沿患者长轴向下直至第 12 肋下 1～2cm 处为实际穿刺点，从这点穿刺针向中间面和 30°面相交处进行穿刺。这个方法由于需要确定 3 个平面故称为三角穿刺法。

在三角穿刺法中，不能观察到牛眼征，这就决定穿刺针进针方向需要由操作者根据中间面和30°面两个透视下的平面决定。这时，熟悉对穿刺针的前进角度和在先前确定的平面下的穿刺深度之间的关系的感觉是非常重要的，这要求熟练的经皮穿刺技术。穿刺过程中可能会对肾实质造成较大损伤，故而只能对穿刺肾在向下运动时上极可以接近12肋的病例应用。

3. 特殊情况下　对解剖异常的肾进行经皮穿刺需要良好的影像学引导。有必要用CT或MRI确定解剖关系和引导穿刺。在某些情况下，可以用腹腔镜引导穿刺。

旋转异常的肾和马蹄形臂相对来说容易进行经皮穿刺操作。在这些肾中，大部分肾盏朝向后方而同时肾盂朝向前方。总的来说，越靠近身体中线的肾盏也更加朝向身体后方。由于可能有异常的供应血管，术前CT检查对决定哪个肾盏穿刺最容易和安全非常有帮助。由于马蹄肾在发育过程中受到肠系膜下动脉的阻碍，其位置较正常肾的位置更低，更易于经皮穿刺。对马蹄肾的穿刺通路几乎都位于肋下，使得肺损伤非常少见。而由于马蹄肾较靠近身体前面，故其穿刺通路更长，对肥胖的超长穿刺针和经皮肾镜是必备的。并且，这些肾脏常常有超过正常数目的肾盏，使得从一个肾盏中对另一个肾盏的操作变得困难。

对异位至盆腔的肾和横过异位肾的穿刺更加困难。这些肾位置更加靠前，经常被肠道包围，穿刺风险较高。腹腔镜下将肠道重置后联合应用腹腔镜和透视可以对异位肾进行成功穿刺。腹腔镜下，由于没有肠道的干扰，横过异位肾并发有肾盂输尿管连接处梗阻可以在前腹壁进行穿刺。进一步可以联合应用术前CT和术中超声确定位置，和（或）术中应用横向跨过手术台的透视引导穿刺。

六、肾造瘘通道的扩张

穿刺针入目的肾盂肾盏系统是成功进行经皮穿刺手术的第一步，这个穿刺通道必须可靠并加以扩张以便肾镜或引流管置入。在早期实践中，对已经建立的肾造瘘通道的扩张是在8d时间里逐步应用越来越大的内镜用扩张器进行。Castaneda - Zuniga首先发表了可以对肾造瘘通道直接进行一期扩张的方法而不用原先繁琐的方法。从那时起，许多安全、快速的肾造瘘通道扩张技术被发展起来，使得经皮肾穿刺和肾内的手术可以在同一套技术下完成。

1. 导丝介绍　一期的肾造瘘通道扩张技术主要的原则是必须应用导丝进行操作。当穿刺针针芯抽出后有尿液随之流出时，可以证实穿刺针确实在肾盂集合系统内，这时可以应用Seldinger技术将导丝通过穿刺针放入集合系统。导丝必须够坚硬以便支持其后的扩张操作。在筋膜扩张中由于可能造成导丝移位，故应将导丝尽量从输尿管置入膀胱中。如果在某些情况下不能达到，如输尿管结石或肾盂输尿管连接部狭窄等，则要在进行筋膜扩张前把导丝置于距离肾造瘘口尽量远的肾盏中。对于有完全鹿角形结石的患者，导丝由于不能通过肾盂会在穿刺的肾小盏内缠绕。在这种情况下，导丝非常容易移位，因此扩张时应当格外小心。

除了第一根工作导丝外，经常还需要放入第二根安全导丝。在工作导丝置入后立即再次置入一根安全导丝，安全导丝的作用是为了保证当工作导丝打结或脱位后，仍然可以保持对肾造瘘通道的引导。置入安全导丝需要穿刺时应用双腔导管或一个共轴的穿刺系统可以同时对两根导丝进行操作。共轴穿刺系统包括一个能够放入导丝的扩张器和一个管鞘，当扩张器抽出后可以从鞘中安全的放入第二根导丝，保证位置正确，也在输尿管腔内。Press和Smith在1995年的文献中总结了各式各样的导丝及应用方法。

一般情况下，绝大多数操作者在第一次穿刺时会选择J形的导丝。其优势在于因为其头部呈软的J形，不易造成穿孔。这种导丝可以在肾盏或肾盂内盘绕，可以尽量减少操作时对集合系统的损伤。J形导丝在长度、软硬度、表面涂料等方面有多种形式。亲水涂层的导丝由于光滑易于通过狭窄的漏斗部，经常被用于初次穿刺操作。这种导丝的主要优势在于易于通过狭窄段，易于在集合系统或膀胱中弯曲，并不易出现缠绕打结的现象。但是也存在四个主要的劣势：①导丝非常光滑，尤其在湿润之后，容易使导丝脱出；②其坚硬的尖端可以穿透集合系统；③干燥的导丝摩擦系数大，使得之后的导管置入困难；④没有记忆功能，当操作者不握持时容易从穿刺处滑出。另一种被广泛应用的是带套管导丝，其内有一个可以被抽出或插入的额内丝，使得操作时可以使导丝前部根据需要变得柔软或坚硬。当软头导丝穿刺入集合系统后，可以将导丝体部放入集合系统使导丝变硬，易于进行下一步的导管扩张操作，防止导丝打结和丢失穿刺通道。

当导丝置入集合系统后，需要使用10～12F的导管进行穿刺通道的扩张，这个操作可以通过使用软的筋膜扩张器完成。扩张器前端呈锥状，有聚四氟乙烯树脂涂层，并且有延展性，其有一定的坚硬性，可以通过导丝引导，对筋膜、肌肉和肾被膜进行扩张。如果操作中导丝出现打结，打结部分可以被拉入扩张器重，扩张器仍然可以继续顺导丝进行操作。当扩张器传人集合系统后，导丝可以被硬度更大的导丝替代或可以置入一个新的导丝通过肾盂输尿管结合部。其他形式的导管（如单弯导管、Kumpe导管或Cobra导管等）均可使导丝到达目标地。这些导管的末端均为锥形并可以向各个角度弯曲，可以顺利通过拐角和扭转处。

对先前有肾手术病史或有感染后瘢痕病史的患者，筋膜可能会过度纤维化而导致不能被Teflon涂层的导管或球囊扩张。在这种情况下，需要应用蝴蝶形的筋膜切开针顺着导丝来切开筋膜的瘢痕，使导管可以置入。

2. 扩张器的种类　目前有许多技术可以较快地扩张肾造瘘通道。最常用的几种方式包括累进筋膜扩张器、逐级扩张器、金属共轴扩张器和高压球囊扩张器。选用何种扩张器取决于操作者的个人喜好和熟练程度。许多研究者认为不同的扩张器对肾实质的损伤是近似的。需要指出的是，对球囊扩张器和逐级扩张器的比较证实，球囊扩张器引起的肾出血和输血率较低。

（1）筋膜扩张器：该系统包括一系列逐级增大的聚四氟乙烯涂层的导管，这些导管可以通过0.038英寸的导丝。导管为8～36F，导管通过旋转、螺旋样动作插入，整个扩张过程需要在透视下进行，这个装置的优势在于其安全性高。当8F导管放置到位后，其后的扩张将很难将到死再次拧结或扭曲。扩张导管涂有坚固的Teflon涂层，使其可以适用于有后腹膜手术史、经皮穿刺史和有肾炎史的患者。这个系统的主要不足在于其操作需要导丝完全可靠。并且，尽管其是安全的，但在应用过程中仍然需要注意尖端可能向内侧贯穿肾盂，造成较大出血或尿液向腹膜后外渗。

（2）逐级扩张器：是由Kurt Amplatz于1982年为改进老式筋膜扩张器的缺陷而发明的，现称之为Amplatz扩张器。首先，一个锥形头的8F血管造影管在导丝引导下进入输尿管；然后，一系列逐级增大的聚亚安酯导管会相继通过已有的导管导丝复合系统进行扩张。首先插入的8F导管增加了扩张过程的稳定性，一方面放置导丝的打结，另一方面也使得较粗的扩张器更容易顺滑地扩入。其后的扩张器从12～30F依次增加，每次扩张增加2F。

肾造瘘的通道可以依次使用所有的扩张器或仅仅使用其中一部分。扩张器必须沿着导丝的引导进入肾盏腔内，但是，进一步的刺入可能会损伤肾盂肾盏系统，因此要尽量避免。为防止集合系统被戳破，扩张器远端不能通过肾盂输尿管连接部。当肾造瘘是为了治疗大的肾盂结石时，扩张器仅仅能扩张达到结石外围。有报道指出，用力扩入较大号的扩张器可以越过包裹在肾盂肾盏系统中的结石对肾盏或漏斗部造成损伤。

当造瘘通道被扩张到足够大后，一个外鞘套在扩张器外扩入。外鞘确保了肾造瘘通道通畅，并且允许内镜器械反复进出。外鞘从 28 ~ 34F 不等，并要求比相应的扩张器大 4F。据此，34F 的外鞘对应为 30F 的导管。外鞘涂有 Teflon 涂层减少了操作时的摩擦系数。

应用逐级扩张器的并发症包括：穿透肾盂肾盏系统、出血、尿外渗和肾包膜损伤。对肾穿刺造瘘通道的扩张要在透视下完成。如果在扩张中用力过大，即使有 8F 导管的保护，肾盂仍然可能被穿透。当肾盂中部被穿透，大量的尿液就有可能进入腹膜后间隙。Amplatz 扩张器的铅质边缘可能会对肾包膜造成损伤，会导致肾周的血肿。一次性的穿刺管保证了每次使用时其边缘均是平滑的。

（3）金属共轴扩张器：是由一组互相套合的不锈钢扩张管组成，如同可伸缩的金属天线。造瘘通道被一系列的金属扩张管扩张至所需直径为止。这个金属系列的扩张器由 6 个 9 ~ 24F 的套管和一个 8F 内径的引导管组成，每个套管都严密贴合上一个套管。8F 引导管首先沿导丝被置入目的地，在引导管的末端有一个膨大处，用于指示扩张深度，以免扩张过深。当所有扩张管均插入后，其内端均位于同一个平面，接近引导管的尖端。

金属扩张管较坚硬，理论上对于术后和肾周纤维结缔组织较多的患者较理想。但是，几个明显的不足限制了其应用。最主要的不足在于很难控制穿刺的力度。在进行扩张时，必须牢靠地握住内管，避免出现肾盂穿孔和由此引起的尿外渗和出血等不良事件。

（4）球囊扩张导管：对于筋膜扩张器、逐级扩张器和金属共轴扩张器来说，其主要的损伤源于对穿刺通道的不易控制的反复逐级扩张。而球囊扩张导管采用了一次性扩张的技术，可以减少对肾造瘘通道扩张时候的反复损伤。在插入球囊扩张导管之前，将一个 30F 的 Teflon 管鞘从未扩张的球囊后方安装上，然后将导管沿导丝插入，直至未充气部分经过肾造瘘通道处，球囊的尖端有不透放射线的标记，在透视监视下将其恰好放置于肾盏中。将球囊尖端放置超过肾盏或结石时可能会由于压迫结石被包裹而造成漏斗部的撕裂或输尿管的损伤。一旦放置到位，充大球囊对肾造瘘通道进行直接急性的扩张。球囊压力可以轻易达到 15 ~ 20 个大气压（1520 ~ 2026kPa）。对于之前没有接受过肾手术的患者，4 ~ 5 个大气压（405 ~ 507kPa）已经足够完成肾造瘘通道的扩张。对于之前有手术史的患者，需要较高的压力来完成最终的扩张。当球囊扩张时，在较坚韧处（如肾包膜或手术瘢痕处）会产生一个腰带征。随着扩张的持续，球囊充分扩张后，腰带征消失，然后可将后方装的管鞘旋转着放入集合系统。这个管鞘沿着通道放入球囊的前端，然后放掉球囊后球囊导管缩小后从管鞘中取出。这个管鞘将为进一步的内镜下操作提供通道。

使用球囊扩张器的目的是使肾造瘘通道一次扩张到位，避免了反复多次的扩张。球囊扩张系统的主要优势在于其易学易用。并且不像逐级扩张法那样反复产生剪切力，球囊扩张产生的是一个侧方向的压力，使扩张损伤更小。理论上球囊扩张法很少出血，这点已经被实践所证实。球囊扩张的主要不足在于其相对不易扩张坚韧的筋膜组织和术后瘢痕，并且较其他方法更为昂贵。

3. 新的扩张方法　一些研究小组为避免逐级扩张法由于反复操作而产生的并发症，报道了一些改进的技术。传统方式是逐级扩张，相比之下，一次扩张法使用一个 25 或 30F 的

Amplatz 扩张器来完成。而与一次扩张法相似的一步扩张法，应用一个预先套在腹腔镜穿刺套管外的逐级扩张鞘完成扩张术。初步报道认为使用改进方法较旧式方法更易行且节约操作时间。

经皮穿刺的指征和需要操作的内镜直径决定了穿刺通道最终的扩张直径。当穿刺通道扩张完毕后，内镜操作器械或肾造瘘管从通道处放入。单纯肾造瘘引流时，一个 10F 肾造瘘管就足够了，穿刺通道也可以不用过分扩张。最终的通道扩张如果需要在器械周围充分引流液体，则需要比引流管或操作器械大 2 ~ 4F 才合适。当需要治疗结石病时，造瘘通道需要扩张至 30F 来适应硬质肾镜的操作。有学者主张使用微造瘘经皮肾镜技术来完成内镜下操作，肾穿刺造瘘通路仅仅扩张至 13 ~ 20F 管大小。早期的文献认为肾实质的扩张比较小，相应的出血和术后疼痛不适也比较少。但是，随后的唯一的一个随机研究比较了 mini - perc 方法和标准方法，前者没有体现出任何优势，并且还有手术野差和操作困难等缺点。

七、经皮肾手术的并发症

虽然经皮穿刺的操作较开放手术少，但仍有可能产生较严重的并发症。对并发症的及时发现和处理是非常重要的。与其同等重要的是提前预防和减少这些并发症。

1. 出血　是对肾进行经皮穿刺操作时经常出现的。尤其是靠近中线的穿刺、多次穿刺和对解剖关系异常的肾进行穿刺，其出血可能性会明显增加。此外，使用抗凝药物和抗血小板药物的患者更有可能出血。在大多数病例中，穿刺出血量较少，不需要输血治疗，仅仅进行对症治疗就可以了。偶尔根据 HCT 基础值，存在有并发症和出血较多情况下需要进行输血治疗。极少情况下需要对损伤的血管进行栓塞治疗。在一项纳入 2200 例经皮肾手术的系列研究中，仅 17 例患者出现难以控制的出血而需要进行血管造影和血管栓塞。最常见的难控制的出血为动静脉瘘和假性动脉瘤。对于栓塞术后仍有出血的患者，则需要开放手术探查。

急性失血常常是由于损伤了肾实质内的血管或损伤了肾盂肾盏旁的动静脉分支。肾实质的出血可以在肾造瘘通道的扩张中发现。将扩张管鞘的末端插入向里插入集合系统可以对肾实质产生有效的压迫止血，使得手术操作可以继续。当手术完成后，有大孔的肾造瘘管已经基本可以满足通道渗血的压迫止血。当穿刺通道应用上述方法后仍然有出血或活动性出血时，应立即采用手术探查而不再使用肾造瘘的压迫球囊导管对出血进行处理。对穿刺通道的压迫关键是使用一个较粗并且有可调整压力的球囊包绕在周围的肾造瘘管，能够对从肾盂肾盏系统到皮肤的通道进行有效压迫。如果需要压迫，可能持续 2 ~ 4d，从管的内腔进行尿液引流。这个高压力的 Kaye 压迫球囊导管需要在透视下将导丝再次插入输尿管后再考虑拔除。在这种情况下（如果再次出血）可以很快将导管再次放置到位。一些研究报道发现，应用球囊扩张导管较金属共轴扩张导管和 Amplatz 扩张管造成的出血更少，其主要原因是球囊扩张导管是向外周放射状扩张的，较其他方法减少了对肾实质的剪切力。

肾脏的静脉损伤比较常见，可以用保守方法控制。插入较粗的肾造瘘管可以控制静脉出血。导管可以夹闭，使得肾盂肾盏内充满血块来产生足够的压力使静脉出血停止。当出血较快或从肾静脉的较大分支出血时，这个方法可能无效。Gupta 等发明了一种不影响肾功能下止住肾静脉出血的技术，该技术通道使用选择位置充气的 Council 球囊导管，成功地为 5 例经皮肾手术肾静脉损伤出血的患者进行了止血，同时没有损害肾功能。这个技术首先在手术快结束时应用肾造瘘通道造影，查找造影剂漏出进入静脉的确切止血点，通常可见到造影剂进入肾静脉分支，然后进入肾静脉主干及下腔静脉。最常见的损伤部位包括肾盏和肾盂交界的漏斗区、肾盏壁，以及经内镜切除恶性肿瘤之后的肾盂。再次将导丝穿过漏斗部位，然后沿导丝置入一根 Council 导管，在置入导管之前需要在导管的近端剪一个侧孔。侧孔的制作可以按照下列方式：①首先用一把弯蚊式钳从尖端侧孔插入，直至感觉其尖端通过了球囊部分；②蚊式钳向气囊充气腔的对侧管壁、气囊充气腔与导管尾端的充气口在同一侧，用一锋利的手术剪或手术刀切开钳子顶住的部分；③夹住切割边缘进一步修剪形成小洞。这个近端侧孔可以引流被 Council 球囊压迫后梗阻的肾盏。如果不制作这个侧孔，则患者可能会因肾盂或肾盏压迫后尿液梗阻产生背部的疼痛，造成大量尿液渗入后腹膜或从导管周围的皮肤渗出。球囊骑跨在漏斗部分或肾盂肾盏的出血处。缓慢向球囊内注入淡的造影剂，直至透视下从导管注入造影剂不再进入静脉为止。48h 内部宜拔除球囊导管，是否放掉气囊需要在透视下确定，部分放掉气囊后，通过肾造瘘管造影排除静脉出血。Delakas 及其同事发表报道称，在 2 例静脉损伤的患者中静脉损伤大到可以允许 24F 硬质肾镜透过，在这两例病例中，使用 Council 球囊导管压迫损伤静脉段都成功地控制了出血。

动脉出血在经皮肾手术中相对少见，但可能在术中或术后遇到。在术中，动脉出血表现为从穿刺针或管鞘内出现动脉式出血，颜色鲜红，并且不能用保守方法止住。如果动脉出血发生在穿刺通道扩张时，出血多为小动脉，可以通过压迫止血。而对于肾实质内的动脉出血，腔镜下电灼治疗往往只能恶化病情。如果损伤位于靠近中央部位，腔镜下电灼治疗可能止住小血管出血。多数情况下，活动性出血常常使手术无法继续进行，需要马上进行动脉造影，不要拖延。作为一种临时方法，可以将 Kaye 压迫球囊导管充至最大来减少出血量，同时准备作下一步治疗。许多患者需要输血和在血管造影下高选择性栓塞术。如果出血点被确定，动脉造影下的栓塞术通常可以控制出血。开放探查手术在这种情况下成功率很低，常常最后需要进行肾切除。

穿刺后的迟发出血经常由动脉瘤或动静脉瘘产生。动脉瘤的产生是由于在最初操作或穿刺通道扩张中损伤了部分的血管壁，血管壁的损伤部分逐渐变得薄弱，最后破裂，血液流入集合系统。其表现为间断性的严重出血和好转交替，在几小时或几天内反复发生。治疗的关键在于在活动性出血时行动脉造影术（如果需要，可以辅助用血管扩张剂，如罂粟碱）。动静脉瘘经常由损伤近端的动脉和静脉造成。由于没有周围组织的压迫，导致血管从高压的动脉直接流回低压的静脉侧。其导致的出血可能立即出现或迟发，但相比于动脉瘤出血，其出血为持续性的。治疗也是用高选择性的动脉栓塞术来完成。在罕见情况下，由于存在中度或重度的肾功能不全，栓塞术是相对禁忌证，可以采用前面已经介绍过的 Gupta Council 导管技术，也能够进行成功的止血。

穿刺后的严重动脉出血发生率据报道为0.9% ~3% 。Patterson 及其同事报道了成功使用动脉造影下栓塞治疗的 7 个病例。Martin 及其同事报道经皮穿刺肾造瘘术后 1% 的出血病例需要用高选择性的栓塞术。输血的指征受多种因素影响，包括操作技术、患者的一般情况和最初的结石情况等。经皮穿刺后的输血概率在不同报道中不尽相同。Segura 及其同事报道在 3% 的患者中需要用到输血，而 Stoller 及其同事报道其输血率为 23% 。文献报告对大的复杂结石病例的输血率为 11% 。手术越大，患者的失血率就越大，输血率也会随之上升。对于技术要求高的病例，例如需要多个通道的复杂型鹿角状结石病例，其输血率可以高达 50% 。

Martin 及其同事报道对鹿角状结石的治疗中，如果进行一至两次穿刺，输血率为20%，而当进行两次以上穿刺治疗时，输血率上升至42%。

2. 肾盂的损伤　肾盂穿孔可以在术中被发现和诊断。穿孔的最常见病因包括暴力使用扩张器扩张造成的损伤或在经皮碎石时造成的损伤。在通道扩张中造成的肾盂穿孔可能由最初的导丝或穿刺针直接穿透内侧肾盂壁引起，沿着位置错误的导丝进行扩张会造成比较大的撕裂。导丝引起的穿孔也可以发生在用扩张器进行扩张的时候，尤其是最初的扩张通道曲折成角、过于靠近内侧、扩张导管过大并需要用力扩张或导丝在扩张时扭结等情况下。导丝的扭结常在扩张导管由于穿刺通道曲折或纤维膜过于坚硬导致其不能平滑穿过时造成。穿刺通道曲折成角常常发生在肾被膜处，是由于肾随呼吸上下运动而患者体位保持不动；并常见于肾盏肾盂连接部（漏斗部）；还常见于肾盂壁的内侧壁，导丝从这里向下进行 UPJ 或下极肾盏或向上进入上极肾盏（尤其是在下极穿刺的时候）；在下极处的穿刺其导丝打结或扭曲的发生率更高。一旦发生导丝打结，扩张导管的力量会作用在扭结导丝处，使其穿出集合系统。球囊扩张器如果穿过集合系统或比较紧的漏斗部时，也会造成肾盂穿孔。

使用机械装置的碎石术例如硬质的超声探头或气压弹道探头也会引起肾盂穿孔。肾盂穿孔尤其在朝向肾盂内侧壁碎石时容易发生。近期的感染和炎症可以使肾盂更脆，容易穿孔。在操作器械时小心可以避免穿孔的发生。首先，探头对结石的压力不要过大。对于那些坚固的、如果不使用机械压力就不会碎裂的结石来说，轻柔持续的作用压力较间断性的重击效果要好。将探头在结石表面多点移动有助于结石的破碎。在碎石前将结石向远离内侧壁的位置移动（使结石移向肾上极、肾下极、或肾盂输尿管连接处）也有助于避免损伤。使结石转动到较脆弱的部分先行碎石有助于减少肾盂穿孔。同样，使用较大的吸力可以降低机械碎石所需的压力。

如果穿孔已经发生，灌注率需要降低，同时用生理盐水做灌注液，并要判断可否继续进行操作。如果操作时间较短（例如，取出在肾盂输尿管连接处单发的小结石不需要碎石），则可将管鞘穿过穿孔的部位来尽量减少漏出，同时迅速完成手术。在多数情况下，操作应该停止，并且放置输尿管支架，同时需要留置肾造瘘管引流，通常可以解决问题。当需要进行第二次穿刺操作或拔除肾造瘘管或输尿管支架时需要进行顺行的肾造瘘造影来明确造影剂的外溢已经停止。

3. 液体的吸收　发生了静脉损伤或集合系统穿孔的患者需要进行体液量的监测。在静脉损伤或肾盂穿孔时，持续的高压灌注可以造成静脉系统对灌注液的大量吸收。这时，灌注液需要尽量为生理盐水，以减少稀释性低钠血症的发生。当需要应用电灼术时，应该使用甘氨酸溶液来代替生理盐水，防止因使用非离子溶剂（如注射用水）而导致的溶血。经尿道切除前列腺的 TUR 综合征的发生也是因为这个机制。

4. 对胸腔的损伤　肺部的并发症可能在建立经皮肾造瘘通道时发生。对肺或胸膜的损伤随着穿刺点的升高而增加；肋下穿刺的危险性最低，而经第 10 肋或第 11 肋的肋间穿刺危险性最高。并且，吸气末的穿刺也会增加胸部的并发症。若对第 11 肋和第 12 肋间进行穿刺，术中需要对每例患者进行胸腔的透视，以评估积液量。透视的独特作用在于观察肋膈角是否尖锐，如果发现少许积液，在患者麻醉状态下会相对容易地将其引流。如果引流液很多或包含血液成分，对于卧位并麻醉的患者也可以方便地置入胸管进行引流。即使对于术中透视未见积液的患者，其中一些人日后仍会出现气胸或胸水。术后在恢复室中，大部分患者需要进行胸部 X 线来进一步检查。因此术后的胸部 X 线对所有行肋间穿刺的患者是有必要的，因为它能够用来排除气胸和胸腔积液。

如果临床上发现以上并发症，则必须置入胸腔引流管，并同时予以负压吸引，24h 后可以拔除胸管。如果血胸很严重，则需要放置较大的胸管。

5. 肠道穿孔　在经皮肾穿刺过程中损伤结肠的发生率很低。肾后位结肠容易发生损伤，且这种解剖关系更多发生在瘦小的女性患者中。对于马蹄肾或其他肾解剖位置异常的患者（肾融合或异位等）以及既往有空肠回肠手术史的患者，其穿刺过程中结肠穿孔的概率会大大增加。并且，对于肾造瘘过于靠近外侧的患者，其结肠损伤的概率也会增加。对于怀疑结肠肥大的患者、极瘦的患者和既往有肾手术或后腹膜手术史的患者，需要进行 CT 的检查评估。由于大多数患者均有术前的 CT 扫描，可以用于指导穿刺。如果存在术中的便血、腹膜炎和败血症，或在肾造瘘管中有气体或大便引出时，要考虑到有结肠穿孔的可能。结肠穿孔有可能无症状，仅仅在术后的肾造瘘造影术中发现，其特征为有造影剂进入结肠。

如果穿孔为后腹膜的，可以通过保守疗法治疗。置入一个双猪尾输尿管导管以确保尿液引流通畅，同时肾造瘘管向外拔出至结肠内。将肠道系统和泌尿系统分流可以有效加快愈合过程，防止瘘的形成。应用广谱抗生素，并在术后 7 ~ 10d 从结肠造瘘管进行造影，如果没有在胃肠道和尿道间发现瘘管，则可以拔除结肠造瘘管。只有在出现腹膜内结肠穿孔或出现腹膜炎或败血症时才考虑开放手术进行修补。

十二指肠穿孔较结肠穿孔更少，诊断依赖于术后的肾造瘘造影所显示的肾十二指肠瘘。处理上可以通过放置肾造瘘管和鼻胃管保守治疗，鼻胃管可以引流胃液。另外，需要给予胃肠外的营养。手术 2 周后进行适当的影像学检查可以进一步评估瘘口愈合情况。

6. 对脾和肝的损伤　对脾的损伤很少见，尤其当脾的大小正常时损伤更少见。肋上穿刺引起皮损伤非常少见，而当脾增大时，脾损伤的可能性就增加了。建议 CT 引导下经皮穿刺肾造瘘术，以免脾损。若脾脏被穿透或损伤，则会造成显著出血，需要进行外科手术探查，通常需要进行脾切除术。

对肝的损伤较脾更少见。在肝增大病例中可能性升高。CT 引导下的穿刺可以确保穿刺的准确和安全。肝损伤的处理通常应用保守疗法。开放手术很少应用。

7. 败血症　要求所有经皮穿刺操作的患者均需要术前进行尿液培养，以便采用恰当的抗生素使尿液无菌。尽管有这种预期处理，败血症在经皮穿刺取石的患者中报道发生率在 0.25% ~1.5%。在这些病例中，感染的尿液被组织吸收。Segura 及其同事指出大约 600mL 外渗的感染液体就可击败体内的防御机制而导致败血症的发生。当鹿角状结石被取出后，抗生素抗菌谱则需要涵盖患者特异的细菌和结石常见的产生尿素酶的微生物。

八、上尿路的经皮肾镜手术

经皮肾穿刺造瘘术是所有上尿路经皮肾镜手术的基础，实现了成功的穿刺后泌尿外科医生便可以选择许多治疗方式。利用这一优势可以治疗包括肾结石、肾盂输尿管连接处狭窄、恶性或良性肿瘤、集合系统感染和有症状的肾囊肿。

1. 肾囊肿

（1）病程和表现：在现代社会，大多数的肾囊肿是在因为非泌尿系统疾病做腹部影像学检查时偶然发现的。肾囊肿的多少和大小会随着时间推移而增加。但大多数病例没有临床症状，不需要进行治疗。研究表明，单纯肾囊肿和一些症状（如腰痛、血尿、红细胞增多）与高血压关系不明确。需要指出的是，常染色体显性遗传的多囊性肾病患者，可以见到很多与囊肿有关的并发症，如背痛、腹痛、尿路感染、尿石症、高血压、可触及的肿块、肉眼血尿和肾衰竭。

许多患者因囊肿增大出现症状后为减轻症状而来就医。在这些患者中，囊肿多已造成集合系统的梗阻和周围脏器的挤压。

对肾囊肿的治疗包括穿刺抽吸加硬化剂注射治疗和内镜下切除。前者是过去首选的治疗方法，但是长时间随访研究证实硬化治疗的持续性较差，并可能出现严重并发症，如肾盂输尿管连接部梗阻、囊肿内脓肿形成、发热、疼痛和复发等。囊肿穿刺的适应证受到了限制。对于硬化剂治疗失败的患者、囊肿与集合系统相通的患者以及囊肿巨大认为不能被穿刺抽吸加硬化剂注射充分治疗的患者，应进行经皮肾镜下切除。

（2）技术方法：第一步是建立到达囊肿部位的通路。穿刺前对患者进行逆行造影注入稀释的造影剂和靛胭脂的混合液可以帮助准确穿刺囊肿部位。抽出蓝色液体说明穿刺针刺入了集合系统，需要将针退出重穿。一旦穿刺成功，囊液将被抽出并进行一系列实验室检查（包括培养、细胞学、蛋白、乳酸脱氢酶和肌酐）。稀薄淡黄色的囊液为良性囊肿的表现，而血色的囊液有可能为囊肿穿刺的创伤出血或恶性征象。造影剂注入囊内进一步确定其与集合系统不相交通。另外可以将少量空气注入囊内进行对比，以排除囊壁结节可能，一个良性囊肿的囊壁应该是光滑的。

到达囊肿的通路建立后，如果要进行囊肿切除，则在导丝引导下进行扩张，放入30F的管鞘直达囊肿部位。用26F的硬质肾镜先观察囊肿壁，之后将一个标准的26F电切镜插入，用滚球电极将全部囊肿壁电灼。手术中用甘氨酸溶液做灌洗液。电灼结束后，一部分囊肿壁被取物钳咬下使得囊肿对腹膜后间隙开放。或者囊肿可以与集合系统打通，从何处向肾盂或肾盏打通，需要透过囊壁观察集合系统内的靛胭脂，观察何处最薄弱。将囊肿壁和集合系统打通并不能降低囊肿的复发率，一些泌尿外科医师不认为其为必需步骤。所有患者于囊肿内留置引流管一天，拔除后可以让患者出院。

作为一个直接经皮切除囊肿的替代方式，囊肿可以从集合系统内间接到达。在间接方法中，先穿刺到达靠近囊肿的一个肾盏，然后从此到达囊肿进行治疗。同直接方式相似的是，均将囊肿同集合系统打通。电灼不在集合系统边缘的囊壁，促进囊腔的闭合。

（3）结论：内镜治疗肾囊肿的报道比较分散。Hubnert 及其同事报道了最大宗病例总结，腔镜下早期有效率为93%，但46个月后，在10例患者中，50%治疗后的囊肿再次复发或接近术前大小。在最近9例经皮穿刺切除囊肿的患者随访21个月的研究中，Kang及其同事报道了8例疼痛完全缓解，7例囊肿完全消失。

2. 肾盏憩室

（1）病程和表现：肾盏憩室为先天的肾集合系统向肾实质内的囊性扩张，以一个狭窄的通路与集合系统相连接。肾盏憩室内壁由无分泌功能的移行上皮组成，认为是从肾小盏穹窿部起源。与后天发生的肾盏积水不同，肾盏憩室是一个先天疾病。其发病率很低，在行静脉肾盂造影时仅有0.5%的发病率。1/3～1/2的患者表现为疼痛、感染、血尿和结石。

肾盏憩室由于其上皮不具有分泌功能，故不能产生尿液。但憩室中有从集合系统流入的尿液。因此，憩室有时候只能在延迟的静脉尿路造影片子上看到。

对于偶然检查发现的肾盏憩室不需要治疗，但是对于有疼痛、反复发作的尿路感染、血尿、有症状的结石和（或）进行性肾功能损害肾功能逐渐恶化的患者，则需要进行憩室治疗。对其治疗方法可以采用切除，或切开同时将憩室与肾盂交汇处的颈部缝合或电灼。如果憩室很大，可能需要应用部分肾切除术。对肾盏憩室的治疗逐渐转向应用微创的方法，包括ESWL、输尿管镜下切开或电灼以及经皮肾镜治疗途径（电灼内皮层，扩张或切开颈部）。

（2）技术方法：先逆行置入带球囊的输尿管导管，然后注入造影剂使肾盂显影，直至显示出肾盏憩室，然后使用18号的肾造瘘穿刺针在透视下直接穿刺到肾盏憩室。有亲水材料涂层的导丝可能会成功穿过憩室颈部，但在更多的情况下，憩室颈部无法非直视下通过，此时将导丝盘卷在憩室内。如果憩室足够容纳两根导丝，则在进行穿刺通道扩张前可以放入第二根辅助导丝。穿刺扩张可以选用10mm直径的球囊导管。使用带鞘的扩张器操作会较困难，并且可能在其前侧形成假道。扩张之后向憩室内置入一个30F的Amplatz管鞘，其中可以置入硬质的肾镜。如果憩室内存在结石，可以同时完整取出或行超声碎石术。

然后，从逆行的输尿管导管向肾盂憩室内进行靛胭脂或气体造影。操作者使用硬或软肾镜观察憩室内侧，可以看到蓝色的液体或气泡经过憩室颈部。如果没有观察到这个现象，则说明Amplatz管鞘过于深入憩室内部。需要在肾镜观察下将管鞘向后退出1～2cm，同时助手继续经输尿管导管缓慢注入靛胭脂或气体（10mL）。一旦确定憩室颈的位置，将一根导丝穿过憩室颈部，并在肾盂内盘卷。如果应用金属导丝，当导丝通过颈部后，需要用一个5F的血管造影导管套过导丝使之绝缘。对于前侧肾盏憩室病例，可能不能观察到憩室颈部，这种情况下，就不可能用导丝穿过并切开，则憩室内部需要被彻底电灼。

放置好导丝后，将装有滚球或滚筒式电极的24F或26F内切镜置入憩室腔内。除了颈部外，其余的内膜被完全电灼。

其后，处理憩室颈部。憩室颈部可以单纯使用4cm长的球囊导管进行扩张。部分泌尿外科医师倾向于直视下用冷刀（类似于直视下尿道内切开）、电极（2F或3F的Greenwald电极）或钬：钇铝石榴石（YAG）激光切开憩室颈部来进行治疗。特别需要强调的是，如果需要使用电极治疗，视野中的所有金属导丝都要用5F的血管造影套入，使电流不能传导到金属导丝。对憩室颈部的切开需要应用放射状浅切开（12、3、6、9点钟方向），深度为2～4mm。应该避免对憩室颈部作单独深切口，因为其可能会引起较大量的出血。

当憩室颈部被打开后，放入一个较粗的肾造瘘管，其尖端部分需要穿过憩室颈部放入肾盂中。最快术后3d可以拔除肾造瘘管，造瘘管更长的放置时间并不改善预后。

一个更快更简便的替代方法为不去寻找憩室颈部，而使用滚筒电极电灼术对憩室内壁及颈部一并电灼，之后应用22F引流管对穿刺通道进行压迫，引流管尖部保留在憩室内，如果引流量不多，次日早晨将“肾盏造瘘”管拔除。

除了直接的顺行方法外，也可以进行逆行方式对憩室进行治疗。在这种方式中，集合系统从憩室外的部位穿刺到达，之后肾盏憩室从肾盂途径进行治疗。这个方法操作困难且疗效差，不被大多数泌尿外科医师认同。首先，需要对一个通常没有积水的集合系统进行穿刺。然后，操作者需要确定狭窄的集合系统与肾盏憩室之间的交通。之后对憩室颈部进行切开，进入憩室。在切开憩室颈部时，经常会有出血，此时就会影响到对憩室内壁的进一步观察和治疗。同时，由于进入憩室的角度问题以及扩张和切开憩室颈部引起的出血，经过憩室颈部对其内的结石取出也是复杂的。

（3）结论：许多作者先后对直接的经皮顺行方式治疗肾盏憩室报道了较高的成功率。其他治疗措施包括：输尿管镜、ESWL 和输尿管联合 ESWL 等。成功率较经皮肾镜方法低。

（4）并发症：憩室颈部狭窄经常使导丝不能通过进入主要的集合系统，只能进入憩室内。此时导丝不能起到应有的作用，并且容易打结或在扩张过程中脱位。在这种情况下应用系列扩张器反复进出容易形成假道。如果导丝不能通过憩室颈部，则即使使用球囊扩张也要警惕。

除了肾造瘘通道扩张引起的并发症可能会增加以外，其他可能的并发症包括出血、腹膜后损伤、气胸、血胸，周围器官的损伤也应该时刻注意。

3. 漏斗部狭窄

（1）病程和表现：漏斗部的狭窄在临床上很少见，可能源于外在的压迫或内在原因的狭窄。外在压迫包括腹膜后的恶性肿瘤或后腹膜纤维化，内在影响包括肿瘤、结核、长期结石、多发结石、之前手术瘢痕等。罕见的漏斗部狭窄病例是由肾上极的段动脉压迫产生，称之为 Fraley 综合征。有些情况下，漏斗部可能造成完全狭窄，造成所谓旷置肾盏。

与肾盏憩室的患者相似，患有漏斗部狭窄的患者可能表现为背痛、血尿、反复发作的泌尿系感染和较少见的进行性肾功能损害。在影像学上经常可以看到扩张的肾盏。从临床和影像学上很难区分积水的肾盏和肾盏憩室。此时，可以用肾镜对其进行区分，肾盏积水可以看见到乳头结构，而肾盏憩室无乳头结构。对漏斗部狭窄患者的治疗原则为缓解梗阻部位的引流情况并重新建立向主要集合系统的回流通路。如果漏斗部狭窄被怀疑为引动脉压迫所致．在进行任何腔内泌尿外科治疗前，应进行肾动脉造影检查，因为这种情况需要进行开放手术治疗。

（2）技术方法：经皮肾镜对漏斗部狭窄的治疗与治疗肾盏憩室相似。应用球囊导管逆行对集合系统进行显影有助于对积水的肾盏进行直接穿刺。如果肾盏不被显影，若在旷置肾盏的病例中，需要应用超声或 CT 引导下穿刺。放入工作导丝后，扩张肾造瘘通道，之后放入 Amplatz 管鞘入目的肾盏。如果可能，狭窄的漏斗部在直视下通过导丝。如果狭窄的漏斗部不可见，可以逆行注入空气或靛蓝来辅助确定其开口位置。在旷置肾盏的病例中，可以在透视下逆行插入导丝直至梗阻部位，同时操作者在肾镜观察下可以直接成功切开狭窄段。

一旦导丝可以通过狭窄段到达主集合系统，这个狭窄段将有多种治疗手段。可以用球囊导管扩张，或者直视下直接内切开，或者应用 2F 或 3F 的电切电极切开，或应用 Ho：YAG 激光进行放射状切开。如果应用电灼，导丝必须进行绝缘处理。根据 Sampaio 发现的解剖研究，切开需要沿血管较少的方向，对中部肾盏漏斗部沿上方和下方切开，对上方的肾盏漏斗部沿内侧和外侧切开。通常情况下，漏斗部两侧进行 2mm 左右深度的切口。一个单独深切口因为会引起较大量出血，需要被避免。在切开之前，需要仔细观察切开处有无动脉搏动。切开后，漏斗部位要能通过 7mm 的扩张球囊导管，球囊需要在低压下充至 21F 大小。

术后可以任选一直径的肾造瘘管通过漏斗部进行肾盂引流，可以同时应用或不应用双猪尾导管和 Folev 导管。或者选择一个大号（如 8F）的双猪尾管一端跨过漏斗部引流肾盏积水，再加上一根置于积水肾盏的肾造瘘管进行引流。没有研究表明漏斗部位最后的转归与引流的形式、直径和引流时间有关。

（3）结论：目前几乎没有对漏斗部狭窄的经皮肾穿刺治疗的病例总结报道。一般来说，对肾盏憩室的治疗病例中也包含对肾盏积水的治疗病例，所以其治疗成功率可能被估计过高。与肾盏憩室治疗90%的成功率相比，漏斗部狭窄的内镜治疗更加困难，仅有60%～80%的成功率。

4. 纤维上皮性息肉病

（1）病程和表现：发生于肾盂和输尿管上皮性息肉是一种罕见的良性中胚层肿瘤。肉眼观察，大多数的纤维上皮性息肉表现为细长的隆起，表面光滑，呈单个或分叶状。组织学上，息肉均为一个从黏膜下层发生的纤维血管的核心表面包被一层非乳头状的移行上皮。这些病变常发生在年轻患者中，主要表现为血尿和疼痛。在儿童中，纤维上皮性息肉为儿童肾盂输尿管梗阻不常见的病因。当静脉肾盂造影或逆行肾盂造影表现为充盈缺损而尿细胞学反复为阴性时，要考虑纤维上皮性息肉的可能。对这个良性息肉的治疗指征包括：梗阻程度、侵及上尿路的范围和术中是否能够排除癌。过去的治疗方法为开发探查和切除术。近期，经皮途径的切除也被证实为有效的治疗手段。

（2）技术方法：在逆行造影显像的辅助下，建立经皮到达上端或中部肾盏的通路。用肾镜观察纤维上皮性息肉的基底部，之后用细线状电切环完全切除位于肾盂的基底部，之后用细线状电切环完全切除位于肾盂的基底部。用活检钳将标本全部取出，直至清除干净。

对于位于输尿管口的息肉，一个12F或14F的输尿管管鞘从肾造瘘处置入输尿管中，一个可弯曲的7F输尿管镜用于确定息肉的根部。之后用Ho：YAG激光从输尿管壁上切除息肉，然后使用大的输尿管套石篮将标本全部取出。

手术完成后，需要留置一个输尿管支架和肾造瘘管。肾造瘘管在患者出院前拔除。术后3个月复查静脉肾盂造影则进一步证实充盈缺损已经消失。

5. 肾结石　使用经皮肾镜进行肾脏结石的治疗近来有了长足的发展。技术上，经皮肾镜取石/碎石术的通道建立已经在前面内容中详细介绍。接下来着重介绍针对结石的治疗。使用透视下取出结石已经不再推荐，原因是随着经皮肾镜技术的发展，直视下碎石或取石更加安全和有效。在经皮肾镜碎石术中，使用生理盐水进行灌注能最大程度减少稀释性低钠血症的发生。灌注压力必须保持在80cmH_2O或低于患者最小肾盂内压力，以防止液体被肾盂静脉回流所吸收。最初使用的是硬质肾镜治疗，小于1cm的结石可以用硬镜直接捕获而取出或使用套石篮从30F的Amplatz鞘中取出。直径大于1cm的结石需要粉碎成碎片后才能被取出。一些体内碎石术技术可以用于此处。

硬镜是碎石的较理想方法，然而，只有最简单的肾盂集合系统可以用一副肾镜在单通道下观察完整。因此，每次经皮肾取石术中必须使用可弯曲的肾镜来观察整个肾内集合系统以检查残留的结石碎片。使用软镜时，液体灌注压必须足够扩张集合系统以改善视野。整个集合系统需要被系统地检查，甚至包括近端的输尿管。利用软镜注入对比剂可以利于指导肾镜的方向并保证每个肾盏都被观察到。可以用套石篮取出小的结石碎片，而大的结石碎片可以用激光碎成小的碎片。联合应用高灌注压和尖端松软的J形导丝可以将结石冲入或人工推入肾盂。在肾盂中，这些结石更容易被硬镜取出。经皮肾镜取石/碎石术的目的在于一期完全或近似完全取出结石，使得后续治疗变得更为简单。

结石取出后，通常需要肾造瘘管进行经皮肾引流。肾造瘘管使用的目的在于：①压迫肾造瘘通道进行止血；②促进穿刺通道的愈合以及引流尿液；③方便利用原通道进行二期碎石术等。

九、肾造瘘口的引流

对上尿路病变进行经皮肾镜的治疗后，对肾盂肾盏系统的外引流为术后常规的处理方法。目前对一些病变进行经皮途径的治疗后报道并不一定需要外引流，在部分医疗机构已经对部分患者应用无外引流的经皮途径手术。另外，对无外引流的经皮途径肾手术通道上的肾实质缺损，应用止血密闭剂可以减少术后的尿液外渗并起到止血作用。然而，术后的肾造瘘引流管仍然是安全的标准程序。

术后肾造瘘引流的主要功能在于对一期扩张和烧灼之后的肾实质和尿路上皮分泌的尿液起到分流和外引流的作用。术后局部水肿有可能使得肾盂输尿管顺行引流梗阻。此外，一个口径合适的肾造瘘管可以迅速将术后的血尿引流出，防止凝血块产生梗阻，并且能够压迫止血。对经皮肾镜后的尿液进行外引流操作，保证安全的引流管最小口径为8F或10F。许多操作者在一期扩张到24～30F术后喜欢使用粗的引流管进行尿液的引流。最常用的是Council导管，其靠近尖端的地方有一个可防止滑脱的球囊，导管可以通过导丝置入。如果操作中用到了直径较大的管鞘，则术后拔除肾鞘前可以通过管鞘置入大号的肾造瘘管，置入引流管后管鞘需要被剪开才能拔除。这种导管的不利之处在于前端的球囊可能会阻塞部分肾盏而引起疼痛。

理想的肾造瘘管需要有极好的生物相容性和强度，患者的耐受性好，不易梗阻或易于插入和调整位置。除了这些限制因素，对经皮肾手术后的引流没有一定之规。对引流形式的选择很大依赖于临床情况（手术的复杂程度、出血量和水肿引起的梗阻可能）、操作者的偏好、短期内进行再次治疗的可能性和患者的耐受性。

（宋勇波）

第四节　膀胱镜下激光碎石术

膀胱镜下双频双脉冲激光碎石术主要用于治疗膀胱结石和尿道结石。通常由此引起的并发症相对较少且较轻。

一、术前准备

（1）术前行排泄性尿路造影和B超检查明确结石的数目、大小以及上尿路情况。有无上尿路结石、肾积水、输尿管扩张，是否并发前列腺增生，尤其是前列腺中叶明显突入膀胱的情况。

（2）尿常规检查如发现尿路感染存在，应常规行尿液细菌培养，并使用有效抗生素治疗3～5d。培养阴性者，术前半小时常规给予静脉点滴抗生素预防感染。

（3）手术当天复查KUB平片或B超检查，进行结石的最终定位。

（4）术前1d晚饭后禁食，作皮肤准备。术前半小时给予静脉点滴抗生素预防感染。

（5）术前向患者及家属全面介绍操作目的、过程、可能出现的问题和对策。

二、手术步骤与并发症预防

（一）手术步骤

采用连续硬膜外麻醉或腰麻。取膀胱截石位。通过尿道膀胱镜操作通道置入激光光纤直抵结石，以每秒5～10个激光脉冲频率进行碎石。由于尿道膀胱镜操作通道较大，有时激光光纤头的位置不易控制。这时可经操作通道放入一塑料导管，将激光光纤插入导管内，通过调节导管头位置而将光纤头准确对准结石进行碎石。

尿道内结石可直接在尿道内完成碎石，未完全击碎的结石可推入膀胱内继续粉碎。术后用艾立克抽吸泵将结石碎片吸出。留置导尿管2～7d。一般膀胱结石体积较大，表面光滑坚硬，有时采用双频双脉冲激光碎石有一定的困难。尤其是以胱氨酸成分为主的结石更难被击碎。此时，应将激光脉冲频率调高至10Hz，并将激光光纤始终对准结石的同一部位反复击打。碎石时一定要有耐心，当结石表面出现裂缝或突破口时，结石就比较容易被粉碎。

（二）并发症预防

膀胱镜下双频双脉冲激光碎石术是一种轻度侵袭性的治疗方法，具有潜在的并发症发生可能。手术并发症的发生与膀胱、尿道本身情况，检查者的操作水平及患者是否配合有着密切的关系。预防措施主要包括：在直视下进行操作，应注意缓慢轻柔、用力均匀；避免使用暴力或视野不清时的盲目操作。尽量减少不必要的重复动作。

三、术中并发症及处理

1. 尿道损伤　多发生在尿道有梗阻病变的患者，如患有前列腺增生或尿道狭窄。在操作过程中用力过猛，特别是在遇到阻力时用暴力强行插入，因而导致镜端穿破尿道，进入球部或膀胱三角区，严重的可进入直肠。在术后出现尿道口有鲜血溢出或滴出，要考虑尿道损伤，一旦发生，及时留置尿管引流，如留置尿管有困难并出现尿潴留时立即行膀胱造瘘，1周多可自愈。所以，在插入膀胱镜时动作要轻柔，最好在直视下进镜。如遇到阻力时切忌强行插入，可先行尿道扩张，然后再插入膀胱镜。

2. 膀胱损伤　不多见，多发生于膀胱容量明显缩小时，如挛缩膀胱，检查前又未考虑到，因而按常规插入膀胱镜，尚未冲水已发生穿孔。另外，由于结石长期存在，膀胱内炎症导致组织松脆、弹性减弱也是膀胱易穿孔的原因。处理时应视穿孔部位、程度的不同而采用不同方法。穿孔早期发现后应及时通过尿道置管引流即可自愈。保持引流管的通畅尤为重要，要严密观察腹部体征的改变。如当时未能及时发现，可发生尿外渗。如腹腔外外渗较重，则表现为腹胀，无压痛及反跳痛，可耻骨上穿刺置管引流；如腹腔内外渗较重，则表现为腹膜刺激征，并发感染时可出现全身中毒症状，需手术治疗，同时修补膀胱并行造瘘引流。

四、术后并发症及处理

1. 血尿　经尿道膀胱镜下激光碎石术后常有血尿发生，主要为术中尿道膀胱损伤黏膜所致，一般3～5日后血尿可消失。处理上一般给予抗生素治疗并嘱咐患者多饮水即可。

2. 发热　膀胱镜检查后出现发热应视为较严重的并发症，应予高度重视。其发生原因有二：①尿路存在感染：检查前未用抗生素控制，检查后感染加重，故出现发热，特别是上尿路存在梗阻伴有肾积水时，膀胱内的感染可蔓延至上尿路。②膀胱镜通过尿道有困难，过多的尿道内操作可引起尿道热。处理上主要给予抗生素治疗，同时给予物理降温，如温水擦浴或乙醇擦浴，大动脉处冰敷。必要时给予药物降温，如消炎痛栓肛塞治疗。

3. 尿路刺激症状　由于术中无菌操作不严密，术后继发感染，或尿道膀胱黏膜损伤、碎石和血块刺激膀胱三角区等因素而引起尿道灼痛、尿频、尿急等症状，处理上可嘱咐患者多饮水利尿，给予抗生素、解痉剂治疗 1～2d 后，症状多可明显缓解。

五、临床体会与点评

（1）膀胱结石由于体积较大，表面光滑坚硬。往往会给双频双脉冲激光碎石带来一定的困难。尤其是以胱氨酸成分为主的结石更难被击碎。此时应将激光脉冲频率调高至 10Hz，将激光光纤始终对准结石的同一部位反复击打。当结石表面出现一裂缝或突破口时，结石就比较容易被粉碎了。

（2）由于经膀胱镜行双频双脉冲激光碎石时，膀胱镜进出水是单向的，碎石时要不停地间断放水。这样就大大降低了碎石效率、延长了手术时间。我们采用经电切镜外鞘途径放入输尿管镜进行膀胱结石的激光碎石治疗取得很好疗效。因电切镜鞘有回流装置，故可以边进冲洗液，边放水，膀胱不会过度充盈，而且由于镜鞘口径大，击碎的结石粉末在液压泵水的推动下可自电切镜鞘内流出。待碎石完毕后，残留结石还可用 Ellik 冲洗器冲洗干净。这一方法值得采用。

（3）对于直径 >40mm 的膀胱结石，主张以开放手术为宜，否则在碎石或碎石后容易引起膀胱黏膜的广泛性水肿，或因碎石黏附于黏膜上造成结石残留，甚至引发膀胱出血。

（4）对于尿道结石的碎石，有学者主张采用在原位对准结石的同一部位反复击打的方法；当然，也可将结石部分击碎后推入膀胱按膀胱结石进行碎石。

（宋勇波）

第五节　经尿道手术

微创外科被预测为 21 世纪发展最快的学科之一，近几年来，颇受外科医生的关注，成为所有手术学科的致力点。膀胱镜检查及 TUR 是泌尿外科医师的基本功，是泌尿外科医师必须掌握的一门技术。

一、经尿道前列腺切除术

近 20 年来，采用电切手术治疗前列腺增生（Benign prostatic hyperplasia，BPH）已进入成熟阶段，经尿道前列腺电切术（Transurethral resection of prostate，TURP）已被公认为是治疗 BPH 的金标准。

1. 手术要点

（1）要熟练掌握 TURP，应主要抓住几个环节：熟练操作器械；掌握快速的镜下定位及止血技术；把握好手术开始与结束的最佳时机；尽早觉察到术中及术后的异常征兆。

（2）TURP 的器械分为电切镜，射频电流发生器，电极，监控系统，开关以及它们之间的连接等组成。

2. TURP 适应证：

（1）确诊为 BPH；能置入电切镜。

（2）梗阻症状，残余尿多于 50mL。

（3）出现并发症，如腹外疝，上尿路积水等。

3. 术前准备

（1）常规术前检查。

（2）改善一般情况，BUN，Cr 降至近正常或趋于稳定。

（3）麻醉：吸入性麻醉，硬膜外麻醉，腰麻。

（4）体位：截石位。

（5）灌洗液：5% 甘露醇、5% GS，灌注压 4.9 ~ 5.9Kpa，高度 60cm。

（6）电切手柄：①主动式：自然状态下电切环位于鞘外。②被动式：自然状态下电切环位于鞘内。注意：直视下置镜时电切环应位于鞘内。

4. 手术步骤

（1）观察：置入电切镜（直视、非直视），行膀胱镜检，以了解膀胱，输尿管口，前列腺，精阜，外括约肌等结构之间的关系，测定膀胱颈口与精阜之间的距离，以了解前列腺的大小（可用视野表示）。

（2）切除：内起膀胱颈口，外至精阜，深达前列腺外科膜（理想状态）；或导致梗阻之腺体部分。

（3）修整：降低功率，以普通电切环将切面修平，重点是膀胱颈口及精阜两侧。

5. 手术方法　包括顺行切割法：由内向外（推荐方法）；逆行切割法：由外向内。

（1）分段切除法（推荐方法）：自颈口某一点开始（一般于 6 点处）切除腺体，深至外科膜。而后旋转电切镜（按同一顺序，逆时针或顺时针），切除腺体一周，切除过程中电切镜不外移，切除长度为电切刀所移动之距离（一般为一个视野），而后外移电切镜一个视野，自上次切除之边缘始再切除一周，方法同前。依次类推，直至精阜。

优点：解剖关系清楚，容易定位及掌握。

外标志：精阜、Nesbits 白线。

（2）延伸切除法：自颈口某一点开始切除，边收刀边外移电切镜，直至精阜（切除长度自颈口至精阜），分层切除，深达外科膜，而后旋转电切镜，切除腺体一周。

缺点：不易掌握，近外括约肌时易使其受损。

（3）单纯电切法：以电切环切除自膀胱颈口至精阜之间的腺体组织，深达前列腺外科膜，速度 1cm/s。可电切与电凝相结合，但除非动脉出血，一般不必电凝。

（4）单纯汽化法：汽化电极具有汽化功能及切割功能，电凝功能亦佳。以该电极切除腺体大部分，切除过程中电极移动速度不能太快，一般是 TURP 切割速度的一半，这样可以顺利切除大部分腺体组织，又能使切割创面汽化，凝血效果彻底，使创面平坦，整齐，出血少。但近外科膜及尖部时应降低功率，更换为普通电极。适用于腺体不甚大时。

优点：视野清 出血少。

（5）汽化及电切联合法：

1）纵深联合法（分层联合法）：以滚型电极汽化自膀胱颈口至精阜间的腺体组织，深度约 4mm，再以普通电切环在汽化腺体上作深度切割，速度 1cm/s，深度 3mm，将焦化层切除，使创面平整，再以滚型汽化电极及普通电切环重复上述动作，直至外科膜（近外科膜时用普通电极）。

2）横向联合法（分条联合法）：用汽化电极从 4 ~ 5 点，7 ~ 8 点，及 11 ~ 1 点深切至近包膜处，沿此层切除中叶及联合部，形成宽阔空间，再以普通电切环切除两侧叶。优点：既保留了 TURP 切除速度快的功能，又有 TUVP 的汽化和凝血功能，节省了术中止血时间，减少了患者出血，术中视野清晰，也大大减少了冲洗液的用量，节约了手术时间及费用，降低了 TURS 的发生概率。

6. 注意事项 ① 牢记“三界”：内界、外界、深界。②匀速切除过程中，前列腺切面为焦黄色，颈口切面为白色，可见环行纤维，外科膜切面初为白色，可见环行纤维，随后可见出血，切透包膜后为暗亮色，类似“夜空”。③膀胱脊梁化明显时，输尿管口难以辨认，可排空膀胱，重新充水时进行观察。④初学者手术开始时可适当保留膀胱颈口 6 点处之“门槛”作为内界标志，手术结束时再将其切除。⑤推荐首先切除中叶（特别是中叶增生明显时），以保证电切镜有充分的活动度。中叶增生明显时，向膀胱内凸出，可靠近输尿管口，手术时勿伤及输尿管口。⑥电切速度为 1cm/s，TUVP 时，汽化电极的移动速度应慢于 TURP，并且适当向组织施加压力，以增加电极与组织间的接触时间及面积，增加汽化效果，以保证止血确切，视野清晰。每次汽化持续时间不能太长，一般不能超过 3s，以免损坏高频电刀。⑦手术过程中应大小视野交替使用。大（远）视野用于定位，小（近）视野用于操作。⑧手术过程中电切镜应始终贴近所切除方向之前列腺组织，以保证灌注液及时冲散出血，保持视野清晰，定位准确。⑨及时去除黏附于电极上的组织块，否则不但不能进行切割，还会因电阻过大损伤深部组织，尤其是临近外科膜及精阜时。⑩精阜、6 点处操作过深，可伤及直肠及外括约肌，12 点 处操作过深可损伤耻骨后静脉丛，两侧叶操作相对较为安全。⑪前列腺体积明显增大时，解剖结构发生改变，精阜下移明显，且侧叶组织增生下移贴近外括约肌，应免于损伤。⑫因前列腺为类球形，故切除面应为凹面（球面），切下之组织为船形。小前列腺应常规切开膀胱颈口。⑬切断方法：Barnes 等主张电切环必须能够收入镜鞘 1 ~ 2mm，Nesbit 提出电切环收入镜鞘前露出被切除的组织。再有一种方法是握住手柄向相反方向移动。⑭当动脉直径较大或因动脉粥样硬化而增厚时，按压动脉口电凝往往效果不佳，一个有效的方法是按压住动脉侧面的组织，使动脉壁压扁，再电凝止血。⑮ 若血液直接喷向镜头，可向前推进电切镜，使之超过并压住出血点，然后缓慢后退镜鞘，直到露出动脉喷血并立即电凝之。⑯ 较多的静脉出血单靠电凝往往效果欠佳，可采用压迫止血。将气囊导尿管插入膀胱，气囊内注入生理盐水 30mL，于体外 牵引尿管并将其固定于大腿内侧。⑰不要电凝过度，否则会造成迟发性的二次出血。TUVP 及电凝造成的腺体坏死凝固层在术后 2 ~ 3 周脱落，并发感染的创面可能有继发性出血。⑱临近精阜及前列腺外科膜时，应改用普通电极，降低功率，切忌电凝时间过长，以免损伤周围组织。⑲估计近包膜时，可先从一处切至包膜或显露出部分区域的包膜，以此为标志，余部保留 2 ~ 3mm 腺体组织，可防止手术早期切穿静脉窦或伤及包膜。⑳应避免包膜穿孔，如发现穿孔应尽快结束手术，如需做颈口切开应置于最后，以免水分渗入组织间隙，影响呼吸循环。㉑及排空膨胀的膀胱，膀胱灌注压不超过 5. 88Kpa，高度不超过 60cm，保持低压灌注及出入通畅，以免压力过大，增加液体吸收量，导致 TURS。㉒手术临近结束时应将电切镜置于精阜外侧，充水状态下前列腺部尿道应呈圆形开放状。㉓腺体去除多少因人而异，理想状态为切至包膜，腺体过大、病人一般情况差时开一通道即可。㉔如果术中发现出血较多，或有 TURS 先兆，在一个侧叶切除之后应立即结束手术，病人仍会通畅排尿。㉕术毕尿管难以置入时，一般为 6 点处切除不彻底，误将侧叶断面认为中叶断面，可以镜鞘探之，尽量将其切除，或在探条导引下置入尿管，拔管后一般不会影响排尿。㉖术毕“排尿”试验仅作参考

7. 手术并发症

（1）尿路感染：发生概率为6% ~10%，应全身应用抗生素预防感染。1/5000 呋喃西林间断冲洗尿管。

（2）术后出血：可由术中止血不牢，术后焦痂脱落所致。其诱发因素多为大便干结、过度活动、骑自行车、久坐、饮酒等。轻度出血可多饮水，无须特殊处理；出血较多时处理方法：①静脉应用止血药物预防出血；②保持尿管通畅，牵拉固定尿管：可以空针抽盐水冲洗；改变冲洗方向；③自尿管注入止血药物如巴曲酶、孟氏液等；④再次手术止血。

（3）症状改善不明显：腺体切除不够，或术前并发神经原性膀胱等，拔除尿管前膀胱训练不够，并发尿道狭窄等。再次手术概率为15%。

（4）尿道狭窄：定期尿道扩张，必要时尿道切开。

（5）尿失禁：发生概率为1% ~5%。为术中刺激或损伤尿道外括约肌，前列腺尖部处理不当所致。很少一部分原因不明。可提肛训练外括约肌、尿道按摩、佩带阴茎夹等。

（6）TUR 综合征（TURS）：实质为水中毒和低钠血症。典型表现为烦躁不安，神志不清，恶心，呼吸困难，吐粉红色泡沫样痰，以及视觉障碍等。最初病人血压升高，脉搏减慢，以后可有心律不齐与血压下降直至死亡。TURS 是继发于水中毒或低钠血症之后。TUR 综合征的治疗：①监护。②排水利尿：静脉应用呋塞米（注意血压）。③纠正低钠血症：静脉注射高渗盐水，监测血钠，指导治疗。④对症处理（注意生命体征）。⑤液体外渗时可多处切开。

（7）性功能改变：性欲升高或降低，逆行射精（50%）。

（8）其他：心肺脑等脏器并发症，下肢静脉血栓等

8. 术后护理

（1）常规护理：监测生命体征，静脉输液。

（2）保持尿管通畅（持续膀胱冲洗、牵拉固定尿管）。

尿管阻塞原因：①尿袋太满。②血块阻塞。③前列腺碎片阻塞。处理方法：可以空针抽盐水冲洗；改变冲洗方向；再次手术止血。

（3）记出入量（一般情况差、疑有双侧输尿管口损伤时）。

（4）排气后进饮食，保持大便通畅。

（5）术后3 ~5d 拔除尿管。

二、经尿道膀胱肿瘤电切术（transurthral resection of bladder tumor, TUR - Bt）

1. 适应证

（1）分化较好的（T_1、T_2）膀胱移形上皮肿瘤。非上皮良性肿瘤。

（2）一般来讲，肿瘤直径在3cm 以下者均可行 TUR，如果肿瘤有蒂，且蒂的直径在1cm 以下者，即使肿瘤直径超过3cm 也可 TUR。

2. 切除方法

（1）顺行切除法：将电切环伸出，绕过并钩住肿瘤，收刀切之。

（2）逆行切割法：与上述方法相反。

（3）垂直电切法：将电切环作自上而下的垂直切割，使用于低平，蒂粗，固定，面积较大的肿瘤。

3. 说明　肿瘤体积较小（小于1cm），蒂明显，估计切除后可通过电切镜鞘取出者，可直接于蒂部切除。瘤体较大，即使蒂小，亦不能自蒂部切除，应于肿瘤顶端开始，依次切除突入膀胱内的瘤体，使瘤体基底部与邻近的正常黏膜相平，然后在向肌层深处切割，将肿瘤基底部彻底切除。切除瘤块大小以能顺利通过镜鞘为度。肿瘤的切除范围应包括瘤体、蒂、基底部、距肿瘤周围0.5～1cm的正常黏膜，应深达肌层。肿瘤较多时，切除顺序应先小后大，否则出血后视野不清，贻误对小肿瘤的观察和切除。顶部肿瘤可下压腹部，适当放水后切除。切除输尿管口外上方的肿瘤时易造成闭孔神经反射。可适当缩短电切环外伸的长度，减少电流强度，或用电凝电流切割，减少膀胱内充水量，作快速短距离的切割，有助于减轻损伤。可先行闭孔神经封闭。

三、经尿道女性膀胱颈口切开术

1. 适应证

（1）排尿困难症状明显，影响工作或生活。

（2）残余尿大于60mL。

2. 手术方法

（1）钩切术：

1）以针状电极于膀胱颈口处作沟形切割，使切割处呈V形敞开，深度应完全切断环形纤维，可见脂肪组织，或使该处与膀胱壁相平。

2）切开部位在颈口6点处，或再加3、9、12点。

3）6点处不宜过深，与膀胱下壁相平即可。

4）若深度掌握不准，则增加切开部位，同样可达良好效果。

5）注意事项：电切过程中应尽可能使膀胱处于半充盈状态，以保证膀胱和尿道的解剖关系不变，防止切除膀胱颈口组织过多而使尿道缩短。切除不应太长，切除前应观察外括约肌的位置，一般切除长度不应超过1cm，否则极易发生尿失禁。手术方法

（2）环切：

1）以环形电极于颈口处作半环形切除，深度基本同钩切术，一般于颈口6点处切割，再加3、9点更好。

2）理论上远期效果优于钩切术，但组织去除量不宜掌握。

（宋勇波）

第六节　输尿管镜下碎石取石术

一、手术适应证

尤其适合于髂嵴水平以下的输尿管中、下段结石，输尿管上段结石术中有被冲回肾内的可能，并结合体外冲击波碎石处理。

二、手术步骤和技术要点

（1）男性患者首先提起阴茎使镜体达精阜后再将阴茎和镜体转为水平，在灌注泵的水

压作用下使后尿道冲开，同时将镜体推入膀胱。

（2）镜体先退至膀胱颈部，找到输尿管间嵴，顺间嵴找到输尿管开口（图 19－7）。

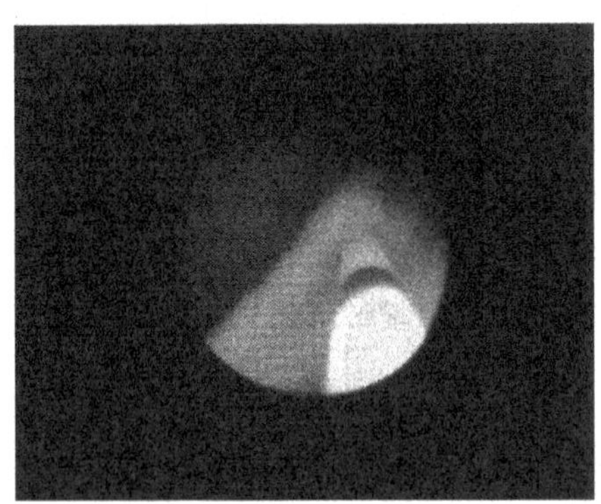

图 19－7

（3）向手术侧输尿管内插入一输尿管导管，使输尿管镜顺导管贴近管口，再将镜体旋转 180°，斜面朝上，镜尖贴近 6 点处，液压灌注下使输尿管口冲开，轻推镜体使其进入壁间段后，再将镜体转为原位。

（4）利用灌注液使输尿管膨胀，慢慢推进镜体，注意保持整个输尿管管腔位于输尿管镜视野中央（图 19－8）。

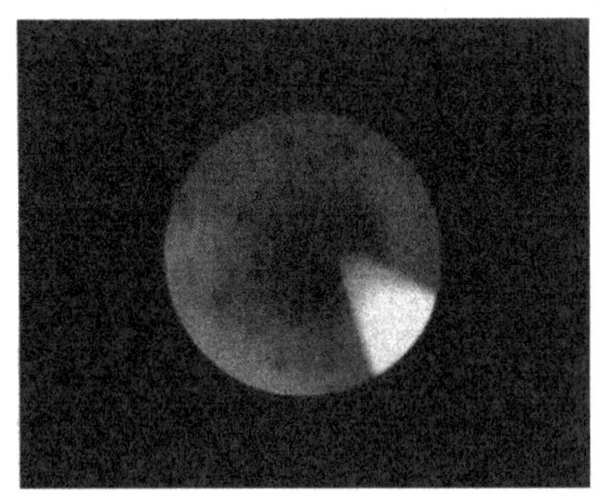

图 19－8

（5）镜体进入壁间段后可将体位转为垂头仰卧位，使输尿管拉直便于镜体进入。

（6）此外，硬镜的入镜方法尚有扩张入镜法、鹅头下压入镜法、旋转/抖动入镜法：入镜径路见（图 19－9），握镜手法见（图 19－10）。

（7）以上叙方法入镜后，轻推镜体使其接近结石。

（8）用腔内碎石器击碎结石：如用弹道碎石器击打结石时应使碎石杆尽量击打结石的近端，这样可避免结石向上移位。而用钬激光碎石时可将脉冲频率调至较低，减少结石上移的机会。

（9）用取石钳将较大的碎石钳夹到膀胱，钬激光碎石时可将结石击碎成 3mm 以下的石屑，留于原位而不需钳取，术后可自行排出。

（10）置入导丝，沿导丝放置输尿管双 J 管，如整个手术过程简单顺利，时间较短，无术中并发症，输尿管黏膜无明显水肿，也可只留置输尿管外支架 2～3d 后拔除。

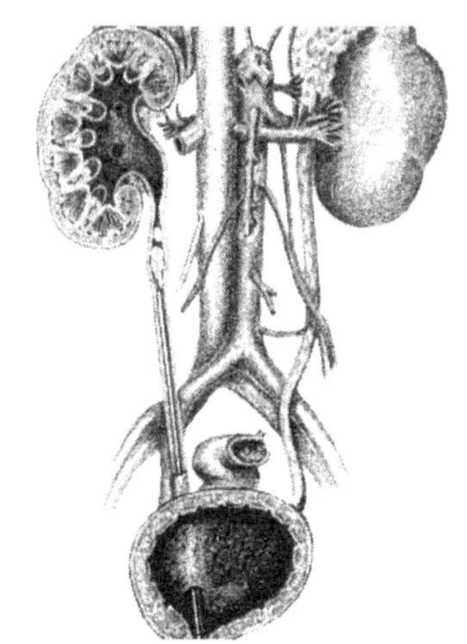

图 19-9

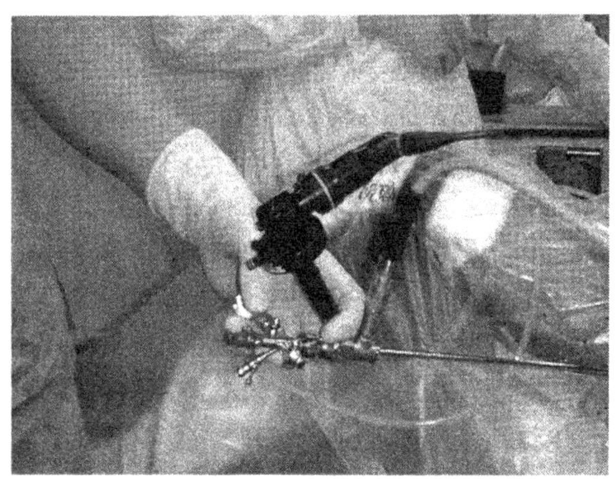

图 19-10

三、术中注意事项

（1）术中如结石被息肉包裹而影响视野时，可先钳夹部分息肉，或直接击打结石使其向上偏离息肉区而便于操作。息肉较长时可用钬激光烧灼。

（2）如输尿管腔较狭窄，术中出入镜时感觉镜体较紧时，应尽早结束手术，留置输尿管双 J 管，不能强行取石。

四、并发症及其处理

1. 急性并发症

（1）出血：常由于术中输尿管损伤所致，一般较轻，不需特殊处理。如出血较严重，要考虑损伤周围器官的可能，必要时行介入治疗或开放手术。

（2）黏膜撕裂和黏膜下假道形成：一般较轻，可置管保守处理。有时大的黏膜下假道可引起输尿管缺血致术后管腔狭窄、甚至坏死。操作时应尽量动作柔和，避免导管、导丝引起黏膜的损伤。

（3）穿孔：常由于导管、导丝损伤所致。一般置管引流常可解决问题。穿孔后的处理最重要的是保持输尿管的引流通畅，避免尿性囊肿形成。

（4）黏膜撕脱或套叠、断裂：黏膜撕脱和套叠是输尿管镜术最严重的并发症。小的黏膜撕脱（<0.5cm）可先作保守处理。如黏膜撕脱或套叠较长，应马上开放手术视损伤部位和长度采用输尿管膀胱吻合或肠代输尿管。黏膜撕脱主要发生于试图钳夹出较大的结石块时，术中应尽量避免钳夹过大的结石块。套叠较少见，主要发生于输尿管镜试图通过一个较窄的输尿管腔时。术中如感觉镜体嵌入输尿管内较紧时，应避免手术时间过长或将镜体反复进出输尿管，此时可先输尿管内置入双J管，待其被动扩张后作进一步的处理。严重的撕脱甚至可导致输尿管全层断裂，需紧急开放手术处理。

（5）发热和感染：输尿管镜术后发热较常见，一般作对症处理后可缓解。术后尿路感染的发生率大宗病例报告约为1.3%。

（6）感染性休克和尿源性败血症：是输尿管镜术后最凶险的并发症。常发生于输尿管梗阻并感染或肾积脓时。这种情况行输尿管镜术前最好先作经皮肾造瘘引流，待感染控制后再作输尿管镜术。如必须作输尿管镜术时，术中应避免冲水过多或手术时间过长，而使肾内压升高引起肾内静脉反流，术前、术后需给予足量的敏感抗生素。

（7）术后肾绞痛：常由于输尿管水肿或血块暂时阻塞输尿管所致，口服止痛药常能缓解。

（8）其他：长时间在输尿管镜下行电切开或用液电碎石时偶有发生TUR综合征，此外尚有术中异物残留、结石残留于输尿管外等少见并发症。

2. 慢性并发症

（1）输尿管坏死：主要由于黏膜下假道形成后灌注液过多冲入使输尿管壁缺血所致，较少见。

（2）输尿管狭窄或闭锁：主要由于局部输尿管壁缺血所引起。早期镜体较粗时常有发生，输尿管镜小型化后此并发症已不多见。

（3）膀胱输尿管反流：输尿管镜术后反流偶有发生，具体发生率尚无一致意见。不伴尿路感染的成人膀胱输尿管反流的临床意义不大，故处理重点在于有无并发尿路感染。

（宋勇波）

第二十章　泌尿外科激光治疗

第一节　概述

激光医学作为一门新兴的边缘医学科学，以激光所独特的高相干性、单色性好、方向性强和亮度高等特点，为临床诊治疾病提供了崭新的手段，同样也为泌尿外科疾病的诊治带来广阔的前景。

激光技术应用到泌尿外科领域已有30多年的历史。早在20世纪60年代Parson在世界上第一次进行犬膀胱的激光实验研究。而在泌尿外科临床，首先应用激光取得治疗成功的是采用红宝石激光治疗阴茎癌。激光作为一种治疗的工具，利用不同的激光器、不同的能量和波长，可以发挥不同的功能，达到汽化、炭化、切割、止血、消炎、止痛、光敏的作用。激光在泌尿外科领域中的应用与激光器的发展密切相关。自从1965年Partel首次制成连续输出的CO_2激光器，为激光在泌尿外科的临床应用开辟了新的途径。以后几年又相继出现了CO_2激光刀，并很快应用到临床。20世纪70年代以来，激光在泌尿外科的临床和实验研究中有很多成功的报道。众所周知，泌尿外科很多疾病的诊断和治疗要依靠膀胱镜来完成。光导纤维的问世，扩大了激光在泌尿外科的应用范围。激光技术已成为腔内泌尿外科重要的组成部分。激光光导纤维由光纤芯及外层构成：光纤按全反射规律沿长方向传递。外层是由折射率不同的光纤构成，导致纤芯与外层界面光的全反射，由此使进入光纤的光能几乎全部被传输到光纤末端，从而达到治疗作用。随着光动力学的进展，使激光治疗在泌尿外科的应用变得更为广泛和成熟。在我国，激光治疗泌尿外科疾病的发展也很快，从1981年起，就有报道用高功率的CO_2激光治疗前列腺增生症和膀胱癌，同时也开始应用经尿道膀胱镜插入光导纤维，用Nd－YAG激光治疗膀胱肿瘤。血卟啉衍生物能在肿瘤组织中聚积和潴留，为此，很多学者致力于利用光敏剂进行肿瘤的荧光诊断和光动力学治疗。1984年起，国产血卟啉衍生物用于泌尿外科的肿瘤诊断和治疗取得成功。

但是激光设备的研制在国内还处于早期开发阶段，不仅激光器比较庞大，而且质量不稳定，维修跟不上，加上进口设备价格昂贵；同时，无论国产和进口光敏剂还不能完全摆脱避光的弊病。这一切都极大地影响了激光医学的进一步发展。当然国内外从事激光医学和医用激光工程技术的广大科技人员长期坚持不懈地努力，不断提高医用激光器的质量和性能，改进光敏剂的组成，减少它的不良反应。不少医院已把激光作为泌尿外科领域的常规诊治方法之一。目前常用于泌尿外科的激光有He－Ne激光、CO_2激光、YAG激光、半导体激光、钬激光、绿激光、铥激光等。

（赵素顺）

第二节　表浅疾病的激光治疗

一、阴茎癌

阴茎癌是在阴茎头部表浅的恶性肿瘤，发病原因常由于包皮过长或包茎所致包皮及阴茎头的皮肤长期受包皮垢刺激，龟头不洁，并发感染及慢性炎症所致。多数为鳞状上皮细胞癌。肿瘤起自阴茎龟头或包皮内板，开始表现为局部隆起，逐渐增大，外观形状可以是乳头状癌，向外生长。晚期呈菜花状生长，也可以是浸润性生长，容易发生溃疡，并迅速向深部浸润。远处转移可通过向腹股沟淋巴结转移途径。对于直径 >2cm 的肿瘤应做阴茎部分切除，要求在距肿瘤 2cm 处切断阴茎。若肿瘤侵犯广泛，须在阴茎根部作切除，为便于术后排尿可同时作会阴部尿道造口。有腹股沟淋巴结转移时，还应作腹股沟淋巴结清扫术。对于肿瘤表浅，局限于皮肤层、阴茎龟头表面，未侵及阴茎海绵体也没有明显远处淋巴结转移的阴茎癌，可采用 CO_2 激光、YAG 激光或光动力学治疗。

（一）激光参数选择

CO_2 激光器功率为 10 ~ 40W，波长为 10 600nm，激光功率密度为 300 ~ 500W/cm^2；如果采用 Nd - YAG 激光器，它的功率为 10 ~ 50W，波长为 1060nm，激光功率密度为 10 ~ 25W/cm^2；光动力学疗法则用氩离子激光泵浦染料激光器，染料常用若丹明 B，波长为 514. 5nm；铜蒸气激光器波长为 510. 6nm；金蒸气激光器波长为 628nm；半导体激光器波长为 640 ~ 660nm。

（二）治疗方法

采用 CO_2 激光时可将激光完全对准病变部位予以彻底汽化。由于阴茎的皮肤较薄，汽化时不宜过深。好在 CO_2 激光能被皮肤吸收，因此作用部位一般比较表浅，而 Nd - YAG 激光治疗时宜将光纤对准肿瘤表面，将肿瘤完全炭化或汽化，然后使组织逐渐坏死脱落。

采用光动力学治疗时，应用光敏剂血卟啉衍生物（HPD）或 Photofrin Ⅱ 以及其他新型光敏剂。用 HPD 药前必须先做皮肤过敏试验，剂量为每千克体重 3 ~ 5mg。注药后患者应在暗室内避光。尤其是避免日光和紫外线的直接照射，以防对皮肤发生不良的光敏反应。48 ~ 72h 后可开始治疗。通常采用的治疗光源有氩离子激光泵浦染料激光器，染料常用若丹明 B，波长为 514. 5nm，输出至光纤末端功率要根据氩离子激光功率大小及光纤耦合等各种因素决定；铜蒸气激光器的波长为 510. 6nm，也可用泵浦染料进行光敏治疗。而金蒸气激光的波长为 628nm，半导体激光器波长为 640 ~ 660nm，都可直接用于治疗；光动力学所需波长在 630nm 左右，治疗剂量一般为 200 ~ 400W/cm^2 的光斑照射 20min。

激光照射治疗后创面敷以烫伤油布包扎。

（三）术后处理

阴茎癌激光治疗对全身的总体影响比较小，因此，术后主要是观察和监护麻醉的恢复情况。局部创面应根据渗液情况，每天或隔天更换一次敷料，以保持创面的干燥，直至创面的完全愈合。在排尿时要注意避免尿液污染创面和敷料，一旦影响则必须及时更换，同时应按所用的光敏剂的性能和特点决定避光的时间长短。

（四）预后

多数患者近期效果好。对于没有远处转移的早期病例，预后比较满意。作为恶性肿瘤尽管临床上还没有发现远处转移，但是还必须作定期随访，包括随访局部有无复发和远处有无转移。

二、包皮过长

包皮过长是泌尿外科常见的先天性疾病，过长的包皮可以完全将阴茎龟头和尿道口遮住，更严重的是包皮的口很小，以致包皮无法翻起，称为包茎。包茎可使包皮和阴茎头之间长期不能充分暴露被清洗，造成包皮内包皮垢积聚，长期反复不洁物的刺激不仅容易发生包皮龟头炎，而且也因为不洁包皮垢的刺激，包茎患者发生阴茎癌的机会远高于无包茎者。为了防止阴茎癌的发生，对包皮过长和包茎患者应尽早采用包皮环切治疗。激光治疗是应用 Nd－YAG 激光对组织的热效应，造成组织的汽化、炭化、凝固，且作用的深度为 4mm，以发挥切割作用而有较强的止血功能。由于激光的热能够快速凝固组织，封闭毛细血管和淋巴管，皮下组织又没有留下任何线头，因此缝合后炎症反应轻，创面愈合良好。

（一）激光参数选择

Nd－YAG 激光器波长为 1060nm，输出功率 10～50W，CO_2 激光器，其输出功率为20～30W，波长为 10 600nm。

（二）治疗方法

阴茎包皮放置在正常自然位，用甲紫环绕阴茎头部包皮作标记，保证环切后阴茎头能自然地显露在包皮外，而冠状沟的内板保留 0.5～0.8cm，系带处内板 0.8～1.0cm。利用 Nd－YAG 激光对组织产生的热效应，造成组织的汽化、炭化和凝固的特点。Nd－YAG 激光通过光导纤维传输，作为一种激光刀切除过长的包皮，待包皮大部切断只剩系带处时，需要注意系带处长度。原则上包皮系带要多保留一些。由于背侧血管较粗，手术操作时应小心，尽量让激光刀缓慢接近它，以保证让血管先收缩、凝固，再慢慢切断。而不宜快速直接作用其上，以防止出血。然后再将创面彻底止血，包皮与内板切缘用 3～5“0”号丝线间断缝合。对包茎患者，则在阴茎背侧先用激光刀纵行切开包皮 1～2cm，然后再按包皮过长相同的要求用激光刀进行包皮切割。为了防止激光对龟头的损伤，在用激光刀治疗时，可在龟头周围用金属片或金属罩进行保护性隔离。

用 CO_2 激光器做包皮环切，方法同 Nd－YAG 激光。

激光治疗包皮过长作为一种外科手术治疗的方法，术中一般出血很少，创面愈合良好。绝大多数患者疗效很满意。

由于包皮组织比较疏松，血管也很丰富，尽管激光的止血效果很好，但是也要求仔细操作，认真止血。手术结束后应留察至少 30min，确认没有渗血才允许患者出院。一旦发生出血或血肿应及时打开创面引流和清除血肿，寻找出血点予以激光凝固，大的出血点则可用结扎或缝扎止血。为了预防感染，术前应反复清洁阴茎、包皮，并翻起包皮清洗包皮内板和冠状沟，保持局部的清洁状态；术中应严格遵守无菌操作原则，彻底止血；包扎好伤口，防止尿液沾湿敷料；必要时适当选用抗生素。

三、尖锐湿疣

尖锐湿疣是人类乳头瘤病毒通过性接触传染的性病，发病率较高，仅次于淋病居第二位。治疗本病的方法很多，其疗效尚佳，但复发率较高，不良反应大，不尽如人意，如用冷冻电灼、中药、药物外擦等，治愈率仅为30%～50%，且易复发，易呈弥漫性播散。

（一）激光参数

选择CO_2激光器，输出波长10.6μm，功率40W，连续可调。工作方式，连续输出，采用汽化、烧灼或聚焦切割术进行。聚焦后光斑直径0.3mm。

（二）治疗方法

根据尖锐湿疣发生的部位，形状、大小、弥漫程度，局部常规消毒，0.1%利多卡因局麻，分别采用激光汽化术、烧灼术、切割术进行。①激光汽化术：发生在尿道口、阴茎干部、龟头、阴道壁、大小阴唇、阴蒂、肛门周围，尖锐湿疣呈堆状、弥漫状、疣体较小，可用激光直接汽化或烧灼。②激光切割术：如果发生在冠状沟、小阴唇黏膜部、阴唇后联合部的疣体较大，呈菜花状，根部小，不浸润，可采用激光切割术，用直或弯止血钳夹住疣体提起，从病变与健康皮肤交界处整块切割后再汽化残余组织。

（三）术后处理

术后外面如有渗液经常用干净卫生纸吸干，使创面暴露于空气中，直至痂皮脱落。创面如感染可对症治疗。

（赵素顺）

第三节　慢性前列腺炎的激光治疗

慢性前列腺炎是在中青年男性中比较常见的一种慢性疾病，严重时甚至影响患者的工作和生活。慢性前列腺炎的症状很不一致，有的表现为排尿方面的症状，有的表现为全身不适、乏力、精神不振、腰酸背痛等症状。慢性前列腺炎的治疗方法很多，包括药物口服、肛门周围热水坐浴、前列腺局部理疗、定期前列腺按摩等。由于药物难以通过前列腺上皮脂膜层进入前列腺腺泡内，该处药物水平达不到有效的治疗浓度，对慢性前列腺炎的治疗效果不满意。因此就有学者设计双囊四腔导管两个囊分别置于膀胱及尿道，把膀胱颈部和尿道完全封闭，药物从尿道处管腔注入抗菌药物后可以直接通过精阜开口进入到前列腺，从而提高前列腺内的药物浓度。这一治疗方法需要特殊制造的导尿管，在操作上也要有一定的手法和技巧；而经会阴药物直接注射前列腺组织内，除需要一定的技术和要求外，还可能会有发生并发症的可能。同时，其效果包括长期效果还有待总结。总之，到目前为止，对慢性前列腺炎的治疗还没有一种特效的理想的方法。He－Ne激光照射作为一种治疗方法，其机制是可以促进前列腺组织的血液循环，改善局部营养状态，增加免疫功能、促进炎症细胞浸润消散和提高抗病能力。因此，凡慢性前列腺炎诊断明确，症状明显，其他各种治疗方法经反复应用效果不佳，甚至出现加重趋势者，都是很好的适应证。

一、激光参数选择

氦－氖（He－Ne）激光器，波长为632.8nm，连续输出可见红光，输出功率为10～30mW。光导纤维头部经过特殊处理，制成光滑的圆球形。

二、治疗方法

患者平卧位，自下腹部至大腿完全暴露；消毒阴茎和尿道口；将已经消毒的光导纤维，在无菌操作条件下缓缓插入尿道，大约20cm到达后尿道，在进入膀胱前触及膀胱颈部有一种受阻的感觉，提示已经到达前列腺部尿道；固定好光导纤维，开启He－Ne激光，照射20min，每天一次，7～10次为一疗程。

作为低功率的He－Ne激光能改善血管壁通透性，减低炎性渗出的速度和程度，使充血和水肿减轻，促进炎性渗出的吸收和炎性细胞浸润消散，同时又通过人体免疫作用，增强机体局部抗感染能力。经过一个疗程的治疗，大多数患者临床症状会有不同程度的改善，实验室检查前列腺按摩液白细胞计数可以下降。

三、术中和术后处理

这种治疗方法操作比较简单，但应注意无菌原则，包括尿道口和光导纤维的消毒，光纤插入尿道过程中的无菌操作。同时要求动作轻柔，避免折断光导纤维；治疗后应鼓励患者多饮水，以保持有足够的尿量来冲洗尿道。

一个疗程结束后患者的症状、体征和实验室检查会有不同程度的改善。对于没有治愈或需要进一步巩固疗效者，应在停用激光治疗2周后再继续照射一疗程。

（赵素顺）

第二十一章　热疗及冷冻治疗

第一节　热疗技术的发展与展望

一、简介

热疗（hypethermia）一词源于希腊语，原意是指“高热”或“过热”。热疗是将各种热源经介体将热传递到机体，以达到治疗目的的疗法。既可利用介质通过传导、对流、辐射等传递方式将热源的热量传给机体，又可利用电磁原理，机体吸收电磁场的能量并转化成热能。

热疗分类：

目前热疗按治疗温度分为3类：①超高温治疗（super - hyperthermia），T≥60℃，可达70～200℃，包括固化和汽化两类，仅用于局部治疗；②常规高温治疗（conventional hyperthermia），T＝42～45℃，用作局部治疗；③亚高温治疗或称为中温治疗（mild - hyperthermia），T＝39.5～41℃，主要用于全身长时间热疗，多与化疗配合。

按治疗区域分为5类：①浅表热疗：包括局部加温（加热直径15cm）；②深部热疗：加温深度＞6cm；③全身热疗；④腔内热疗：利用人体天然体腔/通道进行区域性加温；⑤热灌注（包括胸腹腔、膀胱及肢体热灌注治疗等）。

按加热源分类可分为：电磁波（微波、射频）、超声波、激光、红外辐射、热水浴（毯）等几类。常规高温热疗技术在临床上应用得最为广泛，主要是配合放射治疗、化学治疗，由于其对常规治疗手段如放射治疗、化学治疗不敏感的肿瘤可起到协同杀伤及增敏作用，从而能提高现有治疗手段对肿瘤的局部控制率。临床加温技术根据其频率可分为微波（100～3000MHz）、射频（0.11～100MHz）和超声（0.15～5MHz），频率越低，在组织中的穿透深度越深。

我国于20世纪70年代开始进行肿瘤热疗技术的临床研究与应用，并曾于80年代初在射频透热治疗膀胱癌和微波透热治疗食道癌方面取得初步成果。随着一批新型热疗设备的问世，腹腔热灌注治疗和热化疗、全身热疗开始应用于临床，使中国肿瘤热疗推进到了一个新的发展阶段。近几年来，微波和射频消融治疗肿瘤临床研究取得了较大进展，消融热疗及微创治疗技术正逐渐走向普及。

二、历史

自从人类有了文明史，人们就从实践中懂得了用热来治疗疾病。我国古代医生就曾用石和火来治疗疾病。古代西方文献记载了用烧红的烙铁或用烧热了的油浇在外伤或创面上来治疗疾病。古埃及一位名叫 Edwin Smith 的医生就曾经用加温治疗过乳腺肿物。但西方论及高热可以治疗肿瘤的文献可推至1866年Busch的报告，报告叙述了一例长于面部，经组织学证实为恶性肿瘤，在两次丹毒感染后肿瘤消退。1884年Bruns报告一例晚期黑色素瘤感染丹毒后发热40℃以上，数日后肿瘤全消，存活8年之久。

到20世纪20年代，大量的事实提示高热对肿瘤治疗能起到疗效，不断地有人从事肿瘤热疗的研究工作，但由于当时缺乏完善的加热设备及测温仪器，加热深度和加热温度不能有效控制，加之临床上缺乏严密的随机分组观察对照，使肿瘤热疗开展受到限制。另一方面是30年代X线治疗机问世和药物治疗的发展，将人们的注意力引向了放疗和化疗。故在20世纪前2/3的时间内人们虽然对肿瘤热疗有一定的认识，但没有得到充分的发展。60年代后，有人开始尝试对肿瘤用热疗并发化疗。意大利医师Cavaliere于1967年报告了阻断股动脉及股静脉后，用体外循环隔离灌注的方法将血液加热后灌注患者肢体，治疗下肢的骨肉瘤、滑膜肉瘤而得到较为满意的疗效。70年代初，美国BSD公司研究出了世界首台射频热疗机BSD400型，1975年在美国华盛顿，第一届国际肿瘤热疗会议召开，为世界各国肿瘤热疗的研究，提供了很好的交流机会，也标志着肿瘤热疗跨入了一个新的时代。1979年日本山本公司研制的RF－8射频热疗机问世，并于同年应用于临床，为肿瘤热疗在设备上做了准备。相继美国BSD公司推出了BSD－1000型、BSD－2000型热疗机。自此，国际肿瘤热疗掀起了新热潮。目前设有国际肿瘤热疗学会，下设北美热疗学会、欧洲热疗学会和亚洲热疗学会，于1985年出版了本专业的杂志《International Joumal of hyperthermia》（肿瘤热疗专业杂志）。

我国对肿瘤热疗的研究始于20世纪70年代末，发展迅速。1978年我国已有几所大医院率先采用微波或射频透热治疗恶性肿瘤。70年代末，北京广播器材厂开发了13.56MHz的大功率热疗机，但设计和制作比较简陋，无良好的匹配系统，治疗时高频电磁波向空间散射量比较大，也没有高精度的不受电磁波干扰的测温系统，使用很不便，但也是一次意义的尝试。

80年代初肿瘤热疗的仪器设备采用理疗常用的微波（频率2450MHZ），治疗机只能用于表浅、体积较小的肿瘤治疗，机器无功率输出记录，也无散热和测温系统，治疗功率只能靠计算公式算透热功率，透热治疗受到一定的限制。温度测量采用热敏电阻测温方法，由于测温引线系金属导体，它受电磁波的干扰，测温时必须停机。

进入80年中后期，我国射频透热综合治疗肝癌、微波透热综合治疗食管癌曾达到世界前沿水平。

进入90年代，我国先后自行设计，开发了各种类型的大小功率不同的射频热疗机。如淞行公司的热疗机，13.56MHz，循环水冷系统可避免皮肤过热，备有腔内热疗电极。迈达公司热疗机两对极板相互垂直，一对40MHz，另一对38MHz，可以称为差频电容式治疗机。

90年代初，我国已能自行设计并批量生产WR－Ⅱ型、MH－Ⅰ型微波热疗机。其工作频率为915MHz，输出功率200W，机器有自动测温、控温系统，既能进行体表肿瘤的透热治疗，也能进行体腔内（食管、直肠、宫颈等）肿瘤的透热治疗，为国内肿瘤热疗的广泛开展提供了透热设备。

90年代中期，国内已能设计、生产SR－1000型肿瘤射频热疗机。它能对深部内脏肿瘤进行有效的透热治疗。且人受高频电磁波干扰、高精度的测温系统使射频局部透热治疗深部恶性肿瘤更安全、科学、有效。该热疗机的某些技术指标已超过国外同类型热疗机水平。

90 年代中末期后，随着计算机技术不断成功和开发，和测温技术的研发和改进，以及全身热疗技术的诞生，测温问题得到了解决。热疗在治疗肿瘤中得以长足的发展，又扩大了热疗的范围和区域，“热化疗”这个概念逐渐被人们接受，并成为继手术、放疗、化疗和生物治疗之后又一重要的肿瘤治疗手段。

我国先后研制出 3 类 HIFU 仪器，于 1997 年底正式开始临床试验，并在 1998 年掌握高强度、短聚焦点的高强超声治疗技术及三维旋转定位立体组合扫描技术，形成精确的 HIFU 肿瘤定位扫描适形治疗系统，促进了肿瘤无创性治疗新领域的发展，带来了较好的社会

（石奇刚）

第二节 腔内热疗技术设备介绍

一、高强度聚焦超声热疗机的主要组成及工作原理

高强度聚焦超声热疗机是集超声波的产生、聚焦、数据采集、成像、图像处理、定位、控制于一体的一个复杂系统。主要由超声功率供电源、B 型超声诊断及定位系统、超声聚焦治疗系统（B 型超声诊断及定位系统和超声聚焦治疗系统组合安装在治疗床内）、水处理系统和控制系统组成。

（一）超声功率发生源

提供电功率输出。

（二）B 型超声诊断及定位装置

用于治疗前定位和治疗中的实时监测。

（三）超声聚焦治疗装置（治疗头或聚焦超声发射源）

可由单元凹球面透镜聚焦、凹球面换能器自聚焦、多元非相干聚焦、多元相干聚焦及相控聚焦系统组成。工作频率一般为 1MHz 左右，最大声强范围为 1～10kW/c ㎡，治疗深度范围为 10～300mm，焦域体积为（3×3×8）mm^3。

（四）控制装置

由计算机自动监控治疗时的过流、过压、过温及治疗头的三维运动及角度运动和定位及实时监控的 B 超诊断探头的运动。

（五）水处理装置

超声在空气中几乎全部反射。因此，治疗头和诊断探头与人体之间用水作为导声介质，普通水中溶有大量的微气泡而影响超声的穿透，减少声能量。为避免声能的不必要损耗，在治疗前需先经水处理系统脱去水中的气体。

二、微波热疗机的主要组成及工作原理

热疗是通过加热技术使生物体内病灶区域升温至有效的治疗高温，并持续一段较长的时间，从而达到既杀伤肿瘤细胞又不至于损伤正常组织的目的。用于临床热疗的装置要能够有效地控制加热，防止正常组织受到过热损伤。但由于病灶性质、大小、形态以及所发生的部

位各不相同，生物体组织解剖结构非常复杂、加热区域血管分布差异大、热疗中加热手段和温度监测能力也存在很大的差别等因素，使得实现热疗的理想目标有较大难度。我们不可能研制一个通用的加热装置，就能对各种疾病都进行有效的治疗，而应该针对不同部位、不同病灶设计出不同的热疗装置。

一个比较完善的临床加热装置应当具备以下功能系统和附属设施：加热系统、测温系统、冷却系统、治疗计划系统、控制及安全防护系统、性能测试、标定及质量保证系统。微波热疗机的基本结构也正是由这几部分组成的。

（一）加热系统

加热系统主要由微波功率发生器、功率测量系统和辐射器 3 部分组成。微波热疗的频率范围大致可分为 3 个频段，即低频段的 146MHz，中频段的 434MHz 和 915MHz 及高频段的 2450MHz。适于临床上热疗的主要是中频段和高频段。由于利用单个微波辐射器加热肿瘤病灶时，病灶中心可以获得最大吸收功率，但微波向外周部位明显衰减，产生很明显的温度梯度改变，这使得病灶加热极不均匀。为改善热疗对病灶加热的均匀性，常常选择同时使用多根微波辐射器进行治疗，从而实现对病灶的整体均匀加热。

选择多根微波辐射器除了能够得到比单个辐射器更为均匀的加热温度分布之外，还利于热区温度控制。合理配置辐射器的分布有助于减小病灶中心与外周的温度差异；调节辐射器之间的位相关系，将改变被加热病灶热能吸收功率的分布。临床上应用环相多元阵微波辐射器加热就是利用这一特点使用低频微波进行深部病灶加热。使用多根微波辐射器还可以适当地加热肿瘤周围的正常组织，达到减弱病灶内部血管冷却效应的目的，更有利于改善靶器官均匀加热。

用于组织间加热的微波天线由同轴电缆制造，有内导体、外导体和其间的绝缘体，或称为线性偶极子。内外导体之间的电流通过组织传导时形成热辐射。天线必须很细，可以经粗的注射针头插入组织内。天线直径 1～1.5mm，可适合内径 1.8mm、外径 2.2mm 的穿刺针。由于915MHz 在肌肉内的波长为4.5cm，在肿瘤中多为4～8cm，故认为组织间微波热疗最合适的频率是 915MHz。腔内微波辐射器可以认为是组织间微波辐射器的放大和延伸。

（二）测温系统

当前在临床热疗中采用的测温系统以有创测温技术为主，需要在被测温组织中插入温度传感器。微波热疗广泛使用热电偶、热敏电阻、高阻导线和光纤测温探头作为温度敏感元件，依靠这些温度传感器来得到被加热组织中的温度信息。当靶区组织内没有较大血管的热影响时，要想得到较详细的温度分布数据，则要求测温传感器具有 1cm 的空间分辨率。如果靶区组织中分布着较大的血管，会在血管附近造成较大的温度梯度差，对测温构成影响；加上插入温度传感器对组织的损伤限制了测温点的数目，故选用有创测温技术在临床实际工作中很难达到 1cm 的空间分辨率的要求。

局部温度测量对目前临床广泛使用的热疗系统来说还是可行的，可胜任热疗功率控制的基本要求。当然，热疗中靶区组织内温度分布需借助于理论计算的预测和实测数据相结合来获得。

一般来说，手动逐点测温的方式难以满足临床热疗的需要，最好采用多点测温传感器自动温度扫描测温、记录技术。使用时，针状传感器涂以薄层特殊涂层使之绝缘，再通过适当口径的穿刺针将针状传感器插入被测组织中。在插入前，应做局部麻醉以消除患者的不适感。插入穿刺针时要注意避开大血管和神经主干。插入后将穿刺针拔出仅留下测温传感器。每根针状传感器可含一个或多个感温点，通过置入多个温度传感器将获得多个方位和深度的温度信息，对全面了解病灶内加热情况、温度分布更有帮助。

测温装置与加热系统之间相互干扰的问题不容忽视。特别是在微波电磁场中使用热电偶或热敏阻进行测温需加特殊防护措施减少干扰，以获得较为可信的数据资料。为快速测得温度数据，有时可暂时停止加热，避开加热系统的干扰。停机后测温装置的测温速度应能跟踪正常组织的温度衰减速度，通常是大约0.1℃/s。

对微波热疗而言，为减小电磁场对测温系统的不良影响，针状传感器应尽可能垂直于电场方向插入组织内。由于金属引线周围会因微波作用而过热，因此，针状传感器应尽量避免使用金属引线。此外，为消除微波发生源对测温的干扰，可将微波功率发生器设计成开关自动工作状态，比如开机加温9s，关机测温3s。这样就可以利用停机间歇时间进行测温，获得的温度数据也较为可信。在有复杂电磁场干扰的情况下最好使用高阻导线或光纤无干扰温度传感器来测温，不过这类测温仪器较为昂贵，目前还难以广泛应用。

（三）冷却系统

冷却系统是热疗装置一个重要的必不可少的组成部分，以降低加热区域表层下面组织的温度，避免过热损伤、改进热分布以及增加治疗深度。

冷却方式主要有水冷或风冷。水冷使用较广泛，可通过表面冷却水袋方法或辐射器内部循环水冷方法来实现。当微波热疗频率为146MHz、434MHz或915MHz时，可采用冷却温度可控的水袋来调节浅表组织的温度，因为在这些频率下水袋中所填充的去离子水的导电率较低，不易被微波加热。

利用水袋还可获得微波辐射器与人体表层之间良好的阻抗匹配。但必须根据微波辐射器的口径来选择水袋的尺寸。若水袋直径过小，将会形成一个开放式介质波导，引起热场分布畸变；同时，在水袋边缘形成的局部场强极大点会使该部位皮肤过热。反之，当水袋直径足够大时，则可以减少上述的边缘效应。此外，由于水中微波波长较短，使得微波在水袋中易产生近场干扰效应，会形成驻波而不利于均匀加热。可以使用填充其他液体介质的水袋来消除这种干扰。在有明显皮肤皱襞的部位或血运较差的疤痕组织处实施微波热疗时，还应特别注意应用浸透去离子水的纱布填塞满，以防止由于皮肤与水袋的接触较差而产生过热。穿刺针插进皮肤的导入点，也应使用湿纱布填好以避免局部过热。

当微波频率为2450MHz时，因其穿透深度浅，更常使用压缩空气进行风冷降温。使用空气冷却时，在皮肤上放置纱布可有选择性的冷却。恰当地调节空气流速和纱布湿度能调整冷却的效果。但是当辐射波导管内填充了绝缘介质时，则不能用空气冷却方法。因为辐射器口径尺寸比空气中波长短太多，若使用空气冷却将会引起阻抗严重失配，从而降低加热效率、场强分散，难以控制，也容易产生过热点。

（四）控制系统

完成微波热疗包括如下的工作：微波功率源的控制；微波入射和反射功率调控和记录；微波热疗参数的存储和显示；温度数据记录；所有控制记录参数的存盘、打印；整个治疗过程的安全防护等等。而要完成这些任务必须有一套快速和智能化的控制系统。现代计算机技术发展，为控制系统的设计提供了先进的软、硬件技术手段，使热疗中的实时、动态控制成为可能。

三、射频热疗机的主要组成及工作原理

进行射频热疗的基本装置与微波热疗相类似，同样由加热系统、测温系统、冷却系统、治疗计划系统、控制及安全防护系统、性能测试、标定及质量保证系统等构成。射频热疗技术较为成熟，在射频热疗机中，以日本产 RF－8 电容式和美国产 BSD－2000 环形阵列式为代表。现简单介绍 BSD－2000 热疗系统构造原理。

（一）加温系统

由 AM/FM 信号发生器产生频率在 60～120MHz 之间的射频电波，经多级 RF 大电路和 RF 电缆，分 4 路加到辐射器上。辐射器是由 4 对偶极子天线构成的环形相干阵列。辐射器与人体之间经水囊耦合，该加温系统有如下几个特点：

1. 环形相干阵列式辐射器　产生的电磁场与人体长轴平行，且相对均匀，避免了电场在脂肪界面垂直带来的“脂肪热”现象。

2. 通过调节 4 对偶极子天线的相位和振幅　产生电磁场的不同组合和叠加，在不同深度和范围聚焦，形成理想的加热区，很好地控制加热部位的位置和形态。

3. 根据肿瘤深浅　可调节辐射频率，提高热效率。

4. 功率输出大　可达 2000W。

（二）测温系统

精确的多点测量对热疗来说是十分重要的。BSD－2000 配有 8 个测温探针，可同时记录显示 8 点的温度。另外，通过计算机可以控制步进电机，实现自动热图，立体测温。测温探针采用高阻值且与电磁场无相互干扰的材料制成，精度可达 ±0.1℃。测温盒上还配有 8 道电场探头，探头均匀放置于躯干四周，其读出显示的数值是相对电场强度，据此监控和稳定加热模式。

（三）计算机及外部设备系统

包括主机、彩色显示器、键盘、鼠标、彩色打印机、血压、脉搏监护仪。主要完成如下几项工作：

（1）加热模拟：治疗前取最能表现肿瘤大小、位置的一张 CT 片，由 X、Y 两长度方向定出人体外轮廓，圈出肿瘤范围，定出加温中心，输入加温条件，通过计算机计算显示彩色温度分布，与显示器下方颜色标尺对比，可了解温度分布情况，同时还显示肿瘤中心的 SAR（有效温度范围）及卧值，供医师参考。

（2）建立病人资料文件，治疗中治疗参数可随时调整。

（3）治疗中随时监测病人的血压和脉搏。

（4）完成计算机与加热系统和测温系统的控制信号和数据传输。

（5）打印和存盘治疗结果，如功率/时间（W/t）、温度/时间（T/t）、热剂量（TD）等。

（四）SIGMA60 治疗床系统

（1）SIGMA60 辐射器及附着水囊。

(2) 循环水系统，可按设定温度控制循环水冷却或加热，治疗中还可在操作室通过遥控开关控制循环水冷却或加热，使病人在水囊包裹下有较好的温度感觉，并帮助体表散热。

(3) 治疗床采用高强度网状担架式，经垫板与水箱构成治疗床主架，治疗时撤去垫板。治疗床的升降由机内油压装置完成，两端分开控制，最大升距约为31cm。

(石奇刚)

第三节　腔内热疗设备的保养及维护

一、热疗室的相关规定

(1) 保持热疗室的清洁、安静，工作人员衣帽整洁，坚守岗位。

(2) 认真执行器械管理，爱护仪器设备，精心保管，专人负责。做好设备的保养和维护，以保证治疗的顺利进行。

(3) 每次使用时，必须由专人操作并登记。

(4) 严格执行消毒隔离有关制度：建立使用前的培训制度及实用易懂的培训内容，当医疗设备安装验收好后，自动进入到培训过程，要求所有相关的医、护、技人员必须参加培训，培训内容包括理论和实际操作。根据每类机器有不同的使用要求，不同的操作方法；同类机器不同厂家、不同型号也有区别的情况，培训内容要切合实际。另外，医疗设备的维修及管理人员也要参加使用培训，学会正确操作。对设备使用人员进行监督、管理、指导。培训结束后，所有参加培训的人进行理论和操作考核，对考核合格者进行登记，存档备查。

二、定期对仪器进行全面检查检修

根据仪器设备通常的使用寿命、使用规律、使用频率和运行状态，有针对性地对易磨损、易老化、易变形、性能下降、变质、失效的零部件进行更换，减少仪器设备的故障率，以达到提高仪器设备的完好率。

(一) 外观检查

外观检查首先检查仪器各旋钮、开关、接头有无松动及错位，插头插座的接触处有无氧化、生锈或不良，有关的指示有无磨掉，检查各种接线的连接和管道的连接是否正确及牢靠。开机检查各指示灯、指示器是否正常。通过调节各个开关和旋钮检查仪器的基本功能是否正常。

(二) 测试

内部测试校准、机械检查测试各直流的稳压值、电路中主要测试点的电压值或波形，并根据说明书的要求进行必要的校正和调整，以保证仪器各项指标达到标准，确保仪器在医疗诊断与治疗中的质量。机械检查包括检查机架是否牢固，机械运转是否正常，各连接管有无松动、脱落或破裂等现象。

(三) 更换维修

对已达到使用寿命及性能下降、不合要求的元器件进行更换，对电池充电不足的要督促有关人员进行充电，排除仪器明显的和潜在的各种故障。

(石奇刚)

第四节 热疗的临床应用

一、热疗在 BPH 治疗中的应用

1987 年钱松溪等采用国产 2450MHz 微波治疗仪，自制长 1 ~ 3cm、直径 0.7cm 的电极，微波照射后再行前列腺电切，出血明显减少。1992 年，高居忠等用 2450MHz 微波治疗机照射，进行热分布范围及杀伤效应的前瞻性研究，结果当微波功率 50W 照射 30s 时，近辐射器处温度达 70℃，距辐射器中点 1cm 处温度为 55℃，2cm 处为 38.5℃。经尿道对前列腺作 120W 70s 照射后，前列腺热凝固呈橄榄形，纵径 3cm，横径 2cm，体积 12 ~ 13mL，重量约 8g。1993 年，朱伟东等与中国科学院电工研究所合作，开发研制 PRT - 1 型射频前列腺治疗仪，对 21 只雄性犬进行前列腺热疗，温度 45℃，共 3h，观察腺体内温度的分布，距中心电极 6 ~ 8cm 处为 42.8℃，12 ~ 15mm 处为 41.1 ~ 42.3℃，直肠温度 39.1℃。病理检查可见组织细胞变性坏死，后期有纤维增生和机化萎缩现象。同期，邵鸿勋及郭震华等分别报道了大宗 BPH 病人射频热疗的随访资料，经 2 ~ 3 个月随访，症状改善者达 77% ~ 79.67%。微波或射频热疗一度成为治疗 BPH 的常用方法，但经一段时间的临床实践，发现多数病人经微波和射频热疗后效果不理想或症状仅能得到短暂的缓解。Sarafidis 对 150 例 BPH 病人经尿道热疗（温度 45 ~ 48℃）后 3、6 和 12 个月随访，发现前列腺体积、Madsen. 评分、最大尿流率及剩余尿均无明显变化；其中 20 例病理检查发现：6 例无明显病理改变，14 例以炎性水肿反应为主，伴有少量散在出血陛血管坏死、腺泡坏死、基底平滑肌纤维紊乱或坏死。Abbou 等对经尿道或经直肠的微波前列腺热疗进行疗效的双盲观察，由于温度低于 48℃，对 BPH 组织仅能引起轻微的可逆性病理改变，如充血、水肿及少量纤维化，影响效果的发挥，只有将温度提高至 50℃以上，才能发生前列腺组织热凝固、热消融，出现成片坏死脱落，使管腔增宽、梗阻解除而达到治疗目的。通过实验和临床研究形成的这一重要概念，现已被人们所普遍接受。为达到确切的热疗效果，近年开展了高温射频热疗（HTRT）的研究。国内研制的 Kingboss200 型高温射频热疗仪，经特制导管使前列腺局部加热至 60℃1h，前列腺组织即可达到热消融的目的。韩见知等观察了 55℃ ~60℃加热 20min 和 40min 的组织学改变，加热 20min 热损伤深度为 3 ~ 5mm，40min 为 10 ~ 12mm，病变范围随温度梯度呈碟形改变。镜检腺体细胞结构消失，平滑肌细胞胞质凝固，细胞核破碎，细胞间融合，边界不清，毛细血管扩张、闭塞，管壁坏死。由于温度过高，为防止尿失禁和直肠穿孔等并发症，增设外括约肌和直肠前壁的测温电极，若温度上升过高，可经导尿管及直肠测温管内腔进行冷水灌注降温，使高温热疗能安全有效地进行。8 例 BPH 病人治疗 1 个月后随访，IPSS 评分从 26.75 降至 14.80，生活质量评分从 4.62 降至 1.12，最大尿流率从 8.2mL/s 增至 12.6mL/s，前列腺体积从 39.87mL 缩小至 32.34mL，剩余尿量从 71.25mL 少至 29.67mL，无严重并发症。

经尿道激光治疗 BPH 的研究在我国开展较早。苏天安等自 1989 年采用 YJ - 108 型 YAG 激光医疗机，波长 1.06μm，输出功率 50W，发射时间 0.5 ~ 6s 次，在动物实验的基础上治疗 BPH 病人 14 例，每例平均发射激光 316 次，时间 18min，总能量 51 800J，汽化的前列腺组织 7.4g。此后国内连续有使用不同激光方法治疗 BPH 的报道。1991 年，李保国等用国产

Nd：YAG 机接触式探头治疗 BPH33 例。1994 年，周利群等用美国 SIT 公司的 Laserpro600 接触式激光仪，激光源 Nd：YAG，波长 1064nm，功率 40～45W，直径 2.4mm，半硬性光纤，不同形状的探头经红外表面吸收处理，汽化彻底，不产生炭化或粘连组织，共治疗 BPH76 例，术后排尿症状及尿流率恢复正常或明显改善者占 90.6%。1995 年，李炎唐用 Dornier（MBB）ITT 激光治疗仪治疗 BPH 病人 24 例，根据腺体大小选择不同型号的穿刺探针，激光功率 3～7W，激光进入组织后由直光转变成 360°的发散光束，温度提高至 60℃，照射时间 3～20min，使组织产生 2cm×3cm 的凝固坏死区，但不会汽化。除上述接触式激光和组织间插入式激光两种探头外，国内还有医院使用非接触式激光探头，激光束经特殊金属（如 18K 金）制成反射镜，呈直角或 45°角向侧方照射，其周围有一直径 12～18mm 的水囊，使激光能量分散，增加治疗深度。操作不损伤黏膜，治疗过程无须冲洗，出血很少。但不同形式的激光探头也各有其不足之处，如接触式探头切割速度较慢，切除较大腺体耗时较长，甚至出现了不同程度的尿失禁；而非接触式和组织间插入式探头治疗发生疗效需等待凝固坏死的组织脱落或吸收，术后需较长时间留置导尿管，治疗显效时间约 1 周至 1 个月，个别的长达 3 个月。

微波或射频前列腺热疗和经尿道激光前列腺切除术是当今国内使用最多的热疗方法，除这两种方法外，已有几种腔内热疗新技术的研究，有的已研制出国产设备。

经尿道针刺消融（transurethral needle ablation，TUNA）是一种损伤性很小的治疗 BPH 的新技术。TUNA 的设备主要包括特制导管和射频机。采用 19F 导管，长 24.1cm，其尖部呈弹头状，隆起部分有两个孔，各可通过一针，依 45°角伸出，可分别由管柄扳手操纵进出和旋转动作。射频机频率为 490kHz，输出功率自 5W 逐步增至 11W，共 5min，温度 50～60℃，平均治疗 25min，病人耐受良好。Pearce 等用 TUNA 治疗 BPH 认 15 例，随访 10～22 个月，12 例（80%）排尿情况良好，无任何并发症。Ramon 等的 15 例 BPH 病人，24～72h 内有尿频和轻微血尿，65% 病人发生急性尿潴留，需短时置管引流尿液。该组病人随访 1～7 个月，86% 的病人症状改善。中国科学院研制的 Star Ⅱ 型射频探针前列腺消融装置，包括射频源、射频探针、地电极板、微波控制软件，其特点是探针可经膀胱镜穿刺前列腺，无须结构复杂、价格昂贵的特制针刺消融导管，穿刺探针也成为高温前列腺治疗仪的一个组成部件，可任意选择进行前列腺高温热疗或针刺消融，热疗仪可一机多用，使前列腺热疗技术更趋完善。

经尿道前列腺汽化（transurethral vaporization of the prostate，TUVP）是在 TURP 术中将环状电极改为有沟槽的滚筒式汽化电极。高频器在汽化时的输出功率高达 280～300W（TURP 术中电凝为 10～50W，电切为 50～150W），持续 3s。滚筒接触的前列腺表面组织立即汽化，深约 3～7mm 的组织发生凝固、坏死。Dessaris 与 Chiu 等报道在 30min 内可切除前列腺 15～50g，术后置管 1～3d。Babayan 对 4 例病人进行随访，症状评分结果与 TURP 相似，50% 病人拔除导尿管后即可出院，无排尿刺激症状。笔者使用带齿轮的滚筒式汽化电极，能较快切除两侧腺叶，术中根本不出血，灌注液用量很少，不会发生 TUR 综合征。但因滚筒式汽化电极不易精细地去除前列腺尖部及精阜两侧的前列腺组织，应换用小号汽化电极或配合使用环状电极完成电切手术，防止损伤外括约肌，并清除残存腺组织。目前全世界公认 TURP 术仍是前列腺手术指征的“金标准”，但 TUVP 的应用将使 TURP 术操作更容易，并发症明显减少，有利于心肺功能较差的老年病人顺利渡过手术关。

高强度聚焦超声（high intensity focused ultrasound，FnFU）是法国 EDAP 公司在压电冲击波碎石的基础上提出的体外聚焦热疗技术。通过安装在球形盘内面的压电晶体块产生高频（1MHz）超声波，并被集中传至聚焦区而产生高温，临床常用的温度为 20～120℃。聚焦区鰤15～2mm，长 10～20mm。球形盘前装有水囊，盘中央为超声探头，可随人体活动调整探头位置。美国 Kerntech 公司研制的 Sonablate－HIFU 有一个双功能经直肠探头，可进行安全监视，并与计算机连接控制治疗范围。Gelet 等报道用强度为 1460～2000W/c ㎡的 HIFU 治疗前列腺癌病人 17 例，效果较好，术后 PSA 下降，3 例有病理检查，2 例转阴。郭应禄等以 HIFU 治疗 BPH71 例，治疗温度＞80℃，治疗时间 30～40min，100%有效，症状评分由 23±6 降至 5±4，最大尿流率由 9. 2±3. 8mL/s 增至 18. 4±2. 5mL/s，剩余尿由 53. 5±20. 0mL 减少至 10. 0±11. 0mL，经直肠彩色 B 超扫描可见前列腺尿道部位增宽，出现直径 8～11mm、长径 20～43mm 的空隙区。这组病例中有 4 例进行了 3 个月以上随访，临床症状明显改善，近期效果满意。HIFU 的特点为损伤小，操作容易，通过聚焦区的组织凝固、坏死，再吸收和纤维化而达到治疗目的，因而起效时间较慢。由于 HIFU 的设备昂贵，是前述的诸方法中临床应用最少的一种。

二、热疗在肿瘤治疗中的作用

我国黄皎琳等于 1987 年首次报道用局部射频组织间高温固化法治疗肝癌，随后在 1994 年沈承浩等报道了用微波热凝法对 30 例膀胱癌进行治疗的结果：治疗温度为 61～83℃，追踪 3～36 个月（平均 12. 5 个月），14 个月后 1 例复发。近 5 年来，随着对超高温治疗研究的增多和深入，加温方法除微波及射频固化外，激光组织间热疗和高强度聚焦超声治疗亦被人们所认识，并且对射频组织间加温做了技术上的改进，从而使其更为安全和完善。治疗的疾病亦由原来的肝癌、膀胱癌、脑瘤，扩大到对良性前列腺增生症及肺癌和盆腔腹腔内局限性实体瘤和某些骨肿瘤。

超高温治疗是近几十年来医学与其他学科相互渗透的新型治疗方法，目前在肝癌、前列腺癌的非手术治疗中的地位有上升趋势。一项由 Bilchik 等做的研究显示，对不能切除的肝癌，可采用冷冻疗法（CSA）或射频热凝（RFA）治疗。RFA 治疗较安全，但受到肿瘤大小的限制。CSA 的并发症发生率较高，但对较大和不能切除的肝癌疗效较好，联合使用 CSA 与 RFA，益处更大。汤钊猷教授认为小肝癌可采用冷冻或射频热凝等局部治疗，以减少手术风险和痛苦，但局部治疗最大的问题是治疗的不彻底性。在此特别强调加强综合治疗是癌症治疗的原则。此外，采用 FEP 对浸润性膀胱癌、不能手术的胰腺癌以及在传统治疗失败后转移或复发的肿瘤等腹、盆腔内局限性实体瘤的治疗。

肿瘤血管以及血流具有以下特点：

1. 形态异常　血管扭曲杂乱，血流阻力大，随着肿瘤的增大，血管受压，容易形成血栓和闭塞。

2. 肿瘤组织的毛细血管壁　由单层内皮细胞和缺乏弹性基膜的外膜组成，在高热、压力增高的情况下脆弱易破裂。

3. 血管内皮细胞间隙大　部分由肿瘤细胞衬附，细胞增生向管腔内突起引起阻塞。

4. 肿瘤毛细血管具有很多窦状隙　在常温下就处于开放状态，温度升高后血流并没有明显增加。

5. 肿瘤血管神经感受器不健全　血管对温度感受性差。由于以上特点，热疗时虽然肿瘤和周围正常组织温度均有升高，但是正常组织有良好的血液循环，同时热可以使血管扩张，血流加快，能充分散热，温度升高不显著；而肿瘤组织由于血流缓慢，甚至出现血管闭塞，散热困难，热量积聚，温度往往高于邻近组织 3～7℃。这种温差可使肿瘤处于杀伤温度时，周围正常组织温度仍较低而不受损，从而形成高温作用于肿瘤组织的选择性。

体外高频热疗会对肿瘤细胞产生直接的细胞毒效应，43℃的高温对癌细胞有显著的杀伤作用，其机理是采用计算机监控下，应用频率为 13.56MHz 高频振荡电流作用于人体深部或其他组织，产生内生热及高频电磁振荡效应使肿瘤内部达到43℃，杀伤癌细胞。

1. 高热使癌细胞最先受到破坏　同时高热抑制了脱氧核糖核酸（DNA）、核糖核酸（RNA）和蛋白质的合成，使癌细胞增殖得到抑制，导致癌细胞死亡。

2. 高热使癌细胞中的溶酶体活性升高　加速癌细胞死亡。

3. 高热抑制了癌细胞的呼吸　导致无氧糖酵解增加而引起乳酸增加，酸度的增加又促使溶酶体活性增高，最终导致癌细胞死亡。

4. 高热增强正常细胞的免疫功能　加强白细胞的吞噬作用，调节免疫功能，诱导癌细胞凋亡。

5. 热疗同时可以增加化疗的敏感性　有协同作用。高热与药物联合应用对肿瘤具有定向协同治疗作用，达到原有药物剂量达不到的效应，并可以减轻副作用，特别是疼痛。同时防止或消除耐药发生。

三、热疗在慢性前列腺炎治疗中的应用

慢性前列腺炎是不同原因所致的一类综合征，包括细菌性前列腺炎、非细菌性前列腺炎、前列腺痛，是泌尿男科领域内的最常见的疾病。由于前列腺受到长期炎症刺激，局部组织病理性增厚、变硬，而且前列腺上皮的类脂质是多种抗生素进入腺泡的屏障，全身用药受到前列腺包膜的屏障作用，阻碍药物的透入而达不到有效抑菌浓度，一般抗炎治疗难以奏效，临床多用综合疗法。近几年来，体外高频热疗越来越引起人们的注意，体外 HG－2000 体外高频热疗机，电磁场覆盖面广，能均匀地穿透人体到达电磁场中央的前列腺及盆底组织。根据正常组织与病变组织对一定波长的光能量照射有选择性吸收的原理产生热效应。这样当高频照射前列腺时可使前列腺温度增高，血管扩张以改善前列腺血循环，增强白细胞吞噬功能，加速局部新陈代谢产物和毒素的排除，促使炎症吸收。热疗能够促使慢性炎症的愈合过程加陕，并能破坏前列腺组织中的神经纤维，达到“前列腺内交感切除”的效果，因此能够改善前列腺炎的症状。热疗还能破坏 α－受体，减少尿流阻力，减少尿液反流。国内王晓东、温建余用体外高频热疗法治疗慢性前列腺炎取得较好疗效。

四、热疗并发症及防范处理

热疗主要并发症为皮肤烫伤、脂肪硬结及脱水状态，热疗后注意观察并做好记录。如肥胖的患者发生脂肪硬结，常不需做任何处理，1～2 周后可自愈。

使用超声波热疗：因超声波对通道组织界面要求基本一致，因此加热时在骨骼处会产生波反射，能量不能进入深部组织，而在骨表面形成高能量区，病人表现为骨痛。红外线全身热疗：用红外线照射体表加热，升温速率慢，整个加热时间需要 6～9h，而且需要全身麻

醉；易发生皮肤灼伤和麻醉意外。射频局部热疗：用两块大极板固定，病人体位受限；并且由于脂肪组织对射频段的电磁波吸收率高，脂肪易烧成硬结，给病人造成痛苦。以上情况，可待患者自愈。

热疗护理：

1. 热疗中护理

（1）由专人负责操作热疗仪，热疗室内温度调节在22～26℃之间。直肠测温计轻柔插入肛门5～7cm，取患者舒适的卧位，一般取平卧位，可在腰部垫一个3～5cm软枕，使患者舒服；充分暴露热疗部位。提醒患者不触摸电极板、仪器机身及其他电器，尽量保持体位不变，以防止烫伤；操作中随时询问患者的温热感觉及舒适度；及时告知当前热疗控制温度及持续时间，使其有安全、亲切感；可诱导其放松肢体，并根据患者的喜好播放不同类型音乐，创造温馨气氛；严密观察患者的反应；对有心血管病史者更应注意观察血压、脉搏、血氧饱和度的变化，备好各种抢救物品；如有特殊情况需要处理（排尿、大汗、饮水等），必须按暂停键；用湿毛巾遮盖病人双眼，以保护眼睛；根据患者对热的敏感程度，通过调节皮距、移动速度、功率来控制热疗的温度；当温度达到38℃时，两侧颈部置冰袋，降低头部血管温度；为防止温度升高增加脑部耗氧，预防性给予低流量氧气吸入。严密观察体温、血压、脉搏、心率、血氧饱和度的变化，15min录一次。

（2）严格遵守操作规程，随时监控微波功率、患者体内温度，随时与患者保持沟通，及时了解患者反应并及时处理，如患者诉治疗部位疼痛，应调整治疗温度，以防灼伤皮肤黏膜。一般每次治疗达到43℃后持续45min。遇患者特殊反应或其他意外情况，应中断微波发射，再行其他应急处理。

（3）治疗结束后，患者应在治疗室休息片刻，无不适再回病房。衣服汗湿时，及时更换，防止感冒，并补充水分。治疗后24h内，应注意观察患者的反应。微波热疗已成为继手术、放疗、化疗之后第四种治疗癌症的新方法，正日益受到重视。热疗安全可靠、无任何毒副作用，与放、化疗配合，可提高肿瘤局部控制率，延长生存期，提高患者的生活质量。

2. 热疗后护理

（1）治疗完毕：协助病人缓慢起床，防止发生体位性低血压。送患者到病房并安置，继续吸氧2h。协助病人擦干汗液，更换清洁内衣裤，注意保暖，预防受凉。

（2）休息与饮食：热疗后嘱患者注意休息和保暖，预防感冒，加强营养，进食富含维生素、适量蛋白质、低脂易消化清淡饮食，同时嘱患者多饮水以补充热疗时的体液丢失量。

（3）病情观察：热疗结束后监测生命体征，注意血压、脉搏、呼吸等变化情况。

（4）烫伤：少数患者皮肤表面可能会有Ⅰ度或浅Ⅱ度烫伤，应向患者解释清楚，不需作任何处理，1～2周可自愈。

（5）检查和观察热疗区局部和骶尾部皮肤的变化：皮肤发红无须处理，发现皮肤出现红斑略高于皮肤表面，立即给予局部冷敷，如出现水疱，按烫伤给予相应处理。

（6）注意事项：①在治疗过程中，如患者出汗较多甚至浸湿床单，一定要暂停治疗。擦干汗渍，更换床单后再进行治疗，否则容易烫伤。②热疗过程中，由于患者身上带电，故嘱患者禁止触摸电极、仪器，其他人也不要触摸患者，以防烫伤。③治疗过程中遇紧急情况如电火花声、电器烧焦气味，应立即按下急停开关，迅速转移患者防止受伤。

（姜　杰）

第五节　冷冻治疗

1998 年 10 月，美国 Endocare 公司研制成功一种新型超低温介入冷冻消融治疗设备，即 Crcare 微创手术系统 - 氩氦刀，并通过中国药监局批准后，1999 年 10 月由广州珠江医院肿瘤中心率先引进中国，很快便在全国近百家医院安装使用。目前已经在实体肿瘤治疗中显示了显著的临床近期及远期疗效，为肿瘤的微创消融治疗技术的发展带来了突破性进展。

一、氩氦刀靶向消融

氩氦刀靶向消融已成为实体肿瘤消融的重要手段，然而，目前 70% 以上的肿瘤病人入院确诊时常由于肿瘤负荷较大，病人的身体状况或心肺等功能不能承受大的创伤性（开胸、开腹）手术，失去了根治手术治疗的机会。因而，以灭活肿瘤细胞消除肿瘤负荷为目的的微创局部消融治疗手段近年来引起了广泛的关注。局部消融治疗可以为失去常规手术根治性治疗机会的实体肿瘤患者提供新的治疗选择。氩氦刀靶向治疗系统对病人的创伤小、恢复快、局部消融多数不会对脏器的主要功能造成严重影响，可以在 B 超、腹腔镜、胸腔镜的引导下开展微创外科手术治疗，也可以在 B 超、CT、MRI、X 线模拟定位机及 X 线透视引导下经皮穿刺实施靶向消融治疗，对于 3 ~ 10cm 的实体肿瘤多数可以根治性靶向冷冻，即通过超低温冷冻将影像学显示的实体肿瘤完全摧毁，冷冻冰球边界大于肿瘤影像学边界 1 ~ 1.5cm。对于局部无全身广泛转移的原发性肿瘤患者、较为局限的脏器转移性实体肿瘤患者，常规手术不能耐受时，根治性氩氦刀靶向消融治疗将成为较理想的治疗手段。由于氩氦刀靶向消融治疗不需要剥除冷冻后的肿瘤组织，手术操作简便，病人术后并发症少，多数不影响其他综合治疗措施的选择。美国 Groves 教授报道应用氩氦刀治疗 250 例中晚期肝癌，并与早期常规手术切除肝癌组对照，随访 5 年，两组治疗病人在生存期、局部复发率、转移率方面无统计学差异，提示氩氦刀靶向治疗为中晚期肝癌提供了有效的微创治疗技术。氩氦刀靶向消融治疗为临床肿瘤治疗提供了新的有效治疗手段，开拓了肿瘤微创治疗临床研究的新方向。

二、氩氦刀在肿瘤治疗中的应用

（一）氩氦刀经皮穿刺靶向消融治疗肿瘤

在 CT、B 超等影像学设备的引导下，目前氩氦刀在肾肿瘤、胰腺肿瘤、脑肿瘤、前列腺肿瘤、盆腔肿瘤、平滑肌肉瘤、骨肉瘤、皮肤肿瘤、软组织肿瘤、乳腺肿瘤治疗中均取得了满意的临床疗效，并在前列腺增生、子宫肌瘤、血管瘤等良性肿瘤治疗中取得进展。

（二）腔镜引导氩氦刀靶向消融治疗肿瘤

北京大学第一医院首先开展了胸腔镜引导氩氦刀靶向消融治疗中晚期肺癌；国内将氩氦刀和腹腔镜技术结合，创立了腹腔镜引导氩氦靶向消融治疗腹腔和盆腔肿瘤手术方式。氩氦靶向治疗技术在中国临床研究进展引起了国际同行的关注。

（三）氩氦刀靶向消融联合手术切除治疗肿瘤

使用氩氦刀靶向消融联合等体积切除治疗脑肿瘤和肝癌治疗技术以及手术切除联合氩氦

刀靶向消融治疗肺癌技术的建立为中晚期肿瘤患者的手术切除提供了新手段，降低了手术的难度及并发症，减少了手术中癌细胞的脱落和转移。将手术切除与靶向消融联合扩大了常规手术治疗的适应证范围，提高了外科手术治疗肿瘤的临床治愈率。

三、靶向消融治疗应注意的临床问题

（一）精确计划、准确定位、适时引导

精确计划、准确定位、适时引导是氩氦刀靶向消融治疗一个显著的临床特点。由于患者的肿瘤大小形状不一，无论是单次治疗还是分次消融治疗，冰球形成的范围必须覆盖肿瘤，多数医生认为应超过肿瘤影像学边缘 1cm 以上，才能保证肿瘤组织完全灭活，是防止局部残留、预防复发、提高治疗效果的关键。术中直视下及 B 超、CT 多角度监测做适形治疗和准确引导定位是根治性氩氦靶向消融治疗的关键。手术前应该认真分析不同 CT 层面肿瘤的大小、形状，测量氩氦刀进入的角度、方向、深度及层面，决定氩氦刀的入径和模拟氩氦刀在体内冰球形成的靶区范围及其与周围解剖结构的关系。

（二）氩氦刀消融与综合治疗相结合临床经验提示

在肿瘤综合治疗模式中，微创消融应列入不能手术切除肿瘤患者的治疗方式。然而，与其他局部物理治疗所面临的问题一样，氩氦冷冻治疗后对亚临床病灶及全身潜在残余癌细胞的治疗必须配合相应的全身治疗方法。

（三）严格防范并发症

动物试验表明，当细胞冷热温度达到一定范围后，细胞损伤程度与冷热持续时间呈正相关。氩气超低温持续治疗时间以 15 ~ 20min 为宜，手术治疗后 24 ~ 48h 病理检查提示细胞不可逆性损伤坏死过程。由于不同组织间的含水量不同，细胞生物学特性的差异，不同器官肿瘤冷冻治疗的最佳时间有一定的差异，但原则上不能随意降低氩气治疗时间和次数。氩氦刀双次冷冻组织细胞坏死的关键温度是 －38℃。因此制定临床氩氦靶向治疗计划时，影像学观察的冰球形成范围应超出肿瘤边缘。氩氦刀治疗靶区应该包含在 －38 ~ －100℃ 以下温度范围内。

四、临床应用

20 世纪 60 年代末，超低温首次用于前列腺癌的治疗，达到了摧毁癌细胞组织的目的。90 年代末美国学者将氩气制冷、氦气制热的外科冷冻手术系统，成功应用于前列腺癌的治疗，并将直肠腔内超声、经皮穿刺介入技术和现代冷冻技术三者结合。其优点如下：定位准、创伤小、痛苦少、并发症少、出血少、住院时间短、可重复治疗，可单独治疗也可与化疗、放疗或手术疗法结合。其作用机理是：

a. 利用超低温快速冷冻、解冻过程，破坏细胞膜，引起局部肿瘤细胞破坏。

b. 反复冻融可以使肿瘤抗原持续缓慢释放入血，可有效诱发肿瘤特异性免疫反应。

c. 对患者血清 PSA 分泌水平及对特异性细胞毒性 T 细胞有激活、增殖的作用，可有效诱发、增强机体的抗肿瘤免疫。

早期冷冻治疗的并发症较多，随着操作技术的提高和超声监测设备的改进，目前并发症的发生率有较大幅度的下降。不良反应多是暂时的。主要并发症包括阳痿、尿失禁、尿道狭

窄、尿道坏死和尿道直肠瘘等。相关研究显示冷冻治疗与其他治疗方式相比，阳痿的发生率较高，比较适合没有性功能要求的患者。术中使用温盐水膀胱灌注保护尿道，并保持尿道与任何一个探针之间的距离≥0.5cm，可有效防止尿道黏膜损伤、尿道括约肌损伤，可减少永久性尿失禁的发生率。但尿道坏死仍是冷冻治疗最常见的并发症，术后应用抗生素、保持尿道通畅，利于减少尿道坏死的发生。冷冻中冰球融合后往往包裹尿道，易引起尿道冻伤，故术中持续温盐水灌注及术后导尿管作为支撑管留置2~3周，可有效防止尿道狭窄的发生。尿道直肠瘘过去一直是冷冻治疗最严重的并发症，尤其以补救性冷冻手术最容易发生。目前超声影像技术的应用，可准确观察冰球的大小和直肠前壁的距离，同时利用温度探针监测直肠壁温度变化，可有效降低直肠损伤的可能。

（唐晓龙）

第二十二章　腹腔镜膀胱手术治疗

第一节　膀胱手术应用解剖

一、膀胱的形态、位置与毗邻

膀胱的形态、大小和位置都随着充盈状态的改变而有所变化。空虚的膀胱完全位于盆腔内呈四面锥体形，分为尖、底、体、颈四个部分。膀胱尖部指向耻骨联合，借膀胱正中韧带（胚胎时期的脐尿管）与脐部相连，底部朝向后下，呈三角形，两个外侧角是输尿管穿入的地方。在尖部和底部之间是膀胱体，它有一个上面，左、右前外侧面和后下面，膀胱体与尿道连接处为膀胱颈（图 22－1）。充盈的膀胱呈卵圆形，可上升至耻骨联合上缘以上，伸入腹前壁的腹膜与腹横筋膜之间，因此在耻骨联合上缘行膀胱穿刺术时可以不损伤腹膜。儿童期膀胱位置较高，排空时仍超出耻骨联合以上，随着年龄的增长而逐渐下降。膀胱上面被腹膜覆盖，腹膜向前与腹前壁的腹膜延续，腹膜向后继而向下延伸，在男性覆盖输尿管、输精管壶腹部，于精囊平面转折向上覆盖直肠上 2/3 的前面，形成直肠膀胱陷凹。膀胱后下面腹膜有两道弓状隆起，下方的弓状隆起深面为输精管壶腹部及精囊，是腹腔镜下膀胱切除首先进入的部位（图 22－2）。在女性腹膜覆盖子宫体，形成膀胱子宫陷凹（图 22－3）。

膀胱的正常容积，在成人约为 350～500ml，最大时可达到 800ml，在老年人容积可以更大，新生儿大约只有 50ml，女性的容积相对较小。

膀胱在空虚时，由于肌肉层的收缩，黏膜形成很多皱襞。但是，在膀胱的底部，有一个三角形的区域，叫膀胱三角区。其下角是尿道内口，两侧角是左、右输尿管开口。这个区域没有黏膜下层，黏膜光滑平坦没有皱襞。它是膀胱肿瘤和结核的好发部位。输尿管间嵴是左、右输尿管口之间的黏膜，在膀胱镜下是一条稍隆起的苍白带。（图 22－4）

输尿管在膀胱壁内行走的部分称为膀胱壁内段，长 1.5～2cm。膀胱充盈时，内压增高，膀胱扩大，膀胱壁肌纤维被拉长，输尿管的壁内段被压扁而闭合，防止了尿液从膀胱反流入输尿管。

膀胱的前外侧面为膀胱前间隙，由于位于耻骨及耻骨联合后方亦称为耻骨后间隙（Retziusspace），间隙内充满脂肪组织和疏松结缔组织。其相对面为盆内侧壁，其下界为男性的左右耻骨前列腺韧带、阴茎背深静脉复合体及盆内筋膜反折，在女性为耻骨膀胱韧带、阴蒂背深静脉，及盆内筋膜反折。该间隙是膀胱手术腹膜外入路的分离平面。在膀胱和前列腺的后外侧，与肛提肌表面的筋膜之间，有膀胱外侧韧带，膀胱的血管、神经、输尿管和输精管等都包含其中。膀胱底和膀胱颈的毗邻，男女不同，在男性膀胱底后面是精囊、输精管壶腹和输尿管末段，膀胱颈下方是前列腺。在女性是子宫及阴道前上 1/3，彼此粘连，但不紧密，易通过手术分离。膀胱顶部与前腹壁之间有脐正中韧带，是脐尿管的遗迹，其外侧为脐内侧韧带，是脐动脉闭锁后形成。膀胱外侧韧带不明显，位于膀胱两侧，主要由膀胱静脉、膀胱下动脉、膀胱神经丛等被结缔组织包裹而形成，有承托膀胱的作用。

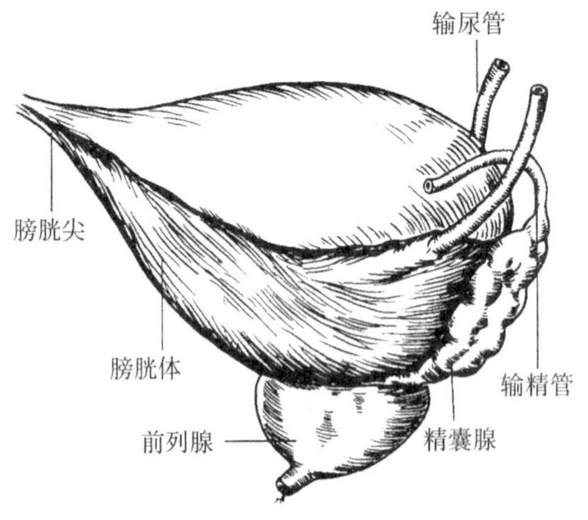

图 22-1

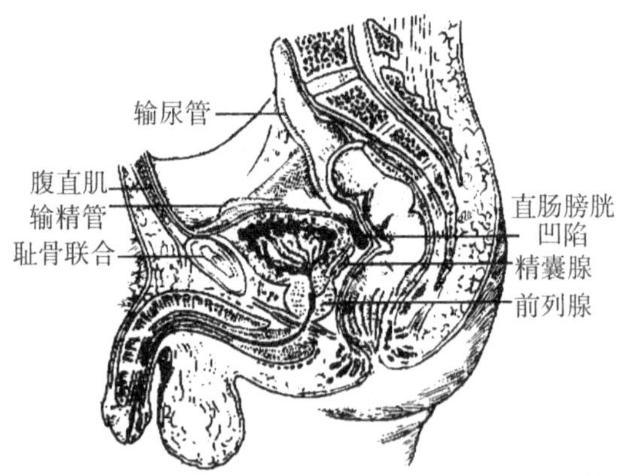

图 22-2　男性盆腔

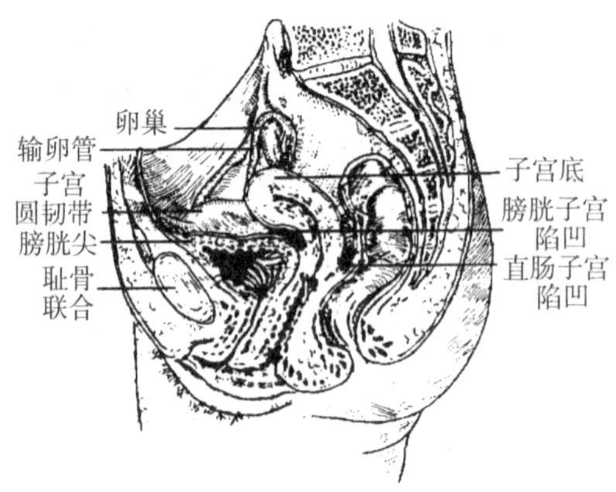

图 22-3　女性盆腔

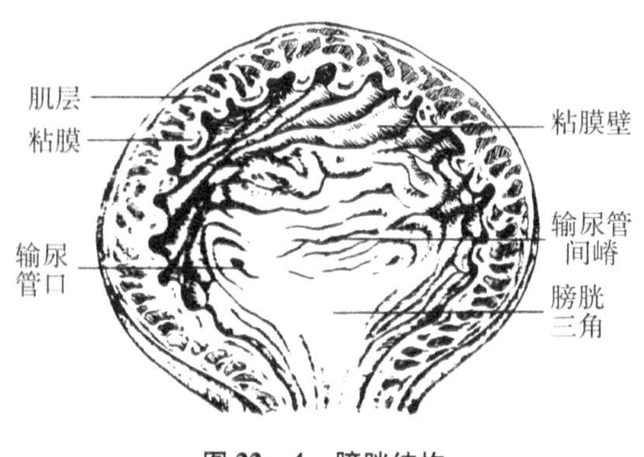

图 22－4　膀胱结构

二、膀胱的血管、淋巴管及神经支配（图 22－5）

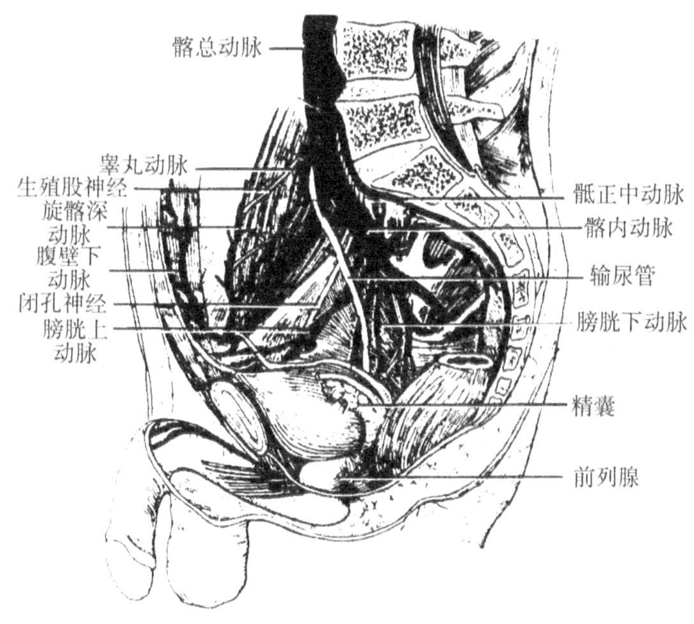

图 22－5　膀胱的血管和神经

1. 动脉　膀胱上动脉由脐动脉未闭合部分发出，通常分出两、三支供应膀胱上外侧面，还发出膀胱输精管动脉和输尿管支供应输精管及输尿管下段。膀胱下动脉通常由阴部内动脉或髂内动脉发出，有时由臀下动脉发出，主要供应膀胱下部和底部，以及近端尿道和前列腺。在女性，子宫和阴道动脉也发支供应膀胱底。直肠下动脉的膀胱支分布供应膀胱后面和部分精囊腺。闭孔动脉的膀胱支也供应膀胱底。

2. 静脉　膀胱的静脉不与动脉伴行，在膀胱底构成静脉网，通过前列腺外侧韧带里的膀胱下静脉注入髂内静脉。膀胱静脉网向后，在男性与前列腺和精囊腺的静脉相连构成膀胱前列腺丛。在女性则与直肠丛或子宫阴道丛吻合，向前则与膀胱前间隙内的阴部丛吻合。

3. 淋巴管　膀胱三角区的淋巴汇入髂外淋巴结和髂内淋巴结，膀胱前壁的淋巴汇入髂内淋巴结，膀胱后壁的淋巴汇入髂外淋巴结，有的汇入髂内淋巴结、髂总淋巴结和骶淋巴结，膀胱颈的淋巴汇入腰淋巴结。

4. 膀胱的神经　膀胱的副交感神经来自骶2～4脊髓段，组成内脏神经（节前纤维），穿过下腹下丛和膀胱丛到达逼尿肌的神经节，再发出节后纤维支配逼尿肌，兴奋时逼尿肌收缩，括约肌松弛，膀胱排空。

膀胱的交感神经主要来自于胸11至腰2脊髓节段，节前纤维经下腹下丛发出突触交换后，节后纤维支配膀胱颈括约肌及逼尿肌，兴奋时逼尿肌松弛，膀胱括约肌收缩，膀胱储尿。尿道外括约肌为随意肌，由阴部神经支配，控制排尿。

三、盆底结构及尿道括约肌

1. 盆底结构　盆底主要由盆壁肌和盆筋膜组成。盆筋膜是腹内筋膜的直接延续，又分为盆壁筋膜、盆脏筋膜和盆膈上筋膜。盆壁筋膜又分为骶前筋膜、梨状肌筋膜和闭孔内肌筋膜。闭孔内肌筋膜的上部增厚形成肛提肌腱弓，它是肛提肌的起端和盆膈上筋膜的附着处。盆膈上筋膜是盆壁筋膜向下的延续，覆盖于肛提肌和尾骨肌的上面，该筋膜向盆内脏器周围移行而成为盆脏筋膜。盆脏筋膜延伸至器官之间形成筋膜隔，如直肠膀胱隔、直肠阴道隔。盆脏筋膜还形成韧带，如子宫主韧带、骶子宫韧带。盆脏筋膜有时在器官周围形成筋膜鞘。这些筋膜隔、韧带和筋膜鞘有支持和固定器官的作用。盆膈下筋膜是臀筋膜向会阴的直接延续，是覆盖于肛提肌和尾骨肌下面的筋膜。盆膈是由盆膈上、下筋膜和它们所包裹的肛提肌和尾骨肌组成，是盆腔的底。前面有尿道、后面有肛管通过，女性在这两者之间还有阴道通过。盆膈有支持、承托和固定各盆腔器官的作用。

2. 尿道括约肌　尿道括约肌又分为平滑肌括约肌和横纹肌括约肌。

平滑肌括约肌又分为前列腺前括约肌和前列腺括约肌。前列腺前括约肌也叫内括约肌，与膀胱的中层环行肌相连形成基底环，位于尿道黏膜下、前列腺移行带之中，包绕长约1.0～1.5cm的尿道，止于精阜水平，有维持膀胱颈的抗失禁和防止逆行射精的功能。前列腺括约肌也叫被动前列腺括约肌，是位于前列腺段和膜部尿道黏膜下的半环形的平滑肌纤维，也有少量弹性纤维和横纹肌纤维，止于精阜近段，有对前列腺和膜部尿道远段的抗失禁的功能。

横纹肌括约肌又分为前列腺膜部横纹肌括约肌和尿道周围横纹肌括约肌。前列腺膜部横纹肌括约肌又叫前列腺横纹肌括约肌和膜部尿道横纹肌括约肌。在前列腺近段，前列腺横纹肌括约肌主要在前面和两侧，在前列腺中部，它主要在前面，在前列腺的尖部，除后面留有一小间隙外，它几乎包绕前列腺尖形成一个肌环。而膜部尿道横纹肌括约肌主要位于膜部尿道的周围，长约2cm，厚度约0.6cm，其肌纤维呈环形分布，上面与前列腺横纹肌括约肌相连，下面止于尿生殖膈和尿道膜部。尿道周围横纹肌括约肌由耻骨尾骨肌的中间部分构成，由快反应纤维和慢反应纤维组成，前者在急尿、咳嗽等紧急情况下帮助前列腺膜部横纹肌括约肌快速、有力地关闭尿道；后者协助提肛肌维持提升前列腺、膀胱颈和直肠的基础张力的功能。

在女性，尿道括约肌包括平滑肌括约肌和尿生殖括约肌。平滑肌括约肌是尿道壁的平滑肌，内纵层与逼尿肌纵层相连中间半环层的肌纤维在膀胱颈形成襻状，环层在尿道中段最明显，与外括约肌的横纹肌纤维混合。尿道含有大量的胶原纤维，随着平滑肌而排列成纵层和环层，这对尿道的闭合起到重要的作用。

尿生殖横纹肌括约肌由三部分组成：①尿道外括约肌，它主要包绕在尿道中段，使尿道长时间闭合。②尿道压迫肌，它是构成尿道旁横纹肌的一部分，收缩时使尿道延长。③尿生殖括约肌，它主要位于尿道的远侧段和阴道前庭，在尿道压迫肌和尿道阴道括约肌之间。

（姜　杰）

第二节　膀胱憩室切除术

膀胱憩室是指部分膀胱壁自分离的逼尿肌束之间突出而形成的囊腔。分为先天性膀胱憩室和继发性膀胱憩室。前者是一种先天发育异常，憩室壁有肌层。后者继发于下尿路的梗阻性病变，由于膀胱内的压力长期增高而形成，多发生在输尿管口的外侧或膀胱后壁，憩室壁没有肌层。由于憩室长期有尿液积存，常发生感染、结石，影响排尿和排便，甚至发生恶变。1992 年 Parra 首先报道经腹腔入路行腹腔镜下膀胱憩室切除术，1995 年开始有采用腹膜外途径行腹腔镜膀胱憩室切除的报告。对于继发于梗阻的膀胱憩室，利用电切镜行 TURP 或切除膀胱颈梗阻，再用腹腔镜行憩室切除，可同时解除憩室的原因，越来越多地被采用。

一、适应证

1. 颈口较窄的膀胱憩室。
2. 合并结石、感染、出血或肿瘤的膀胱憩室。

二、器械准备

常规腹腔镜设备，如腹膜外入路则应准备扩张气囊。膀胱镜及逆行插管设备。

三、术前准备

如有膀胱或憩室内感染，术前用 1/2000 的新洁而灭或 1/5000 呋喃西林冲洗膀胱，口服或静脉使用抗菌素。

如采用经腹入路手术，应作肠道准备，必要时停留胃管，减少胃肠内容物充盈，以减少术中对视野的影响。

术前作 IVU 及膀胱尿道造影，了解憩室的大小、形态、位置、与输尿管及尿道的关系等等。如为输尿管旁憩室应术前留置输尿管导管。

四、麻醉

采用气管插管全身麻醉。

五、体位

患者取改进的截石位，在骶下垫一棉垫，摇高床尾 20°，呈头低位；也可采用仰卧位，臀部垫 10cm 薄枕，呈头低、腿低稍反弓张位。患者的两手臂固定于两侧。（图 22－6）

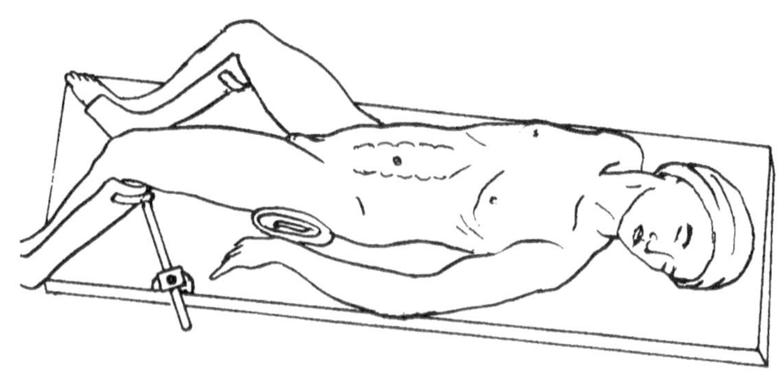

图 22-6 截石位

六、手术步骤

1. 经腹腔入路膀胱憩室切除术 适用所有部位的憩室，包括前壁、侧壁、顶部、后壁及输尿管旁憩室。

（1）套管穿刺部位：四点穿刺法，A 点位于脐下或脐上 0.5～1.0cm 处，B 点、C 点分别在左右腹直肌旁，脐下约 2～3cm 位置，D 点在患侧髂前上棘上内 2～3cm 处（图 22-7）。

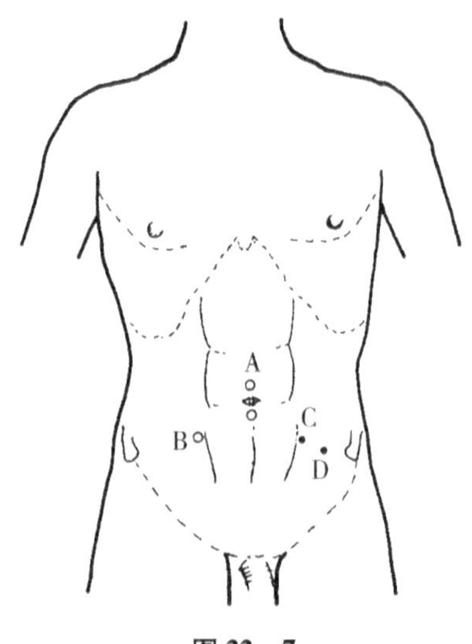

图 22-7

（2）用 F21 的膀胱镜行经尿道膀胱镜检查，一方面辨认出憩室的位置和范围，另一方面，行双侧或憩室所在侧的输尿管逆行插管，来帮助确认输尿管的位置（图 22-8）。如膀胱镜能通过憩室口进入憩室内，可保留膀胱镜在原位，有利于腹腔镜下憩室的定位，如膀胱镜不能插入憩室内，可插入 1 条小号 Foley's 尿管，充盈气囊帮助定位（图 22-9）。

（3）在 A 点作 1cm 的横切口，切开腹壁和腹膜，将一个 10～12mm 套管插入腹腔，并固定，接上气腹机，维持腹压在 12mmHg。插入 0°或 30°腹腔镜，确定无脏器及血管损伤后，在腹腔镜监视下于 B 点插入 10～12mm 套管，在 C 点和 D 点插入 5mm 套管，作为工作通道，分别插入专用的电凝钩、固定钳和剪刀等器械，进行手术。

（4）腹腔镜下辨认出膀胱脐尿管韧带、结肠、髂血管、精索血管、输尿管、内环等解剖标志，利用膀胱镜光源的透光作用，找到憩室位置，剪开憩室位置的腹膜，显露憩室。如不能直接看到憩室位置，可根据憩室位置剪开膀胱与前腹壁之间或膀胱与直肠之间的腹膜，先显露膀胱前壁或后壁，再显露憩室位置（图 22 - 10）。

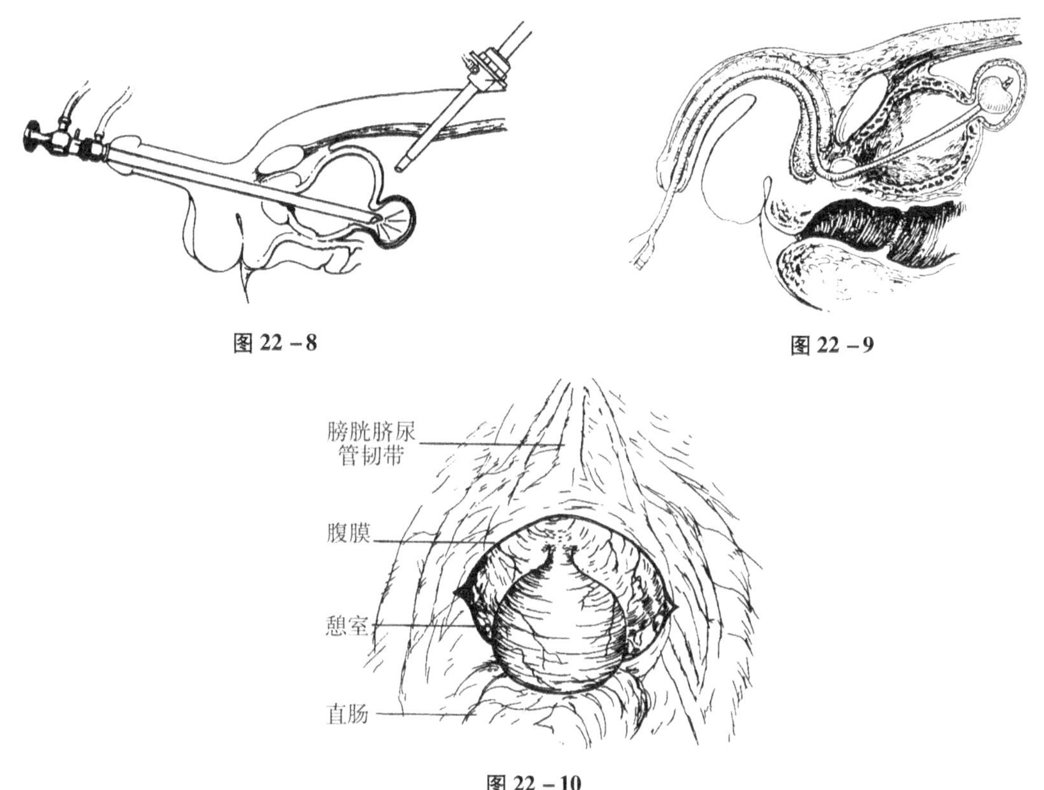

图 22 - 8

图 22 - 9

图 22 - 10

（5）用电凝钩或超声刀游离憩室表面至憩室口处，插入憩室内的膀胱镜及 Foley's 尿管有助于确定憩室开口位置。应贴近憩室游离，注意保护输尿管、输精管及精囊腺，女性应避免损伤子宫、子宫动脉及阴道壁。憩室完全游离后，退出憩室内的膀胱镜或气囊导尿管。助手用抓钳钳住其上方的膀胱壁拉向憩室的对侧，主刀用抓钳钳住憩室底向外侧牵开，用可吸收夹沿膀胱壁夹闭憩室颈，再沿可吸收夹的外面将憩室切除。如憩室口较大，可用超声刀切除憩室后（图 22 - 11），用 2 - 0 可吸收缝线作切缘内翻缝合关闭憩室口，尽量缝合两层，以免尿漏（见图 22 - 11）。

（6）手术结束时，彻底检查所有手术部位有无活动性出血，对于小的出血，可直接用电凝止血，而明显的血管出血，则需要用钛夹钳夹止血。将切下来的憩室装入一个塑料袋中，从 B 点取出，拔除该点套管，插入双腔套管引流；再拔出 C、D 点的套管，放出腹腔内气体，拔出 A 点套管，每点皮肤缝合 1 ~ 2 针，固定引流管。最后拔除输尿管插管。

2. 经腹膜外入路膀胱憩室切除术　主要适用于前壁、前外侧壁憩室，其优点是不进入腹腔，减少对腹腔脏器的损伤、避免腹腔内污染，但操作空间较小，术中定位较困难。

（1）腹膜前间隙的建立及套管位置：第一套管（A）位置在脐下 1cm，切开一 15mm 小口，直至腹直肌后鞘。用手指沿后鞘表面向下分离至弓状缘，进入腹膜前间隙，插入自制气囊导管，注入生理盐水约 200ml. 扩张腹膜前间隙，放出生理盐水，退出气囊导管，插入

12mm 套管，连接气腹机，压力调至 12mmHg。插入腹腔镜，调整套管深浅后缝线固定。根据憩室位置确定第二（B）、第三（C）套管位置，一般选在腹直肌外缘脐下 2～4cm 平面，腹腔镜下穿入套管，主操作道用 12mm 套管，次操作道用 5mm 套管（图 22－12）。

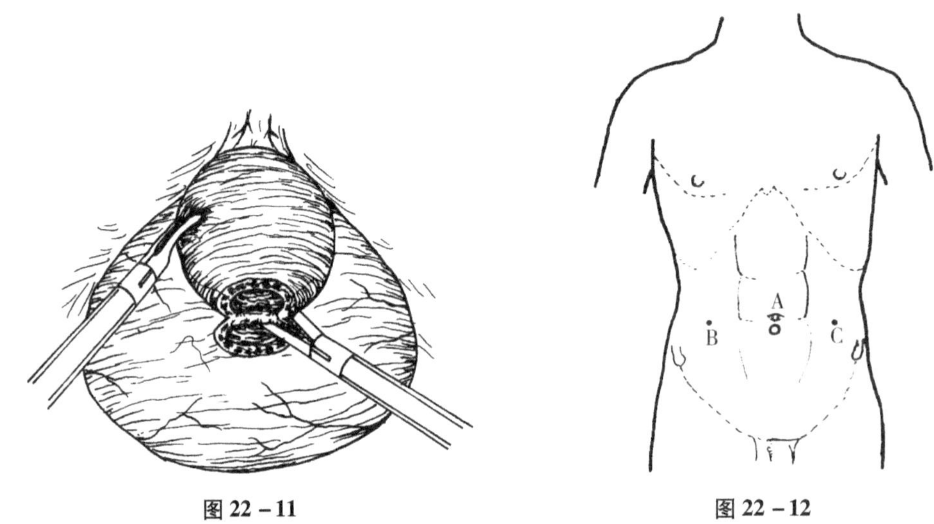

图 22－11　　图 22－12

（2）钝性分离膀胱前间隙，显露憩室位置，充分游离憩室至憩室口，切除憩室，用 2－0 可吸收缝线缝合膀胱开口。如憩室口较小可直接用可吸收夹关闭膀胱开口。

（3）放置引流管 1 条于膀胱前间隙，排空 CO_2 气体，拔除套管，缝合皮肤戳孔。

七、术中注意事项

1. 术中注意避免损伤输尿管、直肠、子宫、阴道、盆腔大血管。输尿管旁憩室切除术，术前应先停留输尿管支架，有利于输尿管的辨认。憩室和输尿管分离困难时可以旷置和输尿管粘连紧密的少许憩室壁。

2. 应根据憩室的位置选择手术入路及套管置入位置。膀胱镜找到憩室位置，留置气囊导管或膀胱镜对腹腔镜下憩室的定位有很大的帮助，切除憩室时应确认憩室口位置，避免切除范围过大或憩室残留。

八、术后处理

术后停留导尿管 1 周，麻醉清醒后可进食及起床活动。

九、并发症及处理

1. 血管损伤　多由穿入第一个套管时造成，可损伤腹壁血管、肠系膜血管或髂血管等等。如为大血管损伤，出血凶猛，应即开腹止血。

2. 输尿管损伤　多在分离憩室时损伤，可试行经腹腔镜下修补，如修补困难可行输尿管膀胱再植术。应留置输尿管支架引流管。

3. 子宫、阴道的损伤　可试行经腹腔镜修补。

4. 继发出血　可能为血管夹松脱所致，如出血凶猛，应剖腹探查止血。

5. 膀胱瘘　多数因膀胱缝合不牢固或尿管堵塞所致，应保证尿管引流通畅，多能自行愈合。

6. 肠穿孔　多为术中灼伤肠壁所致，可置胃肠减压引流，抗炎治疗，经保守治疗不见好转，应剖腹探查。

（姜　杰）

第三节　膀胱全切除－原位新膀胱术

膀胱全切除－原位新膀胱术是近年来公认的较为理想的膀胱代替术式，但由于该术式操作复杂、手术难度高，熟练手术者在行开放性手术也需耗时5～6h。因此是否有必要在腹腔镜下进行这类手术，仍存有不同看法。国内外开展这类手术还较少。笔者认为腹腔镜下切除膀胱前列腺，有助于细致、精确地处理盆底深部的重要结构，术中出血较少；尿道括约肌损伤机率较小，也有助于保留神经血管束。手术创伤减少，术后恢复较快；避免肠管长时间暴露，有利用术后肠道功能恢复，减少术后肠粘连。近来研究发现腹腔镜下手术比开放性手术更能保护身体的免疫机制，可减少术后感染并发症。虽然腹腔镜手术时间长，但是随着器械的改进，技术的熟练，手术时间将能逐渐缩短，同时作一小切口取出膀胱前列腺，并将肠管拉出体外形成贮尿囊，可大大缩减手术时间。

根据国内外文献报告，腹腔镜下切除全膀胱后，有两种形成新膀胱的方法，即腹腔内法与腹腔外法，Turk报告的5例手术采用腹腔镜下直肠乙状结肠尿流改道，标本从直肠拉出，所有的手术操作均在腹腔内进行。但该术式无法满足患者从尿道排尿的要求，而且粪尿合流容易引起逆行感染。Gill报道2例采用回肠新膀胱完全在腹腔镜下进行手术的结果，手术时间分别是8.5和10.5h，因腹腔镜下形成贮尿囊及吻合输尿管较为耗时，而且术中为恢复肠管的连续性需要用Endo－GIA 4～5个，术毕仍需作一个3cm的切口取出标本。Gaboardi报告，腹腔镜下切除膀胱前列腺后，在脐上作一个5cm的切口取出标本，并利用此切口在腹腔外吻合回肠、形成贮尿囊；然后，将贮尿囊放入腹腔缝合切口，于腹腔镜下作输尿管及尿道吻合。我们认为腹腔镜下切除膀胱前列腺后在下腹正中耻骨上作一5～6cm长的切口，取出标本，并利用该切口在腹膜外形成贮尿囊，吻合输尿管，作贮尿囊尿道吻合是较为合理的选择。其优点在于既减少了手术创伤，又可降低手术复杂性、缩短手术时间、避免因腹腔内切开肠袢引起的腹腔污染，还可大大地降低手术费用。

在形成贮尿囊的肠段方面，可采用乙状结肠、盲升结肠或回肠，由于回肠肠系膜较长，可以很容易地从下腹部切口拉出腹腔外，形成贮尿囊后可与尿道断端作无张力吻合，是较为理想的选择。为了减少蠕动性收缩，增加贮尿囊容量，应将回肠纵行剖开后折叠成形，采用“M”形折叠可使贮尿囊接近球形，获得最大容量，也有利于隔离肠管时的定位，因为肠段的正中点就是尿道吻合位置。隔离肠段前，可先找到回肠系膜最长的位置，试行拉向尿道断端，确定能进行无张力吻合后，再隔离肠段。

在输尿管再植方面，由于排尿时新膀胱内压力升高，可导致输尿管反流。因此必须采用抗反流吻合法，近年来采用较多的方法有利用15cm顺向蠕动回肠法（studer），裁剪缩窄回肠法（T－Pouch），套叠乳头法（Kock Pouch），黏膜沟吻合法（Le Duc）等等，但这些方法都较为复杂，难于在腹腔镜下完成。有学者在动物实验的基础上设计了一种插入式输尿管吻合方法，经过9年长期随访证实，有良好的抗反流作用，输尿管梗阻发生率低于其他吻合法，术后膀胱镜检查发现贮尿囊内输尿管段生长良好且被肠黏膜覆盖，形成突入新膀胱内的小乳头。

一、手术适应证

腹腔镜下膀胱全切除原位新膀胱手术的适应证与开放性手术基本相同，符合以下条件者才能选择新膀胱手术：①尿道断端2cm内无肿瘤，即男性膀胱颈以下无肿瘤，女性膀胱三角区以下无肿瘤；②术前腹内压测定大于60cmH_2O，无膈肌裂孔疝、腹壁疝、腹壁肌松弛、盆底肌松弛等影响腹压的病变；③无前尿道狭窄；④尿道括约肌功能良好；⑤无明显肠道病变，无肠切除史；⑥肾代偿功能良好；⑦术中作病理冰冻切片检查，证实尿道远侧断端无肿瘤。

二、术前准备

肠道准备：术前2~3d作肠道准备，从低渣半流到全流，口服肠道抗菌素，如新霉素、链霉素等，补充维生素K，术前晚及术日早晨清洁灌肠。

术前停留胃管及导尿管，术前1h静脉使用抗菌素。

三、手术器械

腹腔镜器械包括：12mm套管3个，5mm套管2个，弯钳3把、无创抓钳2把，连发钛夹钳1把，冲洗吸引器1个，电凝钩1把，持针器1把，剪刀1把，超声刀1套，“结扎速”血管闭合系统1套。

常规开放手术器械1套，包括高频电刀1套，肠切除吻合器械，或肠吻合器1套。

四、手术步骤

（一）膀胱全切除－原位回肠新膀胱术

1. 麻醉、体位和套管穿刺位置　气管内麻醉，患者仰卧位，臀部垫高10cm，呈少许反弓张状，于大腿部及肩部固定，头部降低15°（图22－13）。采用五点穿刺法：第一穿刺点（A），脐下或脐上边缘，切开法进入腹腔，插入直径12mm套管，充入CO_2，放置15°腹腔镜，在直视下放置其他4个套管。第二（B）、三（C）穿刺点分别在左右腹直肌旁、脐下约2~3cm位置，第四（D）、五（E）穿刺点在左右髂前上棘上内2~3cm处（图22－14）。第二、三穿刺点插入12mm套管，其余的为5mm套管。手术者经左侧第二、四套管操作。第一助手左手扶镜，右手经第三套管操作，第二助手经第五套管操作（图22－15）。

2. 游离输尿管中下段　腹腔镜下探查腹腔，检查有无损伤，有无腹腔内转移。将视野转向右侧骨盆入口处，将回肠及乙状结肠向左上方牵开后可见搏动的右侧髂外动脉，在髂内外动脉分叉附近找到输尿管，沿输尿管行程向下剪开腹膜，用无创抓钳将输尿管提起并向下游离至膀胱壁外（图22－16），暂不切断以减少尿路梗阻时间。左侧输尿管常常被乙状结肠覆盖，需游离乙状结肠外侧的粘连，将其推向内侧显露乙状结肠系膜根部才能找到，用与右侧相同的方法游离至膀胱壁外。一般应在完成右侧盆腔淋巴结清扫后，再将视野转向左侧，游离左侧输尿管并同时行左侧淋巴结清扫。

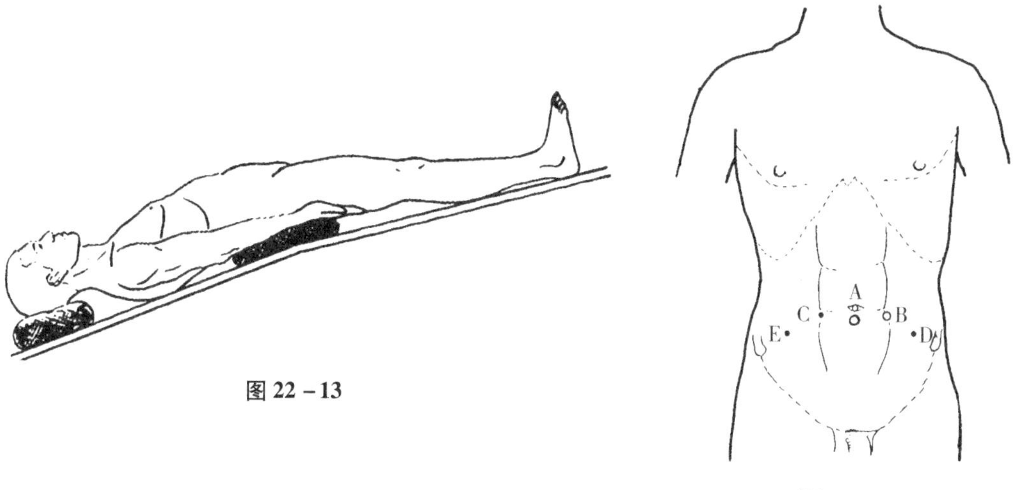

图 22－13

图 22－14

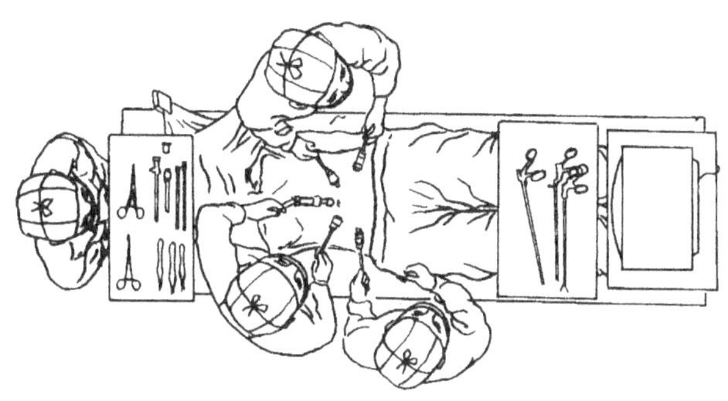

图 22－15

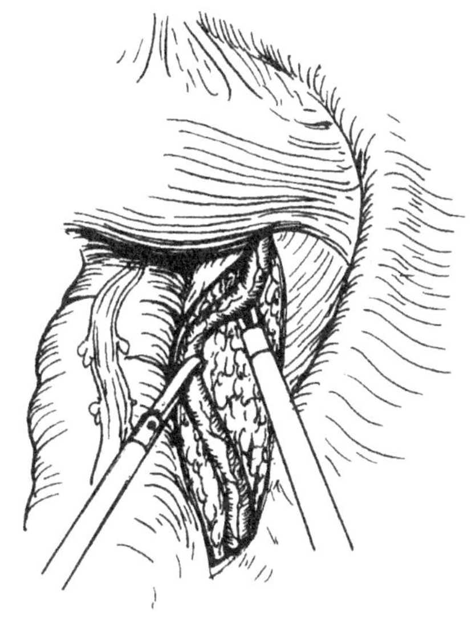

图 22－16　游离输尿管

3. 盆腔淋巴结清扫　沿髂外动脉表面剪开腹膜及髂血管鞘，远端至血管穿出腹壁处，近端至左右髂总动脉分叉位置（图22－17）。用超声刀切断跨过髂外动脉位置的输精管，自远端至近端清除髂外动脉前面及上外后方的淋巴组织，同时在髂外动脉的内下方找到髂外静脉。沿髂外静脉内下缘小心游离找到骨盆内侧壁，用吸引管找到闭孔神经，及闭孔动脉、静脉。用 Liga Sure 切断闭孔动静脉（图22－18），注意保护闭孔神经，沿髂内动脉向下游离，找到脐动脉，用 Liga Sure 切断脐动脉（图22－19），用超声刀分离髂内外血管分叉处及闭孔神经周围淋巴脂肪组织。继续沿右髂总动脉向上游离至左右髂总动脉分叉处，清除右髂总血管周围及分叉下方的淋巴组织。用相同的方法行左侧盆腔淋巴结清扫。

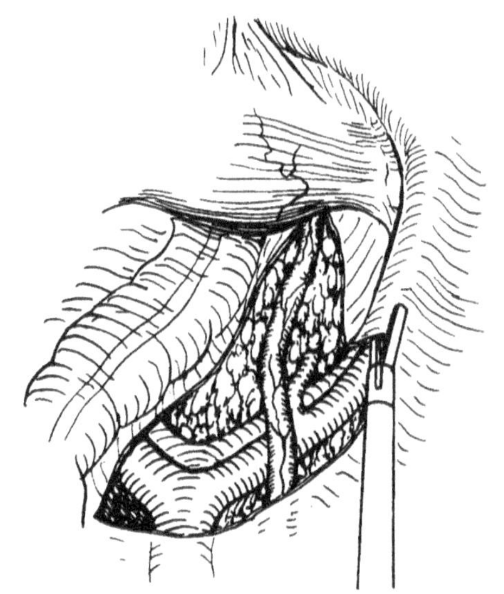

图22－17　剪开腹膜及髂血管鞘

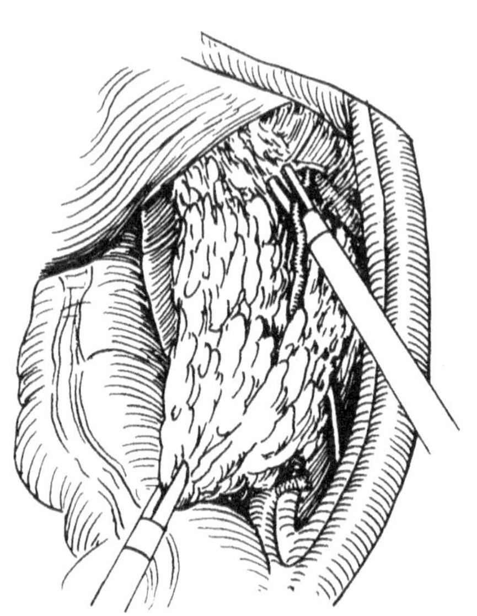

图22－18　切断闭孔动静脉

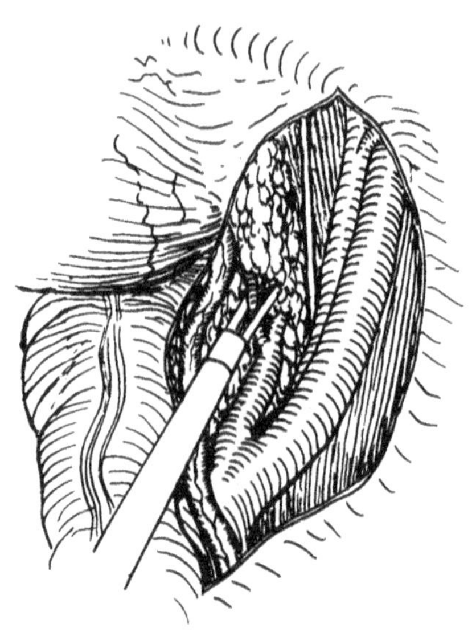

图22－19　切断脐动脉

4. 游离输精管、精囊及前列腺后面　将肠管推向头侧，第二助手用抓钳将直肠向上牵引，显露膀胱直肠陷窝，此时可见膀胱后面有上下两道弓状隆起。第二道弓状隆起为输精管壶腹部及精囊位置标志，用电凝钩横行切开弓状隆起处腹膜，使腹膜开口与两侧已切开的腹膜相连（图 22-20）。游离输精管后切断，在输精管外下方侧分离找到精囊，紧贴精囊外下方游离至前列腺基底部外侧，精囊底部外侧有精囊动脉，需电凝或超声凝固后切断（图 22-21）。将左右输精管、精囊向前牵引，在其下方 2～3mm 处横行切开狄氏筋膜，钝性分离前列腺后方至直肠尿道肌（图 22-22）。

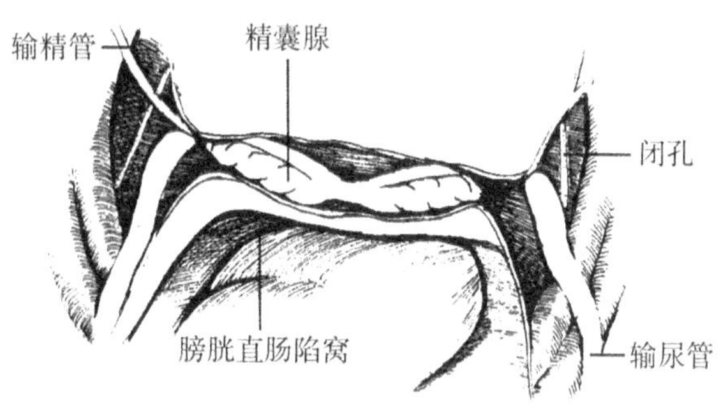

图 22-20　切开弓状隆起

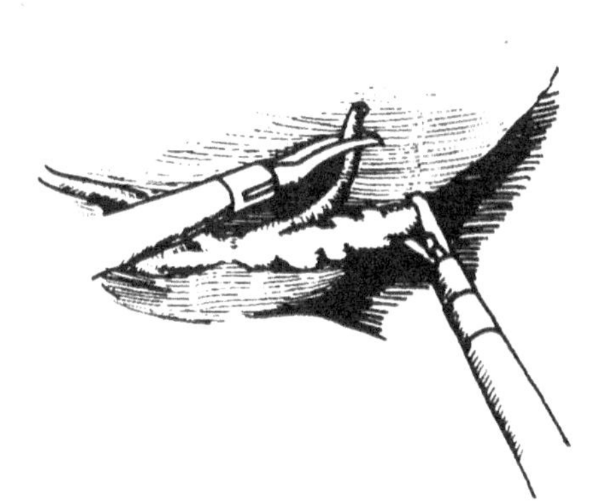

图 22-21　分离输精管精囊

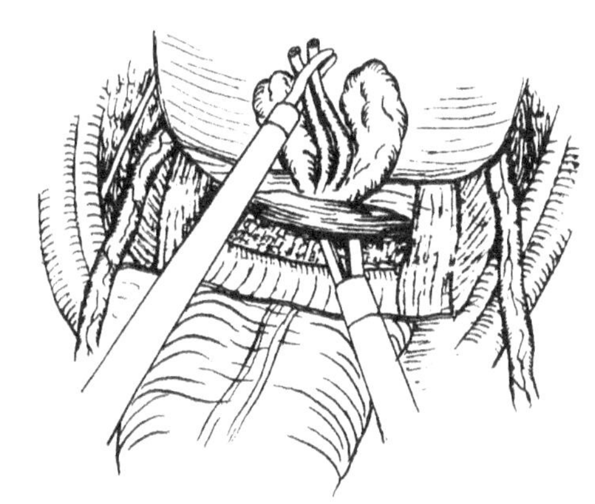

图 22-22　切开狄氏筋膜

5. 游离膀胱前壁　将腹腔镜视野移至前腹壁，可见脐正中韧带及其两侧的旁正中韧带，如经导尿管注入生理盐水可帮助判断膀胱轮廓及其前方的腹膜反折。切断脐正中韧带、旁正中韧带及腹膜反折，与两侧已切开的腹膜会合（图 22-23）。向下钝性分离膀胱前间隙，显露耻骨前列腺韧带及盆筋膜反折（图 22-24）。

6. 缝扎阴茎背深静脉复合体　用电凝钩切开两侧盆筋膜反折和耻骨前列腺韧带，暴露前列腺尖部两侧，用 2-0 Dexon 线由右向左缝扎阴茎背深静脉复合体（图 22-25）。

7. 游离膀胱侧韧带及前列腺侧韧带　将输尿管下段提起，在膀胱壁外位置上钛夹后切断或用 Liga Sure 电凝后切断（图 22-26）。提起膀胱顶部，用超声刀或结扎速（Liga Sure）分离膀胱侧韧带，到达前列腺基底部时将精囊提起帮助定位，紧贴前列腺外侧分离前列腺侧韧带（图 22-27）。

8. 离断尿道，切除膀胱前列腺　在缝扎线的近端切断阴茎背深静脉复合体，向下分离至前列腺尖部。紧贴前列腺尖部剪开尿道前壁，将导尿管拉起，用钳夹紧导尿管，在钳的远端剪断后向上牵引（图22-28），剪断尿道后壁。将前列腺尖部翻起，显露其后方的尿道直肠肌，紧贴前列腺将其剪断，将膀胱前列腺完全游离（图22-29）。创面彻底止血，经尿道重新插入20号Foley's导尿管，气囊注水20ml，用纱布压迫创面，牵拉Foley's导尿管，以减少创面渗血。

9. 形成贮尿囊　在下腹正中线上作5~6cm切口，取出标本。将左右输尿管下段从切口引出，插入8F硅胶管引流尿液。将回肠拉至切口外，在距回盲肠交界15cm的近侧，隔离50cm回肠段（图22-30），纵行剖开后“M”形折叠，用3-0 Dexon线作连续内翻缝合，形成贮尿囊（图22-31）。

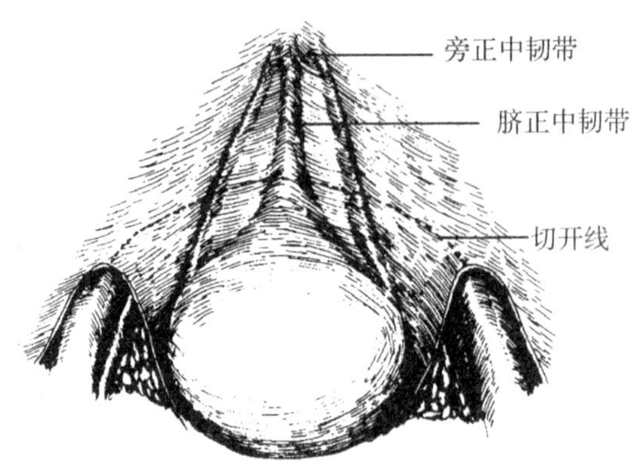

图22-23　切开膀胱前腹膜

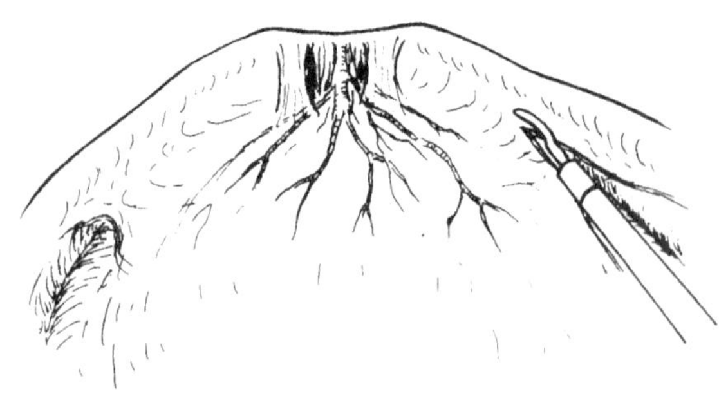

图22-24　分离膀胱前间隙

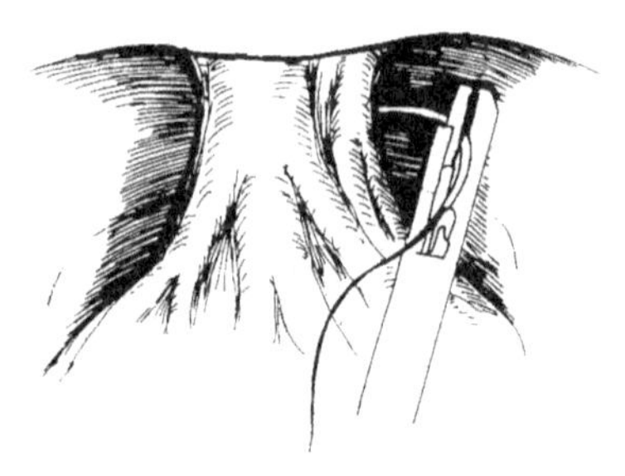

图22-25　缝扎阴茎背深静脉复合体

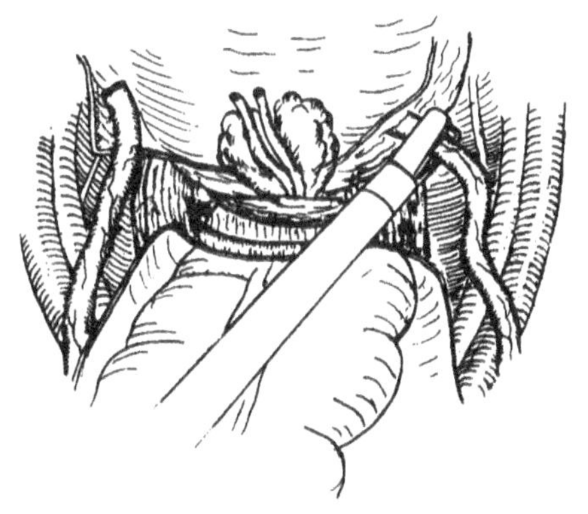
图 22－26　切断输尿管

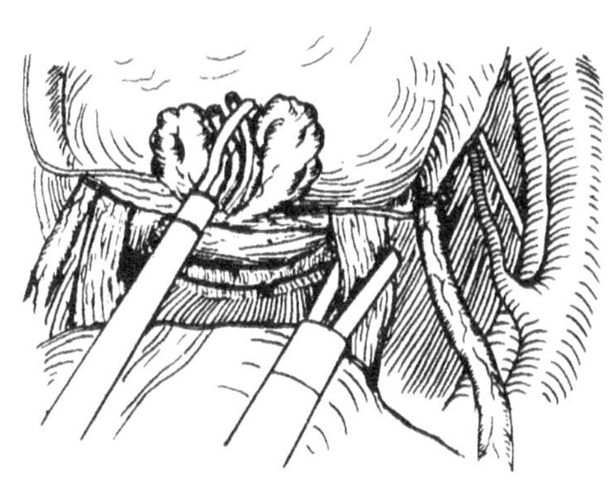
图 22－27　分离前列腺侧韧带

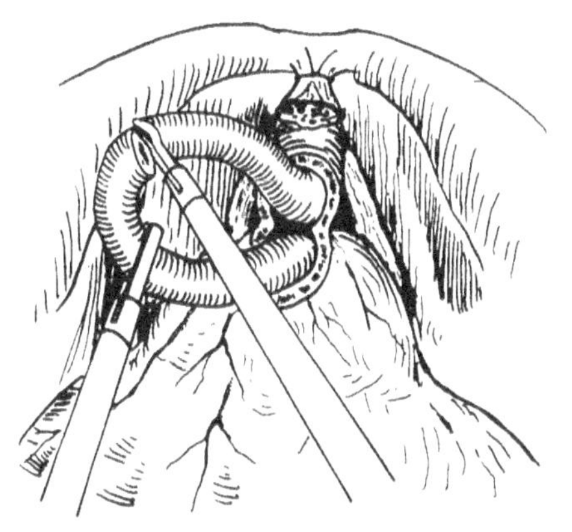
图 22－28　剪开尿道前壁

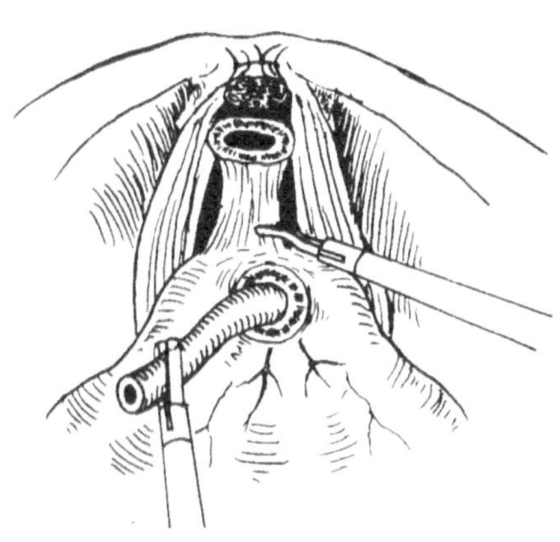
图 22－29　显露尿道直肠肌

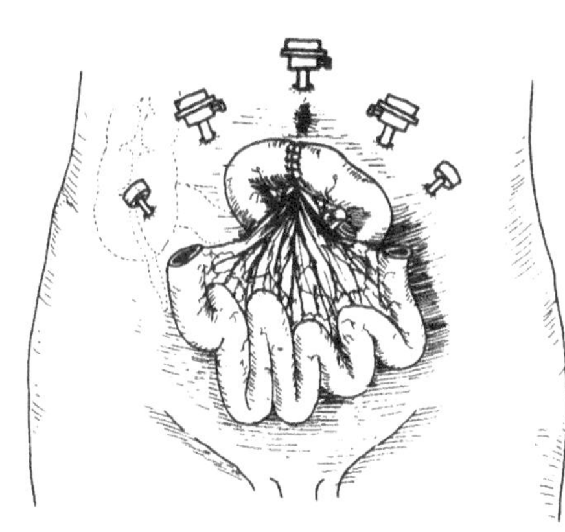
图 22－30　隔离回肠段

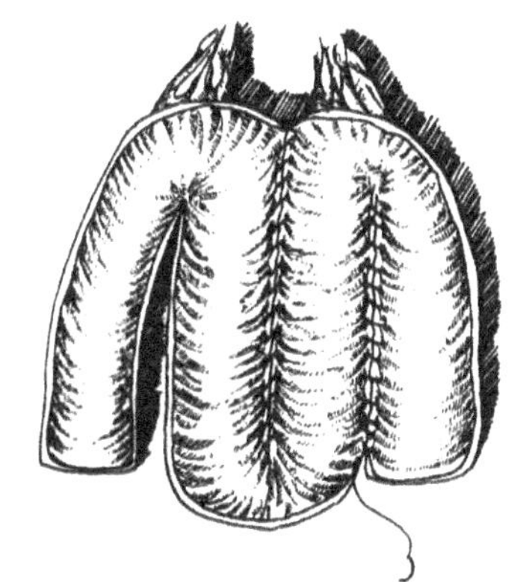
图 22－31　形成贮尿囊

10. 输尿管再植　在贮尿囊后顶部两侧各戳一小口，将输尿管断端修剪成斜口，末段插入贮尿囊内 1cm，用 4－0 Dexon 线缝合 5～6 针固定输尿管外膜肌层及贮尿囊开口全层。输尿管支架引流由贮尿囊前壁穿出（图 22－32）。

11. 贮尿囊－尿道吻合　于贮尿囊底部切开约 0.8cm 的小孔，将 Foley's 导尿管拉出切口。将其尖端与贮尿囊开口处下方缝一条牵引线，牵拉导尿管将贮尿囊放入腹腔，缝合腹壁切口，再次气腹，腹腔镜下用 2－0 Dexon 缝合贮尿囊－尿道 6 针，逐针结扎，第 1 针结扎时可利用导尿管牵引减少张力，吻合后壁 3 针后，剪去牵引线将导尿管插入贮尿囊再缝合前壁（图 22－33）。检查无渗漏后放置盆腔引流。

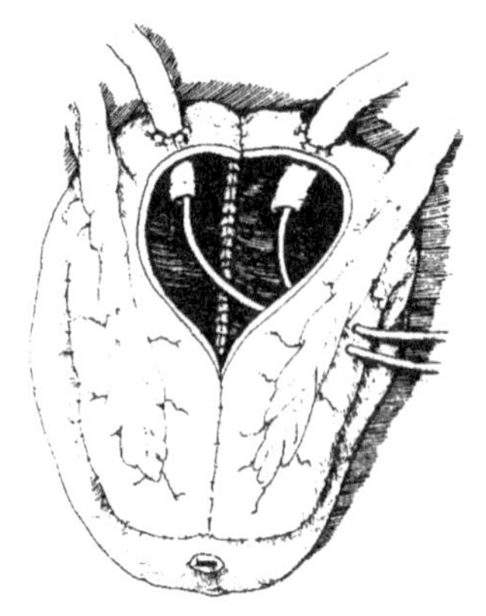

图 22－32　输尿管再植

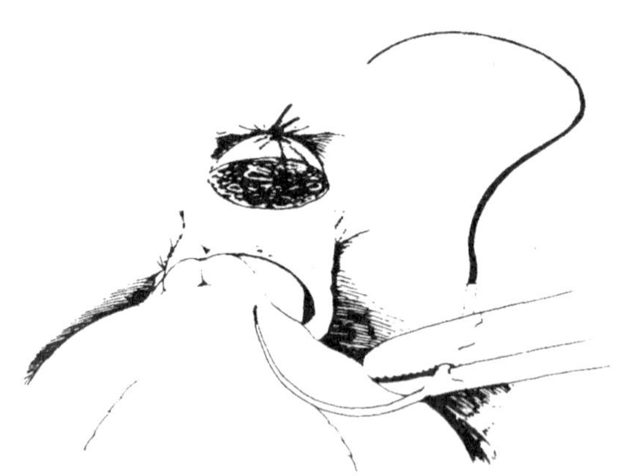

图 22－33　贮尿囊－尿道吻合

（二）完全腹腔镜下膀胱全切除－原位乙状结肠新膀胱术

除上文所述的器械外，还需要 31 或 33cm 管状肠道吻合器 1 把。

1. 麻醉、体位和套管穿刺位置　气管内麻醉，患者取膀胱截石位，头部降低 15°。形成气腹后在下腹部置入 5 根套管，呈扇形分布，套管位置与上文的腹腔镜下膀胱全切除－原位回肠新膀胱术基本相同。腹压设定为 12mmHg。

2. 腹腔镜下游离　双侧输尿管中下段、双侧盆腔淋巴结清扫以及切除膀胱的步骤与膀胱全切除－原位回肠新膀胱术基本相同。

3. 取出标本、隔离乙状结肠　全膀胱切除后，经肛门插入圆形肠道吻合器，深约 15cm。腹腔镜下确定吻合器头端位置后，退出吻合器。用 Liga Sure 切开乙状结肠大部分肠腔，经肛门插入开放手术使用的长弯钳，钳住与标本相连的 Foley's 导尿管，将标本经直肠肛门拉出体外。用 Liga Sure 继续切断乙状结肠肠壁及系膜，在该断面近侧 15cm 处再次横断乙状结肠及其系膜，注意保留隔离乙状结肠肠管的血供。将肠道吻合器经肛门插入，乙状结肠近端、远端开口各缝一荷包缝线分别包绕吻合器的近端及远端，将两端对合后发射缝钉吻合，退出吻合器检查有两圈完整的肠壁，证实吻合牢靠。

4. 乙状结肠肠管与尿道吻合　在隔离乙状结肠肠管的中点对系膜缘作一10mm切口，用3-0可吸收线将该口与尿道断端吻合，采用连续缝合，吻合后壁后插入Foley's尿管，再吻合前壁。

5. 输尿管与贮尿囊吻合　将左右输尿管末段剪成斜口，分别插入乙状结肠的两端各1cm，输尿管内置8F硅胶管做支架，经乙状结肠贮尿囊前壁引出，用4-0可吸收线吻合输尿管与贮尿囊4~6针。

6. 去除结肠带　用3-0可吸收线连续缝合关闭乙状结肠两端开口。经Foley's导尿管注入生理盐水充盈新膀胱，检查各吻合口无渗漏后，用腹腔镜切开刀小心地切开前结肠带。放置引流管两条至盆腔，将左右输尿管支架管从套管引出体外。最后退出套管，缝合皮肤小切口。

五、术中注意事项

1. 套管位置选择应根据患者高矮适当调整　体型矮小者，第一个套管应定脐部以上，其他套管也应相对上移，以免操作通道靠得太近而影响操作。体型高大者则应在脐下置入第一个套管，其他套管要适当下移，避免因位置太高使器械不能到达前列腺尖端。

2. 手术者与第一助手各使用一侧的操作通道，可使术者及助手都在舒适的体位下操作，还可坐在凳子上手术，方便手脚的配合，增加操作的精确性及稳定性。

3. 分离膀胱前列腺后面时，要先认真辨认两个弓状隆起的位置，准确的定位对找到输精管及精囊非常重要。注意精囊外侧的精囊动脉，剪开狄氏筋膜时注意避免损伤后方的直肠。

4. 分离膀胱前间隙时，应认真辨认前腹壁与膀胱交界处的腹膜反折位置，如不能确定可充盈膀胱帮助定位。

5. 处理阴茎背深静脉复合体时，应先剪开盆侧筋膜反折及耻骨前列腺韧带，显露前列腺尖部两侧，便于缝扎。如发生较明显出血时可牵拉Foley's导尿管，借助气囊压迫止血，待膀胱侧韧带、前列腺侧韧带全部分离后，再处理背深静脉可减少出血。

6. 尿道切断位置应尽量靠近前列腺尖端，断端尽可能整齐。

六、术后处理

一般术后3~4d肠蠕动开始恢复，肛门排气排便后开始进食。注意保持引流管通畅，定期作新膀胱冲洗，避免粘液堵塞。如新膀胱尿道吻合口有张力或缝合不够理想，可于术后1~2d作导尿管牵引，但牵引力不能过大，一般用300~500g重物即可。Foley's导尿管及输尿管支架管在术后2周左右拔除。如有尿失禁，嘱患者行盆底肌锻炼，一般在1~2个月可恢复。术后1个月左右作B超或IVU及新膀胱造影检查了解双肾有无积液，有无输尿管反流及新膀胱尿瘘等。

七、术后并发症及处理

1. 肠道并发症　由于术中隔离肠管后，重新进行肠吻合，可能发生肠瘘、吻合口狭窄、粘连性肠梗阻等并发症，同时应注意回肠穿过输尿管与新膀胱之间的间隙所引起的内疝。如发生肠瘘应引流盆腔及腹腔，3～4周不能自行愈合者，应再次手术修补。不完全性肠梗阻可先作胃肠减压的保守性治疗，如不能缓解则需手术松解。内疝可同时引起肠梗阻及输尿管梗阻，应及时进行再次手术复位。

2. 新膀胱并发症　新膀胱可发生尿瘘、尿失禁、排尿困难、尿潴留等并发症。术后早期如发生新膀胱渗漏，盆腔引流液多，可牵引气囊导尿管，保证通畅引流新膀胱，多可自行愈合。拔除导尿管后应严密观察患者排尿情况，如有尿失禁应指导患者进行盆底肌训练，即反复收缩及松弛包括括约肌在内的盆底肌，达到增强外括约肌收缩力，紧闭尿道的目的。经数月的训练多数患者能恢复控尿。如术后发生排尿困难，残余尿量逐渐增多应作膀胱尿道造影及膀胱尿道镜检查，如发现有膀胱尿道吻合口疤痕狭窄，可作内切开术，如因腹肌无力引起的残余尿增多，可采用定期自我导尿。

3. 输尿管并发症　输尿管新膀胱吻合可能发生梗阻、尿瘘及反流等并发症，如支架引流管过早脱落后继发梗阻，可行经皮肾穿刺重新置入引流管。轻度膀胱输尿管反流不需特殊处理，如因反流导致反复尿路感染，肾盂输尿管扩张积液，应再次作抗反流输尿管吻合。

（姜　杰）

第四节　女性膀胱癌根治切除术

国外男女膀胱癌的发病率之比为2.7∶1，而在国内该比例则较高，约为4.8∶1。虽然女性膀胱癌发病率较男性较少，但它仍然是女性泌尿系统肿瘤最常见的肿瘤之一。与男性根治性膀胱全切除术不同，女性除切除膀胱外，需同时切除子宫、输卵管、卵巢和部分阴道前壁。

一、手术适应证

1. T_2 期以上的浸润性膀胱癌。
2. G3 级表浅膀胱癌。
3. 女性尿道癌侵犯尿道后段及膀胱颈。
4. 反复复发的表浅膀胱癌伴严重黏膜病变者。
5. 膀胱尿道腺癌、鳞癌。

二、手术禁忌证

1. 有严重的梗阻性肺心病和（或）心肺功能不良者，由于其不能有效地排出腹膜吸收的 CO_2，容易形成碳酸积聚，应慎重选择。

2. 伴有严重出血性疾病、腹膜炎或内脏炎性病变急性期者为手术禁忌证。

3. 腹部有广泛粘连和多发性、包裹性积液、中等量以上腹水的患者最好不行经腹途径手术。

三、器械准备

12mm 套管3个，5mm 套管2个，弯钳3把，无创抓钳2把．连发钛夹钳1把，冲洗吸引器1个，电凝钩1把，持针器1把，剪刀1把，超声刀1套，智能“结扎速”血管闭合系统1套，取出标本需用器官袋1个。

四、术前准备

术前3d用200ppm碘伏溶液冲洗阴道，每天1~2次。

肠道准备：术前2~3d作肠道准备，从低渣半流到全流，口服肠道抗菌素，如新霉素、链霉素等，补充维生素K，术前晚及术日早晨清洁灌肠。

术前停留胃管及导尿管，术前1h静脉使用抗菌素。

五、麻醉

采用气管插管全身麻醉。

六、体位及套管穿刺位置

患者仰卧位，臀部垫高10cm，呈反弓张状，屈膝并外展髋关节，于大腿部及肩部固定，头部降低15°（图22-34）。套管穿刺位置同男性膀胱全切术。采用五点穿刺法：第一穿刺点，脐上边缘，穿刺法或切开法进入腹腔，插入直径12mm套管，充入CO_2，放置30°腹腔镜，在腹腔镜监视下穿入其他4个套管。第二、三穿刺点分别在左、右腹直肌旁，脐下约2~3cm位置，插入12mm套管；第四、五穿刺点在左右髂前上棘上内2~3cm处。穿入5mm套管。手术者经左侧第二、四套管操作。第一助手左手扶镜，右手经第三套管操作，第二助手经第五套管操作。

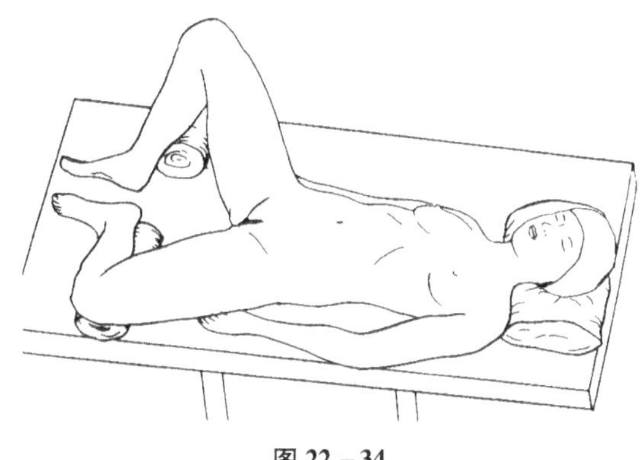

图22-34

七、手术步骤

1. 游离输尿管　插入腹腔镜后先探查腹腔，检查有无损伤，有无腹腔内转移。辨认清楚输尿管的走向后，在髂总动脉分叉处提起覆盖在输尿管表面的腹膜，用剪刀剪开腹膜，然后用无创伤抓钳将输尿管提起，向下分离至膀胱壁外，注意保留输尿管血供，暂不切断输尿管以减少尿路梗阻时间（图22-35）。

2. 双侧盆腔淋巴结清扫　沿右髂血管表面剪开腹膜及髂血管鞘，用超声刀分离髂内、髂外血管周围淋巴脂肪组织。沿髂内动脉找到膀胱上动脉，用Liga Sure或钛夹钳夹后切断，可以充分显露盆侧间隙，找到闭孔神经后，凝固切断闭孔动静脉，清除闭孔周围淋巴脂肪组织。

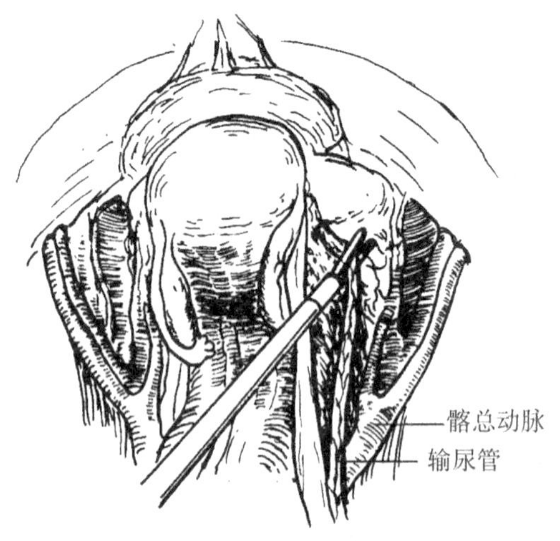

图 22－35

3. 游离输卵管、卵巢、子宫　用抓钳提起子宫角，在输卵管伞及卵巢外侧切开卵巢韧带（图 22－36）如需保留卵巢，则在卵巢的内侧游离阔韧带，并保留卵巢的血供。沿盆壁向下游离子宫阔韧带及子宫圆韧带，注意显露卵巢血管，用双极电凝或超声刀凝固后切断。继续向下离断骨盆漏斗韧带。游离左侧时如乙状结肠与腹壁有粘连应先做松解。在子宫颈两侧游离子宫动脉，可见该动脉横跨输尿管前方，凝固后切断。

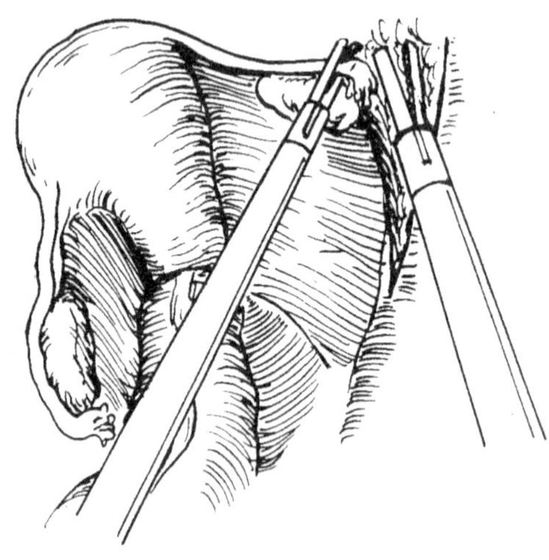

图 22－36

用抓钳将两侧的阔韧带、输卵管和卵巢拉向前上方，显露子宫后方空间。于阔韧带基底部切开腹膜，切口横过子宫直肠窝底部腹膜反折（图 22－37），游离直肠前壁与子宫颈后面（图 22－38）。将子宫拉向对侧，在靠近盆壁部位用电凝钩或超声刀切断主韧带（图 22－39），将子宫移向前方以暴露骶韧带，凝固后切断，此时子宫基本与盆壁完全分离。辨认子宫颈位置，用电凝钩切开阴道后穹隆（图 22－40）。阴道内塞入一块湿纱布以协助识别阴道、避免 CO_2 流失，维持气腹。环绕子宫颈横断阴道。

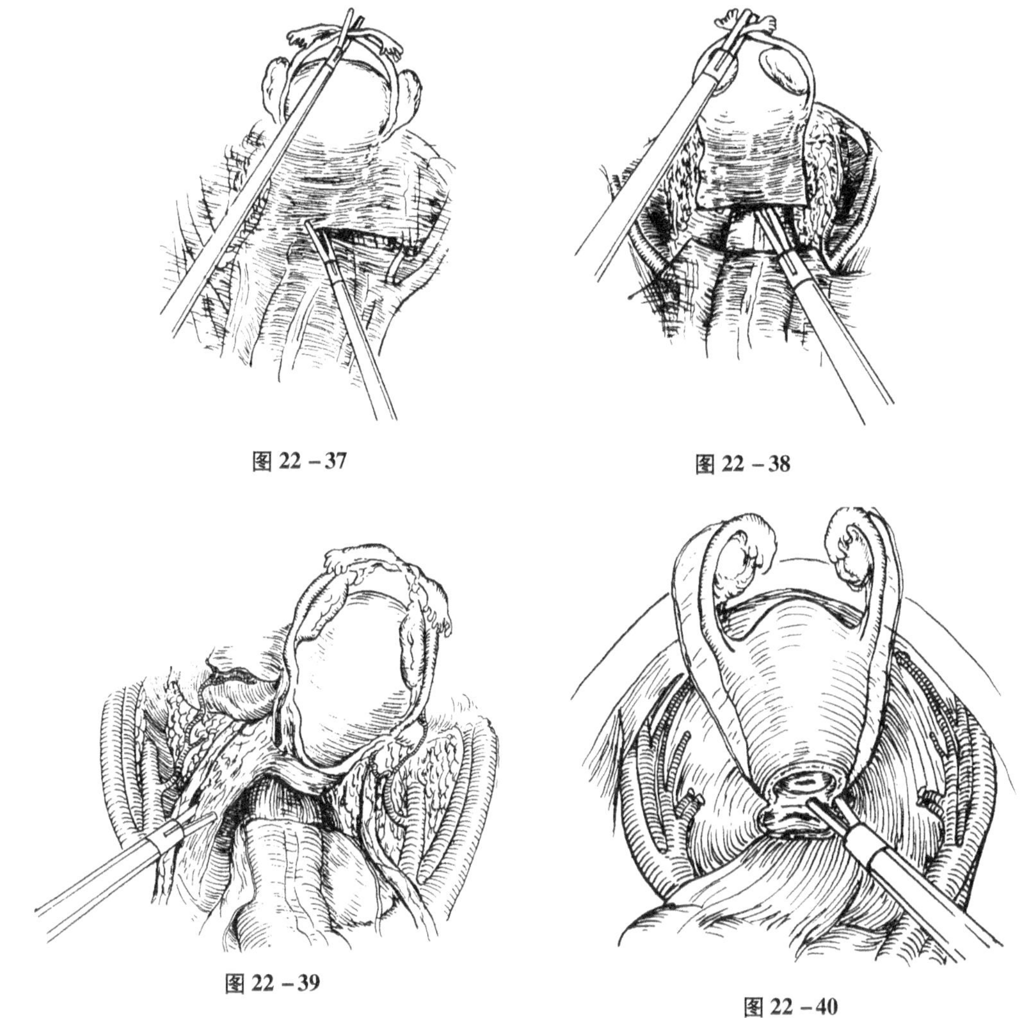

图 22－37

图 22－38

图 22－39

图 22－40

4. 游离膀胱前壁　与男性膀胱全切术相同，将腹腔镜视野移至前腹壁，可见脐正中韧带及其两侧的旁正中韧带，如经导尿管注入生理盐水可帮助判断膀胱轮廓及其前方的腹膜反折。切断脐正中韧带、旁正中韧带及腹膜反折，与两侧已切开的腹膜会合。向下钝性分离膀胱前间隙，显露盆筋膜反折。

5. 游离膀胱侧血管蒂　将输尿管下段提起，在膀胱壁外位置上钛夹后切断或用 Liga Sure 电凝后切断。将膀胱拉向对侧，显露膀胱侧血管蒂，用超声刀或“结扎速”血管闭合系统分离至膀胱颈部两侧。

6. 离断膀胱颈　牵拉气囊导尿管，判断膀胱颈位置。用超声刀切开膀胱颈前壁，将导尿管拉出，用抓钳钳夹后剪断，利用气囊牵引显露膀胱颈后壁，用电凝钩或超声刀切断（图 22－41）。继续向上游离膀胱后壁，将膀胱、子宫及附件一并切除。如肿瘤位于膀胱三角区，应将阴道前壁同时切除。如肿瘤浸润尿道应提起膀胱颈，继续向下游离尿道，在尽可能低位切断尿道。

7. 缝合阴道断端：用 3－0 肠线缝合阴道开口（图 22－42）。需保存性功能的患者，宜尽可能缩小阴道壁切除范围，必要时将部分阴道前壁从膀胱后壁分离，用 3－0 肠线将阴道壁纵行缝合。肿瘤浸润膀胱三角区或尿道，须广泛切除阴道前壁者，将阴道后壁向前反折，与阴道口前缘缝合，并将两侧壁靠拢缝合，形成短腔阴道（图 22－43）。

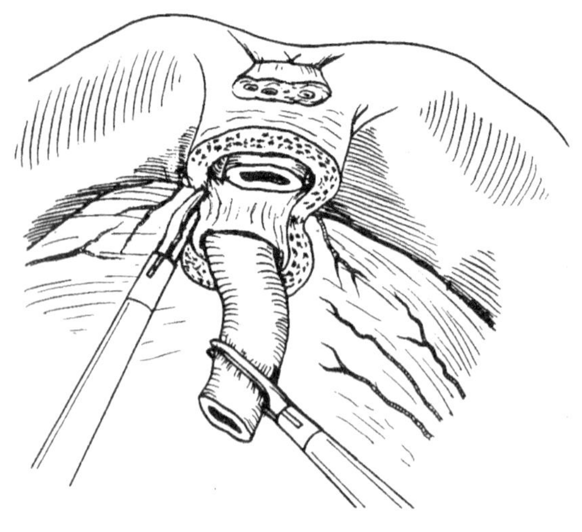

图 22－41

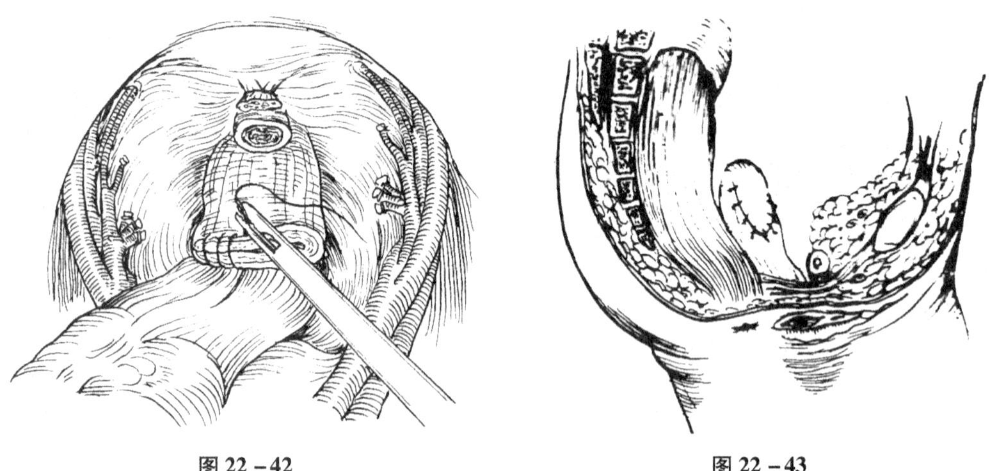

图 22－42　　图 22－43

8. 取出膀胱与子宫　将标本从盆底分离，创面彻底止血，经尿道重新插入 20 号 Foley's 导尿管，气囊注水 20ml，用纱布压迫创面，牵拉 Foley's 导尿管，以减少创面渗血。在腹部脐下作一 5cm 切口，将标本取出。用生理盐水冲洗创面，并浸泡抗癌药液 20min。

9. 行尿流改道手术　如能保留尿道者，可行原位回肠新膀胱术，手术方法参照本章第三节。如不能保留尿道者，可根据情况行可控性或非可控性腹壁造口术。

八、术中注意事项

（见本章第三节）

九、术后处理

（见本章第三节）

十、术后并发症及处理

（见本章第三节）

（赵　强）

第五节　膀胱部分切除术

1993 年 Ferzli 等人首次报道腹腔镜膀胱部分切除术，用于治疗膀胱子宫内膜异位症。根据病变位置的不同可采用经腹入路和腹膜外入路，位于膀胱前壁及前外侧壁的病变可用腹膜外入路，位于膀胱顶部及后底部的病变则常采用经腹入路。有时与膀胱镜联合应用，主要用于治疗膀胱良性病变。

一、适应证及禁忌证

1. 膀胱子宫内膜异位症，已形成赘生物，黏膜水肿，表面有滤泡，呈淡蓝色或略紫色者需行膀胱部分切除术。

2. 较大的膀胱内翻性乳头状瘤、血管瘤、平滑肌瘤等良性肿瘤，无法经尿道电切者。

3. 膀胱嗜铬细胞瘤。

4. 浸润肌层的膀胱上皮癌，一般需行全膀胱切除术，但由于各种原因不能行膀胱全切除时，可行腹腔镜膀胱部分切除术。

5. 有严重的梗阻性肺心病和（或）心肺功能不良者，由于其不能有效地排出腹膜吸收的 CO_2，容易形成碳酸积聚，应慎重选择。

6. 伴有严重出血性疾病、腹膜炎或内脏炎性病变急性期者为手术禁忌证。

7. 腹部有广泛粘连和多发性、包裹性积液、中等量以上腹水的患者最好不行经腹途径手术。

二、器械准备

常规腹腔镜器械包括：套管 3 ~ 4 个，弯钳 2 把，抓钳 1 把，直角血管钳 1 把，大弧度弯钳 1 把，连发钛夹钳 1 把，冲洗吸引器 1 个，电凝钩 1 把，超声刀 1 套，“结扎速”血管闭合系统 1 套，取出标本需用器官袋 1 个。

常规膀胱镜器械。

三、术前准备

1. 前 1 日低渣饮食，术前晚清洁灌肠。

2. 手术日晨停留胃管，导尿管，用 1/2000 的新洁尔灭或生理盐水冲洗膀胱。

3. 感染性病变术前使用抗菌药物。

4. 如为膀胱嗜铬细胞瘤，应按常规口服酚苄明等药物控制血压，术前扩容。

四、麻醉

气管插管全身麻醉，也可选用硬膜外加神经镇静麻醉。

五、体位

患者采用截石位，在骶部垫一棉枕，两手臂固定于两侧。

六、手术步骤

1. 经腹膜外入路手术：

（1）消毒与铺巾：从乳头至耻骨上方，两侧大腿上 1/3 及会阴部，女性患者需作阴道冲洗及消毒。铺巾应暴露出脐及整个腹部和会阴部。

（2）形成腹膜前间隙：在脐下缘切一个 15mm 左右的小口，切开皮肤、皮下组织及腹白线。用血管钳钝性分离腹直肌后鞘与腹膜之间的间隙。用手指沿腹直肌后鞘分离到弓状缘后，到达腹膜前间隙。腹膜前间隙主要是由疏松结缔组织、脂肪组织和一些小血管组成，比较容易分离。经小切口插入气囊导管至腹膜前间隙，注入生理盐水 500ml，压迫 3～5min。也可使用 12mm 可视气囊套管，在腹腔镜的监视下，顺分离的通道小心插入、缓慢将气囊充起。确保气囊位于腹膜与腹直肌之间，形成腹膜前间隙后，放掉气囊取出气囊套管，更换 10～12mm 套管，充入 CO_2 气体，维持压力在 12mmHg，置入腹腔镜。了解腹膜前间隙分离情况，特别注意拟穿入其他套管位置前腹壁有无与腹膜分离，可用手指按压前腹壁帮助判断。第二、三穿刺点即在左右腹直肌旁、脐下约 2～3cm 位置，分别插入 5mm 及 12mm 套管；在腹腔镜下用吸引管钝性分离，将膀胱前壁与耻骨分离，充分显露耻骨后间隙，分离时如见到纤维条索、脂肪或小血管可用超声刀切断，使腹膜前间隙形成宽大的操作空间。

（3）切除部分膀胱壁及肿瘤：根据术前膀胱镜所见的肿瘤位置，或腹腔镜下所见膀胱壁的改变确定膀胱壁切开的位置，用电凝钩或超声刀切除肿瘤周围 2cm 的膀胱壁，将切除的组织置入标本袋内（见图 22－45）。

（4）缝合膀胱壁：用 2－0 Dexon 线连续缝合膀胱壁，用 4 号丝线外加 1 层外膜肌层缝合（见图 22－46）。

（5）取出标本：经导尿管注入生理盐水，充盈膀胱，检查无渗漏后，用蒸馏水或抗肿瘤药冲洗膀胱前间隙，放置引流管 1 条，退出套管，扩大套管切口取出标本。

2. 经腹入路手术：

（1）套管穿刺部位选择：一般采用 4 个套管，第一个套管（A）位置为脐下或脐上 0.5cm 处，用 10mm 套管，作为腹腔镜通道；第二（B）、三（C）套管位置分别在左右腹直肌旁，脐下约 2～3cm 位置，使用 10mm 及 5mm 套管，为操作通道；第四套管（D）位置在患侧髂前上棘上内 2～3cm 处，使用 5mm 套管，也是操作通道（图 22－44）。

（2）在第一穿刺点作 1.5cm 的横切口，切开腹壁和腹膜，将一个 12mm 套管插入腹腔并固定，接上气腹机，注入 CO_2 气体。观察腹壁均匀隆起，叩诊鼓音，可进一步证实套管位于腹腔内，腹腔内压力达 15mmHg 时停止注气。自此插入腹腔镜，辨认出膀胱脐尿管韧带、结肠、髂血管、精索血管、内环，以及有无损伤。在直视下于第二穿刺点插入 10mm 套管，在第三、四穿刺点插入 5mm 套管，调整套管深浅并固定。

（3）切除部分膀胱壁及肿瘤：自观察镜辨认周围组织结构后，找到膀胱，确认膀胱位置后，由第二助手进入膀胱镜操作，在膀胱镜下，找到病变部位，主刀用电凝钩在相应大致部位切开腹膜，钝锐性分离腹膜和膀胱之间的间隙，达到足够的范围。第二助手在膀胱镜下距离病损一定范围确定第一刀切入点，向腹腔方向顶起膀胱壁，主刀钳住顶起的膀胱壁后，第二助手退出膀胱镜，留置 F22 导尿管，开始膀胱部分切除（图 22－45）。

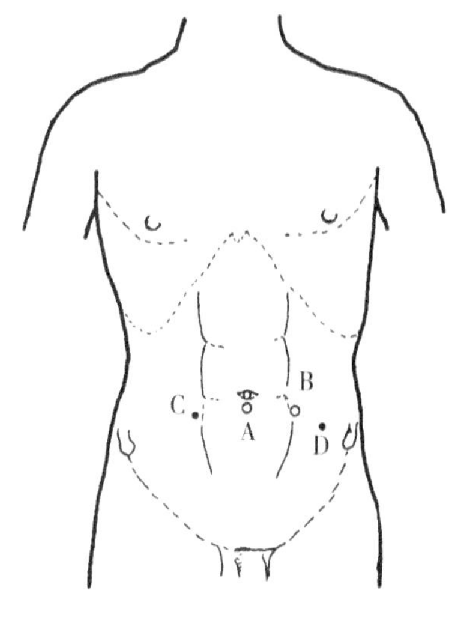

图 22－44

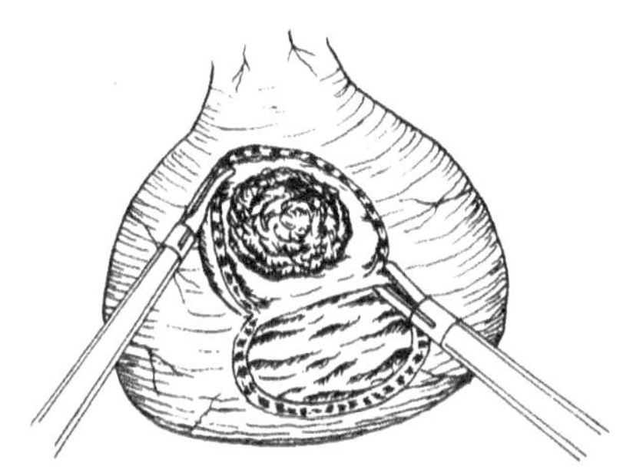
图 22－45

也可以用电凝钩、超声刀或“结扎速”血管闭合系统直接切开膀胱壁，以钳提起需要切除的膀胱壁部分，充分切除病损，将切除的膀胱壁放入标本袋。如肿瘤靠近输尿管开口，需同时切除输尿管开口，并游离输尿管下段。

（4）缝合膀胱壁：膀胱创面用 2－0 可吸收线缝合，外加 4 号丝线缝合膀胱外膜肌层（图 22－46）。如需行输尿管再植，则可将输尿管末端修成斜口，插入双 J 管，将输尿管末段 1cm 插入膀胱壁后顶部，用 4－0 可吸收线缝合输尿管外膜肌层及膀胱壁 4～6 针。由导尿管向膀胱内充水，直视下观察膀胱有无漏水。缝合切开的腹膜。

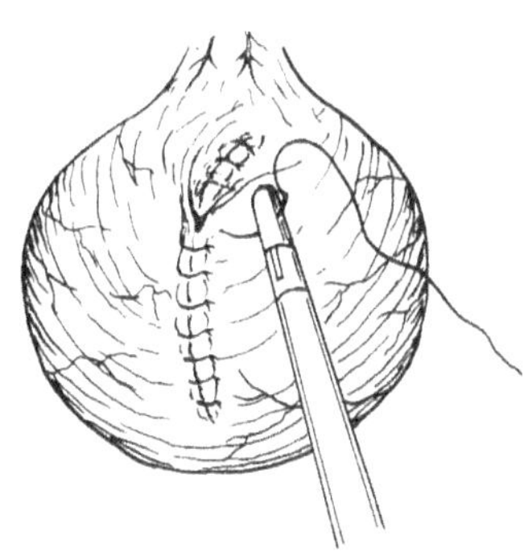
图 22－46

（5）创面彻底止血，盆腔内留置伤口引流管一条，用蒸馏水或抗肿瘤药冲洗盆腔，排出腹腔内 CO_2 气体，拔出套管，标本由 12mm 套管切口扩大后取出。缝合切口，手术完毕。

七、术中注意事项

1. 联合应用膀胱镜有利于病变部位及切除范围的确认。

2. 如果为膀胱肿瘤，需要切除的范围应在肿瘤周围2cm。

3. 如果膀胱病变距离输尿管口较近，输尿管口在切除范围内时，需要一并切除，并行输尿管膀胱再植术。

4. 膀胱部分切除后，如能缝合腹膜，可恢复人体正常解剖状态，避免尿外渗时直接进入腹腔。

八、并发症及处理

1. 膀胱瘘　多数因膀胱缝合不牢固或尿管堵塞所致，应保证尿管引流通畅，多能自行愈合。如已拔除尿管需要重新置入膀胱导尿管引流膀胱。

2. 感染　常规应用足够时间抗生素预防。

（赵　强）

第二十三章　急诊急救护理

第一节　前列腺增生症的护理

良性前列腺增生症（benign prostatic hyperplasia）简称前列腺增生，亦称良性前列腺肥大，是老年男性常见病。

一般男性自35岁以后，前列腺均有不同程度的增生，50岁以后出现临床症状。现病因尚不完全清楚，目前认为老龄和有功能的睾丸是发病的基础。随年龄增长睾酮、双氢睾酮以及雌激素的改变和失去平衡是前列腺增生的重要病因。

一、护理评估

1. 术前评估

（1）健康史：了解年龄、发病诱因，既往排尿困难情况及治疗经过，有无其他伴随疾病，如心脑血管疾病、肺气肿、糖尿病等。

（2）身体状况：了解排尿困难程度及尿频、尿潴留情况，逼尿肌功能，有无泌尿系感染。了解重要器官功能、营养状况、特殊检查及有关手术耐受性检查结果，评估患者对手术的耐受性。

（3）心理－社会状况：了解老年人心理反应，评估患者及家属对疾病拟采取的治疗方法、对手术及可能导致并发症的认知程度，家庭经济承受能力。

2. 术后评估

（1）了解术后膀胱痉挛程度，伤口引流管是否通畅，膀胱冲洗液的颜色，血尿程度及持续时间，切口愈合情况等。以及膀胱贮尿和排尿功能，有无尿失禁或排尿困难，有无附睾炎及性功能障碍等。

（2）了解患者及家属的心理状态，对术后护理的配合及有关康复等知识的掌握情况。

3. 预后评估　根据患者的临床表现、特殊检查、手术情况和有无并发症，评估前列腺增生的预后。

二、护理诊断及医护合作性问题

1. 恐惧/焦虑　与自我观念（老年）和角色地位受到威胁、担心手术及预后有关。
2. 疼痛　与手术、导管刺激引起的膀胱痉挛有关。
3. 有感染的危险　与尿路梗阻、留置导尿、伤口引流不畅、术后免疫能力低下有关。
4. 排尿形态异常　与膀胱出口梗阻、逼尿肌损害、留置导管和手术刺激有关。
5. 潜在并发症：出血　与术后膀胱痉挛、尿液引流不畅、凝血功能不良、便秘有关。

三、护理目标

（1）患者恐惧/焦虑减轻。

（2）主诉疼痛减轻或消失。

（3）感染的危险性下降或未发生感染。

（4）异常排尿形态消失。

（5）未发生出血之并发症。

四、术前护理

1. 一般护理　嘱患者吃粗纤维、易消化食物；忌饮酒及辛辣食物；多饮水，勤排尿。

2. 引流尿液　残余尿量多或有尿潴留致肾功能不良者，应留置导尿持续引流，改善膀胱逼尿肌和肾功能。

3. 心理护理　耐心向患者及家属解释各种手术方法的特点，消除患者的焦虑和恐惧心理，争取患者的主动配合。

五、术后护理

1. 一般护理　平卧2d后改半卧位，固定或牵拉气囊尿管，防止患者坐起或肢体活动时，气囊移位而失去压迫膀胱颈口之作用，导致出血。术后6h，如无恶心、呕吐可进流质，鼓励多饮水，1~2d后，如无腹胀可恢复正常饮食。

2. 病情观察　严密观察患者意识状态及生命体征情况。

3. 膀胱冲洗　术后用生理盐水持续冲洗膀胱3~7d。方法：在留置导尿基础上，吊瓶内盛冲洗液挂于输液架上，下端以无菌操作连接“Y”形管，同时分别连接导尿管及排尿引流管，贮尿瓶置床旁地面。吊瓶高度距患者骨盆1m左右，“Y”形接管与膀胱同一水平。冲洗前先引流，使膀胱排空，然后夹闭排尿引流管，开放输入管，使冲洗液缓缓流入膀胱，滴速一般40~60滴/min，待流入一定量冲洗液时（一般每次100~200mL），夹闭输入管，开放排尿引流管，让尿液经“Y”形管流入贮尿瓶内，观察尿流速度、色泽及混浊度。每次反复冲洗3~4回，或冲洗至流出液清澈为止，冲洗时不宜按压膀胱。注意事项：①保持冲洗管道通畅，若引流不畅应及时施行高压冲洗抽吸血块，以免造成膀胱充盈或膀胱痉挛而加重出血；②冲洗速度可根据尿色而定，色深则快、色浅则慢。前列腺切除术后随着时间的延长血尿颜色逐渐变浅，反之则说明有活动性出血，应及时通知医师处理；③准确记录冲洗量和排出量，尿量=排出量-冲洗量。

4. 膀胱痉挛的护理　逼尿肌不稳定、导管刺激、血块堵塞冲洗管等原因均可引起膀胱痉挛，从而引起阵发性剧痛、诱发出血。遵医嘱留置硬脊膜外麻醉导管按需定时注射小剂量吗啡，效果良好；也可遵医嘱口服地西泮、硝苯地平、丙胺太林或用维拉帕米30mg加入生理盐水内冲洗膀胱。

5. 预防感染　因患者手术后免疫力低下加之留置导尿管，易引起尿路感染和精道感染，应注意观察体温及白细胞变化，若有畏寒、发热症状，应注意观察有无附睾肿大及疼痛。早期应用抗生素，每日用消毒棉球擦拭尿道外口2次，防止感染。

6. 预防并发症　手术1周后，逐渐离床活动，保持大便通畅，避免腹压增高及便秘，禁止灌肠，以防前列腺窝出血。定时翻身防止压疮发生，加强基础护理预防心肺并发症。

7. 不同手术方式的护理

（1）开放手术。耻骨后引流管术后 3～4d，引流量很少时可拔除；耻骨上前列腺切除术后 5～7d、耻骨后前列腺切除术后 7～9d 拔出导尿管；术后 10～14d，若排尿通畅可拔除膀胱造瘘管，拔管后用凡士林油纱布填塞瘘口，排尿时用手指压迫瘘口敷料以防漏尿，一般 2～3d 愈合。

（2）经尿道切除术（transurethral resection，TUR）。因术中大量的冲洗液被吸收使血容量急剧增加，形成稀释性低钠血症，患者可在几小时内出现烦躁、恶心、呕吐、抽搐、昏迷，严重者出现肺水肿、脑水肿、心力衰竭等称为 TUR 综合征。术后注意观察有无 TUR 综合征，如有 TUR 综合征应减慢输液速度，给利尿剂、脱水剂，对症处理。术后 3～5d 尿液颜色清澈，即可拔除导尿管。

六、健康教育

（1）非手术治疗者，应避免受凉、劳累、饮酒、便秘以防急性尿潴留。

（2）术后加强营养，进食含纤维多、易消化的食物，保持大便通畅，预防便秘。术后 1～2 个月内为防止继发性出血，避免剧烈活动，如跑步、骑自行车、性生活等。

（3）术后前列腺窝的修复需 3～6 个月，因此术后可能仍会有排尿异常现象，应多饮水，定期化验尿、复查尿流率及残余尿量。

（4）前列腺切除术后常会出现逆行射精，但不影响性交。少数患者出现阳痿，可先采取心理治疗，同时查明原因，作针对性治疗。

（5）指导患者有意识地经常锻炼肛提肌，以尽快恢复尿道括约肌功能，防止溢尿。方法是：吸气时缩肛，呼气时放松肛门括约肌。

七、护理评价

（1）患者的恐惧/焦虑是否消失，情绪是否稳定。

（2）疼痛是否减轻，有无疼痛症状。

（3）有无感染的发生，有无体温升高、伤口红肿及尿液混浊。

（4）排尿形态是否恢复正常，排尿是否通畅、能否节制。

（5）是否有血尿，血尿程度如何，生命体征是否平稳。

（王晓婉）

第二节　前列腺癌的护理

前列腺癌是老年性疾病，是老年男性生殖系最常见的恶性肿瘤。其发病随年龄而增长，发病率有明显的地区和种族差异，欧美地区较高。我国以前发病率较低，随着人口老龄化的到来及新型检测手段的广泛应用，近年发病率有所增加。

一、常见护理问题

(一)疼痛

1. 相关因素　①手术切口引起;②前列腺窝处气囊导尿管(注水 15mL)牵拉压迫引起;③膀胱痉挛;④膀胱冲洗不通畅;⑤病灶骨转移表现。

2. 临床表现　①自诉伤口处或腹部胀痛;②烦躁、焦虑、呻吟等表现;③睡眠形态改变;④长海痛尺评分 >4 分。

3. 护理措施

(1)注意患者主诉,共同寻找疼痛原因,及时评估疼痛程度,必要时遵医嘱使用镇静止痛药物。

(2)确保导尿管有效牵引的前提下使用最小拉力及气囊注水量,减小气囊局部刺激感和牵拉力量。

(3)保持导尿管引流通畅,注意引流管位置是否妥当,有无扭曲、受压,管腔有无血块堵塞,必要时注射器加压冲洗。

(4)保持冲洗通畅。根据术中出血情况及引流液颜色随时调整冲洗速度。

(5)协助患者采取舒适的卧位,减少外界刺激,为患者提供安静的休息、睡眠环境。

(6)合理安排治疗、护理操作,动作轻柔。

(7)指导、鼓励患者有效咳嗽,减轻对伤口的刺激。

(8)争取良好的家庭支持、理解、关心和安慰。

(二)牵引效能降低或失效

1. 相关因素　①患者未了解、掌握牵引的目的和方法;②患者不能耐受牵引。

2. 临床表现　①患者腿部弯曲或屈膝,未保持伸直位;②三腔导尿管冲洗引流不通畅;③患者主诉腹部胀痛。

3. 护理措施

(1)术前充分宣教,详细讲解牵引的目的、方法,使患者认识到牵引直接关系到手术成败,提高依从性。

(2)护理过程中经常检查牵引的有效性,指导督促。

(3)轮流更换双侧足部的牵引部位,减少局部刺激。

(4)及时鼓励安慰患者,提高耐受性。

(5)必要时遵医嘱使用镇静药。

(三)潜在并发症:尿失禁

1. 相关因素　①前列腺切除使近端尿道括约肌被完全破坏,同时尿道外括约肌不同程度受损,缩短了尿道长度,使尿道阻力降低;②逼尿肌功能不稳定、顺应性下降。

2. 临床表现　导尿管拔除后出现尿滴沥,不能主动控制排尿。

3. 护理措施

(1)心理护理:分析讲解尿失禁发生原因,解释尿失禁的暂时性,告知可在 1 年内治愈,及时给予安慰,鼓励。

(2)在膀胱尿道吻合口愈合良好,取得医生同意后指导患者有效进行盆底肌训练,即肛提肌训练，增强外括约肌功能，增加盆底肌的支持力量。

（3）有条件者行生物反馈治疗：生物反馈治疗是将极其微弱的肌活动信息，放大为可见的波形和可听到的声音，通过视觉、听觉器官送回机体，通过复杂的条件和非条件反射反馈到视觉和听觉大脑皮质，在大脑皮质和肌肉间建立直接联系，使患者在一定程度上靠意识控制其肌肉舒缩。方法：采用生物反馈治疗仪，在患者的肛门内置直肠电极，反馈测量患者盆底肌肉肌电，结合患者的情况为患者设计专用治疗程序（如收缩5s、放松10s为一次，8次为1组等）。

（4）对于永久性尿失禁者可使用集尿器。指导患者正确使用集尿器，避免尿路感染．皮肤溃烂。

（四）潜在并发症：漏尿

1. 相关因素　①术中膀胱颈与后尿道的吻合技术；②术后导尿管堵塞或不在位导致引流不通畅；③术后腹胀等原因导致吻合口张力增高。

2. 临床表现　①伤口引流液量突然增多，色清淡；②引流液生化检查确定为尿液；③伤口渗出增多。

3. 护理措施

（1）妥善固定导尿管，必要时可行缝合固定或用纱布条打结固定，防止扭曲、受压、脱落。导尿管气囊破裂脱落时及时更换导尿管，必要时膀胱镜直视下插管。

（2）保持膀胱冲洗、导尿管引流通畅，注意观察颜色、量，血块堵塞时及时加压冲洗。

（3）保持伤口引流管负压，定时挤压引流管，观察引流液的量与性质。注意伤口有无渗血、渗液，有渗出通知医生及时换药，保持伤口干燥。

（4）术后补充足够的液体，注意输液速度，保证足够的肾血流灌注；进食后鼓励多饮水，多排尿，以保持尿道通畅。

（5）术后早期保持胃管通畅，防止出现腹胀。

（6）倾听患者主诉，了解胃肠道恢复情况，及时处理腹胀，减轻吻合口局部张力。

（五）潜在并发症：勃起功能异常

1. 相关因素　①年龄；②术前性功能情况；③肿瘤侵犯范围；④术中损伤支配阴茎海绵体的血管神经束的程度；⑤术后海绵体缺乏经常性的勃起使海绵体缺氧、坏死不利于性功能恢复。

2. 临床表现　患者主诉性生活时阴茎不能勃起或晨间勃起消失。

3. 护理措施

（1）有效宣教：重视术前术后的解释与宣教，消除患者的疑虑。

（2）心理护理：应以诚挚的态度倾听其陈述，给予有效的心理疏导。

（3）争取患者配偶的密切配合，关心、爱护、体贴患者，使患者精神放松，提高生活质量。

（4）指导患者积极配合各类治疗。

二、康复与健康教育

（一）经直肠前列腺穿刺活检前后注意事项

前列腺穿刺需经直肠操作（图23－1），为防止检查后出现感染，在检查前应排空大便，必要时使用开塞露，穿刺前应用抗生素防止感染；穿刺时患者取屈腿侧卧位（图 23 - 2），穿刺结束后肛门内给予填塞纱布一块起压迫止血作用；检查后应多饮水，检查后 6h 及时取出填塞的纱布，遵医嘱服用抗生素，同时注意观察有无发热、腹泻、明显的血尿、血便等症状。

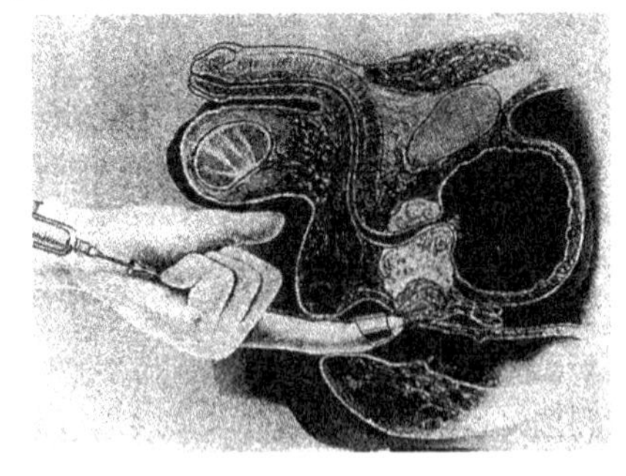

图 23 - 1　经直肠前列腺穿刺活检

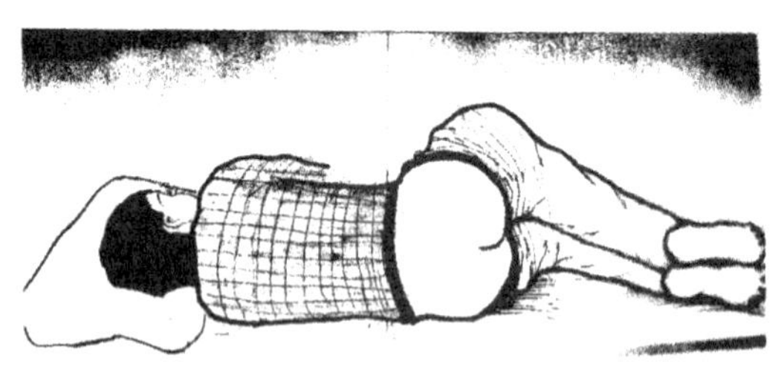

图 23 - 2　前列腺穿刺时卧位

（二）导尿管夹管训练

前列腺癌根治术后导尿管一般留置 10 ~ 14d，拔管前需试行夹管 1 ~ 2d，以观察吻合口是否有漏尿。开始时每小时放尿一次，并记录每小时尿量以观察膀胱容量，以后逐渐延长时间，膀胱容量达 200 ~ 250mL 时拔管。

（三）有效肛提肌锻炼

尿失禁是前列腺癌根治术后最常见、最主要的并发症，术后 1 ~ 3 个月内出现尿失禁程度因人而异，有效的肛提肌锻炼对预防尿失禁有积极的作用。术前可在护士指导下进行有效的肛提肌锻炼，术后开始肛提肌锻炼的前提是吻合口愈合，因此必须征得医生同意。肛提肌锻炼的具体方法是护士戴手套，食指涂液状石蜡后轻插入患者肛门，指导患者做肛门会阴收缩动作（腹部、会阴、肛门同时收缩），感觉肛门收缩有力，且每次持续时间 30s 以上为有效，每天至少 3 次，每次不少于 100 次，体位不限。

（四）会阴部皮肤的自我护理

尿失禁常导致患者会阴部出现湿疹，严重者全身充满尿液味，甚至出现自卑心理。指导患者重视个人卫生，介绍各种有效的保持会阴部皮肤干燥的方法，如日间采用阴茎部套用保鲜袋储尿，夜间使用尿垫等方法，必要时局部使用金霉素或洁肤霜。

（五）生活习惯与饮食指导

大量流行病学研究揭示前列腺癌与饮食、环境、嗜好以及生活方式密切相关。高脂肪可使血浆睾酮升高；蔬菜、水果中富含的维生素 C、维生素 D、维生素 E 等是保护因子，番茄红素对预防前列腺癌有积极作用。因此日常饮食中应减少红色肉类、蛋类、高脂奶制品的摄入，增加豆制品、蔬菜、水果的摄入，并积极控烟。

（王晓婉）

第三节　膀胱癌的护理

膀胱癌（carcinoma of bladder）是泌尿系统中最常见的肿瘤。好发年龄为 50 ~ 70 岁，男女发病比例约为4：1。

引起膀胱癌的病因很多，一般认为发病与下列危险因素相关：①长期接触β－萘胺、联苯胺、4－氨基双联苯等致癌物质的职业人员；②吸烟是膀胱癌最常见的致癌因素；③膀胱慢性感染与异物长期刺激会增加发生膀胱癌的危险；④长期大量服用镇痛药非那西丁，内色氨酸的代谢异常均可为膀胱癌的病因或诱因。

一、护理评估

1. 术前评估

（1）健康史：了解患者年龄、性别、职业，有无其他伴随疾病。

（2）身体状况：了解血尿程度，排尿形态，肿瘤的位置、大小、数量及浸润程度、癌细胞分化程度，了解重要器官功能状况，有无转移灶的表现及恶性病质，以及特殊检查及有关手术耐受性检查。

（3）心理－社会状况：了解患者及家属对病情、拟采取的手术方式、术后并发症、排尿形态改变的认知程度，心理和家庭经济承受能力。

2. 术后评估

（1）了解伤口、引流管引流及切口愈合情况。以及膀胱全切后输尿管皮肤造口、回肠膀胱或可控膀胱术后有无尿瘘、感染。

（2）了解患者及家属的心理状态，对术后护理的配合及健康教育等知识的掌握情况。

（3）根据患者的临床表现、特殊检查、手术实际情况和病理学检查结果，评估肿瘤的临床分期和预后。

二、护理诊断及医护合作性问题

1. 恐惧/焦虑　与对癌症的恐惧、害怕手术、如厕自理缺陷有关。

2. 营养失调　低于机体需要量与长期血尿、癌肿消耗、手术创伤有关。

3. 有感染的危险　与手术切口、引流置管、肠代膀胱有关。

4. 自我形象紊乱　与膀胱全切除尿流改道、造瘘口或引流装置的存在、不能主动排尿有关。

5. 潜在并发症　出血。

三、护理目标

（1）患者恐惧/焦虑减轻。

（2）保持良好的营养状态。

（3）感染的危险性下降或未发生感染。

（4）能接受自我形象改变的现实。

（5）未发生出血。

四、术前护理

1. 一般护理　病程长、体质差、晚期肿瘤出现明显血尿者，应卧床休息。予进食易消化、营养丰富的饮食，纠正贫血、改善全身营养状况。

2. 病情观察　每日观察和记录排尿的量、性状和血尿程度。

3. 术前准备　行膀胱全切除、肠道代膀胱术的患者，按肠切除术准备。

4. 心理护理　根据患者的具体情况，做耐心的心理疏导，说明膀胱癌根治术后虽然改变了正常的排尿生理，但是可避免复发，延长寿命，提高生活质量，以消除其恐惧、焦虑、绝望的心理。

五、术后护理

1. 一般护理

（1）患者麻醉期已过、血压平稳者，取半卧位。膀胱全切除术后卧床 8～10d，防止引流管脱落引起尿漏。

（2）膀胱部分切除和膀胱全切双输尿管皮肤造口术后患者，待肛门排气后，进富含维生素及营养丰富的饮食。回肠膀胱术、可控膀胱术后按肠吻合术后饮，禁食期间给予静脉营养。经尿道膀胱肿瘤电切术后 6h，可正常进食。多饮水可起到内冲洗作用。

2. 病情观察　严密观察生命体征，保证输血、输液通畅。早期发现休克，及时进行治疗和护理。观察肾功能见第四节肾结核中观察健肾功能。

3. 预防感染　定时测体温及血白细胞变化，保持切口清洁干燥，定时翻身、叩背咳痰，若痰液黏稠予雾化吸入，适当活动等措施预防感染发生。

4. 引流管的护理　①各种引流管：应贴标签分别记录引流情况，保持引流通畅。回肠膀胱或可控膀胱因肠黏膜分泌黏液，易堵塞引流管，注意及时挤压将黏液排出，有贮尿囊者可用生理盐水每 4h 冲洗一次；②拔管时间：输尿管末端皮肤造口术后 2 周，皮瓣愈合后拔除输尿管引流管，回肠膀胱术后 10～12d 拔除输尿管引流管和回肠膀胱引流管，改为佩带皮肤接尿器；可控膀胱术后 8～10d 拔除肾盂输尿管引流管，12～14d 拔除贮尿囊引流管，2～3 周拔除输出道引流管，训练自行导尿。使用阑尾作输出道者，导尿管留置 3 周后逐渐更换较大口径的导尿管，至 14F 为止。

5. 放疗和化疗的护理　如病情允许，术后半个月行放疗和化疗。膀胱保留术后患者能憋尿者，遵医嘱行膀胱灌注免疫抑制剂 BCG 或抗癌药，可预防或推迟肿瘤复发。用法：每周灌注一次，共 6 次，以后每月一次，持续 2 年；灌注方法：插导尿管排空膀胱尿，将用蒸馏水或等量盐水稀释的药液灌入膀胱后，取平、俯、左、右侧卧位，每 15min 轮换体位一次，共 2h。

六、健康教育

（1）术后适当锻炼，加强营养，增强体质；对密切接触致癌物质者加强劳动保护，禁止吸烟，可防止或减少膀胱肿瘤的发生。

（2）教会尿流改道术后腹部佩带接尿器者自我护理，避免集尿器的边缘压迫造瘘口，保持清洁，定时更换尿袋。可控膀胱术后，开始每 2～3h 导尿一次，逐渐延长间隔时间至每 3～4h 一次，导尿时要注意保持清洁，定期用生理盐水或开水冲洗贮尿囊，清除黏液及沉淀物。

（3）向患者强调定期复查的重要性，说服患者主动配合。浸润性膀胱癌术后定期复查肝、肾、肺等器官功能，及早发现转移病灶；放疗、化疗期间，定期查血、尿常规，一旦出现骨髓抑制，应暂停治疗；膀胱癌保留膀胱的术后患者，定期复查膀胱镜。

七、护理评价

（1）患者的恐惧/焦虑是否减轻。
（2）营养状况有无改善，体重有无增加。
（3）有无感染征象，伤口及血白细胞计数有无异常等。
（4）能否接受自我形象紊乱的现实，主动配合治疗和护理。
（5）有无血尿、创腔血性引流液是否消失，生命体征是否平稳。

（韩玉敏）

第四节　急性肾小球肾炎的护理

一、概述

急性肾小球肾炎，简称急性肾炎，是以急性肾炎综合征为主要临床表现的一组疾病。急性起病，以血尿、蛋白尿、水肿、高血压为特点，并可有一过性氮质血症。多见于链球菌感染后，少数患者由其他细菌、病毒及寄生虫感染引起。本节主要介绍链球菌感染后急性肾炎。

本病是一种常见的肾脏疾病。好发于儿童，男性多见，预后大多良好，常在数月内自愈。

二、病因及发病机制

根据流行病学、临床表现、动物实验的研究已知本病多由β-溶血性链球菌“致肾炎菌株”感染所致。常在扁桃体炎、咽炎、猩红热、丹毒、化脓性皮肤病等链球菌感染后发病，患者血中抗溶血性链球菌溶血素“O”滴度增高。感染的严重程度与是否发生急性肾炎及其严重性之间不完全一致。

本病主要由感染所诱发的免疫反应引起。链球菌感染后导致机体免疫反应，可在肾小球内形成抗原-抗体免疫复合物。链球菌的细胞壁成分或某些分泌蛋白刺激机体产生抗体，形成循环免疫复合物沉积于肾小球，或原位免疫复合物种植于肾小球，最终发生免疫反应引起双侧肾脏弥漫性炎症。

三、病理

本病病理类型为毛细血管内增生性肾炎。

（一）大体标本

肾脏体积增大，色灰白而光滑，表面可有出血点。切面皮质和髓质境界分明，锥体充血、肾小球呈灰白色点状。

（二）光镜

病变通常为弥漫性肾小球病变，以内皮细胞和系膜细胞增生为主要表现。累及大多数肾小球。由于抗原抗体免疫复合物的形成，使得毛细血管内皮细胞及系膜细胞发生肿胀和增生，当增生时会促进微血管周围产生新月形的肥厚，肿大的新月形区产生纤维化，并形成瘢痕组织，阻塞肾小球的血液循环并压迫毛细血管，导致毛细血管腔狭窄，甚至闭塞。急性期可伴有中性粒细胞及单核细胞的浸润。电镜检查可见肾小球上皮细胞下有驼峰状大块电子致密物沉积。

（三）免疫荧光

可见 IgG 及 C_3 呈粗颗粒状沿系膜区和/或毛细血管壁沉积。

四、护理评估

（一）病史

询问患者有无近期感染，特别是皮肤及上呼吸道感染（如皮肤脓疱疮、咽炎、扁桃体炎等）。有无近期外出或旅游接触病毒、细菌、真菌或寄生虫等情况。此外，近期的患病、手术或侵入性检查也会造成感染的发生。

（二）身体评估

1. 潜伏期　急性肾炎多发生于前驱感染后，常有一定的潜伏期，平均 10 ~ 14d。这段时间相当于机体接触抗原后产生初次免疫应答所需时间。潜伏期的时间通常与前驱感染部位有关：咽炎一般 6 ~ 12d，平均 10d；皮肤感染一般 14 ~ 28d，平均 20d，由此可以看出通常呼吸道感染潜伏期较皮肤感染短。

2. 尿液异常

（1）血尿：几乎全部患者都有肾小球源性血尿，约 30% ~ 40% 的患者出现肉眼血尿，且常为第一症状，尿液呈混浊红棕色，为洗肉水样或棕褐色酱油样。肉眼血尿持续 1 ~ 2 周后转为镜下血尿。镜下血尿持续时间较长，常 3 ~ 6 月或更久。

（2）蛋白尿：绝大多数患者有蛋白尿。蛋白尿一般不重，常为轻、中度，仅不到 20% 的病例呈大量蛋白尿（ >3.5g/d）。尿沉渣中尚可见白细胞，并常有管型（颗粒管型、红细胞管型及白细胞管型等）。

3. 水肿　常为首发症状。见于 70% ~ 90% 左右的患者，多表现为早起眼睑水肿，面部肿胀，呈现所谓的“肾炎病容”，并与平卧位置及组织疏松程度有关。严重时出现全身水肿、胸腔积液、腹腔积液，指压可凹性不明显。

4. 高血压　70% ~ 90% 的患者有不同程度的高血压，一般为轻度或中度的增高，成人多在 150 ~ 180/90 ~ 100mmHg。少数出现严重高血压，甚至并发高血压脑病。患者可表现为头痛、头昏、失眠，甚至昏迷、抽搐。

5. 肾功能异常　部分患者在起病早期可因尿量减少而出现一过性氮质血症，常于 1 ~ 2 周后随尿量增加而恢复正常，仅极少数患者可出现急性肾衰竭。

6. 全身症状　除水肿、血尿之外，患者常伴有腰酸腰痛、食欲减退、恶心呕吐、疲乏、精神不振、心悸、气急，部分患者有发热，体温一般在 38℃ 左右。

7. 并发症　部分患者在急性期可发生较严重的并发症：

（1）急性充血性心力衰竭：多见于老年人。在小儿患者中急性左心衰竭可成为急性肾炎首发症状，如不及时治疗，可迅速致死。此症常发生于肾炎起病后第 1 ~ 2 周内，一般表现为少尿、水肿加重，渐有呼吸困难，不能平卧，肺底有水泡音或哮鸣音，心界扩大，心率加速，第一心音变钝，常有收缩期杂音，有时可出现奔马律，肝大，颈静脉怒张。患者病情危急，但经过积极抢救利尿后，症状常迅速好转。急性肾炎并发急性心力衰竭的原因主要是肾小球滤过率降低及一系列内分泌因素引起水钠潴留，循环血容量急骤增加。

（2）高血压脑病：常见症状是剧烈头痛及呕吐，继之出现视力障碍，意识改变，嗜睡，并可发生阵发性惊厥或癫痫样发作。本症是在全身高血压的基础上，脑内阻力小血管自身调节紊乱，血压急剧升高，脑血管痉挛引起脑缺血和脑水肿所致。

（3）急性肾衰竭：随着近年来对急性充血性心力衰竭和高血压脑病及时有效地防治，这两类并发症的死亡率已明显下降，因此急性肾炎的主要致死并发症为急性肾衰竭。链球菌感染后急性肾炎并发急性肾衰竭预后较其他病因所致者为佳，少尿或无尿一般持续 3～5d 后，肾小球滤过功能改善，尿量增加，肾功能逐渐恢复。

（三）实验室检查

1. 尿液检查　相差显微镜检查示尿中 80% 以上的红细胞是外形扭曲变形的多形性红细胞。尿沉渣中红细胞管型具有诊断价值，也可见到少量白细胞、上皮细胞、透明管型及颗粒管型。尿蛋白一般不重，定量通常为 1～2g/d，只有大约不到 20% 的病例可呈大量蛋白尿（>3.5g/d）。

2. 血常规检查　常见轻度贫血，呈轻度正色素、正红细胞性贫血，此与血容量增大血液稀释有关。白细胞计数大多正常，但当感染病灶未愈时，白细胞总数及中性粒细胞常增高。

3. 血生化检查　血清补体 C_3 及总补体在起病时下降，8 周内逐渐恢复至正常，血清抗链球菌溶血素 O（ASO）抗体升高（大于 1∶400），循环免疫复合物及血清冷球蛋白可呈阳性。血沉常增快，一般在 30～60mm/h（魏氏法）。

（四）心理社会评估

1. 评估患者对疾病的反应　是否存在焦虑、恐惧等负性情绪，护士要耐心听取患者的倾诉以判断他（或她）对患病的态度。

2. 评估可能会帮助患者的家属、朋友、重要关系人的能力。

3. 评估患者及其家属对疾病治疗的态度　对于年龄较小的患者，家属往往因过分着急而过分约束或放纵患儿，护理人员应特别注意评估患儿及其家属对疾病病因、注意事项及预后的认识、目前的心理状态及对护理的要求。

五、护理诊断及医护合作性问题

1. 体液过多　与肾小球滤过率下降、尿量减少、水钠潴留有关。
2. 活动无耐力 与水肿及低盐饮食有关。
3. 营养不良　低于机体需要量与食欲不振，摄入量减少有关。
4. 潜在并发症　急性充血性心力衰竭、高血压脑病、急性肾衰竭。
5. 有皮肤完整性受损的危险　与水肿、营养摄入差有关。

六、计划与实施

通过治疗与护理，患者的水、电解质保持平衡，水肿减轻，无体液潴留症状。患者体重维持在正常范围内，无营养不良的表现。护士能及时发现并发症并能及时给予处理。

（一）观察病情

注意观察水肿的部位、程度及消长情况，记录24h出入液量，监测尿量变化。密切观察血压及体重改变的情况。观察有无急性左心衰竭和高血压脑病的表现。监测实验室检查指标如尿常规、肾功能、血电解质等结果。

（二）活动与休息

急性期患者应绝对卧床休息，症状比较明显者卧床休息4～6周，直至肉眼血尿消失、水肿消退及血压恢复正常后，逐步增加活动，可从事轻体力活动，1～2年内避免重体力活动和劳累。

（三）饮食护理

根据水肿、高血压及肾功能损害程度确定饮食原则。一般认为肾功能正常者蛋白质入量直保持正常，按1g（kg·d）供给。出现氮质血症及明显少尿阶段时应限制蛋白质的摄入，按0.5g/（kg·d）供给，且优质蛋白，即富含必需氨基酸的动物蛋白如牛奶、鸡蛋、瘦肉等所占的比例在50%以上。

热能的供给：25～30kcal/（kg·d），约为每日1600～2000kcal。热能的主要来源是碳水化合物及脂肪，其中脂肪以植物性脂肪为主。

在水肿及高血压时，每日食盐以1～2g为宜。如果患者出现少尿或高钾血症，应限制富含钾的食物，如海带、紫菜、菠菜、山药、香蕉、枣、坚果、浓肉汤、菜汤等。

根据患者的尿量适当控制液体摄入，一般计算方法是前一天患者尿量+500ml。严重水肿、少尿或无尿者液体入量应低于1000ml/d。

（四）用药护理

急性肾炎主要的病理生理改变是水钠潴留，细胞外液容量增大，发生水肿、高血压，直至循环过度负荷，心功能不全，故利尿降压是对症治疗的重点。

1. 利尿剂　高度水肿者使用利尿剂，达到消肿、降压，预防心、脑并发症的目的。常用噻嗪类利尿剂，如使用氢氯噻嗪25mg，每日2～3次口服。必要时给予袢利尿剂，如呋塞米20～60mg/d，注射或分次口服。一般不用保钾利尿剂。长期使用利尿剂可以发生电解质紊乱（如低血钾等）、低氯性代谢性碱中毒、继发性高尿酸血症、高血糖及高脂蛋白血症等，护士应严密观察患者有无不良反应。

2. 降压药物　积极而稳步地控制血压可增加肾血流量，改善肾功能，预防心、脑并发症。常用的药物为普萘洛尔20～30mg，每日3次口服。还可使用钙通道阻滞剂如硝苯地平20～40mg/d，分次口服，或者使用血管扩张药如肼屈嗪25mg，每日2次。

3. 抗炎药物　有上呼吸道或皮肤感染者，应选用无肾毒性抗生素治疗，如青霉素、头孢霉素等，一般不主张长期预防性使用抗生素。反复发作的慢性扁桃体炎，待肾炎病情稳定后（尿蛋白少于+，尿沉渣红细胞少于10个/高倍视野）可做扁桃体摘除。术前术后两周注射青霉素。

4. 中药治疗　本病多属实证，根据辨证可分为风寒、风热、湿热，因此可分别予以宣肺利尿、凉血解毒等疗法。但应注意目前有文献报道防己、厚朴和马兜铃等中药可引起肾间质炎症和纤维化，应避免应用上述中药。

（五）透析治疗的护理

少数发生急性肾衰竭而有透析指征时，应及时给予透析（血液透析或腹膜透析均可）。特别是下列两种情况：

（1）出现急性肾衰竭，特别是发生高血钾时。

（2）严重水钠潴留，引起急性左心衰竭者。由于本病具有自愈倾向，肾功能多可逐渐恢复，一般不需要长期维持透析。

（六）健康教育

（1）指导患者积极锻炼身体，增强体质，改善身体防御功能，减少感冒的发生，改善环境卫生，注意个人清洁卫生，避免或减少上呼吸道及皮肤感染，可降低急性肾炎的发病率。嘱患者及家属一旦发生感染应及时使用抗菌药物，重视慢性疾病治疗，如慢性扁桃体炎、咽炎、龋齿、鼻窦炎及中耳炎。在链球菌流行时可短期使用抗菌药物以减少发病。

（2）指导患者避免接触有害于肾的因素，如劳累、妊娠及应用肾毒性药物，如氨基糖苷类抗生素。

（3）教会患者及家属计算出入量、测量体重和血压的方法。

（4）指导患者及家属有关药物的药理作用、剂量、副作用及服用时的注意事项。

（5）嘱患者病情变化时应及时就医，不可耽误。

（6）病情预后。患者可于1～4周内出现利尿、消肿、降压。仅6%～18%的患者遗留尿异常和高血压而转成慢性肾炎，只有不到1%的患者可因急性肾衰竭救治不当而死亡。

七、预期结果与评价

（1）患者的水、电解质保持平衡，水肿减轻，无体液潴留。

（2）患者体重维持在正常范围内，无营养不良的表现。

（3）患者能充分休息。

（4）护士及时发现患者有无并发症出现。

（5）患者皮肤完整，无受损。

（韩玉敏）

参考文献

[1] 柴军，刘春林，张进生，等．经尿道前列腺电切术治疗高龄高危前列腺增生症49例．中国全科医学，2008.

[2] 杜美林，王海梅，赵建军，等．微创经皮肾镜取石术治疗肾输尿管结石临床观察．河北：河北医药出版社，2011.

[3] 谷现恩，梁丽莉．尿石症的诊断与治疗．北京：人民卫生出版社，2008.

[4] 郭应禄，周利群主译．坎贝尔·沃尔什泌尿外科学．北京：北京大学医学出版社，2009.

[5] 张旭．泌尿系内镜检查．北京：人民卫生出版社，2002.

[6] 张旭．泌尿外科腹腔镜手术学．北京：人民卫生出版社，2008，123－140.

[7] 夏术阶．微创泌尿外科手术学．济南：山东科学技术出版社，2006.

[8] 夏术阶．微创泌尿外科手术并发症预防与处理．北京：人民卫生出版社，2013.

[9] 吴在德，吴肇汉．外科学．第7版．北京：人民卫生出版社，2008，705－711.

[10] 吴阶平．泌尿外科学．济南：山东科学技术出版社，2009.

[11] 王忠．下尿路修复重建手术学．北京：人民卫生出版社，2010.

[12] 那彦群．中国泌尿系统疾病指南．北京：人民卫生出版社，2007.

[13] 张元芳，孙颖浩，王忠，等．实用泌尿外科和男科学．北京：科学出版社，2013.

[14] 黄健．微创泌尿外科学．武汉：湖北科学技术出版社，2005.

[15] 刘合年．外科手术准备与术后处理实用技术．北京：人民军医出版社，2003.

[16] 韩见知，庄乾元．实用腔内泌尿外科学．广州：广东科学技术出版社，2001.

[17] 石美鑫．实用外科学．北京：人民卫生出版社，2005.

[18] 杨登科，陈书奎．实用泌尿生殖外科疾病诊疗学．北京：人民军医出版社，2015.

[19] 肖民辉，李伟，余闫宏．泌尿系微创实用技术．昆明：云南科技出版社，2014.

[20] 张大宏．经腹腔入路泌尿外科腹腔镜手术操作技巧．北京：人民卫生出版社，2012.